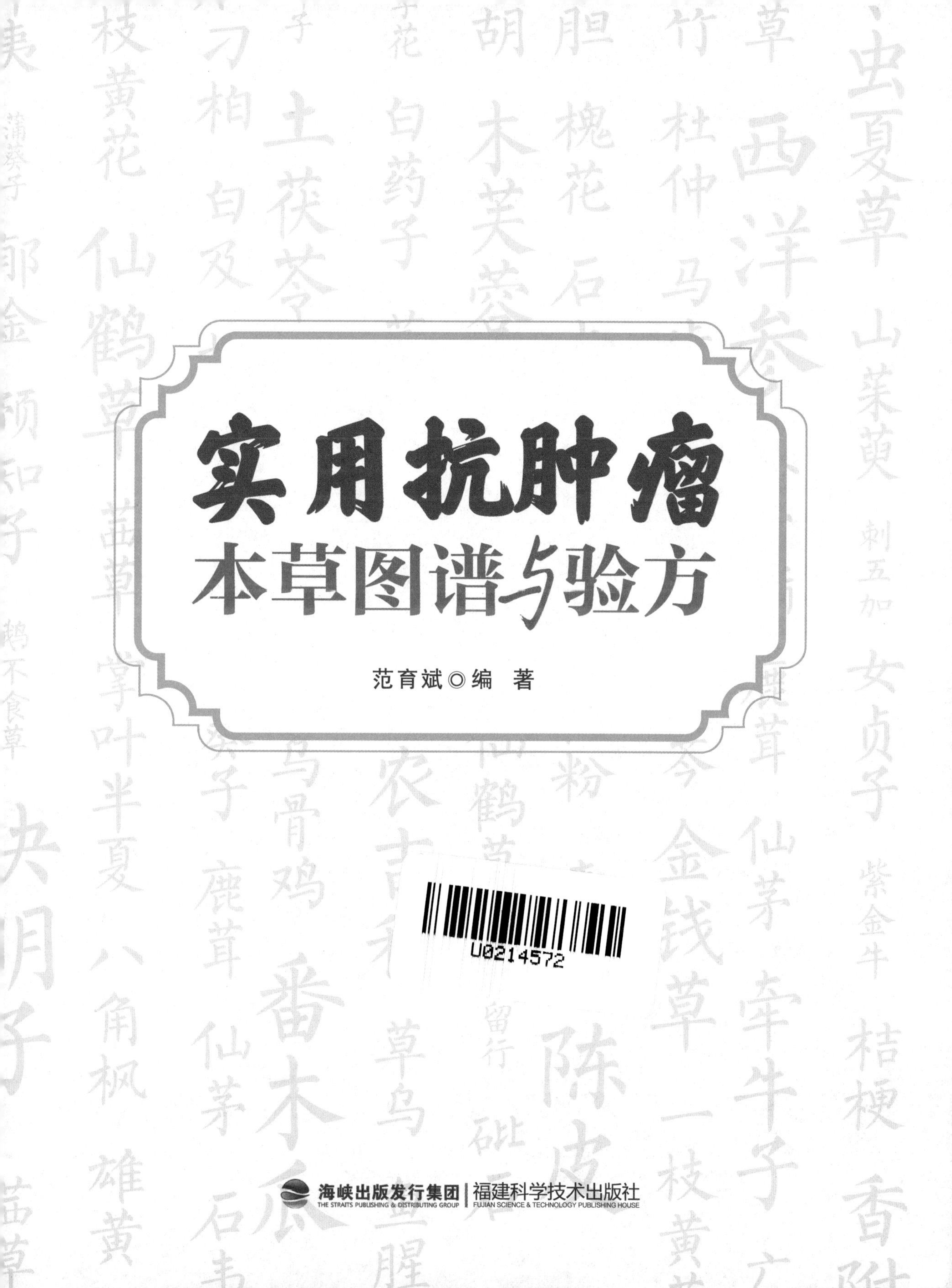

实用抗肿瘤本草图谱与验方

范育斌◎编　著

海峡出版发行集团 THE STRAITS PUBLISHING & DISTRIBUTING GROUP
福建科学技术出版社 FUJIAN SCIENCE & TECHNOLOGY PUBLISHING HOUSE

图书在版编目（CIP）数据

实用抗肿瘤本草图谱与验方 / 范育斌编著. -- 福州：福建科学技术出版社, 2020.3

ISBN 978-7-5335-5816-1

Ⅰ. ①实… Ⅱ. ①范… Ⅲ. ①抗癌药(中药) - 中草药 ②肿瘤 - 验方 - 汇编 Ⅳ. ①R282②R289.5

中国版本图书馆CIP数据核字(2019)第035472号

书　　名	**实用抗肿瘤本草图谱与验方**
编　　著	范育斌
出版发行	福建科学技术出版社
社　　址	福州市东水路76号（邮编350001）
网　　址	www.fjstp.com
经　　销	福建新华发行（集团）有限责任公司
印　　刷	福州德安彩色印刷有限公司
开　　本	700毫米×1000毫米　1/16
印　　张	41
图　　文	656码
版　　次	2020年3月第1版
印　　次	2020年3月第1次印刷
书　　号	ISBN 978-7-5335-5816-1
定　　价	96.00元

前　言

当今世界，恶性肿瘤（癌症）之所以可怕，主要就在于它能够在短时间内快速剥夺人的健康生命；同时，恶性肿瘤将很快超过其他疾病成为人类致死的首位原因，是严重危害人类健康的“杀手”。令人遗憾的是，目前人类在与肿瘤的抗争中所作的努力与期望得到的结果大相径庭，至今尚未出现革命性的进步，肿瘤未知的领域和待解决的问题远远多于现在已获得的知识和已解决的问题，故人类对肿瘤的治疗和研究面临巨大的挑战性与艰巨性。

面对目前肿瘤治疗的“瓶颈”问题，人们对有着数千年历史的中医中药这份优秀的文化遗产寄予厚望，希冀能从中华民族中医药这个宝库中找到能够攻克肿瘤的“尚方宝剑”。

在中晚期恶性肿瘤的治疗中，虽然“带瘤生存”、个体化、多学科的综合治疗仍然是主要的治疗策略，但是具有悠久历史的中医药，经过一代又一代中医药工作者的不懈努力，在抑制肿瘤生长转移、改善症状、提高患者生活质量、延长患者生存期等方面取得了不俗的成效，使中医药也占有重要地位。一些晚期肿瘤病人，被认为患了不治之症，经中医药治疗，肿瘤缩小，甚至消失；或带瘤生存，使肿瘤病人的生存质量得到改善。中医药抗肿瘤的药理研究也在不断深入，许多中药单体的提纯，在临床得到广泛的认可，应用于肿瘤的内科治疗中，使无数病人从中受益，成为肿瘤患者的福音。

由于中药肿瘤学至今未能成为一门特色鲜明的学术体系，其文献专论不多，专著甚少，病案分散，业内人士学习多有不便，临床疗效未能优化，许多同仁在临床实践中，引为憾事。故本人萌生想法，何不利用自身医药俱通之便，尝试著书，以便于医者临床参阅，临证备要，依法选药，防治肿瘤？此举利国惠民，何乐而不为？！

铁肩担道义，恒心著本草。恰逢科学昌明的时代，同时受到故里妈祖济世救人精神之感召，史学家郑樵治学严谨学风之激励，肿瘤患者之殷切期盼，本人对中医药事业之热爱，故尽管才疏学浅，乃立志著作本书。人生有缘草木情，探寻本草抗肿瘤，成了我的重要使命，故发奋撰著本书也成了我生命中的自觉。为此，余资不敏，摒弃浮躁，业余闲暇，“闭门造车”；夙兴夜寐，心无旁骛，上下求索；寻章摘句，博采众长，尽心竭力；历时八载，集腋成裘，终成本书。

在本书编写时，我主要参考了《抗肿瘤中草药彩色图谱》（徐国钧等主编）、《肿瘤中医诊疗指南》（中华中医药学会）、《中医肿瘤学》（周岱翰主编）、《中药学》（黄兆胜主编）、《肿瘤中成药临床应用手册》（林洪生主编）、《肿瘤内科中西医结合治疗》（王居祥主编）、《中西医临床肿瘤学》（李佩文主编）、《肿瘤病中医特色诊疗全书》（王希胜、张亚密主编）、《社区中医诊疗实用教程》（彭炜主编）、《抗肿瘤中药临床应用手册》（王中奇编著）等书，从中得到了启发，并继承了中医药学经典与现代名家的宝贵用药经验，吸收了国内中医肿瘤学界和中药药理学界同仁的研究成果，我才得以完成本书。因此，这些图书的作者同样是本书的重要作者，在此对他们深表敬意和感谢！

“洛阳亲友如相问，一片冰心在玉壶”。此书在编写过程中，承蒙得到戴义龙、林文华、翁方宇、洪丽霞、范张欣及漳州卫校中药 2 班王元樑、巫庆珍、陈海滨、王建平、卢宗荣、陈惠莲等专家及同道同学的热忱帮助，他们工作认真，匠心独运，为本书付出了辛勤的劳动，本人不胜感激，谨此一并致谢，表达我最真挚的谢忱！

范育斌

2020 年 3 月

编写说明

1. 本书所载方药及其所治病种，旨在向医务人员和公众提供中医药抗肿瘤药品信息和用药方案；帮助医务人员合理地使用药品，保证药品的安全性和有效性；对公众而言，在于普及防治肿瘤知识，指导临床合理用药。

2. 中草药按国家药品标准所列名称收载约300个品种，每一药品名称后按下列顺序进行系统介绍：拉丁学名（拉）、别名、来源、性味归经、功效、临床应用、用法用量、使用注意、不良反应、参考资料（包括抗肿瘤药理、临床报道）、药方选例等。

3. 对一些有毒的中草药，在本项内，按毒性大小，写明小毒、有毒、大毒等，并增列不良反应项，以便引起注意。

4. 对药物中重名的别名应注意，须认真甄别，以免使用错乱，影响疗效。

5. 若无临床经验，不宜超量使用。如若需要，可逐渐加量，最好在中医专业医师指导下使用。

6. 本书采用国际单位制（SI），如kg（千克）、g（克）、mg（毫克）、μg（微克）、ml（毫升）等；时间单位多采用中文的年、月、周、日（天）、小时（h）、分钟（min)、秒等。

7. 为方便读者快速查找书中药物，书后附有中文索引与拼音索引。

8. 本书的内容均不能替代国家的相关标准，仅供读者学习与参考。若与国家《药典》不一致的地方，均以国家《药典》为准。

9. 本书所列经典或效验“药方选例”，切勿按图索骥，应配合中医辨证论治，或在中医专业医师指导下使用。

10. 本书中所列的肿瘤治疗病种与兼证（并发症）治疗病名，其方药仅供临证参考，最好在中医专业医师指导下使用。

11. 特别需要提醒的是，请读者对不熟悉的药物不可仅依靠本书，在用药前还请仔细阅读该药相关资料，核对适应证、禁忌证、用法、剂量、使用注意及不良反应，最好在专业中医师指导下使用。

尽管编者尽心尽力，亦无法保证本书能尽善尽美。由于编者水平所限，对中医、中草药及临床应用资料的有限和了解不够全面，编写经验不足，工作繁忙，时间较紧等，书中疏漏与欠妥之处在所难免，故殷切希望广大读者不吝批评指正。

编　者

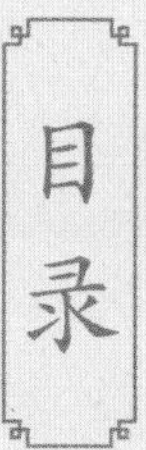

上篇 基础知识

中篇

常用抗肿瘤中药

第二章　清热解毒抗肿瘤中药 /111

第三章　活血化瘀抗肿瘤中药 /221

下篇

抗肿瘤中药临床应用

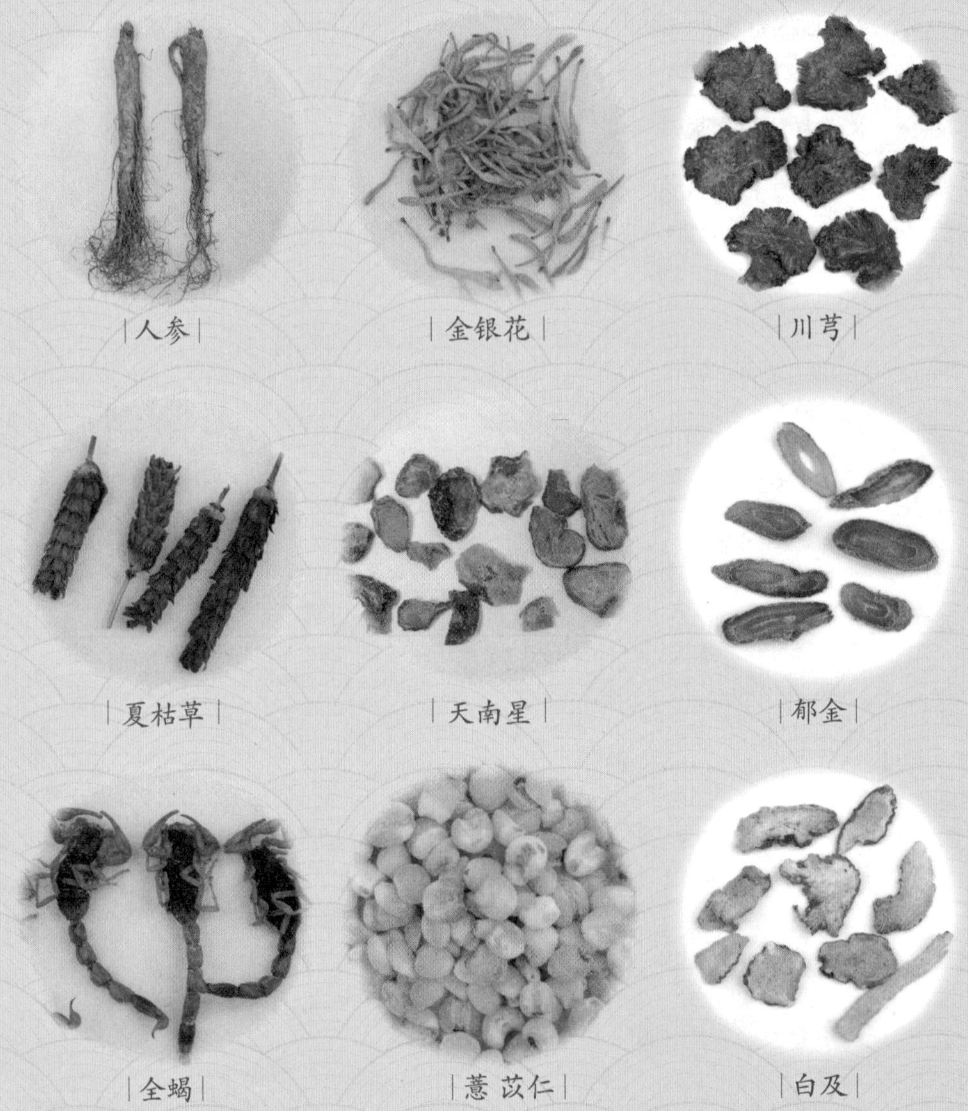
人参
金银花
川芎
夏枯草
天南星
郁金
全蝎
薏苡仁
白及

上篇

基础知识

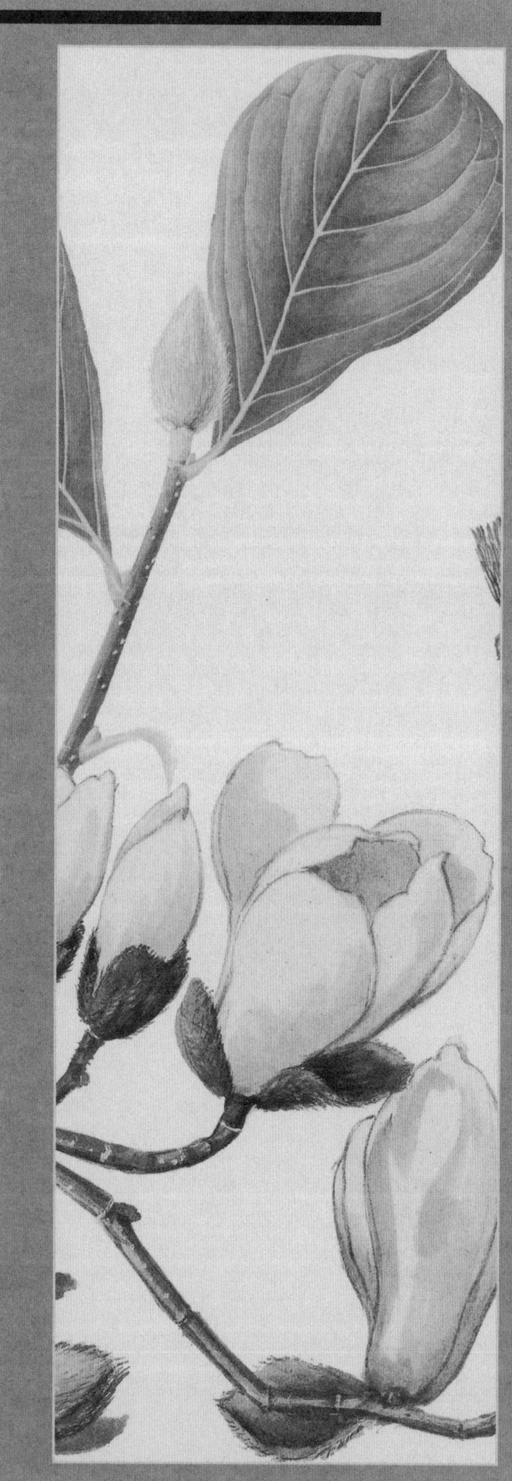

第一章 抗肿瘤中药基础知识

第一节
中药知识简介

一、中药概述

中药，是指在中医药理论指导下认识和应用的药物，也是人们对我国传统药物的总称。中药的认识和使用是以中医学理论为基础，具有独特的理论体系和应用形式，充分反映了我国历史、哲学、文化、自然资源等方面的若干特点。由于其来源以植物类药材居多，使用也最普遍，所以古时相沿把药学称为“本草”。及至近代，随着西方医药学在我国传播，本草学逐渐改为“中药学”。中药学也就成为了专门研究中药基本理论和各种中药的品种来源、采制、性能、功效、临床应用等知识的一门科学。

我国古籍中记述的“神农尝本草……一日遇七十毒”的传说，生动地反映了人们认识药物的艰难过程，其发展亦充满曲折。随着文字的出现，商代金文中已有“药”字。《说文解字》将其训释为“治病草，从草，乐声”，明确指出了“药”即治病之物，并以“草”（植物）类居多的客观事实。西周时期宫廷设有“掌医之政令，聚毒药以供医事”。其后，历代中药学不断发展，特别现代社会的进步，中药学得到前所未有的发展，出现了许多主要本草与方书典籍。

1. 古代主要的本草典籍

①现存最早的药学专著是秦汉时期的《神农本草经》（简称《本经》），各论载药 365 种，分为上、中、下三品，具有重要的科学价值和历史影响，为我国医药学四大经典著作之一。②《本草经集注》为南朝陶弘景撰，是《本经》之后对我国中药学进行的又一次总结，系统整理了南北朝以前的药物学资料，具有较高的学术水平。③《重修政和经史证类备急本草》（后人简称《证类本草》或《重修政和本草》），全书共 30 卷，载药 1746 种，研究整理了宋以前大量经史文献中有关药学的资料，内容丰富，不但具有很高的学术价值和实用价值，而且还具有很大的文献价值，正如李时珍所说：“使诸家本草及各药单方，垂之千古，不致沦没，皆其功也。”④《本草纲目》为明朝李时珍著，成书于 1578 年。全书 52 卷，分作十六部，共收载药物 1892 种，方剂 11096 首，附有药物图谱 1109 幅。此书可谓中药学巨著，内容广博，

收罗繁富。它全面总结了中国16世纪以前本草学的成就，在植物、动物、矿物、农学、气象等自然科学的许多方面均有重要贡献。问世后被全部或部分译成多种文字译本，丰富了世界科学宝库。

2. 古代主要的方书典籍

①《肘后备急方》，又名《肘后救卒方》，简称《肘后方》，东晋葛洪撰。全书共8卷，73篇。此书属急症手册性质。全书总结了东晋以前的中医急症治疗成就。②《备急千金要方》，简称《千金要方》，唐朝孙思邈著。全书30卷。孙氏首重医德，序例中著有“大医习业”“大医精诚”两篇专论。该书集唐以前方书之大成，许多方药仍为现代临床所常用。③《千金翼方》，唐朝孙思邈著。本书是《千金要方》的续编，与《千金要方》相辅相成，全书30卷。卷1~4为药物学，内容包括药物的采收、炮制、收藏以及道地药材的产地、诸病通用药等。该书对后世中医学发展具有重要的影响。④《外台秘要》为唐朝王焘编撰。全书40卷，分1104门，载方6743首。内容涉及临床各科，并收集许多民间单方验方，记载其疗效和应用范围。在用药方面，重视某些药物的特异疗效。本书为医学史的研究提供了不少珍贵资料。⑤《太平圣惠方》，宋代王怀隐等编。全书共100卷，分1670门，收方16834首，内容包括脉法、处方用药、五脏病证、内、外、骨伤、妇儿各科及针灸、食疗等。本书以临床实用为目的，因证设方，药随方施，理法方药兼收并蓄。⑥《太平惠民和剂局方》，简称《和剂局方》《局方》，宋代太医局编。全书10卷。内容涉及内科、外科、妇科、儿科、骨伤科、五官科等病证。每一门下分列医方，详其主治、配伍、药物炮制及制剂用法等。本书为宋代官府颁行，是我国第一部成药典，撷取众多著名方剂，实用而疗效卓著，对后世影响颇大。⑦《普济方》，明代朱橚等撰，原为168卷，后改为426卷，收方61739首，原有插图239幅，保存了大量的民间验方，是中国古代收方最多的方书，为研究复方用药提供了珍贵资料。

3. 现代本草学也取得了巨大发展，最能反映现代本草学成就的有

各版《中华人民共和国药典》《中药志》《全国中草药汇编》《中药大辞典》、《中国医籍大辞典》《中国方剂大辞典》《原色中国本草图鉴》《中国民族药志》《中华本草》《中国中药资源志要》《中国常用药品集》《中国药品使用手册·中成药专册》等。其中影响较大的有：①《中药大辞典》，作者为江苏新医学院，分上、下两册，附编1册，共3册。1977年出版，2001年重新修订，上海科学技术出版社出版。收载药物5767种，其中植物药4773种，动物药740种，矿物药82种，加工制成品172种。既是辞书，又是综合性本草。②《中医方剂大辞典》，该书主编单位为南京中医药大学，由彭怀仁教授主编，人民卫生出版社出版，

1993年第1版。全书对我国上自秦、汉，下迄1966年的所有有方名的方剂进行了一次系统整理。共收集方剂约100 000首，分11册出版。③《中医大辞典》，该书的主编为原中国中医研究院及原广州中医学院，主编有李经纬、余瀛鳌、蔡景峰、区永欣、邓铁涛、欧明，1995年第1版，人民卫生出版社出版。该书是一部较全面反映中医学术的综合性辞书，力求在继承与发展的同时，充分反映当代中医药面貌和中西医结合状况，是供医疗、教学和科研工作应用的大型中医工具书。④《中华本草》是由国家中医药管理局主持，南京中医药大学总编审，全国60多个单位500余名专家历时10年共同编纂，上海科学技术出版社出版的划时代巨著。全书共34卷。前30卷为中药，共收载药物8980味，备考药物571种，插图8534幅，引用古今文献约1万余种，计约2800万字。后4卷为民族药专卷，包括藏药、蒙药、维药、傣药各1卷。该书全面总结了中华民族两千余年来传统药学成就，集中反映了20世纪中药学科、藏药学科、蒙药学科、维药学科及傣药学科的发展水平，对中医药、藏医药、蒙医药、维医药及傣医药的教学、科研、临床治疗、资源开发、新药研制等具有一定的指导作用和实用价值。⑤《中国中药资源志要》，由张洪魁主编，科学出版社1994年出版。该书是在全国中药资源普查基础上，参考各省市、自治区提供的中药资源名录及国内外有关文献和部分科研成果编撰而成。全书共收载了全国药用植物12964种，其中药用植物383科2313属11020种（含下等级1208个），药用动物414科879属1590种，药用矿物84种。较为全面系统地总结了中华人民共和国成立以来，中医药工作者对中药资源的研究成果。⑥《全国中草药汇编》，由中国中医研究院《中草药汇编》编写组编写，全书分上、下、图谱3册，收药2202种，书后附表约1734种。合计3936种，是对第二次中药普查的大总结。上册于1975年、下册于1978年、图谱于1977年，均由人民卫生出版社出版。⑦《中华人民共和国药典》以法典的形式确定了中药在当代医药卫生事业中的地位，也为中药材及中药制剂质量的提高、标准的确定起了巨大的促进作用。

二、抗肿瘤中药概述

肿瘤有良、恶性之分。在中国，癌亦为恶性肿瘤的统称，亦称为癌瘤或癌症。现在人们甚至包括医药界总是习惯性把肿瘤作为恶性肿瘤的简称。故抗肿瘤中药，亦称抗癌本草或抗癌中药，是作为防治肿瘤疾病的中草药。抗肿瘤中药源远流长，内容丰富，蕴藏着极其丰富的治疗肿瘤药物。两千多年前的《周礼 · 天官》记载治疗肿瘤一类疾病专科医生：“凡疗疡，以五毒攻之，以五气养之，以五药疗之，以五味节之。”外治则用“祝药……杀之齐”。“祝”意为用药外敷，“杀”是用药腐蚀恶肉。并在治疗中最早使用“有毒药物”，其所谓“掌医之政令，聚毒药以供医事”，可谓抗肿瘤中草药之滥觞。我国现存的最早药物学专著《神农本草经》就记载了一类具有抗肿瘤作用的药物，如大黄能“破癥瘕积聚”、斑蝥能“蚀死肌、破石癃”、苦参能“主……癥瘕积聚”、夏枯草能“破癥，散瘿结气”，它是我国古代较为全面地总结抗肿瘤中药的专著。《山海经》虽非一部专论药物的专著，但它收集了植物、动物及矿物药120余种，其中可治恶疮、瘿瘤、痈疽、噎食等现在看来与肿瘤有关的疾病，可认为是抗肿瘤中药发展的先河。此后《伤寒杂病论》《备急千金要方》《普济方》《太平惠民和剂局方》《本草纲目》《外科正宗》《医宗金鉴》《外科证治全生集》等，皆在抗肿瘤中药方面积累了丰富的经验。

其散见于古代医药文献中的还有：东晋葛洪用海藻“疗颈下结囊……成瘿者”，至今海藻仍然是治疗甲状腺肿瘤的常用药；当时盛行的炼丹术，对肿瘤的治疗起到了推动作用，如华佗治疗噎膈反胃方中有朱砂等，这些丹剂药在治疗体表、黏膜肿瘤的外治方法中有重要意义。唐代在《备急千金要方》和《外台秘要》中均有记载治疗肿瘤的方药，并且有许多是虫类药物，如蜈蚣、全蝎、僵蚕等，为后世使用虫类药物治疗肿瘤提供了重要的参考作用，特别是用羊甲状腺治疗瘿瘤的病例，开创了通过内分泌治疗肿瘤的方法。金元时期的寒凉派刘河间主张火热致病，用寒凉药物治疗热证，癌毒致热可用清热解毒药有效。在肿瘤治疗中，李东垣提出“养正积自消”，提出肿瘤的治疗以扶正为主，正气复邪自消。李氏应用“补脾胃”和“扶正固本”的药物，对后世抗肿瘤影响很大。朱丹溪力主养阴的学术思想，在肿瘤治疗中有所体现；其另一特色强调肿瘤病机中痰的因素，力主祛痰治块，并创制“青皮甘草汤”治疗乳腺癌，朱氏在诊治肿瘤方面对后世影响深远。

由于古代中医肿瘤治疗未能形成一门独特的学术体系，故未有中医肿瘤的专著出现，系统论述也难得一见。则本草在肿瘤防治方面与中医其他专科治疗方面相对滞后，相形见绌；其抗肿瘤中草药所论多散见于古代的本草典籍、方书典籍、医学文献以及民间文史记载，而鲜有系统论述，其抗肿瘤中草药专著更是闻所未闻。真所谓是“其不知有汉，更无论魏晋”。

自20世纪50年代开始通过规范的药物实验研究与临床研究，抗肿瘤中药具有作用机制和化学结构独特、时间持久、多靶点、多途径、抗肿瘤谱广、毒副作用小等优点而广泛应用于恶性肿瘤的防治。中医药治疗恶性肿瘤可归纳为扶正与祛邪两大法则，祛邪方面又可分为清热解毒、活血祛瘀、除痰散结、以毒攻毒、外治抗癌等治法。抗肿瘤中药在单独应用中医治疗时，按目前实际情况，有两种类型：一种是从“抗肿瘤”着手，采用多种中草药，包括虫类药、矿物药以及相当毒性的药物进行治疗，也有单用中草药提取物制剂的；另一种则是以传统的辨证论治为主，使人体发挥其免疫调节功能以控制肿瘤，适当应用符合基本治则的所谓“抗肿瘤中药”。

抗肿瘤中药的系统研究则是在中华人民共和国成立后，随着现代中医肿瘤学的发展，特别是中药抗肿瘤机制研究的进展，药学理论和技术及中药新制剂的发展，抗肿瘤中药亦得到相应发展。因此，传统中医药与现代医药学相结合后，抗肿瘤中药已从单独地在临床上使用，观察疗效发展到研究其治疗原则、方法、作用机制。从复方的使用到单味抗肿瘤药物的筛选，以至于提取抗肿瘤药物的单体，现代研究则经历了药理研究、抑瘤试验、成分分析、机制探讨、临床验证的过程，所有这些才使抗肿瘤中药得以跨进一个新的阶段，从事抗肿瘤中药的研究成果由此应运而生（参阅本篇第二章“抗肿瘤中药研究概况”）。

1. 勇于探索者首推徐国钧院士

徐院士等筚路蓝缕，1997 年主编《抗肿瘤中草药彩色图谱》药学巨著，正文部分收载抗肿瘤中药 307 种，包括植物药 261 种，动物类药 32 种，矿物药 2 种，其他类药 12 种，其中不少中草药具有抗肿瘤活性，或是在治疗肿瘤方剂中常用的中药，或是民间应用的草药，为临床医师和肿瘤患者提供可资借鉴的治疗药物，同时为抗肿瘤中草药的发掘和深入研究提供科学信息。该书成为首部中药防治肿瘤的专著，堪称抗肿瘤中草药的一个里程碑。

2. 抗肿瘤中药的临床应用取得了丰富的成果

中草药防治肿瘤临床应用系统论述则多见于中医肿瘤专著部分，有名医李佩文、郁仁存、周岱翰、贾英杰等，可谓勇立潮头，引领风气之先，为抗肿瘤中药的临床应用做出重要贡献，同时为中药肿瘤学奠定了坚实的基础。①李佩文 1996 年主编的《中西医临床肿瘤学》第 5 章有专论“抗癌中草药的临床研究”篇，其中详细论述 34 种抗癌中草药的应用，分为清热解毒类、活血化瘀类、化痰利湿类、软坚散结类、扶正培本类等 5 类，并附有“恶性肿瘤常用中草药选择表”，分为最常用药与选择药，为抗肿瘤中药的临床应用进行了积极的探索。②贾英杰 2009 年撰著的《中西医结合肿瘤学》，下篇为恶性肿瘤常用中药，共 8 章，抗肿瘤中草药分为 8 类，每类为 1 章，筛选收录了临床常用的 172 种治疗肿瘤的中药，从药物的性味归经、主要药理、功效主治到临床应用等进行了阐述。该书下篇抗肿瘤中药品种丰富，论述详细，对抗肿瘤中药的临床应用进行较系统的总结。③周岱翰 2011 年主编的《中医肿瘤学》，成为普通高等教育“十一五”国家规划教材，该书上篇第九章专论“抗肿瘤中药及临床研究的特色与展望”，论述近代抗肿瘤中药研究概况与中药抗肿瘤作用机理；下篇讲述抗肿瘤中草药、中成药及抗肿瘤中药新制剂，便于临床医师“依法定方，据方选药”。书中下篇详细论述 6 类 83 种临床常用的抗肿瘤中药，每种中草药按基源、性味功效、历代评述、临床应用、用法用量、使用注意、化学成分、抗肿瘤药理等项记述，条分缕析，一目了然，成为抗肿瘤中药临床应用研究的重要篇章。④王中奇 2013 年编著出版的《抗肿瘤中药临床应用手册》，该书吸收了现代中药药理研究的成果，全书收载具确切抗肿瘤作用的常用中药 178 种，按药物功效的共性，结合治法进行分类，分为7类，分列7章进行介绍，集理论、研究方法、临床应用于一体，反映了目前中医药治疗肿瘤的临床研究水平，是国内现行抗肿瘤中草药的一次比较系统性的总结。

3. 论述抗肿瘤中草药的专著

钱伯文的《抗癌中草药的临床效用》、杨今祥的《抗癌中草药制剂》、盛展能的《抗癌治验本草》，以及雨后春笋般的各种抗癌本草书籍不断涌现，如《抗癌中草药大辞典》《抗癌中草药方剂和药物资料汇编》《抗癌本草效验药方备要》《现代实用抗癌中药》《抗癌植物药及其验方》《中草药防癌抗癌》《防癌抗癌中草药》《实用临床抗癌中药》《治癌防癌中医验方荟萃》《抗肿瘤中药的治癌验方》……所有这些抗肿瘤中草药专著的问世，对推动抗肿瘤中草药研究的不断发展起到了重要的作用。

三、中药炮制概述

炮制，是指药物在应用或制成各种剂型以前必要的加工处理过程，包括对原药材进行一般修治整理和部分药材的特殊处理。中药炮制现已成为一门专门研究中药炮制理论、工艺、规格标准、历史沿革及其发展方向的学科。其任务是遵循中医中药理论体系，在继承中药传统炮制技术和理论基础上，应用现代科学技术对其进行研究、整理，逐步搞清炮制原理，改进炮制工艺，制订质量标准，提高饮片质量，从而提高中医临床医疗效果。

1. 古代称为炮炙、修治、修事等

其炮制系指用火加工处理药材的方法。据《说文解字》："炮，毛炙肉也。"《周礼·天官》："凡疗疡，以五毒攻之，以五气养之，以五药疗之，以五味节之。"可见当时已把一些能治病的药物根据病情需要调配多种不同性味的药物。从《周礼》"聚毒药以供药事"的记载看，供给医师使用的药物都具有一定的性能。《尚书·说命》中有"若药弗瞑眩，厥疾瘳"的记载，就是说若服药后不发生某些反应，便不能达到治疗疾病的作用。《五十二病方》是我国现存较早的医方书，在收录的二百八十多个医方中，所记述的炮制有炮、炙、燔、煅、细切、熬、酒渍等。《黄帝内经》中记载的"治半夏"，即是炮制过的半夏。"燔制左角发""就是现在的血余炭。显示出辨证论治、随方组药、药物炮制的萌芽。我国的第一部药书《神农本草经》序录中就有"凡此七情，合和视之……若有毒宜制，可用相畏相杀者，不尔勿合用也"。"药有酸咸甘苦辛五味，又有寒热温凉四气，及有毒无毒。阴干暴干，采造时月，生熟，土地所出，真伪新陈，并各有法"。反映了当时医药水平的概况。此后，中药炮制在历代医药学家的努

力下，得到不断发展，其影响较大的著作有：①南北朝刘宋时代，雷敩总结了前人炮制方面的记述和经验，撰成《雷公炮制论》三卷，叙述药物通过适宜的炮制，可以提高药效，减轻毒性或烈性。书中记述药物的各种炮制方法，主要有蒸、煮、炒、焙、炙、炮、煅、浸、飞等，并收录了300种药物的炮制方法，该书对后世中药炮制的发展，影响甚大，其中许多炮制方法。至今仍有指导意义。该书是我国第一部炮制专著。②宋朝廷颁行的《太平惠民和剂局方》亦设有专章讨论炮制技术，将炮制列为法定的制药技术，对保证药物质量起了很大的作用。现应用的许多的炮制方法，如水飞、醋淬、纸煨、煅、蒸、炒、炮等，大都与该书所列之法相似。③明代陈嘉谟《本草蒙筌》中指出 “凡药制造，贵在适中，不及则功效难求，太过则气味反失”等，为中药炮制中的精辟论述，具有指导意义。④明代李时珍的《本草纲目》收载的药物中，大多列有“修治”一项，收列前人记载，介绍当时炮制的经验，并提出自己的看法，至今仍为中药炮制的重要资料。⑤明代缪希雍《炮炙大法》一书，内容以制药为主，并在卷首列有雷公炮制十七法。除部分介绍雷敩的《炮制论》内容外，大部分内容是反映当时的具体炮制方法，成为继雷敩的《雷公炮制论》之后又一炮制专著。⑥清代赵学敏《本草纲目拾遗》在其附方中收载了炮制方法。如在炒法中有炒黄、炒干、炒枯、黄土炒、炒焦、炒黄令烟尽、炒黑等，这就要求在炮制中掌握火候。并收载炭药过70种，要求掌握炭化程度（存性）。⑦清代张仲岩的《修事指南》，该书收列药物232种，较为系统地叙述了各种炮制方法，而其中又多源自《证类本草》和《本草纲目》，条分缕析，较为醒目。在理论方面，张氏对某些炮制辅料的作用也有所发挥。该书成为我国第三部的炮制专著。

2. 中华人民共和国成立后，中药炮制有了明显进步

在继承方面，各地对炮制经验进行了整理，制订出版了各省市《中药炮制规范》。同时，国家在“药典”一部中也收载了炮制内容，制定了“中药炮制通则”，并相继出版了一些炮制专著，如《中药炮制经验集成》《中药炮制学》等。另外，还将167部中医药文献中有关炮制的内容进行了摘录，辑成《历代中药炮制资料辑要》一书，为中药炮制的文献整理，迈出了可贵的一步。在教学方面，于1979年首次创编了全国高等医药院校《中药炮制学》统一的试用教材，这为继承和发扬中药炮制奠定了良好的基础。《中华人民共和国药典》为中药炮制质量的提高、标准的确定起了重要的促进作用。

3. 中药炮制是否得当，直接关系到药效，而少数毒性和烈性药物的合理炮制，更是确保用药安全的重要措施

传统的制药原则是：相反为制，相资为制，相恶为制，相畏为制。其具体炮制方法为：

或制其形，或制其性，或制其质，或制其味。总之，炮制的主要目的有：①降低或消除药物的毒副作用。②增强药物的作用，提高临床疗效。③改变药物的性能或功效，使之更能适应病情的需要。④改变药物的某些性状，便于贮存和制剂。⑤纯净药材，保证药材品质和用量准确。⑥矫臭、矫味，便于服用。炮制常用的方法有修治、水制、火制、水火共制、其他制法等五大类型。

四、中药的作用与性能

1. 中药的作用是指中药对机体的影响，或机体对药物的反应

中药防病治病的基本作用，主要是祛邪祛因，扶正固本，协调脏腑经络功能，从而纠正阴阳偏盛偏衰，使机体恢复到“阴平阳秘”的正常状态。清代医家徐灵胎总结说：“凡药之用，或取其气，或取其味……各以其所偏胜而即资之疗疾，故能补偏救弊，调和脏腑，深求其理，可自得之。”中药的作用包括治疗作用和不良作用（不良反应）。中药的治疗作用又称为中药的功效，中药的不良作用包括副作用和毒性反应等。

中药的功效是中药治疗作用的同义词，亦称为中药的“功能”。功效术语往往凝炼为短短数个字，是对中药治疗作用高度概括的表述形式，其形成与中医辨证论治体系的形成和发展过程有着密不可分的关系。

2. 中药的性能是中药作用的基本性质和特征的高度概括

中药的性能又称药性。药性理论是中药理论的核心，主要包括四气、五味、归经、升降浮沉、毒性等。

四气　即指药物的寒热温凉四种药性。对寒热偏性不明显，称其平性药是相对而言的，仍未超出四性的范围。温热属阳，寒凉属阴。温次于热。凉次于寒。性的四气，是从药物作用于机体所发生的反应概括出来的，是与所治的疾病的寒热相对应的。能够减轻或消除热证的药物，一般属于寒性或凉性；反之，能够减轻或消除寒证的药物，一般属于温性或热性。一般来讲，具有清热泻火、凉血解毒等作用的药物，性属寒凉；具有温里散寒、补火助阳、温经通络、回阳救逆等作用的药物，性属温热。《神农本草经》谓：“疗寒以热药，疗热以寒药。”《素问·至真要大论》谓：“寒者热之，热者寒之。”它们指出了药性寒热与治则的关系。阳热证用寒凉药；阴寒证用温热药，这是临床用药的一般原则。反之，则会造成以热益热，以寒增寒的不良后果。

五味　即指辛、甘、酸、苦、咸五种味。亦有淡味和涩味，因涩附于酸，淡附于甘，故

习称五味。确定“味”的主要依据，一是药物的滋味，二是药物的作用。其五味有如下作用：

（1）辛：能散、能行，有发散、行气、行血等作用。

（2）甘：能补、能和、能缓，即有补虚、和中、调和药性、缓急止痛的作用。

（3）酸：能收、能涩，即有收敛固涩作用。

（4）苦：能泄、能燥。泄的含义较广，指有通泄、降泄、清泄的作用。燥即燥湿，用于湿证。

（5）咸：能软、能下，有软坚散结和泻下作用。

（6）涩：能收敛固涩，与酸味作用相似。

（7）淡：能渗、能利，有渗湿、利水作用。

升降浮沉　气机升降出入是人体生命活动的基础。其发生障碍，则会处于疾病状态，产生不同的病势趋向。病势趋向常表现为向上（如呕吐、喘咳）、向下（如泄利、脱肛）、向外（如自汗、盗汗）、向内（如表证不解）。升降浮沉反映药物作用的趋向性，是说明药物作用性质的概念之一。升是上升，降是下降，浮表示发散，沉表示收敛固藏和泄利二便，因而沉实际上包含着向内和向下两种作用趋势。一般具有升阳发表、祛风散寒、涌吐、开窍等功效的药物，都能上行向外，药性都是升浮的；具有泻下、清热、利水渗湿、重镇安神、潜阳息风、消导积滞、降逆止呕、收敛固涩、止咳平喘等功效的药物，则能下行向内，药性都是沉降的。掌握药物的升降浮沉性能，可以更好地指导临床用药，以纠正机体功能的失调，使之恢复正常，或因势利导，有助于祛邪外出。

归经　归经是药物作用的定位概念，即表示药物作用部位，因而与疾病定位有着密不可分的关系。归是作用的归属，经是脏腑经络的概念。归经是以脏腑经络理论为基础，以所治病证为依据而确定的。掌握归经，有助于提高用药的准确性。

毒性　毒性是指药物对机体的损害性。毒性中药系指毒性剧烈，治疗剂量与中毒剂量相近，使用不当会致人中毒或死亡的中药。西汉以前是以“毒药”作为一切药物的总称。东汉时代，《神农本草经》提出了“有毒、无毒”的区分，《黄帝内经》七篇大论中已经有大毒、常毒、小毒等论述。东汉以后的本草著作对有毒药物都标出其毒性。毒性反应和副作用不同，它对人体的危害性较大，临床用药时应当尽量避免的。有毒者，应严格控制剂量，不得超出安全范围；无毒者，剂量变化幅度较大，可适当增加用量。

毒性中药的品种有砒石（红砒、白砒）、砒霜、水银、雄黄、轻粉、红粉（红升丹）、白降丹、生川乌、生草乌、生白附子、生附子、生半夏、生南星、生狼毒、生甘遂、生藤黄、洋金花、闹羊花、雪上一枝蒿、斑蝥、青娘虫、蟾酥、生马钱子、生巴豆、生千金子、生天仙子。

为了确保用药安全，必须认识中药的毒性，了解毒性反应产生的因素与不良反应，掌握中药中毒的解救方法和预防措施。

第二节 中药的配伍与用药禁忌

一、中药的配伍

配伍是指有目的地按病情需要和药性特点，有选择地将两味以上药物配合使用。前人把单味药的应用及药物之间的配伍关系概括为七种情况，称为“七情”。其提法首见于《神农本草经》。除单行外，其余六个方面皆是配伍关系。

（1）单行：指用单味药治病。如清金散单用一味黄芩治轻度的肺热咳嗽。

（2）相须：即性能功效相类似的药物配合应用，可以增强原有疗效。如全蝎、蜈蚣同用，能明显增强抗肿瘤或止痉作用。

（3）相使：指在性能功效方面有某些共性的药配伍同用，而以一药为主，另一药为辅，辅药能增强主药疗效。如大黄与厚朴配伍，厚朴理气能增强大黄攻下作用。

（4）相畏：即一种药物的毒性反应或副作用，能被另一种药物减轻或消除。如生半夏的毒性能被生姜减轻或消除，故生半夏畏生姜。

（5）相杀：即一种药物能减轻或消除另一种药物的毒性或副作用。如生姜能减轻或消除生半夏的毒性或副作用，故生姜杀生半夏的毒。

（6）相恶：即两药合用，一种药物能使另一种药物原有功效降低，甚至丧失。如莱菔子能削弱人参的补气作用，故人参恶莱菔子。

（7）相反：即两种药物合用，能产生或增强毒性反应或副作用。如“十八反”“十九畏”中的若干药物。

药物配伍应用是中医用药的主要形式，上述除单行外，其余中药的配伍的变化关系可概括为：①有些药物因产生协同作用而增进疗效，是临床应用时要充分利用的；②有些药物可能互相拮抗而抵消、削弱原有功效，用药时应加以注意；③有些药物则由于相互作用，而能减轻或消除原有的毒性或副作用，在应用毒性药或烈性药时必须考虑选用；④一些药物的相互作用而产生或增强毒副作用，属于配伍禁忌，原则上应避免配用。

二、中药的用药禁忌

1. 配伍禁忌

是指有些药物相互配伍后能产生毒性反应或降低疗效。《神农本草经》曰："勿用相恶、相反者。"历代中医药书籍对配伍禁忌药物品种的论述不尽相同，其中影响较大的有《儒门亲事》中的"十八反"歌诀和《医经小学》中的"十九畏"歌诀，这是前人的经验总结，也是目前中医药界共同认可的配伍禁忌。因此，对歌诀所记述的药对，必须采取慎重态度，避免盲目配合使用。

"十八反"配伍禁忌

本草明言十八反，半蒌贝蔹及攻乌。藻戟芫遂俱战草，诸参辛芍叛藜芦。

十八反列述了三组相反药，分别是：甘草反甘遂、大戟、海藻、芫花；乌头（川乌、附子、草乌）反贝母（川贝、浙贝）、半夏、瓜蒌（全瓜蒌、瓜蒌仁、瓜蒌皮、天花粉）、白蔹、白及；藜芦反人参、沙参、丹参、玄参、苦参、细辛、芍药（白芍、赤芍）。

"十九畏"配伍禁忌

硫黄原是火中精，朴硝一见便相争。水银莫与砒霜见，狼毒最怕密陀僧。

巴豆性烈最为上，偏与牵牛不顺情。丁香莫与郁金见，牙硝难合京三棱。

川乌草乌不顺犀，人参最怕五灵脂。官桂善能调冷气，若逢石脂便相欺。

大凡修合看顺逆，炮爁炙煿莫相依。

十九畏列述了九组十九味相反药，具体是：硫黄畏朴硝（包括芒硝、玄明粉），水银畏砒霜，狼毒畏密陀僧，巴豆（包括巴豆霜）畏牵牛，丁香（包括母丁香）畏郁金，川乌（包括附子）、草乌畏犀角，芒硝（包括玄明粉）畏三棱，官桂畏石脂，人参畏五灵脂。

"十八反""十九畏"作为配伍禁忌，历代医药学家虽遵信者居多，然亦有根据病情灵活应用。但为保证用药安全，凡属十八反、十九畏的药对，若无充分根据和应用经验，还应慎用。现如遇处方有合用者，应请医师在药名旁重复签名，以示其必须合用。

2. 妊娠用药禁忌

能影响胎儿生长发育，甚至造成堕胎的中药为妊娠禁忌用药。妇女在怀孕期间应避忌或慎用。现在临床将常用中药中的妊娠禁忌药分为禁用与慎用两大类。

（1）妊娠禁用药多为剧毒或性能峻猛的中药，凡禁用的中药绝对不能使用。《中华人民共和国药典》（2010 版一部）正文所收载的妊娠禁忌中药共有 98 种，其中植物类 77 种、动物类中药11种、矿物类中药10种。妊娠禁忌中药常见有：丁公藤、三棱、干漆、土鳖虫、大皂角、千金子、千金子霜、川乌、马钱子、马钱子粉、马兜铃、天山雪莲、天仙子、天仙藤、巴豆、巴豆霜、水蛭、甘遂、朱砂、全蝎、红大戟、红粉、芫花、两头尖、阿魏、附子、京大戟、闹洋花、草乌、制草乌、牵牛子、轻粉、洋金花、莪术、猪牙皂、斑蝥、雄黄、蜈蚣、罂粟壳、麝香、黑种草子（维药）。

（2）妊娠慎用药一般包括活血祛瘀、破气行滞、攻下通便、辛热及滑利类的中药。慎用的中药虽可酌情使用，但必须有相应的措施，或尽量避免使用，以免发生事故。《中华人民共和国药典》（2015版一部）收载了妊娠慎用中药有：人工牛黄、三七、大黄、川牛膝、制川乌、天花粉、天南星、制天南星、天然冰片（右旋龙脑）、木鳖子、牛黄、牛膝、片姜黄、白附子、玄明粉、芒硝、西红花、肉桂、红花、芦荟、苏木、牡丹皮、虎杖、急性子、乳香、枳壳、枳实、蟾蜍、漏芦、益母草等。

3. 饮食禁忌

患者有服药或用药期间，对某些食物不宜同时进服，称为服药禁忌，即通常所说的“忌口”。饮食的禁忌，最早来自《素问·宣明五气》所载“五味所禁”以及《素问·五脏生成》的“五味之所伤”等。后世医家在实践中不断加以发展总结，形成了一套为大家所遵循的理论和学说。如古人曾认为常山忌葱；地黄、首乌忌葱、蒜、白萝卜；人参忌白萝卜；薄荷忌鳖肉；茯苓忌醋；鳖甲忌苋菜；蜜忌生葱。具体来说，在服药期间，不宜吃与药性相反或影响治疗的食物，因为各种食物与药物一样，都具有不同的性能，因此要使忌中适宜，必须根据疾病和药物的性能特点来考虑。在治病防病中提出不同的饮食宜忌，其总的原则是以食物的四气五味，来调整人体的阴阳偏胜，达到治疗疾病和保护健康的目的。这样才有利于发挥药效，缩短病程，早日恢复健康。

患病期间的饮食禁忌。古代医家把患病期间所忌食的食物概括为：生冷，为脾胃虚寒腹泻患者所忌；黏滑，为脾虚纳呆或外感初起患者所忌；油腻，为脾湿或痰湿患者所忌；腥膻，为风热证、痰热证、斑疹疮疡、脾胃内伤所忌；辛辣，为内热证患者所忌；发物，指能引起旧病得以复发，新病增重的食物。尚有一些特殊的病患，如哮喘、过敏症、皮肤病等，忌食荞麦、豆芽、蚕豆、鸡头、猪头、驴头肉等。又如肾炎患者及水肿患者不能吃咸，否则会使病情加重。由此可见，由于疾病关系，在服药期间，凡属生冷、黏腻、腥臭等不易消化及有特殊刺激的食物，都应根据病情予以避免。

临床常见的寒、热、虚、实的饮食宜忌有：寒性病服温热药时要忌寒凉、生冷食物；热性病服寒凉药时要忌食辛辣温燥伤阴食物；虚证，忌用寒凉；阴虚者，忌用温热。亦有针对性的食治措施有：高热患者忌食油腻；水肿忌盐；消渴忌糖等。

4. 证候禁忌

是指某类或某种中药不适用于某类或某种证候，在使用时应予以避忌的，又名病证禁忌。病证的饮食宜忌是根据病证的寒热虚实、阴阳偏胜，结合食物的五味、四气、升降浮沉及归经等特性来加以确定的。若用之不当，其偏性反会伤及机体，轻则加重病情，重则导致死亡。故有可能导致病情加重、恶化者，原则上都属于禁忌范围。如体虚多汗者，忌用发汗药，以免加重出汗而伤津；阳虚里寒者，忌用寒凉药，以免再伤阳生寒；阴虚内热者，慎用苦寒清热药，以免苦燥伤阴；脾胃虚寒者、大便稀溏者，忌用苦寒或泻下药，以免再伤脾胃；阴虚津亏者，忌用淡渗利湿药，以免加重津液的耗伤；火热内炽和阴虚火旺者，忌用温热药，以免助热伤阴；妇女月经过多及崩漏者，忌用破血逐瘀之品，以免加重出血；邪实而正不虚者，忌用补虚药，以免闭门留邪；表邪未解者，忌用固表止汗药，以免妨碍发汗解表；湿盛中满、水肿者，忌用甘草；有肝功能障碍者，忌用黄药子；肾脏病患者，忌用马兜铃；等等。

5. 药物不良反应的概念

药物是一种特殊的商品，对疾病治疗、预防或诊断的有效性是其使用价值，但由于科技水平、人们认识等因素的局限，人们在利用其有效性的同时不可避免地承载它所带来的药品不良反应（ADR)。药品不良反应是指合格药品在正常用法用量下出现的与用药目的无关的或意外的有害反应。中药不良反应是指在预防、诊断、治疗疾病或调节生理功能过程中，人接受正常剂量的药物时出现的任何有伤害的和与用药目的无关的反应。其内容包括副作用、毒性作用、过敏反应、后遗效应、继发反应、特异性遗传因素等。广义的不良反应也应包括药品的质量或使用不当而引起的伤害。充分而正确地利用中药的治疗作用，尽量避免不良反应发生，即确保用药安全、有效，这是临床用药的一条基本原则。

第三节
中药用法

1. 给药途径

给药途径亦是影响药物疗效的因素之一。中药的传统给药途径，口服的近年来又增加了颗粒剂，便于服用。除口服和皮肤给药两种主要途径外，还有吸入、舌下给药、黏膜表面给药、直肠给药等多种途径。20世纪30年代后，中药的给药途径又增添了皮下注射、肌内注射、穴位注射和静脉注射等，此乃属中成药范畴。

2. 煎煮的方法

由于汤剂是临床应用中药最常采用的剂型，并且大多由患者及家属自制，为了保证获得预期的疗效，医生及药剂人员应将汤剂的正确煎煮方法向患者及家属交待清楚。

（1）煎药器具：最好选用陶瓷器皿中的砂锅、砂罐；其次用白色搪瓷器皿或不锈钢锅。煎药忌用铁、铜、铝等金属器皿。

（2）煎药用水：用水必须无异味，洁净澄清，含矿物质及杂质少，无污染。一般来说，凡人们在生活上可作饮用的水都可用来煎煮中药。

（3）加水多少：可根据饮片质地疏密、吸水性能及煎煮时间长短确定加水多少。一般头煎用水量为将饮片适当加压后，液面淹没过饮片3~5cm为宜，第二煎则应酌减。用于小儿内服的汤剂可适当减少用水量。

（4）煎前浸泡：多数药物宜冷水浸泡，一般药物可浸泡20~30分钟，以种子、果实为主的药可浸泡1小时。夏天气温高，浸泡时间不宜过长，以免腐败变质。

（5）煎煮火候及时间：煎煮中药火候及时间应适宜。煎一般药（包括抗肿瘤中药）宜先武火后文火，即未沸前用大火，沸后用小火保持微沸状态。一般头煎沸后煎20分钟为宜，二煎药沸且煎15分钟为宜；解表药及其他芳香性药物，一般头煎用武火迅速煮沸，改用文火维持10~15分钟，二煎沸后煎5~10分钟为宜；而滋补药一般沸后煎30分钟，二煎沸后煎20钟为宜。有效成分不易煎出的矿物类、骨角类、贝壳类、甲壳类药，一般宜文火久煎，使有效成分充分溶出。

（6）趁热滤汁：药煎煮好后，不宜久置，应趁热滤取药汁，不会影响疗效。可将头煎、二煎药汁混合或单独分开，需视病情不同而分别对待。

（7）煎药次数：每剂药物一般煎药汁2次，分头煎、二煎，有些滋补药或贵重药也可以煎3次。

（8）煎出量：一般年轻力壮、病势较轻的患者，其胃气尚强，因此每剂总煎得药液为500~600ml，分2~3次服用。如果是老弱体衰、久病多年及幼童，由于胃气较弱，药汁宜少。

3. 入药方法

一般药物同时入煎，但有的还需作特殊处理才能入药煎煮。其方法有：

（1）先煎：先煎的目的是为了延长药物的煎煮时间，使药物难溶性成分充分煎出或久煎去毒。一般来说，需先煎的药物，应先入煎 10~20 分钟，须注意的是，个别药物可先入煎时间更长，先煎须达 1~3 小时，再纳入其他同煎。先煎的药物包括有效成分不易煎出的矿物类、贝壳类药；须久煎去毒的药物；治疗特殊需要的药物。

（2）后下：后下的目的是为了缩短药物的煎煮时间，减少药物因煎煮时间过久所造成的成分散失。一般待群药文火煎煮 15~20 分钟后，再放入需后下的饮片煎煮 5~10 分钟即可。须后下的药物，包括气味芳香类饮片与久煎后有效成分易被破坏的饮片。

（3）包煎：即是把需包煎的饮片装在用棉纱制成的布袋中，扎紧袋口后与群药共同煎煮。须包煎主要有含黏液质较多的饮片、富含绒毛的饮片与药粉等微小饮片。

（4）烊化：即溶化或熔化。此类药先行烊化，再与其他药汁兑服，如阿胶、鹿角胶等。

（5）另煎：一些贵重中药饮片以免煎出有效成分被其他药渣吸附引起损失须另煎。此外，据临床治疗需要也可另煎。

（6）兑服：对于液体中药，另煎或烊化所取药汁，冲入其他药物煎出液后同服的方法，如蜂蜜、姜汁等。

（7）冲服：一些入水即化的药或原为汁液性的药，宜用煎好的其他药液或开水冲服，如芒硝、竹沥水等。

（8）煎汤代水：先煎取汁，再与其他药物同煎，如灶心土。

4. 服药方法

口服，是中医临床主要给药方法。其效果常受药物对人体的影响而不同。

（1）服药时间：药品治疗疾病有不同特点，根据病情和药效，服药时间有区别。一般药物宜于饭后服，滋补药与治疗胃肠病的药物宜饭前服，驱虫药和泻下药宜空腹服，安神药宜睡前服，抗疟药宜在发作前 1~2 小时服。重病者不拘时间，迅速服用。昏迷的患者吞咽困难可用鼻饲法。

（2）服药次数：一般疾病多采用每日 1 剂，每剂分 2 次服或 3 次服。病缓者一天服一煎，经图缓治；病情急重者，可隔 4 小时服药 1 次，昼夜不停，使药力持续；呕吐病人宜小量频服。应用发汗药、泻下药时，应适度掌握，不必尽剂，以免太过。

（3）服药冷热：一般汤药多宜温服。但热性病者应冷服，而寒性病者应热服。如发散风寒药最好热服，并避风寒，至微出汗为宜。此外，用从治法时，也有热药凉服，或凉药热服者。

5. 外用方法

外用，主要是利用药物与皮肤接触而达到“外治内效”。常用的有：

（1）汤剂外用：常用洗浸法，用适当药煎液或浸液来洗浸病灶，是传统的“药浴”方法。亦有熏蒸法，即以药物加水煎汤利用“蒸汽”来熏蒸局部病灶或肌体。

（2）粉、散剂外用：先将药物研成粉末，制成粉剂或散剂，并用液体辅料有白酒、醋、香油、茶水等调成糊状，敷布于患处。通常有调敷患处、涂患处、贴患处、撒布患处、吹布患处等。

一般外用药不可内服，特别是含有毒性药物的外用药，更应注意，以免发生事故；即使有的中药既可内服，又可外用，但在临床使用时，也必须注意其用法和用量，以确保安全用药。

第四节 中药名词解释

药材　被证明具有医疗价值的某些天然物质称为天然药物，在天然药物中，如直接利用植物的全体（如半边莲、益母草）、部分（如龙胆根）、植物的渗出物（如松香），或者采用动物的全体（如全蝎）、部分（如甲状腺）或分泌物（如麝香），经过一定方式的制备（简单加工）而未加精炼的药物则称为药材或生药。根据药材来源包括植物药、动物药和矿物药。

药对　中药配伍形式之一。药对又称对药，为 2 种（或 3 种以上）药物配伍应用，成对出现在方剂中，是方剂药物配伍的最小单位。有增强和发挥药物选择性作用，改变药物原有功效，减少药物毒性，缓和不良反应，扩大主治范围，加强对某一病证专治性等作用。其作用与药物用量比例和炮制方法有关。

药引　又称引药。在汤、丸、散、丹等剂型配伍中，兑入或煎汤冲服的 1~3 味的引经药，使从药、附加药，属使药物范畴。药引其作用有引经报使、调和诸药、消除其他药物毒性、矫味增效等作用。

开窍药　又称芳香开窍药，指以通关开窍、苏醒神识为主要作用的药物，如麝香、冰片、牛黄、安息香等。开窍药均能入心以开窍，辟邪以开闭，或使神志昏迷恢复常态，故凡热病神昏、中风、昏厥、惊风、痰厥、癫痫等证，均可施用。

化湿药　具有芳香醒脾、化湿解暑作用的药物，如藿香、佩兰、苍术之类，用于湿浊内阻，脾胃受困，运化失职之胸腹痞满，呕吐泄泻，食少体倦之证。

化痰药　又称祛痰药或消痰药，具有消除痰涎作用的药物，如半夏、天南星、白附子、贝母等，用于痰多咳嗽、咯痰困难，痰饮喘息，以及由痰所致的癫痫惊厥、瘿瘤、瘰疬、阴疽流注等病。化痰药是抗肿瘤较为广泛的药物之一，可选用于治疗痰凝内结型各种肿瘤。

文火　又称慢火，指煎药用的火力小而缓。药物煎沸后，一般用文火煎煮。味厚滋补药宜文火久煎。

本经　或本草经，为《神农本草经》简称。

本草　①中药的统称或原来的称号，始见于《汉书》："护诵医经，本草、方术数十万言，长者咸爱重之。"（楼护传）中药以植物药占多数，以草为根本，故名本草。《蜀本草》说："按药有玉石草木虫兽，而直云本草者，为诸药中草类最多。"《说文解字》："药，治病草也。"②古代中药著作通用名称，如《神农本草经》《本草纲目》等，总称本草。

行气药　又称理气药，为调理气分、疏畅气机、消除气滞的药物。多辛温芳香，有行气消胀、解郁止痛、降逆止呕、顺气宽胸、止呃平喘等作用。具体分理脾气药、舒肝气药、理肺气药。

汤剂　古代称汤液，是用煎煮或浸泡法去渣取汁的方法将药物制成的液体制剂，现在还包括中药配方颗粒，是我国应用最广泛的一种剂型。主要供口服用，亦有作洗浴、熏蒸、含漱等外用。汤剂可以随证加减药物，适合中医辨证施治的要求，同时多为复方，药物之间能互相促进、相互制约，达到增强疗效、缓和药性的目的。汤剂制备简单、吸收快、奏效迅速。但味苦，体积大、入口难，也不便贮存、携带和运输。

收涩药　又称固涩药，具有治疗精气耗散、滑脱不收作用的药物。用于自汗、盗汗，久嗽虚喘，久泻久痢，精关不固，小便失禁，久带等。又分敛汗药、涩肠药、固精缩尿药、敛肺药和固崩止血药。

收敛药　是能使局部组织蛋白质凝固变性而减轻组织液渗出的药物。可用于皮肤黏膜糜烂的创面，以减少渗出并起止痒止痛的作用。许多含鞣质的中草药具备这方面的作用。

攻下药　具有较强的荡涤积滞作用的药物，属泻下药类，如大黄、芒硝等。性多苦寒，通便，泻火，有峻泻热结通肠之功；还可用于外感热病以及火毒疮疡、血热吐衄等；对湿热下痢亦可应用。

攻毒药　以毒攻毒来消除毒热凝聚之证为主要作用的药物，如雄黄、水银、蟾酥等。大多为外用药，有攻毒散结消肿之功效。主要用治痈疽疮疔，恶疮肿毒，梅毒，瘰疬，蛇虫咬伤，以及各种火毒。攻毒药是抗肿瘤较为广泛的药物之一，可选用于治疗毒蕴型各种肿瘤。

饮片　将净选药材经过加工处理后，成为片、丝、块、段的形状，供调配处方者，其目的是便于炮制、制剂加工和煎服。

补血药　对血虚证有滋补作用的药物，属补血药，如熟地黄、当归、阿胶等。用于血虚精亏引起的面色萎黄、指甲苍白、头晕眼花、心悸、失眠、健忘及血虚之月经不调诸证。

补养药　具有补充人体物质亏损或增强人体机能活动以治疗各种虚证的药物，用于气虚、阳虚、血虚、阴虚所致各证。补养药分补气药、补血药、助阳药和养阴药。补气药用治气虚证，助阳药用治阳虚证，补血药用治血虚证，养阴证用治阴虚证。补养药是抗肿瘤较为广泛的药物之一，可选用于治疗虚证型的各种肿瘤，具有扶正培本的作用。

妊娠禁忌药　怀孕期间，可能引起流产或损害母子，一般不得使用（禁用）或慎用的药物。

武火　又称急火。指煎药用的火力大而猛。解表药宜用武火，不宜久煎。

矿物药 天然矿物及加工品的药物的统称。历代本草文献收载矿物药 300 余种，常用者约 60 多种。其主要成分为无机化合物，所以又可称为无机盐类药。

活血药　又称活血化瘀药，具有疏通血脉、促进血行、散瘀止痛作用的药物。又分活血祛瘀药、活血通经药、活血止痛药。其中活血祛瘀药是抗肿瘤较为广泛的药物之一，可选用于治疗血瘀型各种肿瘤。

养阴药　又称滋阴药或补阴药，对阴虚证具有滋养作用的药物，属补养药类。养阴证用治阴虚证。养阴药又分养肺阴药、滋阴降火药、养肝肾阴药、滋阴潜阳药。养阴药是抗肿瘤较为广泛的药物之一，可选用于治疗阴虚型各种肿瘤。

祛湿药　又称祛风湿药，具有祛风除湿、通络止痛作用的药物，如羌活、秦艽、徐长卿、虎杖等，用于风湿痹痛。祛湿药是抗肿瘤较为广泛的药物之一，可选用于治疗湿聚型各种肿瘤。

配伍　两种或两种以上药物，根据其相互作用和临床需要，加以配合应用的形式。以配伍七情为主要内容，此外还有药对、药队等形式。

破血药　又称破瘀药，具有破除瘀血、消散癥块为主要作用的药物，用于由瘀血积聚引起的各种病证，如胁腹痞块积聚、经闭癥瘕等。又分破血逐瘀药、破血行气止痛药。破血逐瘀药是抗肿瘤较为广泛的药物之一，可选用于治疗瘀血积聚型的各种肿瘤。

清法　又称清热法。是清除热邪，具有泻火、凉血、解毒、消暑、燥湿的作用，主要适用于：①湿热病的气分证、营分证、血分证。②五脏六腑热邪炽盛者。临床可用于治疗各种传染性疾病与炎症、肿瘤。本法不宜久用、过量，以免损伤脾胃，苦燥伤阴。

清热解毒药　具有清热解毒作用的药物，属清热药。本类药性味多属苦寒，如白花蛇舌草、半枝莲、鱼腥草、重楼等。临床可用于治疗各种传染性疾病与炎症、肿瘤。清热解毒药是抗肿瘤最广泛的药物之一，可选用于治疗热毒型的各种肿瘤。

渗湿药　又称利湿药和利尿药。具有通利水道、渗除水湿为主要作用的药物，如茯苓、猪苓、泽泻、车前子等。用于水湿停蓄体内，小便不利，水肿，淋浊，风水湿痹痛，湿黄、湿证及一切水湿之证。

疏肝药　调理气分、疏畅气机、消除肝气郁结的药物。属理气药类，如青皮、香附、佛手等，用于肝郁气滞所致各证。各种肿瘤所致的气滞证常用之。

禁忌证　是指不能应用某些药物的病症。几乎所有的药物都有各自的适应证和禁忌证。对于禁忌证不应该应用相应的药物，否则会使病情恶化，甚至发生严重的毒性反应。

煎膏剂　又名膏方、膏滋，俗称“膏滋方”。是在中医辨证论治原则指导下，中药材加水煎煮，去渣取液浓缩后，加蜂蜜或蔗糖等制成的半固体状的内服制剂，是中药传统剂型之一。具有滋补强身、抗衰延年、治病纠偏等多种作用。其特点有：煎煮药浓缩而成，有效成分高，作用持久；服用方便且可长期服用；毒性小、反应小、用量小、生物利用度高；具有补中寓治、治中寓补、补治结合的特点。适用于慢性、顽固性、消耗性的疾病。肿瘤患者术后、放疗、化疗后恢复阶段，适宜用煎膏剂。但受热易变质的药物和挥发性的中药不宜用此剂型。

煎药法　药物加水煎煮成汤剂，提取出有效成分，便于服用的方法。要根据药物和方剂的作用，掌握不同的火候（火力）。同时，要根据药物的性质、药量的大小、药味的多少，以及病人年龄大小，来确定加入水量的多少。此外，还要根据药物的不同性质，注意先煎、后下、包煎、兑服、冲服等。

解表药　凡以发散表邪、解除表证为主要作用的药物，称解表药，又谓发表药。由于表证有风寒和风热之不同，故本类药物根据其性能特点的不同，相应分为发散风寒药和发散风热药两类。

毒性药物　中医自古便对中药的毒性作用有明确的记载，毒性反应有狭义和广义之分。从广义上讲，古人把中药有寒、热、温、凉之四气的药物的性能称之为“毒”。因而，“毒药”一词在古代医药文献中常是药物的总称。《神农本草经》的药物就是根据药性的无毒和有毒来分类的。故张景岳云：“药以治病，因毒为能，所谓毒药，是以气味之有偏也……是凡可辟邪安正者，均可称为毒药，故曰毒药攻邪也。”以此论之，凡是中药均是“毒药”。而狭义之毒性指凡“物之能害人者皆谓之毒”，确有一些具有一定毒性或副作用的药物，用得不当可导致中毒，后世许多医药学家会在药物性味之下所标注为“大毒”“小毒”，《诸病源候论》指出：“凡药物云有毒及大毒者，皆能变乱，与人为害，亦能杀人。”此所说就是中药本身具有较强毒性的药物。现代研究表明，许多中药有神经毒性、肾毒性、心脏毒性、消化道损伤等毒副作用。认识每一药物有无毒性以及毒性之强弱，在医疗上采用“以毒攻毒”的法则，就是应用适宜的毒药来进行治病，如治癌毒、解疮毒、除毒疠、杀虫等，而在肿瘤治疗上用“毒药”攻肿瘤之毒。

兼证　病证名。①指感受病邪及其相应的证候分主次，次者为兼。②病之主证未除，又出现新的症状，而整个病情仍以原来主证为主，后出现的病证为兼证。而肿瘤兼证，指肿瘤在自然病程发展过程中，肿瘤发生侵犯、转移到某些脏器，或者是在治疗过程中因手术、放疗、化疗等而产生的难以避免的一系列综合病症，亦称肿瘤并发症。

外治抗癌法　是运用外用中草药、或针灸、或手术及配合一定的器械等，直接作用于肿瘤患者体表某部位或肿瘤病变部位以达到治疗恶性肿瘤目的的一种方法。外治法是指与内治法相对而言的法则，《理瀹骈文》曰："外治之理，即内治之理，外治之药，即内治之药，所异者法也。"指出了外治法与内治法在给药途径上的不同，使药物直接作用于皮肤和黏膜，使之吸收，从而起到治疗作用，这也是外科所独具的方法。具体方法有药物疗法、手术疗法及其他疗法。由于部分肿瘤在中医学中属痈疽疮疡肿毒的范畴，历代外科名家创立了许多有效的外治膏、丹、丸、散，常选用金石矿物类及芳香走窜类药物，进行临床辨证，辨明机体的寒、热、虚、实之后，配以不同性质的药物，通过外治敷贴，以化散其毒，不令壅滞，消癌溃坚。如用药烟吸入法治疗肺癌、鼻咽癌；有清热解毒或泻下逐水药外敷治疗肝癌或肝癌腹水等。现在，人们利用熏、熨、洗、敷、贴、滴、吹、热烘、浸渍等外治方法，治疗皮肤、五官九窍等浅表部位的肿瘤，有良好的收敛、止痛、消块、逐水作用。

中药配方颗粒　是指用符合炮制规范的传统中药饮片作为原料，经现代中药技术提取、浓缩、分离、干燥、制粒、包装精制而成的纯中药产品系列。它保证了原中药饮片的全部特征，不须煎煮，可直接冲服，服用量少，便于携带保存，也能够满足中医师的辨证论治与随证加减。中药配方颗粒适合现代快节奏的生活方式，同时也方便与经常出差的人员服用中药，是近几年来发展起来的一种新生事物。

第二章 抗肿瘤中药研究概况

第一节
中药抗肿瘤研究进展

中药作为防治肿瘤的手段之一，已经引起了人们的极大关注和高度重视，并且在肿瘤研究中也取得了一定成绩。中药的抗肿瘤机制研究主要从临床研究与实验研究两个方面展开。

临床研究始于20世纪50年代，收集、整理了名老中医的治验及流传民间的单方、验方，筛选了近三千余种中草药，对100余种中草药进行了实验研究和临床验证。至80年代末，国家给予了高度的重视和大力的支持，进行了较广泛的流行病学研究，在全国建立了16个针对食管癌、宫颈癌、胃癌、肝癌、鼻咽癌、大肠癌和肺癌高发区研究基地。在死因调查的基础上，基本掌握了我国常见肿瘤的流行情况，常见恶性肿瘤的主要病因、危险因素及保护因素，较普遍地进行了各种常见恶性肿瘤发生发展规律的研究，明确了各自的癌前病变及高危人群。90年代以后，中医肿瘤研究范围进一步扩大，中医学者根据中医理论研究，确定了恶性肿瘤的病机为“虚”“毒”“痰”“瘀”，制订了扶正培本、清热解毒、化痰软坚、活血化瘀的治则，并从临床选药组方、针灸、气功等进行了较为系统的临床观察，从多层次、多角度验证了中医药在肿瘤治疗中的独到作用，明确了中医药在肿瘤综合治疗中的作用。

虽然中医药治疗肿瘤的实验研究起步较晚，也曾遭遇过各种困难，但其进展还是比较迅速的，不但在有关药理、药化方面做了大量的实验研究，同时在中草药对化学致癌剂的预防和阻断方面，中草药对癌细胞分化诱导的研究工作，中草药对生物调节的实验研究，运用现代科技从整体、细胞、分子各个水平等方面开展研究。实验研究源于20世纪70年代，主要为扶正培本法的研究，研究证实中药合并放化疗具有减毒增效的作用。80年代，主要侧重于抗肿瘤中药的研究，结果证实清热解毒中药具有抑制肿瘤的作用。90年代后侧重于活血化瘀抗转移的研究，证实中药可以作用于肿瘤转移的不同环节。近年来，从中药中提取的抗肿瘤有效成分日益得到人们的重视。据不完全统计，来源于植物药的抗肿瘤制剂品种有紫杉醇、喜树碱、长春新碱等已在临床广泛使用。其制剂占总抗肿瘤药的32.25%，其中某些制剂已作为某些肿瘤的临床首选药。

从1955年开始至今的抗肿瘤中草药和复方实验研究和临床验证，按照防治肿瘤的作用和途径可分为以下四大类用途：

一、对肿瘤细胞有直接抑杀作用

此类有莪术（含莪术油）治宫颈癌，斑蝥（含衍生甲基斑蝥胺、去甲斑蝥素）治肝癌，冬凌草（含冬凌草甲素）治肝癌，喜树（含喜树碱）治肝癌，鸦胆子（含鸦胆子油）治宫颈癌及肺癌，山慈菇（含秋水仙碱）治乳癌，藤黄（含藤黄酸）治疗皮肤癌、恶性淋巴瘤，甜瓜蒂（含葫芦素）治疗肝癌，以及从三尖杉属植物提取的三尖杉酯碱治疗急性非淋巴性白血病等，皆有较好的疗效。从青黛中分离出靛玉红有抗肿瘤的有效成分，用于治疗慢性粒细胞白血病，该研究在 1981 年获得国家发明三等奖。有关砒霜治疗白血病的研究获得了国家科技进步奖。因此，此类药成为了抗肿瘤中药研究的重点和热点，经历了从原来使用中药复方制剂到现在提取中药单体的艰难探索过程，有的已先后鉴定并批准投产，有的已广泛用于临床肿瘤治疗。

二、有抗肿瘤能减轻痛苦、延长生存时间作用

有此作用的药物有清热解毒类的白花蛇舌草、重楼、石上柏；活血化瘀类的大黄、肿节风、田七、泽兰、徐长卿；消瘤破积的虫类药如蜈蚣、水蛭、蟾酥、土鳖虫等。其中成药治疗消化系统肿瘤的有大黄䗪虫丸、化癥回生丹、片仔癀、云南白药、平消片等；治疗头颈及口咽部肿瘤的有六神丸、梅花点舌丹；治疗胸腹肿瘤及恶性淋巴瘤的西黄丸、小金丹，皆取得较好疗效。还有治疗支气管肺癌的鹤蟾片获 1986 年全国中医药重大科研成果乙等奖。

三、增强机体防御功能以抗肿瘤作用

临床与实验研究证明中药之所以能延缓肿瘤发展或抑制肿瘤，主要可能还是通过提高机体的功能状况，改善免疫功能而非直接去杀肿瘤细胞。实验研究证明，补益药物的抗肿瘤效应并非细胞毒作用，而是提高了宿主自身的防御能力。有此作用的药物多属扶正补肾方药，包括黄芪、人参、冬虫夏草、女贞子、海参、燕窝、绞股蓝等，其在体内积极参与抗肿瘤的免疫应答并促进 T 淋巴细胞的增殖分化及脾脏自然杀伤细胞（NK 细胞）的活性，增强巨噬细胞的吞噬活力，诱导细胞因子白细胞介素 -2(IL-2)、肿瘤坏死因子（TNF）、干扰素 (IFN) 等的产生，活化补体，拮抗因 T 抑制细胞（Ts）活化而引起的免疫抑制。同时可增强机体对化疗的耐受性，减轻化疗的骨髓毒性，消除疲劳，促进蛋白合成，抑制病灶发展、恶化，延长存活时间。有的药物如黄芪、冬虫夏草、海参、绞股蓝、猪苓等，尚含有一定的抗肿瘤活性成分，成为兼具提高免疫功能和抗肿瘤作用的“扶正祛邪型”药物，亦符合中医“养正积自除”的理论，有望在未来的防治肿瘤的综合治疗中发挥作用。

四、抑制致癌及治疗癌前病变的作用

探讨抑制致癌作用、防止细胞癌变具有重要的意义。从正常组织至出现异常的反应性增生乃至出现恶性肿瘤，可以经历数月、数年或数十年的时间，因此，常把各个组织器官中具有恶变倾向的不典型增生视为癌前病变，如肝炎后肝硬变、消化道的上皮组织的不典型增生、息肉、溃疡，乳腺囊性增生症、宫颈重度糜烂、尖锐湿疣、间叶组织的病变等，先行预防或治疗，可防肿瘤的发生，起到事半功倍的效果。这方面的尝试有：六味地黄丸在食管癌高发区应用，冬凌草治疗上皮重度增生，小建中汤治疗萎缩性胃炎和肠上皮化生，斑蝥酊外搽外阴白斑，小柴胡汤或木鸡冲剂预防肝硬化癌变，皆为较肯定的疗效。现代实验研究提示补肾类中药女贞子、菟丝子、枸杞子等具有清除有害自由基的作用；桂枝茯苓丸能从诱导肿瘤细胞凋亡、抑制肿瘤转移、提高机体免疫能力等多方面发挥抗肿瘤作用；肾气丸可从提高机体免疫力、改善造血功能、防治肺纤维化、抗突变作用等方面发挥抗肿瘤作用。

第二节
中药抗肿瘤作用机制

随着人类基因组计划进入后基因组学研究时代，人们对疾病的认识从整体、组织到细胞再到分子更为深入全面。对中医药抗肿瘤机制的研究，已从中医证候组学、基因组学、蛋白质组谱、中药逆转肿瘤化疗耐药（MDR）等方面得到发展，显示了中医药在治疗肿瘤方面的独特优势。

一、扶正培本有促进机体抗肿瘤的免疫功能

机体的免疫功能状态随着肿瘤的不断生长而进行性的下降，特别是晚期肿瘤患者机体的各种特异性和非特异性的细胞免疫与体内免疫功能均受到显著抑制。临床与实验研究证明中药之所以能延缓肿瘤发展或抑制肿瘤，主要可能还是通过提高机体的功能状况，改善免疫功能而非直接去杀肿瘤细胞。实验研究证明，补益药物的抗肿瘤效应并非细胞毒作用，而是提高了宿主自身的防御能力。其在体内积极参与抗肿瘤的免疫应答并促进T淋巴细胞的增殖分

化及脾脏自然杀伤细胞（NK 细胞）的活性，增强巨噬细胞的吞噬活力，诱导细胞因子白细胞介素 -2(IL-2)、肿瘤坏死因子（TNF）、干扰素 (IFN) 等的产生，活化补体，拮抗因 T 抑制细胞（Ts）活化而引起的免疫抑制。余桂清的健脾益肾冲剂明显延长了胃癌手术后 1、3、5 年生存期。中药含多糖成分抗肿瘤作用有猪苓、茯苓、云芝、香菇、银耳、黄芪等可激活机体免疫系统，释放具有抗肿瘤作用的细胞因子，增强 T 细胞、NK 细胞及 LAK 细胞的杀伤活性。国外研究还发现肿瘤细胞可产生超氧阴离子，而许多肿瘤病人的瘤细胞中氧自由基清除系统存在障碍。而在治疗上，中医药治疗肿瘤晚期多使用补虚药，能中和体内过多自由基，增强机体防御自由基损伤的能力，抑制肿瘤细胞的生长。

二、直接细胞毒作用

实验研究证明，大部分抗肿瘤中药是通过细胞毒作用，在体内过程中对肿瘤细胞的直接抑制和杀灭作用。即作用于肿瘤细胞生长的不同阶段，使细胞生长所需要的 DNA、RNA、蛋白质合成受严重阻碍，从而使肿瘤细胞停止于增殖周期中的某一环节或引起死亡，或作用于肿瘤细胞能量代谢的某一环节，抑制肿瘤细胞呼吸功能而死亡，或破坏肿瘤细胞膜引起细胞自溶。如仙鹤草根的醇提取物主要作用于肿瘤细胞核，从中药中提取和半合成的长春花碱、紫杉醇、三尖杉碱、喜树碱、补骨脂素、苦参碱、鸦胆子油酸、藤黄提取液、斑蝥酸钠、冬凌草甲素以及人参茎叶、当归、五味子、冬虫夏草、墓头回等的提取物均有抗肿瘤作用。其中中药的有效成分提取及其对特定基因靶点作用的研究已取得一定的成绩，如三氧化二砷治疗急性早幼粒细胞白血病（APL）。紫杉次碱是从云南红豆杉的树皮中分离得到含有 Taxayintin A、B、C、D 四个新紫杉烷类的四环二萜化合物，具有显著抗肿瘤活性。

三、抑制肿瘤细胞的增殖

肿瘤细胞增殖过盛被认为是肿瘤发生、发展的关键，所以抑制恶性肿瘤细胞的增殖是现代医学研究治疗肿瘤的热点之一。实验研究显示，中药有效成分在肿瘤治疗中发挥作用的机制之一是抑制肿瘤细胞增殖，这对提高肿瘤患者的生存率具有十分重要的意义。从丹参根提取物中分离出的 18 种活性成分作用于结肠癌细胞 48h，发现肿瘤细胞系的增殖受到抑制；阿魏酸钠可以抑制大肠癌细胞的增殖，并且随着药物浓度的增加抑制作用要明显增加；丹皮酚作用于人大肠癌细胞，随着药物浓度的增高、作用时间的延长，其抑制作用也越强，且与化疗药如 5- 氟脲嘧啶（5-Fu）联用后，对肿瘤细胞的抑制率比单用丹皮酚或单用 5-Fu 均明显增高。实验提示补肾类中药女贞子、菟丝子、枸杞子等具有清除自由基而抑制致癌作用，防止细胞的逆转。

四、抗突变作用

从理论上讲，对肿瘤的化学预防是减少肿瘤病发生的最可行的方法。它着眼于用药物或食物成分阻断癌变的发生及癌前病变的进展或使其逆转以控制、减少恶性肿瘤的发生。从肿瘤疾病的化学预防来说，控制始发及抑制癌症，特别是抑癌尤为重要。药理研究证明健脾中药白术、黄芪、四君子汤具有明显反突变作用；临床研究证实冬凌草可防治食管上皮过度增生，特别提示的是六味地黄丸具有比较明显的抗突变的作用，可用于治疗食管癌前病变。

五、诱导肿瘤细胞凋亡作用

中药有抑制肿瘤细胞分裂、增殖、诱导分化和（或）诱导细胞凋亡的作用。细胞凋亡（Apop-tosis，APO）又称细胞程序性死亡，是细胞为维持内环境的稳定而进行的自主有序的死亡。它是一个非常复杂的生理和病理过程，凋亡的过程受基因的调控，调控基因的失常增加了肿瘤的发生概率、存活能力及耐药性。凋亡作为细胞死亡的一种形式，对机体有着重要的作用，而细胞凋亡紊乱是导致肿瘤发生的重要原因。它的异常在肿瘤的发病上具有重要作用，现已证实肿瘤细胞的迅速生长和扩散转移与细胞凋亡过弱或过强有关，相应干预细胞凋亡的手段有望成为肿瘤治疗的新策略。肿瘤的诱导分化，也称作再分化、肿瘤逆转等，是指恶性肿瘤细胞在体内外分化诱导剂作用下，向正常方向逆转的现象。利用这一现象对恶性肿瘤进行诱导分化治疗的特点是不杀灭恶性肿瘤细胞，而是诱导恶性肿瘤细胞重新分化为正常或接近正常细胞。这是肿瘤生物学的新领域，为肿瘤治疗开辟了一条新途径。近年来研究表明，许多抗肿瘤药均可诱导肿瘤细胞凋亡，故可以通过诱导肿瘤细胞发生 APO 或通过影响 APO 调控基因而达到治疗肿瘤的目的。如小茴香、鱼腥草、枸杞子等中药的有效成分山柰酚，其作用于人结肠癌细胞，可以使肿瘤细胞内 P^{53} 蛋白含量和磷酸化水平都随给药剂量的递增而显著增加；川芎的主要成分之一阿魏酸的钠盐可诱导大肠癌细胞凋亡；苦参的主要有效成分氧化苦参碱能诱导结肠癌细胞株凋亡，且呈剂量相关性。最典型的是砒霜治疗白血病，能诱导白血病细胞凋亡，还可促进白血病细胞的分化成熟，可使患者 5 年生存率提高至 95%，从而使 APL 成为一种临床可治愈的白血病。该治疗方案也被国际血液学界称为“上海方案”，并获得国家科技进步奖，现已广泛用于临床。

六、影响肿瘤细胞的侵袭力

侵袭与转移行为是恶性肿瘤最本质的特性，是区分良性或恶性肿瘤的确切标准。肿瘤转移的危害性是使局部病变扩散成全身多灶性、弥漫性分布的病变，而且转移通常早期发生，在临床诊断出原发肿瘤时，约 50% 的患者已产生远处转移。故肿瘤转移是恶性肿瘤的主要特点，也是导致肿瘤患者死亡的主要原因。转移是恶性肿瘤致命性的症结所在，防治肿瘤的侵袭、转移是降低肿瘤死亡率的重要途径之一。如斑蝥对包括肝癌在内的多种肿瘤有效；蟾蜍及蟾蜍制剂能缩小实体瘤的肿块，改善近期症状，并显示有一定的镇痛效应；蛇毒及蛇毒制剂对实验动物肿瘤有良好的抑制作用，能明显延长荷瘤小鼠的生存期；从莪术中提取的抗肿瘤有效成分榄香烯，已制成乳注射剂并投入临床使用，对多种肿瘤有较好的控制效果；朴炳奎教授的“肺瘤平膏”减少了肺癌的转移。我国著名药理学家韩锐等在传统的清肝热方剂当归芦荟丸中筛选了有效的抗肿瘤成分，发现直接抑制癌细胞的是青黛，并进一步从青黛中提取了有效抑癌成分靛玉红，后来半合成了新的药物异靛甲。青蒿琥酯是中药青蒿提取物的衍生物，将其作用于人结肠癌细胞，可以有效地抑制肿瘤细胞间黏附分子 -1（ICAM-1) 蛋白的表达，其效果呈浓度和时间依赖性。

七、影响肿瘤基因表达作用

现代医学研究认为，恶性肿瘤是一种基因病。正常细胞“叛变”为肿瘤细胞的过程中，细胞内具有表达活性的基因种类及其表达水平都发生了显著的变化，原肿瘤基因被激活或过表达、肿瘤抑制基因的突变或失活等多种原因和其表达产物蛋白的显著变化构成了肿瘤发生发展的重要机制。目前已经找到了不少与肿瘤相关的基因，他们已经在诊断和预后判断等方面发挥作用。运用蛋白质组学揭示证候的遗传本质是中医证候研究的必然趋势，其通过采用同一疾病不同证候和同一证候不同疾病的组织或细胞表达图谱差异比较来阐释证候之间的差异，赋予中医证候科学内涵。因此，加强中医药与基因组学技术相结合，充分应用现代科学技术提取中药有效成分，将为中医药在分子水平和基因水平等微观领域的发展提供广阔空间。

八、抗多药耐药作用

恶性肿瘤是世界上致死率最高的疾病之一，化疗是当前治疗肿瘤并防止肿瘤术后复发的主要手段之一。但在化疗过程中，肿瘤细胞对化疗药物易产生多药耐药，从而使治疗失败，最终导致患者死亡。由此可见，肿瘤多药耐药性 (MDR) 是肿瘤化学治疗的主要障碍之一，是导致化疗失败的重要原因。MDR 系指肿瘤细胞对某一种抗肿瘤药物出现耐药性的同时，对其他多种结构不同、作用靶位不同的抗肿瘤药物亦产生交叉抗药性。肿瘤 MDR 的机制具有多样性、复杂性，是临床上最常见而又难以解决的问题，据美国肿瘤协会估计，死于不同程度耐药的肿瘤患者占 90% 以上。由于肿瘤 MDR 已涉及临床常用的多种抗肿瘤药物，因此，尽快找到可以逆转肿瘤 MDR 的方法，以提高临床疗效，改善患者生存质量，延长患者生存期十分紧迫。

中药逆转肿瘤化疗耐药是通过对功能基因的调控取得疗效，中药逆转肿瘤 MDR 方面的前景引起了中外学者的关注。中草药具有毒性小、稳定性好、作用显著等优点，成为逆转肿瘤化疗失败后多药耐药的理想逆转剂。同时，合理使用中药联合化疗药物能够逆转肿瘤多药耐药，可起到一定的减毒增效作用。从中药尤其是中药复方中筛选 MDR 逆转剂，在内可改善、纠正机体病理状态下异常的功能基因及蛋白组学，在外可改善肿瘤生物特性，逆转耐药。研究表明，扶正补益、活血化瘀、化痰除湿及解毒消肿等类中药纠正肿瘤化疗耐药的作用已得到充分证实。穿琥宁为以穿心莲为有效成分的现代制剂，实验证实其可以在一定程度上抑制耐药蛋白的功能，逆转多药耐药细胞大肠癌细胞株的耐药性，穿琥宁与化疗药物联合应用，可增强化疗药物对肿瘤细胞的杀伤作用，显著增加肿瘤细胞的抑制率。丹皮酚可以通过下调耐药蛋白的表达来逆转耐药细胞株的耐药性。另外研究证实，中药的提取物，如五味子乙素、人参皂苷 Rb1、雄黄、苦参碱、粉防己碱、川芎嗪、冬凌草甲素、补骨脂素、槲皮素、姜黄素等对逆转肿瘤 MDR 有明确的效果。通过对川芎嗪在辅助治疗恶性肿瘤领域文献的研究发现，川芎嗪有抗肿瘤、克服肿瘤细胞耐药性、抗肿瘤转移的作用。因此，认为川芎嗪可作为恶性肿瘤转移的辅助用药，特别是在增效减毒、克服恶性肿瘤 MDR 方面具有良好的临床应用前景。复方中药，如复方四君子汤、生脉注射液、复方天佛参口服液、圣和散、复方肝癌 -1 号、复方肠胃清、穿琥宁、复方三根制剂等亦是有效的肿瘤 MDR 逆转剂。

九、类生物反应调节作用

近年来，人们以分子生物学、细胞生物学、免疫和遗传工程学的新知识、新技术为基础，总结了过去肿瘤免疫治疗成功和失败的经验，发展了一种治疗肿瘤的新战略，即生物反应调节剂战略，其基本目的是：增强机体抗肿瘤的免疫反应，消除机体免疫功能的障碍和直接杀伤肿瘤细胞。如猪苓多糖、香菇多糖、贞芪扶正冲剂等。

十、抑制肿瘤血管生成

肿瘤组织迅速增殖和转移、扩散的先决条件是肿瘤本身能诱导新血管生成。新生血管既可以为肿瘤生长提供营养支持，也为原发肿瘤播散及转移灶的增殖提供条件。故肿瘤形成过程中的血管生成、侵袭、转移是肿瘤治疗的最大障碍。因此，把肿瘤新生血管作为靶点破坏，以导致肿瘤细胞死亡来治疗肿瘤和抗转移已成为近年来基础与临床研究的热点。定点清除肿瘤新生血管作为一种崭新的抗肿瘤战略，是通过切断肿瘤赖以生长和转移的营养来源和迁移通道，使肿瘤生长受到明显限制，肿瘤细胞就会出现凋亡或坏死，以此发挥抗肿瘤效应，其研究成果对拓展恶性肿瘤治疗途径具有极为重要的理论和临床价值。常用的抗血管生成中药用有效成分为姜黄、海参、乌三颗粒、人参皂苷 Rg3、大豆异黄酮、康莱特注射液、鲨鱼软骨提取物、茶多酚等。丹参酮 IIA 是中药丹参的有效活性成分，通过尾静脉注射的方法作用于腋下接种 C26 肠癌的小鼠，与模型组对比，丹参酮 IIA 注射组小鼠血管内皮生长因子浓度及微血管密度明显受到抑制、肿瘤质量及体积降低、肿瘤坏死程度升高，表明丹参酮 IIA 可通过抑制肿瘤新生血管形成达到抑制肿瘤生长的目的。

十一、对信息传导途径的作用

细胞信号转导通路是指细胞接受外界信号，通过一整套特定的机制，将胞外信号转导为胞内信号，最终调节特定基因表达，并引起细胞的应答反应。许多研究表明，如果控制细胞增殖、分化的信息传递通路中某一环节的异常，可引起细胞生长失控，导致肿瘤的产生。

恶性肿瘤是一种基因病，导致基因癌变发生是细胞受多种癌变信号作用的结果。随着分子生物学研究的深入，肿瘤的发生、发展、转移的机制及规律已逐渐被人们认识。细胞信号转导系统的研究又为肿瘤治疗提供了新的思路和作用靶点，以纠正信号转导异常为目的的药物设计已成为近年来肿瘤研究和药物开发的热点。中医药治疗肿瘤已经取得了较好的疗效，从分子生物学中信号转导角度研究中医药抗肿瘤的机制已经积累了大量的资料，主要从以下几个方面进行研究：①中药对肿瘤细胞增殖分化信号的调节作用；②中药对肿瘤细胞周期控制信号的调节作用；③中药对肿瘤细胞周期蛋白 P^{53} 的调节作用；④中药对肿瘤细胞跨膜受体异常信号的调节作用；⑤中药对肿瘤细胞凋亡信号的调节作用；⑥中药对肿瘤转移信号的调节。随着肿瘤基础理论研究的深入发展，针对信号传导通路中某些特定靶分子所设计的一些药物，已经给肿瘤治疗带来新的希望。

十二、对化疗的减毒增效作用

化疗对患者体内的肿瘤细胞有很强的杀伤作用，可以提高疗效，改善预后。但是也有很强的不良反应，其中最常见的是骨髓抑制，这一不良反应往往使化疗和剂量受到限制，病人不能耐受，导致化疗的失败。缓解不良反应和增加药物疗效方面中药有明显的作用。如参一胶囊（人参皂苷 Rg3）治疗肺癌 II 期临床报告显示，参一胶囊与化疗合并用药能改善气虚证的证候和临床症状，提高 NK 细胞和 T 细胞数量，且对化疗造成的白细胞下降有保护作用，参一胶囊与化疗合并用药有增效减毒作用，能提高肿瘤患者免疫功能和生存质量。

十三、改变血液流变学异常

在恶性肿瘤的发生与发展过程中凝血机制起着不可忽视的作用。肿瘤患者存在着血液黏稠度高、血液流变性异常及微循环障碍等病理改变。活血化瘀药可以促进新陈代谢，改善血液循环，增加血管通透性，软化结缔组织，消炎止痛，可能改善实体瘤局部的缺氧状态，提高治疗的敏感性。同时，可以改善血液高黏高凝状态，从而抑制肿瘤转移，如三棱、莪术、红花、水蛭、穿山甲、当归、川芎、青皮等对实验动物血液的高黏状态具有一定的抑制作用。现代研究认为，活血化瘀法在肿瘤治疗中，能直接抑制肿瘤细胞增殖，改善血液流变性与凝固性，如丹参等可改善机体的血循环，增加局部缺氧状态，使抗肿瘤药物深入瘤体而充分发挥作用；从莪术中提取的抗肿瘤有效成分榄香烯，已制成乳注射剂并投入临床使用，对多种肿瘤有较好的控制效果。

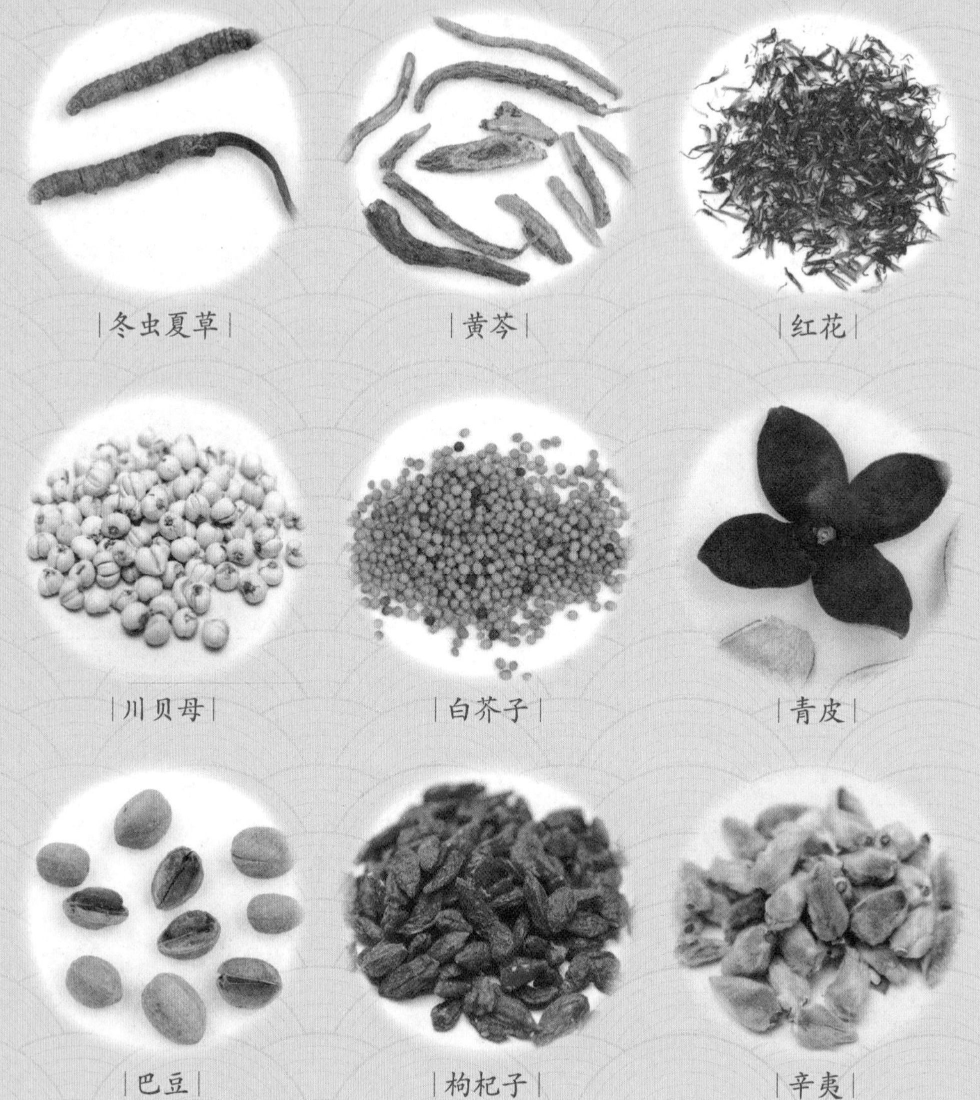
冬虫夏草		黄芩		红花
川贝母		白芥子		青皮
巴豆		枸杞子		辛夷

中篇

常用抗肿瘤中药

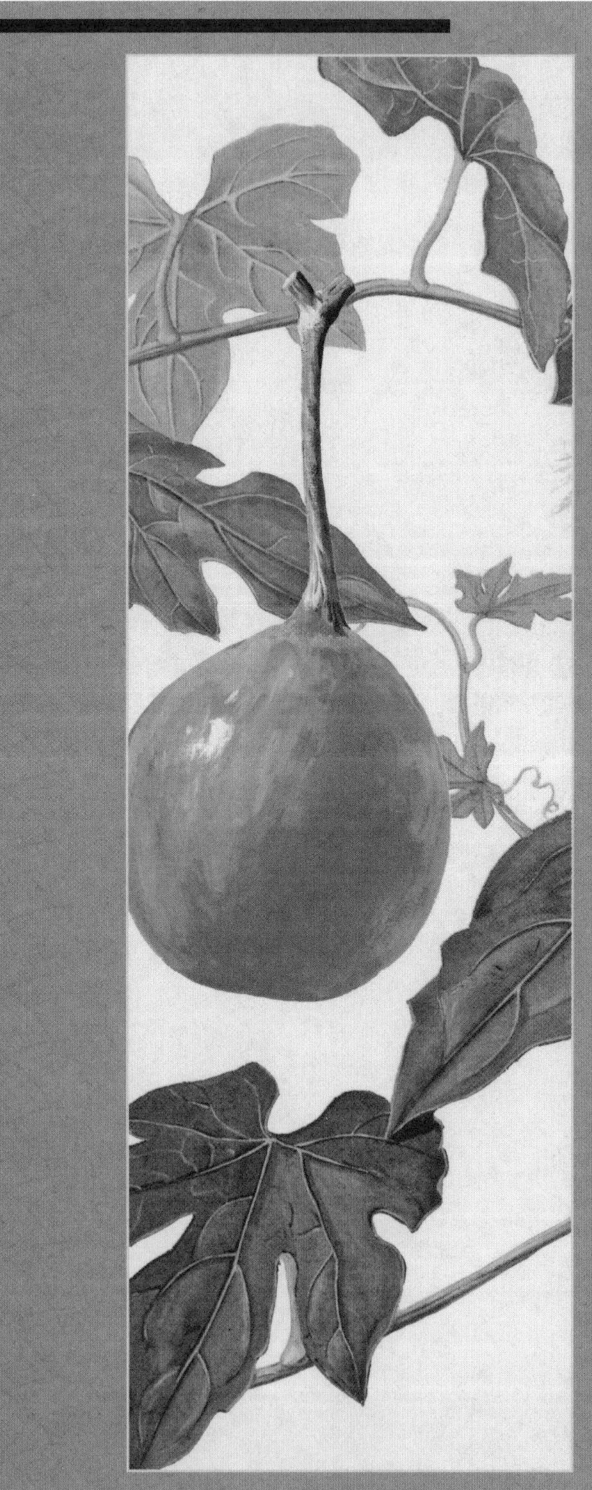

第一章 扶正培本抗肿瘤中药

扶正培本抗肿瘤中药是指用扶助正气、培植本源以调节阴阳平衡，气血、脏腑、经络功能的平衡，以及增强机体抗肿瘤能力，用于治疗肿瘤所致各种虚弱证候的一类药物。

肿瘤发病的最基本的病理特点是正虚邪实，正气内虚是肿瘤发生和发展的根本原因。《素问·刺法论》曰："正气存内，邪不可干。"强调的是正气对疾病发生和防御的重要意义。《黄帝内经》中"虚者补之""损者益之"就是扶正治则的具体运用。扶正培本法是治疗虚证的主要法则，扶正培本药是扶正培本法运用的具体表现。"邪气盛则实，精气夺则虚"。肿瘤属消耗性疾病，多为虚证。肿瘤发病迅猛、邪毒嚣张、症情险恶，继之出现体质消瘦，并出现如面色苍白、倦怠无力，或潮热盗汗、手足心热、舌质淡红或赤等阴、阳、气、血偏虚的见症，治其须扶正培本。早在宋、元期间，罗天益《卫生宝鉴》说："养正积自除……令真气实，胃气强，积自消矣。"由此可见扶正补虚的重要性。古人云："有胃气则生，无胃气则死。"食欲不振、脾不健运是中、晚期肿瘤的通病，加之肿瘤消耗体力，更加促进机体衰竭。因此，健脾益气、调理脾胃，也是扶正培本的重要内容。正如李东垣所说："脾是元气之体，元气是健身之本。"只有胃纳旺盛，中土健运正常，使生化之源不竭，营养充沛，才能耐受肿瘤邪毒的伤害，同时，也有利于祛邪药物的攻伐。

临床与实验研究证明扶正培本抗肿瘤中药之所以能延缓肿瘤发展或抑制肿瘤，主要是通过提高机体的功能状况，改善免疫功能而非直接去杀肿瘤细胞。实验研究证明，扶正培本药物的抗肿瘤效应并非细胞毒作用，而是提高了宿主自身的防御能力。其在体内积极参与抗肿瘤的免疫应答并促进T淋巴细胞的增殖分化及脾脏自然杀伤细胞（NK细胞）的活性，增强巨噬细胞的吞噬活力，诱导细胞因子白细胞介素-2(IL-2)、肿瘤坏死因子（TNF）、干扰素(IFN)等的产生，活化补体，拮抗因T抑制细胞（Ts）活化而引起的免疫抑制。同时可增强机体对化疗的耐受性，减轻化疗的骨髓毒性，消除疲劳，促进蛋白合成，抑制病灶发展、恶化，延长存活时间。另外，中医理论提出"调和阴阳，以平为期"抗肿瘤原则，人参、肉桂等补益类中药可以修复癌变细胞，使之逆转为正常细胞，以达到"阴平阳秘"的平衡状态。

针对各种肿瘤所致的虚弱证候的不同表现，依据扶正培本抗肿瘤中药的性能与应用范围，大致可分类为补气养血、健脾和胃、滋阴养血、养阴生津、温肾助阳、健脾益肾等，临证运用时首先当辨清阴阳气血盛衰，然后辨别五脏虚损及脏腑间相互关系，采用五脏分补法则，要以辨证为依据，重点在健脾益肾，选择适宜的补益法，根据患者年龄、性别、体质等情况因人而异，考虑到补益药的药性偏颇合理应用，补气补阳不能过于温燥而损伤阴津，补阴养血勿过于滋腻而碍胃。同时，治疗中还应注意"邪实"一面，酌加祛邪抗肿瘤药，共同发挥治疗效果。

使用注意：①通常补虚药不适用于有实邪的病人，癌病补虚要防止"闭门留寇"，加重病情，应注意扶正与祛邪的辨证关系。②补虚药如使用不当，往往有害无益。如阴虚有热而补阳药，会产生不良后果。③用补虚药应配伍健脾胃之药同用，以免妨碍消化吸收，影响疗效。

（拉）Ginseng Radix et Rhizoma

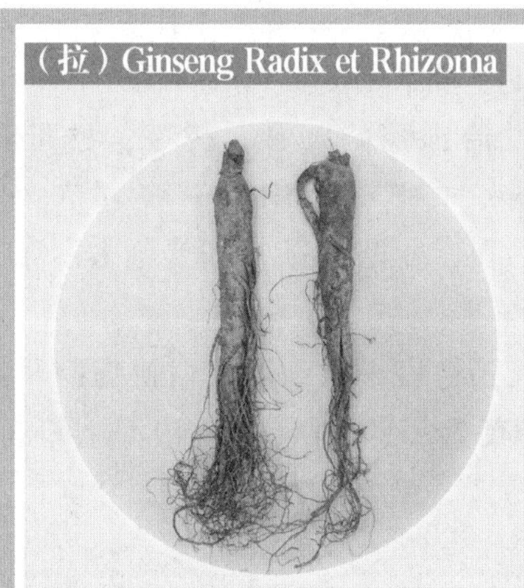

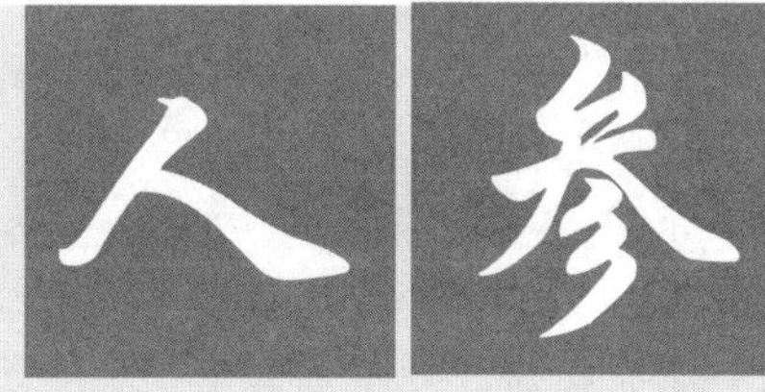

人参

【别　　名】人身、血参、神草、生晒参、红参、白参、野山参、别直参。

【性味归经】甘、微苦，微温。归心、肺、脾经。

【功　　效】大补元气，补脾益肺，生津止渴，安神增智。

来 源

人参最早记载于《神农本草经》。本品为五加科植物人参的根。野生人参名野山参，习称“山参”，根经晒干，称“生晒山参”；人工培植者称“园参”，鲜园参洗净晒干后称“生晒参”；经水烫、鲜根以针扎，用糖水浸后晒干称“糖参”（白参）；鲜根蒸熟晒干或烘干称“红参”。参叶、参花、参果、参须均入药。产于朝鲜者称“高丽参”或“别直参”。切片或研粉用。

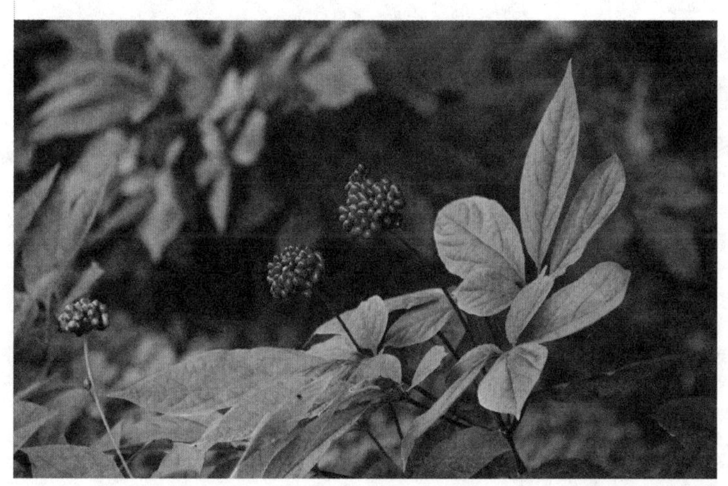

临床应用

常用治食管癌、肝癌、胃癌、肺癌、乳腺癌、白血病、宫颈癌等肿瘤中属气血亏虚、气阴两伤、久病正虚甚至虚极欲脱或邪实气虚证。对肿瘤的放、化疗有减毒增效作用。

1. 用于各种肿瘤康复期正气虚亏者，常配伍黄芪、太子参、麦冬等。

2. 用于肿瘤术后脾胃虚弱者，常配伍白术、陈皮、茯苓、薏苡仁等。

3. 用于放化疗致骨髓抑制明显者，常配伍黄精、鸡血藤、骨碎补等。

用法用量

文火另煎，3~10g，多文火另煎后将参汁兑入其他药汁中饮服；急重者，15~30g，煎汁分数次灌服。研末吞服，每次1~2g。

使用注意

实证、热证而正气不虚者忌服。反藜芦，畏五灵脂、恶皂角。不宜与莱菔子同用，不宜同时吃白萝卜或喝茶，以免影响补力。

不良反应

量大致出血是人参急性中毒的特征。

参考资料

抗肿瘤药理：人参皂苷的不同成分其抗肿瘤的作用机制不同。人参皂苷可减少移植瘤动物的带瘤率及瘤重，增加天然杀伤细胞、淋巴因子活性的杀伤细胞及干扰素、白细胞介素2等细胞因子的水平，从而发挥抗肿瘤的效应；β－榄香烯对腹水型移植性动物肿瘤有明显抗肿瘤作用。人参中的蛋白质合成促进因子，具有促进核糖核酸、蛋白质、脂质生物合成的作用，能提高机体的免疫力，对肿瘤的治疗有辅助效果。

药方选例

1. 治食管癌：人参汁、龙眼肉汁、芦根汁、蔗汁、梨汁、人奶、牛乳各等份，加姜汁少许。隔水炖成膏，徐徐频服。

2. 治肺癌：人参、茯苓、贝母各60g，蛤蚧1对，杏仁150g，炙甘草、桑白皮各90g，知母30g，共研为细末，每服6g，蜜汤下。

3. 治急性淋巴细胞性白血病：人参50g，黄芪25g，鹿茸、砂仁、白术、陈皮、半夏、茯苓、当归、白芍各15g，甘草6g。每日1剂。

4. 治肺癌化疗者：生晒参、枳实、木香、陈皮、竹茹、生姜各10g，茯苓、薏苡仁、麦芽、代赭石各30g，白术、厚朴、大腹皮、百合、姜半夏各15g，砂仁、炙甘草各5g。水煎服，每日1剂，在化疗前服用，连服1~2周。具有健脾益气、行气降逆之功效。

5. 治骨肉瘤：人参（另煎）、补骨脂各20g，肉苁蓉、黄芪各30g，山药15g，五味子、白术各12g，赤小豆10g，肉桂9g，炮附子、甘草各5g。可随证加减。水煎服，每日1剂。本方具有温肾健脾之功效，适用于骨肉瘤属脾肾阳虚者。

6. 治癌症属脾肾阳虚证：黄芪30g，人参、茯苓、白术各12g，熟地黄、枸杞子各15g，大枣10枚，防风6g。1剂水煎3次，每日1剂，连服10~30剂或更长。用于肿瘤患者腰酸肢软、疲乏无力，怕风畏冷四肢不温等脾肾阳虚证。

（拉）Codonopsis Radix

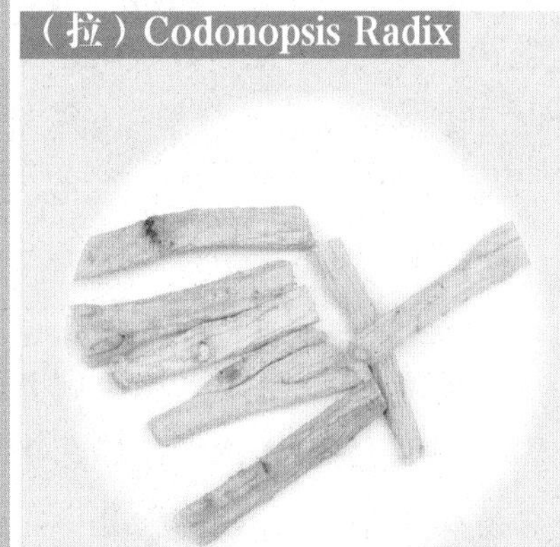

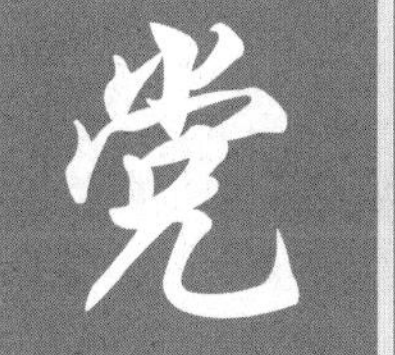
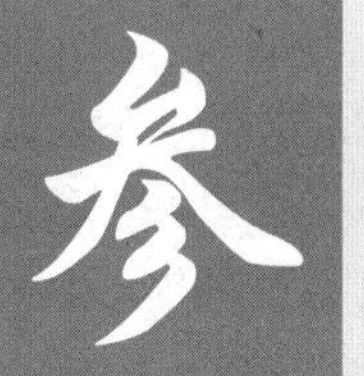

党参

【别　　名】潞党参、黄参、防党参、上党参、狮头参。

【性味归经】甘，平。归脾、肺经。

【功　　效】补中生津，益气养血。

来源

党参最早记载于《本草从新》。本品为桔梗科多年生草本植物党参的干燥根。切片，生用。

临床应用

常用治鼻咽癌、胃癌、肠癌、肺癌、食管癌、乳腺癌等肿瘤中属脾胃虚弱、气血（津）两亏或气虚邪实证。对肿瘤的放、化疗有减毒增效作用，常与白术相须为用。本品是抗肿瘤处方中出现率最高药物之一。

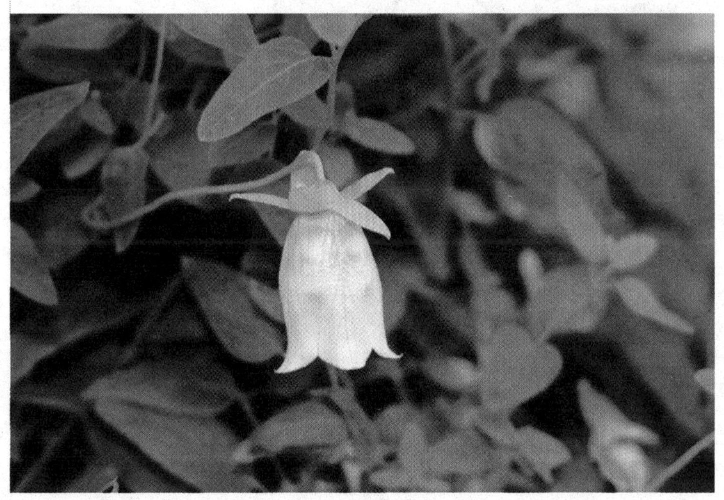

1. 用于肿瘤患者之中气不足证，常配伍黄芪、茯苓、白术、甘草等。

2. 用于肿瘤所致热伤气阴之证，常配伍麦冬、五味子、西洋参等。

3. 用于肿瘤所致肺气亏虚证，常配伍黄芪、太子参、红景天等。

用法用量

10~30g。本品功能与人参相似而较弱，一般作为人参代用品。

使用注意

气滞、肝火盛者忌用；

邪盛而正不虚者不宜。反藜芦。

不良反应

据报道用量每剂超过60g，引起心前区不适和心律不齐，停药后可自行恢复。

参考资料

抗肿瘤药理：本品水煎剂、水煎酒浸剂或水浸沉剂、提取液能增强机体免疫的作用，遏制肿瘤的发展；具有反突变作用，可预防肿瘤的发生；可使放、化疗引起的白细胞下降升高；还有化疗增效作用。

药方选例

1. 治转移性乳腺癌：党参、蜂房、肉苁蓉、天冬、枸杞子各12g，淫羊藿、生黄芪、白花蛇舌草、蛇莓、魔芋、石上柏、龙葵、半枝莲、莪术、海藻各30g，白术、山萸肉各9g，天花粉、女贞子、南沙参、山慈菇各15g，每日1剂，水煎2次分服。

2. 治胃癌：党参、茯苓、熟地黄、天冬、白花蛇舌草各15g，白术、赭石、生半夏各9g，甘草、吴茱萸各3g，鸡内金、羊肚枣、砂仁各6g，麦谷芽30g，大枣5个，田七粉1.5~2g。水煎口服，每日1剂。饭后2~3小时或饭前空腹服，三七粉随药冲服。

3. 治肠癌：党参9g，白花蛇舌草、大血藤、败酱草、丹参、白毛藤、薜荔、生牡蛎、乌蔹莓、瓜蒌仁、菝葜各30g，预知子、炮穿山甲各15g，生枳实、地榆炭各12g。制成煎剂，口服每日1剂，煎2次分服。

4. 治胸膜肿瘤：党参、龙葵、生牡蛎（先煎）各30g，黄芪、太子参、白术、茯苓各15g，法半夏、陈皮、制南星、佩兰、枳壳各10g，甘草6g。可随证加减。水煎服，每日1剂。本方具有益气健脾、理气化痰之功效，适用于胸膜肿瘤属肺脾两虚者。

黄芪

（拉）Astragali Radix

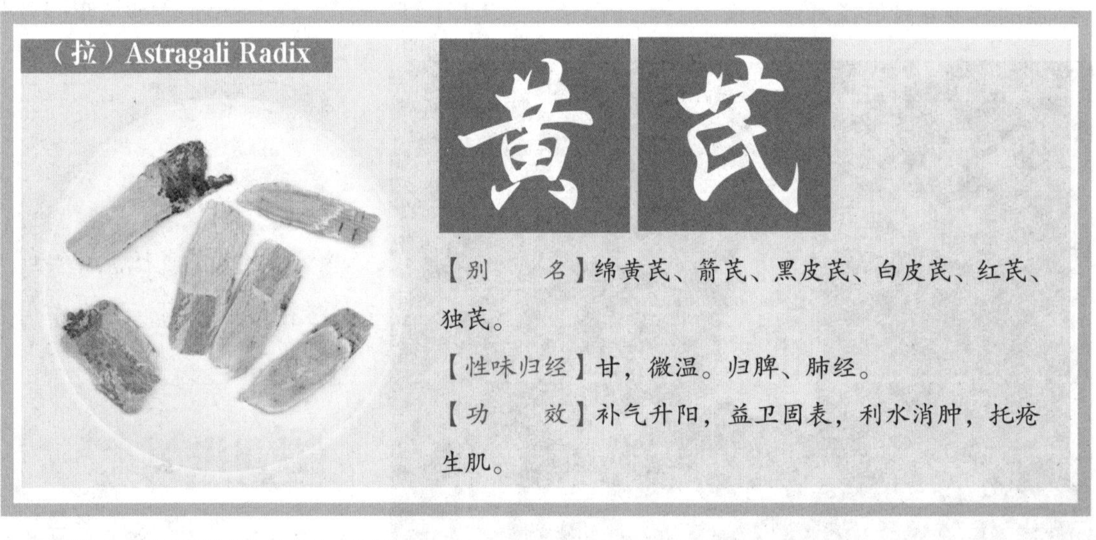

【别　　名】绵黄芪、箭芪、黑皮芪、白皮芪、红芪、独芪。

【性味归经】甘，微温。归脾、肺经。

【功　　效】补气升阳，益卫固表，利水消肿，托疮生肌。

来源

黄芪最早记载于《神农本草经》。本品为豆科植物蒙古黄芪的干燥根。晒干，切片。生用或蜜炙用。

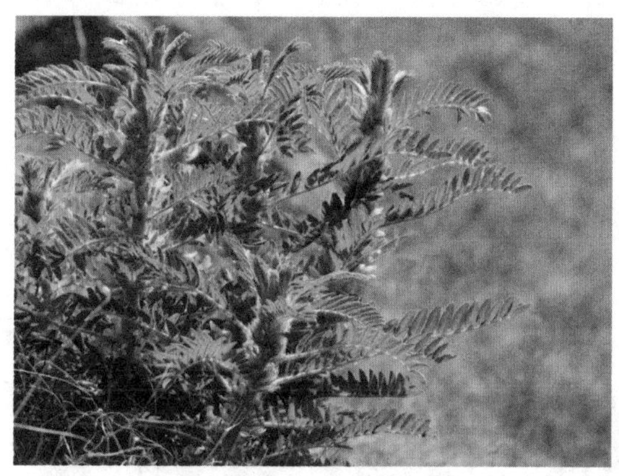

临床应用

常用治疗肿瘤中属气血（津）两亏、痰饮湿聚证。本品为治疗各种肿瘤用作扶正培本的主药。对肿瘤的放、化疗有减毒增效作用，为抗肿瘤扶正最常用药物之一。

1. 用于肿瘤患者乏力、短气、食少，常配伍人参、白术、淮山药、黄精等。

2. 用于肿瘤之饮停胸胁（胸水），常配伍葶苈子、泽泻、大腹皮等。

3. 用于肿瘤之气血亏虚的肿块久溃不敛，常配伍人参、肉桂、白及等。

用法用量

10~15g。大剂量可用30~60g。补气升阳宜炙用，其他方面多生用。

使用注意

本品补气升阳，易于助火，又能止汗，故凡表实邪盛、气滞湿阻、食积内停、阴虚阳亢、痈疽初起或溃后热毒尚盛等证，均不宜用。

参考资料

抗肿瘤药理：研究表明，黄芪在人体内可以促进肿瘤细胞凋亡，抑制肿瘤生长；抗肿瘤转移作用；增强机体免疫作用；促进机体代谢作用；抑制血管生成；对肿瘤以及放、化疗所致白细胞下降有使其升高的作用。

药方选例

1. 治肺癌：黄芪、黄精各30g，绞股蓝15g，（姜）黄连6g，苍术9g等组成。水煎服，每日2次。4周为1个疗程，连用2个疗程。用于治疗中晚期精气两亏型非小细胞肺癌化疗期间出现的湿热阻滞脾胃的患者。

2. 治晚期转移性乳腺癌：黄芪、淫羊藿、白花蛇舌草、蛇莓、魔芋、石上柏、莪术、海藻各30g，党参、肉苁蓉、天冬、枸杞子、蜂房各12g，女贞子、沙参、天花粉、山慈菇各15g，白术、山茱萸各9g。每日1剂，水煎2次分服。

3. 治食管癌：黄芪、党参、全瓜蒌各20g，茯苓、冬凌草、半枝莲各30g，白术、炙甘草、木香、当归、丹参各10g。水煎服，每日1剂，可随证加减。

4．治舌癌：黄芪30g，党参、丹参、半枝莲各15g，连翘、蒲公英各12g，山慈菇、甲珠、藕节、金银花、鸡内金、菟丝子、枸杞子各10g，当归、川芎各9g，三七、陈皮、砂仁（后下）、黄连各6g，甘草3g。水煎服，每日1剂，分2次温服。适用于舌癌气血两亏者。

5．治胸膜肿瘤：黄芪30g，党参、重楼各20g、白术、海浮石、茯苓、淫羊藿各15g，麦冬、五味子、当归、川芎、白芍、熟地黄、陈皮、胡桃肉各10g，熟附子、甘草各6g。可随证加减。水煎服，每日1剂。本方具有益气养血、补肾纳气之功效，适用于胸膜肿瘤属气血两虚者。

6．治肾癌：生黄芪、半枝莲各30g，太子参、瞿麦、土茯苓各20g，海金沙15g，生地黄、熟地黄各12g，枸杞子、补骨脂、白术、茯苓各10g。水煎服，每日1剂。适用于肾癌术后属脾肾气虚者。

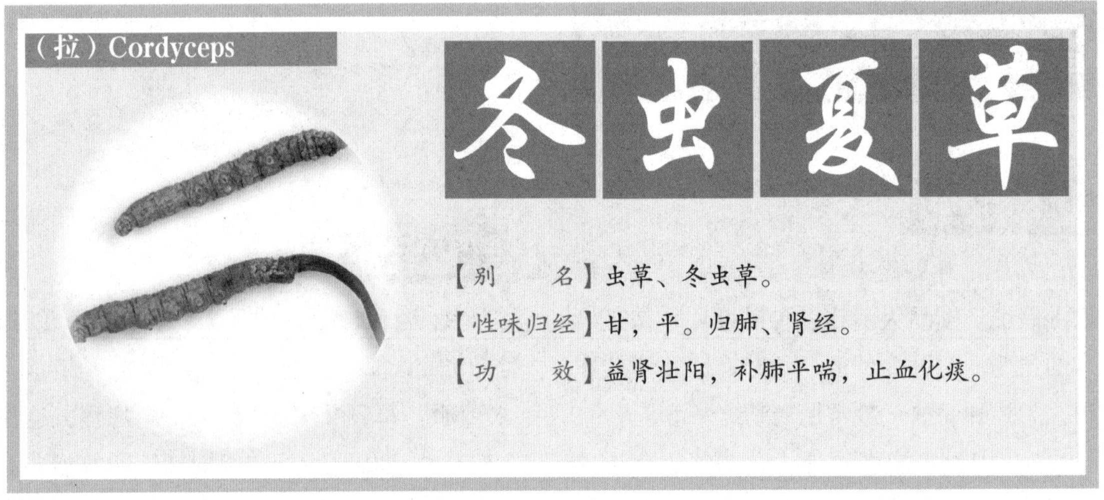

（拉）Cordyceps

冬虫夏草

【别　　名】虫草、冬虫草。

【性味归经】甘，平。归肺、肾经。

【功　　效】益肾壮阳，补肺平喘，止血化痰。

来源

冬虫夏草最早记载于《神农本草经》。本品为麦角菌科真菌冬虫夏草菌寄生在蝙蝠蛾科昆虫蝙蝠蛾越冬幼虫上的子座及幼虫尸体的复合体。生用。

临床应用

常用治肺癌、乳腺癌、喉癌、食管癌、白血病、卵巢癌、肝癌等肿瘤中属肺气不足、肺肾两虚、正气衰弱证。亦为养生保健佳品，抗肿瘤扶正培本良药。对肿瘤的放、化疗有减毒增效作用。

1．用于乳腺癌属肝肾阴虚证，常配伍黄精、熟地黄、山茱萸等。

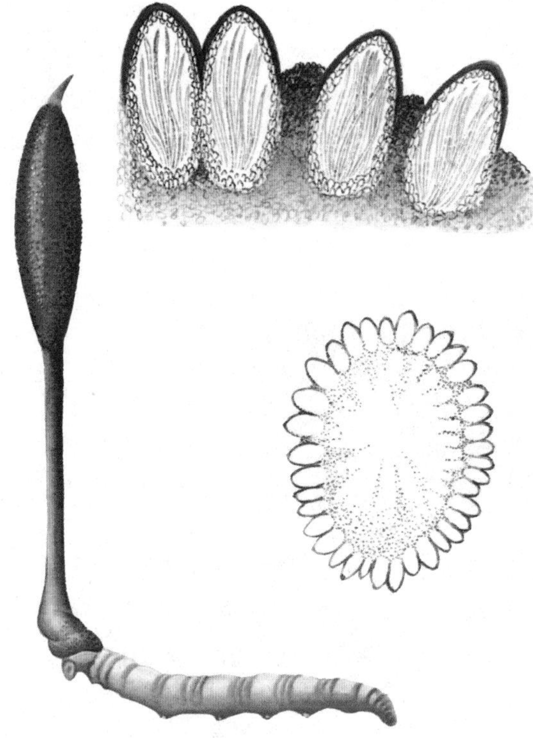

2. 用于肿瘤病后虚损或久虚不复者，常配伍人参、黄芪、蛤蚧等。

3. 用于肿瘤病后体虚不复、自汗畏寒等，常同鸭、鸡、猪肉等炖服，有补虚扶弱之效。

用法用量

3~10g，煎汤或炖服；或入丸、散；研末冲服，每次 1.5~3g。食疗可与鸡、鸭、猪肉等炖服。急救固脱每次 20~30g。

使用注意

有表邪或素有湿热而致小便淋涩者不宜用。阴虚火旺者，不宜单独应用。本品为平补之药，久服方效。

参考资料

抗肿瘤药理：浸剂可明显增加小鼠脾重并拮抗泼尼松龙与环磷酰胺引起的脾重减轻，可增强单核－巨噬细胞系统功能，可增强自然杀伤细胞活力。虫草的水或醇提取物可明显抑制小白鼠肉瘤等肿瘤的成长。冬虫夏草所含的虫草素能抑制小鼠白血病细胞的核酸合成。冬虫夏草还可以通过诱导肿瘤细胞凋亡的方式抑制肿瘤细胞的增殖生长。

药方选例

1. 治喉癌：冬虫夏草、川贝母各 5g，太子参、生地黄、女贞子各 15g，沙参、牡丹皮、墨旱莲、白芍各 10g，甘草、木蝴蝶各 3g，青果适量（单独噙咽）。日夜各服 1 剂，每剂每隔 2 小时少量呷服 1 次，直至药尽。

2. 治肺癌：冬虫夏草、墨旱莲、麦冬、党参各 15g，百合、玉竹、瓜蒌、夏枯草各 20g，北沙参、玄参、半枝莲、薏苡仁、蒲公英、白花蛇舌草、鱼腥草、藕节、猫爪草、黄芪、白茅根、鳖甲、生牡蛎各 30g，川贝母 10g。水煎服。

3. 治食管癌晚期之气血双亏证：冬虫夏草 1~2 条，西洋参 10~30g，枸杞子 15~30 粒，大枣 20~30g。水煎服，每日 1 剂，煮水 500ml 饮用。

4. 治肝转移癌：冬虫夏草、当归、枸杞子、白术、熟地黄、麦冬、鳖甲、苦参各

15g，太子参、沙参、女贞子、龙葵、黄芪、山药、半枝莲、延胡索、茯苓各30g。

5．治肾癌：冬虫夏草、山茱萸、黄精各15g，白术、党参、黄芪、杜仲、补骨脂各10g，当归、陈皮、棕榈炭、赤芍各12g，马鞭草、白花蛇舌草、瞿麦、重楼、生薏苡仁各30g。水煎服。本方具有健脾益肾、软坚散结之功效，适用于肾癌属脾肾两虚型。

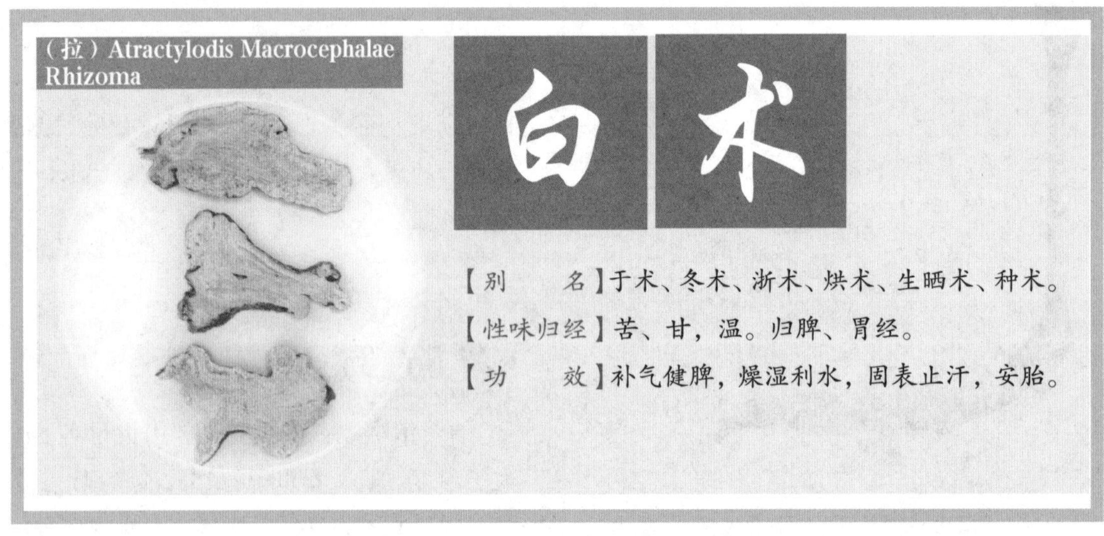

来源

白术最早记载于《神农本草经》。本品为菊科植物白术的根茎。产于浙江于潜地区者称为“于术”。生用或麸炒、土炒用；炒至黑褐色，称为焦白术。

临床应用

常用治疗肺癌、胃癌、肝癌、胰腺癌等肿瘤中属脾胃虚弱、痰饮湿聚证。对肿瘤的放、化疗有减毒增效作用。抗癌扶正，常与党参相须为用。

1．用于肿瘤所致脾气虚弱者，常配伍人参、茯苓、山药等。

2．用于肿瘤所致脾胃虚寒之泄泻者，常配伍人参、干姜等。

3．用于肿瘤致表虚自汗，常配伍黄芪、防风、五味子等。

4．用于肿瘤之痰饮证，常配桂枝、茯苓、甘草同用。

用法用量

煎服，10~15g。燥湿利水宜生用，补气健脾宜炒用，

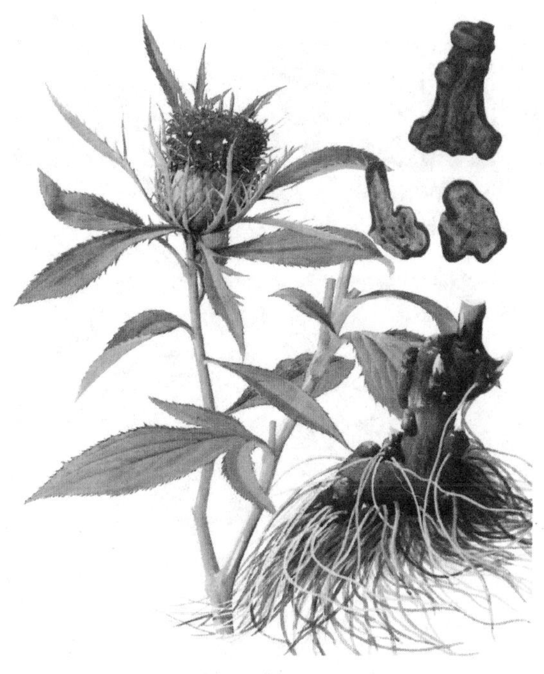

健脾止泻宜炒焦用。

使用注意

本品燥湿伤阴，故只适用于中焦水湿之证，如属阴虚内热或津液亏耗燥渴者，均不宜服。健脾燥湿宜用白术，而补脾益气，当用于术。

参考资料

抗肿瘤药理：白术挥发油中的中性油对食管癌细胞有明显的抑制作用；体外可使肿瘤细胞和细胞核固缩；诱导细胞凋亡；抑制肿瘤转移；增强免疫作用。白术挥发油试用于消化道肿瘤。白术多糖能增强免疫功能。

药方选例

1. 治食管癌：太子参、枸杞子、杜仲、丹参、石见穿各20g，茯苓25g，陈皮、青皮各12g，山茱萸、白术、郁金、旋覆花（包）、急性子、山豆根各15g，薏苡仁、醋赭石、瓦楞子、白英各30g，半枝莲35g。每日1剂，文火水煎2次。少许与之，徐徐咽下，以免噎梗呕吐。

2. 预防大肠癌术后复发、转移：白术15g，党参15g，黄芪30g，预知子15g，茯苓30g，薏苡仁30g，菝葜30g，莪术30g，郁金15g，土茯苓30g，野葡萄藤30g，蜈蚣2g，壁虎6g，瓦楞子30g，天葵子12g，黄精30g，山茱萸15g，淫羊藿15g，菟丝子15g。水煎服，每日1剂。

3. 治胰腺癌：炒白术、黄芪、党参、当归、熟地黄、茯苓、白芍、川芎各12g，薏苡仁30g，郁金、延胡索、莪术各10g，陈皮、甘草各6g。可随证加减。水煎服，每日1剂。本方具有益气养血、化瘀散结之功效，适用于胰腺癌属气血两亏者。

4. 治滑膜肉瘤：炒白术、瓜蒌、海藻、昆布、海带各15g，土茯苓、半枝莲、薏苡仁各30g，半夏、贝母、胆南星各10g，青皮、陈皮、甘草各6g。可随证加减。水煎服，每日1剂。本方具有消痰散结、健脾化湿之功效，适用于滑膜肉瘤属痰湿凝聚者。

（拉）Ganoderma

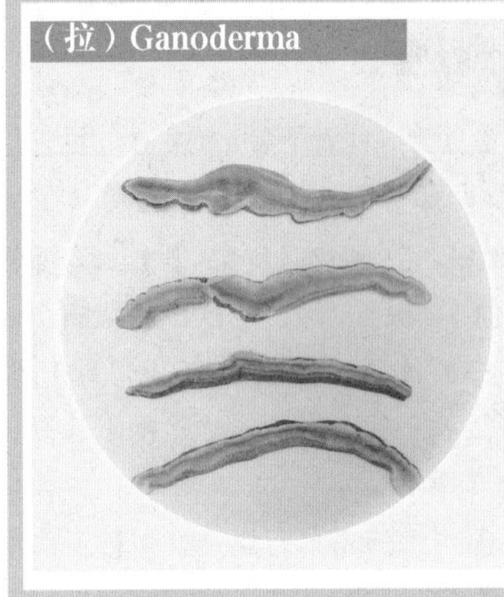

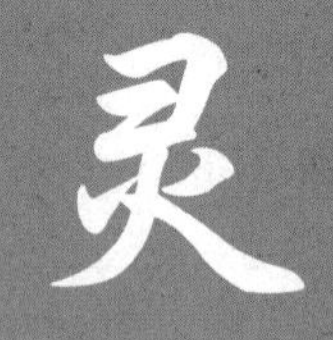
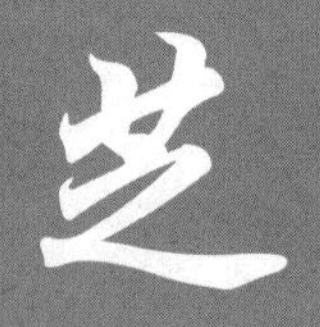

灵芝

【别　　名】灵芝草、菌灵芝、木芝、赤芝、红芝、万年草。

【性味归经】甘，平。归心、肝、肾、肺经。

【功　　效】补气补血，养心安神，止咳平喘。

来源

灵芝最早记载于《滇南本草》。本品为多孔菌科真菌灵芝的干燥子实体。切片，生用。

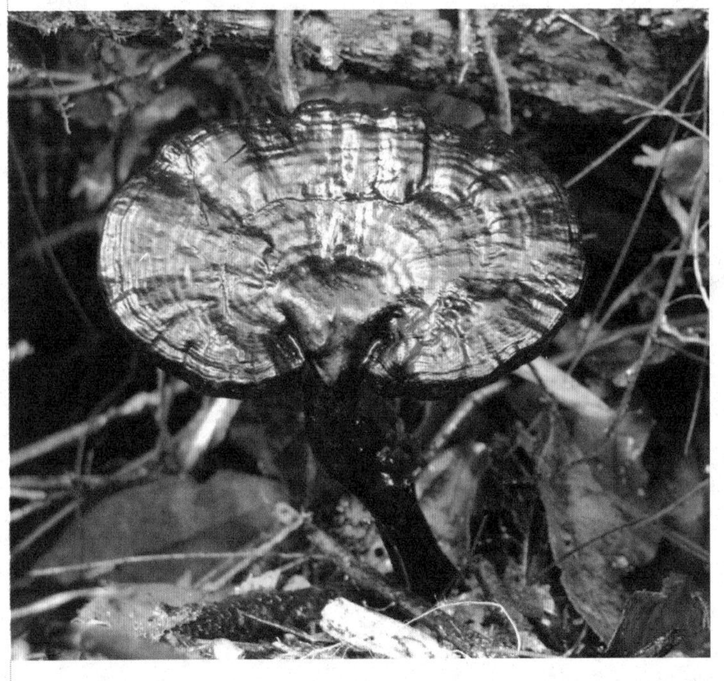

临床应用

常用治鼻咽癌、肺癌、食管癌、肝癌、慢性粒细胞性白血病等肿瘤中属脾胃虚弱、气血不足或正虚邪实证。本品为抗肿瘤扶正良药，对各种肿瘤的虚证患者尤为适宜。对肿瘤的放、化疗有减毒增效作用。

1. 用于肿瘤之虚劳者，可单用或与人参、当归、熟地黄等同用。

2. 用于肿瘤所致心脾两虚者，常配伍当归、酸枣仁、五味子等。

3. 用于肺癌，常配瓜蒌、掌叶半夏、天冬、重楼等。

4. 用于食管癌，常配

猴头菇、穿破石、冬凌草等。

用法用量

煎服，3~15g。研末服，每次 1.5~3g，每日 2~3 次。

使用注意

本品药性平和，补益作用缓和，须长服久服方疗效明显。不可过量。

参考资料

抗肿瘤药理：灵芝提取物的水溶部分有抗肿瘤作用。灵芝菌丝体提取物对小鼠皮下移植的纤维肉瘤有明显抑制生长效果，并对纤维肉瘤的肺部转移灶也有抑制作用。灵芝多糖能显著增强小鼠腹腔巨噬细胞的吞噬能力，是抗肿瘤有效成分之一。灵芝酸在肝细胞肿瘤组织培养试验中，显示细胞毒作用。灵芝对人体免疫系统有双向调节作用，抗肿瘤、抗衰老。灵芝有刺激造血系统的作用，可以促进骨髓细胞增生，提高外周血白细胞数及血红蛋白含量。

药方选例

1. 治鼻咽癌：灵芝 30g，山豆根 10g，地龙干、七叶胆各 20g，白花蛇舌草、半枝莲各 15g。水煎服。

2. 治晚期鼻咽癌：灵芝、白参、白术各 20g，斑蝥、重楼、茯苓各 15g，黄芪 30g，广木香、金钱草、守宫、经豆、水蛭各 10g，甘草 6g。水煎服。

3. 治肺癌：灵芝、鱼腥草、薏苡仁、白毛藤、白花蛇舌草、生牡蛎、半枝莲、黄精、麦冬、地榆、南沙参各 30g，夏枯草、牡丹皮、白术、黄芪、野菊花、石斛、全瓜蒌各 15g，桑皮、地骨皮、川贝母、杏仁、砂仁各 9g。水煎，分早、中、晚 3 次空腹服。

4. 治慢性粒细胞性白血病：灵芝 30g，加水煎熬 2 小时，煎 3 次，口服。同时服蜂乳以增强疗效。

(拉) Fructus Corni

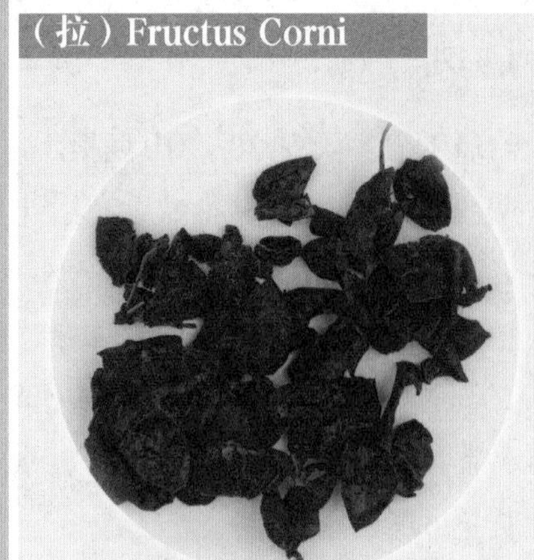

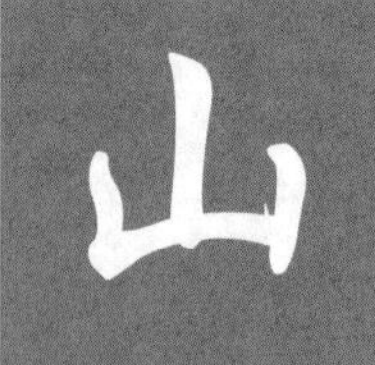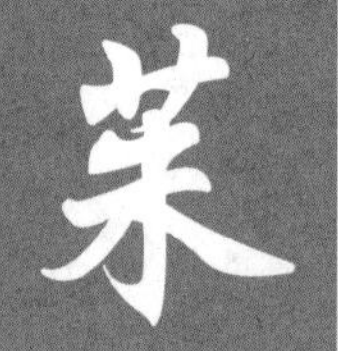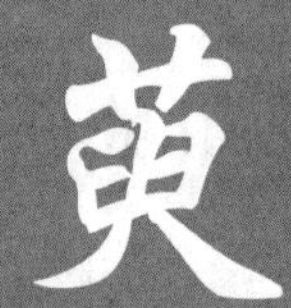

【别　　名】枣皮、山萸肉、肉枣、药枣。

【性味归经】酸，微温。归肝、肾经。

【功　　效】补益肝肾，收敛固涩。

来源

山茱萸最早记载于《神农本草经》。本品为山茱萸科植物山茱萸的干燥成熟果实。除去果核，晒干或烘干用。

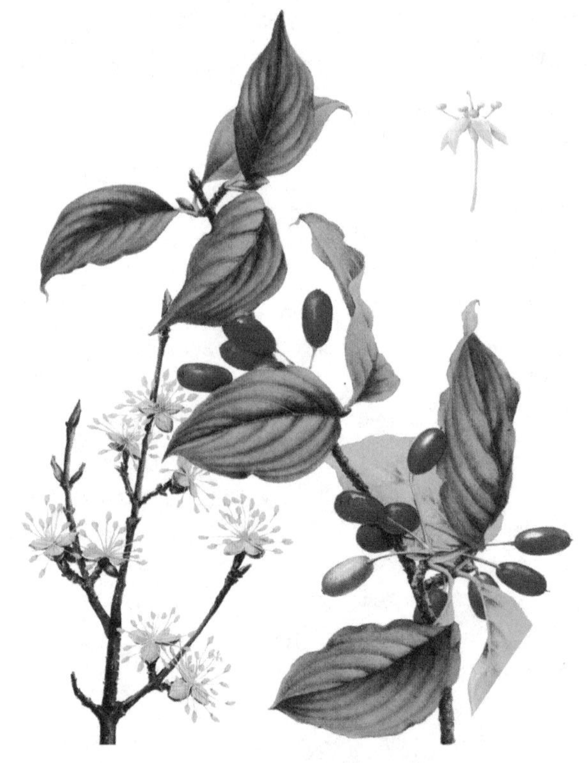

临床应用

常用治食管癌、乳腺癌、肾癌、肝癌、肠癌、脑瘤等肿瘤中属肝肾亏虚证。对肿瘤的放、化疗有减毒增效作用，常与枸杞子相须为用。

1. 用于肿瘤之腰膝酸软、耳鸣眩晕，常配伍熟地黄、山药、茯苓等。

2. 用于乳腺癌，常配伍三叶青、重楼、半枝莲、漏芦等。

3. 用于宫颈癌出血，常配阿胶、茜草、椿皮、仙鹤草等。

用法用量

5~10g，煎汤服或入丸

散；急救固脱可用 20~30g。

使用注意

本品温补收敛，故命门火炽、素有湿热及小便淋涩者不宜用。

参考资料

抗肿瘤药理：本品能促进免疫动物脾脏抗原结合细胞的增加，促进巨噬细胞的吞噬功能，对肿瘤细胞有抑制作用。山茱萸在体外能杀死腹水癌细胞。对化疗、放疗所致白细胞下降有使其升高的作用。

药方选例

1. 治脑瘤：山茱萸 15g，石见穿 30g，僵蚕、熟地黄、淮山药、枸杞子、菟丝子、鹿角胶各 12g，川牛膝 9g，全蝎 6g，甘草 3g。水煎服，每日 1 剂。

2. 治食管癌：熟地黄 240g，山茱萸、淮山药各 120g，泽泻、牡丹皮、茯苓各 90g。将上述药物制成蜜丸，每丸 9g。每日晨起服 1~2 丸。

3. 治肝癌：山茱萸 9g，天冬 18g，白花蛇舌草 30g，麦冬、郁金各 10g，女贞子、半枝莲各 15g，白英 24g，重楼、莪术各 12g，西洋参 6g（另炖）。1 剂水煎 3 次，每日 1 剂。

4. 治肠癌：山茱萸、生地黄各 12g，知母、茯苓、黄柏、山药各 10g，鳖甲、女贞子、天冬、泽泻各 15g，金银花、马齿苋各 30g。水煎服，每日 1 剂。

5. 治宫颈癌：山茱萸、熟地黄各 12g，泽泻、牡丹皮、黄柏、知母各 10g，山药、茯苓、紫草各 15g，龙葵、白花蛇舌草、重楼各 20g，甘草 6g。可随证加减。水煎服，每晚 1 剂。本方具有滋阴清热、佐以解毒之功效，适用于宫颈癌属肝肾阴虚者。

6. 治各种肿瘤之气血两虚证：茯苓、山药、枸杞子各 12g，黄芪、阿胶（捣碎，烊化兑服）各 30g，人参 8g，熟地黄、女贞子各 15g，山茱肉、白术、麦冬各 10g。1 剂水煎 3 次，每日 1 剂，连服 15~30 剂。

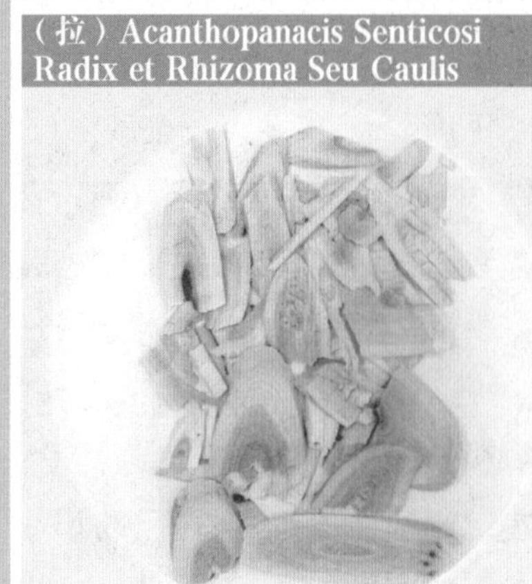

（拉）Acanthopanacis Senticosi Radix et Rhizoma Seu Caulis

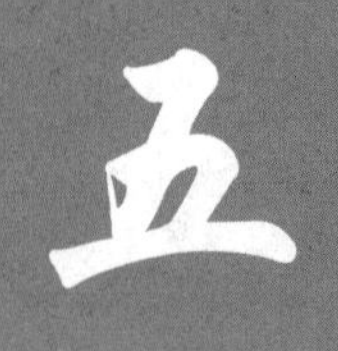
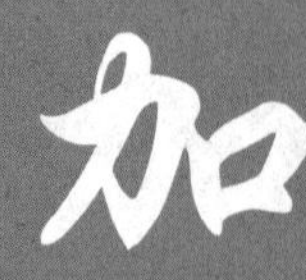

刺五加

【别　　名】五加皮、刺拐棒。

【性味归经】辛、微苦，温。归脾、肾、心经。

【功　　效】益气健脾，补肾强腰，养心安神，化痰平喘。

来源

刺五加最早记载于《名医别录》。本品为五加科植物刺五加的干燥根及根茎或茎。晒干，生用。

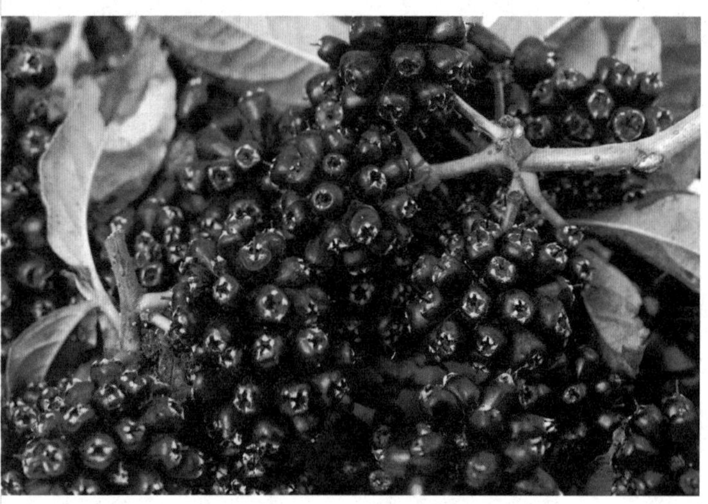

临床应用

常用治肺癌、骨癌、骨肉瘤、肿瘤骨转移等肿瘤中属心脾两虚证。对肿瘤的放、化疗有减毒增效作用。

1. 用于肿瘤之脾肾阳虚，常配伍巴戟天、淫羊藿、何首乌等。

2. 用于肺癌，常配伍三棱、白花蛇舌草、浙贝母、鱼腥草等。

3. 用于骨肉瘤及肿瘤骨转移疼痛，常配伍杜仲、石见穿、徐长卿等。

用法用量

煎服，5~12g。现已制成各种剂型。

使用注意

热证、实证者忌用。

参考资料

抗肿瘤药理：本品5g/kg对小鼠艾氏实体癌和小鼠肉瘤均有预防性治疗作用。提取物和苷类有抗疲劳作用；对移植癌、药物诱发癌、癌的转移和小鼠自发白血病都有一定的抑制作用，能减轻抗肿瘤药物的毒性；能增强机体的非特异性免疫力，能调节病理过程，使其趋于正常化。

药方选例

1. 治骨肉瘤：刺五加、雷公藤各15g，补骨脂、萆薢、小红参、白毛藤、枳木各30g，大麻药10g，三七6g。水煎服。

2. 治肿瘤化疗后骨髓抑制：刺五加、补骨脂各12g，绞股蓝、鸡血藤、仙鹤草、干地黄各18g，山茱萸、赤小豆、甘草各9g。

3. 治骨癌：刺五加15g，白毛藤、补骨脂、萆薢、小红参、痄腮树各30g，大麻药10g，六方藤16g，三七6g。水煎服，每日1剂，日服3次。服药期间禁服酸冷之物。

4. 治肺癌：刺五加、生薏苡仁、三棱、核桃枝、莪术、丹参各15g，白花蛇舌草、半枝莲、鱼腥草、夏枯草各30g，生南星10g，可随证加减。水煎服，每日1剂分2次服。

（拉）Ligustri Lucidi Fructus

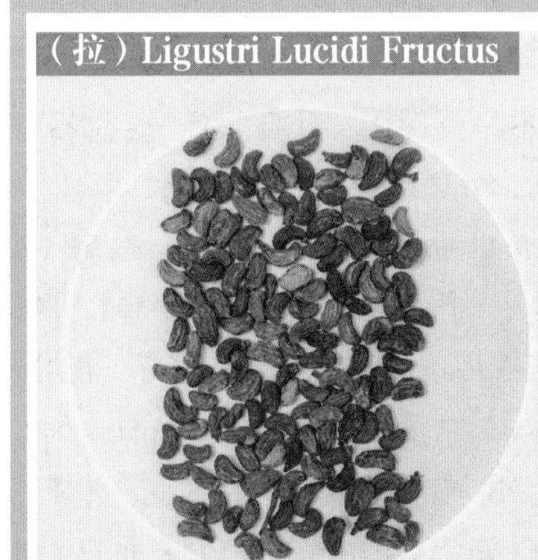

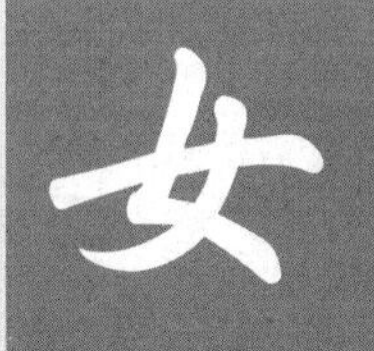
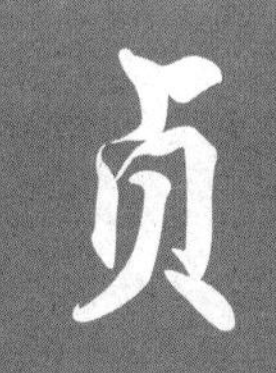
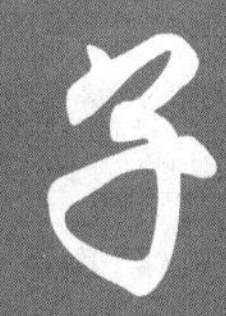

女贞子

【别　　名】冬青子、女桢、女贞实。

【性味归经】甘，苦，凉。归肝、肾经。

【功　　效】滋补肝肾，乌须明目。

来源

最早记载于《神农本草经》。本品为木樨科植物女贞的干燥成熟果实。干燥。生用或酒制用。

临床应用

常用治食管癌、肺癌、胃癌、肝癌、喉癌、肾癌、膀胱癌、脑瘤等肿瘤中属肝肾阴虚证。

1. 用于肿瘤肝肾阴虚之发热，常配伍地骨皮、生地黄等。

2. 用于肿瘤气血两虚证候，常配伍人参、当归、西洋参等。

3. 用于食管癌，常配伍太子参、山豆根、全瓜蒌、旋覆花等。

用法用量

煎服，10~15g。因主要成分齐墩果酸不易溶于水，故以丸剂为佳。本品以黄酒拌后蒸熟，可增强滋补肝肾作用，并使苦寒之性减弱，避免滑肠。

使用注意

脾胃虚寒泄泻及阳虚者忌服。

参考资料

抗肿瘤药理：本品对环磷酰胺、乌拉坦（氨基甲酸乙酯）诱发的突变和细胞染色体损伤均有抑制作用，提示有防治肿瘤活性。本品熊果酸对体外肝癌细胞培养具有非常明显的抑制率；女贞子水提取液可明显提高机体对肿瘤的免疫功能；对肿瘤放、化疗有升高白细胞的作用。

药方选例

1. 治脑瘤：女贞子、何首乌、生地黄各15g，丹参、墨旱莲、白芍各12g，旋覆花、

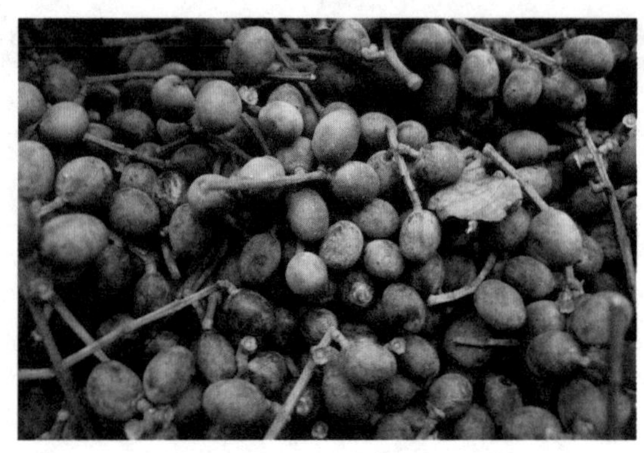

竹茹、天葵子、紫草、牛膝各10g，生赭石（先煎）30g，珍珠母（先煎）20g，陈皮5g，蜈蚣1条，蛇蜕（焙）、黄连各3g。水煎服，另用铁锈、灶心土烧红入黄连淬水兑药服。

2. 治喉癌：女贞子、太子参、生地黄各15g，沙参、牡丹皮、墨旱莲、白芍各10g，冬虫夏草、甘草、川贝母各5g，木蝴蝶3g，青果（单独含噙咽）适量。水煎服。

3. 治胃癌：党参、枸杞子、女贞子各15g，白术、菟丝子、补骨脂各9g。水煎，每日1剂，分2次服。

4. 治肝癌：女贞子12g，人参5g（或党参12g）、炙黄芪15g，石见穿30g，夏枯草、白花蛇舌草、水红花子、赤芍、莪术、郁金各10g，甘草6g。水煎服，每日1剂。

5. 治膀胱癌：党参15g，黄芪、女贞子、桑寄生、白花蛇舌草各30g。水煎服，每日1剂。

6. 治肾癌：白茅根、预知子、黄芪各30g，党参、白术、黄精、重楼、猪苓各15g，女贞子、干地黄各20g，当归、赤芍、白芍、僵蚕、干蟾皮、山慈菇各10g，甘草6g。可随证加减。水煎服，每日1剂。本方具有补气养血、解毒散结之功效，适用于肾癌属气血两虚者。

(拉) Clycyrrhizae et Rhizoma Radix

甘草

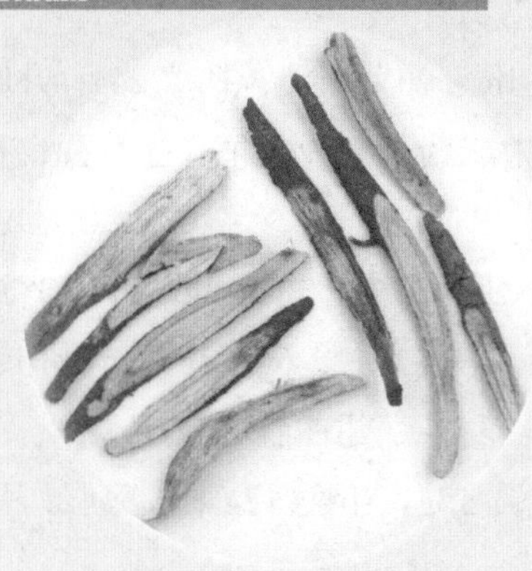

【别　　名】生甘草、甜草根、国老、密甘、粉草。

【性味归经】甘，平。归心、肺、脾、胃经。

【功　　效】益气补中，清热解毒，祛痰止咳，缓急止痛，调和诸药。

来源

本品为豆科植物甘草的干燥根及根茎。生用或蜜炙用。

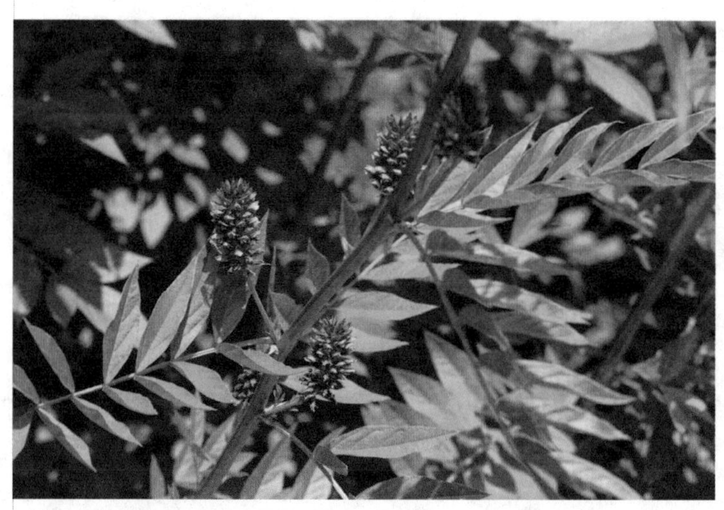

临床应用

常用治胃癌、肝癌、喉癌等肿瘤中属脾胃虚弱、癌性疼痛证。

1. 用于肿瘤脾气虚弱者，常配伍人参、白术、茯苓等。

2. 用于胃癌挛急作痛者，常配伍白芍、延胡索、木香等。

3. 用于治肿瘤药性峻猛的方剂中，能缓和烈性或减轻毒副作用。

用法用量

煎服，1.5~9g。清火解毒宜生用，补中缓急宜炙用。

使用注意

本品味甘，能助湿壅气，令人中满，故湿盛而胸腹胀满及呕吐者忌服。不宜与大戟、芫花、甘遂同用。

不良反应

大剂量连续服用时，可出现水肿、高血压等副作用，停药后症状逐渐消失。

参考资料

抗肿瘤药理：甘草次酸对大鼠移植的骨髓瘤有抑制作用。甘草酸铵可降低抗肿瘤药喜树碱的毒性并提高其抗肿瘤作用。甘草甜素可防止由化学致癌剂所致的肝损伤和肝癌的发生。甘草多糖、甘草酸、甘草次酸合用可共同发挥抗肿瘤等作用。

药方选例

1. 治喉癌初期未溃：甘草24g，升麻、紫雪散（中成药）、羚羊角、生石膏、寒水石各30g，水牛角、玄参各60g，沉香、木香各15g。研为细末，每次3g，每日3次。

2. 治胃癌：甘草6g，苍术、厚朴、陈皮、萹蓄、麦芽、建曲各7.5g，木香、沉香各3g，大黄15g，生姜12g。水煎服，每日1剂。

3. 治肝癌疼痛：白芍100g，肿节风、通关藤各30g，甘草15g。水煎频服。

（拉）Panacis Quinquefolii Radix

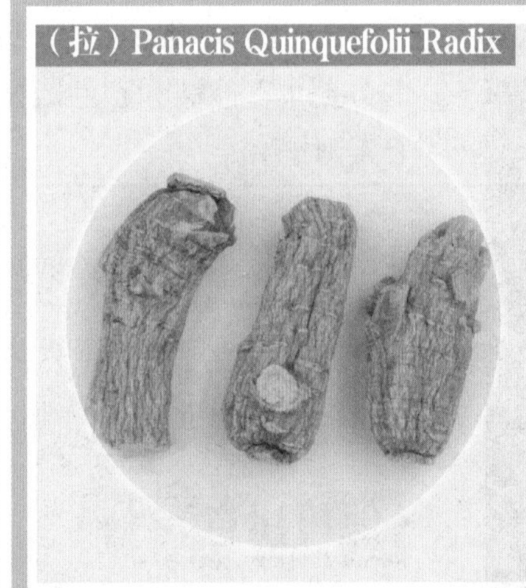

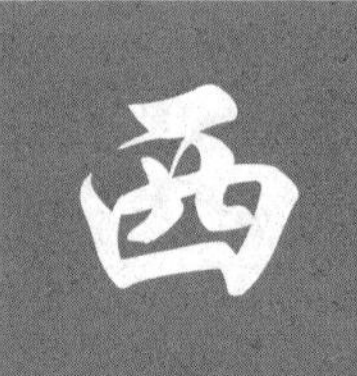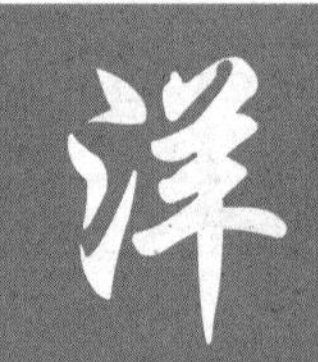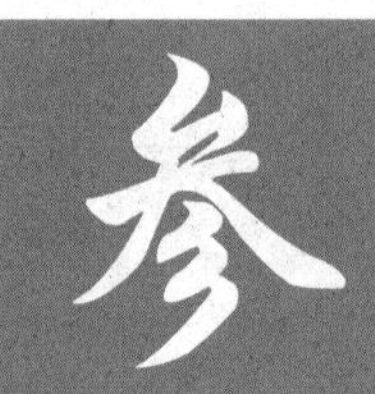

【别　　名】洋参、花旗参、西洋人参。

【性味归经】甘、微苦，寒。归心、肺、胃经。

【功　　效】补气养阴，清火生津。

来源

本品为五加科植物西洋参的干燥根。切片入药或用时捣碎。

临床应用

常用治食管癌、胃癌、肺癌、鼻咽癌、宫颈癌、多

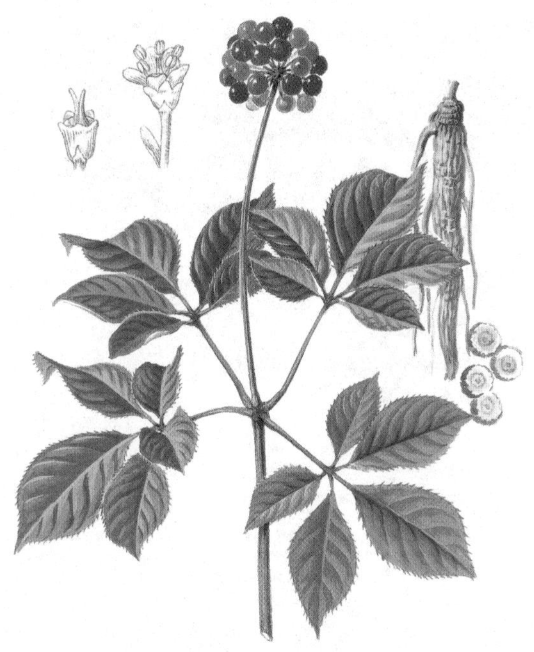

发性骨髓瘤等肿瘤中属气阴两虚或气虚邪实证。现常作为肿瘤恢复期养生保健品。

1. 用于肿瘤所致的气虚阴亏，常配伍天花粉、山药、黄芪等。

2. 用于肺癌致喘咳痰血证，常配伍知母、川贝母、阿胶等。

3. 用于食管癌，常配伍冬凌草、壁虎、硼砂、威灵仙等。

4. 用于鼻咽癌，多与山豆根、夏枯草、白芷等配伍。

用法用量

煎服，6~10g。另煎兑服。

使用注意

中阳衰微，胃有寒湿者忌服。忌用铁器。反藜芦。

参考资料

抗肿瘤药理：本品所含的人参总苷对小鼠艾氏腹水癌有一定抑制作用；有明显的免疫增强作用和中枢抑制作用，明显增强自然杀伤细胞的活性；能提高小鼠耐缺氧及抗疲劳能力；有显著的抗DNA损伤作用；有抗失血性休克作用。

药方选例

1. 治鼻咽癌：西洋参、山豆根、夏枯草各12g，白芷9g，苍耳子15g，天花粉、生地黄、石上柏、紫草根、牡蛎各30g。水煎服，每日1剂。

2. 治食管癌：西洋参、赭石、威灵仙各15g，冬凌草20g，生地黄、熟地黄、当归、麦冬各12g，桃仁、藏红花、海藻、郁金、白术、陈皮、升麻各10g，硼砂、贝母各6g，壁虎3g，甘草5g。水煎服，每日1剂。

3. 治肺癌：①西洋参15g，天南星、蛇胆粉、白及、陈皮、瓜蒌各30g，北沙参60g，炙鳖甲45g，制乳香、制没药各20g，辰砂12g。共研细末，每次1g，每日3次。②西洋参（另炖）、麦冬、五味子、杏仁、山慈菇各10g，党参、仙鹤草、浙贝母、黄芪、天冬、百合各15g，守宫、甘草各6g。水煎服，每日1剂。具有益气养阴、化痰散结之功效，适用于肺癌属气阴两虚者。

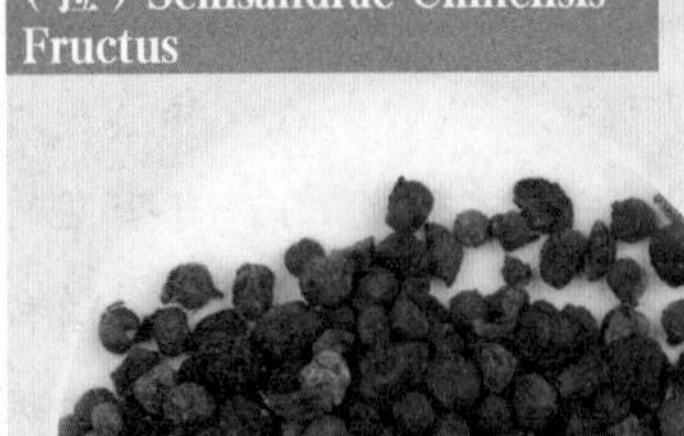

（拉）Schisandrae Chinensis Fructus

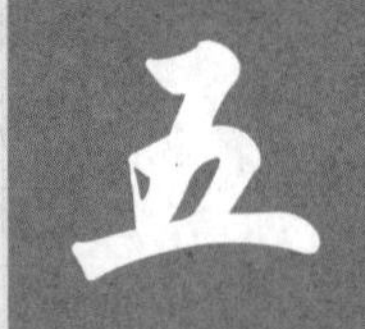
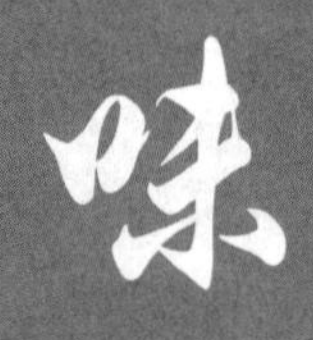
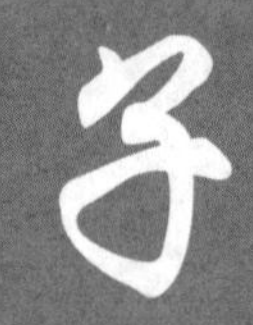

五味子

【别　　名】山花椒、乌梅子、软枣子、五梅子。

【性味归经】酸、甘，温。归肺、肾、心经。

【功　　效】敛肺滋肾，生津敛汗，涩精止泻，宁心安神。

来源

五味子最早记载于《神农本草经》。本品为木兰科植物华中五味子的干燥成熟果实。习称“北五味子”。生用或醋制用。用时捣碎。

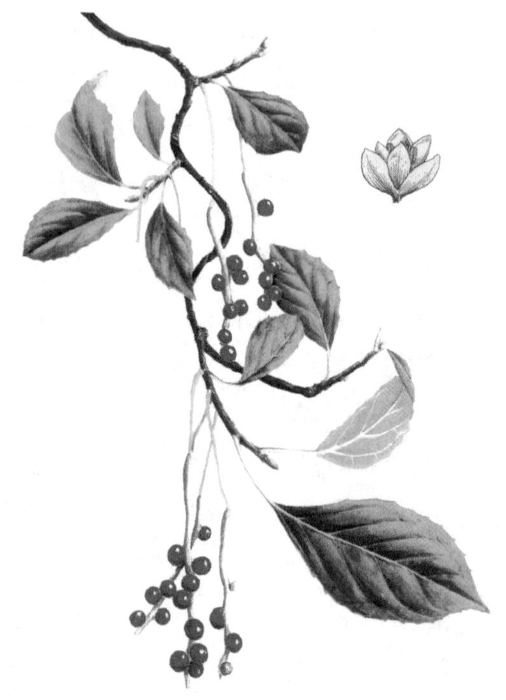

临床应用

常用治鼻咽癌、肝癌、结肠癌等肿瘤中属肺肾阴虚、气阴两伤证。现常用于肿瘤患者保肝降酶之用。对肿瘤的放、化疗有减毒增效作用。

1. 用于肿瘤所致的肺肾阴虚者，常配伍山茱萸、百合、麦冬等。

2. 用于肿瘤所致的气阴两伤者，常配伍人参、麦冬、天花粉等。

3. 用于肿瘤所致阴虚盗汗，常配伍玄参、麦冬、山茱萸等。

用法用量

煎服，2~6g。研末服，

每次 1~3g；熬膏；或入丸、散。可外用，研末掺；或煎水洗。

使用注意

本品酸涩收敛，凡表邪未解，内有实热，咳嗽初起，麻疹初发，均不宜用。

参考资料

抗肿瘤药理：研究表明，腹腔注射五味子多糖显著降低了微核数量，表明五味子多糖具有抗突变作用，提示五味子多糖有抗肿瘤作用，其机制可能与细胞凋亡、活化免疫细胞及抗突变作用有关，而且五味子多糖与环磷酰胺合用可增强抑瘤作用。

药方选例

1. 治鼻咽癌：五味子、党参、黄芪、北沙参、黄精、女贞子、菟丝子、墨旱莲各 15g，冬凌草 20g，白术 9g，麦冬、玄参、山药各 12g。水煎服，每日 1 剂。

2. 治结肠癌属脾肾亏虚证：五味子、吴茱萸、补骨脂各 10g，炒党参、炒白术各 15g，茯苓 20g，生薏苡仁 30g，肉豆蔻 3g，炙甘草 6g。并可随证加减。水煎服，每日 1 剂。

3. 用于各种肿瘤之脾肾虚或气阴两虚证：五味子、人参各 8g，酸枣仁 12g，北沙参、麦冬、白术、黄精、枸杞子、茯苓各 10g，党参、女贞子各 15g，黄芪 30g，甘草 3g。1 剂水煎 3 次，每日 1 剂，连服 14~30 剂，有效可重复。

（拉）Ophiopogonis Radix

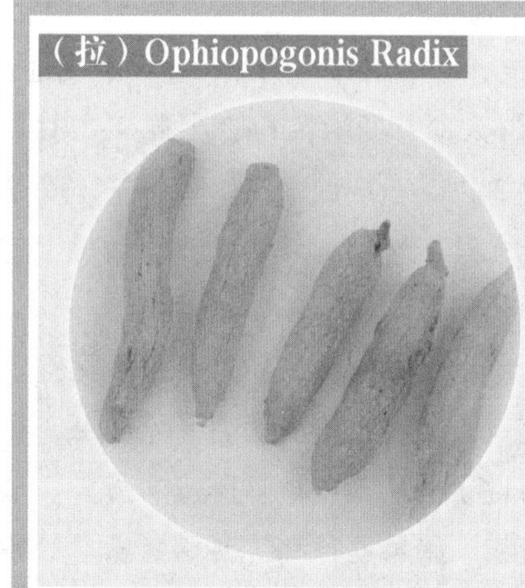

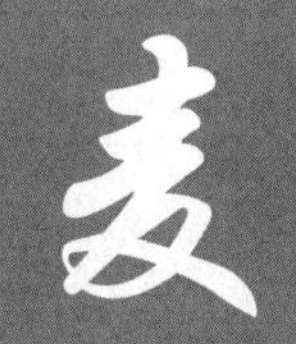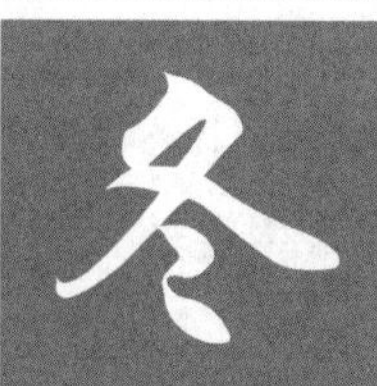麦冬

【别　　名】麦门冬、沿阶草、阶前草、不死草、羊韭。

【性味归经】甘、微苦，微寒。归心、肺、胃经。

【功　　效】益阴生津，润肺清心。

来源

麦冬最早记载于《神农本草经》。本品为百合科植物麦冬的干燥块根。生用。

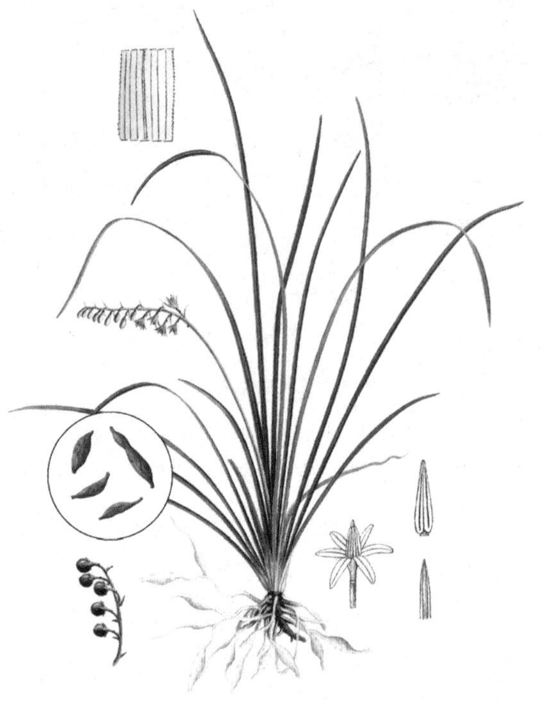

临床应用

常用治鼻咽癌、食管癌、肺癌、肝癌、胃癌、大肠癌、膀胱癌、卵巢癌等肿瘤中属肺胃阴虚证。无论是肿瘤致阴虚有热，或肿瘤热毒内结之证，皆为常用要药，常与沙参相须为用。

1. 用于肺癌，常配伍石上柏、天冬、山慈菇、魔芋等。

2. 用于鼻咽癌，常配伍南北沙参、女贞子、金银花、丹参等。

3. 用于食管癌，常配伍金银花、黄连、竹茹、生山楂等。

用法用量

煎服，10~15g。清养肺胃之阴多去心用；滋阴清心多连心用。

使用注意

脾胃虚寒泄泻、胃有痰饮湿浊及暴感风寒咳嗽者忌用。

参考资料

抗肿瘤药理：本品能对抗肉瘤和艾氏腹水肿瘤，有抑瘤活性；能对抗由环磷酰胺和射线引起的小鼠白细胞下降；防止肿瘤化疗和放疗对免疫系统的损伤。其水、醇提取液可促进免疫功能。本品所含多糖能增强网状内皮系统吞噬功能，提高宿主对肿瘤细胞的特异抗原免疫力，从而抑制肿瘤生长。

药方选例

1. 抗肿瘤中属肺胃阴亏，虚火上炎证：麦冬60g，人参、粳米各6g，半夏9g，甘草4g，大枣3枚。一剂煎3次，早、午、晚空腹时服。尤适于肺癌、鼻咽癌放疗后见上述症状者等辨病选用。

2. 治食管癌：麦冬、白英、石见穿、枸杞子各15g，全瓜蒌、海浮石各12g，黄药子、急性子、刺猬皮、炒陈皮、丹参、远志、天花粉、墨旱莲各9g，苦参、紫草、薤白各6g。水煎服，每日1剂。

3. 治食管癌的放射性咽炎，症见咽干口干、咽下疼痛：麦冬100g，金银花、桔梗、甘草各50g。每日1剂，代茶饮。

4. 治膀胱癌：麦冬、玄参、生地黄各

15~30g，苍术、黄柏、土茯苓、山豆根各15g，蜂房6g。水煎服，每日1剂。

5. 治唇癌：麦冬15g，生地黄、玄参、白芍、黄柏各10g，甘草、胡黄连各6g，龙葵15g。具有养阴清热作用，治唇癌属阴虚火旺证。水煎服，每日1剂服2次。

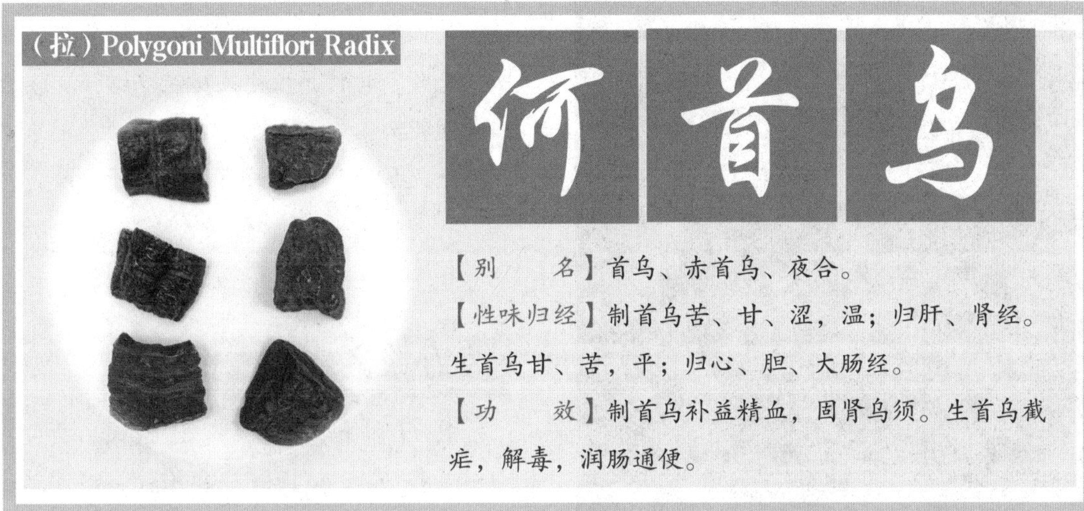

何首乌

【别　　名】首乌、赤首乌、夜合。

【性味归经】制首乌苦、甘、涩，温；归肝、肾经。生首乌甘、苦，平；归心、肝、大肠经。

【功　　效】制首乌补益精血，固肾乌须。生首乌截疟，解毒，润肠通便。

来源

何首乌最早记载于《开宝本草》。本品为蓼科植物何首乌的干燥块根。切片，晒干或微烘，称生首乌；若以黑豆汁为敷料，照炖法或蒸法炮制，称制首乌。

临床应用

常用治脑瘤、恶性黑色素瘤、白血病等肿瘤中属精血不足、肠燥津枯证。对肿瘤化疗引起的脱发有促进生发作用。

1. 用于肿瘤肝肾精血亏虚者，常配伍当归、枸杞子、菟丝子、黄精等。

2. 用于脑瘤，常配伍巴戟天、龟板胶、鹿角胶、补骨脂等。

3. 用于瘰疬结核，常配伍夏枯草、土贝母、香附、连翘等。

用法用量

10~30g。补益精血当用制首乌；解毒、润肠宜用生首乌；鲜首乌解毒润肠的功效较生首乌更佳。

使用注意

大便溏泻及有湿痰较重者不宜服。肝功能不全患者忌用。

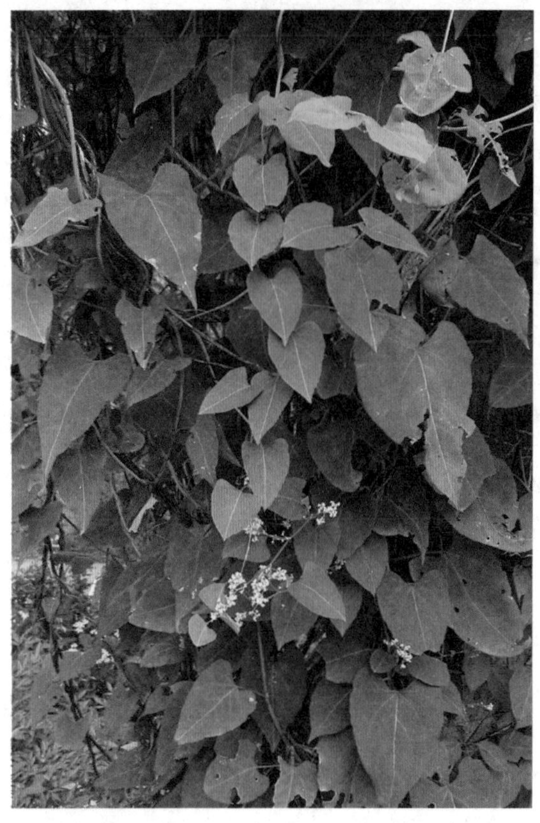

不良反应

超剂量或长期连续用药有肝损伤风险，应定期检查肝功能。

参考资料

抗肿瘤药理：本品所含大黄素 50 mg/kg · d 剂量时，对小鼠黑色素瘤有很明显的抑制作用，抑制率为 76%，对小鼠乳腺癌和艾氏腹水瘤也有抑制作用。首乌煎剂能增强免疫，对特异性免疫功能以增强 T 淋巴细胞功能为主。其制剂可防止肿瘤化疗和放疗对免疫系统的损伤，有利于提高疗效。

药方选例

1. 治脑瘤：何首乌、巴戟天、黄芪、枸杞子各 30g，龟板胶、鹿角胶、熟地黄、当归各 15g，补骨脂 18g。水煎服，每日 1 剂。

2. 治恶性黑色素瘤：何首乌、狗脊、土荆皮、木贼、重楼、黑木耳各 15g，蛇莓、半枝莲、白花蛇舌草各 30g，玄参 9g，牡蛎 10g（先煎）。水煎服，每日 1 剂。

3. 治白血病伴严重贫血：何首乌、党参、山萸肉、枸杞子、鹿角胶、紫河车、山药、白术、麦冬各 10g，黄芪、补骨脂、巴戟天各 15g，生、熟地黄各 12g，附子、肉桂各 6g，大枣 5 枚，五味子、甘草各 5g。水煎服，每日 1 剂。

（拉）Angelicae Sinensis Radix

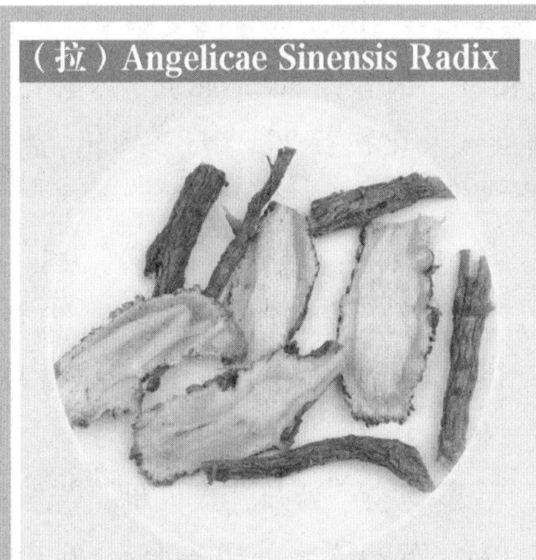

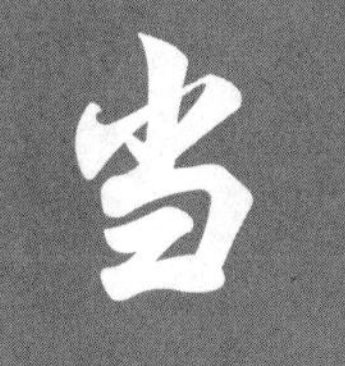

当归

【别　　名】干归、马尾当归、马尾归。

【性味归经】甘、辛，温。归肝、心、脾经。

【功　　效】补血调经，活血止痛，润肠通便。

来源

当归最早记载于《神农本草经》。本品为伞形科植物当归的干燥根。全当归根略呈圆柱形，根上端称“归头”，主根称“归身”或“寸身”，支根称“归尾”或“归腿”，全体称“全归”。切片生用或经酒炙用。

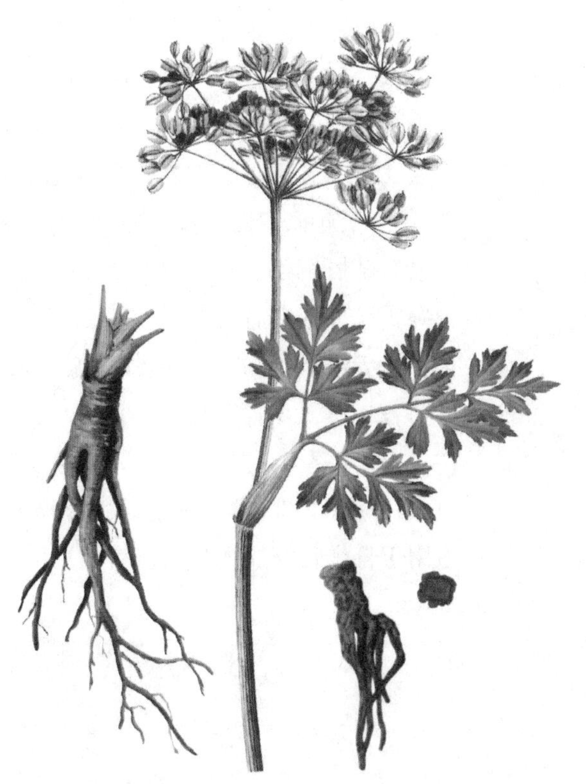

临床应用

常用治肺癌、肝癌、脑瘤、白血病、乳腺癌、直肠癌、卵巢癌、膀胱癌、恶性淋巴瘤、恶性黑色素瘤等肿瘤中属血虚癥积、气滞血瘀证。为抗肿瘤扶正培本良药，常与黄芪、阿胶相须为用。

1. 用于肿瘤血虚者，常配伍女贞子、黄芪、鸡血藤、沙参等。

2. 用于肝癌，常配伍白花蛇舌草、半枝莲、莪术、龟板等。

3. 用于减轻放疗辐射损伤，常配伍丹参、麦冬、沙参、天冬等。

用法用量

煎服，5~15g。一般生用，酒制能加强活血的功效。传统有补血用当归身，破血用当归尾，和血（即补血活血）用全当归。

使用注意

湿盛中满、大便泄泻者忌服。

参考资料

抗肿瘤药理：当归所含的由葡萄糖和半乳糖组成的多糖体（AR-1），可有效抑制肿瘤的生长。当归抗肿瘤作用与其增强机体的免疫功能密切相关，当归热水提取物可提高诱导干扰素产生的活性；选择性作用于B淋巴细胞，增强免疫功能。当归多糖进行小鼠体内抗肿瘤药筛选，结果表明，对小鼠移植性肿瘤具有一定的抑制作用，抑制率达39%，副作用较少，且可长期用药。当归多糖、阿魏酸钠能增强免疫功能，并具有抗肿瘤作用。

药方选例

1. 治脑胶质瘤：当归、浙贝母、防风各15g，苦参10g，钩藤、夏枯草、刘寄奴、枸杞子、茯苓各30g，僵蚕、天麻、川芎、郁金、天花粉各20g，丹参50g，黄芪100g。水煎服，每日1剂。

2. 治乳腺癌：当归、茯苓、大贝各20g，川芎、香附、青皮各15g，赤芍、红花、木香各10g，柴胡25g，生甘草5g，大枣3枚。水煎服，每日1剂。

3. 治直肠癌：当归、土贝母、苦参、地榆各12g，黄药子、重楼各15g，瓦松、槐花各9g，土茯苓、白花蛇舌草各30g，壁虎2条。水煎服，每日1剂。

4. 治甲状腺癌：当归、柴胡、炮山甲、皂角刺、浙贝母、夏枯草、海藻各10 g，青皮、僵蚕、法半夏各6 g，穿破石30 g。具有疏肝理气、化痰散结之功效，适用于甲状腺癌属肝郁气滞者。水煎服，每日1剂。

5. 治宫颈癌：当归、制香附、紫草各12g，柴胡、预知子各10g，白芍、茯苓、白术各15g，土茯苓、白花蛇舌草各30g，甘草6g。可随证加减。水煎服，每日1剂。本方具有疏肝解郁、利湿解毒之功，适用于宫颈癌属肝郁气滞者。

6. 治骨样骨瘤：当归、白芷各15 g，桃仁、赤芍各12 g，川芎、地龙、伸筋草、木瓜各10 g，制草乌、甘草各6 g。或随证加减。水煎服，每日1剂。本方具有化瘀止痛之功效，适用于骨样骨瘤属血瘀阻络者。

（拉）Rehmanniae Radix

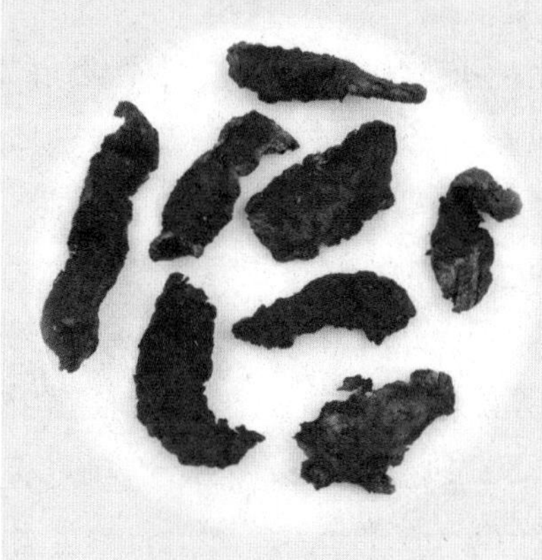

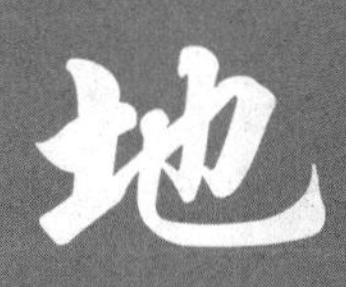
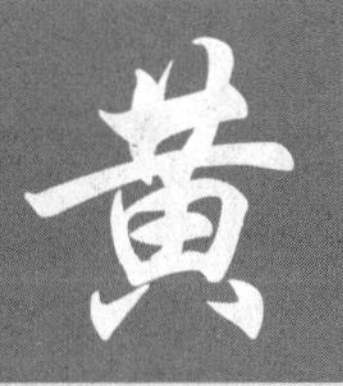

地黄

【别　　名】生地黄、生地、熟地黄、熟地。

【性味归经】①鲜地黄、生地黄：甘，苦，寒。归心、肝、肾经。②熟地黄：甘，微温。归肝、肾经。

【功　　效】①鲜地黄：清热生津、凉血、止血。②生地黄：清热凉血、养阴生津。③熟地黄：补血，养阴，益精填髓。

来源

生地黄最早记载于《神农本草经》，而熟地黄最早记载于《本草拾遗》。本品为玄参科植物地黄的新鲜或干燥或炮制加工块根。鲜用，习称“鲜地黄”；烘焙至约八成干后切片，习称为“生地黄”；炮制加工品（酒炖或酒蒸法）为“熟地黄”。

临床应用

常用治鼻咽癌、肺癌、纵隔肿瘤、胃癌、骨髓瘤、白血病、脑瘤、乳腺癌等肿瘤中属血热内盛、阴液亏损、肝肾阴虚证。生地黄临床常用治疗肿瘤中属血热内盛、阴液亏虚证；熟地黄临床常用治疗肿瘤中属肝肾阴虚证。亦为抗肿瘤扶正培本良药，常与黄芪、白芍、枸杞子相须为用。

1. 生地黄：

①用于肿瘤之吐血衄血、便血崩漏，常配伍鲜荷叶、生艾叶、生侧柏叶等。

②用于肿瘤所致的热伤津液、大便秘结者，常与玄参、麦冬配伍。

③用于纵隔肿瘤，多与赤芍、蒲公英、鱼腥草、夏枯草等同用。

2. 熟地黄：

①用于肿瘤晚期之血虚诸证，常与当归、川芎、白芍同用。

②用于肿瘤所致的肝肾阴虚证，常与山茱萸、牡丹皮、泽泻等同用。

③用于晚期食管癌气血亏虚，常配伍当归、冬凌草等。

用法用量

①生地黄：10~30g，煎服或以鲜品捣汁入药；鲜品用量加倍；鲜品养阴力弱，清热凉血生津力强。②熟地

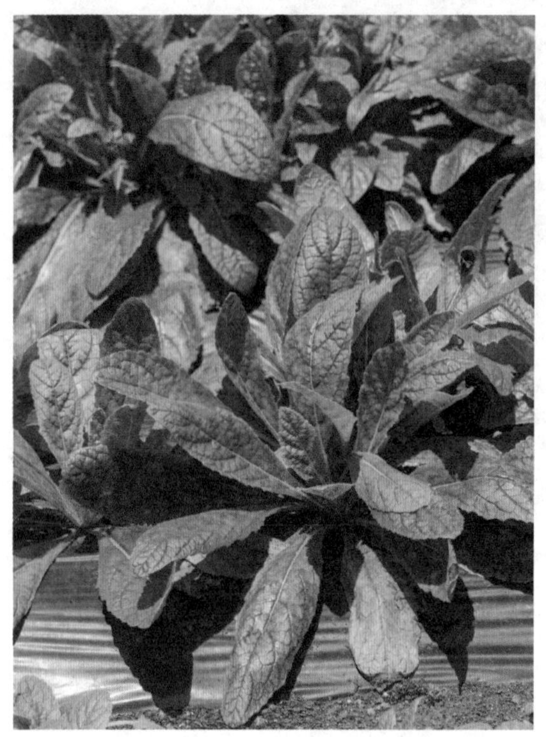

黄：煎服，9~15g，大剂量可用至30~60g。

使用注意

生地黄性寒而滞，脾虚湿滞，腹满便溏者不宜用。熟地黄性质黏腻，有碍消化，凡气滞痰多、脘腹胀痛、食少便溏者慎用。

参考资料

抗肿瘤药理：地黄的抗肿瘤作用与增加免疫功能有关，已证明地黄具有促进身体淋巴母细胞的转化，增加了淋巴细胞数量的作用，并能增强网状内皮系统的吞噬功能，特别对免疫功能低下者更为明显。

药方选例

1. 治颅内肿瘤：生地黄、熟地黄、青蒿、当归、黄芩、鳖甲、牡丹皮、白芍各15g，黄连、黄柏、知母、甘草各10g，黄芪、地骨皮各30g。水煎服。

2. 治鼻咽癌之阴虚火旺证：生地黄、玄参、制黄精、石斛、沙参、金银花各15g，麦冬、丹参各12g，百合30g，赤芍10g，桔梗6g，甘草5g。水煎服，每日1剂。

3. 治肺癌：①生地黄、百合、玉竹、天花粉、沙参、炙鳖甲各15g，麦冬、白芍、白及各9g，川贝母4.5g，凤凰衣3g。水煎服，每日1剂。②生地黄、漏芦、土茯苓、鱼腥草、石见穿、黄芪各30g，太子参、党参、熟地黄、天冬、麦冬、玄参、重楼、百合各12g，桔梗、杏仁各10g。水煎服，每日1剂，连服1~3个月。具有扶正益气、养阴清肺之功效，适用于晚期肺癌。

4. 治纵隔肿瘤：生地黄、赤芍、蒲公英、鱼腥草、茯苓各12g，丹参、桃仁泥、连翘各9g，夏枯草24g，生甘草6g，壁虎2条。水煎服，每日1剂。

5. 治恶性淋巴瘤之痰热互阻证：生地黄、当归、川芎、赤芍各10g，玄参、黄药子、山慈菇、海藻、夏枯草各15g，牡蛎、重楼各30g。水煎服，每日1剂，连服30剂后，如肿块缩小1/2以上者续服上方1~2个月；如肿块增大或变化不明显者加化疗。

6. 治膀胱癌：生地黄30g、半枝莲、土茯苓各30g，牛膝、知母、黄柏、龟甲各

12g，大蓟、小蓟、木通、菟丝子各15g，车前草20g，牡丹皮9g，甘草6g，可随证加减。水煎服，每日1剂。本方具有滋阴降火、凉血止血之功效，适用于膀胱癌属阴虚火旺者。

7. 治乳腺癌：熟地黄25g，川芎10g，当归、白芍、香附、天花粉、防风、蒲公英、紫花地丁、小蓟、青陈皮、甘草各15g，金银花20g。水煎服，每日1剂。

8. 治胆囊癌：①生地黄、白花蛇舌草、溪黄草各30g，虎杖、车前子各15g，赤芍、牡丹皮、栀子、黄柏、黄芩、柴胡各10g，甘草6g。可随证加减。水煎服，每日1剂。本方具有疏肝清热、泻火解毒之功效，适用于胆囊癌属肝胆热毒者。②熟地黄、鸡血藤、白花蛇舌草各30g，白芍、川芎、白术、郁金各12g，夏枯草、莪术各15g，陈皮、甘草各6g。可随证加减。水煎服，每日1剂。本方具有益气养血、化瘀解毒之功效，适用于胆囊癌属气血两亏者。

9. 治前列腺癌：熟地黄、蛇莓、白花蛇舌草各30g，山药、女贞子、墨旱莲、当归、沙参、麦冬各15g，川楝子、牡丹皮、茯苓、泽泻各12g，甘草6g，可随证加减。水煎服，每日1剂。本方具有滋水涵木之功效，适用于前列腺癌属肝肾阴虚者。

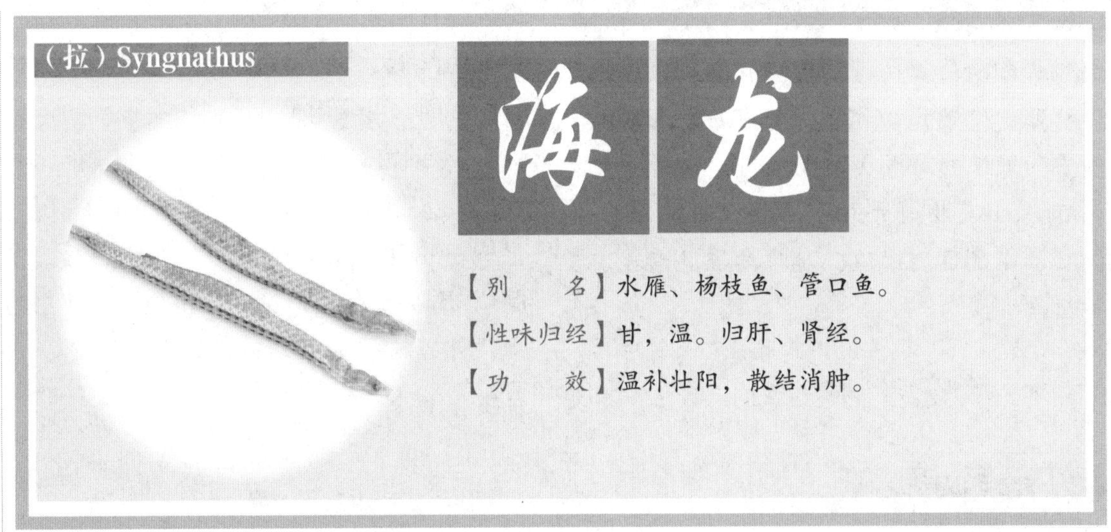

来源

海龙最早记载于《本草纲目拾遗》。本品为海龙科动物刁海龙的干燥全体。

临床应用

常用治乳腺癌、甲状腺癌、宫颈癌等肿瘤中属脾肾阳虚证。

1. 用于乳腺癌，常配伍制乳香、山慈菇、夏枯草等。

2. 用于宫颈癌，常配伍白花蛇、水蛭、全蝎、蜂房等。

3. 用于瘰疬痰核，常与海藻、昆布、夏枯草等配伍。

用法用量

3~9g。外用适量，研末敷患处。

使用注意

孕妇及阴虚火旺者忌服。

参考资料

抗肿瘤药理：海龙提取物既有促进人体淋巴细胞转化的作用，又有抑制人肿瘤细胞的效果。海龙提取物还可促使肿瘤细胞溶解，且药物剂量越大，细胞溶解率越高。能激活小鼠巨噬细胞，对移植性肿瘤也有抑制作用。

药方选例

1. 治乳腺癌：①海龙、制乳香、制没药各15g，黄芪、山慈菇、香橼、炒山药各30g，何首乌、薏苡仁、淫羊藿、夏枯草、三七粉、紫花地丁、莪术各60g，人工牛黄10g。研细末，水泛为丸，1次3g，每日2次。②人工牛黄10g，制乳香、制没药、海龙各15g，黄芪、山慈菇、香橼、焦三仙各30g，夏枯草、三七粉、首乌、薏苡仁、紫花地丁、莪术、淫羊藿各60g。将上述药物共研细末，水泛为丸；每次3g，每日2次。

2. 海龙、当归各9g（捣碎或切段），枸杞子、茯苓各12g，巴戟天、菟丝子各10g，女贞子、鹿角霜、熟地黄各15g，黄芪25g，甘草3g。1剂水煎3次，每日1剂。用于肿瘤病人或接受手术、放疗、化疗之后出现脾肾阳虚、喜温怕冷、腰膝酸软、贫血、白细胞降低、性腺的内分泌低下等症。1疗程为2周，可服用1~2个月方有效。

3. 治宫颈癌：海龙1条，白花蛇3条，水蛭、人指甲、黄连、乳香、没药各6g，全蝎、蜂房、黄柏各9g，牡丹皮12g，龙胆草15g。上药共研细末，用金银花煎水为丸，外以雄黄为衣。每日6~9g，分2~3次吞服。

(拉) Asini Corii Colla

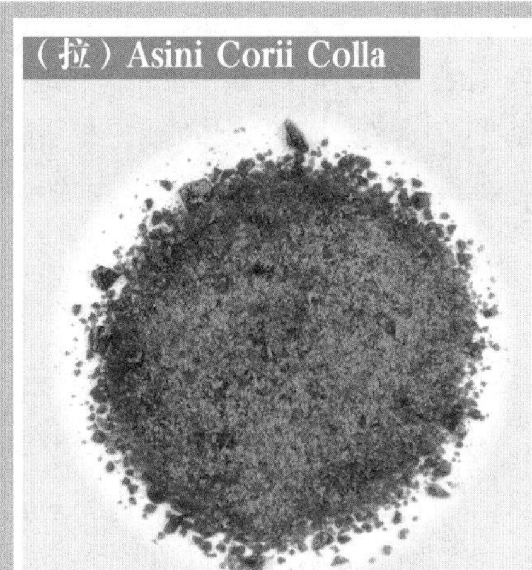

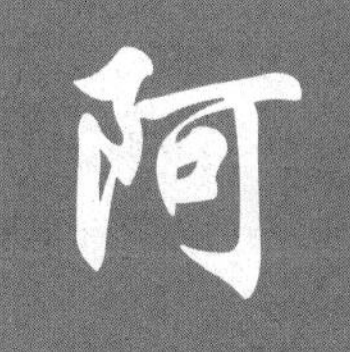
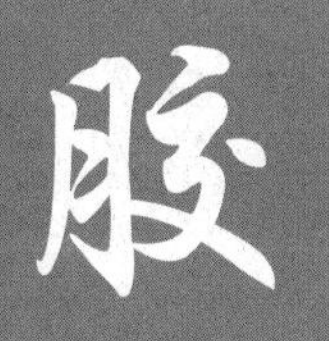

阿胶

【别　　名】驴皮胶、阿胶珠、东阿胶。

【性味归经】甘，平。归肺、肝、肾经。

【功　　效】补血，止血，滋阴，润肺。

来源

阿胶最早记载于《神农本草经》。本品为马科动物驴的皮经煎煮、浓缩制成的固体胶。以原胶块用，或将胶块打碎，用蛤粉炒成阿胶珠用。

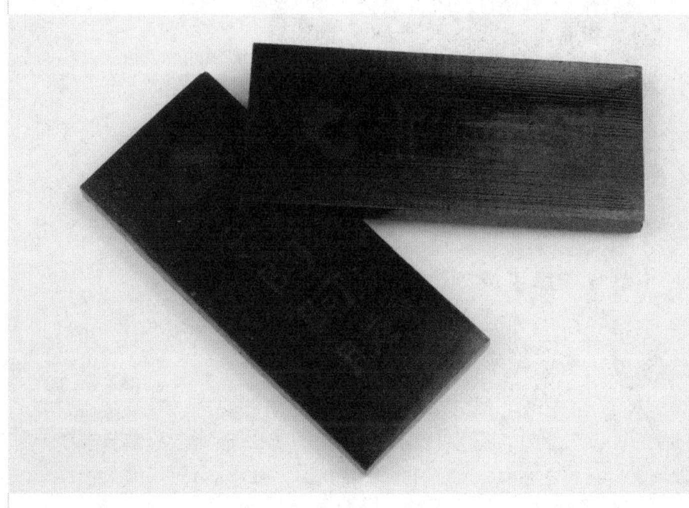

临床应用

常用治白血病、肺癌、宫颈癌、卵巢癌等肿瘤中属肝血不足、阴虚肺燥证。为抗肿瘤扶正培本良药，常与黄芪、当归相须为用。

1. 用于白血病，常配伍黄芪、大青叶、山豆根、白花蛇舌草等。

2. 用于卵巢癌，常配伍牡丹皮、白芍、桃仁、大黄、桂枝、甘遂等。

3. 用于肿瘤热病伤阴、液涸风动、手足瘈疭，常配伍龟板、牡蛎、白芍等。

4. 用于肿瘤肺破嗽血，配伍人参、天冬、白及等。

用法用量

入汤剂，5~15g，烊化兑服。止血宜用蒲黄炒或阿胶珠，润肺宜蛤粉炒。

使用注意

本品滋腻，胃弱便溏者忌服。

参考资料

抗肿瘤药理：研究表明，阿胶对白血病细胞诱导凋亡的机制可能是通过下调P^{53}基因的表达，诱导细胞中止分裂转入凋亡而取得效果。

药方选例

1. 治肺癌：阿胶（烊化）9g，白及15g，大蓟炭、小蓟炭、藕节炭各30g。水煎服，每日1剂。

2. 治白血病：阿胶（烊化）、当归、白芍、龙眼肉各12g，黄芪50g，党参25g，熟地黄、山豆根各15g，菝葜60g，白花蛇舌草30g。水煎服，每日1剂。

3. 治宫颈癌：炒阿胶（烊冲）6g，党参、当归身、白芍各12g，黄芪、赤石脂各15g，鹿角片9g，紫石英30g，炮姜3g。水煎服。

4. 治卵巢癌：阿胶、牡丹皮、白芍各20g，桃仁、大黄、桂枝各15g，茯苓40g，甘遂5g。水煎服，每日1剂。

5. 治骨肉瘤：阿胶、制没药、川芎各10g，山慈菇、黄芪、半枝莲各30g，通关藤20g，党参、白芍各15g，当归、白术、赤芍各12g，甘草5g，可随证加减。水煎服，每日1剂。本方具有益气养血、消肿定痛之功效，适用于骨肉瘤属气血双亏者。

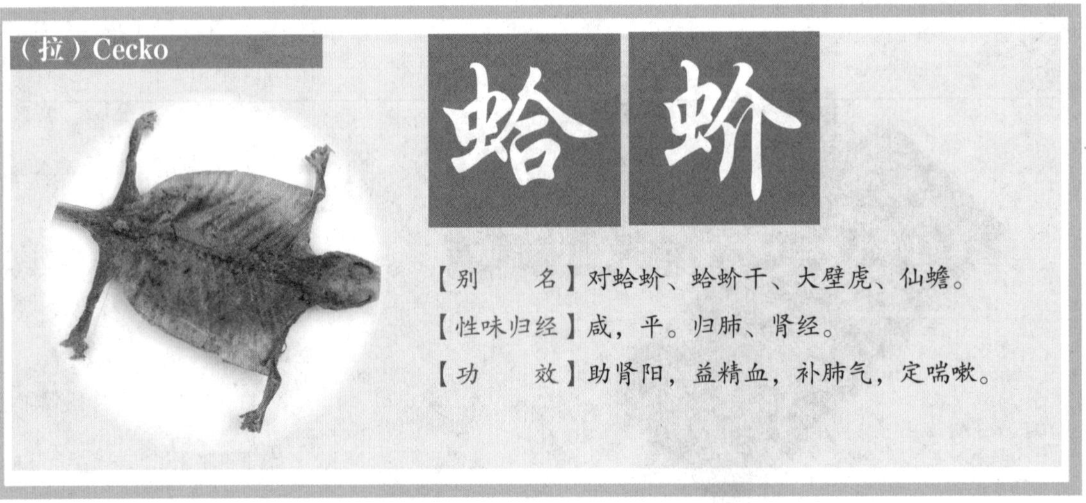

（拉）Cecko

蛤蚧

【别　　名】对蛤蚧、蛤蚧干、大壁虎、仙蟾。

【性味归经】咸，平。归肺、肾经。

【功　　效】助肾阳，益精血，补肺气，定喘嗽。

来源

蛤蚧始载于《雷公炮炙论》。本品为壁虎科动物蛤蚧除去内脏的干燥体。用时去头、足和鳞片，黄酒浸渍后微火焙干。也有单用其尾的。

临床应用

常用治肺癌、食管癌等肿瘤中属肺肾两虚或脾肾阳虚证。

1. 用于肿瘤致肺肾两虚的虚喘久嗽，常配伍沉香、罂粟壳、贝母等。

2. 用于肺癌，常配伍贝母、杏仁、桑白皮、知母等。

3. 用于肿瘤致脾肾阳虚者，常配伍人参、补骨脂、淫羊藿等。

用法用量

煎服，3~10g。研末服，每次1~2g，一日3次；浸酒服用1~2对。本品多入丸散或酒剂。

使用注意

风寒及实热喘咳者忌用。

药方选例

1. 治肺癌：蛤蚧1对，人参、茯苓、贝母各60g，杏仁150g，炙甘草、桑白皮各90g，知母各30g，共研为细末，每服6g，蜜汤下。

2. 治继发性肺癌之肺气虚损、肾不纳气证：蛤蚧1对（焙干研末，每次5g，每日2次冲服），仙茅、淫羊藿、西洋参（另煎兑服）、补骨脂各10g，胡桃肉、半枝莲各15g，生黄芪30g。水煎服，每日1剂。

3. 治食管癌：蛤蚧30g，青黛4.5g，柿霜15g，硇砂6g，硼砂9g，白糖60g。共研为末，每日0.9~1.5g，含化，每日3次。

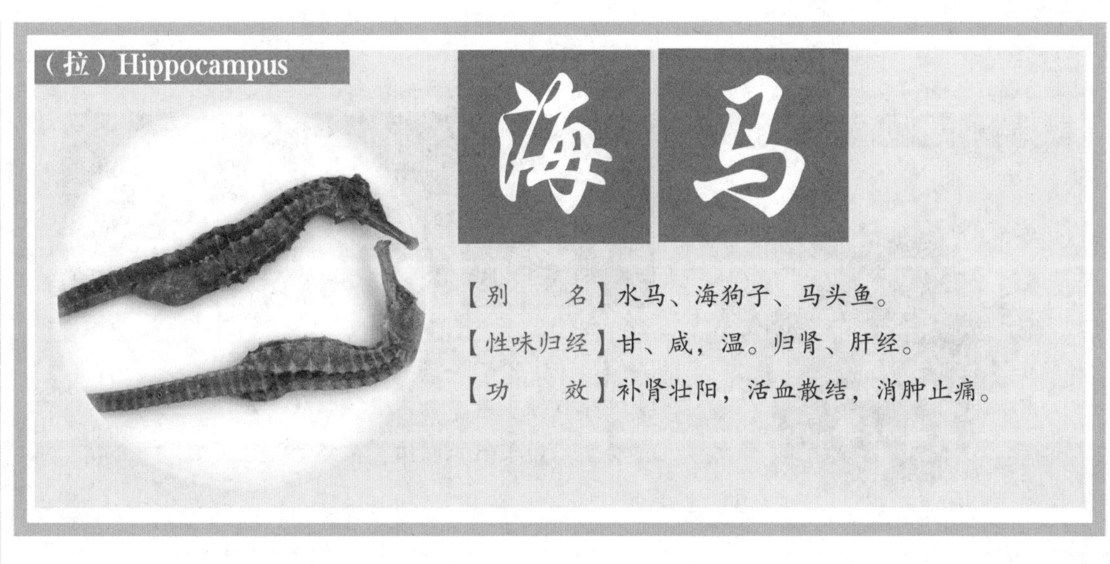

来源

海马最早记载于《本草拾遗》，本品为海龙科动物海马的干燥全体。捣碎或研末用。

临床应用

常用治乳腺癌、肾癌等肿瘤中属脾肾阳虚或肾阳虚衰证。

1. 用于肿瘤，常配伍重楼、蜂房、山慈菇等。

2. 用于阳虚的癥瘕积聚，常与大黄、青皮配伍。

用法用量

研末服，每次 1~1.5g。外用适量，研末敷患处。

使用注意

孕妇及阴虚火旺者忌服。

不良反应

煎服偶可引起皮肤紫斑、蛋白尿及肾功能减退。

参考资料

抗肿瘤药理：本品具有抗肿瘤活性。能对抗氢化可的松所引起的小鼠胸腺萎缩，提高免疫功能。并具有激素样作用。

药方选例

1. 治乳腺癌：海马 1 只，蜈蚣 6 条，穿山甲 4.5g。焙干研末，每次 1g，每日 2 次，黄酒冲服。

2. 治肾癌：海马 2g（研末冲服），党参、山茱萸、黄精、重楼各 15g，白术、杜仲、补骨脂各 10g，白花蛇舌草、瞿麦各 30g。水煎服，每日 1 剂。

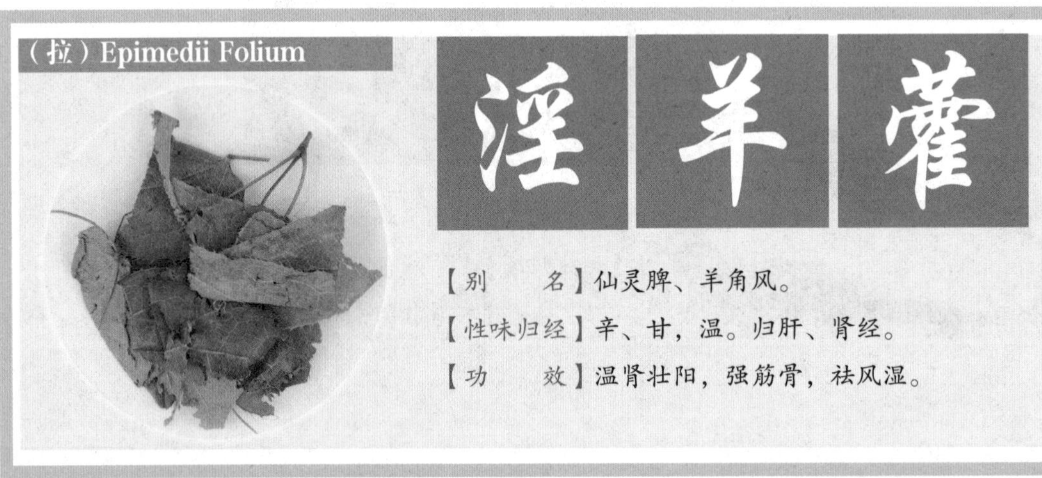

（拉）Epimedii Folium

淫羊藿

【别　　名】仙灵脾、羊角风。

【性味归经】辛、甘，温。归肝、肾经。

【功　　效】温肾壮阳，强筋骨，祛风湿。

来源

淫羊藿最早记载于《神农本草经》。本品为小檗科植物箭叶淫羊藿的地上部分。切丝生用或羊脂油炙用。

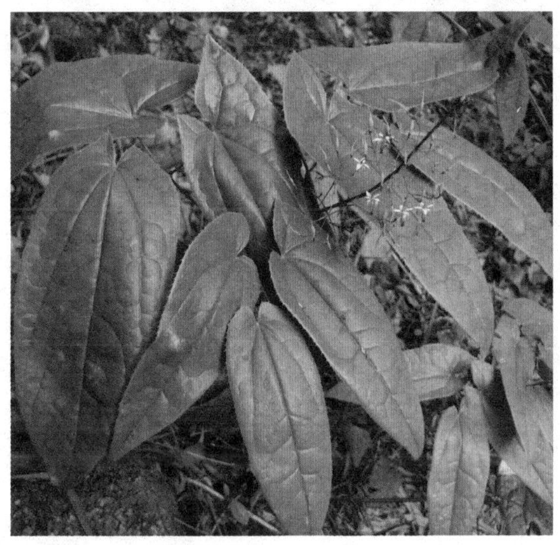

临床应用

常用治消化道肿瘤、骨转移癌、前列腺癌、脑瘤、骨癌、白血病等肿瘤中属肾阳不足、风湿阻滞证。

1. 用于乳腺癌，常配伍重楼、女贞子、山慈菇、生黄芪等。

2. 用于肿瘤之骨痹证（骨转移），常配伍骨碎补、山慈菇、威灵仙等。

3. 用于前列腺癌，常配伍巴戟天、仙茅、炙黄芪、金樱子等。

用法用量

煎服，3~9g，大剂量用至15g；也可浸酒、熬膏或入丸散。若外用则煎汤含漱。

使用注意

阴虚火旺者不宜服。

参考资料

抗肿瘤药理：淫羊藿提取物，体内实验对小鼠肉瘤有抑制作用，抑制率为60.4%；对肺癌抑制率为86.8%。淫羊藿提取物与环磷酰胺并用，对肺癌转移抑制率可达98.4%。

药方选例

1. 治脑垂体肿瘤：淫羊藿30g，川芎、炙蜈蚣各5g，枸杞子、丹参、制豨莶各15g，当归、炙远志、红花、桃仁、半夏各9g，太子参24g，鸡子1个。水煎服，每日1剂。

2. 治白血病：淫羊藿6g，黄药子5g，金银花、漏芦、黄芩、蒲公英、菟丝子各10g，加水500ml，煎成100ml，每次服25ml，每日2次。

3. 治大肠癌：淫羊藿、金银花、蒲公英、白头翁各30g，仙茅20g。将上药加水煎汤，分3次服，每日1剂。

4. 治乳腺癌：淫羊藿、重楼、女贞子、党参、茯苓、白芍、山慈菇各15g，生黄芪、薏苡仁各30g，白术、当归、阿胶（烊化）、蜂房、陈皮、柴胡各10g。可随证加减。水煎服，每日1剂。本方具有益气养血、解毒散结之功效，适用于乳腺癌属气血两虚者。

5. 治骨转移癌：淫羊藿 10g，制南星、地龙各 20g，补骨脂、骨碎补各 15g，全蝎 9g。水煎服，每日 1 剂。

（拉）Ziziphi Spinosae Semen
酸枣仁
【别 名】山枣、酸枣子、刺枣。
【性味归经】甘、酸，平。归心、肝、胆经。
【功 效】养心益肝，安神，敛汗，生津。

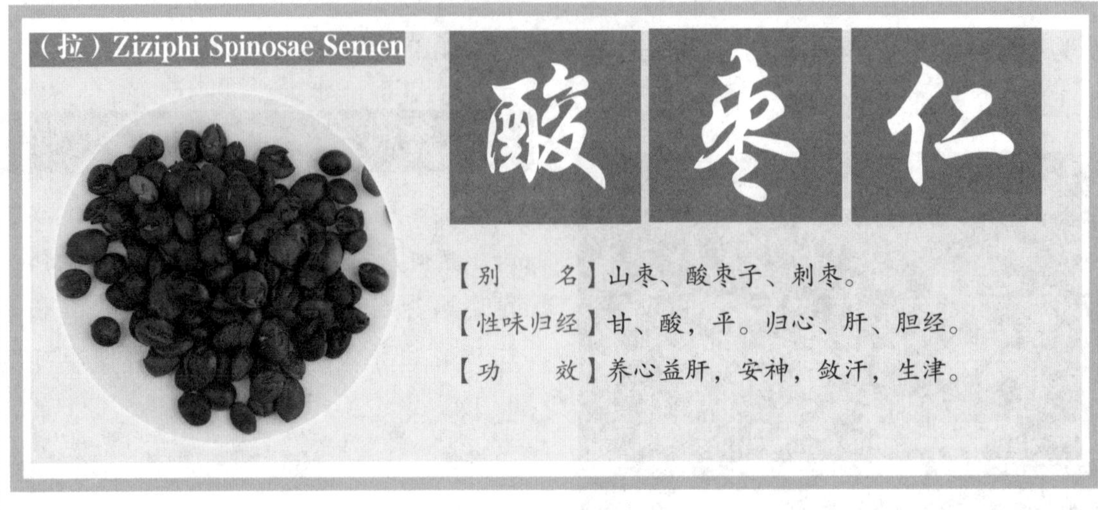

来源

酸枣仁最早记载于《神农本草经》。本品为鼠李科植物酸枣的干燥成熟种子。晒干。生用或炒用；入汤剂应捣碎。

临床应用

常用治各种肿瘤中属心肝血虚证。

1. 用于甲状腺癌，常配伍玄参、制首乌、山慈菇、生牡蛎等。

2. 用于肿瘤致脾气虚之心悸失眠，常配伍当归、黄芪、党参等。

3. 用于肿瘤之体虚多汗，常配伍五味子、山茱萸、黄芪等。

用法用量

煎服，10~20g。亦可研末，睡前吞服，每次 1.5~3g。

使用注意

内有实邪者忌用。

参考资料

抗肿瘤药理：本品体外试验对人宫颈癌细胞培养株系有抑制作用，抑制率在 90% 以上。

药方选例

1. 治甲状腺癌：酸枣仁、麦冬、生地黄、玄参、太子参、制首乌、茯苓各 15g，沙参、生牡蛎、首乌藤、黄芪各30g，白芍、当归各10g，炙远志、莲子心各6g。水煎服，每日1剂。

2. 治肿瘤病人虚烦失眠、心悸怔忡、自汗盗汗、体虚乏力：酸枣仁15g，五味子6g，麦冬、茯神、女贞子各12g，白芍10g，人参8g，石决明30g。每日1剂，水煎3次，连服7~14剂。

3. 治肿瘤病人由于体质虚弱出现虚性眩晕：酸枣仁、枸杞子、熟地黄各15g，天麻、茯神各12g，川芎、菊花、白芍、麦冬各10g，黄芪30g。每日1剂，水煎3次，连服3~10剂。

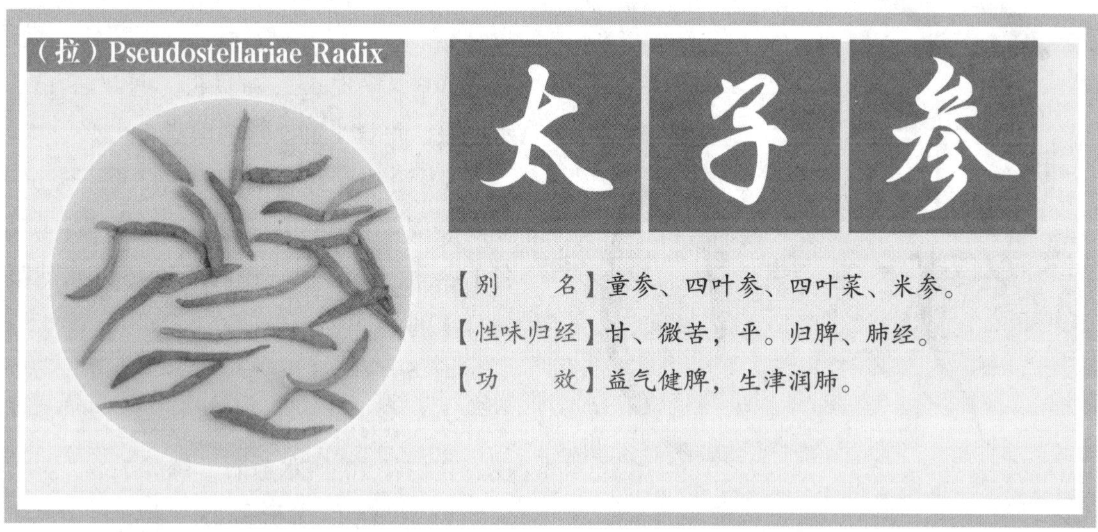

（拉）Pseudostellariae Radix

太子参

【别　　名】童参、四叶参、四叶菜、米参。

【性味归经】甘、微苦，平。归脾、肺经。

【功　　效】益气健脾，生津润肺。

来源

太子参始载于《饮片新参》。本品为石竹科植物孩儿参的干燥块根。置沸水中略烫后晒干或直接晒干，生用。

临床应用

常用治各种肿瘤中属脾肺亏虚、气阴不足证。常用于肿瘤恢复期养生保健。

1. 用于肿瘤之脾虚体倦、病后虚弱，常配伍黄芪、大枣、白扁豆等。

2. 用于喉癌，常配伍沙参、牡丹皮、墨旱莲、川贝母、木蝴蝶等。

3. 用于肾癌，常配伍预知子、半枝莲、重楼、茯苓等。

用法用量

煎服，9~30g。

使用注意

邪实正不虚者慎用。反藜芦。

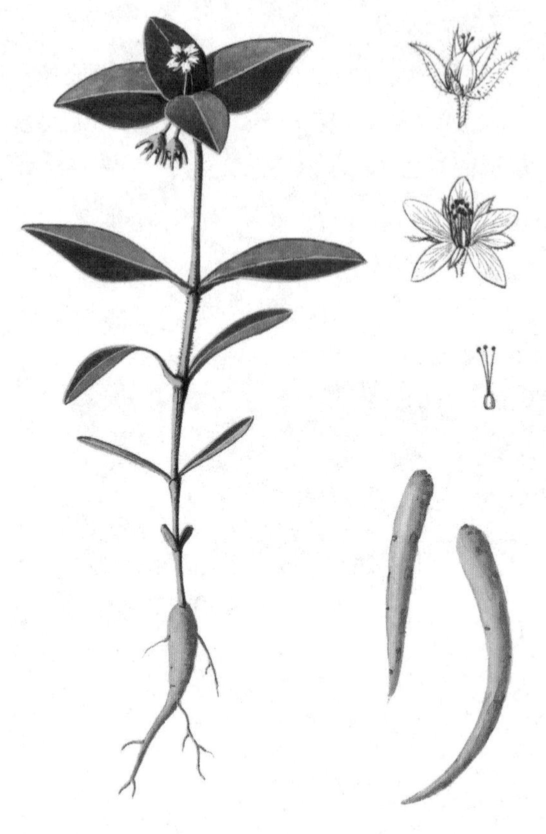

参考资料

抗肿瘤药理：太子参提取物对人胃癌、人结肠癌和人肝癌细胞具有细胞毒作用，可抑制其增殖。

药方选例

1. 治喉癌：太子参、生地黄、女贞子各15g，沙参、牡丹皮、墨旱莲、白芍各10g，冬虫夏草、川贝母各5g，木蝴蝶3g，青果（另含咽）。水煎服。每日1剂。

2. 治肺癌之痰瘀阻滞证：胆南星、半夏、山慈菇、桃仁各10g，苇茎、薏苡仁、太子参各30g，壁虎5g，浙贝母、丹参各15g。水煎服，每日1剂，常规煎煮2次。

3. 治肺癌恶病质，症见体重下降、厌食及衰竭：黄芪30g，夏枯草、姜黄、郁金各10g，太子参、白花蛇舌草各15g。水煎服，每日1剂。

4. 治急性非淋巴细胞性白血病：太子参、麦冬各15g，五味子、半夏、茯苓、陈皮、杏仁各10g。水煎服，每日1剂。

5. 治肾癌：太子参25g，预知子、黄芪、半枝莲各30g，墨旱莲20g，重楼、茯苓、山药、杜仲、菟丝子、泽泻、女贞子各15g，巴戟天、山茱萸各10g，甘草5g。可随证加减。水煎服，每日1剂。本方具有补肾益气、解毒散结之功效，适用于肾癌属肾虚蕴毒者。

(拉) Asparagi Radix

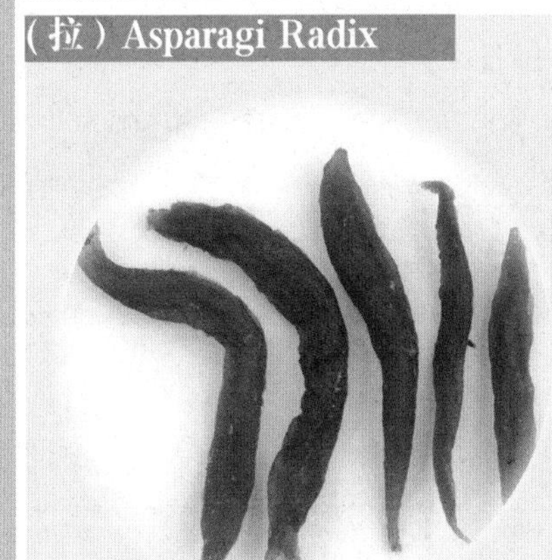

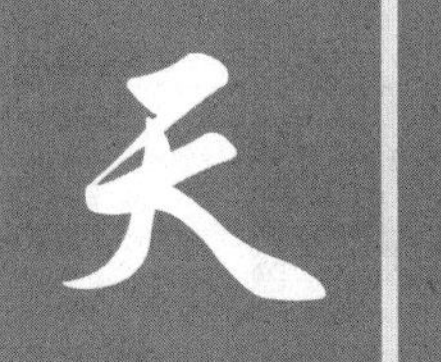
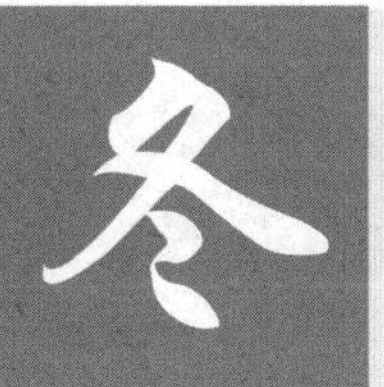

天冬

【别　　名】天门冬、明天冬、天冬草、大当门根。

【性味归经】甘、苦，寒。归肺、肾经。

【功　　效】养阴润燥，清肺生津。

来源

天冬最早记载于《神农本草经》。本品为百合科植物天冬的块根。微火烘干后切薄片，生用。

临床应用

常用治肺癌、食管癌、胃癌、鼻咽癌、恶性淋巴瘤、乳腺癌、卵巢癌等肿瘤中属肺肾阴虚证。亦用于肿瘤放疗引起的并发症。

1. 用于肿瘤致热伤胃阴，常配伍玉竹、沙参、白芍等。
2. 用于肿瘤致肾阴虚证，常配熟地黄、知母、黄柏等。
3. 用于肺癌，常配伍石上柏、猫爪草、百合、麦冬等。
4. 用于食管癌，常配伍白花蛇舌草、山豆根、土鳖虫等。

用法用量

煎服，10~15g。亦可熬膏或入丸、散或入酒剂。外用适量。

使用注意

脾胃虚寒，食少便溏及外感风寒咳嗽者忌服。

参考资料

抗肿瘤药理：本品80%乙醇沉淀物对小鼠肉瘤有抑制作用，抑瘤率可达35%~45%。对人乳腺癌细胞也具有较高的抑制率。本品乙醇提取物对人体肿瘤有抑制作用，可使51%~100%的肿瘤细胞出现改变。

药方选例

1. 治鼻咽癌：天冬、麦

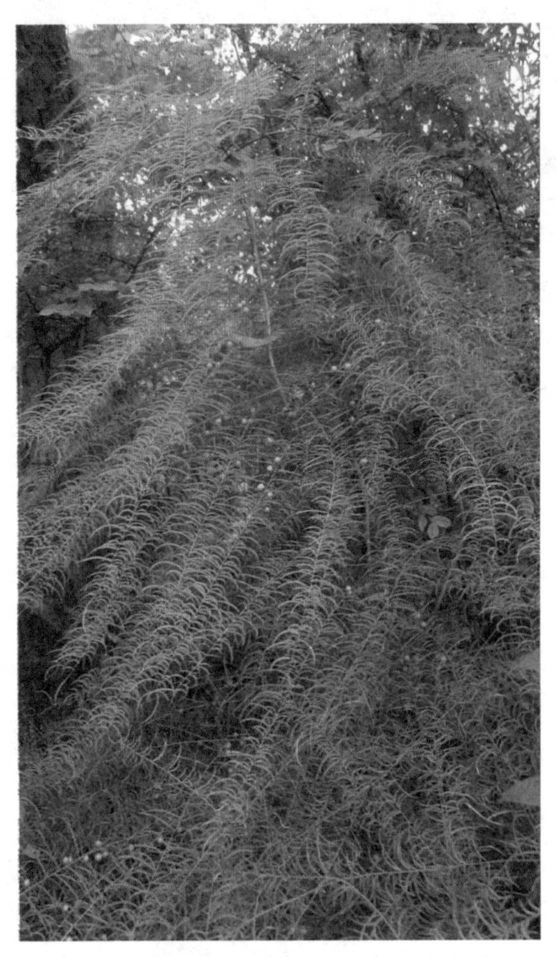

冬、白茅根、党参、丹参各12g，沙参、玄参、生地黄、茯苓、白术、玉竹、金银花各9g，白花蛇舌草30g，白毛藤20~30g，甘草3g。水煎服，每日1剂。

2．治肺癌：天冬、对节巴各30g，麦冬、百合各15g，重楼、通光散、诃子10g。水煎服，每日1剂。

3．治恶性淋巴瘤、乳腺癌等：天冬、白花蛇舌草各120g，茯苓、白术、山药各12g，黄芪18g，党参15g，甘草3g。1剂水煎3次，每日1剂，连服20~60剂。本方亦可单用，如配合放、化疗效果更佳。对乳腺小叶增生、乳腺纤维瘤、阴虚热毒的原发性肝癌亦有疗效。

4．治卵巢癌术后气血两虚证：天冬、太子参、丹参、茯神、黄芪、半枝莲各12g，干地黄15g，鸡血藤、炒麦芽各18g，人参24g（另煎），薏仁30g，白术、炙甘草各9g。水煎服，每日1剂。

5．治软组织肉瘤：天冬、淮山药、枸杞子、熟地黄、白术、党参、生黄芪各15g，茯苓12g，首乌、黄精各9g，白花蛇舌草30g，大枣5个，木香、甘草各4.5g。水煎服，每日1剂。

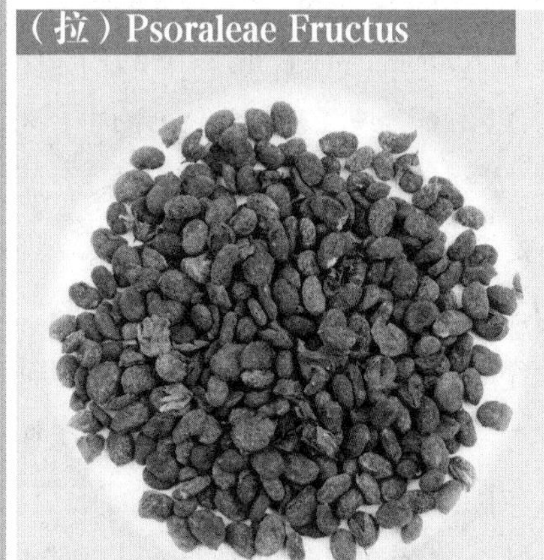

（拉）Psoraleae Fructus

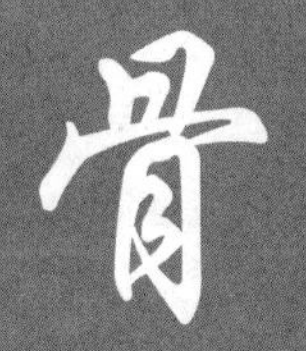

补骨脂

【别　　名】破故纸、黑故子、胡韭子。

【性味归经】辛、苦，温。归肾、脾经。

【功　　效】补肾助阳，固精缩尿，温脾止泻，纳气平喘。

来源

补骨脂最早记载于《雷公炮炙论》。本品为豆科植物补骨脂的成熟果实。晒干。生用或盐水炙用。

临床应用

常用治脑瘤、肾癌及骨转移、大肠癌、卵巢癌、骨肉瘤、急性白血病等肿瘤中属脾肾阳虚、寒湿凝滞证。

1. 用于脑瘤，常配伍蜂房、白芷、生天南星、魔芋等。

2. 用于大肠癌属脾肾阳虚者，常与诃子、肉豆蔻、吴茱萸等配伍。

3. 用于肾癌属肾虚毒聚者，常与龙葵、仙鹤草、怀牛膝、山茱萸等配伍。

4. 用于白癜风，可研末用酒浸制成20%~30%酊剂，外涂患处。

用法用量

煎服，6~15g。或入丸、散，每次1.5~3g。内服宜炒用；外用适量。外治多生用；外用20%~30%酊剂涂患处。

使用注意

阴虚火旺及大便秘结者忌服。

参考资料

抗肿瘤药理：动物实验表明，补骨脂对粒细胞的生长有促进作用，并能保护动物在注射环磷酰胺后引起的白细胞下降。

药方选例

1. 治脑瘤：补骨脂、

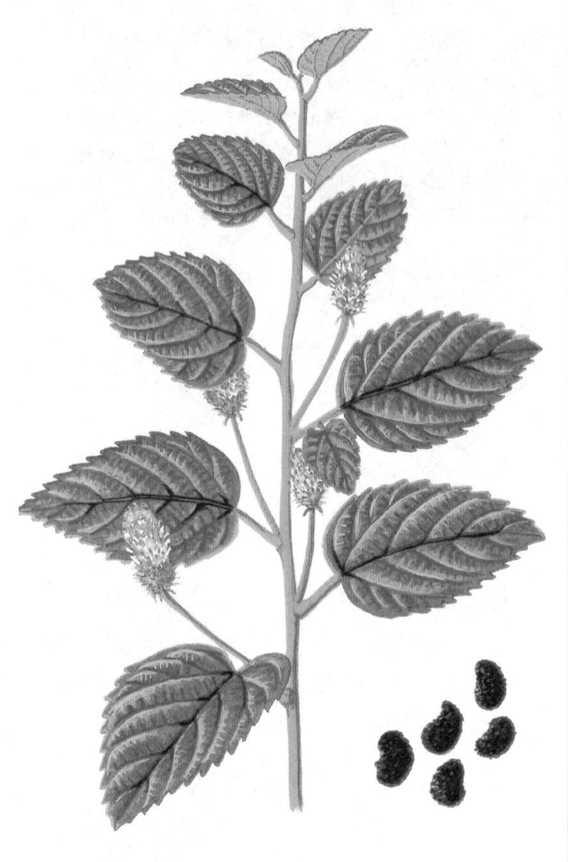

蜂房、赤芍、白芍、白芷各12g，黄芪、生天南星、魔芋（先煎2小时以上）各30g，夏枯草、海藻、瓜蒌皮、王不留行、牡蛎（先煎）、薜荔各15g，当归9g。水煎服，每日1剂。

2. 治大肠癌：补骨脂、山药各20g，太子参、焦山楂、焦槟榔各15g，诃子肉、苍术、白术、肉豆蔻、五味子、吴茱萸各10g，干姜3g，黄芪、薏苡仁各30g，鸦胆子1g，大枣15枚。水煎服，每日1剂。

3. 治骨及骨髓肿瘤：补骨脂、骨碎补、透骨草、女贞子、桑寄生、丹参、白花蛇舌草各30g，生地黄、熟地黄、牡丹皮、山豆根、葛根各15g，姜黄9g。水煎服，每日1剂。

4. 治膀胱癌：补骨脂、茯苓、当归、熟附子、生地黄、熟地黄、山药各12g，黄芪、党参、菟丝子、土茯苓各30g，柴胡、牛膝各10g，升麻、甘草各6g。可随证加减。水煎服，每日1剂。本方具有健脾益气、补肾温阳之功效，适用于膀胱癌属脾肾阳虚者。

5. 治骨肉瘤：补骨脂、人参（另煎）各20g，肉苁蓉、黄芪各30g，山药15g，五味子、白术各12g，赤小豆10g，肉桂9g，炮附子、甘草各5g。可随证加减。水煎服，每日1剂。本方具有湿肾健脾之功效，适用于骨肉瘤属脾肾阳虚者。

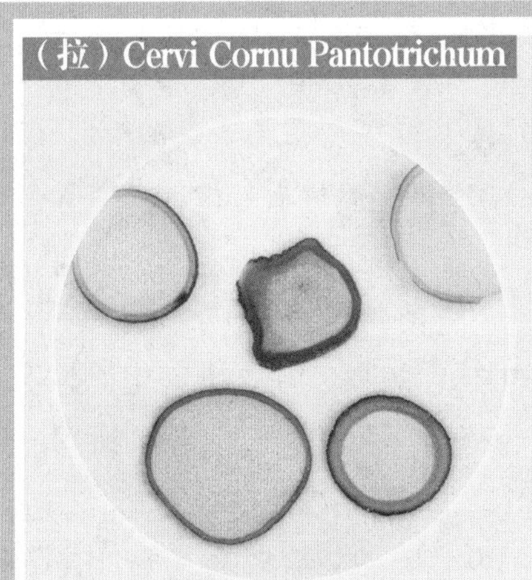

（拉）Cervi Cornu Pantotrichum

鹿茸

【别　　名】斑龙珠。

【性味归经】甘、咸，温。归肾、肝经。

【功　　效】壮元阳，益精血，强筋骨，调冲任，托疮毒。

来源

鹿茸最早记载于《神农本草经》。本品为鹿科动物梅花鹿或马鹿等雄鹿头上未骨化密生茸毛的幼角。切片后阴干或烘干入药，研细粉用。

临床应用

常用治贲门食管癌、肺癌、肝癌、急性白血病、卵巢癌等肿瘤属肾阳虚衰、精血亏虚证。

1. 用于肿瘤致肾阳不足，精血亏虚，常配伍人参、巴戟天、熟地黄等。

2. 用于贲门食管癌，常配伍白花蛇舌草、冬凌草、蜂房等。

3. 用于急性淋巴细胞白血病，常配伍人参、黄芪、砂仁、半夏等。

用法用量

研细末，1~3g，每日 3 次分服。如入丸、散，随方配制。亦可浸酒服。

使用注意

服用本品宜从少量开始，缓慢增加，不可骤用大量，以免阳升风动，头晕目赤，或伤阴动血。凡阴虚阳亢、血分有热、胃火盛或肺有痰热以及外感热病者均忌服。

参考资料

抗肿瘤药理：本品抗肿瘤的作用主要在于促进瘤细胞的分化。鹿茸多糖在免疫功能低下的体内可激活免疫机制杀伤肿瘤细胞，促进抗肿瘤免疫应答，有利于肿瘤治疗。

药方选例

1. 治急性白血病：①鹿茸37.5g，红参、丹参、五味子、酸枣仁各6g，当归、黄芪各10g，红花4g，雄黄2g，香油10g。上药研末，蜂蜜适量，炼蜜为丸，共制1000丸。②金银花、漏芦、黄芩、黄连、蒲公英、紫花地丁、鸡血藤、菟丝子各10g，淫羊藿、丹参各6g。水煎分2次服，每日1剂；丸剂，每次1丸，每日2次。体质较弱者两方可同时服用。

2. 治急性淋巴细胞白血病：鹿茸、砂仁、白术、陈皮、半夏、茯苓、当归、白芍、甘草各15g，人参（另煎）10g，黄芪25g。水煎服，每日1剂。

3. 治卵巢癌属气血亏虚证：鹿茸、人参（另煎）、巴戟天、党参、锁阳、何首乌、补骨脂、山茱萸、琥珀、山药、覆盆子、熟地黄、肉桂、朱砂各10g，桑寄生、莲子、枸杞子、茯苓、黄芪、肉苁蓉、牡蛎、麦冬、当归、远志、桔梗、白术各15g，牛膝、制附子、砂仁、龙骨、沉香各9g，香附各6g。水煎服，每日1剂。

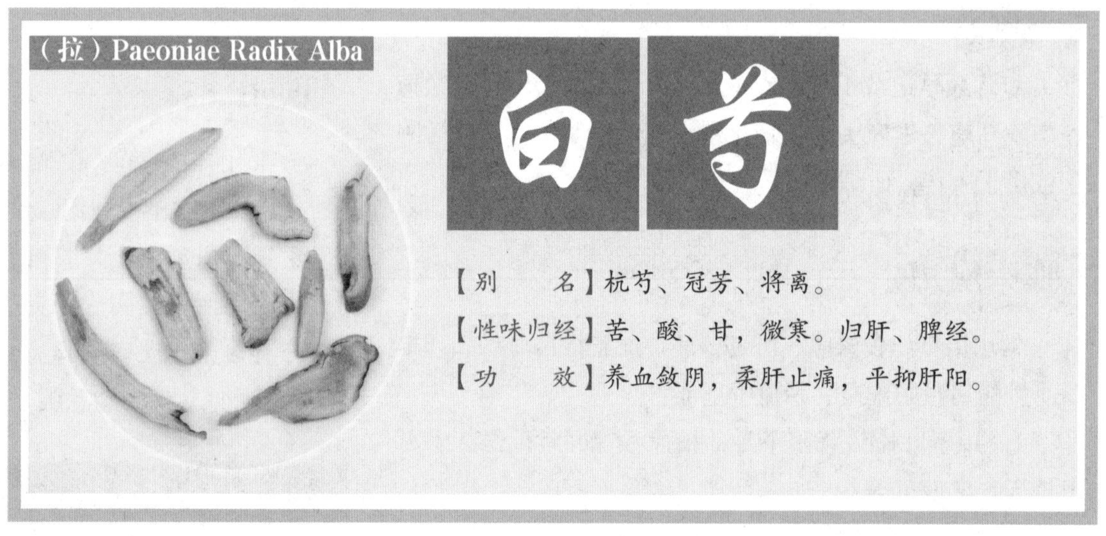

（拉）Paeoniae Radix Alba

白芍

【别　　名】杭芍、冠芳、将离。

【性味归经】苦、酸、甘，微寒。归肝、脾经。

【功　　效】养血敛阴，柔肝止痛，平抑肝阳。

来源

白芍最早记载于《神农本草经》。本品为毛茛科植物芍药的根。晒干。切薄片，生用或炒用、酒炒用。

临床应用

常用治肝癌、恶性淋巴瘤、宫颈癌、阴茎癌等肿瘤中属阴血不足、肝气郁结证。

1. 用于肿瘤之肝郁胁肋疼痛，常配伍当归、肿节风、柴胡等。

2. 用于肝癌，常配伍半枝莲、龙葵、蜈蚣、预知子等。

3. 用于恶性淋巴瘤，常配伍川芎、三棱、莪术、鳖甲、海藻等。

4. 用于宫颈癌，常配伍黄芪、赤小豆、鸡血藤、防风等。

用法用量

煎服，10~15g。大剂量可用至15~30g。平肝敛阴多生用，养血调经多炒用或酒炒用。

使用注意

阳衰虚寒之证不宜单独应用。反藜芦。

参考资料

抗肿瘤药理：本品药水提取物体外实验对人宫颈癌细胞有抑制作用；其水煎剂在体外对小鼠艾氏腹水肿瘤细胞有抑制活性。白芍总苷呈现双向免疫调节作用，可防止肿瘤化疗和放疗对免疫系统的损伤。

药方选例

1. 治肝癌：白芍、半枝莲、重楼各15g，茯苓、牡丹皮、十大功劳叶各9g，玄参6g，龙葵30g。水煎服，每日1剂。

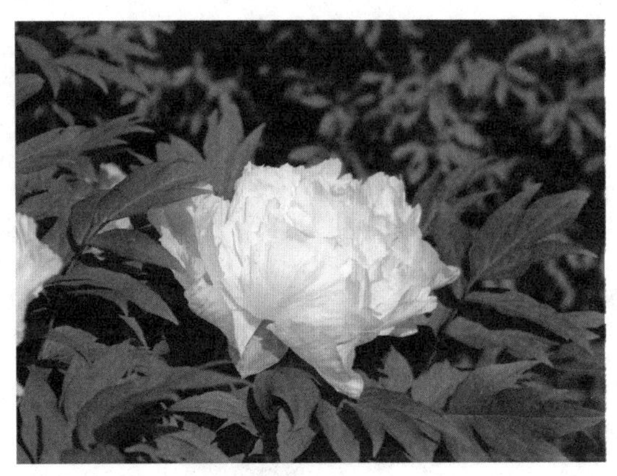

2. 治宫颈癌：生白芍9g，柴胡2.4g，昆布、海藻、香附、白术、茯苓各4.5g，当归6g，蜈蚣2条，全蝎3g。水煎服，每日1剂。

3. 治恶性淋巴瘤：①白芍、丹参、鳖甲、牡蛎各15g，郁金、枳壳、柴胡、白术、茯苓、红花、五灵脂、鸡内金各9g，木香、砂仁壳、甘草各6g。水煎服，每日1剂。②白芍、川芎、三棱、莪术、枳实、郁金、昆布各10g，红花、陈皮各6g，三七5g，鳖甲、龟板、牡蛎、海浮石、海藻各30g。水煎服，每日1剂。

4. 治肾癌：白芍、败酱草各20g，甘草、炮附子、鹿角霜各10g，生黄芪、薏苡仁各30g，熟地黄15g，白芥子、炮姜各6g，麻黄、肉桂各3g。水煎服，每日1剂。适用于肾癌属肾阳亏虚、湿毒内盛者。

5. 治恶性黑色素瘤：白芍、党参、白术、山药、茯苓、杜仲各15g，熟地黄、紫河车各30g，附子、干姜、泽泻、农吉利、泽漆各10g，甘草6g，可随证加减。水煎服，每日1剂。本方具有健脾补肾之功效，适用于恶性黑色素瘤属脾肾两虚者。

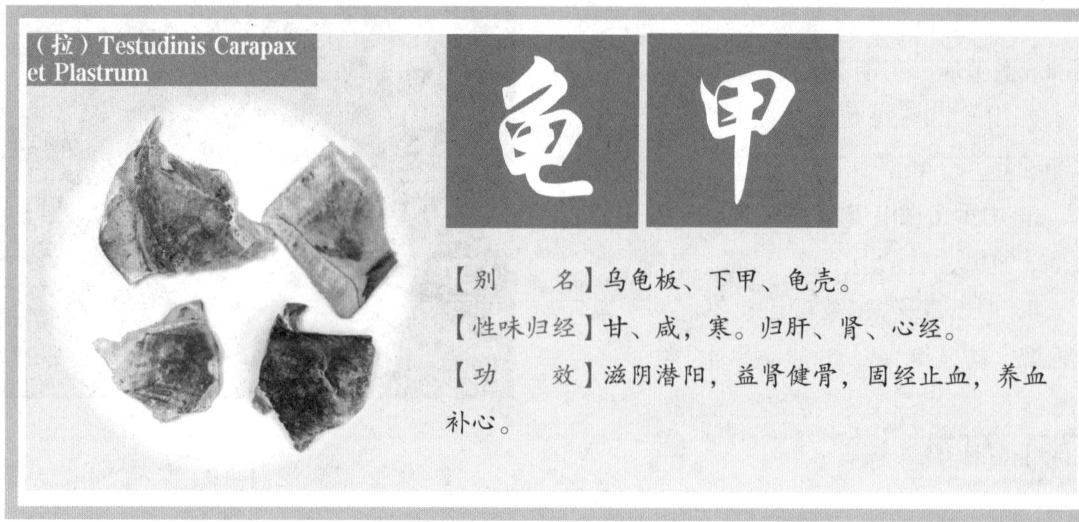

【别　　名】乌龟板、下甲、龟壳。

【性味归经】甘、咸，寒。归肝、肾、心经。

【功　　效】滋阴潜阳，益肾健骨，固经止血，养血补心。

来源

龟甲最早记载于《神农本草经》。本品为龟科动物乌龟的青甲及腹甲。以砂炒炮用，或醋炙用。

临床应用

常用治各种肿瘤中属阴虚内热证，常与鳖甲相须为用，然龟板滋阴之功胜于鳖甲。

1. 用于肿瘤之阴虚内热者，常配伍熟地黄、知母、黄柏、鳖甲等。

2. 用于肿瘤之热病阴虚风动者，常配伍生地黄、牡蛎、钩藤等。

3. 用于肿瘤之阴虚阳亢、头晕目眩者，常配伍菊花、石决明等。

4. 用于肾癌，常配伍黄芪、黄柏、牡丹皮、石上柏等。

用法用量

10~30g。先煎。

使用注意

脾胃虚寒者忌服。孕妇慎用。

参考资料

抗肿瘤药理：本品能提高机体抗肿瘤的免疫能力。龟甲提取物对小鼠腹水型肝癌有抑制作用。

药方选例

1. 治肝转移癌：龟甲、炙鳖甲、沙参、茯苓、猪苓、仙鹤草各15g，生地黄、麦冬、当归、山萸肉、山药、玄参、五味子、知母各10g，枸杞子、川楝子各12g，泽泻30g。水煎服，每日1剂。

2. 治肾癌：龟甲15g，白茅根、黄芪各30g，知母、黄柏、牡丹皮、生地黄、茯苓、猪苓、山药、泽泻、枸杞子、女贞子、川牛膝、当归、山萸肉、大蓟、小蓟、血余炭、生侧柏各10g，瞿麦20g。水煎服，每日1剂。

3. 治肠癌发生肠梗阻者：龟甲、龙葵、鳖甲各15g，白花蛇舌草、大血藤、黄芪、瓦楞子、薏苡仁各30g，大黄9g，牡丹皮12g。水煎服或灌肠，每日1剂。

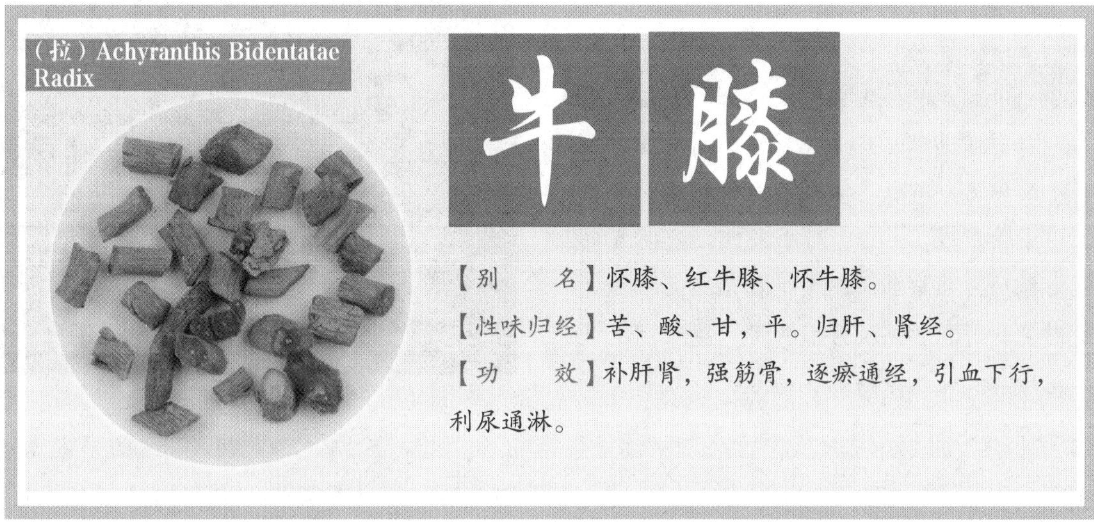

【别　　名】怀膝、红牛膝、怀牛膝。

【性味归经】苦、酸、甘，平。归肝、肾经。

【功　　效】补肝肾，强筋骨，逐瘀通经，引血下行，利尿通淋。

来源

牛膝最早记载于《神农本草经》。本品为苋科植物牛膝的根。晒干。生用或酒炙用。

临床应用

常用治大肠癌、膀胱癌、前列腺癌、滑膜肉瘤、骨肉瘤或肿瘤骨转移、白血病、宫颈癌等肿瘤中属肝肾亏虚、瘀血阻滞证。“能引诸药下行”，故临床用药欲其下行者，常用本品作引经药。

1. 用于膀胱癌，常配伍知母、龟甲、半枝莲、土茯苓、大蓟等。

2. 用于前列腺癌，常配伍制大黄、土茯苓、重楼、白花蛇舌草等。

3. 用于宫颈癌、卵巢癌及盆腔肿瘤，常配伍三棱、莪术、墓头回等。

4. 用于骨肉瘤或肿瘤骨转移，常配伍寻骨风、桑寄生、独活等。

用法用量

煎服，6~15g。补肝肾强

筋骨酒制用；活血通经等生用。习惯用药怀牛膝偏重于补益肝肾，川牛膝擅长于活血祛瘀。

使用注意

孕妇及月经过多者忌用。中气下陷、脾虚泄泻、下元不固、多梦遗精者慎用。

参考资料

抗肿瘤药理：本品体外试验对肿瘤细胞有抑制作用。所含齐墩果酸能抑制瘤株的生长。牛膝多糖（ABP）对小鼠肉瘤有明显的抑制作用，且与环磷酰胺（在无明显抑瘤作用剂量时）有协同抗肿瘤作用；腹腔注射能提高荷瘤鼠天然杀伤细胞的活性，从而提高机体的免疫功能。

药方选例

1. 治滑膜肉瘤：川牛膝、伸筋草、透骨草各30g，生黄芪、忍冬藤各15g，白术、党参各10g，紫草18g，水煎服，每日1剂。同时内服除毒片（系掌叶半夏研末制片备用，每片0.3g），每日3次，每次5片，并须同服除毒散（掌叶半夏30g，加轻粉6g，同研备用），每日换药1次或隔2~3日1次。

2. 治白血病：牛膝、茯苓、阿胶、川芎各9g，何首乌60g，当归头、熟地黄、焦白术各30g，破故纸24g，菟丝子15g，肉桂、炮姜各3g，水煎服，每日1剂，分2次服。

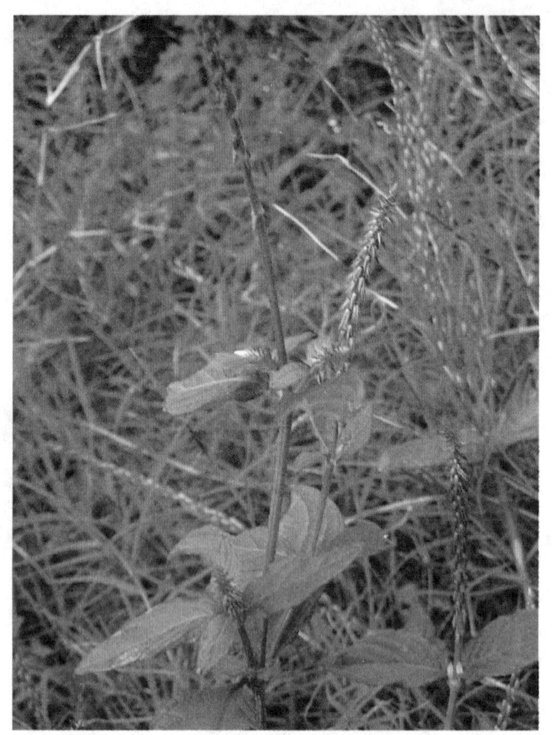

3. 治肾癌：牛膝、小蓟、瞿麦、菝葜、石见穿、白花蛇舌草、荔果、续断各30g，炮山甲15g，补骨脂10g。水煎服，每日1剂。

4. 治膀胱癌：牛膝、知母、黄柏、龟甲各12g，生地黄、半枝莲、土茯苓各30g，大蓟、小蓟、木通、菟丝子各15g，车前草20g，牡丹皮9g，甘草6g，可随证加减。水煎服，每日1剂。本方具有滋阴降火、凉血止血之功效，适用于膀胱癌属阴虚火旺者。

5. 治尤文肉瘤：牛膝、山药、茯苓、白术、熟地黄、白芍、泽泻各12g，车前子（布包）、补骨脂各15g，重楼、半枝莲、通关藤各30g，山茱萸10g，肉桂、制附片、甘草各6g，可随证加减。水煎服，每日1剂。本方具有温肾助阳、利尿消肿之功效，适用于尤文肉瘤属肾阳亏虚者。

(拉) Chebulae Fructus

诃子

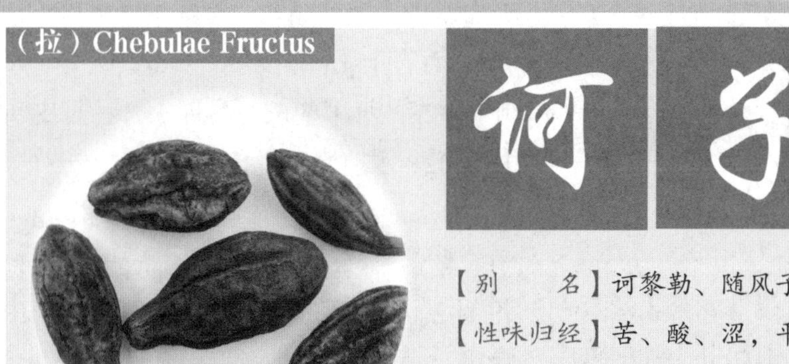

【别　　名】诃黎勒、随风子。

【性味归经】苦、酸、涩，平。归肺、大肠经。

【功　　效】涩肠止泻，敛肺止咳，利咽开音。

来源

诃子始载于《本草图经》。本品为使君子科植物诃子的成熟果实。晒干。生用或煨用。用时打碎或去核。

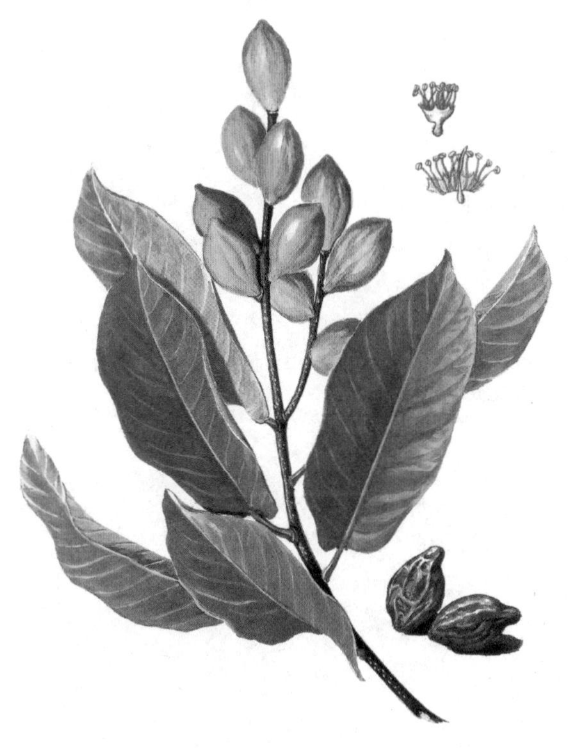

临床应用

常用治鼻咽癌、喉癌、肺癌、食管癌、胃癌、肠癌、慢性白血病等肿瘤中属脾肾阳虚证。

1. 用于鼻咽癌，常配伍石上柏、苍耳草、石胡荽等。

2. 用于喉癌，常配伍桔梗、山豆根、射干、金果榄等。

3. 用于肺癌，常配伍桔梗、重楼、夏枯草、山豆根等。

4. 用于肠癌属脾肾阳虚证，常配伍补骨脂、地榆、薏苡仁等。

用法用量

煎服，3~10g。敛肺清火开音宜生用，涩肠止泻宜煨用。

使用注意

凡久有表邪、内有湿热积滞者忌服。

不良反应

本品含有可水解鞣质，毒性较高，是直接肝脏毒，长期大量应用可引起肝小叶中央坏死、脂肪肝、肝硬化，极大量时可引起灶性肝细胞坏死。

参考资料

抗肿瘤药理：本品体内筛选，对小鼠肉瘤有抑制作用，抑制率为25%~50%；体外筛选，对人宫颈癌细胞培养株系有抑制作用，抑制率在90%以上。

药方选例

1. 治喉癌、会厌肿瘤合并感染，喉癌充血水肿、声音嘶哑、咽喉干燥疼痛：诃子10g，百合15g，北沙参、茯苓、麦冬、枇杷叶各12g，西洋参5g（另炖），牡丹皮9g，甘草3g。水煎服，每日1剂。

2. 治食管癌、胃癌：菱角30g，诃子、紫藤瘤（勾儿茶上的木瘤）、薏苡仁各10g。水煎服，每日1剂，分早、中、晚服。

3. 治慢性白血病：诃子、猫爪草、苦参、黄芩、黄柏、雄黄、当归、青黛散各15g，土鳖虫、水蛭各7.5g，研粉，制成糖衣片，每片含生药0.25g，治疗剂量每日5g，维持量每日2.5g，分3~4次口服。

4. 治胃癌：炒诃子肉、干姜、白豆蔻、青皮、陈皮、莪术、生蒲黄（包煎）、白芷各10g，太子参、炒白术、香附、白花蛇舌草、半边莲各15g，制附片（先煎）、蜂房、白屈菜各5g，砂仁（后下）6g，藤梨根30g。水煎服，每日1剂。

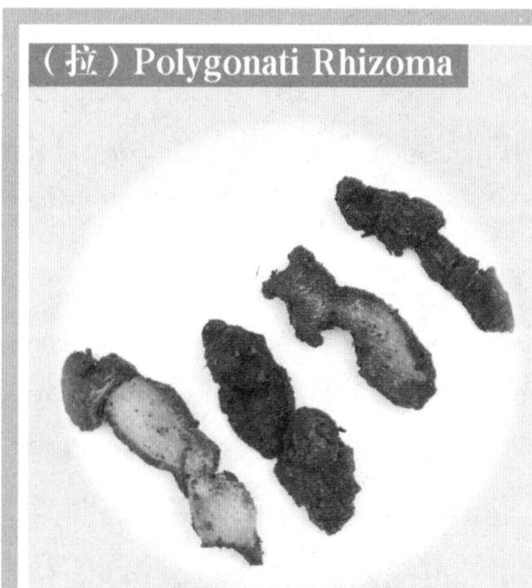

（拉）Polygonati Rhizoma

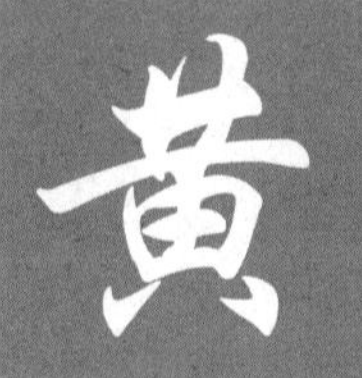
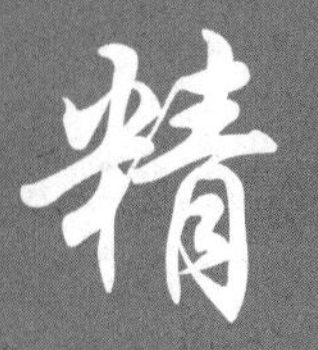

黄精

【别　　名】萎蕤、龙衔、兔竹、老虎姜、玉竹黄精。

【性味归经】甘，平。归脾、肺、肾经。

【功　　效】滋肾润肺，补脾益气。

来源

黄精最早记载于《名医别录》。本品为百合科植物多花黄精的根茎。同属植物滇黄精、黄精的根茎同等入药。切厚片生用，或酒炙或炒炭用。

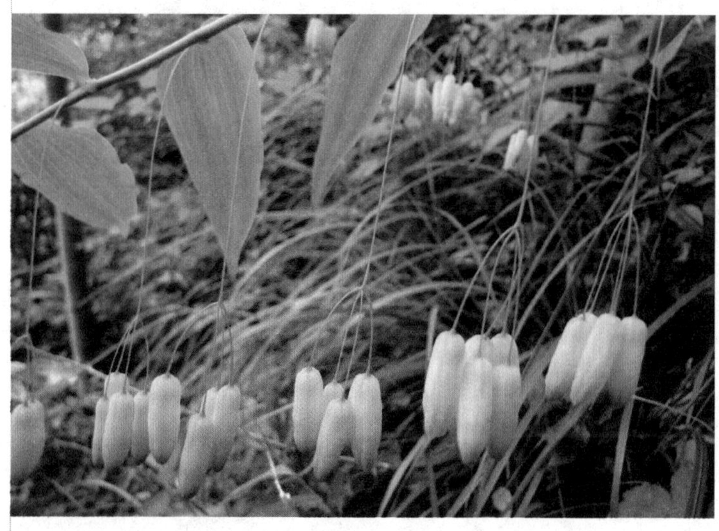

临床应用

常用治鼻咽癌、食管癌、肺癌、卵巢癌、乳腺癌、宫颈癌等肿瘤中属脾肺虚弱、气阴两伤证。因性质平和，作用缓慢，故多作肿瘤虚者久服滋补之品。

1. 用于鼻咽癌，常配伍熟地黄、女贞子、鸡血藤、炙山甲、冬凌草等。

2. 用于肺癌属肺肾阴虚证，常配伍百合、生地黄、川贝母、石上柏等。

3. 用于血液系统肿瘤，常配伍黄芪、大青叶、茜草、熟地黄等。

用法用量

煎服，10~30g；或鲜品30~60g；或熬膏，或入丸、散。外用适量，煎水洗。

使用注意

脾虚有湿，咳嗽痰多及中寒便溏者均忌服。

参考资料

抗肿瘤药理：研究表明，低、中、高剂量的黄精多糖对肝癌实体瘤均有明显的抑瘤作用；中、高剂量的黄精多糖可以显著延长腹水型荷瘤小鼠的存活时间。

药方选例

1. 治肺癌：黄精、牡蛎、铁树叶、芙蓉叶、石上柏、石见穿、山豆根各30g，仙茅、菟丝子、锁阳、三棱、莪术、当归各9g，天冬各12g，王不留行6g，北沙参、夏枯草各15g。水煎服，每日1剂。

2. 治宫颈癌：黄精、黄芪、太子参、茯苓各15g，生龙骨、牡蛎各30g，陈皮6g，木香、香附各9g，升麻3g。水煎服，每日1剂。

3. 治睾丸肿瘤：黄精、枸杞子、败酱草、鳖甲（先煎）、牡蛎（先煎）各30g，熟地黄、牡丹皮、女贞子、菟丝子、杜仲、海藻、昆布各15g，丹参、玉竹、重楼、石见穿各20g，甘草6g，可随证加减。水煎服，每日1剂。本方具有滋补肝肾、软坚散结之功效，适用于睾丸肿瘤属肝肾两虚者。

4. 预防大肠癌术后转移复发：黄精、黄芪、茯苓、薏苡仁、菝葜、土茯苓、莪术、野葡萄藤、煅瓦楞各30g，党参、白术、预知子、郁金、山萸肉、淫羊藿、菟丝子各15g，蜈蚣2条，壁虎6g，天葵子12g，并随证加减。水煎服，每日1剂，3个月为1个疗程。

（拉）Curculiginis Rhizoma

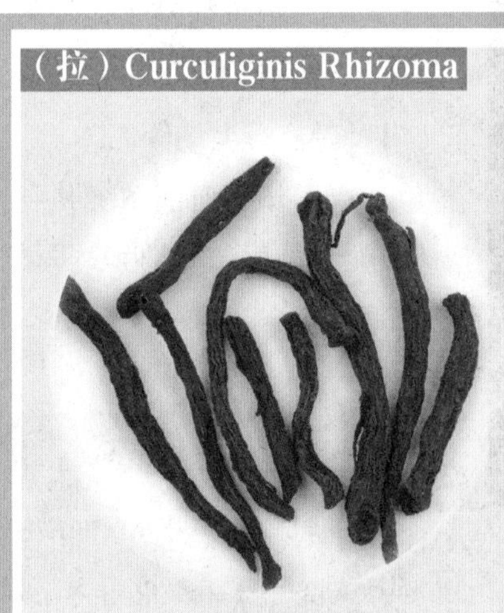

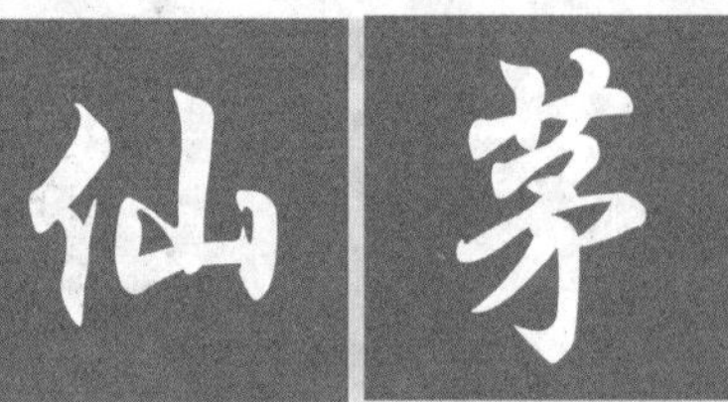

仙茅

【别　　名】独茅根、冷饭草、黄茅参。

【性味归经】辛，热；有毒。归肾、肝、脾经。

【功　　效】温肾壮阳，强筋骨，祛寒湿，温脾止泻。

来源

仙茅最早记载于《海药本草》。本品为石蒜科植物仙茅的根茎。晒干。切段生用，或经米泔水浸泡切片。

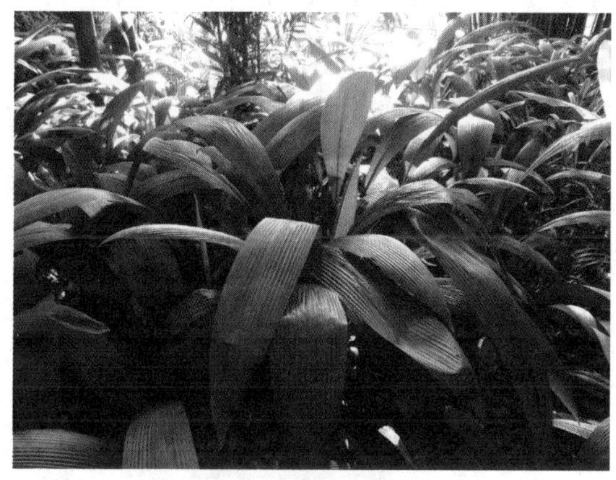

临床应用

常用治肺癌、乳腺癌、宫颈癌、膀胱癌、结直肠癌等肿瘤中属肾阳不足、寒湿凝滞证。

1. 用于肿瘤属脾肾阳虚者，常配伍淫羊藿、补骨脂、干姜、巴戟天等。

2. 用于肺癌，常配伍黄精、菟丝子、锁阳、石上柏等。

3. 用于宫颈癌属肝郁气滞、冲任失调证，常配伍香附、淫羊藿、胆南星等。

4. 用于膀胱癌属脾肾亏虚证，常配伍制附子、肉桂、续断、熟地黄等。

用法用量

煎服，3~10g；或入丸、散；或浸酒服。外用适量，捣敷。

使用注意

阴虚火旺者忌服。煎剂每日用量不宜超过 12g。

不良反应

服用过量，可引起全身出冷汗、四肢厥冷、麻木、烦躁、继而昏迷等中毒反应。

参考资料

抗肿瘤药理：本品所含石蒜碱能抑制小鼠肉瘤的无氧酵解；对小鼠腹水淋巴瘤、肝细胞瘤有显著抑制作用。石蒜碱对肿瘤细胞的糖代谢有一定的干扰作用。

药方选例

1. 治肺癌：仙茅、淫羊藿、菟丝子、锁阳、三棱、莪术、王不留行、当归各 9g，黄精、牡蛎、铁树叶、芙蓉叶、石上柏、山豆根各 30g，天冬、赤芍各 12g，北沙参、夏枯草各 15g。水煎服，每日 1 剂。

2. 治乳腺癌：仙茅根 25g，白芥子、鹿角胶各 10g（烊化），蜈蚣 2 条，炙麻黄 3g，炙甘草 5g。水煎服，每日 1 剂。

3. 治结肠癌：仙茅根、白花蛇舌草各 120g。每日 1 剂，分 2 次煎服。

(拉) Polygonati Odorati Rhizoma

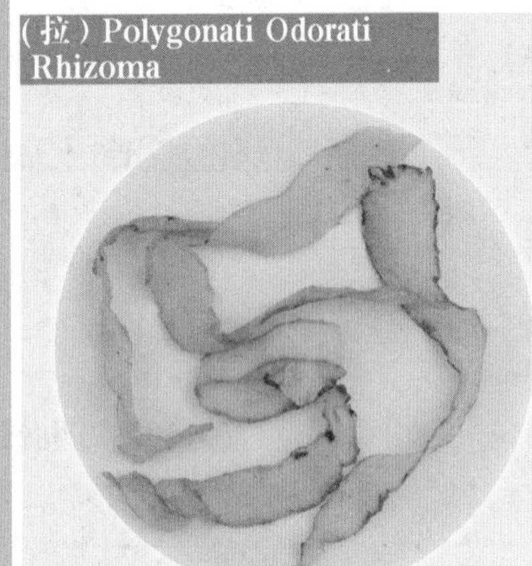

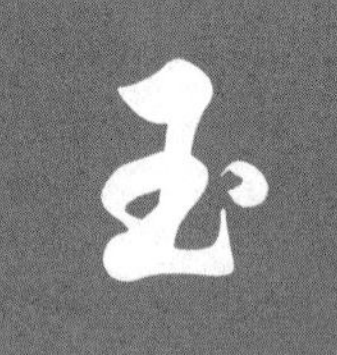

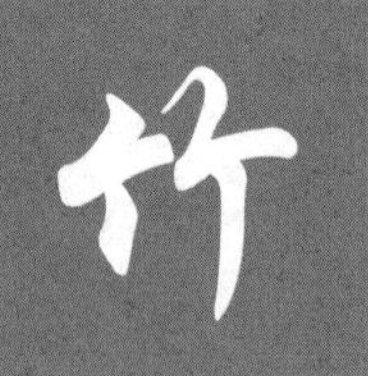

玉竹

【别　　名】萎蕤、玉竹参、女萎、黄芝、山姜。

【性味归经】甘，微寒。归肺、胃经。

【功　　效】养阴润燥，生津止渴。

来源

玉竹最早记载于《神农本草经》。本品为百合科植物玉竹的根茎。晒干。切厚片或段，生用。

临床应用

常用治肺癌、胃癌、食管癌等肿瘤中属肺胃阴虚证。亦用于减轻肿瘤放疗副反应。

1. 用于口腔癌，常配伍壁虎、天葵子、百合、一枝黄花等。

2. 用于胸腺瘤，常配伍百合、生地黄、山慈菇、川贝母等。

3. 用于食管癌之阴虚内热证，常配伍沙参、麦冬、石斛、知母等。

用法用量

煎服，10~15g。

使用注意

脾虚有湿痰者忌服。

参考资料

抗肿瘤药理：本品能促进淋巴细胞转化，增强网状内皮系统吞噬功能，增强和调动机体免疫能力而抑制肿瘤。

药方选例

1. 治肺癌：沙参、玉竹、芦根、党参、石斛、天花粉、鱼腥草各 30g，麦冬 15g，生地黄 21g，女贞子 24g，夏枯草 25g。水煎服，每日 1 剂。

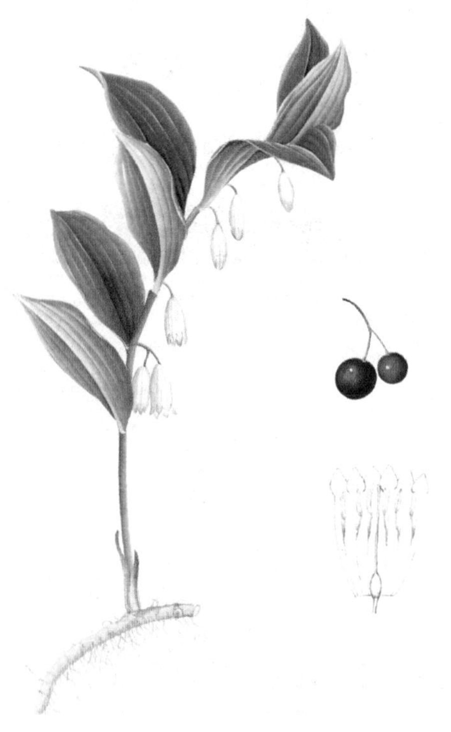

2．治食管癌：玉竹、石斛、生地黄、乌梅各10g，沙参、天冬、麦冬、玄参各15g。若口干加芦根30g，天花粉15g，干呕者加竹茹10g，便秘者加火麻仁10g。水煎服，每日1剂。

3．治胃癌、食管癌：北沙参、玉竹、生地黄、天花粉各15g，麦冬、竹茹各9g，诃子4.5g，蜂蜜一匙（分冲）。水煎服，每日1剂。

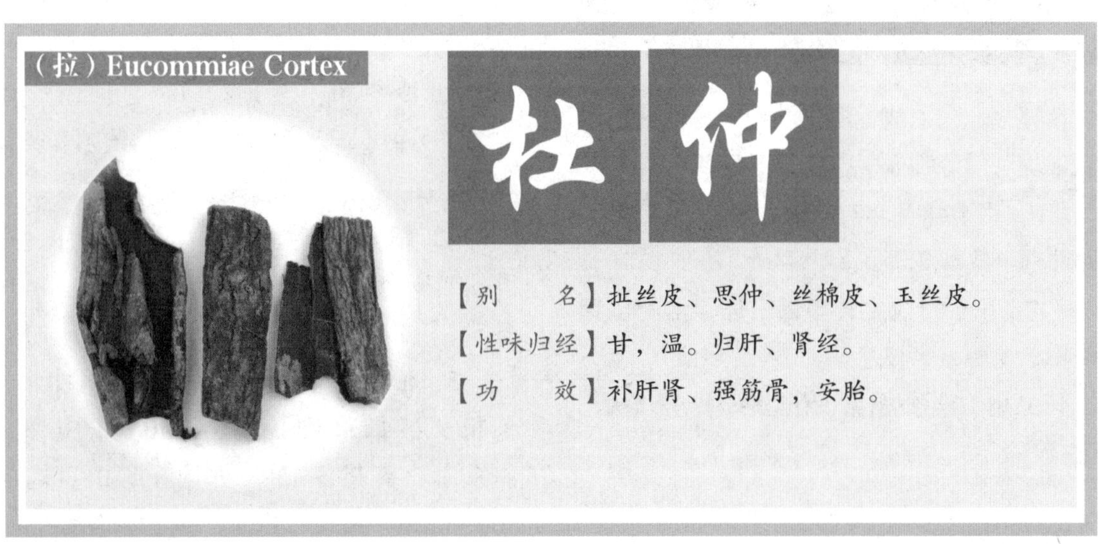

（拉）Eucommiae Cortex

杜仲

【别　　名】扯丝皮、思仲、丝棉皮、玉丝皮。

【性味归经】甘，温。归肝、肾经。

【功　　效】补肝肾、强筋骨，安胎。

来源

杜仲最早记载于《神农本草经》。本品为杜仲科植物杜仲的树皮。切块或丝，生用或用盐水炙用。

临床应用

常用治肝癌、肾癌、卵巢癌、宫颈癌、骨软骨瘤、

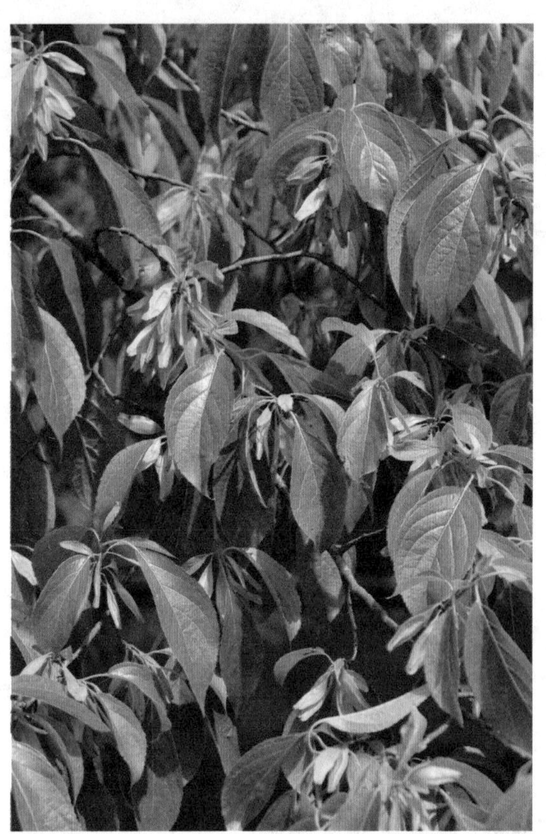

骨转移癌、白血病、颅内肿瘤、恶性淋巴网状细胞肿瘤等肿瘤中属肝肾不足证。

1. 用于肝癌，常配伍半枝莲、喜树果、路路通、玫瑰花等。

2. 用于肾癌之肾虚毒瘀证，常配伍牡丹皮、龙葵、半枝莲等。

3. 用于宫颈癌，常配伍续断、蜂房、蜈蚣、土茯苓等。

用法用量

煎服，10~15g。或浸酒，入丸、散。炒用疗效较佳。

使用注意

阴虚火旺者慎用。

参考资料

抗肿瘤药理：杜仲有抗肿瘤和抑肿瘤的作用，其有效成分与其所含有木脂素、苯丙素及环烯醚萜类化合物有关。研究表明，含杜仲有效成分的水溶液提取物对于幽门螺杆菌阳性胃癌的进展有明显阻碍作用。

药方选例

1. 治颅内肿瘤：杜仲、天冬、麦冬、当归、枸杞子、龟胶、鹿角、茯苓、牛膝、莲子各15g，北沙参30g，生地黄20g，川楝子、西洋参（另煎）、紫河车、木瓜、黄柏、炙甘草各10g。水煎服，每日1剂。

2. 治骨软骨瘤：补骨脂、杜仲、秦艽、当归各15g，威灵仙50g，细辛、川乌各5g，桂枝10g，木香8g。水煎服，每日1剂。

3. 治恶性淋巴网状细胞肿瘤：杜仲、枸杞子各12g，熟地黄、淮山药、党参、肉苁蓉、黄芪各15g，熟附子、山萸肉各10g，陈皮、肉桂（焗）、炙甘草各6g。水煎服，每日1剂。另以柿霜饼60g，嚼服，徐徐咽下。

(拉) Radix Codonopsis lanceolatae

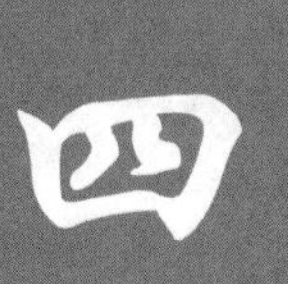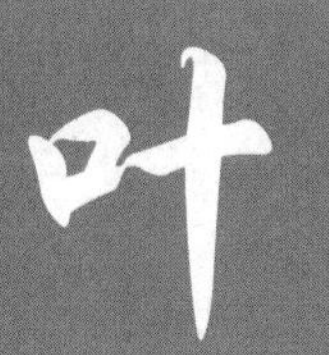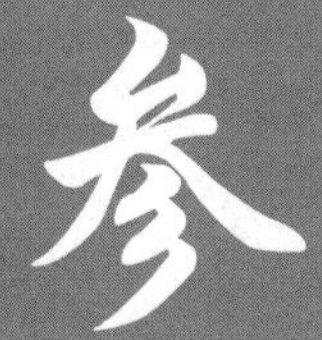

【别　　名】山海螺、奶参、蔓参、羊乳、轮叶党参。

【性味归经】辛、甘，平。归肝、胃经。

【功　　效】补血通乳，清热解毒，消肿排脓。

来源

四叶参始载于《名医别录》。本品为桔梗科植物羊乳的根。鲜用或晒干备用。

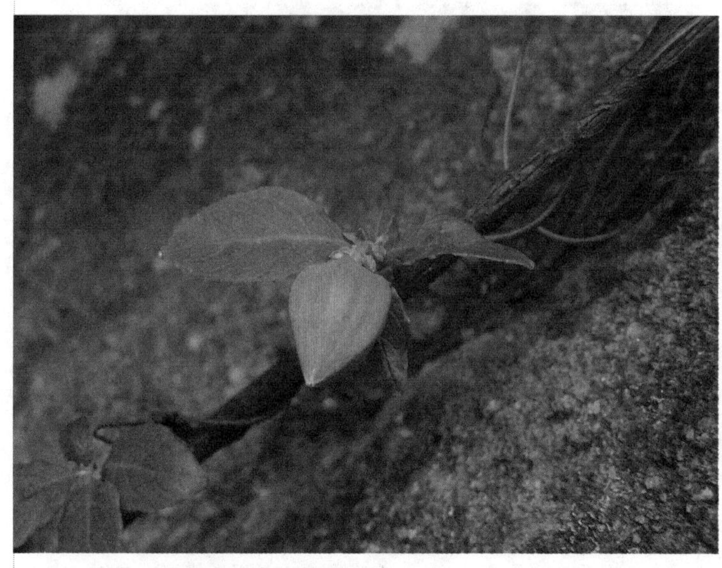

临床应用

常用治甲状腺癌、肺癌、胃癌等肿瘤中属气血两虚、热毒内结证。

1. 用于甲状腺癌，常配伍夏枯草、海藻、皂角刺、炮山甲、山慈菇等。

2. 用于肺癌之阴虚内热证，常配伍五味子、黄芪、蜂房、仙茅等。

3. 用于胃癌之胃热伤阴证，常配伍麦冬、玉竹、生石膏、藤梨根等。

用法用量

煎服,15~60g。外用适量。

参考资料

抗肿瘤药理：本品对小鼠移植性肉瘤有抑制活性的作用。

药方选例

1. 治甲状腺癌：四叶参30g，夏枯草、海藻、昆布、皂角刺、炮山甲各9g，牡丹皮、山慈菇各6g，白芥子2.4g。水煎服，每日1剂。

2. 治肺癌：四叶参、白花蛇舌草、黄芪、熟地黄、酸枣仁、冬凌草各20g，白术、佛手、沙参、生地黄、山茱萸各15g，白豆蔻、天冬、太子参、桑白皮各12g，凌霄花8g。水煎服，每日1剂，连服3个月。

3. 治胃癌：四叶参24g，柴胡、茯苓、郁金各15g，白芍、白术、何首乌各12g，徐长卿30g，生姜10g，木香、黄连、甘草各6g。水煎服，每日1剂，分2次服。

4. 治肿瘤放疗后白细胞减少：四叶参25g，黄芪、鸡血藤、大枣各30g，女贞子、丹参各12g，黄精15g。水煎服，每日1剂。

5. 治食管癌：四叶参、生地黄各18g，野葡萄根30g，百合、玄参、麦冬、熟地黄各15g，白芍、黄精、当归、桔梗各12g，川贝母10g，甘草5g，可随证加减。水煎服，每日1剂。本方具有养阴生津、补血润燥之功效，适用于食管癌属津亏血枯者。

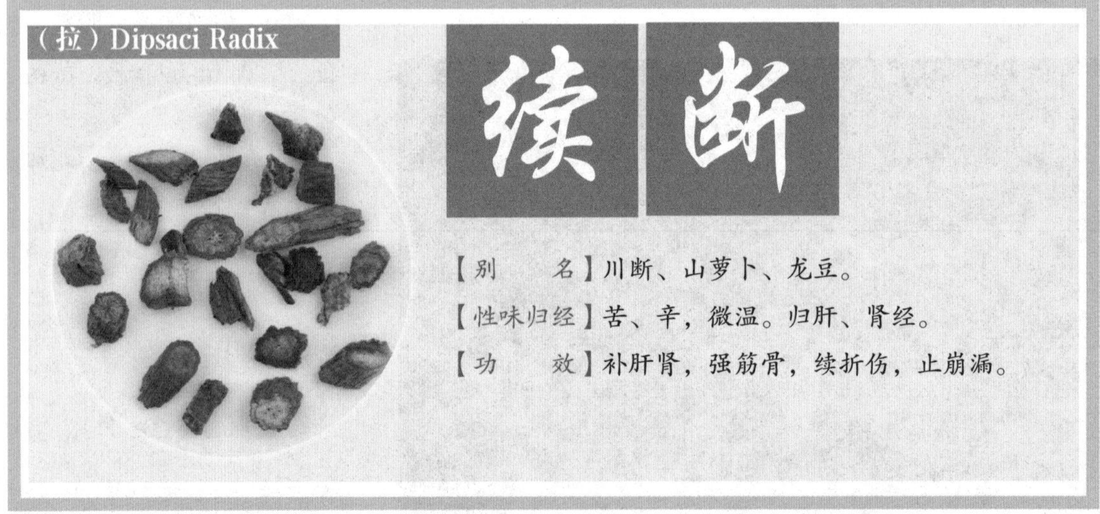

(拉) Dipsaci Radix

续断

【别　　名】川断、山萝卜、龙豆。

【性味归经】苦、辛，微温。归肝、肾经。

【功　　效】补肝肾，强筋骨，续折伤，止崩漏。

来源

续断最早记载于《神农本草经》。本品为川续断科植物川续断的根。切薄片，生用或酒炙或盐炙用。

临床应用

常用治多发性骨髓瘤、慢性粒细胞白血病、宫颈癌等肿瘤中属肝肾不足证。

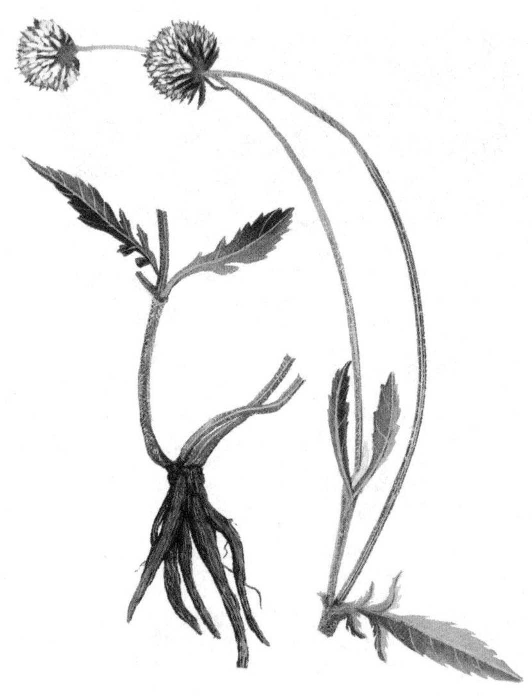

1. 用于肿瘤属肝肾不足之腰膝酸痛、软弱无力，常配伍仙茅、补骨脂、桑寄生等。

2. 用于多发性骨髓瘤，常配伍狗脊、黄芪、熟地黄、石斛、补骨脂等。

3. 用于肿瘤骨转移，常配伍巴戟天、淫羊藿、土鳖虫、全蝎、蜈蚣等。

用法用量

煎服，10~15g。外用适量研末敷。治崩漏下血宜炒用。

使用注意

风湿热痹者忌服。

参考资料

抗肿瘤药理：续断的醇提取物的抗肿瘤活性成分为酚酸类化合物。

药方选例

1. 治宫颈癌：续断、昆布、海藻、当归、半枝莲、白花蛇舌草各24g，蜈蚣3条，全蝎6g，白芍、香附、茯苓各15g，柴胡9g。水煎服，每日1剂。云南白药2g，吞服。

2. 治多发性骨髓瘤：续断、狗脊12g，黄芪、北沙参各30g，生地黄、熟地黄、石斛、麦冬、补骨脂、蒺藜各15g。水煎服，每日1剂，分2次服。

3. 治慢性粒细胞白血病：续断、赤芍、枸杞子、潼蒺藜、郁金、牡丹皮、玫瑰花各10g，制首乌24g，生地黄、丹参、忍冬藤、板蓝根各15g。水煎服，每日1剂。

墨旱莲

（拉）Ecliptae Herba

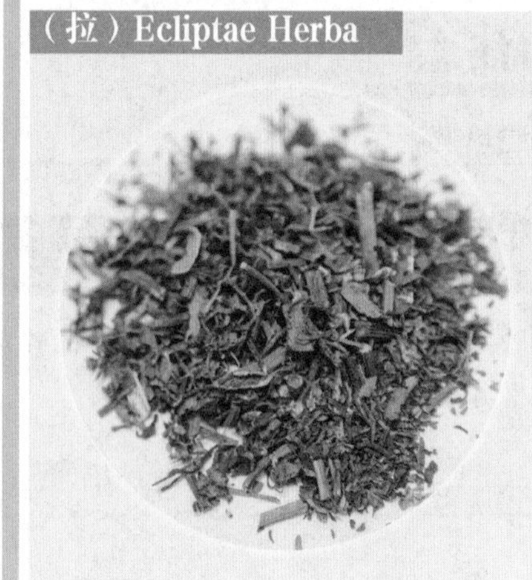

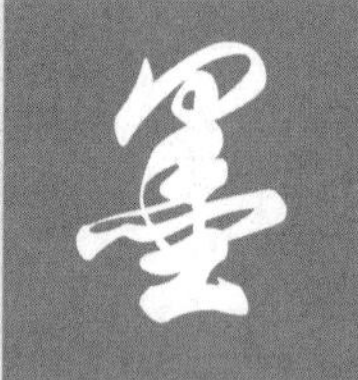

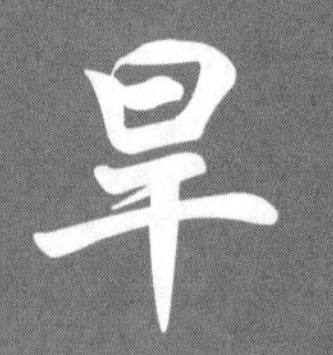

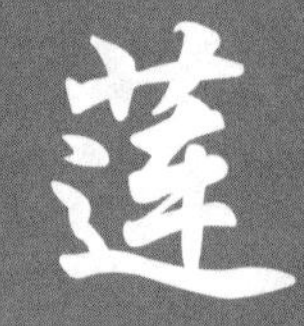

【别　　名】墨草、野葵花、旱莲草、烂脚草、墨汁草。

【性味归经】甘、酸，寒。归肝、肾经。

【功　　效】补肝肾阴，凉血止血。

来源

墨旱莲最早记载于《新修本草》。本品为菊科植物鳢肠的地上部分。晒干。切段，生用。

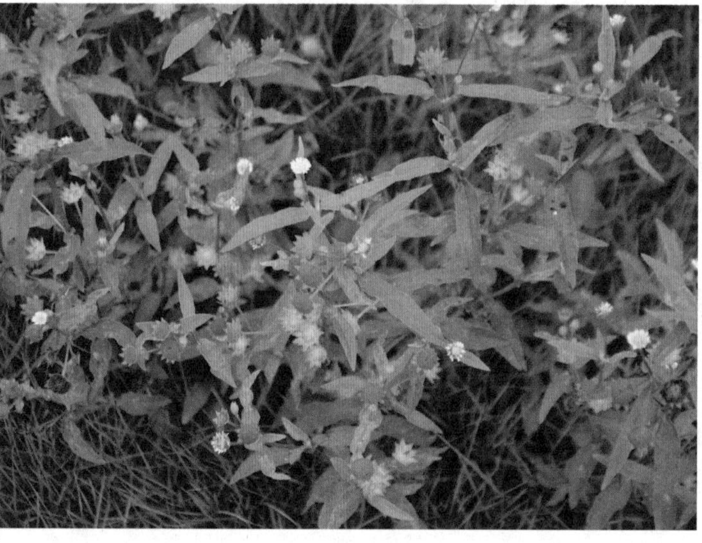

临床应用

常用治肺癌、肝癌、肾癌、膀胱癌、前列腺癌、宫颈癌等肿瘤中属肝肾阴虚、血热出血证。

1. 用于肺癌，常配伍干蟾皮、壁虎、预知子、石见穿、黄芪等。

2. 用于肝癌，常配伍太子参、白术、黄芪、炮山甲、夏枯草、炙鳖甲等。

3. 用于肾癌、膀胱癌，常配伍萆薢、知母、黄柏、小蓟炭、白茅根等。

4. 用于膀胱癌之肝肾阴虚证，常配伍牡丹皮、知母、侧柏叶、黄柏等。

用法用量

煎服，10~30g；或熬膏；或捣汁；或入丸、散。外用适量，捣敷；或捣绒塞鼻；或研末敷。

使用注意

脾胃虚寒、大便泄泻者忌用。

参考资料

抗肿瘤药理：本品能促进淋巴细胞转化率，从而提高机体的免疫力，有利于抑制肿瘤生长，体外筛选对肿瘤细胞有抑制作用。本品能够对抗环磷酰胺所造成的免疫损伤，抑制胸腺细胞凋亡，因而能防止肿瘤化疗和放疗对免疫系统的损伤，有利于提高疗效。煎剂有抗诱变作用。

药方选例

1. 治肝癌：墨旱莲、三颗针、核桃枝各15g，枣根90g，托盘根、楤木各30g，柴胡6g，香附12g，三棱、莪术各9g。水煎服，每日1剂。

2. 治前列腺癌：生地黄、墨旱莲、山药各15g，拳参、白花蛇舌草各30g，蔗糖适量。前5味药煎水去渣，兑入蔗糖冲服，每日1剂，连服20~30剂为1个疗程。

3. 治宫颈癌：墨旱莲、半枝莲各30g，生地黄20g，女贞子、枸杞子、山药、山茱萸各15g，知母、黄柏各10g。带下量多者，加苍术、车前子、荆芥炭各10g；阴道流血者，加大蓟、小蓟、仙鹤草各30g。水煎服，每日1剂，分2次服。

4. 治前列腺癌：墨旱莲、当归、沙参、山药、女贞子、麦冬各15g，熟地黄、蛇莓、白花蛇舌草各30g，川楝子、牡丹皮、茯苓、泽泻各12g，甘草6g。可随证加减。水煎服，每日1剂。本方适用于前列腺癌属肝肾阴虚者。

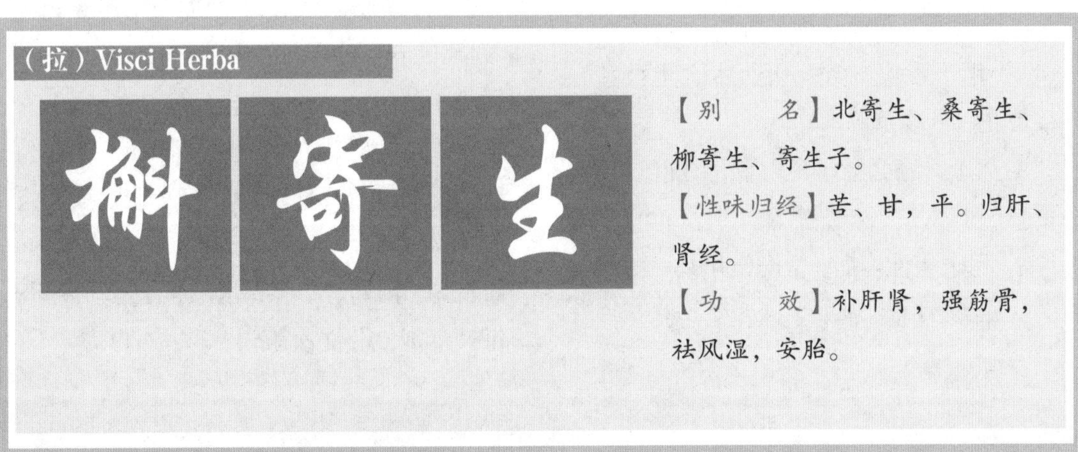

【别　　名】北寄生、桑寄生、柳寄生、寄生子。

【性味归经】苦、甘，平。归肝、肾经。

【功　　效】补肝肾，强筋骨，祛风湿，安胎。

来源

槲寄生最早记载于《神农本草经》。本品为桑寄生科植物槲寄生带叶的茎枝。干燥。生用。

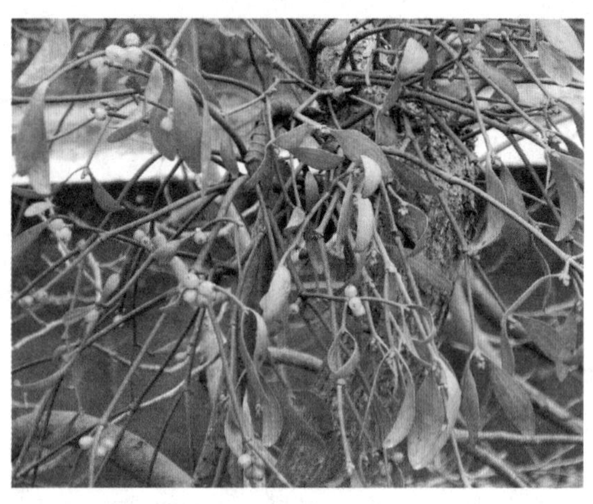

临床应用

常用治肾癌、膀胱癌、鼻咽、发性骨髓瘤等肿瘤中属肝肾不足证。

1. 用于肿瘤之肝肾不足者，常配伍熟地黄、山茱萸、茯苓、杜仲等。

2. 用于舌癌，常配伍莪术、半枝莲、一枝黄花、冬凌草等。

3. 用于肾癌之肾虚毒聚者，常配伍杜仲、补骨脂、土茯苓、半枝莲等。

4. 用于癌性疼痛，常配伍川乌、草乌、细辛、蜂房、白芷等。

用法用量

煎服，10~15g。大剂量 30g。

使用注意

阴虚火旺、舌干口苦者忌服。

参考资料

抗肿瘤药理：槲寄生所含的蛋白质、多肽类物质，对恶性肿瘤细胞具有直接抑制作用。

药方选例

1. 治鼻咽癌：槲寄生、莪术、半枝莲各 15g，钩藤、走马胎、山慈菇各 12g，蜈蚣 3 条，蜂房 9g，蒲葵子 20g。水煎服，每日 1 剂。

2. 治膀胱癌：槲寄生、猪苓、白花蛇舌草各 30g，沙苑子、山慈菇各 15g。水煎服，每日 1 剂。

3. 治多发性骨髓瘤：槲寄生、石见穿、通关藤各 30g，骨碎补、补骨脂、女贞子、透骨草、鸡血藤、络石藤、肉苁蓉各 20g，徐长卿、山药、牛膝、木瓜各 15g。水煎服，每日 1 剂，分 2 次服。

(拉) Dendrobii Caulis

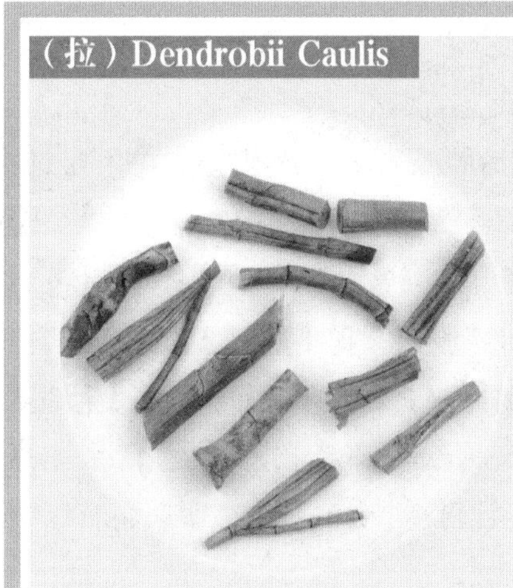

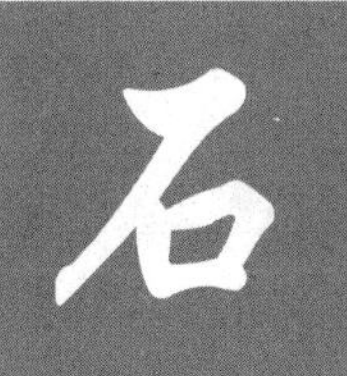
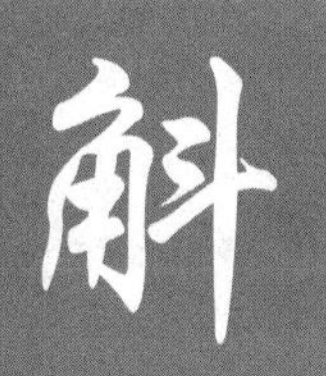

石斛

【别　　名】扁金钗、扁草、扁黄草、金钗石斛。

【性味归经】甘，微寒。归胃、肾经。

【功　　效】养阴清热，益胃生津。

来源

石斛最早记载于《神农本草经》。本品为兰科植物金钗石斛的茎。干燥。切段，生用。

临床应用

常用治鼻咽癌、食管癌、胃癌、肺癌等肿瘤中属阴虚内热、胃热伤阴证。有抗肿瘤多药耐药作用。

1. 用于鼻咽癌，常配伍玄参、生地黄、麦冬、川贝母、牡丹皮、白芍等。

2. 用于食管癌之阴虚内热证，常配伍沙参、玉竹、知母、鳖甲等。

3. 用于胃癌之胃热伤阴证，常配伍麦冬、生石膏、半夏、藤梨根等。

4. 用于肺癌，常配伍太子参、鸡血藤、苏木、金银花等。

用法用量

煎服，10~15g。鲜用 15~30g。或入丸、散；或熬膏。鲜石斛清热生津力强，热盛津伤者宜之；干石斛宜用于胃虚夹热伤阴者。

使用注意

温热病不宜早用；湿热尚未化燥者忌服。

参考资料

抗肿瘤药理：本品有抗肿瘤多药耐药作用；能升白细胞和血小板作用。体外试验对肿瘤细胞有抑制作用，抑制率在 50%~70%。石斛多糖能提高肿瘤病人外周淋巴细胞的形成率；对临床肿瘤放、化疗患者及各种原因造成的免疫低下患者可以起到很有效的辅助治疗作用。

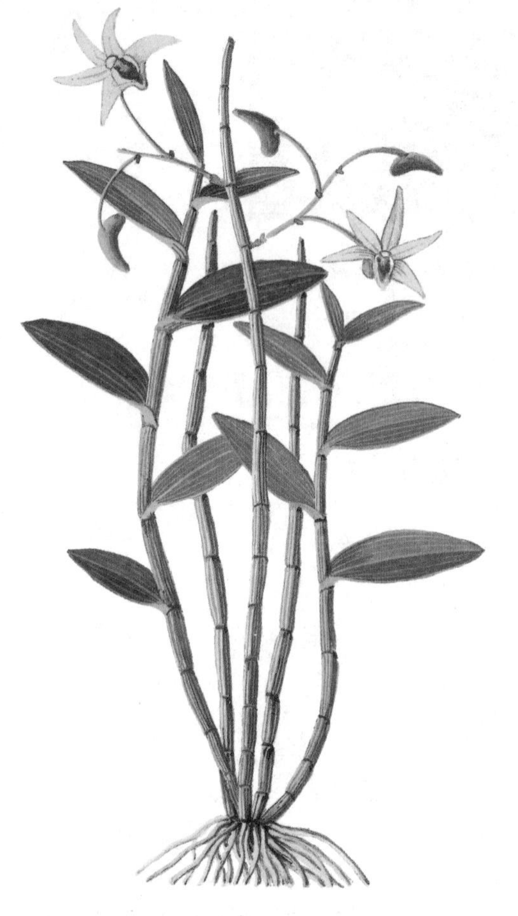

药方选例

1．治肿瘤属胃中虚热、阴津不足证：石斛、天花粉、太子参各12g，玉竹、北沙参、麦冬、地骨皮、茯苓、白术各10g，甘草3g。水煎服，每日1剂煎3次。

2. 治胃癌之胃阴不足证：石斛、生地黄、玉竹、白扁豆、谷芽各15g，麦冬18g，半夏、生内金、牡丹皮各10g。水煎服，每日1剂，可随证加减。

3．治肿瘤属津少阴亏证合并糖尿病、高血压：石斛、黄精、山药、白术各12g，麦冬、生地黄、玄参各10g，女贞子、葛根、天花粉、绞股蓝各15g，甘草3g。水煎服，每日1剂煎3次。

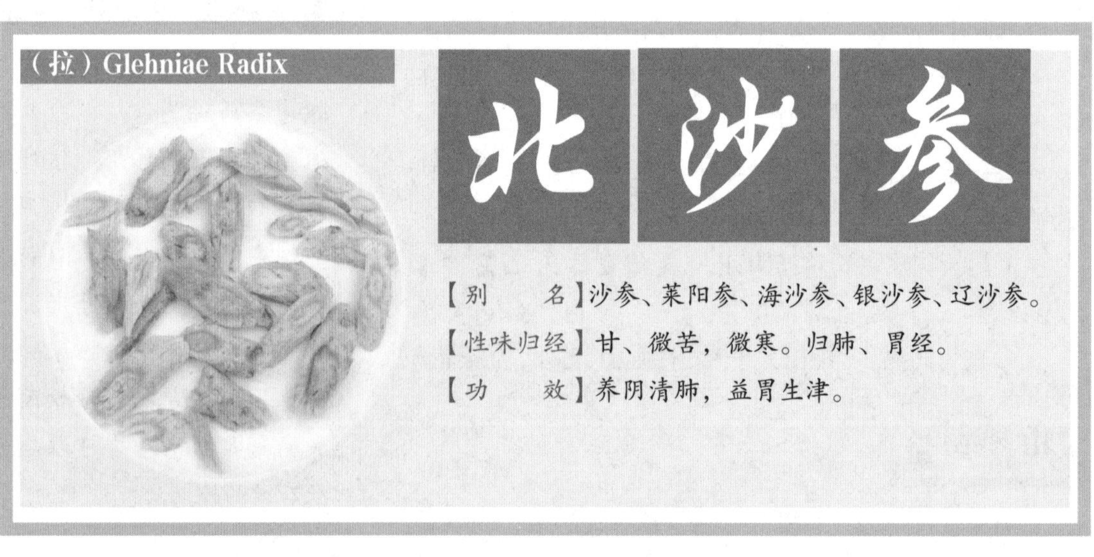

（拉）Glehniae Radix

北沙参

【别　　名】沙参、莱阳参、海沙参、银沙参、辽沙参。

【性味归经】甘、微苦，微寒。归肺、胃经。

【功　　效】养阴清肺，益胃生津。

来源

北沙参最早记载于《本草汇言》。本品为伞形科植物珊瑚菜的根。干燥。切段，生用。

临床应用

常用治肺癌、食管癌、乳腺癌、胃癌等肿瘤中属阴虚内热、肺胃阴伤证。

1. 用于肺癌之阴虚内热证，常与麦冬、全瓜蒌、鱼腥草等配伍。

2. 用于食管癌，常配伍旋覆花、麦冬、川贝母、瓜蒌等。

3. 用于乳腺癌之肝肾阴虚证，常配伍枸杞子、麦冬、女贞子等。

4. 用于胃癌之胃热伤阴证，常配伍玉竹、生石膏、知母、藤梨根等。

用法用量

煎服，10~15g。鲜品 15~30g。亦可熬膏或入丸剂。

使用注意

感受风寒而致咳嗽及肺胃虚寒者忌服。反藜芦。

参考资料

抗肿瘤药理：本品所含花椒毒素对艾氏腹水癌及肉瘤抑制作用最大。花椒毒素稀释至1∶10000可抑制肿瘤生长的50%。北沙参的提取物，证明在体内具有抗肿瘤作用。

药方选例

1. 治鼻咽癌：北沙参、玄参各 30g，麦冬、女贞子、苍耳子、菟丝子、辛夷各 15g，知母 12g，石斛、紫草各 25g，山豆根、石菖蒲各 10g。水煎服，每日 1 剂。

2. 治肺癌阴虚证：北沙参、南沙参、鱼腥草、四叶参、薏苡仁、白花蛇舌草、石上柏、白英各 30g，天冬、百部、赤芍、苦参、夏枯草各 12g，玄参 15g，干蟾皮 9g。水煎服，每日 1 剂。

3. 治食管癌之阴虚内热证：北沙参 30g，女贞子、墨旱莲各 20g，生地黄、麦冬、枸杞子、当归、玉竹、石斛、知母、黄柏各 15g，川楝子 10g。水煎服，每日 1 剂。

4. 治纵隔恶性肿瘤：北沙参、麦冬、天花粉、地骨皮、桑白皮各 15g，川贝母、玉竹、百合、桑叶、扁豆、杏仁各 10g，重楼、白花蛇舌草、藤梨根各 30g，甘草 3g，可随证加减。水煎服，每日 1 剂。本方具有滋阴润肺、止咳化痰之功效，适用于纵隔恶性肿瘤属肺阴亏虚者。

(拉) Fructus Fici Pumilae

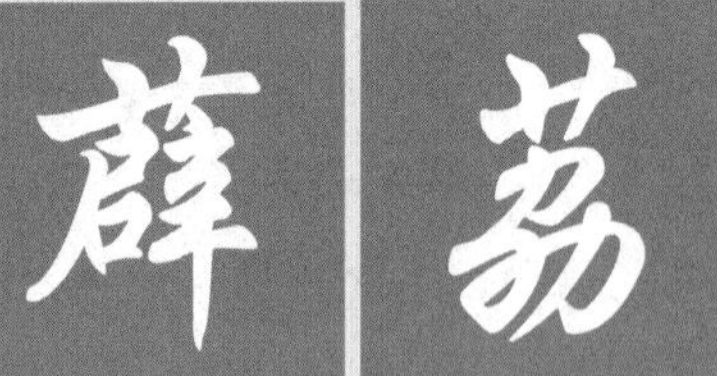

【别　　名】薜荔果、木馒头、鬼馒头、木莲、鬼球、凉粉果。

【性味归经】甘、涩，平。归肾、胃、大肠经。

【功　　效】壮阳固精，解毒消肿，活血通络，止血，下乳。

来源

薜荔最早记载于《本草拾遗》。本品为桑科植物薜荔的花序托。晒干。生用。

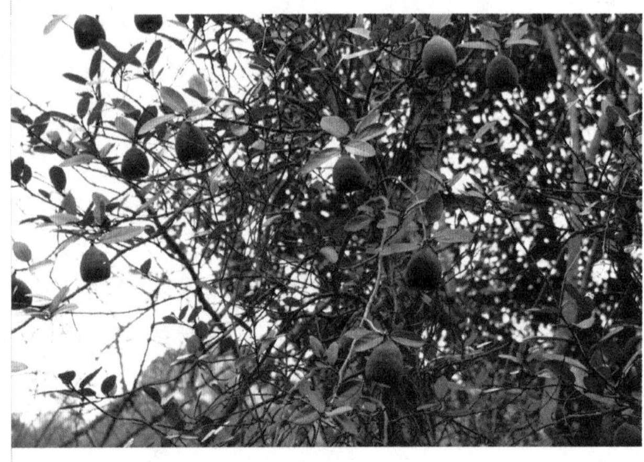

临床应用

常用治疗鼻咽癌、宫颈癌、乳腺癌、肾癌、肝癌及大肠癌等肿瘤中属肝肾阴亏、胃肠湿热证。

1. 用于肿瘤属脾肾阳虚证，常配伍补骨脂、干姜、巴戟天等。

2. 用于消化道肿瘤，常配伍重楼、大血藤、菝葜、山慈菇等。

3. 用于乳腺癌，常配伍漏芦、山慈菇、蜂房、岩柏等。

用法用量

煎服，10~20g。

使用注意

孕妇慎用。

参考资料

抗肿瘤药理：本品对小鼠实体型肿瘤、腹水肝癌细胞均有明显抑制作用，尤其对淋巴肉瘤、网状细胞肉瘤腹水型及皮下型抑制作用更为显著。本品能使腹水型的瘤细胞核分裂明显减少，而退变型细胞增加。薜荔果多糖对荷瘤鼠免疫功能具有增强作用，形成抗体，升高放、化疗后的白细胞，促进腹腔巨噬细胞吞噬活力。

药方选例

1. 治鼻咽癌：薜荔、重楼、木芙蓉各10g，土贝母、山豆根、山慈菇、白花蛇舌草、半枝莲各20g，龙葵30g。水煎服，每日1剂。

2. 治中晚期各种肿瘤属阴虚热毒证：薜荔、黄芪各20g，白英、太子参、败酱草、紫草、女贞子各15g，半枝莲18g，牡丹皮、茯苓各10g。水煎服，每日1剂煎3次。有效可常服。

3. 治胃癌属气血双亏证：薜荔、人参、黄芪各30g，当归180g，白芍、鳖甲、桃仁各20g，贝母15g。共为细末，每次9g~12g，每日3~4次。

4. 治各期肾癌：薜荔、小蓟、瞿麦、菝葜、石见穿、白花蛇舌草、续断、牛膝各30g，赤芍、炮山甲各15g，补骨脂10g。水煎服，每日1剂。

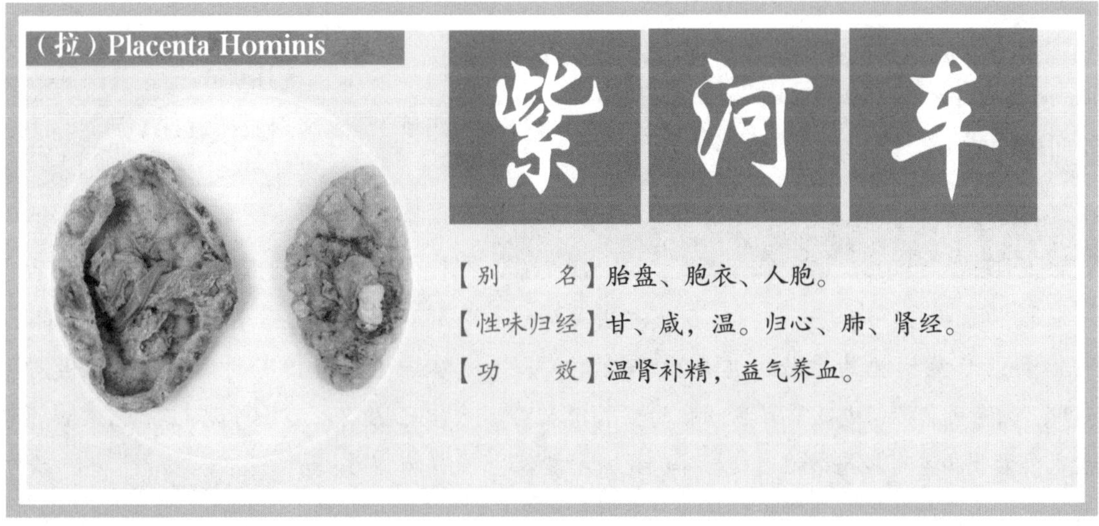

（拉）Placenta Hominis

紫河车

【别　　名】胎盘、胞衣、人胞。

【性味归经】甘、咸，温。归心、肺、肾经。

【功　　效】温肾补精，益气养血。

来源

紫河车最早记载于《本草拾遗》。本品为人的干燥胎盘，取健康分娩的胎盘作药用原料，反复冲洗至去净血液，蒸或置沸水中略煮后，干燥。砸成小块或研成细粉用。

临床应用

常用治肺癌、白血病、胃癌、大肠癌、食管癌等肿瘤中属肺肾两虚证。

1. 用于肿瘤之肺肾两虚者，常配伍人参、蛤蚧、胡桃肉、熟地黄等。

2. 用于肺癌，常配伍生地黄、熟地黄、泽兰、贝母、琥珀等。

3. 用于白血病，常配伍炙黄芪、白芍、水牛角、鹿角胶等。

4. 用于胃癌，常配伍生黄芪、党参、䗪虫、当归、黄精等。

用法用量

研末或装胶囊吞服，每次1.5~3g，每日2~3次，重症加倍；或入丸、散。也可鲜品煨食，每次半个或1个，1周2~3次。现已制成片剂及注射剂，可供临床应用。

使用注意

凡有表邪及实证者禁服；脾虚湿困纳呆者忌服；阴虚火旺者不宜单独使用。现国家已严格管理，不可随便使用。

参考资料

抗肿瘤药理：研究表明，胎盘肽可明显抑制肉瘤和结肠癌细胞的生长，其抑瘤率为48%和57%，也能明显抑制小鼠前胃癌细胞的生长。人胎盘免疫调节肽具有提高细胞免疫、体液免疫功能及调节免疫功能的作用。其所含干扰素具有抗肿瘤活性；多糖亦有抗肿瘤作用。

药方选例

1. 治胃癌：紫河车（另吞）6g，生黄芪、党参、白术、茯苓、当归各9g，黄精12g。阴虚加玉竹、石斛、生地黄；呕吐加半夏、竹茹。水煎服，每日1剂。

2. 治白血病：紫河车（另吞）6g，党参、炙黄芪、熟地黄（砂仁拌）各12g，白芍、升麻、炒白术、茯苓、鹿角胶（烊化冲）、大枣各10g，柴胡、炮姜各6g，炙甘草3g，龙眼肉8g，仙鹤草15g。水煎服，每日1剂。

3. 治恶性黑色素瘤：紫河车、熟地黄各30g，党参、白术、山药、茯苓、杜仲、白芍各15g，干姜、泽泻、农吉利、泽漆各10g，甘草6g，可随证加减。水煎服，每日1剂。本方具有健脾补肾之功效，适用于恶性黑色素瘤属脾肾两虚者。

(拉) Cuscutae Semen

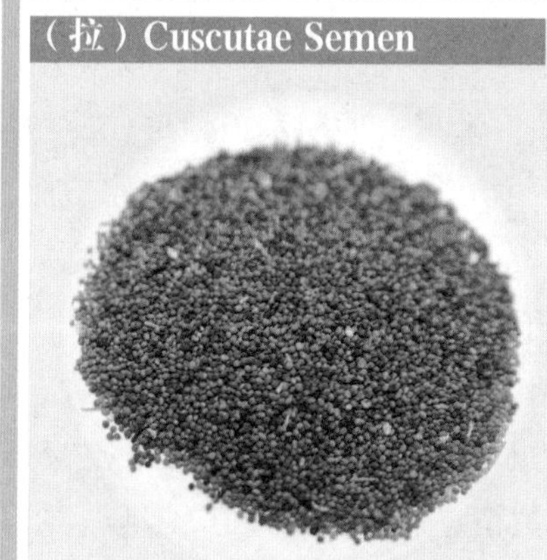

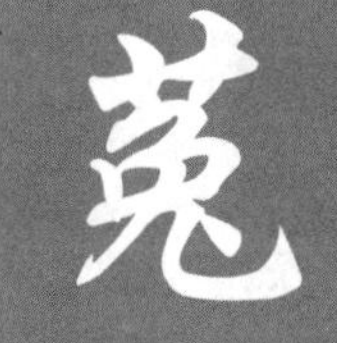
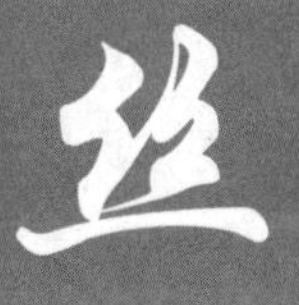
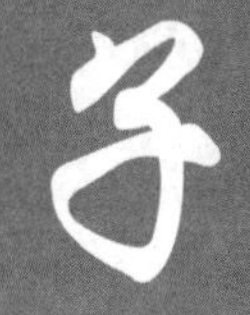

菟丝子

【别　　名】黄藤子、豆寄生、龙须子。

【性味归经】甘，温。归肝、肾、脾经。

【功　　效】补肾固精，养肝明目，止泻，安胎。

来源

菟丝子最早记载于《神农本草经》。本品为旋花科植物菟丝子的种子。生用或盐水炙用，或煮熟捣烂作饼用。

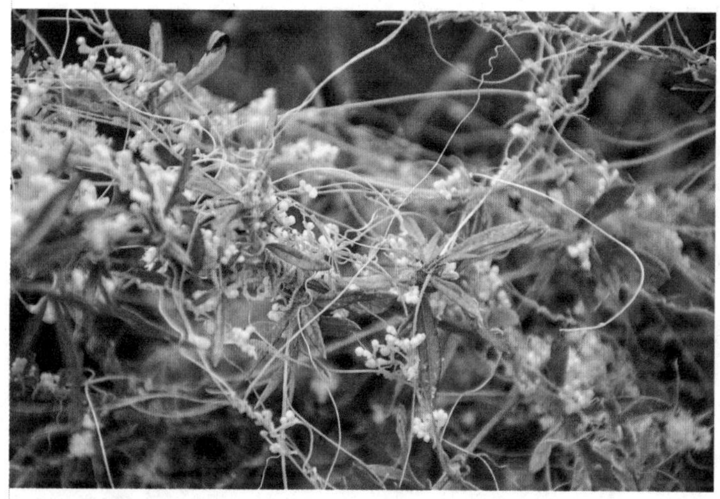

临床应用

常用治鼻咽癌、肺癌、胃癌、慢性粒细胞白血病、肾癌、阴茎癌、睾丸肿瘤等肿瘤中属肝肾不足、肾虚不足证。

1. 用于鼻咽癌，常配伍麦冬、卷柏、紫草、辛夷、石斛等。

2. 用于慢性粒细胞白血病，常配伍熟地黄、山茱萸、鹿角胶等。

3. 用于睾丸肿瘤属肝肾两虚证，常配伍熟地黄、鳖甲、牡蛎等。

用法用量

煎服，10~15g；或入丸、散。外用适量，炒研调敷。

使用注意

阴虚火旺，大便燥结及小便短赤者忌服。

参考资料

抗肿瘤药理：本品煎液有抗肿瘤作用。实验表明，菟丝子黄酮成分可显著降低小鼠的肿瘤坏死因子（TNF）水平，提示中药菟丝子可能具有抗肿瘤恶病质的作用。

药方选例

1. 治慢性粒细胞白血病：菟丝子、熟地黄、山药各15g，山茱萸、枸杞子、鹿角胶、龟板胶、蒲黄、五灵脂、牛膝各10g，雄黄（研末冲服）1g，青黛（包煎）10g，甘草6g，可随证加减。水煎服，每日1剂。本方具有滋补肾阴、祛瘀解毒之功效，适用于慢性粒细胞白血病属肾阴亏虚、毒瘀互阻证。

2. 治肾癌：菟丝子、党参、茯苓、生地黄各15g，黄芪、白英、半枝莲、珍珠母各30g，赤芍、白芍、当归、女贞子各12g，牛膝、木瓜、仙鹤草、炒枣仁、焦山楂各10g，甘草5g，可随证加减。水煎服，每日1剂。本方具有益气、养血、解毒之功效，适用于肾癌属气血双亏证。

3. 治睾丸肿瘤：菟丝子、熟地黄、牡丹皮、女贞子、杜仲、昆布、海藻各15g，枸杞子、黄精、败酱草、鳖甲、牡蛎、丹参各30g，山茱萸10g，甘草5g，可随证加减。水煎服，每日1剂。本方具有滋补肝肾、软坚散结之功效，适用于睾丸肿瘤属肝肾两虚证。

4. 治阴茎癌：菟丝子、枸杞子、五味子、鳖甲、地骨皮各30g，金樱子、车前子各15g，麦冬、生地黄各12g，甘草5g。水煎服，每日1剂。本方具有益肾、利湿、解毒之功效，适用于阴茎癌属正虚毒蕴证。

第二章 清热解毒抗肿瘤中药

清热解毒抗肿瘤中药是指能使肿瘤所致内蕴之热毒或火毒证候得以清解的一类药物。此类药物药性“寒凉直折火毒”，具有清热泻火解毒的作用，适用于肿瘤各期的热毒病证，以早、中期为主出现的发热、局部肿毒、痈肿、内热等症候，症见发热、疼痛、口渴、便秘、尿黄、肿块增大、局部灼热疼痛、苔黄腻、质红绛、脉数等症状。

热毒是肿瘤发生发展的主要因素之一，恶性肿瘤的发病与热毒存在密切关系。中医认为恶性肿瘤为“恶疮”“毒物”，属于内有邪毒留着，郁久化热所致，故热毒是肿瘤发生、发展的一个重要因素。其治疗为《黄帝内经》所谓“热者寒之”“结者散之”的清热解毒法。清热解毒法是针对肿瘤病人火热毒邪内蕴而立，为肿瘤治疗基本法则之一，治疗肿瘤多为中、晚期患者之热毒内蕴和邪热瘀毒证。古代医家认为，热邪火毒所致病者甚多，火毒内壅则腐肉成脓，且因火毒炽盛，正气虚损，可致火毒“内陷”“内攻”。热毒内蕴可形成肿瘤，即热灼血凝，凝结成块；热灼津伤，久积成块等。热邪可以直入，也可诸邪侵入，郁久化热；七情不舒，郁结成热等；同时肿瘤自身也能生热成毒。故恶性肿瘤是热毒蕴结日久而发，是其主要病因病理之一。清热解毒法是治疗热毒蕴结的主要法则，清热解毒药是清热解毒法运用的具体表现。

近年来的有关实验研究提示，抗肿瘤中药多为清热解毒药，主要是取其祛邪作用，具有较强的抗肿瘤活性，对肿瘤细胞有直接的杀灭作用，对肿瘤引起的发热有较好的效果。其通过抑制细胞增殖、诱导凋亡、分化及逆转、调节机体免疫水平、抗突变、调控细胞信号通路及传导、抑制血管生成及抗多药耐药等多种途径发挥抗肿瘤作用。同时，这类药物能控制肿瘤周围炎症和其他感染，在一定程度上有助于控制肿瘤的发展。

使用注意：①必须根据肿瘤热毒证候的不同表现，有针对性地选择咸寒、苦寒、酸寒和甘寒等抗肿瘤药物，发挥各个清热解毒药的特点，是阻止肿瘤发展的关键之一。②肿瘤热毒之邪易伤阴动血，应根据病情需要作适当配伍，如热毒邪气在于血分者，当配伍清热凉血之品；挟湿者当配伍燥湿或利湿药物等；热毒伤津，对阴虚的患者，要辅以养阴药。③清热解毒药性寒凉，易伤脾胃，影响运化，可适当辅以健胃之药。对脾胃虚寒，胃纳不佳，肠滑易泄的要慎用。④要注意中病即止，避免克伐太过，损伤正气。正气虚者应辨证配伍补虚培本之药，祛邪不忘扶正。

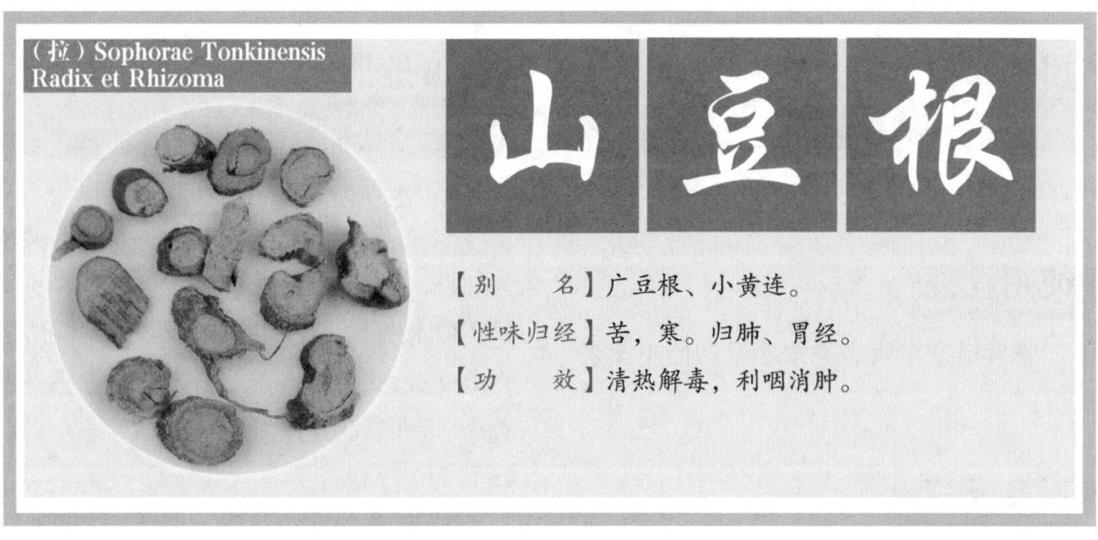

（拉）Sophorae Tonkinensis Radix et Rhizoma

山豆根

【别　　名】广豆根、小黄连。

【性味归经】苦，寒。归肺、胃经。

【功　　效】清热解毒，利咽消肿。

来源

山豆根始载于《开宝本草》。本品为豆科植物越南槐的干燥根及根茎。晒干，切片，生用。

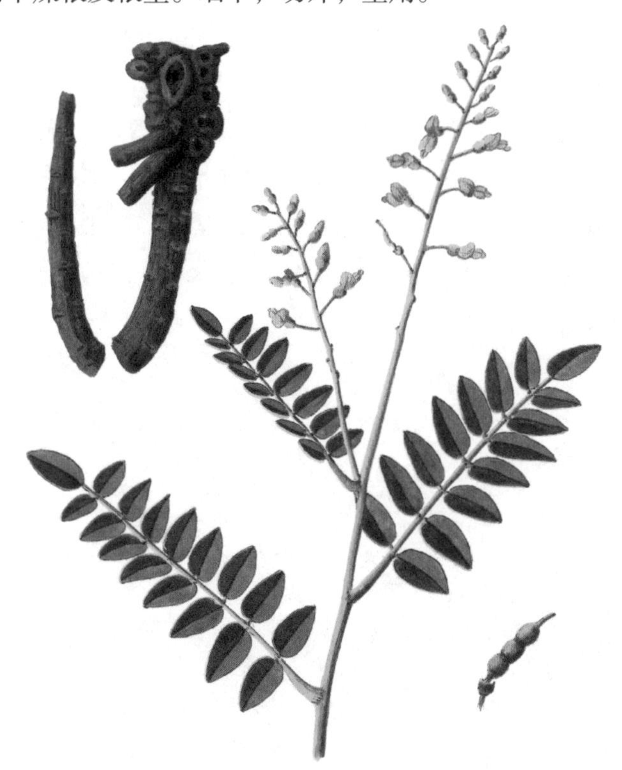

临床应用

常用治急性白血病、鼻咽癌、喉癌、肺癌、食管癌、胃癌、宫颈癌等肿瘤中属热毒壅聚证。尤善治喉癌及转移癌。治喉癌及鼻咽癌常与射干、冬凌草相须为用。

1. 用于肿瘤转移病灶，常配伍石见穿、冬凌草、重楼等。

2. 用于鼻咽癌，常配伍辛夷、蜂房、苍耳子、射干等。

3. 用于喉癌，常与玄参、大青叶、金荞麦等同用。

4. 用于白血病，常配伍龙葵、黄药子、山慈菇等。

用法用量

3~10g，煎服或磨汁服。外用含漱或研末涂敷患处。

使用注意

脾胃虚寒泄泻者忌服。肾功能不全者慎用。

不良反应

本品超量（如30g）易致呕吐、腹泻、胸闷等副作用；煎煮时间越长，则毒性作用越强，可引起肾损害。

参考资料

抗肿瘤药理：本品对腹水型吉田肉瘤、实体型吉田肉瘤、腹水型肝癌、实体型肝癌均有抑制作用。用山豆根提取物能使移植腹水型肉瘤的小鼠有抗肿瘤作用，且不影响血象。槐果碱是抗肿瘤活性成分之一。该品在体外对艾氏腹水癌细胞有直接杀伤作用，对小鼠移植瘤如宫颈癌、肉瘤、淋巴肉瘤等均有抑制作用。

药方选例

1．治鼻咽癌：①山豆根、茜草、辛夷各90g，鱼脑石、青果、蝉蜕、蜂房、苍耳子各60g，射干、料姜石各120g。各药共研为细粉，水泛为丸，如绿豆大，每服6~9g，黄芪煎水送下，每日3次。②放疗后用方：将山豆根、麦冬、半枝莲、石上柏、白花蛇舌草、天花粉制成片剂。每日4次，每次4片，15日为1疗程。

2．治喉癌：山豆根、玄参、大青叶各15g，金荞麦30g。水煎服，每日1剂。

3．治肺癌：山豆根、陈皮、干姜各60g，蜂房、蛇蜕、全蝎、生甘草各30g，生艾叶120g，蜈蚣10条。将上药共研成细粉，水泛为丸，如绿豆大，每服3~6g，黄芪煎水或白开水送服，每日3次。

4．治胃癌：山豆根30g，山慈菇12g，菊花、皂角刺、三棱各9g，海藻15g，马钱子6g。水煎服，每日1剂。

5．治宫颈癌：山豆根、黄柏、贯众各30g，白花蛇舌草60g，水煎浓缩成稠膏，干燥，每次3g，口服。

(拉) Lonicerae Japonicae Flos

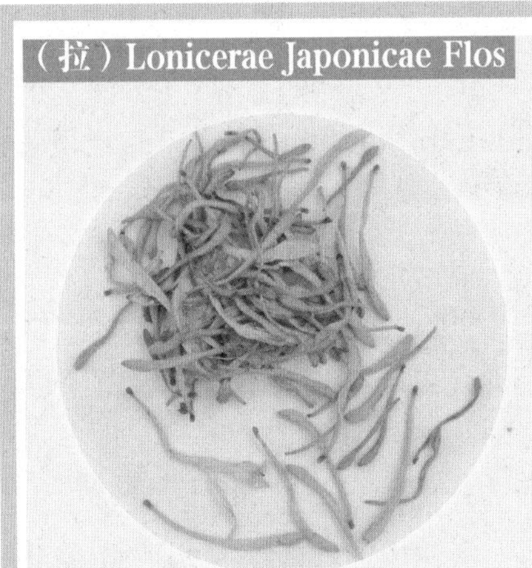

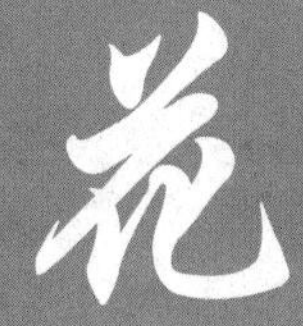

金银花

【别　　名】银花、二宝花、鹭鸶花、双花。

【性味归经】甘，寒。归肺、心、胃经。

【功　　效】清热解毒，疏风散热，凉血止痢。露剂可清热解暑，并清头目。

来源

金银花最早记载于《肘后备急方》，本品为忍冬科植物忍冬的干燥花蕾或带初开的花。茎叶亦可作药用。生用、炒炭用或制为露剂。

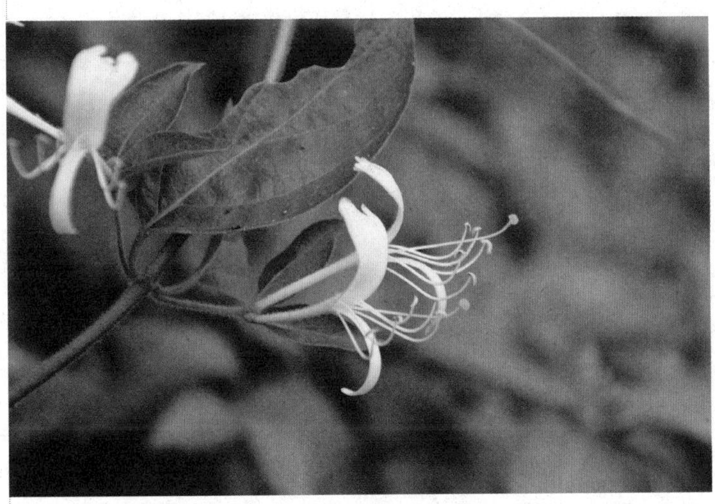

临床应用

常用治鼻咽癌、喉癌、食管癌、直肠癌、甲状腺癌、乳腺癌、宫颈癌、肾癌、皮肤癌、阴茎癌等肿瘤中属热毒炽盛证。

1. 用于鼻咽癌属热毒壅盛者，常配伍连翘、石上柏、白毛夏枯草等。

2. 用于喉癌属火毒炽盛、郁结者，常配伍连翘、黄连、羚羊角粉等。

3. 用于肠癌致热毒脓血，常配伍马齿苋、黄连、黄柏、槐花等。

4. 用于鼻咽癌致声音嘶哑者，常配伍山豆根、射干、马勃等。

用法用量

煎服，10~15g; 或入丸、

散。外用适量，煎水洗，或研末调敷。

使用注意

脾胃虚寒或气虚疮疡脓清者忌用。

参考资料

抗肿瘤药理：本品用平板法体外筛选，对腹水癌细胞有抑制作用；体内实验，本品的乙醇提取物对小鼠肉瘤抑制率为22.2%；能降低荷瘤动物肝脏中过氧化氢酶及胆碱酯酶的活性。绿原酸的水解产物有升白细胞作用。

药方选例

1．治乳腺癌：金银花60g，王不留行、猫眼草各30g，紫金锭12g，冰片6g。将金银花、王不留行、猫眼草制成浸膏，加紫金锭、冰片，研细和匀，每次1.5~3g，每日服4次。

2．治直肠癌：金银花、白茅根、土茯苓、败酱草各15g，蒲公英、紫花地丁、升麻、槐花、墨旱莲各9g，葛根、赤芍各6g，白花蛇舌草30g，甘草3g。水煎服，每日1剂。

3．治结肠癌属肝胃阴虚证：金银花90g，当归60g，地榆、麦冬、玄参各30g，薏苡仁15g，黄芩6g，生甘草10g。1剂煎3次，早、午、晚空腹时服。

4．治骨肉瘤：金银花、石见穿、土茯苓各30g，紫花地丁、葛根各20g，山慈菇、姜黄、大黄（后下）各15g，红花、泽兰各12g，炮山甲、桃仁、牛膝各10g，甘草6g。可随证加减。水煎服，每日1剂。

5．治网状细胞肉瘤：金银花、白花蛇舌草、山慈菇各30g，蒲公英、牡丹皮、赤芍、生地黄各20g，栀子、连翘各12g，黄连、甘草各6g。可随证加减。水煎服，每日1剂。本方具有清热解毒、凉血散结之功效，适用于网状细胞肉瘤属热毒内蕴者。

6．治鼻咽癌放化疗综合征：金银花、生地黄、沙参、玄参、白花蛇舌草各30g，天冬、麦冬各15g，山豆根10g。水煎服，每日1剂。

（拉）Paridis Rhizoma

重楼

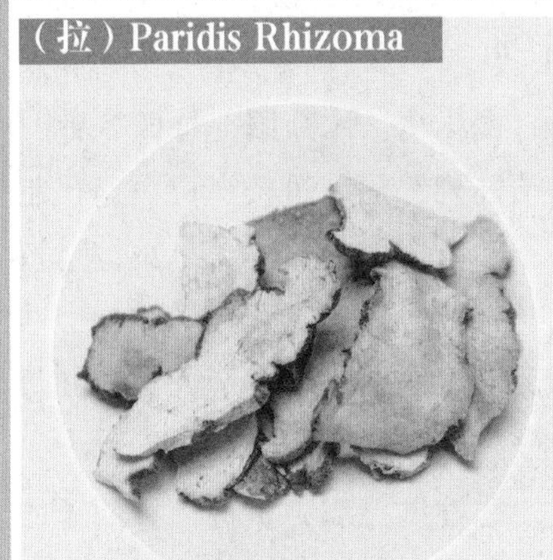

【别　　名】七叶一枝花、蚤休。

【性味归经】苦，微寒；有小毒。归肝、肺、胃、大肠经。

【功　　效】清热解毒，消肿止痛，凉肝定惊。

来源

重楼最早记载于《神农本草经》。本品为百合科植物七叶一枝花的干燥根茎。切片，生用。

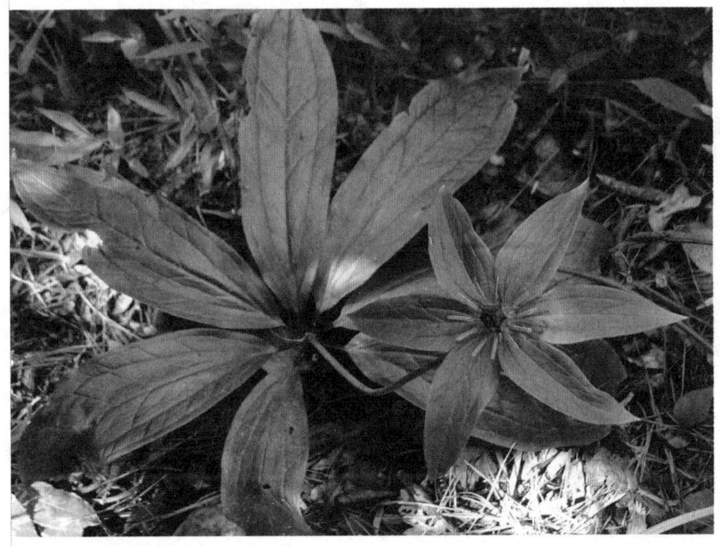

临床应用

常用治脑瘤、鼻咽癌、肺癌、肝癌、结肠癌、前列腺癌、恶性淋巴瘤等肿瘤中属热毒瘀阻证。本品现为抗肿瘤良药，成为抗肿瘤祛邪药中疗效可靠的药物之一，常与石见穿、白花蛇舌草相须为用。

1. 用于肝癌，常配伍山慈菇、莪术、蜈蚣、牛黄等。

2. 用于白血病，常与龙葵、黄药子、山慈菇等配伍。

3. 用于恶性淋巴瘤，常配伍黄药子、天葵子、魔芋等。

4. 用于消化道癌前病变，常配伍半枝莲、白花蛇舌草、莪术等。

用法用量

5~15g，煎服或入丸剂，

大剂量15~30g。外用适量，研末调敷。

使用注意

虚寒证、阴性疮疡及孕妇禁服。有小毒，用量不宜过大。

参考资料

抗肿瘤药理：重楼的醇提取物通过导致肿瘤细胞的变性坏死发挥其抗肿瘤作用；本品动物实验对实体肝癌等有明显抑制作用；对小鼠肉瘤呈抑制作用，抑制率为40%~50%，主要机制是抑制DNA合成。

药方选例

1. 治脑癌：重楼、威灵仙各30g，木瓜9g。水煎服，同时吞服三七粉3g，每日1剂。

2. 治肺癌：重楼、紫草根各60g，前胡30g，人工牛黄10g。前3味制流浸膏，干燥研细，加入牛黄和匀。每次服2g，每日3次。

3. 治原发性肝癌：重楼15g，半枝莲、山慈菇、莪术各10g，田七3g，蜈蚣2条，牛黄1g。共研末，分3次服。

4. 治直肠癌、结肠癌：重楼12g，藤梨根、土茯苓、白茅根各30g，生、熟薏苡仁各24g，槐花9g。水煎服，每日1剂。

5. 治前列腺癌：重楼、杭白芍、制何首乌、栀子、淫羊藿、潞党参各12g，生黄芪、穿山甲、土茯苓、白花蛇舌草各15g，炒黄柏10g，甜苁蓉、巴戟天、制大黄、知母、炙甘草各6g。水煎服，每日1剂。

6. 治恶性淋巴瘤：重楼、黄药子、天葵子、红木香各15g，魔芋30g（先煎2小时）。水煎滤取清汁，分2~3次饮。

7. 治胸膜肿瘤：重楼、薏苡仁、生牡蛎（先煎）各20g，瓜蒌壳15g，姜半夏、陈皮、茯苓、制南星、枳实、玄参、浙贝母、桃仁、五灵脂各10g，藤梨根30g，甘草5g。水煎服，每日1剂。若气急者，加桑白皮15g，葶苈子、紫苏子各10g；纳差者，加山楂、麦芽各15g。本方具有宣肺降逆、软坚化痰之功效，适用于胸膜肿瘤属肺气壅滞者。

8. 治多发性骨髓瘤：重楼15g，熟地黄、鸡血藤、石见穿、半枝莲各30g，桃仁、红花、川芎、当归各10g，蜈蚣3条，全蝎、甘草各6g。可随证加减。水煎服，每日1剂。本方具有化瘀止痛、解毒散结之功效，适用于多发性骨髓瘤属瘀毒结聚者。

(拉)Herba Hedyotidis Diffusae

白花蛇舌草

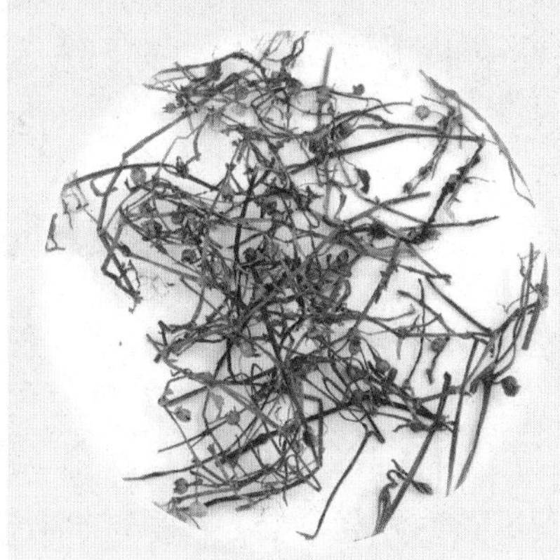

【别　　名】蛇舌草、蛇总管、矮脚白花蛇舌草。

【性味归经】微苦、甘，寒。归胃、大肠、小肠经。

【功　　效】清热解毒，利湿通淋，活血祛瘀。

来源

白花蛇舌草最早记载于《神农本草经》。本品为茜草科植物白花蛇舌草的干燥或新鲜全草。鲜用或晒干生用。

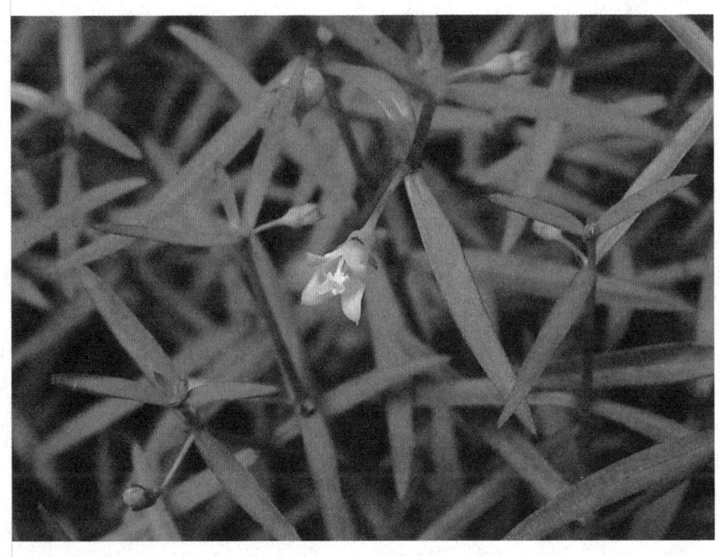

临床应用

常用治脑干肿瘤、鼻咽癌、喉癌、食管癌、肺癌、胸膜肿瘤、舌癌、肝癌、胃癌、直肠癌、大网膜淋巴肉瘤、宫颈癌、卵巢癌、乳腺癌、白血病、膀胱癌等肿瘤中属热毒瘀阻、水湿内停证。为抗肿瘤良药，现为临床常用的抗肿瘤中草药，成为抗肿瘤处方中出现频率最高的药物之一，并常与半枝莲相须为用。

1. 用于鼻咽癌，常与半枝莲、土茯苓、菝葜等配伍。

2. 用于胸膜肿瘤，常配伍重楼、夏枯草、赤芍、鱼腥草等。

3. 用于卵巢癌，常配伍橘核、昆布、桃仁、地龙、莪术等。

4. 用于消化道癌前病

变，常配伍半枝莲、三棱、莪术、重楼等。

用法用量

煎服，20~60g。鲜品 60~120g；外用鲜品适量，捣烂敷患处。

使用注意

阴疽、脾胃虚寒者及孕妇慎用。

参考资料

抗肿瘤药理：本品粗制品及白花蛇舌草素对多种肿瘤细胞有抑瘤作用。对急性淋巴细胞性、粒细胞性白血病细胞有较强的抑制作用；对吉田肉瘤和艾氏腹水癌有抑制作用；水煎服对小白鼠宫颈癌、小鼠肉瘤、小白鼠淋巴肉瘤 1 号腹水型有不同程度的抑制活性。

药方选例

1. 治脑干肿瘤：白花蛇舌草 60g，半枝莲、野葡萄根各 30g，僵蚕、地龙、蝉蜕各 10g，重楼、海藻、夏枯草、牡蛎（先下）各 15g。水煎服，每日 1 剂。

2. 治鼻咽癌肺转移：白花蛇舌草 60g，半枝莲、菝葜各 30g，金果榄 9~12g。水煎服，每日 1 剂。

3. 治食管癌：白花蛇舌草 70g，薏苡仁 30g，黄药子 9g，乌药、龙葵各 3g，乌梅 6g，田三七 1.5g。水煎服，每日 1 剂。

4. 治胃癌：白花蛇舌草、白英各 30g，龙葵、黄毛耳草各 15g。每日 1 剂，水煎分 3 次服。

5. 治直肠癌：白花蛇舌草、龙葵、忍冬藤各 60g，半枝莲、紫花地丁各 15g。水煎服，每日 1 剂。

6. 治前列腺癌之湿热下注型：白花蛇舌草、半枝莲、滑石各 30g，栀子、车前子、薏苡仁各 15g，黄柏、泽泻、木通、瞿麦、萹蓄各 10g，甘草 6g。水煎服，每日 1 剂。

7. 治胸膜肿瘤：白花蛇舌草 30g，重楼、夏枯草各 20g，当归、生地黄、赤芍、鱼腥草、茯苓各 15g，郁金 12g，桃仁、川芎、枳壳、桔梗、生蒲黄（包）各 10g，生甘草 3g。水煎服，每日 1 剂。本方具有通络止痛、清热散结之功效，适用于胸膜肿瘤属气滞血瘀者。

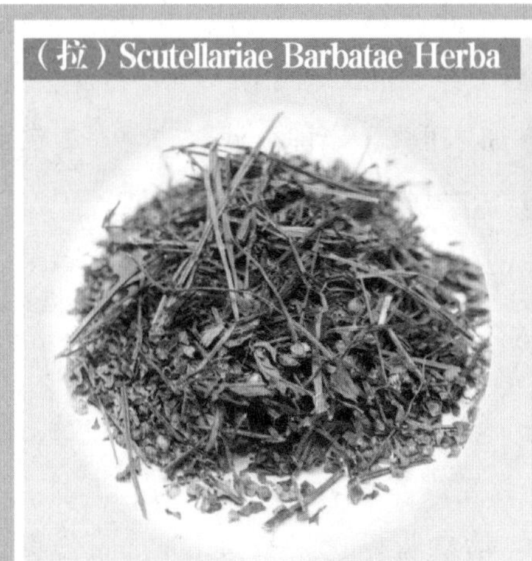

(拉) Scutellariae Barbatae Herba

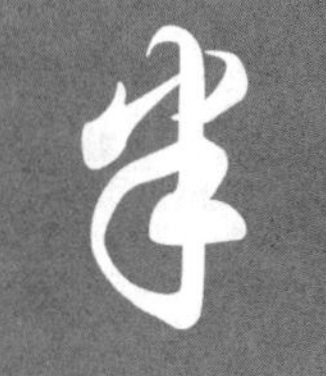
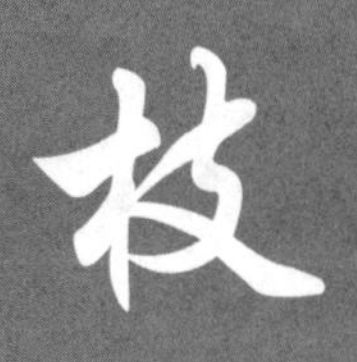
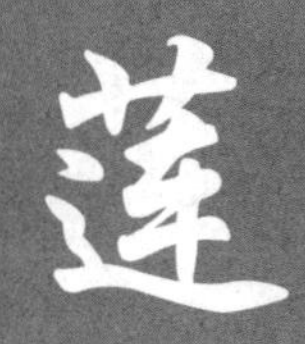

半枝莲

【别　　名】半支莲、小韩信草、半向花、并头草。

【性味归经】辛、苦，寒。归肺、肝、肾经。

【功　　效】清热解毒，散瘀止血，利水消肿。

来源

半枝莲最早记载于《外科正宗》。本品为唇形科植物半枝莲的干燥全草。鲜用或晒干生用。

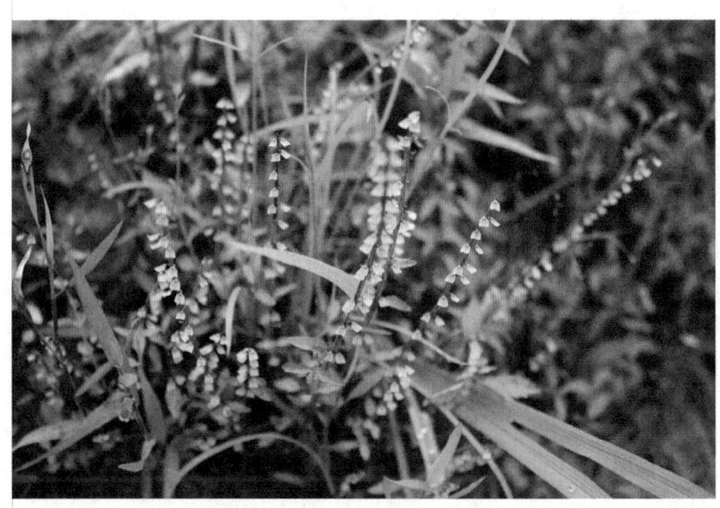

临床应用

常用治鼻咽癌、甲状腺癌、肺癌、肝癌、胃癌、食管癌、贲门癌、大肠癌、继发性胸膜肿瘤、恶性淋巴肉瘤、白血病、宫颈癌、卵巢癌、恶性葡萄胎、绒毛膜上皮癌、乳腺癌、多发性神经瘤、膀胱癌、皮肤癌等肿瘤中属热毒蕴结、水湿内盛、瘀血阻滞证。本品是治肿瘤处方中出现频率较高的药物之一，并常与白花蛇舌草相须为用。

1. 用于脑瘤，常配伍肿节风、山慈菇、全蝎、蜈蚣等。

2. 用于鼻咽癌，常配伍蒲公英、冬凌草、山慈菇等。

3. 用于肺癌，常配伍金银花、黄芩、穿山甲、全蝎等。

4. 用于肿瘤大腹水肿，常配伍半边莲、泽泻、猪苓、大腹皮等。

◆用法用量

15~30g。鲜品30~60g；外用鲜品适量，捣烂敷患处。

◆使用注意

血虚者及孕妇慎用。

参考资料

抗肿瘤药理：用豆芽法筛选抗肿瘤中草药，证明本品有抗噬菌体活性。醇或水提取液，对直肠癌、结肠癌细胞及培养稳定的宫颈癌细胞株分离的细胞起破坏作用。多糖具有抗突变、促进细胞免疫、抑制腹水肝癌细胞作用。能抑制肝癌荷瘤小鼠的肿瘤生长，并能加强顺铂的抑瘤效果。对急性粒细胞白血病有轻度的抑制效果。

◆药方选例

1. 治鼻咽癌：半枝莲、白花蛇舌草、肿节风、黄芪各30g，山慈菇15g，全蝎6g，蜈蚣2条。加水煎沸15分钟，过滤去渣，药渣再加水煎20分钟，滤过去渣，2次药液兑匀，分早晚2次服，每日1剂。

2. 治甲状腺癌：半枝莲、白花蛇舌草、蒲公英、四叶参、灵芝、生薏苡仁、炒薏苡仁各30g，黄药子、苍术、白术、党参、茯苓、浙贝母、法半夏、佛手片、鸡内金12g，胆南星、天竺黄各6g。水煎服，每日1剂。

3. 治食管癌：半枝莲60g，蒲公英、黄药子各30g，全瓜蒌15g，法半夏9g，黄连6g。水煎服，每日1剂。

4. 治恶性淋巴瘤：半枝莲500g，金银花、野菊花、夏枯草各250g，穿山甲、大蓟、小蓟各15g，牡丹皮6g。共为细末，每次9g，每日3次。

5. 治胸膜肿瘤：半枝莲、薏苡仁、陈葫芦各30g，党参、茯苓、大枣各15g，白术、泽泻、葶苈子各12g，陈皮、半夏各10g，甘草5g，可随证加减。水煎服，每日1剂。本方具有健脾益气、逐水祛饮之功效，适用于胸膜肿瘤属饮停胸胁者。

（拉）Scrophulariae Radix

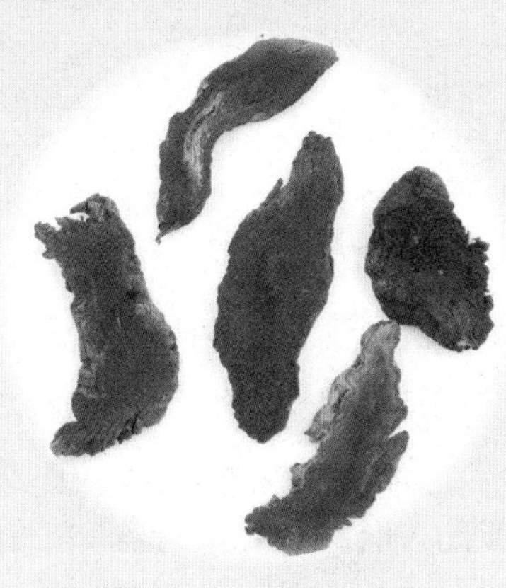

玄参

【别　　名】元参、黑参、浙玄参、山当归。

【性味归经】苦、甘、咸，寒。归肺、胃、肾经。

【功　　效】清热凉血，滋阴降火，解毒散结。

来源

玄参最早记载于《神农本草经》。本品为玄参科植物玄参的干燥根。反复堆晒到内部色黑，晒干，切片，生用。

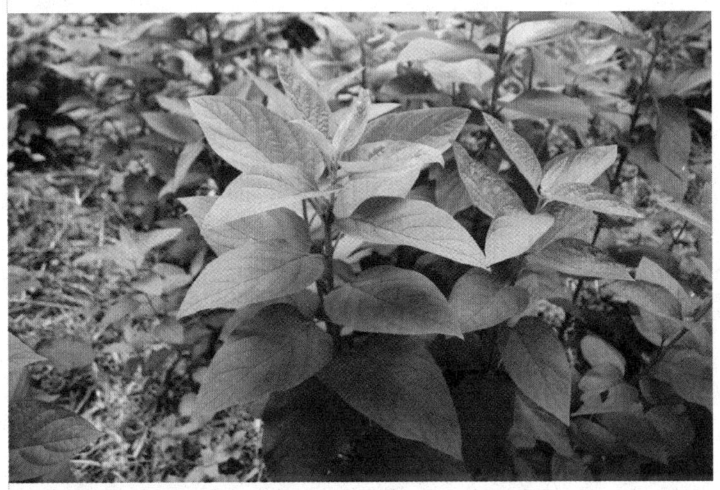

临床应用

常用治甲状腺癌、鼻咽癌、喉癌、皮肤癌、恶性淋巴瘤等肿瘤中属温热入营、热毒壅盛、阴亏津伤证。

1．用于甲状腺癌，常配伍海藻、浙贝母、青天葵、石见穿等。

2．用于舌癌，常配伍一枝黄花、山豆根、夏枯草、山慈菇等。

3．用于喉癌，常配伍羚羊角、石膏、升麻、沉香、木香等。

4．用于乳腺癌，常配伍栀子、浙贝母、黄柏、山慈菇等。

用法用量

10~15g，煎服或入丸散。外用适量，捣敷或研末调敷。

使用注意

本品性寒而滞，脾虚大便溏薄者不宜用。反藜芦。

参考资料

抗肿瘤药理：据报道，玄参体内试验对实体瘤抑制率为32.8%~56.1%。

药方选例

1．治鼻咽癌：玄参、北沙参各30g，麦冬、黄芪、女贞子、苍耳子、辛夷、菟丝子各15g，知母12g，石斛、党参、白术、卷柏各25g，紫草20g，山豆根、白芷、石菖蒲各10g。每日1剂，水煎分3次服。

2．治喉癌初期未溃：玄参60g，水牛角60g，升麻、羚羊角、生石膏、寒水石各30g，甘草24g，沉香、木香各15g。研为细末，1次3g，每日2次。

3．治喉癌：玄参15g，生地黄12g，枳壳、桔梗、贝母各10g，桃仁、红花、赤芍、三棱、莪术、半枝莲各9g，柴胡、甘草各6g。水煎服，每日1剂。

4．治甲状腺癌：玄参、海藻、昆布、夏枯草、海浮石各15g，牡蛎（包）20g，生地黄、浙贝母各12g，青天葵10g，石见穿30g。水煎服，每日1剂。具有软坚散结之功效，适用于甲状腺癌属痰湿凝聚者。

5．治乳腺癌：玄参、生地黄各20g，栀子、牡丹皮、郁金、川楝子、浙贝母各12g，柴胡、黄柏、白术、山慈菇各15g，山萸肉、知母各10g，香附、当归、甘草各6g。可随证加减。水煎服，每日1剂。本方具有调理冲任、滋补肝肾之功效，适用于乳腺癌属冲任失调者。

6．治皮肤癌：玄参30g，当归、白芍、牡丹皮、山药、白术、墨旱莲各20g，川芎、白薇各10g，茯苓、党参各15g，甘草5g。水煎服，每日1剂。

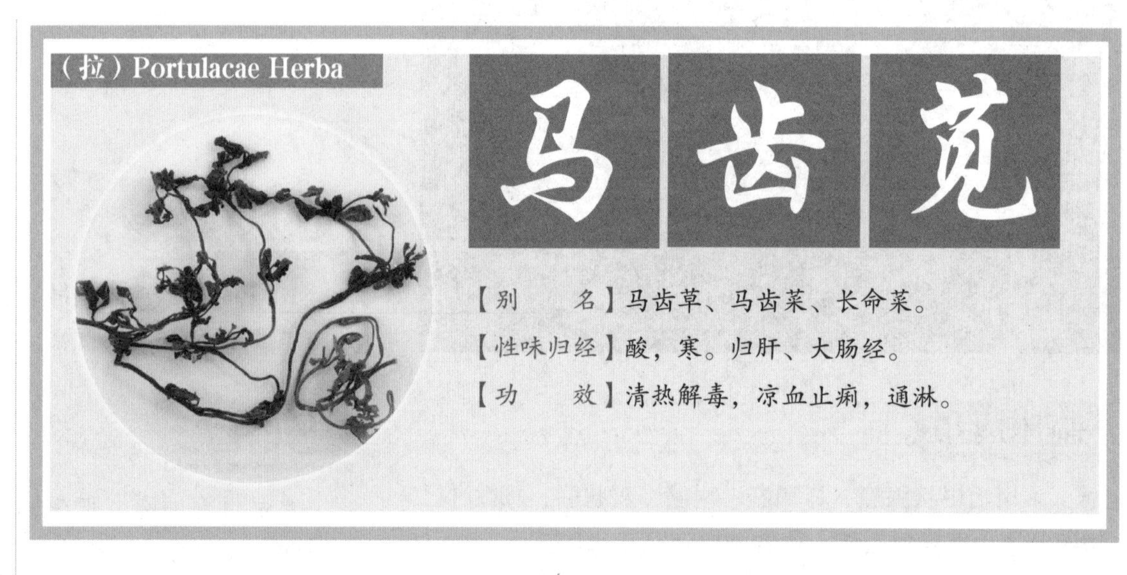

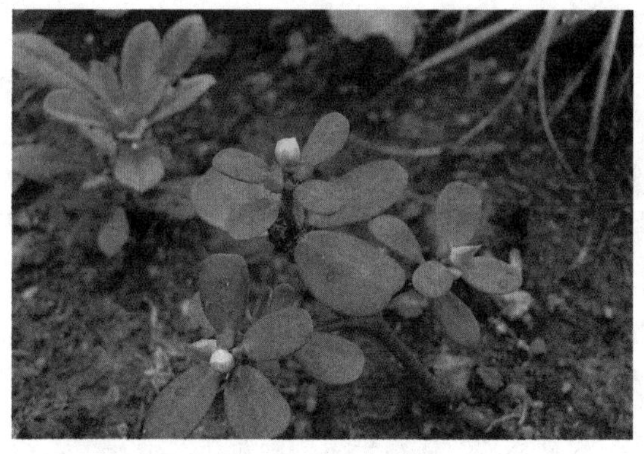

来源

马齿苋始载于《本草经集注》。本品为马齿苋科植物马齿苋的干燥全草。晒干生用。

临床应用

常用治肠癌、膀胱癌、前列腺癌等肿瘤中属湿热蕴结证。

1. 用于肠癌，常配伍白头翁、藤梨根、黄连、槐花等。

2. 用于肠癌之风热便血，常配伍地榆、仙鹤草、槐花等。

3. 用于肝癌，常配伍柴胡、蟾皮、大青叶、重楼等。

4. 用于膀胱癌，常配伍白茅根、大蓟、小蓟、车前子等。

用法用量

煎服，15~30g；鲜品用量加倍。外用适量捣敷患处。

使用注意

脾胃虚寒、肠滑作泄者及孕妇慎用。

参考资料

抗肿瘤药理：其所含甜菜红素对小鼠肉瘤有抑制作用，且对化疗药物环磷酰胺具有增效减毒的作用；其多糖对小鼠肉瘤、人肝癌细胞株的生长具有抑制作用，且有一定的量效关系；同时多糖对小鼠肉瘤具有一定的免疫增强作用。所含有的丰富维生素A样物质能促进上皮细胞的生理功能趋于正常，并能促进溃疡的愈合。

药方选例

1. 治大肠癌：马齿苋、赭石、鸡血藤各10g，白芷、蛇莓、龙葵各20g，旋覆花、当归各9g，川芎6g，白头翁20g。水煎服，每日1剂。

2. 治结肠癌属瘀毒内结证：马齿苋、当归尾、赤芍、延胡索、败酱草各12g，桃仁、三棱、莪术、乌药、虎杖各10g，红花3g，半枝莲30g。水煎服，每日1剂。

3. 用于肠癌术后防复发：马齿苋、冬凌草、枸杞子、鸡血藤各20g，藤梨根、黄芪各30g，黄精、仙鹤草、槐花、白英、败酱草各15g，重楼10g，甘草3g。水煎服。

4. 治恶性滋养细胞肿瘤：马齿苋、蒲公英、野菊花、紫草、半枝莲各20g，山慈菇、重楼、拳参各15g，大黄、莪术、赤芍、三棱各10g，甘草6g，可随证加减。水煎服，每日1剂。本方具有清热解毒、活血祛瘀之功效，适用于恶性滋养细胞肿瘤属瘀毒蕴结者。

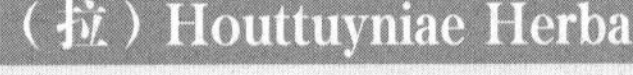
（拉）Houttuyniae Herba

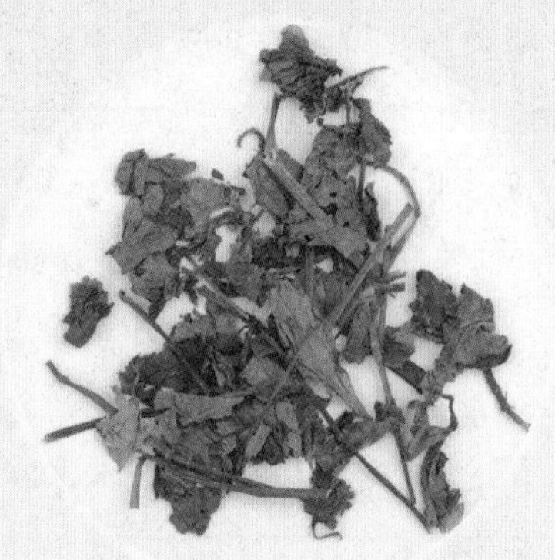

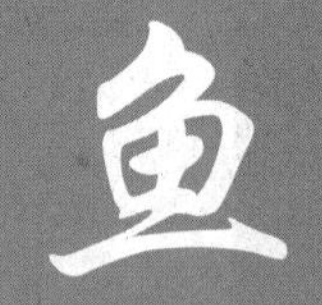
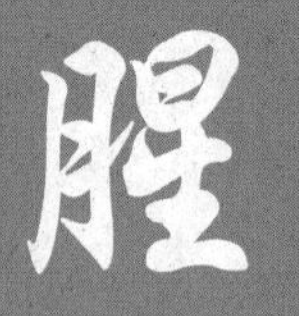
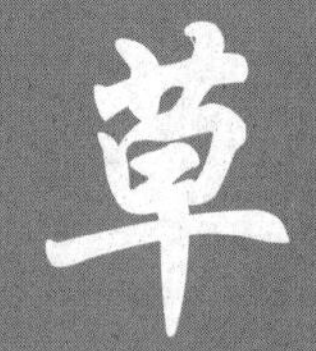

鱼腥草

【别　　名】蕺、蕺菜、芩草、臭腥草。

【性味归经】辛，微寒。归肺经。

【功　　效】清热解毒，消痈排脓，利尿通淋。

来源

鱼腥草最早记载于《名医别录》。本品为三白草科植物蕺菜的干燥地上部分。晒干，生用。

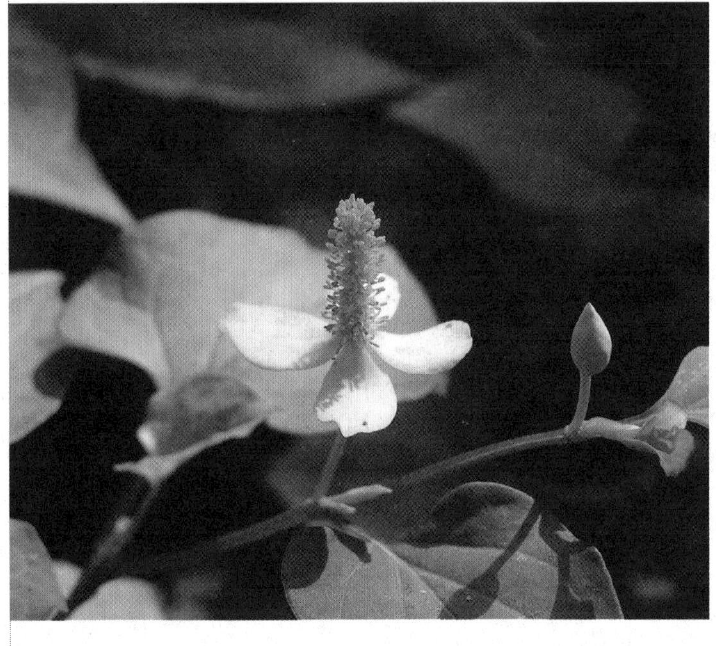

临床应用

常用治甲状腺癌、鼻咽癌、肺癌、大肠癌、宫颈癌、肝癌等肿瘤中属热毒内盛、痰热壅阻证。抗肿瘤多用于胸腔恶性肿瘤，尤善治肺癌属热毒内盛、痰热壅阻证。抗肿瘤相关性感染，常与蒲公英相须为用。

1. 用于肺癌，常配伍山慈菇、重楼、石见穿、浙贝母等。

2. 用于肠癌致黏液血便，常配伍马齿苋、大血藤、槐米等。

3. 用于宫颈癌，常配伍苦参、茜草、赤芍、土茯苓等。

4. 用于白血病，常配伍紫草根、大青叶、青黛、水牛角等。

用法用量

煎服，15~30g，鲜品用量加倍。外用适量，捣敷或煎熏洗患处。

使用注意

虚寒证及阴性外疡忌服。本品含挥发油，不宜久煎。

参考资料

抗肿瘤药理：研究提示，新鱼腥草素对艾氏腹水癌的抑制效果可能与提高肿瘤细胞中环磷酸腺苷水平有关；对小鼠艾氏腹水癌有明显抑制活性，对肿瘤细胞有丝分裂最高抑制率为45.7%。

药方选例

1. 治鼻咽癌：鱼腥草、重楼各30g，苍耳子15g，威灵仙、石见穿各20g。每日1剂，加水煎服，代茶饮。

2. 治甲状腺癌属痰热壅阻证：鱼腥草、金银花、紫草根、薏苡仁、丹参各20g，夏枯草、白毛藤各30g，重楼、土贝母12g，山豆根、生黄芪各15g。水煎服，每日1剂。

3. 治肺癌：鱼腥草、鼠曲草各20g，杏仁10g，白英15g。水煎服，每日1剂。

4. 治阑尾恶性肿瘤：鱼腥草、蒲公英、紫花地丁、白花蛇舌草各30g，另水煎汁，每日1剂，分3次服。

5. 治宫颈癌：鱼腥草、牡蛎各30g，丹参、党参各15g，当归、茜草、白术、赤芍、土茯苓各9g，白花蛇舌草60g，大枣5个。每日1剂，水煎，分2次温服。

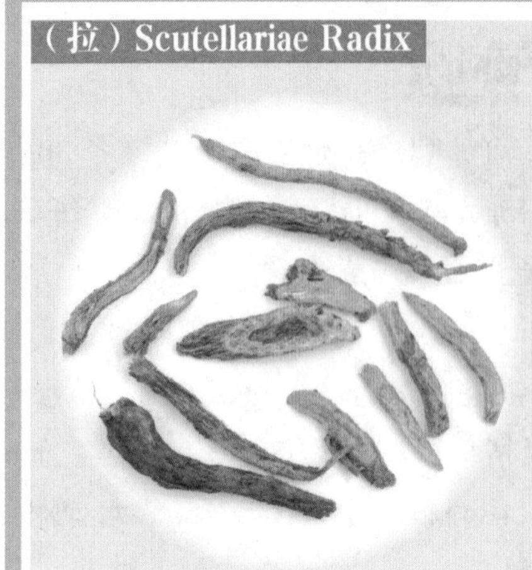

（拉）Scutellariae Radix

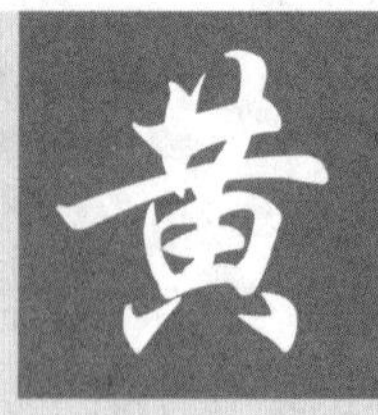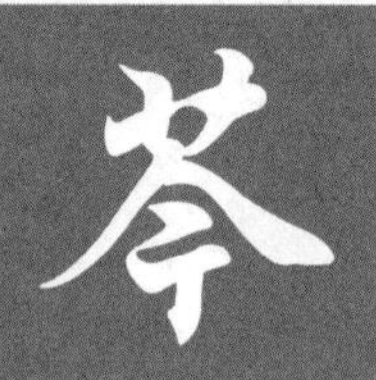

【别　　名】黄金茶、山茶根、烂心草。

【性味归经】苦，寒。归肺、胃、胆、大肠经。

【功　　效】泻火解毒，清热燥湿，凉血止血，除热安胎。

来源

黄芩最早记载于《神农本草经》。本品为唇形科植物黄芩的干燥根。生长年久的宿根称枯芩，生长年少的子根称条芩。生用，酒炙或炒炭用。

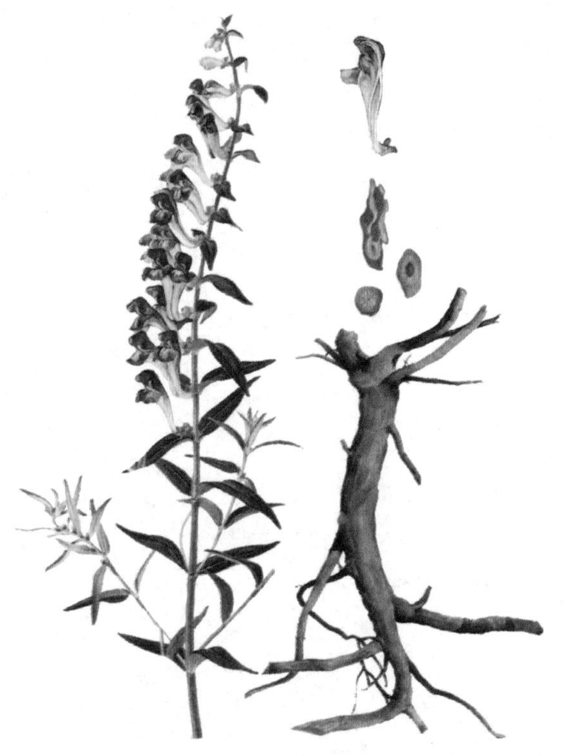

临床应用

常用治舌癌、肺癌、肝癌、乳腺癌、肠癌、膀胱癌、宫颈癌、急性白血病等肿瘤中属湿热、火毒内盛证，常与黄连、黄柏相须为用。

1．用于舌癌，常配伍黄连、山豆根、白花蛇舌草、僵蚕等。

2．用于肺癌，常配伍浙贝母、鱼腥草、生半夏、生南星等。

3．用于胆囊癌之肝胆湿热证，常配伍柴胡、茵陈、栀子等。

4．用于急性白血病，

常配伍大青叶、龙胆草、栀子、鸡血藤等。

用法用量

3~10g，煎服或入丸散。清热生用，安胎炒用，清上焦热酒炒，止血炒炭。枯芩善清肺火；条芩善清大肠之火，泻下焦湿热。

使用注意

脾胃虚弱、食少便溏者慎用。

参考资料

抗肿瘤药理：体外筛选对肿瘤细胞有抑制作用。不同剂量的黄芩总黄酮皆可抑制移植肉瘤瘤株的体内增殖，且呈量效关系，表现出高效低毒的抗肿瘤活性。此外，研究黄芩及其化合物黄芩素、黄芩苷、汉黄芩苷对膀胱癌细胞链的抗肿瘤作用证实，所有药物均可抑制肿瘤细胞的增殖，黄芩素表现出最大的抗增殖活性。黄芩苷在一定剂量下可使自然杀伤细胞（NK）的杀伤活性随剂量增加而增加，在阻止肿瘤的转移和扩散中起重要作用。

药方选例

1. 治鼻咽癌、胃癌、直肠癌：黄芩、黄连、黄柏各150g，琥珀、山慈菇、白及、山药各300g，三七600g，牛黄180g，陈皮、川贝母、郁金各60g，桑椹、甘草、金银花、黄芪、蕲蛇各90g，水牛角25g。制成丹剂，每片0.03g，1次1片，每日3次。

2. 治唇癌：黄芩、连翘、山栀子、灯心草、知母、麦冬、茵陈各15g，大黄、薄荷各6g，淡竹叶、枇杷叶、甘草各10g，生地黄20g。水煎服，每日1剂。

3. 治急性白血病：黄芩、龙胆、栀子、木通、当归、生地黄、柴胡、猪苓、泽泻各10g，鸡血藤、丹参各30g。水煎服，每日1剂。

4. 治宫颈癌：黄芩、柴胡、制半夏、陈皮、黄柏、台乌药各10g，太子参、黄芪、制茅术、紫草根、茜草根、椿皮各15g，天花粉、半枝莲、生牡蛎、土茯苓各30g，生甘草5g。水煎服，每日1剂。

（拉）Coptidis Rhizoma

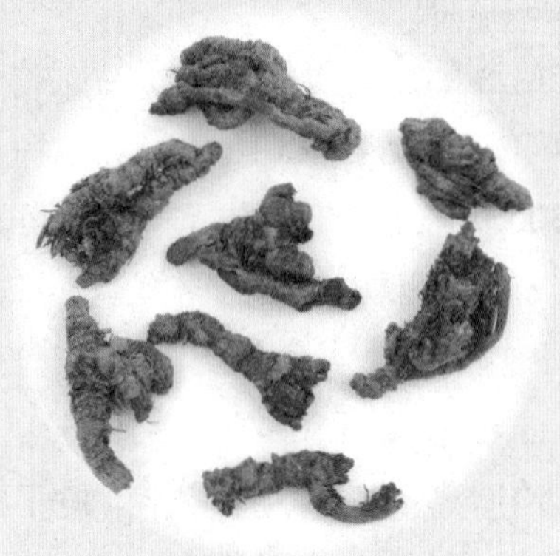

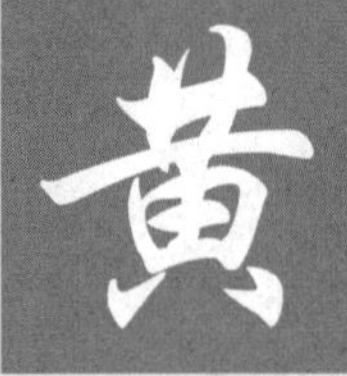
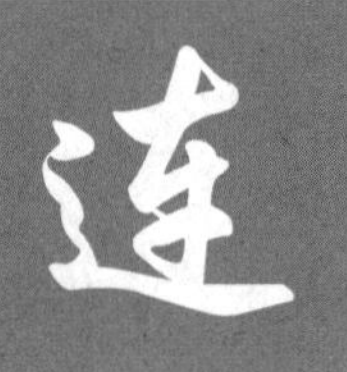

黄连

【别　　名】川连、鸡爪连、味连、王连、支连。

【性味归经】苦，寒。归心、肝、肺、大肠经。

【功　　效】清热燥湿，泻火解毒。

来源

黄连最早记载于《神农本草经》。本品为毛茛科植物黄连的干燥根茎。生用或清炒、姜炙、酒炙、吴茱萸水炒用。

临床应用

常用治舌癌、乳腺癌、肝癌、胆囊癌、肠癌、食管癌、妇科肿瘤等肿瘤中属火毒内盛、湿热壅阻证，常与黄芩、黄柏相须为用。

1. 用于食管癌，常配伍急性子、威灵仙、壁虎、石见穿等。

2. 用于乳腺癌，常配伍炙蜂房、炙鳖甲、魔芋、郁金等。

3. 用于胆囊癌属肝胆湿热证，常配伍莪术、茵陈、栀子等。

4. 用于妇科肿瘤，常配伍椿皮、王不留行、乌药、土茯苓等。

用法用量

煎服，6~10g；研粉吞服每次 1~2g，每日 2~3 次；或入丸、散服。外用适量，研末撒，或煎水洗，或浸汁用。

使用注意

脾胃虚弱及阴虚津伤者慎用。

参考资料

抗肿瘤药理：黄连提取物体外实验表明，对人宫颈癌细胞培养株系的抑制率在 90% 以上，并能抑制肿瘤细胞的核酸合成。黄连素具有一定的诱导肿瘤细胞凋亡的作用；对于耐药肿瘤具有逆转耐药的作用；能够提升结肠癌细胞对化疗药物的敏感性。

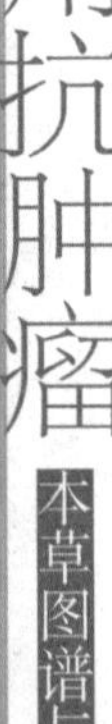

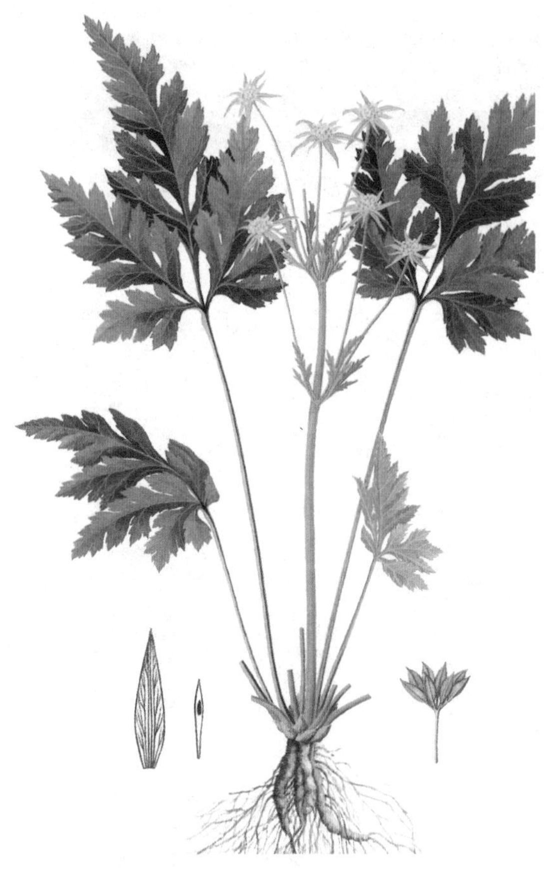

药方选例

1. 治上颌窦癌：黄连、栀子、升麻、苍耳子各10g，黄芩、黄柏、白芷各12g，牡丹皮、丹参、生石膏各30g，生地黄15g，山豆根、骨碎补、野葡萄根各20g。水煎服，每日1剂。

2. 治舌癌：黄连、黄柏、栀子、麦冬、羊蹄草、龙胆草、赤芍各15g，蛇含草30g。水煎服，每日1剂。

3. 治食管癌：黄连、大黄、硇砂、黄芩各30g，甘草10g。除硇砂外，水煎2次，滤取药汁，制散剂，将硇砂研碎后加水溶解，过滤，滤液置瓦钵中加热煎煮，至水分全部蒸除，所得结晶研为细末，另将其他药料粉碎成细粉，与硇矿细粉混匀，口服，1次1~3g，每日3次。

4. 治肝癌：黄连、木香各6g，当归、龙胆各12g，栀子、青黛、大黄、黄芩、芦荟各9g，麝香1.8g。蜜丸如弹子大1次1丸，每日3次。

5. 治喉癌：黄连、黄芩、连翘、射干各12g，赤芍、牛蒡子、玄参、荆芥、防风各10g，甘草6g。水煎服，每日1剂。具有清肺泻热、化痰散结之功效，适用于喉癌属肺热郁蒸、痰热壅滞者。

(拉) Moutan Cortex

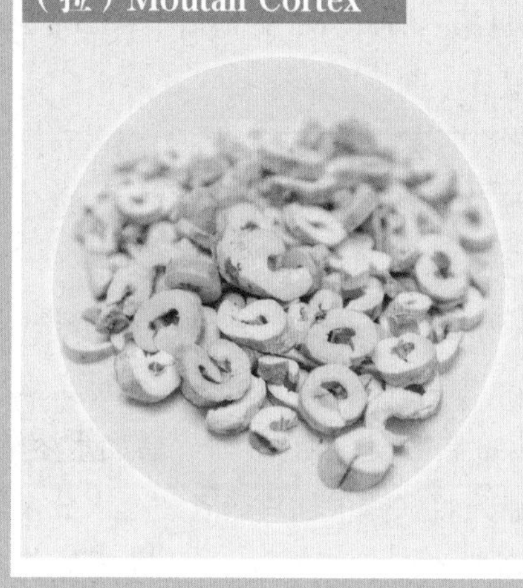

牡丹皮

【别　　名】丹皮、丹根、牡丹根皮。

【性味归经】苦、辛，微寒。归心、肝、肾经。

【功　　效】清热凉血，活血散瘀。

来源

牡丹皮最早记载于《神农本草经》。本品为毛茛科植物牡丹的干燥根皮。晒干。生用或炒用。

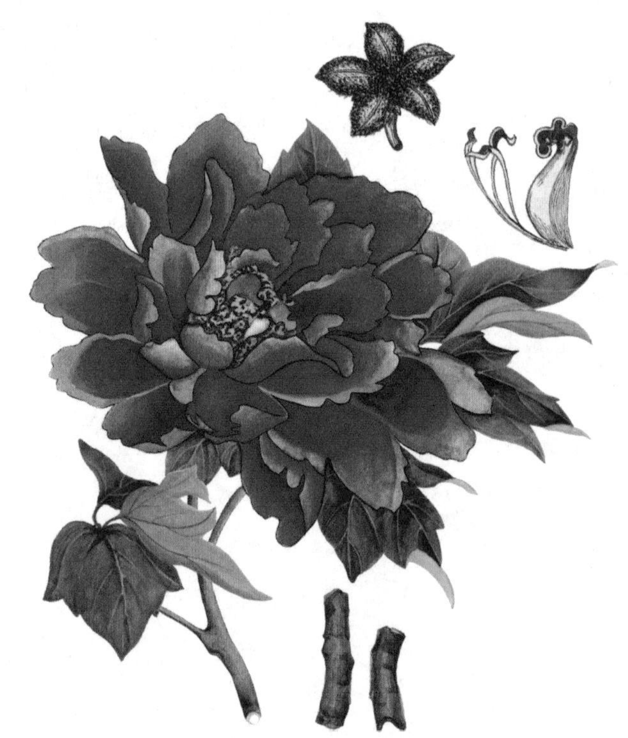

临床应用

常用治喉癌、舌癌、肺癌、乳腺癌、肝癌、急性白血病、妇科肿瘤等肿瘤中属瘀血阻滞、血热内盛证。

1. 用于喉癌，常配伍墨旱莲、生地黄、木蝴蝶、川贝母等。

2. 用于舌癌之热毒壅滞证，常配伍黄柏、栀子、黄连等。

3. 用于肺癌，常配伍百部、浙贝母、蒲公英、鱼腥草等。

4. 用于急性白血病之精髓亏虚、瘀毒交织证，常配伍黄柏、知母、龟板等。

用法用量

6~15g，煎服或入丸散。清热凉血宜生用；活血散瘀宜酒炒用；止血宜炒炭用。

使用注意

血虚有寒、月经过多及孕妇慎用。

参考资料

抗肿瘤药理：腹腔注射丹皮酚50~100mg/kg，对小鼠宫颈癌、腹水型网状细胞肉瘤、白血病均具有抑制作用，并能改变癌变部位的代谢功能。增强解毒和消除致癌因子，对小鼠艾氏腹水癌有抑制作用。对人宫颈癌细胞培养株系有抑制作用，抑制率在90%以上。研究表明，丹皮酚具有良好的增强机体免疫而具有抗肿瘤作用。

药方选例

1. 治多种肿瘤：牡丹皮、炒建曲、丹参、预知子各9g，人参、白术、郁金各6g，牡蛎30g，白芍、薏苡仁（生、麸炒各半）、茯苓、炒鳖甲各12g，生地黄、半枝莲各15g。水煎服，每日1剂。

2. 治舌癌热毒壅滞型或气滞血瘀型：牡丹皮、黄柏、麦冬、栀子、羊蹄、龙胆、马尾黄连、赤芍各15g，蛇含草30g。水煎服，每日1剂。

3. 治肝癌：牡丹皮、甘草各9g，桃仁、橘红、茜草各6g，桂枝60g，砂仁3g，水红花子30g。如有黄疸加茵陈、姜黄、郁金、鸡内金；如有肝脾肿大加鳖甲、柴胡、莪术。水煎服，每日1剂。

4. 治宫颈癌：牡丹皮、黄柏、泽泻、知母各10g，山茱萸、熟地黄各12g，山药、茯苓、紫草各15g，龙葵、白花蛇舌草、重楼各20g，甘草6g，可随证加减。水煎服，每晚1剂。本方具有滋阴清热、佐以解毒之功效，适用于宫颈癌属肝肾阴虚者。

（拉）Rhei Radix et Rhizoma

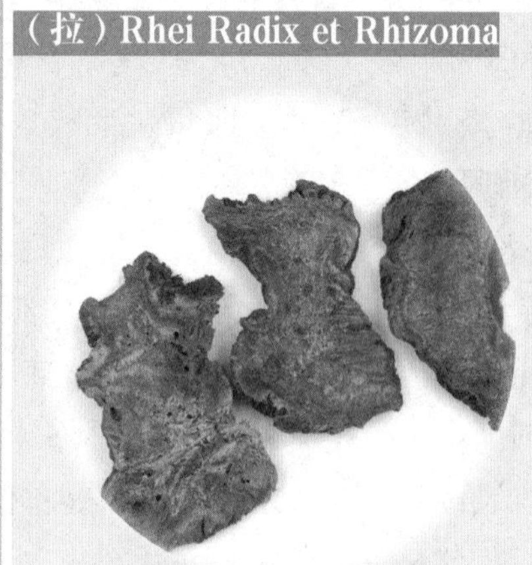

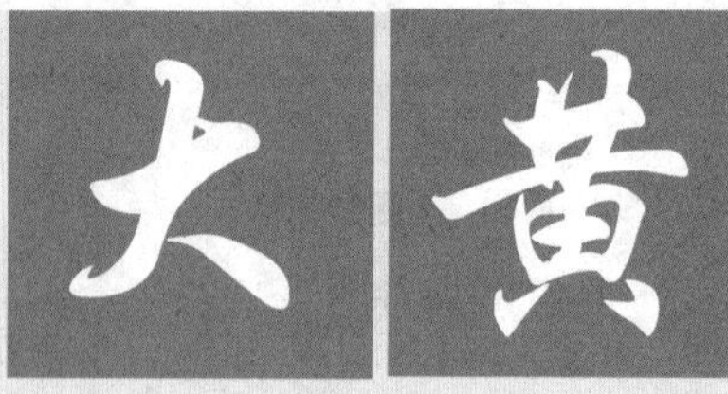

大黄

【别　　名】将军、生军、绵纹。

【性味归经】苦，寒。归脾、胃、大肠、肝、心经。

【功　　效】泻火解毒，凉血止血，活血祛瘀，泻下攻积。

来源

大黄最早记载于《神农本草经》。本品为蓼科植物掌叶大黄的干燥根及根茎。生用、酒炒、酒蒸或炒炭用。

临床应用

常用治肝癌、胃癌、胰腺癌、大肠癌、肺癌、宫颈癌、白血病、恶性淋巴瘤、黑色素瘤、皮肤癌等肿瘤中属热毒、瘀血壅结证。

1. 用于急性粒细胞白血病，常配伍牡丹皮、玄参、大青叶、蝉衣等。

2. 用于肿瘤血热妄行之出血证，常配伍黄连、黄芩、仙鹤草等。

3. 用于癌毒瘀结之癥瘕积聚，常配伍桃仁、红花、当归、莪术等。

4. 用于消化道肿瘤出血，常配伍地榆、仙鹤草、炒侧柏叶等。

用法用量

煎服，5~10g；或研末调服，每次1~3g。外用适量，研末调敷。生大黄泻下力较强，欲攻下者宜生用；入汤剂应后下，或用开水泡服，久煎则泻下力减弱。酒制大黄泻下力较弱，活血作用较好，宜于瘀血证及不宜峻下者。大黄炭则多用于出血证。

使用注意

脾胃虚弱者慎用；妇女妊娠、月经期、哺乳期应慎用或禁用。

参考资料

抗肿瘤药理：大黄素可以抑制多种肿瘤细胞的生长与增殖，包括乳腺、肺、结直肠以及前列腺癌细胞。大黄儿茶素对淋巴肉瘤有较强的抑制作用；大黄粗提取物的大黄素或大黄酸对黑色素瘤、乳腺瘤、艾氏腹水癌等均有抑制作用；大黄酸能抑制艾氏癌腹水型及小鼠肉瘤。本品中的醌类对人宫颈癌细胞培养株系有抑制作用。

药方选例

1. 治胃癌：①大黄、龟甲各10g，重楼、川连、莪术各15g，厚朴、紫草各20g，白花蛇舌草、半枝莲、地榆炭各30g。水煎服，每日1剂。②大黄15g，苍术、厚朴、陈皮、萹蓄、麦芽、建曲各7.5g，甘草6g，生姜12g，木香、沉香各3g。水煎服，每日1剂。

2. 治直肠癌：大黄3g，鸦胆子15粒，蟾酥0.015g。共为细末，冲服或灌肠，每日1剂。

3. 治胆囊癌：大黄10g，茵陈、白花蛇舌草、金钱草、龙葵各30g，栀子、虎杖、柴胡、郁金各12g，夏枯草、车前草、垂盆草、延胡索各15g，甘草6g，可随证加减。水煎服，每日1剂。本方具有清热利湿、利胆退黄之功效，适用于胆囊癌属肝胆湿热者。

4. 治前列腺癌：大黄12g，水蛭、生姜、芒硝各10g，桃仁、生南星、生半夏、生川乌、猪苓、泽泻各15g，白英、土茯苓各30g，蜈蚣3条，甘草6g。可随证加减。生南星、生半夏、生川乌须久煎1小时以上。水煎服，每日1剂。本方具有消痰破瘀、软坚散结之功效，适用于前列腺癌属痰瘀互结者。

5. 治滑膜肉瘤：大黄、桃仁、赤芍各12g，重楼、皂角刺、当归尾、生地黄、丹参、昆布各15g，石见穿30g，红花10g，川芎、制没药、甘草各6g，可随证加减。水煎服，每日1剂。本方具有活血化瘀、软坚散结之功效，适用于滑膜肉瘤属瘀血阻滞者。

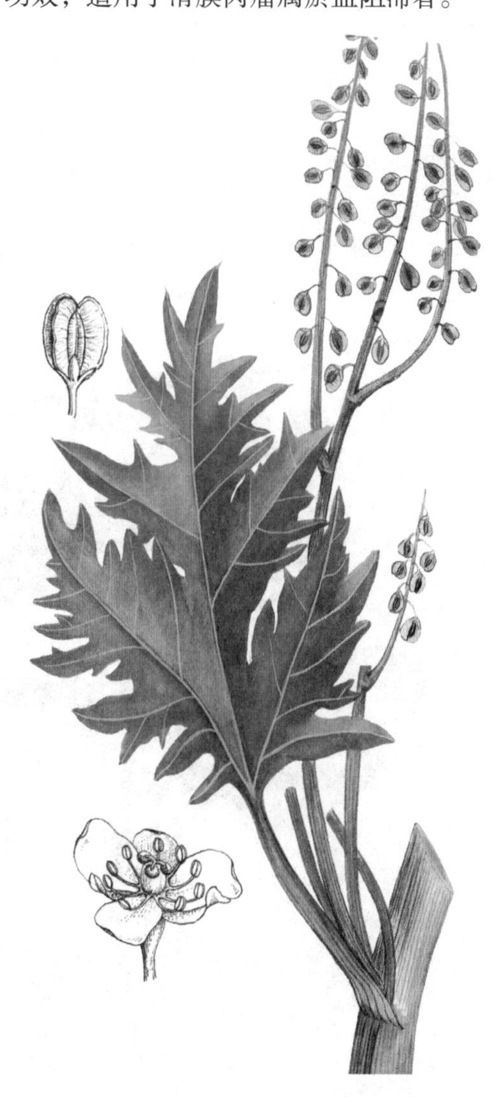

（拉）Indigo Naturalis

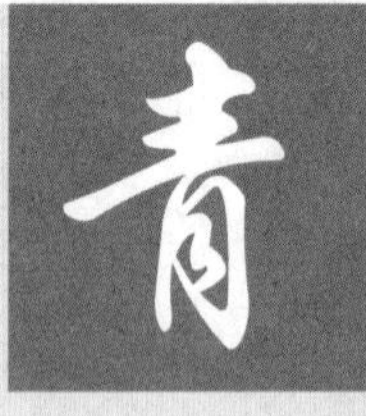
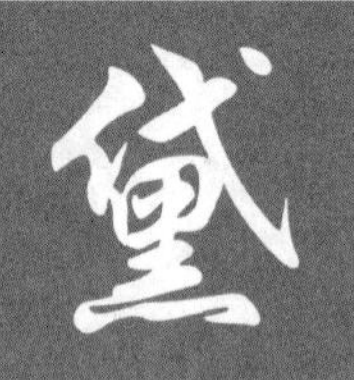

青黛

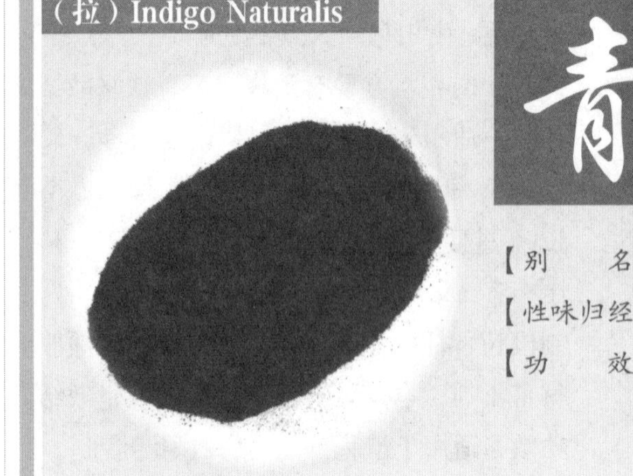

【别　　名】靛、靛沫、蓝靛、靛花。

【性味归经】咸，寒。归肝、肺经。

【功　　效】清热解毒，凉血消斑，清肝泻火，定惊。

来源

青黛始载于《药性论》。本品为爵床科植物马蓝的叶经加工制得的干燥粉末或团块。或水飞后入药。

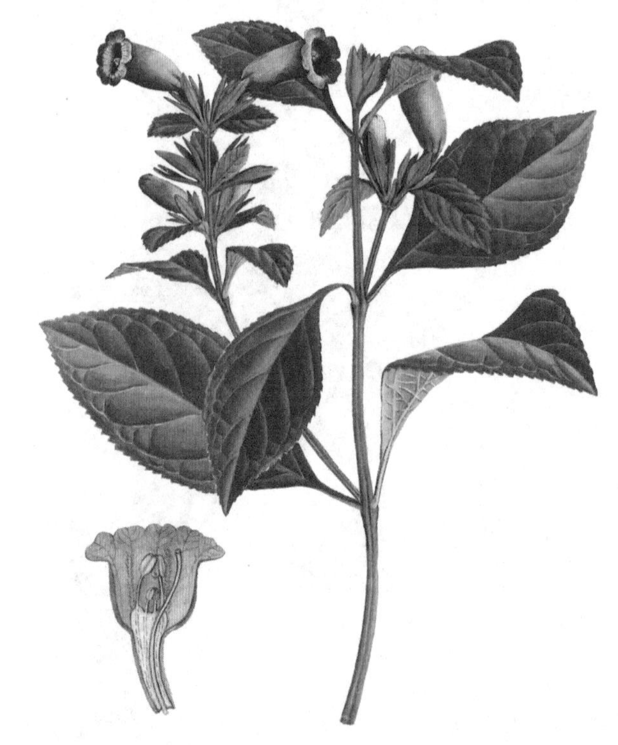

临床应用

常用治白血病、喉癌、胃癌、食管癌、肝癌等肿瘤中属血热毒盛证。对白血病的治疗有良效。可降低甚至消除因放化疗引起的毒副反应；可减少放射剂量，缩短疗程。

1. 用于肿瘤之热毒发斑，常配伍石膏、生地黄、升麻等。

2. 用于慢性粒细胞白血病，配伍当归、芦荟、大黄等。

3. 用于喉癌，常配伍石膏、黄连、山栀、金银花、板蓝根等。

4. 用于胰腺癌疼痛，常配伍冰片、乳香、没药、血竭等。

用法用量

1.5~3g，作散剂冲服或作丸服。外用适量，干敷或调敷患处。

使用注意

胃寒者慎用。

参考资料

抗肿瘤药理：青黛成分中仅靛玉红对动物移植性肿瘤有中等强度的抑制作用。青黛及靛玉红对荷瘤机体的免疫功能有增强促进作用。从青黛中分离出靛玉红，发现其是该药抗肿瘤的有效成分，用于治疗慢性粒细胞白血病。可降低甚至消除因放、化疗引起的毒副反应；可减少放射剂量，缩短疗程。

药方选例

1. 治急性白血病：青黛适量，每次3~6g，每日3次，冲服或装入胶囊内吞服。

2. 治舌癌：青黛9g，黄柏30g，肉桂3g，冰片0.6g，将上药共研末，瓷罐收储，用时取小量敷于患处。

3. 治食管癌：青黛4.5g，蛤蚧30g，柿霜15g，硇砂6g，硼砂9g，白糖60g，共研为末，每日0.9~`1.5g，含化，每日3次。

4. 治胰腺癌疼痛：与明矾、雄黄、冰片、乳香、没药、血竭配伍，研成细粉外敷。

（拉）Gardeniae Fructus

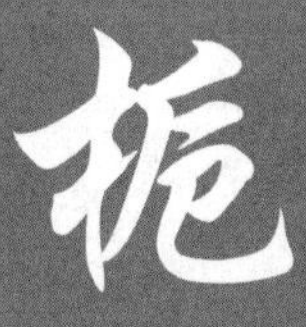
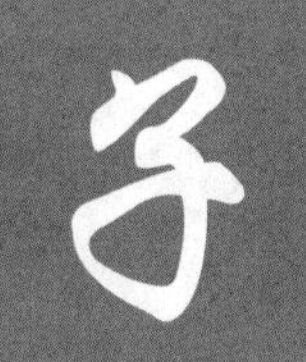

栀子

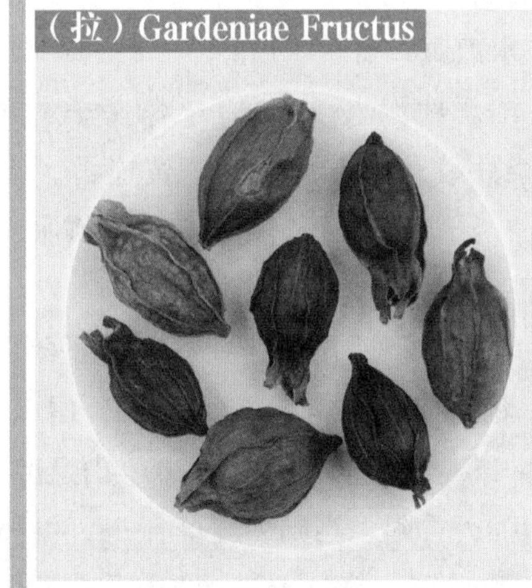

【别　　名】黄枝子、山枝子、黄栀、木丹、越桃、大红栀。

【性味归经】苦，寒。归心、肝、肺、胃、三焦经。

【功　　效】泻火除烦，清热利湿，凉血解毒，消肿止痛。

来源

栀子最早记载于《神农本草经》。本品为茜草科植物栀子的干燥成熟果实。生用、炒焦或炒炭用。

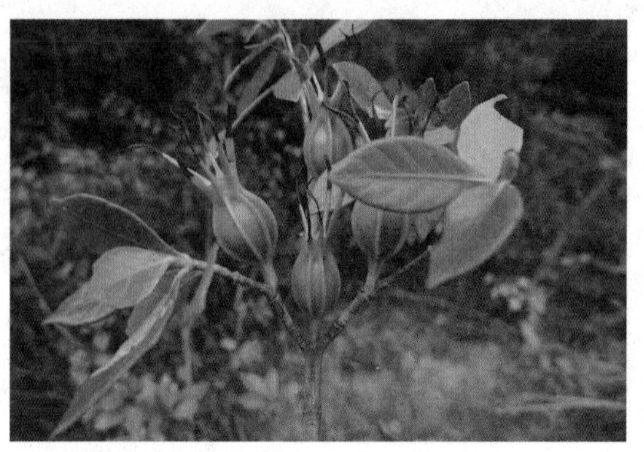

临床应用

常用治肝癌、胆管癌、胰腺癌、前列腺癌等肿瘤中属火毒内炽、湿热蕴结证，常与大黄、茵陈相须为用。尤用治恶性黑色素瘤。

1. 用于肿瘤之湿热黄疸证，常配伍大黄、溪黄草、虎杖等。

2. 用于前列腺癌，常配伍赤茯苓、猪苓、泽泻、半夏、木通等。

3. 用于肿瘤合并感染者，常配伍穿心莲、茵陈、虎杖等。

4. 用于肿瘤之血热出血证，常配伍白茅根、生地黄、黄芩等。

用法用量

煎服，3~10g。清热解毒宜生用；凉血止血宜炒用（焦山栀、黑山栀）。外用适量，研末调敷。

使用注意

脾虚便溏、食少者忌用。

参考资料

抗肿瘤药理：栀子多糖具有比较广谱的抑瘤效应，对人白血病细胞、小鼠腹水肝癌实体瘤均有抑制作用。所含栀子苷具有抗恶性黑色素瘤的作用，可以作为治疗恶性黑色素瘤的备选药物。熊果酸对体外肝癌细胞培养具有非常显著的抑制率，能延长艾氏腹水肿瘤小鼠的生命。栀子提取物能诱导细胞凋亡。

药方选例

1. 治中晚期胰腺癌：栀子、大黄各9g，龙胆6g，黄芩、黄连各3g，茵陈、蒲公英各15g，生地黄、柴胡、丹参、茯苓、郁金各12g，白花蛇舌草、土茯苓、薏苡仁各30g。水煎服，每日1剂。

2. 治恶性胸水：山栀子、葶苈子、桑白皮、淡豆豉、制半夏各9g，黄连3g，全瓜蒌12g，泽泻15g，炙甘草6g。水煎服，每日1剂。

3. 治乳腺癌：栀子、牡丹皮、郁金、川楝子、浙贝母各12g，柴胡、黄柏、白术、山慈菇各15g，生地黄、玄参各20g，山萸肉、知母各10g，香附、当归、甘草各6g，可随证加减。水煎服，每日1剂。本方具有调理冲任、滋补肝肾之功效，适用于乳腺癌属冲任失调者。

4. 治前列腺癌：炒栀子、赤茯苓、泽泻、陈皮、半夏、白术、木通各3g，黄芩2.4g，升麻、甘草各0.9g。水煎服，每日1剂。

5. 治晚期肝癌并消化道出血、II期肝性脑病：党参、仙鹤草各30g，黄芪40g，大黄炭、栀子炭、棕榈炭、牡丹皮各15g，墨旱莲、蒲公英、青天葵各20g，人工牛黄2g，羚羊角4g。水煎服，每日1剂。

（拉）Lobeliae Chinensis Herba

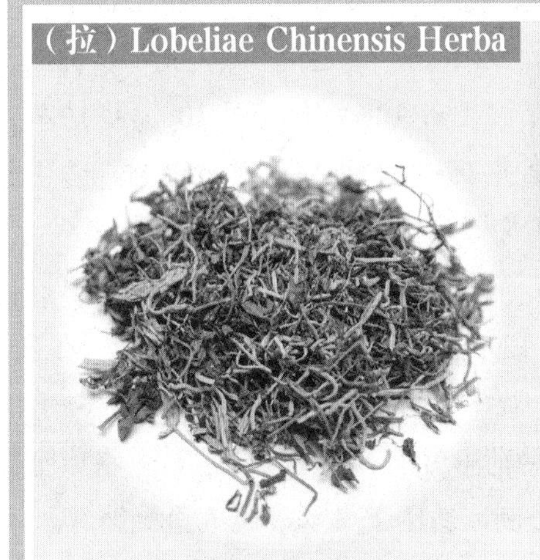

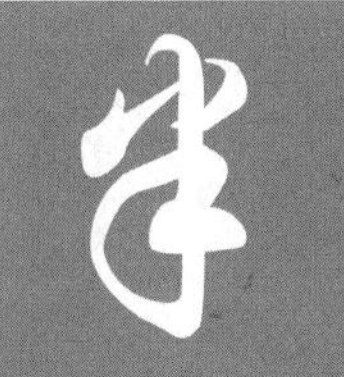
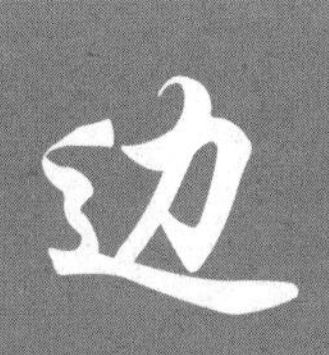
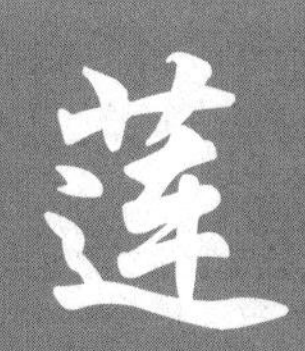

半边莲

【别　　名】腹水草、急解索、半边草、金鸡舌、水仙花草、细米草。

【性味归经】甘、淡，寒。归心、小肠、肺经。

【功　　效】清热解毒，利水消肿。

来源

半边莲始载于《滇南本草》。本品为桔梗科植物半边莲的干燥全草。鲜用或晒干生用。

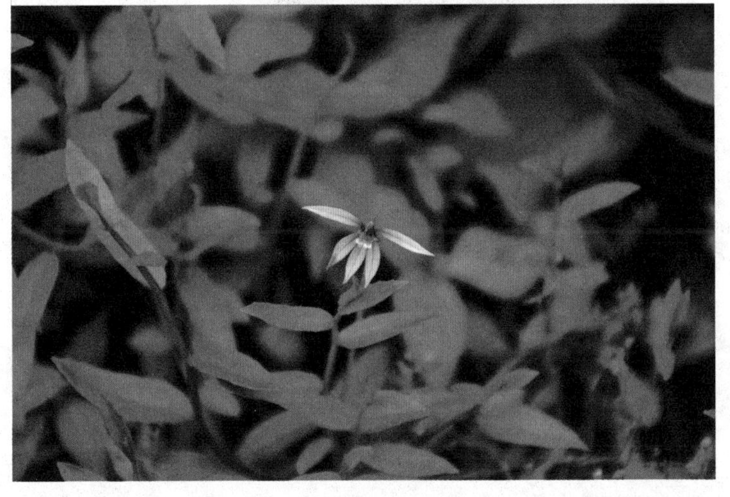

临床应用

常用治喉癌、食管癌、肝癌、胃癌、肠癌、肺癌、鼻咽癌、肾癌、脑胶质瘤、恶性淋巴瘤等肿瘤中属热毒内盛、水湿阻滞证。尤善治恶性腹水。

1. 用于喉癌属脾胃热盛，火毒内结者，常配伍黄芩、山豆根、夏枯草等。

2. 用于食管癌，常配伍藤梨根、野葡萄根、干蟾皮等。

3. 用于肝癌，常配伍半枝莲、夏枯草、龙葵、蛇莓等。

4. 用于肿瘤腹水，常配伍猫人参、龙葵、泽泻、猪苓等。

◆用法用量

煎服，10~30g；鲜品 30~60g。外用适量，研末调敷或鲜品捣敷。

◆使用注意

血虚者及孕妇慎用；虚证水肿忌用。

参考资料

抗肿瘤药理：半边莲提取物对急、慢性白血病细胞有很强的抑制作用，对人肺癌细胞、小鼠肉瘤、脑瘤、艾氏腹水癌细胞、小鼠宫颈癌细胞等都有明显的抑制作用。半边莲碱对肿瘤细胞吸氧有抑制作用，能诱导肿瘤细胞凋亡。

◆药方选例

1. 治胃癌：半边莲、半枝莲、黄毛耳草、薏苡仁各 30g，天胡荽 60g，白玉花根 15g。水煎服，每日 1 剂，2~4 个月为 1 疗程。

2. 治喉癌：半边莲 30g，栀子、黄连、黄芩、黄柏各 12g，山豆根 10g，夏枯草、马鞭草各 15g。水煎服，每日 1 剂。适用于喉癌属脾胃热盛，火毒内结者。

3. 治鼻咽癌：半边莲 30g，栀子、牡丹皮、柴胡、白术各 12g，当归、白芍、茯苓、生姜、三棱、莪术各 10g，昆布 15g，牡蛎（先煎）20g，薄荷（后下）、炙甘草各 6g。水煎服，每日 1 剂。适用于鼻咽癌属气血凝结者。

4. 治恶性淋巴瘤：半边莲、半枝莲、蒲公英各 50g，泽漆 10g。水煎服，每日 1 剂。

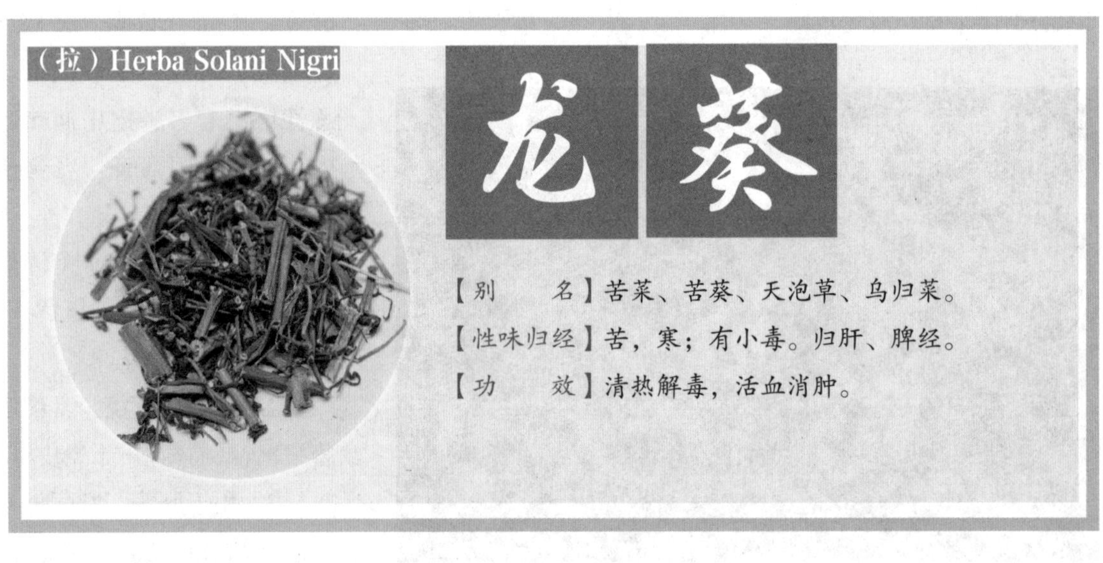

（拉）Herba Solani Nigri

龙葵

【别　　名】苦菜、苦葵、天泡草、乌归菜。

【性味归经】苦，寒；有小毒。归肝、脾经。

【功　　效】清热解毒，活血消肿。

◆来源

龙葵始载于《药性论》。本品为茄科植物龙葵的干燥地上部分。生用。

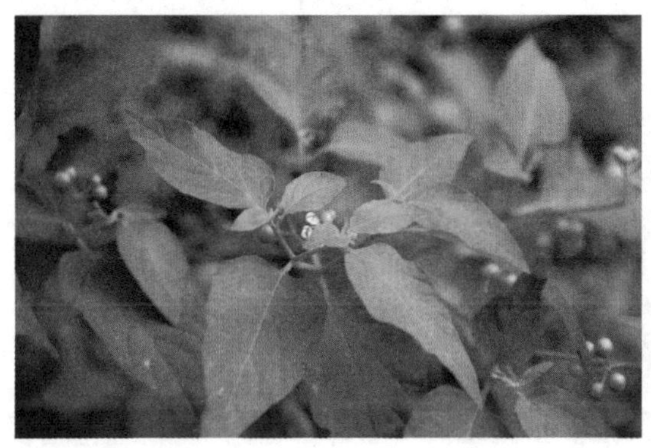

◆临床应用

常用治鼻咽癌、舌癌、肺癌、肝癌、胃癌、肠癌、骨肉瘤、膀胱癌及滋养叶细胞瘤等肿瘤中属热毒蕴阻、瘀血郁结证。本品是抗肿瘤处方中出现频率较高的药物之一，并常与白花蛇舌草、半枝莲等相须为用。

1. 用于肺癌、肝癌、胃癌等肿瘤，常配伍白英、蛇莓等。

2. 用于鼻咽癌，常配伍北沙参、苍耳子、辛夷、浙贝母等。

3. 用于胃癌，常配伍半枝莲、白花蛇舌草、白英、石见穿等。

4. 用于妇科肿瘤，常配伍半枝莲、肿节风、紫草等。

◆用法用量

煎服，9~30g。外用适量，鲜品捣烂外敷，干品熬膏外敷或煎汤洗患处。

◆使用注意

脾胃虚弱者慎服。有小毒，超量不宜。

◆不良反应

本品有毒成分为龙葵碱，使用剂量过大或误食未成熟果实而引起中毒，可致消化、神经等系统的毒性损害。

参考资料

抗肿瘤药理：龙葵所含有效成分可直接杀灭肿瘤。龙葵有抗核分裂作用；干燥绿果中提取的总碱对动物移植性肿瘤的抑制率为40%~50%；总碱中分离的碱Ⅱ成分抗肿瘤活性最强，有明显细胞毒作用。动物体内实验能抑制胃癌细胞。

◆药方选例

1. 治舌癌：龙葵15g，野菊花、蒲公英、海藻、浙贝母、车前子、生大黄各9g，生牡蛎12g，梅花点舌丹（中成药）2粒，分2次随汤药吞服。水煎服，每日1剂。

2. 治鼻咽癌：龙葵、白花蛇舌草、金银花各40g，野菊花、麦冬、生地黄各20g，山豆根、甘草各15g，紫草、薏苡仁各25g。水煎服，每日1剂。

3. 治直肠癌：龙葵、白英、半枝莲、

白花蛇舌草、忍冬藤、败酱草各30g，大血藤、蒲公英、地榆各15g。水煎服，每日1剂。

4. 治膀胱癌：龙葵、白英、土茯苓、白花蛇舌草各30g，蛇莓15g，海金沙、灯心草、威灵仙各9g。水煎服，每日1剂。

5. 治白血病：龙葵、白花蛇舌草、生薏苡仁各30g，黄药子15g，乌梅12g，生甘草5g。水煎服，每日1剂。

6. 治胸膜肿瘤：龙葵、党参、生牡蛎（先煎）各30g，黄芪、太子参、白术、茯苓各15g，法半夏、陈皮、制南星、佩兰、枳壳各10g，甘草6g，可随证加减。水煎服，每日1剂。本方具有益气健脾、理气化痰之功效，适用于胸膜肿瘤属肺脾两虚者。

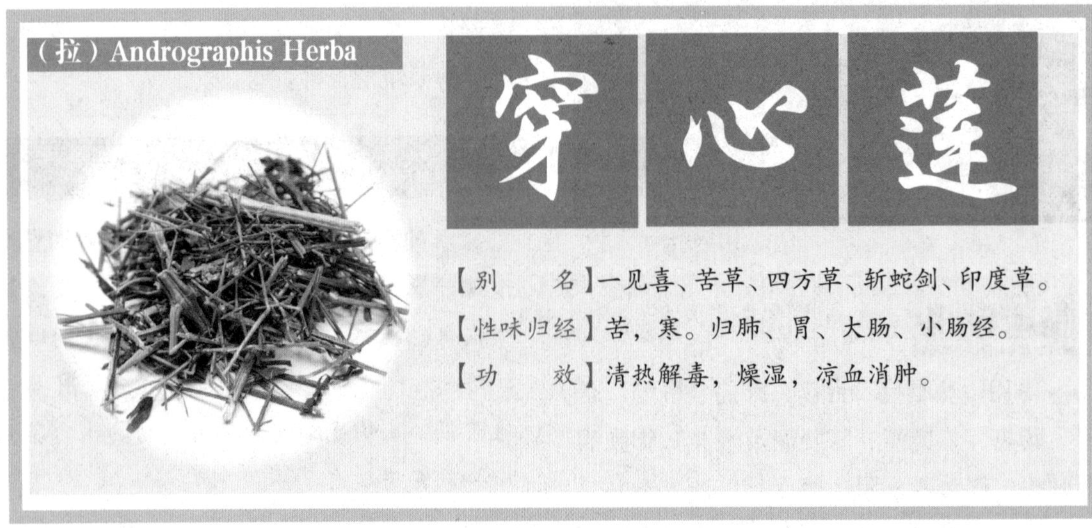

（拉）Andrographis Herba

穿心莲

【别　　名】一见喜、苦草、四方草、斩蛇剑、印度草。

【性味归经】苦，寒。归肺、胃、大肠、小肠经。

【功　　效】清热解毒，燥湿，凉血消肿。

来源

穿心莲最早记载于《岭南采药录》。本品为爵床科穿心莲的干燥地上部分。切段，生用，或鲜用。

临床应用

常用治肠癌、胃癌、食管癌、鼻咽癌、肺癌、肝癌、乳腺癌、绒毛膜上皮癌、恶性葡萄胎等肿瘤中属血热毒盛、湿热内积证。用抗肿瘤相关性感染，常与蒲公英相须为用。

1. 用于肿瘤之热毒蕴结证，常配伍蒲公英、黄芩、金银花等。

2. 用于肺癌，常配伍重楼、石见穿、芦根、杏仁等。

3. 用于乳腺癌，常配伍路路通、漏芦、蜂房、魔芋等。

4. 用于肿瘤相关性感染，常配伍金银花、麦穗莲、鱼腥草等。

用法用量

煎服，6~10g。多为丸、

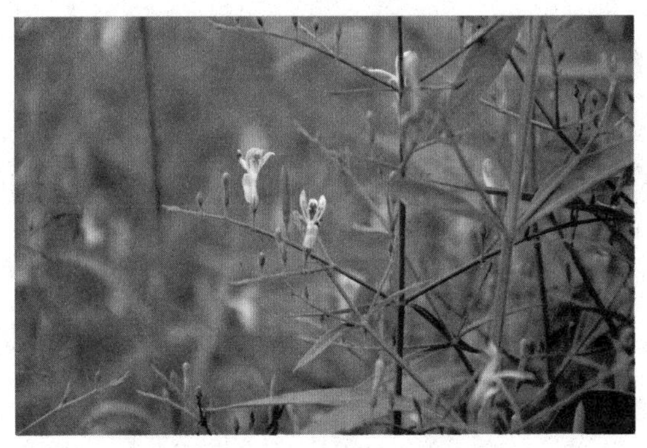

散、片剂。外用适量。

使用注意

本品苦寒，煎剂易导致呕吐；不宜多服久服，或用量过大，以免损胃气，脾胃虚寒者忌用。

参考资料

抗肿瘤药理：穿心莲所含穿心莲内酯及其多种衍生物有直接杀伤肿瘤细胞作用。脱水穿心莲内酯琥珀酸半酯对移植性肿瘤有一定抑制作用；能抑制肿瘤特异血管生成及阻止肿瘤生长和转移。对乳腺癌细胞DNA合成有抑制作用。

药方选例

1. 治肺癌：穿心莲、白花蛇舌草各30g，山芝麻10g，干蟾蜍1只，壁虎1条。共研末为丸，每丸10g，每次1丸，每日3次。

2. 治肠、胃、食管、肝及鼻咽等癌肿：穿心莲、白花蛇舌草、虎杖、金牛根、重楼各60g，急性子、水蛭各15g，徐长卿、韩信草各30g，蟾蜍、蜈蚣、壁虎各16只。以上各药共研细末，用猪胆汁调成糊状，再加荸荠粉适量泛制成丸，如绿豆大小，口服每次10g，每日3次。

3. 治子宫内膜癌：穿心莲、夏枯草、石上柏、生牡蛎各30g，水蛭、胆南星、皂角、川芎各10g，海藻、白术各15g，全蝎6g，蜈蚣2条，苦参15g，甘草5g。可随证加减。水煎服，每日1剂。本方具有化痰除瘀、解毒散结之功效，适用于子宫内膜癌属湿毒瘀滞者。

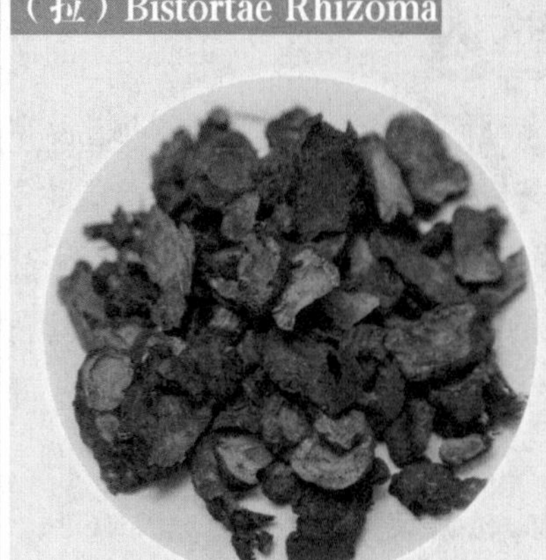

(拉) Bistortae Rhizoma

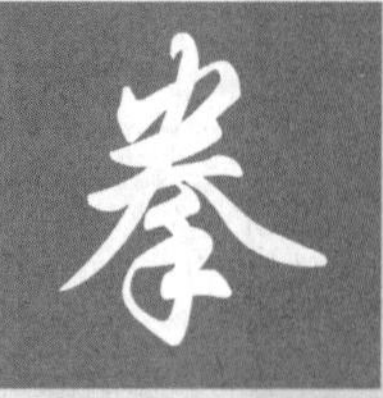

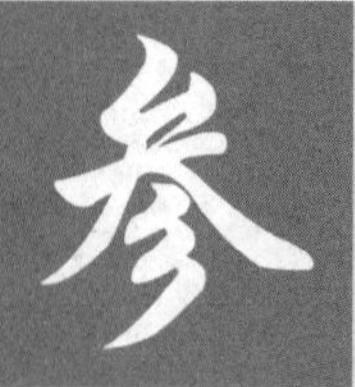

拳参

【别　　名】紫参、草河车、石蚕、红三七、活血莲。

【性味归经】苦、涩，微寒。归肺、肝、大肠经。

【功　　效】清热解毒，消肿止痛。

来源

拳参最早记载于《本草图经》。本品为蓼科植物拳参的干燥根茎。生用。

临床应用

常用治结肠癌、直肠癌、鼻咽癌、舌癌、前列腺癌等肿瘤中属热毒蕴结证。为抗肿瘤常用药物之一。

1. 用于肠癌之大肠湿热诸证，常配伍苦参、败酱草、马齿苋等。

2. 用于鼻咽癌颈淋巴结转移，常配伍山豆根、重楼、夏枯草等。

3. 用于肿瘤血热妄行之出血证，常配伍贯众、大蓟、仙鹤草等。

用法用量

5~10g，煎服或入丸散。外用研敷或煎水含漱、洗疮。

使用注意

无实火热毒者不宜使用，阴证疮疡患者忌服。

参考资料

抗肿瘤药理：本品能抑制动物移植性肿瘤的生长。

药方选例

1. 治舌癌：拳参、黄芩各20g，仙鹤草60g，白茅根30g，蒲公英50g，龙葵20~30g。煎汤漱口，每日数次。

2. 治前列腺癌：拳参、白花蛇舌草各30g，生地黄、墨旱莲、山药各 15g，蔗糖适量。前 5 味药煎水去渣，兑入蔗糖冲服，每日 1 剂，连服 20~30 剂为 1 个疗程。

3．治癌性疼痛或癌热、合并感染：拳参、延胡索各 10g，三七 1.5g（研冲），人工牛黄 2g（冲服），女贞子、半枝莲、山药各 15g，茯苓 12g。1 剂水煎 3 次，每日 1 剂。

4．治宫颈癌：拳参、石上柏、白花蛇舌草各 30g，人参 6g，鳖甲、白术、生黄芪、何首乌、沙参、紫草各 15g，枸杞子、重楼、败酱草各 12g，蜈蚣 2 条，全蝎、甘草各 5g。可随证加减。水煎服，每日 1 剂。本方具有补气益阴、祛瘀解毒之功效，适用于宫颈癌属瘀毒走窜者。

（拉）Bruceae Fructus
鸦胆子
【别　　名】苦参子、苦榛子、鸦胆、小苦楝、苦胆子。
【性味归经】苦，寒；有小毒。归大肠、肝经。
【功　　效】清热解毒，截疟，止痢，腐蚀赘疣。

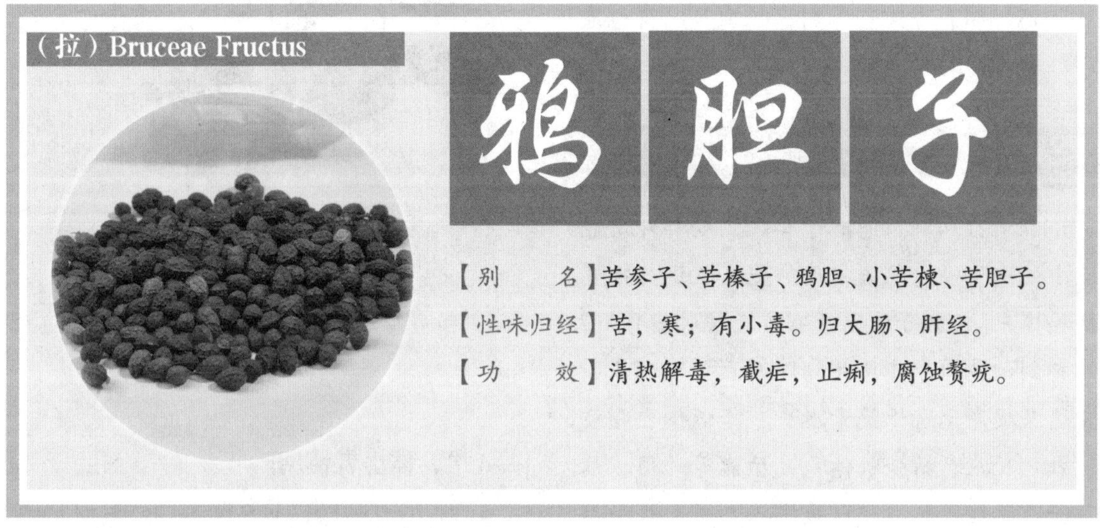

来源

鸦胆子最早记载于《本草纲目拾遗》。本品为苦木科植物鸦胆子的干燥成熟果实。去壳取仁，生用。

临床应用

常用治食管癌、胃癌、肝癌、肺癌、肠癌、宫颈癌等肿瘤中属热毒瘀结证。

1．用于食管癌，即鸦胆子仁、桃仁、水蛭等掺入藕粉内冲服。

2．用于胃癌、肠癌等，常配黄药子、重楼、石见穿等。

3．用于皮肤癌，鸦胆子仁捣碎，与凡士林混合，外敷患处。

4．用于赘瘤及疣，用鸦胆子油涂搽患部。

用法用量

内服，10~30 粒 / 次。味极苦，不宜入汤剂，可用龙眼肉包裹或装入胶囊吞服；或压去油，制为丸剂或片剂。

外用适量。

使用注意

本品有毒不宜多用久服。胃肠出血及肝肾病患者、脾胃虚弱呕吐者，应忌用或慎用。

不良反应

本品属有毒中药，对胃肠道及肝肾有损害，用时宜慎。

参考资料

抗肿瘤药理：鸦胆子仁糊剂局部外用能使小鼠皮肤癌、乳头状瘤细胞发生退行性变性和坏死。鸦胆子油乳具有广泛抗肿瘤作用，能抑制细胞周期、诱导细胞凋亡、下调基因表达及提高患者干扰素水平、降低体内脂质过氧化反应、增强机体免疫功能等作用。鸦胆子甲醇提取物对艾氏腹水癌、瓦克癌和淋巴细胞性白血病有显著抑制作用，从中分离得到的鸦胆子苷A对白血病有显著治疗效果。鸦胆子水煎剂及氯仿提取物对体外培养的人鼻咽癌细胞有显著抑制作用。

药方选例

1. 治食管癌：鸦胆子、水蛭各60g，桃仁120g，代赭石150g，禁用火烘，先将水蛭、桃仁、代赭石研成细面，再入鸦胆子捣烂，每次9~12g，搅入藕粉内服，每日

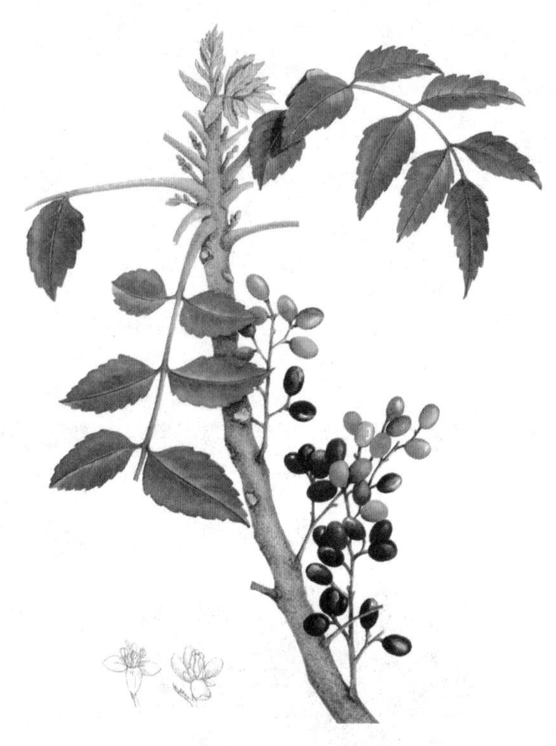

3~4次，体虚者慎用。

2. 治大肠癌：①大黄3g，鸦胆子15粒，蟾酥0.015g。共研为末，分3次口服，每日1剂。②鸦胆子20粒(去壳龙眼肉包裹吞服)，黄药子、马尾黄连各15g。水煎服，每日1剂。③鸦胆子15粒，白及15g，苦参、白头翁、徐长卿、乳香、没药各30g。加水1000ml，煎至300~500ml，放至湿热后用空针抽取，保留灌肠，隔日1次。可与内服中药同时使用。

3. 治宫颈癌：鸦胆子2.1g，生马钱子0.21g，雄黄、硇砂、青黛、硼砂、轻粉各0.6g，生附子、砒霜各0.5g，乌梅0.9g，代赭石1.2g。以上为1丸剂量，每日1丸，分2次服。

(拉) Rabdosiae Rubescentis Herba

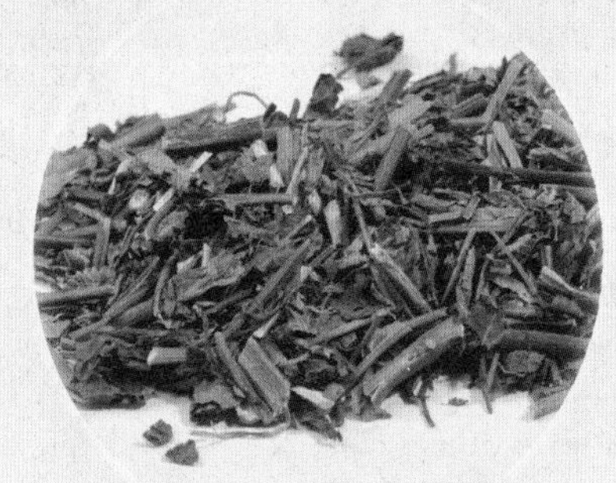

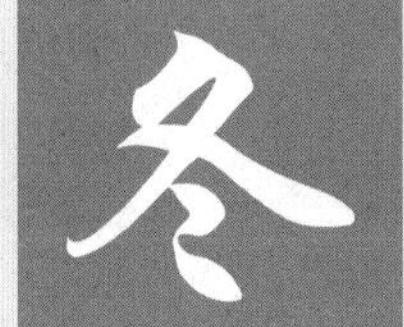
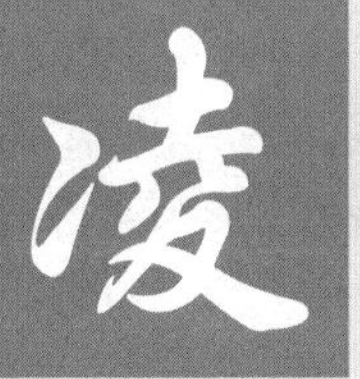
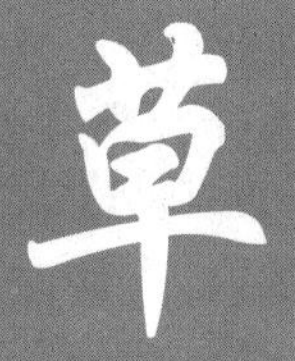

冬凌草

【别　　名】冰凌草、山香草、六月令、破血丹。

【性味归经】苦、甘，寒。归胃、肝经。

【功　　效】清热解毒，活血祛瘀，散肿止痛。

来源

冬凌草始载于《救荒本草》。本品为唇形科植物碎米桠的叶及地上部分。晒干生用。

临床应用

常用治喉癌、食管癌、贲门癌、肝癌、肺癌、乳腺癌、白血病等肿瘤中属热毒瘀结证。现为临床较常用的抗肿瘤中草药，尤常用于鼻咽癌、颈胸部肿瘤，常与山豆根相须为用。可用于防治癌前病变。

1. 用于鼻咽、颈部肿瘤，常配伍山豆根、山慈菇、射干等。

2. 用于食管癌，常配伍肿节风、拳参、石见穿等。

3. 用于各种肿瘤，可配伍龙葵、藤梨根、白花蛇舌草等。

4. 用于食管上皮重度增生，常配伍菝葜、重楼、半枝莲等。

用法用量

煎服，15~60g。外用适量。

使用注意

本品苦寒，不宜用于脾胃虚寒、少食、便溏者。孕妇慎用。

参考资料

抗肿瘤药理：冬凌草甲素是抗肿瘤最主要的活性成分之一。冬凌草醇及水提取物对多种人肿瘤细胞株和移植性动物肿瘤有效，临床证明可使食管癌、贲门癌、肝癌、乳腺癌患者症状缓解，瘤体稳定或缩小。冬凌草煎剂浓度为 1 ∶ 3200 以上时，在体外对宫颈鳞癌细胞有明显细胞毒作用。冬凌草煎剂及醇剂无论灌胃或腹腔注射对小鼠艾氏腹水癌及小鼠肉瘤均有明显抗肿瘤作用。

药方选例

1. 治喉癌属风热犯肺证：冬凌草20g，金银花、天花粉、玄参各15g，连翘、黄芩、当归各12g，防风、桔梗、栀子、马兜铃、山豆根各10g。水煎服，每日1剂。

2. 治食管癌：将阴干的冬凌草茎叶用水浸泡后煮沸30分钟，过滤液加白糖，制成1ml含生药1g的糖浆。口服，每次30ml，每日3次，2~3个月为1个疗程。另用山豆根、龙葵各20g，全瓜蒌、威灵仙、葛根、香橼各15g，水煎服，每日1剂。

3. 治肝癌、肺癌等：冬凌草、鬼针草、白花蛇舌草各600g，半枝莲、预知子、龙葵各300g，乌梅150g。加水8000ml煎煮浓缩成2000ml，每服50ml，每日3次。

4. 治乳腺癌：冬凌草60g，三叶青、龙葵、白花蛇舌草各30g。水煎服，每日1剂。

（拉）Sarcandrae Herba

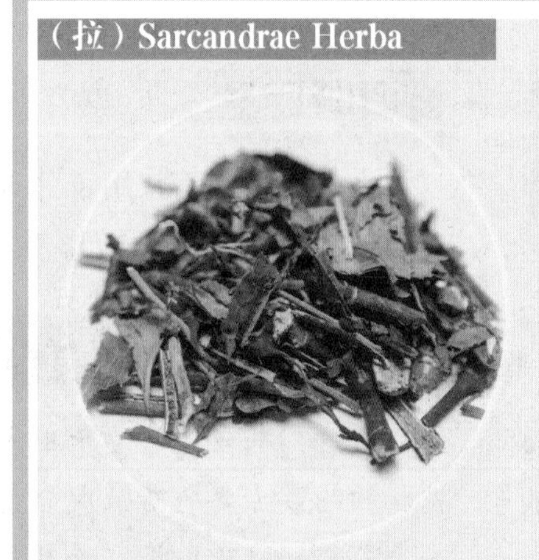

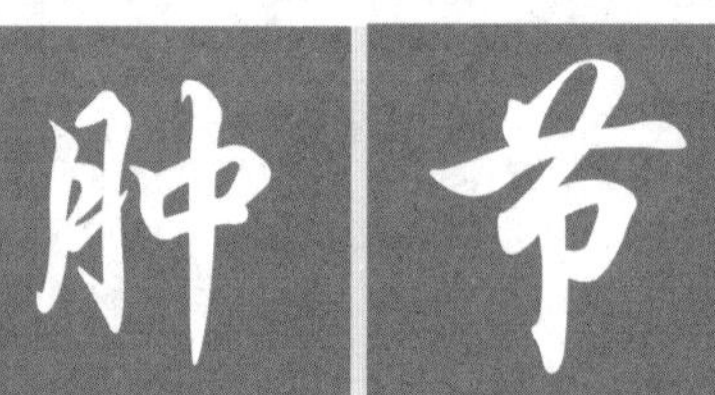

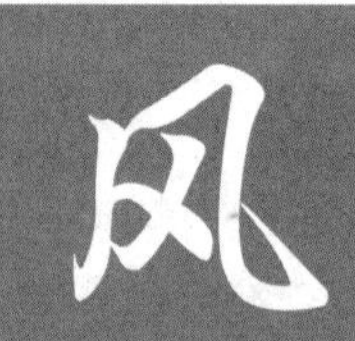

【别　　名】观音茶、九节茶、九节风、接骨莲。

【性味归经】辛、苦，平；有小毒。归肝、肺、大肠经。

【功　　效】清热解毒，祛风除湿，活血止痛。

来源

肿节风始载于《生草药性备要》。本品为金粟兰科植物草珊瑚的干燥全株。晒干生用。

临床应用

常用治胰腺癌、食管癌、胃癌、直肠癌、肝癌、骨肉瘤及白血病等肿瘤中属热毒、瘀血壅积证。现为临床较常用的抗肿瘤中草药，亦治癌性疼痛。亦用于肿瘤放化疗导致的血小板降低。

1. 用于消化道肿瘤，常配伍石见穿、三棱、预知子、壁虎等。

2. 用于胰腺癌，常配伍凤尾草、莪术、栀子、五灵脂等。

3. 用于骨肉瘤，常配伍透骨草、补骨脂、骨碎补、寻骨风等。

4. 用于子宫内膜癌，常配伍苦参、蛇莓、蟾皮、土茯苓等。

用法用量

煎服，6~15g；或浸酒服。外用适量。现已制成制剂。

使用注意

阴虚火旺及孕妇忌用。本品有小毒，用量不宜过大。

参考资料

1. 抗肿瘤药理：本品挥发油可延长小鼠自发性白血病腹水型的生命。生药浸膏、总黄酮及注射液也有作用。粗制剂对多种肿瘤细胞有直接破坏作用，与其能抑制肿瘤细胞分裂有关。水溶性和挥发油成分能抗肿瘤；大剂量时有一定的免疫抑制作用。

2. 临床报道：以肿节风提取后制成的片剂、糖浆及注射剂，治疗胰腺癌、胃癌、直肠癌、肝癌、食管癌及白血病等，效果较好，能改善症状及延长缓解期，缩小肿块，减少细菌感染并发症。

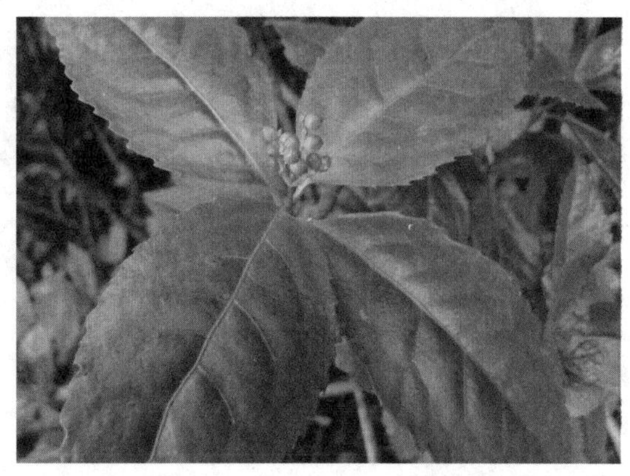

药方选例

1. 治鼻咽癌：肿节风、半枝莲、白花蛇舌草、黄芪各30g，山慈菇15g，蜈蚣2条，全蝎6g，苍耳子12g。水煎服，每日1剂。

2. 治胰腺癌：肿节风、凤尾草、茵陈、赤芍、党参各30g，郁金、五灵脂、栀子、鳖甲各15g，丹参、莪术各20g，黄芪50g。水煎服，每日1剂3次。

3. 治宫颈癌：肿节风、大黄、黄芪各30g，人参（嚼服）10g。水煎服，每日1剂。

4. 治大肠癌：肿节风、败酱草、白花蛇舌草各30g，槐花20g，蛇蜕12g，上药晒干研细，调拌蜂蜜冲服，每日3次。

5. 治骨肉瘤：肿节风、核桃树皮、女贞子、生地黄各30g，透骨草20g，川续断、补骨脂、骨碎补、寻骨风、山茱萸各15g，自然铜12g，牡丹皮、知母、黄柏各10g。水煎服，每日1剂。

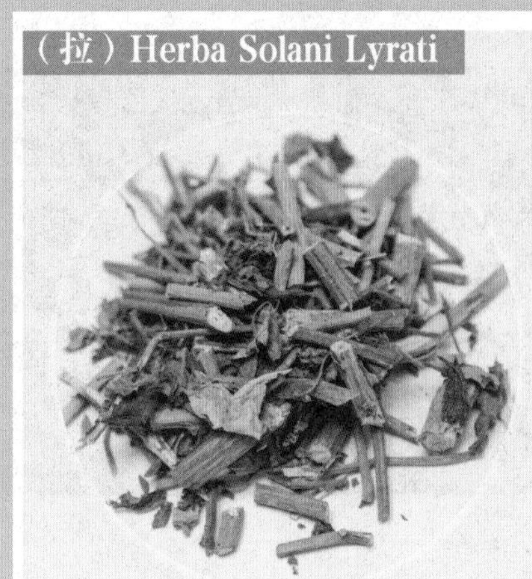

(拉) Herba Solani Lyrati

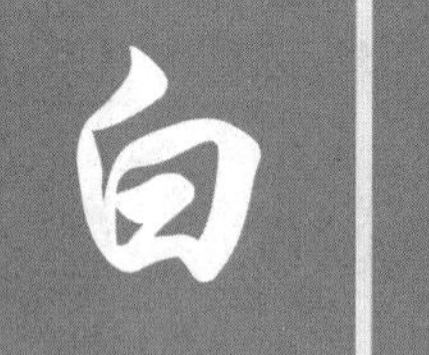

白英

【别　　名】白毛藤、蜀羊泉。

【性味归经】甘、苦，寒。归肝、胃经。

【功　　效】清热解毒，祛风化痰，利湿退黄。

来源

白英最早记载于《百草镜》。本品为茄科植物白英的干燥全草。晒干生用或鲜用。

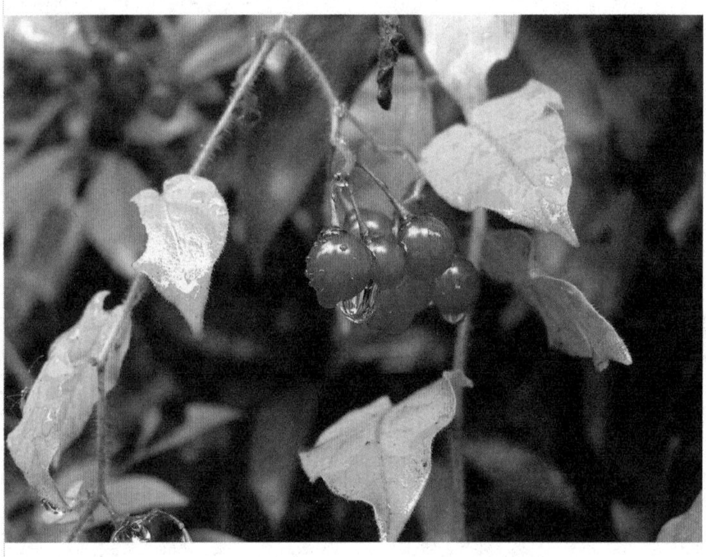

临床应用

常用治肺癌、食管癌、声带癌、胃癌、肝癌、直肠癌、宫颈癌、卵巢癌、膀胱癌、阴茎癌、骨肉瘤、海绵状血管瘤等肿瘤中属热毒内盛、湿热蕴结证。现为临床较常用的抗肿瘤中草药，亦常用抗肿瘤所致的黄疸、腹水、水肿等。

1. 用于湿热为病的肿瘤，常配伍墓头回、黄柏、萆薢等。

2. 用于肝癌，常配伍紫草根、龙葵、白茅根、白花蛇舌草等。

3. 用于卵巢癌，常配伍龙葵、车前草、土茯苓、败酱草等。

4. 用于慢肝之甲胎蛋白（AFP）升高，常配伍重楼、莪术等。

用法用量

煎服，15~30g；鲜品30~60g。外用鲜品适量，捣烂敷患处。

使用注意：体虚无湿热者忌用。超量宜慎。

不良反应

本品大剂量应用可引起咽喉烧灼感及疼痛、恶心、呕吐、眩晕、瞳孔扩大，出现惊厥性肌肉运动的同时，表现全身性衰弱。

参考资料

抗肿瘤药理：本品粗制剂及白英碱，体内外动物实验证明具有抗肿瘤活性，水煎剂对小鼠艾氏腹水癌、肉瘤等均有抑制作用，有效抗肿瘤成分为β－苦茄碱。体外试验，白英热水提取物对人宫颈细胞培株系有抑制作用，抑制率达100%，而对正常细胞没有影响。并对瓦克瘤有显著抑制作用。白英甾体皂苷能诱导肿瘤细胞凋亡。

药方选例

1. 治喉癌：白英、龙葵各50g，蛇莓、灯笼草各25g，重楼、野荞麦根各30g。水煎服，每日1剂。

2. 治声带癌：白英、龙葵各30g，蛇莓、石见穿、野荞麦根各15g。水煎服，每日1剂。

3. 治肝癌：南五味子根、白英、石橄榄各50g，紫草根、龙葵、陈皮、白茅根、白花蛇舌草、半枝莲各25g，延胡索10g，广木香、两面针各15g。水煎服，每日1剂。

4. 治大肠癌：①白英、猪殃殃各60g，鸦胆子（胶囊包吞）15粒，败酱草、云南铁扁担各30g，水红花子15g。水煎服，每日1剂。②白英、半枝莲、白花蛇舌草、忍冬藤、败酱草各30g，苦参、蒲公英各15g。水煎服，每日1剂。第2方具有清肠解毒、祛湿泄热之功效，适用于大肠癌属湿热内结者。

5. 治肝癌、宫颈癌：白英30g，川贝母、麦冬、柴胡、茯苓、丹参各10g，太子参15g，法半夏、木香各6g。水煎服，每日1剂。

6. 治卵巢癌：白英、白花蛇舌草、半枝莲、龙葵、车前草、土茯苓各30g，败酱草、拳参、鳖甲各20g，龙胆、苦参、蒲公英各15g，瞿麦、川楝子、大腹皮各12g，水蛭10g，甘草6g。可随证加减。水煎服，每日1剂。本方具有清热利湿、解毒散结之功效，适用于卵巢癌属湿热郁毒者。

(拉) Pulsatillae Radix

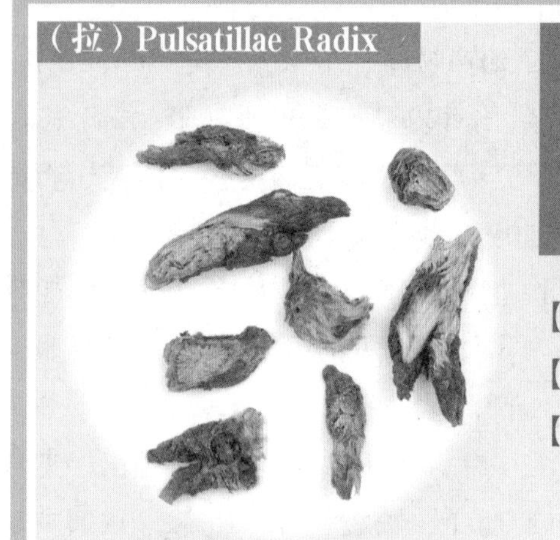

白头翁

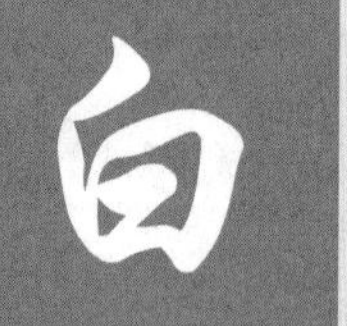
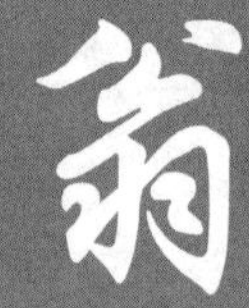

【别　　名】白头草、野丈人、老翁花、奈何花。

【性味归经】苦，寒。归胃、大肠经。

【功　　效】清热解毒，凉血止痢。

来源

白头翁最早记载于《神农本草经》。本品为毛茛科植物白头翁的干燥根。切薄片，生用。

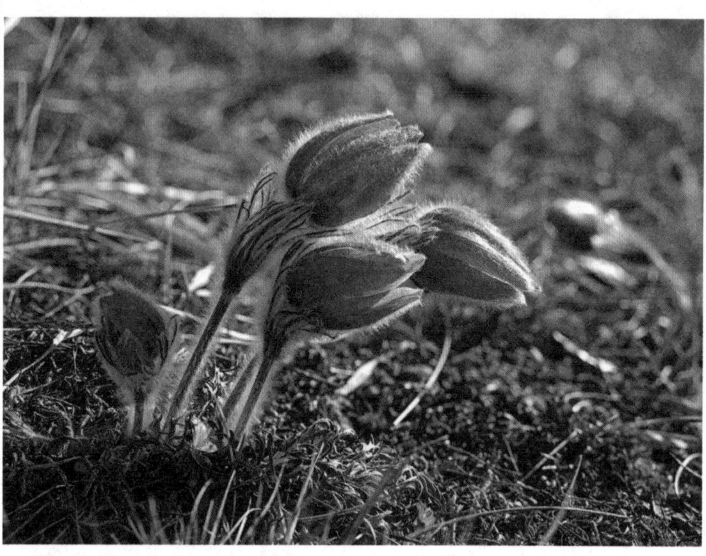

临床应用

常用治大肠癌、胃癌、膀胱癌、宫颈癌、白血病、恶性淋巴瘤、脑垂体瘤等肿瘤中属血热毒盛证，尤善治肠癌之湿热蕴结证。

1. 用于大肠癌之湿热蕴结证，常配伍马齿苋、秦皮、苦参等。

2. 用于肠癌排脓血便者，常与槐花、地榆、赤芍等同用。

3. 用于恶性淋巴瘤，可配伍当归尾、牡丹皮、半夏等。

4. 用于白血病，常配伍山慈菇、山豆根、黄药子、龙葵等。

用法用量

煎服，6~15g；或入丸、散。外用适量，捣敷或煎水洗。

◆使用注意

虚寒下痢者忌服。

参考资料

抗肿瘤药理：本品能抑制动物肿瘤细胞有丝分裂，对肺部鳞癌、未分化癌及恶性黑色素瘤有效。可明显抑制小鼠肉瘤、肝癌的生长，并通过提高机体免疫力起到抗肿瘤的作用。体外试验，白头翁对白血病细胞具有细胞毒作用，对肿瘤细胞有抑制效应；从白头翁中提取的白头翁素对移植性动物肿瘤有抑制生长的活性，并延长荷瘤动物的存活期。

◆药方选例

1. 治大肠癌：白头翁 20g，地榆、槐花、马齿苋各 15g，败酱草 30g，黄柏、苦参、薏苡仁、黄芩、赤芍、甘草各 10g。水煎服，每日 1 剂。

2. 治直肠息肉癌变：水杨梅根、藤梨根、半枝莲、白花蛇舌草、白英各 30g，虎杖、白头翁各 15g，茯苓、沉香曲各 12g，焦白术、广木香各 9g。每日 1 剂，水煎服。交替服用蟾蜍酒，每次 100ml，2 日服 1 次。

3. 治白血病：白头翁、山慈菇、山豆根各 15g，黄药子、白花蛇舌草、龙葵各 30g。水煎服。

4. 治恶性淋巴瘤：白头翁 60g，当归尾、牡丹皮、半夏各 30g，研为末，每服 9g，开水送服。

（拉）Sophorae Flavescentis Radix

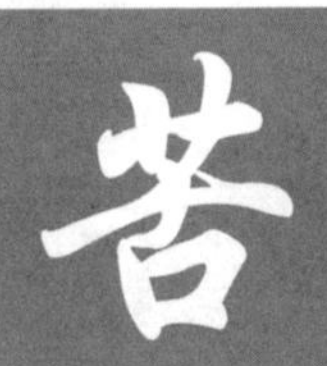
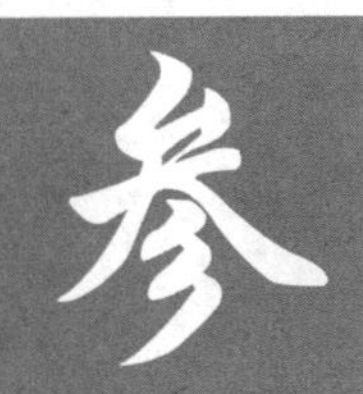

苦参

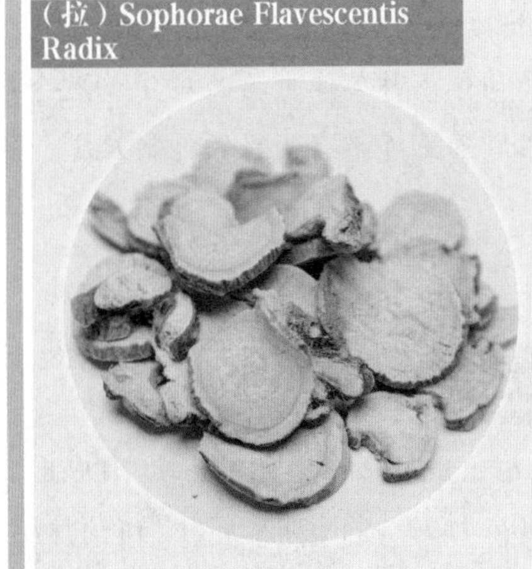

【别　　名】苦骨、川参、凤凰爪、牛参。

【性味归经】苦，寒；有小毒。归心、肝、胃、大肠、膀胱经。

【功　　效】清热燥湿，杀虫，利尿。

◆来源

苦参始载于《神农本草经》。本品为豆科植物苦参的干燥根。切厚片，生用。

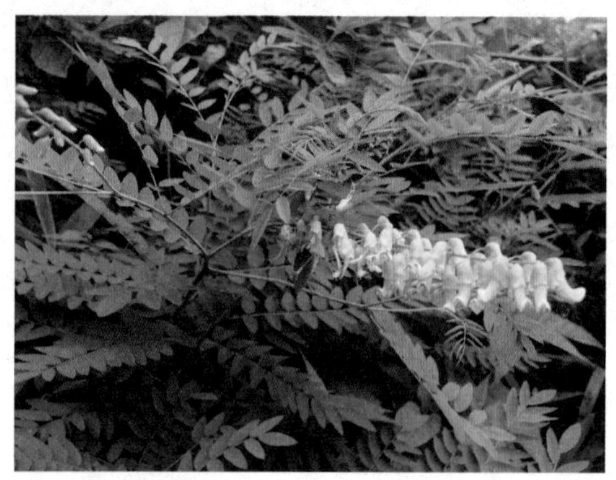

临床应用

常用治舌癌、食管癌、大肠癌、膀胱癌、宫颈癌、恶性葡萄胎、绒毛膜癌等肿瘤中属热毒内积、湿浊停聚证。现为临床较常用的抗肿瘤中草药，抗癌谱较广。

1. 用于肿瘤之热毒蕴结肠胃者，常配伍马齿苋、大血藤、牡丹皮等。

2. 用于消化道肿瘤之湿热黄疸，常配伍茵陈、栀子、龙胆草等。

3. 用于妇科肿瘤肝经湿热、毒蕴下焦者，常配伍椿皮、土茯苓等。

4. 用于泌尿系统肿瘤湿热蕴积者，常配伍车前子、龙葵、重楼等。

用法用量

煎服，6~15g。外用适量，煎汤洗患处。

使用注意

脾胃虚弱及阴虚津伤者慎用。反藜芦。

不良反应

本品有小毒，量大可引起中枢神经抑制，可因呼吸麻痹而死亡；使用一般剂量少数人可出现恶心、呕吐、便秘、头晕等轻微反应。

参考资料

抗肿瘤药理：苦参碱和氧化苦参碱对小鼠进行抗肿瘤活性试验，结果表明对小鼠肉瘤均有明显抑制活性，以氧化苦参碱的作用更为明显。氧化苦参碱对Coγ线照射家兔白细胞低下有治疗和预防作用。本品煎剂、醇提取物以及所含的多种成分有不同程度的抑制肿瘤作用。苦参碱能抑制小鼠肥大细胞瘤肿瘤细胞代谢；氧化苦参碱能增强环磷酰胺对艾氏癌实体型的抑制作用；苦参煎液能诱导人早幼白血病细胞向单核巨噬细胞分化；苦参碱等五种单体生物碱对T细胞介导的特异性肿瘤免疫都有明显的抑制效应。

药方选例

1. 治舌癌：苦参、五倍子、山豆根、重楼各30g，冰片少许，加水煎汁。待药汁温，代水含漱，每日数次。

2. 治食管癌：苦参、紫草各6g，丹参、刺猬皮、麦冬、急性子、天花粉、炒陈皮、墨旱莲、远志各9g，瓜蒌、海浮石各12g，白英、枸杞子各18g，石见穿15g，薤白4.5g，炒灵脂3g。水煎服，每日1剂。

3. 治宫颈癌：①苦参、白毛藤、土茯苓、半枝莲、墓头回各12g。每日1剂，煎2次分服。②苦参60g，蛇床子、野菊花、金银花各30g，黄柏、白芷、地肤子、石菖蒲各15g。水煎液浸纱布，填塞宫颈瘤体。

4. 治皮肤癌：苦参15g，地肤子、蛇床子、白鲜皮各20g，加水煎汁，代水饮，每日1剂。

5. 治阴茎癌：苦参、蛇床子、半边莲各30g，黄药子15g，蜂房10g。水煎外洗，适用于各型阴茎癌患者。

（拉）Bullus Narcissi Chinensis

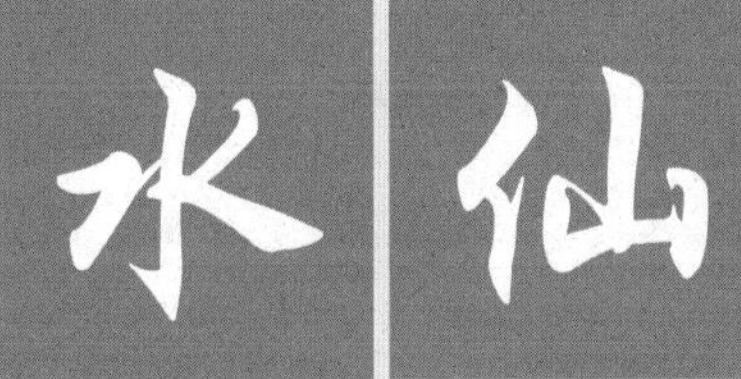

【别　　名】凌波仙子、水仙花、女史花、雅蒜、玉玲珑。

【性味归经】甘、苦，寒；有小毒。归肝、肺经。

【功　　效】清热解毒，散结消肿。

来源

水仙最早记载于《本草纲目》。本品为石蒜科植物水仙的鳞茎。切片晒干或鲜用。

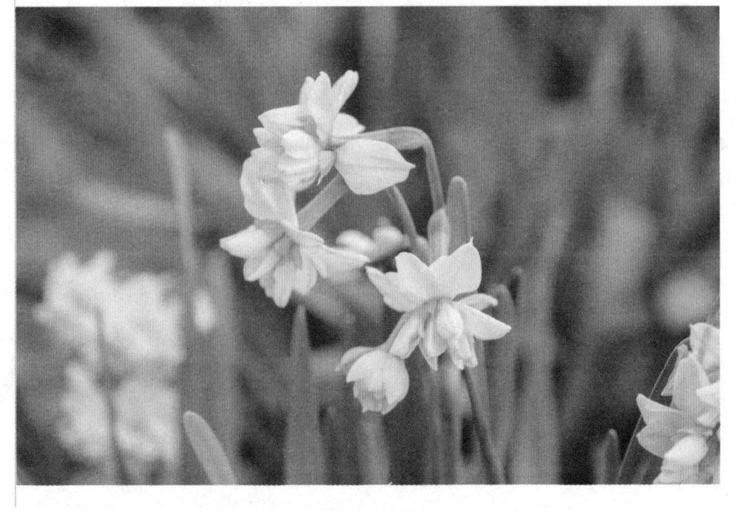

临床应用

大多采用鲜鳞茎捣烂外敷治疗乳腺癌、上颌窦癌、腮腺癌等伴有感染者。

用法用量

2.5~4.5g，大剂量15~20g；常外用。外用适量，鲜品捣烂敷患处。

使用注意

肝、肾功能不全者慎用。

因其毒性较大，不宜内服，应用宜慎。

不良反应

水仙花、枝、叶误食后会出现呕吐、腰痛、腹胀、脉搏频微，出冷汗、下痢、呼吸不规律、体温上升、昏睡、虚脱等，严重者发生痉挛、麻痹而死亡。

参考资料

抗肿瘤药理：水仙生物碱有一定的抗肿瘤活性。水仙总生物碱腹腔注射对大鼠肉瘤、小鼠肉瘤及艾氏腹水癌均有明显的疗效。

药方选例

水仙鳞茎适量捣烂，外敷于病灶表面，厚1cm，上覆盖纱布，1日换药1次，连用1周。用于炎症型乳腺癌有红肿痛热的证候出现而皮肤表面尚未破溃的病例。上述外用疗法也适用于上颌窦癌，相应面部出现红肿之皮肤以及颈部肿瘤和腮腺癌。

（拉）Hibisci Mutabilis Folium

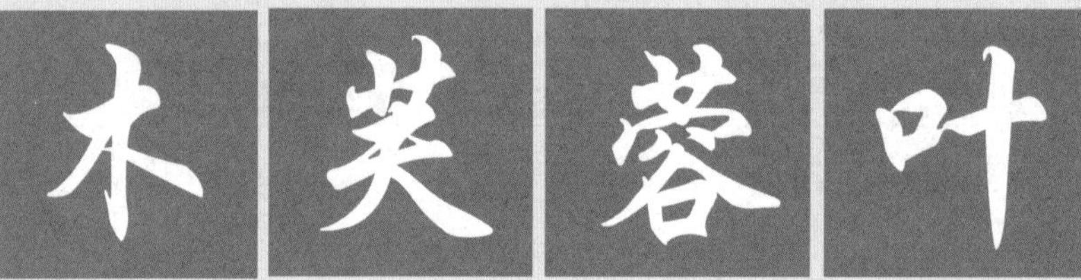

木芙蓉叶

【别　　名】山芙蓉、芙蓉、木棉、胡李花。

【性味归经】辛，平。归心、肝、肺经。

【功　　效】清热解毒，凉血消肿。

来源

木芙蓉叶始载于《本草图经》。本品为锦葵科植物木芙蓉的干燥叶。鲜用或晒干，生用。

临床应用

常用治唇癌、肺癌、乳腺癌、胃癌、白血病、皮肤癌等肿瘤中属血热毒盛者。亦抗肿瘤相关性感染。

1. 用于肿瘤之血热毒盛者，常配穿心莲、水牛角、败酱草等。

2. 用于肺癌属阴虚型，常配伍北沙参、鱼腥草、百部、石上柏等。

3. 用于肿瘤破溃创面，鲜叶可捣烂外敷；亦可与半边莲捣烂外敷。

用法用量

煎服，15~30g。外用适量，鲜品捣烂敷患处；干品研末油调或熬膏。

使用注意

孕妇、阴疽不红不肿者忌用。

参考资料

抗肿瘤药理：木芙蓉叶提取液通过抑制DNA合成，抑制细胞的合成前期，从而阻滞细胞周期变化，发挥抗肿瘤作用。药敏试验对胃癌细胞敏感。

药方选例

1. 治唇癌各期：木芙蓉（晒干）、五

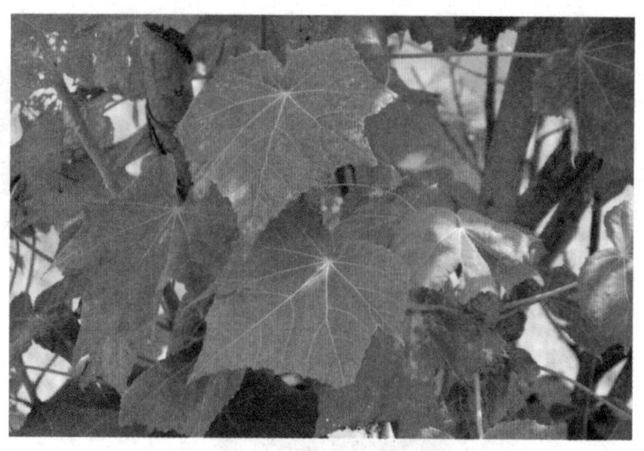

倍子、大黄各30g，生白矾、藤黄各9g，麝香0.3g，冰片0.6g。上药共为细末，用醋调成糊状涂患处，中央留孔如豆大，药干再添醋。

2. 治原发性肺癌属阴虚型：芙蓉叶、南沙参、北沙参、鱼腥草、四叶参、生薏苡仁、石上柏、白花蛇舌草、白毛藤各30g，天冬、百部、葶苈子、赤芍、苦参、夏枯草各12g，玄参、预知子、瓜蒌皮各15g，干蟾皮9g。水煎服，每日1剂。

3. 治胆囊癌：芙蓉叶、朴硝、姜黄、黄柏各50g，大黄、雄黄各30g，天花粉100g，冰片、生南星、乳香、没药各20g。共研细末，加饴糖调成糊状，摊于油纸上，厚约3~5cm，敷贴疼痛处，隔日换1次，2次为1疗程。

4. 治瘿瘤、肉瘤、筋瘤：木芙蓉根、白石榴根各30g，海带、海藻、昆布、海蛤蚧、海螵蛸各15g。水煎服。

(拉) Solidaginis Herba

一枝黄花

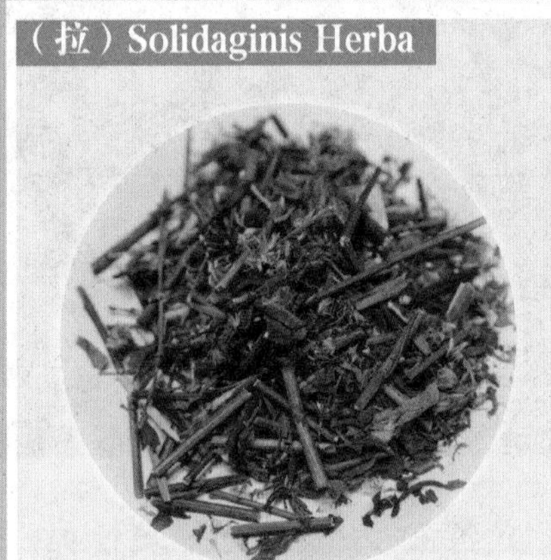

【别　　名】黄花草、蛇头王、满山草、百根草。

【性味归经】辛、微苦，平。归肝、胆经。

【功　　效】疏风清热，消肿解毒。

来源

一枝黄花最早记载于《植物名实图考》。本品为菊科植物一枝黄花的干燥全草。生用。

临床应用

常用治甲状腺癌、口腔癌、食管癌、皮肤癌、宫颈癌、阴道癌等肿瘤中属热毒炽盛证。亦抗肿瘤相关性感染，对霉菌感染有效。

1. 用于甲状腺肿瘤，常配伍夏枯草、橘核、山慈菇等。

2. 用于舌癌、喉癌，常配冬凌草、山豆根、穿心莲、蒲公英等。

3. 用于癌性发热，常配伍板蓝根、蒲公英、大青叶、重楼等。

4. 用于口腔癌及体表肿瘤破溃合并感染局部创口，可煎汁冲洗及湿敷。

用法用量

煎服，9~15g。大剂量 100g。外用适量，鲜品捣敷，或煎汁搽。

使用注意

脾胃虚寒，大便溏薄者及孕妇慎用。不宜久服。

参考资料

抗肿瘤药理：本品所含的结合型果聚糖，具有抑制肿瘤细胞生长的作用。其甲醇提取物有较强的抗肿瘤活性的作用，抑制肿瘤生长率为 82%；乙醇提取物的抑制率为 12.4%；能增强白细胞吞噬功能，提高免疫作用从而抑制肿瘤生长。

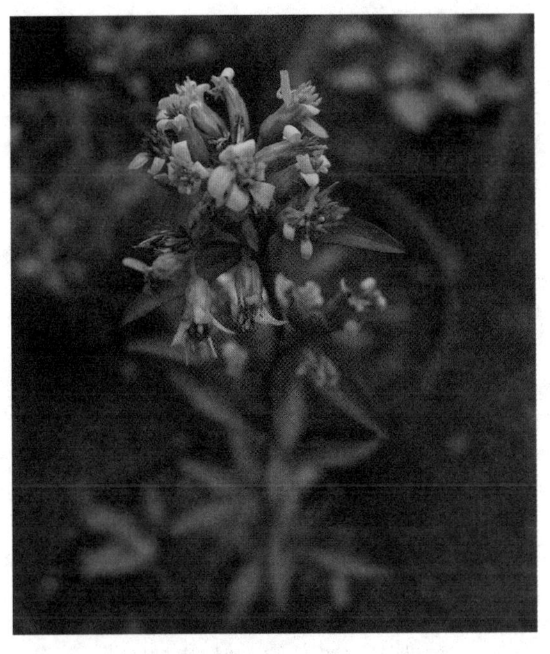

药方选例

1. 治甲状腺癌：一枝黄花15g，韩信草、马兰各12g，星宿菜24g，水煎服，分3次服，每日1剂，20日为1个疗程。肿物消退后，仍继续服1~3个疗程。

2. 治食管癌：一枝黄花、大蓟根各100g，玄参150g，鲜青风藤100g，水煎服，每日1剂。

3. 治泌尿系统肿瘤合并感染：一枝黄花、金银花、连翘、仙鹤草各15g，黄芩9g，白术、茯苓、山药各12g，甘草3g。每日1剂，连服7~14剂或更长。

4. 治宫颈癌、阴道癌：一枝黄花500g，水2000ml。文火煎，过滤得液500ml，加生理盐水一倍稀释，冲洗阴道，对合并真菌感染尤为适宜，体表肿瘤溃烂者亦可作为洗涤液。

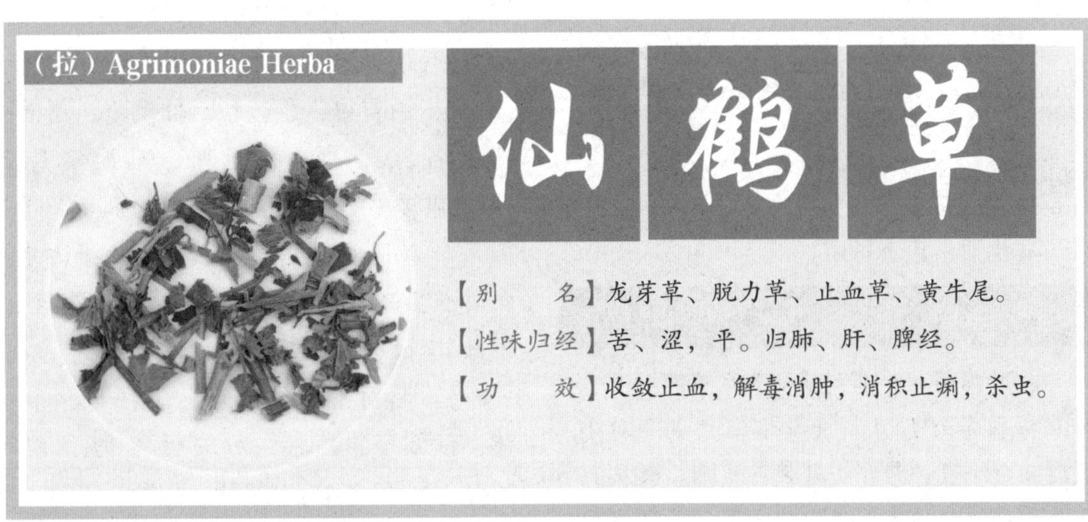

（拉）Agrimoniae Herba

仙鹤草

【别　　名】龙芽草、脱力草、止血草、黄牛尾。

【性味归经】苦、涩，平。归肺、肝、脾经。

【功　　效】收敛止血，解毒消肿，消积止痢，杀虫。

来源

仙鹤草最早记载于《伪药条辨》。本品为蔷薇科植物龙芽草的干燥全草。晒干。切段，生用或炒炭用。

临床应用

常用治肺癌、鼻咽癌、肝癌、胃癌、食管癌、肠癌、肾癌、膀胱癌、宫颈癌、多发性骨髓瘤等肿瘤中属热毒壅滞、正气不足证。对肿瘤之各种出血证有止血作用。对肿瘤所致的疲乏有作用。

1. 用于肺癌，常与鱼腥草、北沙参、浙贝母、天南星等配伍。

2. 用于胃癌，常配伍葛根、三七、栀子、重楼等。

3. 用于肝癌，常配伍半枝莲、半边莲、龙葵等。

4. 用于泌尿系肿瘤，常配伍大蓟、小蓟、藕节炭、白茅根等。

用法用量

煎服，10~15g，大量用至 30~60g，或鲜品捣汁；或入丸、散。外用适量，捣敷。

使用注意

非出血不止者忌用。

参考资料

抗肿瘤药理：仙鹤草全草水煎液对人宫颈癌抑制率为 100%；全草水溶性成分对小鼠肉瘤、小鼠肺癌、小鼠黑色素瘤、大鼠瓦克癌均有较强的抑制活性；全草的乙醇提取物对肝癌皮下型的肿瘤抑制率达 50% 以上；根的甲醇提取物有较强的抑制宫颈鳞癌细胞集落形成的效果。能诱导肿瘤细胞凋亡。

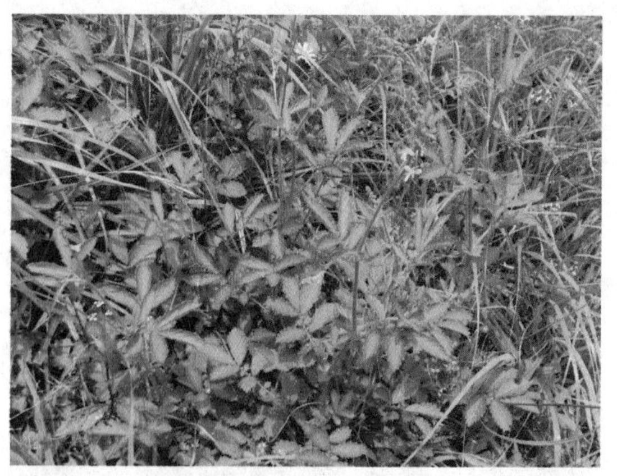

药方选例

1. 治鼻咽癌：仙鹤草 30g，白及 15g，冬虫夏草 5g，雷公藤 10g。水煎服，每日 1 剂。

2. 治肺癌：仙鹤草、沙参、麦冬、天冬、猪苓、浙贝母、白茅根、生地黄各 15g，鳖甲（先煎）、猫爪草、薏苡仁、穿破石各 30g，桔梗 12g，壁虎 6g，甘草 3g。水煎服，每日 1 剂。具有滋肾清肺、豁痰散结之功效，适用于肺癌属阴虚痰热者。

3. 治胃癌：薏苡仁、仙鹤草、葛根、三七各 30g，栀子、茵陈、马尾黄连各 15g，重楼 10g。水煎服，每日 1 剂。

4. 治肝癌：仙鹤草、半枝莲、半边莲、女贞子各 30g，薏苡仁、龙葵各 20g。水煎服，每日 1 剂。亦可术后预防复发用。

5. 治肾癌：仙鹤草、土茯苓、半枝莲、预知子、芦根、鸡矢藤各 30g，瞿麦 20g，大小蓟各 15g，厚朴、丹参、赤芍、半边莲各 15g，半夏、竹茹、墨旱莲、栀子各 10g，黄连、甘草各 6g。可随证加减。水煎服，每日 1 剂。本方具有清热利湿、活血解毒散结之功效，适用于肾癌属湿热瘀毒者。

（拉）Artemisiae Annuae Herba

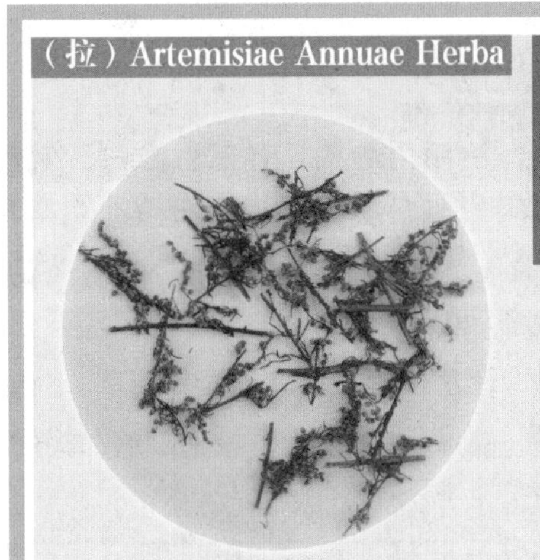

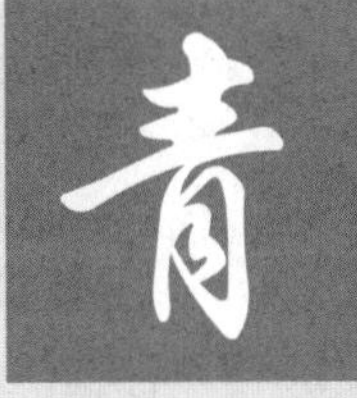
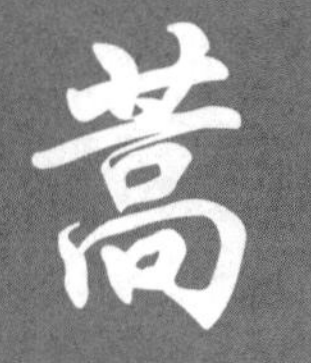

青蒿

【别　　名】香蒿、苦蒿、黄蒿。

【性味归经】苦、辛，寒。归肝、胆、肾经。

【功　　效】清虚热，除骨蒸，解暑，截疟。

来源

青蒿最早记载于《神农本草经》。本品为菊科一年生草本黄花蒿的干燥地上部分。阴干。切段，生用。

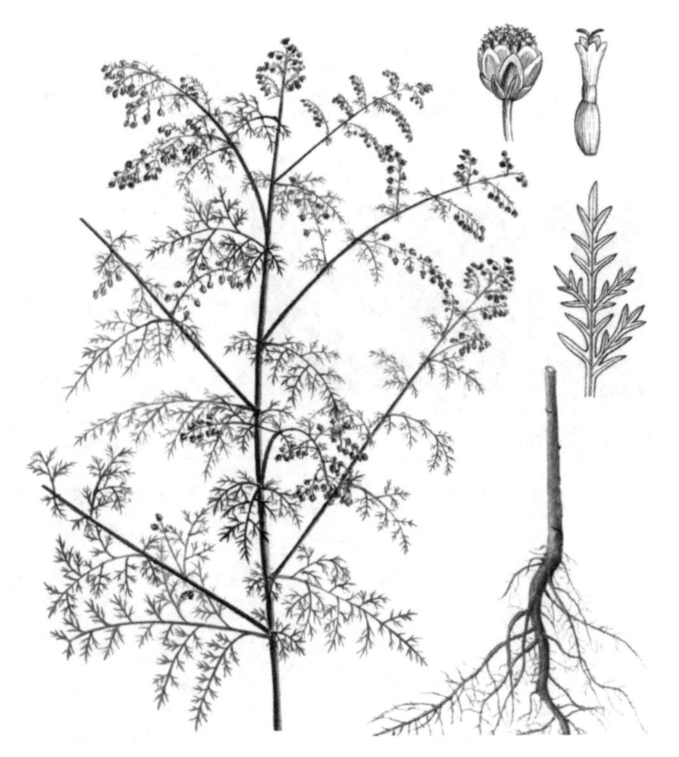

临床应用

常用治颅内肿瘤、肝癌、白血病、胃癌、肠癌、肺癌、鼻咽癌、乳腺癌等肿瘤中属湿火郁结或阴虚内热证。

1. 用于颅内肿瘤，常配伍生地黄、鳖甲、牡丹皮、知母等。

2. 用于肝癌，常配伍徐长卿、大黄、茵陈、半枝莲等。

3. 用于白血病，多配伍鳖甲、水牛角、龟甲、银柴胡等。

4. 用于肿瘤所致伤阴发热，常与鳖甲、生地黄、牡丹皮配伍。

用法用量

煎服，3~10g。不宜久煎。截疟宜鲜品绞汁用。

使用注意

脾胃虚弱、肠滑者忌服。汗多者慎用。

参考资料

抗肿瘤药理：本品水煎液对人宫颈癌有抑制活性。对小鼠移植性肿瘤的生长亦有抑制作用。青蒿酸及青蒿B的衍生物——化合物A、B、C、D对人体肝癌细胞有明显的杀伤作用。青蒿素类药物能增加脾脏的重量，调节巨噬细胞吞噬功能。青蒿琥酯可诱导肝癌细胞凋亡。

药方选例

1. 治颅内肿瘤：青蒿、当归、生地黄、鳖甲、牡丹皮、黄芩、熟地黄、白芍各15g，黄连、黄柏、知母、甘草各10g，黄芪、地骨皮各30g。水煎服，每日1剂。

2. 治鼻咽癌：鲜青蒿、韩信草、白花蛇舌草、覆盆子、入地金牛各60g。鲜品捣烂，加入浓茶，绞汁，一次服完。

3. 治肝癌：青蒿、徐长卿、大黄各15g，茵陈、半枝莲、茯苓各30g. 水煎服，每日1剂。

4. 治肠癌：青蒿、鲜野葡萄根、地榆各60g，鲜蛇莓30g，将上药洗净沥干，置热水瓶中，倒沸水中浸过药面，浸泡12小时，滤出药，口服，每日1剂，随时饮，15日为1疗程。

5. 治白血病：青蒿、鳖甲、沙参各20g，水牛角、银柴胡各10g，生地黄15g，龟甲30g。水煎服2次分服，每日1剂。

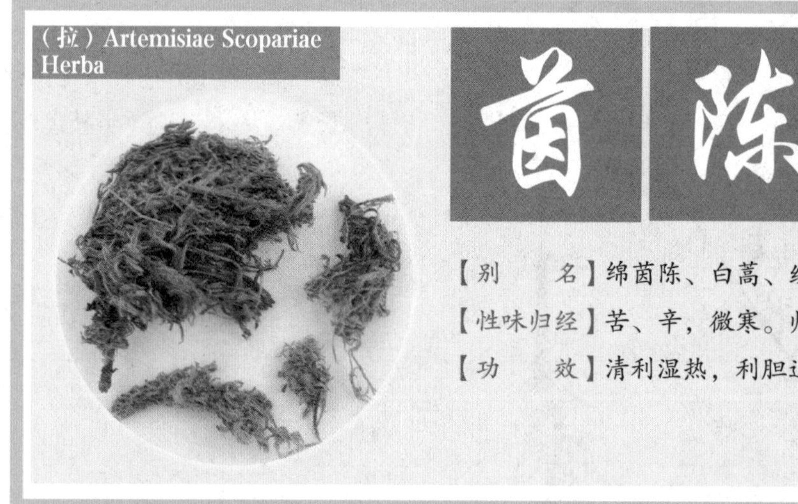

（拉）Artemisiae Scopariae Herba

茵陈

【别　　名】绵茵陈、白蒿、绒蒿、茵尘、茵陈蒿。

【性味归经】苦、辛，微寒。归脾、胃、肝、胆经。

【功　　效】清利湿热，利胆退黄。

来源

茵陈最早记载于《神农本草经》。本品为菊科植物茵陈蒿的干燥幼苗。晒干生用。春季采收的习称“绵茵陈”，秋季采割的称“茵陈蒿”。

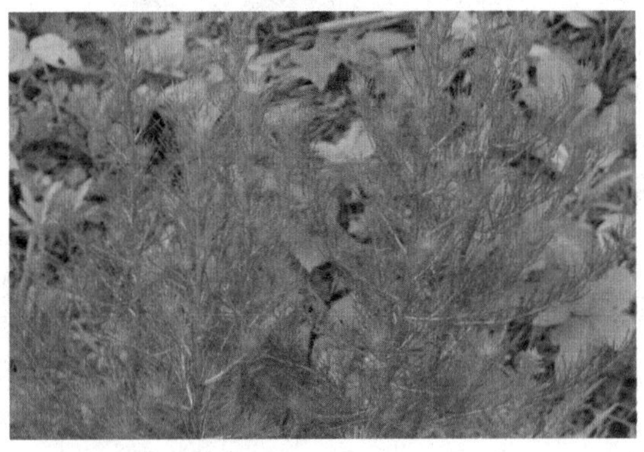

临床应用

常用治肝癌、胆囊癌、胰腺癌、肿瘤性胸腹积水等肿瘤中属湿热蕴结、湿热黄疸证。

1. 用于肝癌，常与半枝莲、栀子、重楼、莪术等配伍。

2. 用于胆囊癌，常与滑石、黄芩、藿香、郁金等配伍。

3. 用于胰腺癌，常与白英、郁金、薏苡仁、魔芋等配伍。

4. 用于卵巢癌，常配伍黄芩、藿香、石菖蒲、川贝母等。

用法用量

煎服，10~30g。外用适量，煎汤外洗。

使用注意

蓄血发黄及血虚萎黄者慎用。

参考资料

抗肿瘤药理：茵陈所含的香豆素类、萜类、黄酮类、香豆酸、绿原酸等成分可能有抗肿瘤活性；茵陈能通过直接杀伤肿瘤而发挥抗肿瘤作用。其乙醇提取物及水提取物对小鼠肉瘤均有抑制活性；茵陈色原酮体外对白血病和鼻咽癌KB细胞有杀伤作用；口服含有茵陈色原酮的提取物能抑制小鼠荷瘤的生长。此外，并有促进肿瘤坏死因子（TNF）的产生。

药方选例

1. 治原发性肝癌：茵陈、蜂房各15g，生牡蛎、半枝莲、重楼、白花蛇舌草各30g，山栀、三棱、莪术、穿山甲、郁金、炒枳壳各9g。水煎服，每日1剂。

2. 治胰腺癌：①茵陈、郁金、白术各12g，薏苡仁、白毛藤各30g，麦芽、太子参、茯苓、猪苓各15g，建曲10g，干瓜蒌20g，黄芩、木香各9g，生甘草3g，大黄6~10g。水煎服，每日1剂。②茵陈、鸡内金、丹参各30g，金钱草、生薏苡仁、生麦芽、夏枯草、白花蛇舌草、白英、龙葵、蛇莓各15g，柴胡、白屈菜各10g，生黄芪20g，壁虎6g。水煎服，每日1剂。本方配合金龙胶囊治疗中晚期胰腺癌。

3. 治胆囊癌：茵陈30g，滑石、黄芩、藿香各12g，石菖蒲、连翘、白豆蔻、郁金、延胡索各15g，川贝母10g，木通9g，可随证加减。水煎服，每日1剂。

4. 治胆囊癌湿热蕴结型：茵陈30g，菝葜20g，山栀子15g，大黄、龙胆草、柴胡、木通、甘草各10g。水煎服，每日1剂。

5. 治癌性发热：茵陈、败酱草、半枝莲、白花蛇舌草各30g，柴胡、大黄、枳实、黄芩、白芍、半夏、栀子各10g，甘草、生姜各3g。水煎服，每日1剂。

（拉）Bovis Calculus

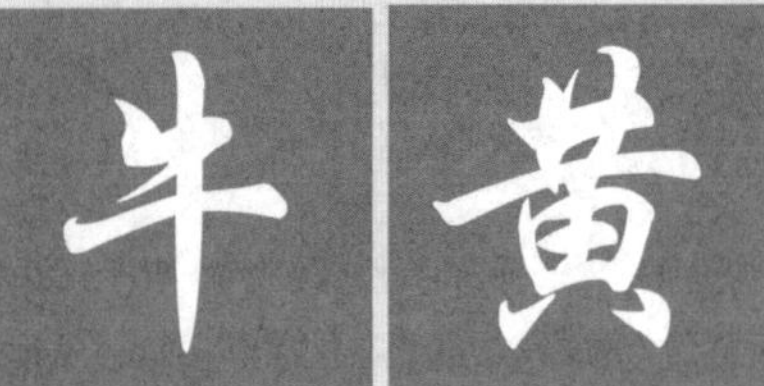

牛黄

【别　　名】丑宝、西黄、犀黄。

【性味归经】苦，凉。归肝、心经。

【功　　效】清热解毒，息风止痉，化痰开窍。

来源

牛黄始载于《神农本草经》。本品为牛科动物牛的干燥的胆囊结石。用牛胆或猪胆汁经人工提取制造而成称为人工牛黄。

临床应用

常用治鼻咽癌、喉癌、肝癌、食管癌、贲门癌、胃癌、舌癌、肠癌、白血病、宫颈癌、乳腺癌等肿瘤中属热毒炽盛、痰火郁结证。

1. 用于白血病，常配伍大青叶、紫草、牡丹皮、青黛等。

2. 用于喉癌，常配伍青黛、川贝母、珍珠粉、琥珀、鱼脑等。

3. 用于肿瘤致壮热神昏、惊厥抽搐，常配伍全蝎、朱砂、钩藤等。

4. 用于乳腺癌、瘰疬等，常与麝香、乳香、没药等合用。

用法用量

入丸散，0.2~0.5g。外用适量，研末敷患处。

使用注意

孕妇慎用。非实热证不宜用。

参考资料

抗肿瘤药理：人工牛黄混悬液，口饲对接种小白鼠肉瘤均有抑制活性；人工牛黄对肉瘤及艾氏腹水癌均有抑制效果。人工牛黄具有抑制小鼠乳腺癌细胞肺转移的潜在作用，并与环磷酰胺有一定协同作用。

药方选例

1. 治鼻咽癌：牛黄、麝香、猴枣各1g，白醋0.5g，珍珠2g，凤凰衣、辰砂各3g。共研细末，每次0.5g，每日3次，冲服。

2. 治喉癌：牛黄、儿茶、青黛、川贝母、珍珠粉各1.5g，硼砂24g，铅粉、琥珀、鱼脑、黄柏各3g，麝香0.9g，四六片1.8g。入豆腐内，煮半炷香久，取出研末；红蝎3g，烧灰存性共和匀，吹喉。

3. 治乳腺癌：牛黄、冰片、麝香各3g，乳香、没药、雄黄、蟾酥各180g，寒水石、轻粉各6g，朱砂、血竭各9g，蜈蚣30条、蜗牛60条。上药制成丸剂如芥子大，口服每次5~6丸，每日3次。

4. 治食管癌：天然牛黄15g，水蛭、壁虎、田七各300g。药味共研细末备用。口服。每次3g，每日3次，餐后以白开水送服。并配合益气散结汤：黄芪、党参、全瓜蒌各20g，茯苓、冬凌草、半枝莲各30g，白术、炙甘草、木香、当归、丹参各10g。水煎服，每日1剂。

（拉）Fel Ursi

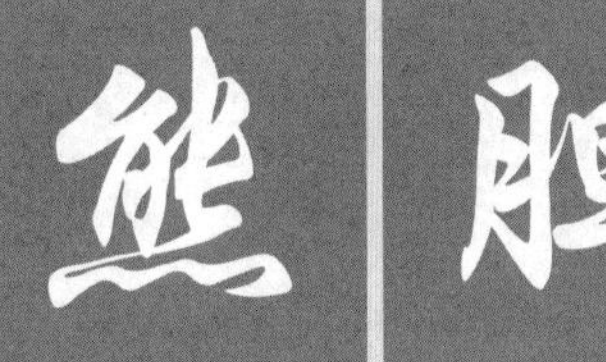

【别　　名】黑熊胆、云胆、东胆、棕熊胆。

【性味归经】苦，寒。归肝、胆、心经。

【功　　效】清热解毒，清肝明目，息风止痉。

来源

熊胆始载于《新修本草》。本品为熊科动物黑熊的干燥胆汁。黑熊为二级国家重点保护野生动物，现已禁止非法捕猎与贸易。现有人工饲养取汁为用。

临床应用

常用治肝癌、上消化道癌、皮肤癌等肿瘤中属热毒炽盛证。亦用于多种肿瘤肝转移伴黄疸或肝昏迷者。

1. 用于喉癌，常配伍半夏、野葡萄藤、菝葜、木芙蓉等。

2. 用于肝转移肿瘤，常配伍石见穿、香附、川芎、柴胡等。

3. 肿瘤之惊痫抽搐，可单用或与麝香、牛黄、全蝎等同用。

用法用量

内服，1~2g，多入丸、散，外用适量，研末调敷。

使用注意

虚寒证当禁用。

参考资料

抗肿瘤药理：熊胆经体外实验证明，对肿瘤细胞的增殖抑制率在90%以上。熊胆液对人白血病细胞株、小鼠骨髓瘤细胞体外培养有明显抑制作用，能延长腹水癌昆明鼠寿命。亦有抑制细胞增殖、诱导细胞凋亡作用。

药方选例

1. 治眼癌：熊胆2.4g，制炉甘石45g，牛黄3.8g，麝香0.9g，冰片9g。象牙丝少许，共研极细末，点眼，每日3次。

2. 治肝癌：熊胆、麝香、牛黄各3g，人参、三七、银耳、乳香、没药各15g，土茯苓30g，生薏苡仁60g。共研细末，装胶囊内服，每日3次，每次1.5g，连服4个月为1疗程，一般服用1~2疗程。

3. 治皮肤癌：熊胆（研）、轻粉各3g，雄黄（研）、麝香（研）各1.5g，槟榔（末）0.3g。上研匀，用猪胆1个，取汁，装药在胆内，用棉绳扎定揉匀。涂患处。

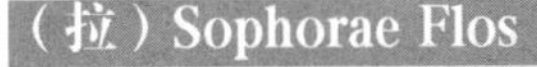

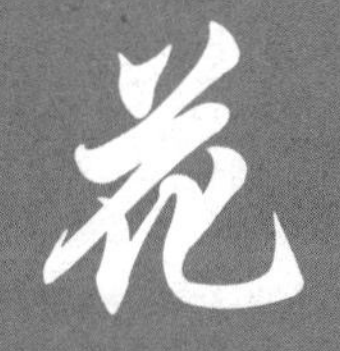

槐花

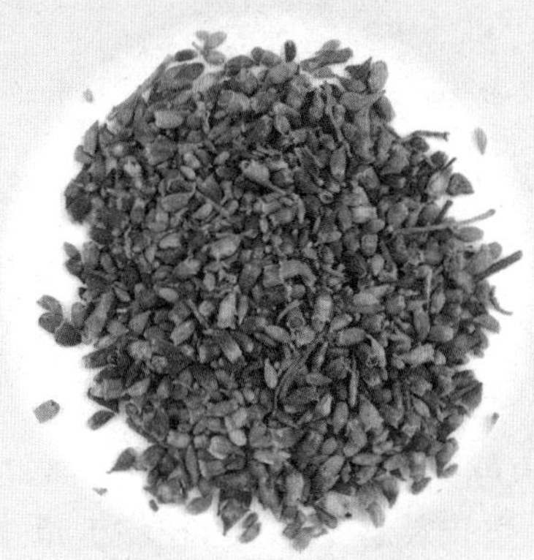

【别　　名】白槐、槐米、槐蕊、金药树。

【性味归经】苦，微寒。归肝、大肠经。

【功　　效】凉血止血，清肝火。

来源

槐花始载于《日华子本草》。本品为豆科落叶乔木槐干燥花蕾。晒干。生用，炒用或炒炭用。

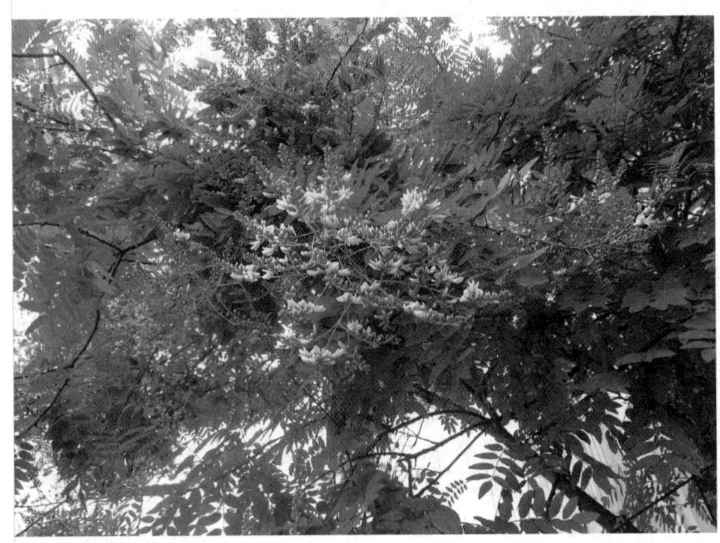

临床应用

常用治肺癌、肠癌、宫颈癌等肿瘤中属血热毒聚证。肿瘤之血热出血者，常与地榆相须为用。

1. 用于肺癌咯血，常配伍栀子、白茅根、墨旱莲、紫珠草等。

2. 用于肠癌之湿热蕴结者，常配伍白头翁、马齿苋、败酱草等。

3. 用于宫颈癌之肝经湿热、毒蕴下焦者，常配伍龙胆草、黄柏、椿皮等。

用法用量

煎服，10~15g；或入丸、散。外用适量，煎水熏洗；或研末撒。清热降火宜生用；止血宜炒用或炒炭用。

使用注意

本品苦寒，脾胃虚寒者慎用。

参考资料

抗肿瘤药理：体外试验，本品对人宫颈癌有抑制活性。所含槲皮素有抑制肿瘤生长作用，抑制离体恶性细胞的生长，抑制艾氏腹水癌细胞 DNA、RNA 和蛋白质的合成。芸香苷对 X 线照射有保护作用，减少接受致死量照射小鼠的死亡率。

药方选例

1. 治直肠癌：槐花、鸦胆子各 15g，皂角刺、血竭各 10g，白花蛇舌草、生大黄、败酱草各 40g。水煎，将 2 次药液混合取汁 200ml，一次灌肠保留 1~2 小时，每 7 日 1 次。

2. 治大肠癌属脾虚湿毒证：槐花炭、党参、茯苓、地榆炭各 15g，薏苡仁、山药、马齿苋、败酱草、仙鹤草、茜草各 30g，苍术、白术各 10g。水煎服，每日 1 剂。

3. 治宫颈癌：槐花、金银花、蒲公英、冬瓜子、生黄芪各 20g，白花蛇舌草 15g，制乳没、香附炭、焦楂曲各 10g，当归、紫花地丁、生地黄各 12g，人参粉（冲）2g，血竭粉、沉香粉各（冲）1g。水煎服，每日 1 剂。

（拉）Herba Selaginellae Doederleinii

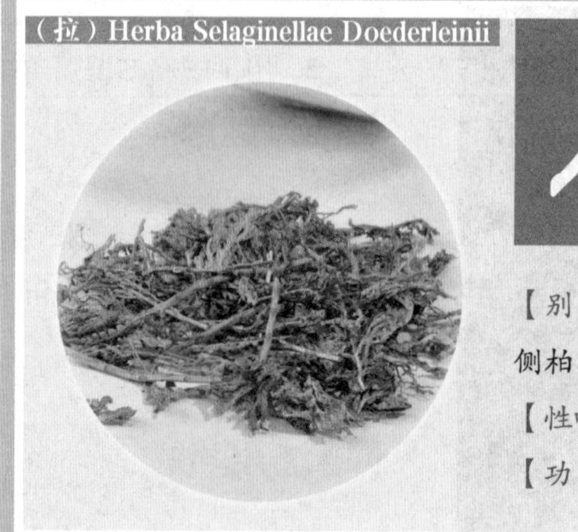

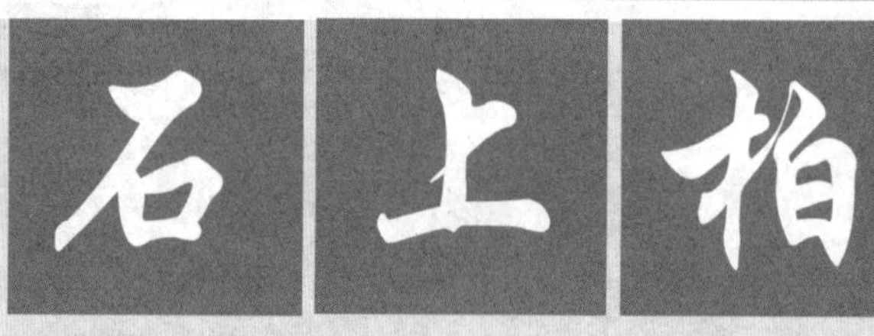

【别　　名】大叶菜、梭罗草、金龙草、龙鳞草、地侧柏、过路蜈蚣、大凤尾草。

【性味归经】甘，平。归肺、肝经。

【功　　效】清热解毒，活血消肿，止血。

来源

石上柏始载于《贵州民间药物》。本品为卷柏科植物深绿卷柏的干燥全草。晒干生用或鲜用。

临床应用

常用治鼻咽癌、肺癌、喉癌、消化道肿瘤、宫颈癌、恶性葡萄胎、绒毛膜癌、乳腺癌等肿瘤中属热毒壅结、瘀血阻滞证。现为抗肿瘤常用中草药，尤用治鼻咽癌，使用频率较高。

1. 用于鼻咽癌，常与天葵子、冬凌草、山豆根等配伍。

2. 用于肺癌，常与石见穿、鱼腥草、预知子等配伍。

3. 用于宫颈癌，常配伍紫草、重楼、败酱草、蜈蚣、全蝎等。

4. 用于恶性淋巴瘤，常配伍土贝母、连翘、山慈菇、山豆根等

用法用量

内服煎汤，15~20g；用于肿瘤时可用至30~60g。外用适量，研末敷；或鲜品捣敷。

使用注意

量大时偶有出现头晕、食欲减退、皮疹及脱发。

参考资料

抗肿瘤药理：本品的甲醇提取物均有细胞毒活性，其中鱼藤甲醇提取物具有很强的细胞毒活性，具有抗肿瘤作用。其所含生物碱对小白鼠肉瘤等瘤株有抑制活性；能延长实验性肝癌小鼠的生存期；并增强机体代谢和网状内皮系统功能，具有扶正祛邪的双重作用。

药方选例

1. 治肺热型鼻咽癌：石上柏30g，苍耳子、射干、山豆根、茜草根各10g，重楼、山慈菇、胆南星、半夏、白芷各15g，瓜蒌20g。水煎服，每日1剂。

2. 治肺癌：石上柏、石见穿、白花蛇舌草、生薏苡仁、生牡蛎、鱼腥草各30g，瓜蒌皮、预知子、龙葵、山豆根、夏枯草各15g，赤芍12g。水煎服，每日1剂。

3. 治宫颈癌：石上柏、重楼、白花蛇舌草各30g，人参6g，鳖甲、白术、生黄芪、何首乌、沙参、紫草各15g，枸杞子、重楼、败酱草各12g，蜈蚣2条，全蝎、甘草各5g。可随证加减。水煎服，每晚1剂。本方具有补气益阴、祛瘀解毒之功效，适用于宫颈癌属瘀毒走窜（转移）者。

4. 治恶性淋巴瘤：石上柏、白花蛇舌草、土贝母各30g，连翘、白芍、玄参、黄芩、生地黄、山慈菇各15g，防风、荆芥、山豆根各10g，甘草5g，可随证加减。水煎服，每晚1剂。本方具有疏风清热、润燥散结之功效，适用于恶性淋巴瘤属血燥风热者。

(拉) Herba Duchesneae Indicae

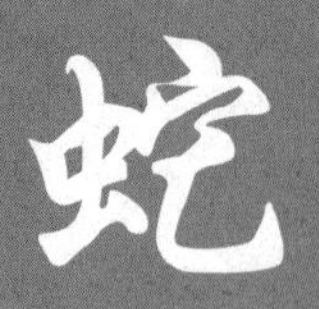
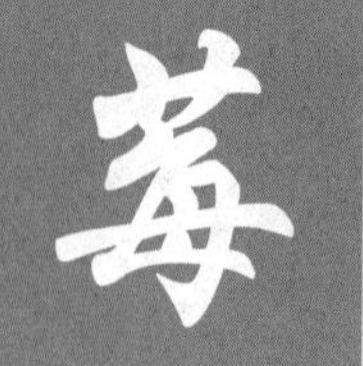

蛇莓

【别　　名】地莓、野杨梅、蛇含草、蚕莓、龙吐珠。

【性味归经】甘、苦，寒；有小毒。归肺、肝、大肠经。

【功　　效】清热解毒，凉血消肿，化痰止咳。

来源

蛇莓最早记载于《名医别录》。本品为蔷薇科植物蛇莓的干燥全草。晒干生用或鲜用。

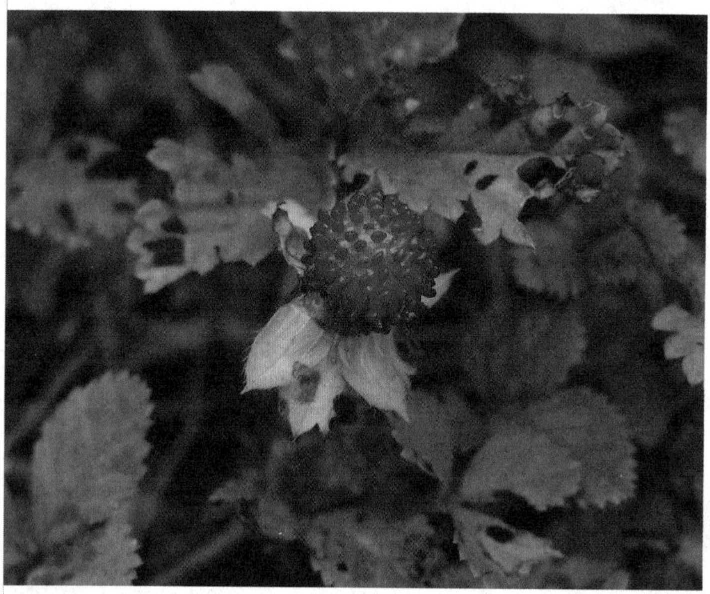

临床应用

常用治鼻咽癌、喉癌、声带息肉癌、甲状腺癌、食管癌、胃癌、肝癌、直肠癌、膀胱癌、胸腺肿瘤、乳腺癌、皮肤癌等肿瘤中属血热毒盛证。现为抗肿瘤常用中草药，使用频率较高。

1. 用于鼻咽癌，常配伍苍耳子、夏枯草、蒲葵子、茅根等。

2. 用于声带息肉癌变，多配伍白英、石见穿、金荞麦等。

3. 用于直肠癌，常配伍山慈菇、预知子、石见穿、败酱草等。

用法用量

煎服，30~60g。鲜品可用至150~300g，分2~4次服。外用适量，捣烂外敷或研末撒布。

参考资料

抗肿瘤药理：本品有抗细胞变异作用。对艾氏腹水癌及小鼠肉瘤有抑制活性，对人宫颈癌癌细胞抑制率为90%以上。蛇莓化学成分的苏木酚羧酸对人肺癌和胃癌细胞具有很强的杀伤作用。

药方选例

1．治食管癌：蛇莓、旋覆花、紫苏梗、竹茹、半枝莲、金刚刺各15g，半夏、党参各12g，丁香3g，代赭石24g，龙葵30g。水煎服，每日1剂。

2．治膀胱癌：蛇莓15g，龙葵、土茯苓、白英各30g，海金沙、灯心草各10g。水煎服，每日1剂。

3．治皮肤癌：蛇莓、苍耳草、半枝莲、葎草、金银花藤各30g，土茯苓24g，土大黄15g，重楼、徐长卿各9g，甘草6g。水煎服，每日1剂。

4．治肾癌：蛇莓、土茯苓、白英、龙葵、半枝莲、大蓟、小蓟、仙鹤草各30g，黄柏15g，瞿麦20g，延胡索、竹茹、竹叶各10g，甘草3g。水煎服，每日1剂。适用于肾癌中晚期，或术后复发者。

5．治前列腺癌：蛇莓、龙葵、土茯苓各30g，木香、乌药各12g，泽兰、桃仁、牡丹皮、赤芍各15g，香附、青皮、红花各10g，沉香8g，土鳖虫、甘草各6g，可随证加减。水煎服，每日1剂。本方具有行气破瘀之功效，适用于前列腺癌属气滞血瘀者。

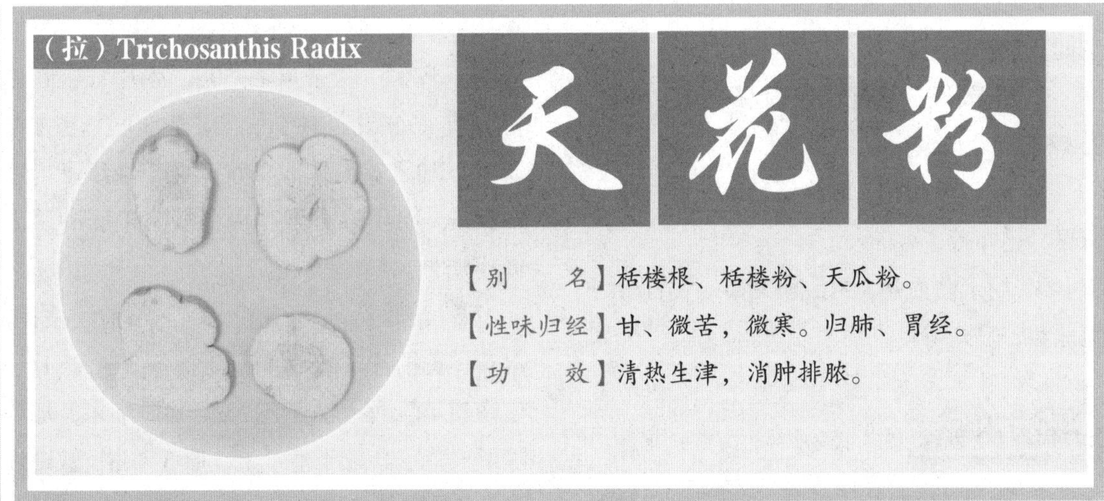

天花粉

（拉）Trichosanthis Radix

【别　　名】栝楼根、栝楼粉、天瓜粉。

【性味归经】甘、微苦，微寒。归肺、胃经。

【功　　效】清热生津，消肿排脓。

来源

天花粉最早记载于《神农本草经》。本品为葫芦科植物栝楼的干燥根。切厚片，生用。

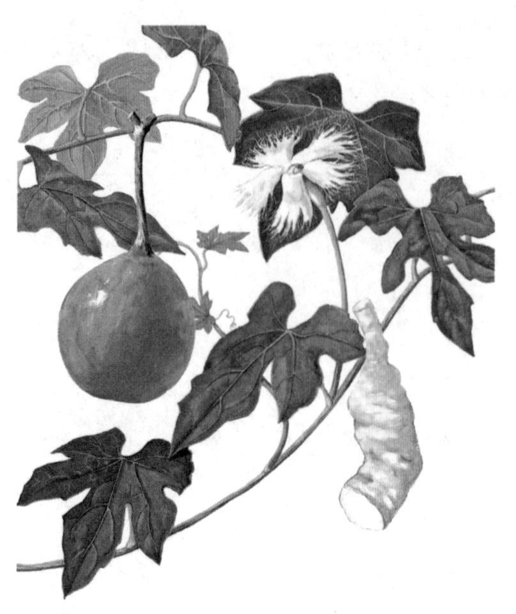

临床应用

常用治肺癌、肝癌、乳腺癌、食管癌、恶性葡萄胎、白血病、绒毛膜癌等肿瘤中属热毒壅盛、阴液亏损证。

1. 用于肿瘤之发热，常配伍沙参、麦冬、生地黄、白芍等。

2. 用于肺癌，常配伍芦根、石见穿、魔芋、麦冬等。

3. 用于乳腺癌，多配伍牡蛎、夏枯草、海藻、昆布等。

4. 用于白血病，常配伍紫草、大青叶、生地黄、贯众等。

用法用量

煎服，10~15g。外用适量，研末撒或调敷。

使用注意

脾胃虚寒、大便溏泄者慎用。孕妇忌用。反乌头。

不良反应

本品易发生过敏反应，用时宜慎；既往有天花粉过敏史或过敏体质者不宜使用。

参考资料

抗肿瘤药理：本品对小鼠艾氏腹水癌、肝癌腹水型、移植性肝实体瘤均有抑制作用；天花粉温浸冷冻干燥制剂或水浸剂，对宫颈癌有抑制效果；α－栝楼素对小鼠黑色素瘤和人绒肿瘤细胞等有显著抑制效果。本品能增强红细胞免疫功能而抗肿瘤。

药方选例

1. 治肝癌：天花粉100g，大黄、黄柏、姜黄、皮硝、芙蓉叶各50g，冰片、生天南星、乳香、没药各20g，雄黄30g。上方共研末，加入饴糖调成糊状，摊于油纸上，厚3~5cm，周径略大于肿块，敷贴于肝肿块上或疼痛处。

2. 治胆囊癌：天花粉100g，芙蓉叶、皮硝、姜黄、黄柏各50g，大黄、雄黄各30g，冰片、生南星、乳香、没药各20g。共研细末，加饴糖调成糊状，摊于油纸上，厚3~5cm，敷贴疼痛处，隔日换1次，2次为1疗程。

3. 治乳腺癌：天花粉、牡蛎、夏枯草各30g，海藻、昆布、蜂房各9g，玄参3g，土贝母15g，蜈蚣2条。水煎服，每日1剂。

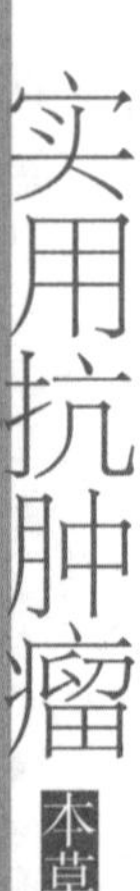

（拉）Radix Actinidiae Chinensis

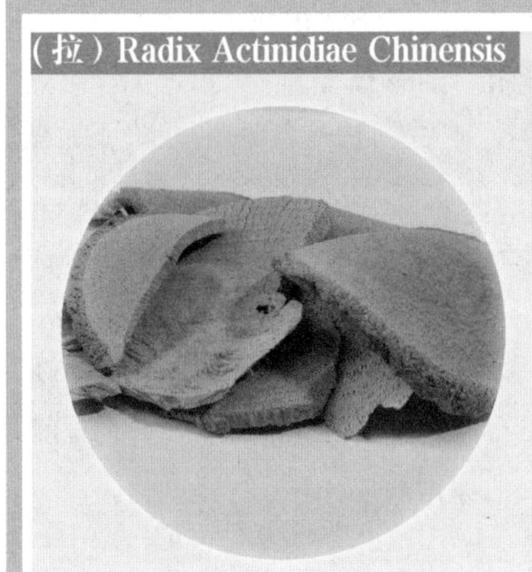

藤梨根

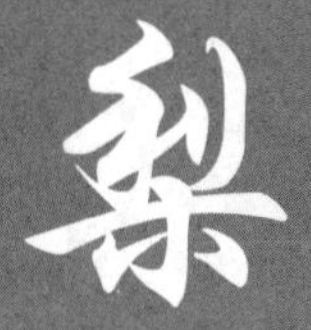
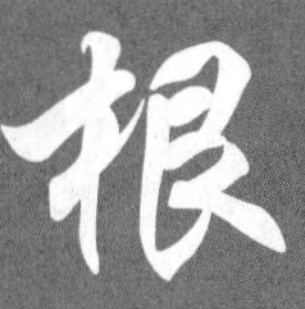

【别　　名】猕猴桃根、羊桃根、红藤梨根、木子。

【性味归经】苦、涩，凉。归肝、胆、脾、胃经。

【功　　效】清热解毒，活血散结，祛风利湿。

来源

藤梨根最早记载在《中华药海》。本品为猕猴桃科植物中华猕猴桃的根。切片，生用。

临床应用

常用治鼻咽癌、食管癌、胃癌、肠癌、恶性淋巴瘤等肿瘤中属热毒内盛，瘀血内结证。现为抗肿瘤使用频率较高的药物之一，疗效可靠，并能逆转消化道癌前病变。

1. 用于消化系统肿瘤，常配伍白屈菜、半枝莲、石见穿等。

2. 用于胃癌之胃热伤阴证，常配伍菝葜、䗪虫、重楼等。

3. 用于肠癌之瘀毒内阻证，常配伍马齿苋、冬凌草、土茯苓等。

4. 用于乳腺癌，常配伍野葡萄根、鬼臼、生南星等。

用法用量

煎服，30~60g。

参考资料

抗肿瘤药理：藤梨根乙酸乙酯提取物对人食管癌细胞具有生长抑制与促进凋亡的作用。乙醇提取物对小鼠肉瘤有抑制作用，抑制率为30%~40%。对癌变的抑制作用主要是抗坏血酸物质（AH_2）。多糖类能促进天然杀伤细胞对淋巴瘤细胞的杀伤作用，能增强巨噬细胞的吞噬功能，能促进细胞免疫和体液免疫。

药方选例

1. 治鼻咽癌放疗后属肝

气郁结证：藤梨根60g，布渣叶30g，墨旱莲、女贞子、预知子、山楂各16g，郁金10g。水煎服，每日1剂。

2. 治胃癌：藤梨根、水杨梅根各90g，野葡萄根、半枝莲各60g，白茅根、凤尾草、半边莲各15g。水煎服，每日1剂。

3. 治恶性淋巴瘤：藤梨根、抱石莲、小春花各30g，岩珠、棉花根、黄芩各12g。水煎服，每日1剂。

4. 治胰腺癌：藤梨根、延胡索、石见穿各30g，丹参、菝葜、三棱、莪术各15g，香附、郁金各12g，枳壳、预知子、乌药各10g，木香、甘草各6g，可随证加减。水煎服，每日1剂。本方具有理气活血、解毒散结之功效，适用于胰腺癌气滞血瘀者。

5. 治直肠癌：藤梨根250g，虎杖120g，黄柏、黄芩、紫草、苦参各60g，乌梅15g。浓煎取汁500ml，每日睡前取30~50ml，保留灌肠1次。

（拉）Radix Ampelopsis Sinicae

蛇葡萄根

【别　　名】山葡萄、野葡萄、过山龙、爬山龙。

【性味归经】辛、苦，凉。归肺、肝、大肠经。

【功　　效】清热解毒，祛风活络，止痛，止血。

来源

蛇葡萄根最早记载于《浙江天目山药植志》。本品为葡萄科植物蛇葡萄的根。晒干，生用。

临床应用

常用治食管癌、乳腺癌、肝癌、肠癌、肾癌、恶性淋巴瘤等肿瘤中属热毒内盛证。亦用治癌性疼痛。为抗肿瘤常用药物之一。

1. 用于恶性淋巴瘤，常配伍山慈菇、白花蛇舌草、天冬等。

2. 用于食管癌，常配伍急性子、黄药子、威灵仙、砂仁等。

3. 用于肝癌，常配伍䗪虫、半边莲、蟾皮、岩柏等。

4. 用于癌性疼痛，常

配伍川乌、徐长卿、延胡索等。

用法用量

煎服，20~30g；研末冲服，3~9g。外用适量，鲜品捣烂敷患处。

使用注意

久服最好伍用健脾补胃之品。

参考资料

抗肿瘤药理：野葡萄藤所含三棱素A和蛇葡萄素B对人体结肠癌细胞生长具有明显的抑制作用。蛇葡萄根对小鼠肉瘤有抑制作用。

药方选例

1. 治乳腺癌：蛇葡萄根、猕猴桃根各30g，鬼臼、生天南星各3g。水煎服，每日1剂。

2. 治胃癌：蛇葡萄根、猕猴桃根、半枝莲、水杨梅根各60g，半边莲、凤尾草、白茅根各15g。水煎服，每日1剂。

3. 治肾癌：蛇葡萄根30g，黄药子9g，半边莲、白茅根、薏苡仁各15g。水煎服，每日1剂。

4. 治食管癌：蛇葡萄根30g，四叶参、生地黄各18g，百合、玄参、麦冬、熟地黄各15g，白芍、黄精、当归、桔梗各12g，川贝母10g，甘草5g，可随证加减。水煎服，每日1剂。本方具有养阴生津、补血润燥之功效，适用于食管癌属津亏血枯者。

金荞麦

（拉）Fagopyri Dibotryis Rhizoma

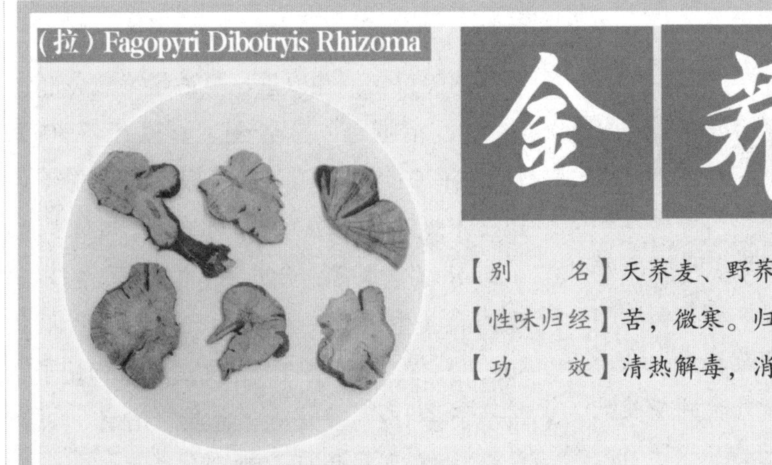

【别　　名】天荞麦、野荞麦、苦荞头、开金锁。

【性味归经】苦，微寒。归肺、脾、胃经。

【功　　效】清热解毒，消痈利咽，祛风湿。

来源

金荞麦始载于《新修本草》。本品为蓼科植物野荞麦的根茎。晒干。切厚片生用。

临床应用

常用治脑胶质瘤、鼻咽癌、喉癌、肺癌、大肠癌等肿瘤中属热毒壅盛、阴虚毒热证。尤善治颈胸部肿瘤，并治肺癌合并肺部感染兼证。

1. 用于肺癌之阴虚毒热者，常配伍金银花、瓜蒌、水杨梅根等。

2. 用于喉癌，常配伍重楼、蛇莓、龙葵、灯笼草、玉蝴蝶等。

3. 用于大肠癌，常配伍生黄芪、白术、鸡内金、马齿苋等。

用法用量

煎服，15~30g；鲜品 45~60g。外用适量。

使用注意

水煎服宜后下。

参考资料

抗肿瘤药理：金荞麦提取物对肺腺癌细胞、宫颈鳞癌细胞、胃腺癌细胞、鼻咽鳞癌细胞体外生长均有杀伤作用；亦有抑制肿瘤侵袭转移、肿瘤预防、免疫调节作用，从而发挥抗肿瘤作用。野荞根素体外抗肿瘤效果与 5- 氟脲嘧啶相当。

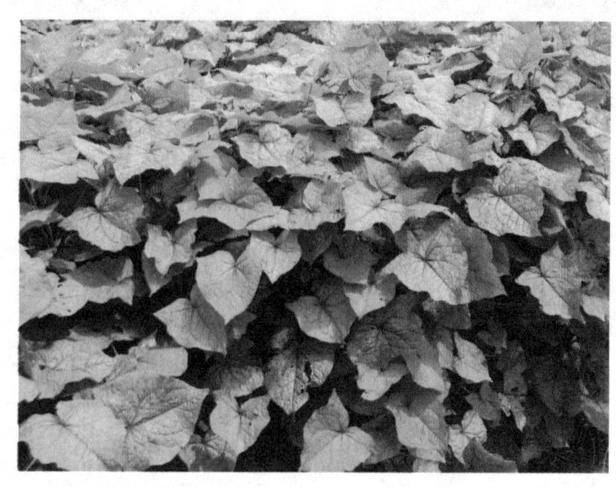

药方选例

1. 治脑胶质瘤：金荞麦、生黄芪、赤白芍各 15g，壁虎、地龙、僵蚕、胆南星、桃仁、红花、川芎、甘草各 10g，全蝎、归尾各 6g，蜈蚣 2 条，猪苓、鸡内金各 30g。水煎服，每日 1 剂，并配合金龙胶囊。

2. 治鼻咽癌：金荞麦、汉防己、土牛膝鲜品各 30g，水煎服，每日 1 剂。另取灯心草捣碎口含，并以垂盆草适量捣敷鼻部。

3. 治喉癌：金荞麦、石见穿各 30g，石上柏 20g，冬凌草 15g，板蓝根、射干各 12g，木蝴蝶 10g，甘草 5g。水煎服，每日 1 剂。

4. 治大肠癌：金荞麦、生黄芪、白术、鸡内金、生麦芽、半枝莲、白花蛇舌草各 30g，人参、茯苓各 10g，女贞子、枸杞子、菟丝子各 15g，壁虎 9g，金钱白花蛇（冲服）1 条。水煎服，每日 1 剂。

（拉）Semen Iridis Chinensis

马蔺子

【别　　名】蠡实、荔实、马楝子、马莲、旱蒲。

【性味归经】甘、平；有毒。归肝、胃、脾、肺经。

【功　　效】清热利湿，消肿解毒，止痛止血。

来源

马蔺子最早记载于《新修本草》。本品为鸢尾科植物马蔺的成熟种子。

临床应用

常用治眼睑基底细胞癌、舌癌、肝癌、淋巴瘤、白血病、宫颈癌等肿瘤中属湿毒内结证，亦用治癌性渗血。

1. 用于肝癌，常配伍金钱草、虎杖、郁金、四季青等。

2. 用于宫颈癌，常配伍凤眼草、大血藤、莪术、土茯苓等。

3. 用于淋巴瘤及白血病，常配伍大小蓟、紫草、猪殃殃等。

4. 用于放射增敏，常配伍重楼、藤梨根、白花蛇舌草等。

用法用量

煎服，5~10g。外用适量捣敷。

使用注意

有毒中药，内服须控剂量。

不良反应

过量有恶心、呕吐、腹泻等症状。

参考资料

抗肿瘤药理：经腹膜给予马蔺子甲素，对宫颈癌、淋巴肉瘤、肝癌（实体型）有一定的抑制作用，对肝癌（腹水型）及艾氏腹水癌有延长生命的作用。马蔺子甲素动物实验和临床观察表明具有抗肿瘤作用。对急性白血病和实体瘤均有一定疗效。临床上以马蔺子甲素与放疗合用，可使患者耐受辐射的能力增强，造血功能改善，并可增强对肺癌的效果。

药方选例

1. 治眼睑基底细胞癌：马蔺子、重楼各75g，菊花、海藻、三棱、莪术、党参、黄芪、金银花、山豆根、山慈菇、漏芦、黄连各100g，制马钱子、制蜈蚣各50g，紫草25g，熟大黄15g。上药共研细末，用紫石英1000g，煅红置于2000ml黄醋水中，冷却后将其过滤，以此醋为丸，如梧桐子大。每次25~30粒，每日2~3次。

2. 治阴茎癌：马蔺子、重楼、海藻各15g，山豆根、漏芦各12g，制蜈蚣2条，莪术、三棱各10g，山慈菇6g，甘草3g。水煎服，每日1剂。

（拉）Herba Patriniae Hererophyllae

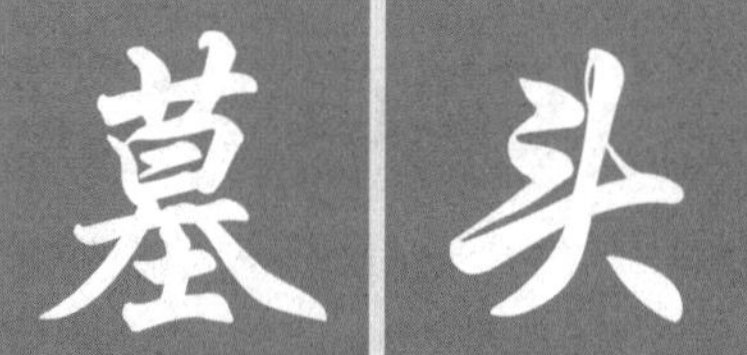

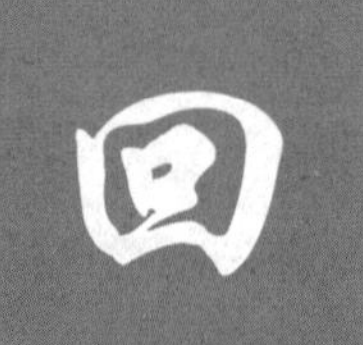

墓头回

【别　　名】追风箭、脚汗草、铜班道、虎牙草、摆子草。

【性味归经】苦、微酸、涩，微寒。归心、肝经。

【功　　效】清热燥湿，止血，止带，截疟。

来源

墓头回最早记载于《本草原始》。本品为败酱草科植物异叶败酱的全草。晒干。生用。

临床应用

常用治甲状腺癌、卵巢癌、宫颈宫体癌、胰腺癌、原发性肝癌、白血病等肿瘤中属湿毒内结证。

1. 用于肝癌，常配伍半边莲、藤梨根、溪黄草、龙葵等。

2. 用于妇科及消化道肿瘤，常配伍鬼臼、仙鹤草、重楼等。

3. 用于白血病，常配伍党参、羊蹄根、茯苓、山药等。

用法用量

煎服，9~15g。外用适量，煎汤熏洗。

参考资料

抗肿瘤药理：墓头回制剂经初步试验证明，对艾氏癌细胞在试管内有抑制及伤害作用；给患有艾氏腹水癌小鼠口服，给艾氏实体癌小鼠腹腔注射或皮下注射此制剂，也有一定疗效。体外对艾氏腹水癌细胞有破坏作用；体内对小鼠肉瘤、艾氏腹水癌有明显抑制作用。

药方选例

1. 治晚期甲状腺癌：墓头回、仙鹤草各20g，夏枯草、黄药子各15g，海藻、党参、山药、茯苓、白术各12g，甘草3g。1剂水煎3次，每日1剂，连服20~60剂。本方亦可用于甲状腺癌手术后复发或术后巩固疗效。

2. 治卵巢癌、宫颈宫体癌、胰腺癌、原发性肝癌：墓头回、绞股蓝、女贞子、芡实、鬼臼、仙鹤草、白英各15g，黄芪30g，重楼10g。1剂水煎3次，每日1剂，连服10~30剂。

3. 治白血病：墓头回、党参各15g，羊蹄根30g，生姜4片，茯苓、山药、枸杞子各12g，甘草3g。水煎服，每日1剂。可与化疗药同时应用，有协同作用。

(拉) Semiaquilegiae Radix

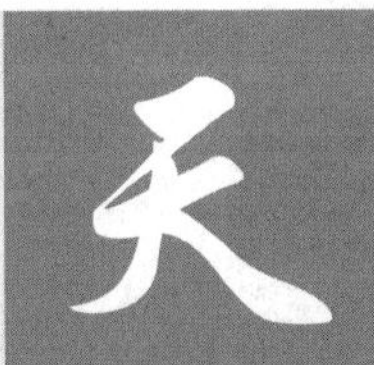
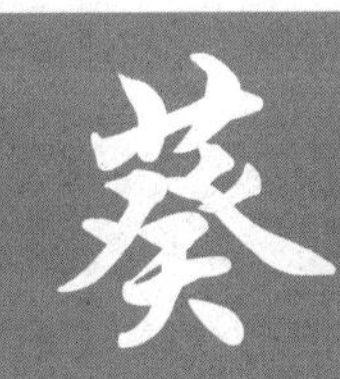

天葵子

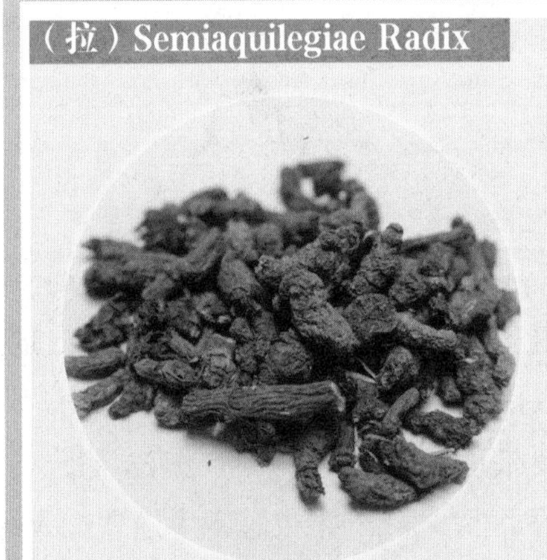

【别　　名】紫背天葵、蛇不见、夏无踪、散血珠。

【性味归经】苦、甘，寒；小毒。归脾、小肠、膀胱经。

【功　　效】清热解毒，消肿散结。

来源

天葵子最早记载于《本草纲目拾遗》。本品为毛茛科植物天葵的块根。生用。

临床应用

常用治鼻咽癌、食管癌、乳腺癌、恶性淋巴瘤、肠癌、骨软组织肿瘤等肿瘤中属毒瘀内结证。

1. 用于颅内肿瘤，常配伍魔芋、王不留行、全蝎、壁虎等。

2. 用于乳腺癌，常配伍蜂房、山慈菇、路路通、三叶青等。

3. 用于恶性淋巴瘤，常配伍黄药子、夏枯草、牡蛎、蒲公英等。

4. 用于食管癌，常配伍菝葜、威灵仙、急性子、预知子等。

用法用量

煎服，9~15g。

使用注意

脾胃虚寒者忌用。

参考资料

抗肿瘤药理：天葵子生物碱有抗肿瘤活性，对小鼠肉瘤具有抑制作用，对人肝细胞株、人肺癌细胞株体外生长也具有抑制作用。天葵子生物碱中的季铵碱是抗肿瘤活性成分之一，对小鼠移植性肉瘤生长具有良好的抑制作用。

药方选例

1. 治乳腺癌：天葵子、芸苔子、薜荔各 30g，漏芦 15g，鬼臼、土鳖虫、白蔹、金雀花各 9g。水煎服，每日 1 剂。

2. 治恶性淋巴瘤：天葵子、黄药子、

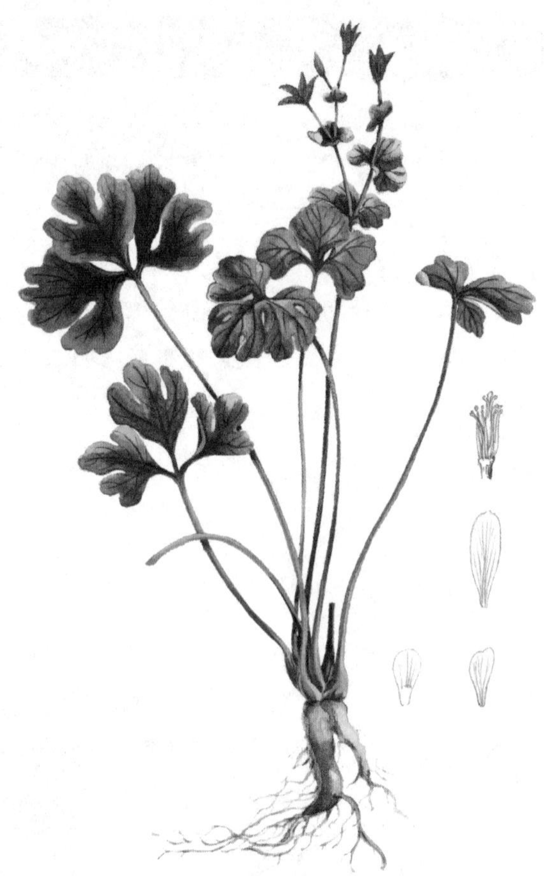

红木香、重楼各 15g，魔芋（先煎 2 小时），然后与上药同煎，每日 1 剂，连服 15~25 剂。

3. 治骨软组织肿瘤属邪毒壅盛证：天葵子、夏枯草、黄柏各 15g，金银花、蒲公英、紫花地丁、野菊花、半枝莲、半边莲、天花粉各 30g，白芷、当归尾、穿山甲、皂角刺各 12g，黄连 6g。水煎服，每日 1 剂。

4. 治外阴癌：天葵子、生地黄、牡丹皮、鬼箭羽、大血藤、半枝莲、大青叶各 15g，生薏苡仁、土茯苓、蒲公英各 30g，山豆根、三棱、黄柏各 12g，蜈蚣 2 条，全蝎 6g，甘草 5g。可随证加减。水煎服，每日 1 剂。本方具有清热解毒、化瘀除湿之功效，适用于外阴癌属邪毒壅盛者。

5. 治恶性黑色素瘤：天葵子、蒲公英、紫花地丁、野菊花、水牛角、土茯苓各30g，金银花、生地黄、赤芍、牡丹皮、玄参各15g，黄芩12g，枳实10g，甘草6g。可随证加减。水煎服，每日1剂。本方具有清热解毒、凉血和营之功效，适用于热毒互结者。

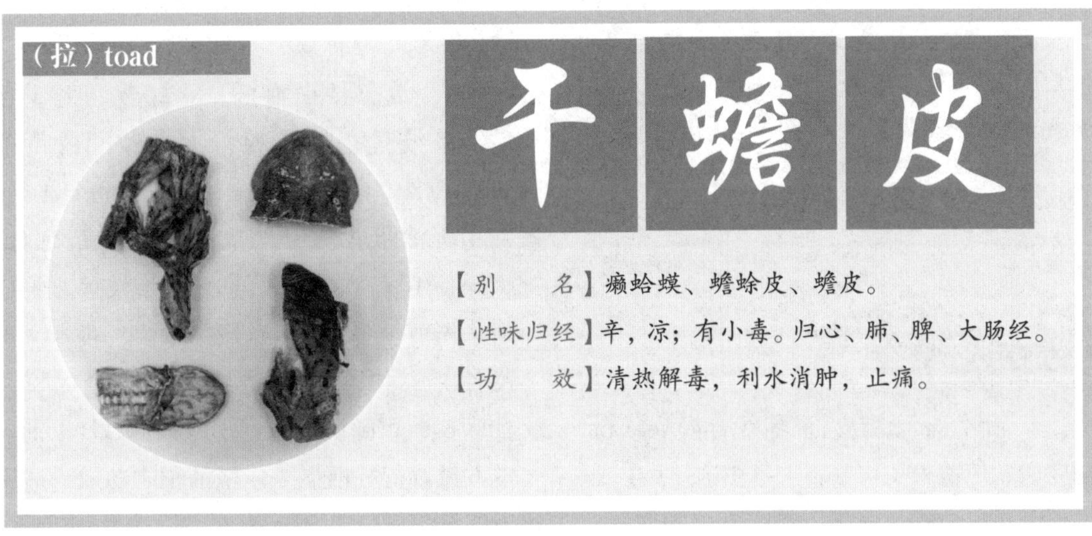

（拉）toad

干蟾皮

【别　　名】癞蛤蟆、蟾蜍皮、蟾皮。

【性味归经】辛，凉；有小毒。归心、肺、脾、大肠经。

【功　　效】清热解毒，利水消肿，止痛。

来源

干蟾皮最早记载于《药筱启秘》。本品为蟾蜍科中华大蟾蜍或黑眶蟾蜍等除去内脏的干燥体。

临床应用

常用治肺癌、食管癌、胃癌、肝癌、急性白血病、卵巢癌等肿瘤中属湿毒内壅证。亦用治癌性疼痛。为抗肿瘤常用药物之一。

1. 用于肺癌之阴虚内热证，常配伍生地黄、石见穿、石上柏等。

2. 用于胃癌之气滞血瘀证，常配伍赤芍、石见穿、藤梨根等。

3. 用于肝癌之肝郁脾虚证，常配伍柴胡、白芍、重楼、蜈蚣等。

4. 用于卵巢癌之痰湿凝聚证，常配伍半夏、山慈菇、胆南星等。

用法用量

煎服，3~6g。研末入丸、散，每次0.3~0.9g。外用适量，可研末调敷患处；或以新鲜蟾皮外贴患处。

使用注意

表热、虚胀及孕妇忌服。

参考资料

抗肿瘤药理：蟾皮的蟾毒内酯类物质对小鼠肉瘤、宫颈癌、腹水型肝癌等均有抑制作用。蟾皮的提取物能够通过下调细胞周期相关蛋白的表达，诱导人肝癌细胞株等多种肿瘤细胞阻滞，进而诱发凋亡。华蟾素对体液细胞及非特异性细胞免疫功能均有促进作用。

药方选例

1. 治肺癌：干蟾皮、商陆各15g，蜈蚣粉、壁虎粉、地鳖粉（均分吞）各15g，生半夏、生天南星、重楼、魔芋、羊蹄根、铁树叶、白花蛇舌草各30g。水煎服，每日1剂。

2. 治食管癌：干蟾皮、预知子各12g，急性子、白花蛇舌草、丹参、瓦楞子、枸橘、紫草、苦参各30g，夏枯草15g，生马钱子4.5g，生南星、公丁香、蜣螂、木香、壁虎各9g。水煎服，每日1剂。

3. 治急性白血病：干蟾皮、射干各9g，半枝莲、板蓝根、土大黄、白英各30g，重楼、紫草各15g。水煎服，每日1剂。

4. 治卵巢癌：干蟾皮、乌药、青皮、郁金、水蛭各10g，龙葵、石见穿、半枝莲、生牡蛎（先煎）各30g，当归、三棱、莪术、黄芪各15g，枳实12g，蜈蚣3条，全蝎8g，甘草6g，可随证加减。水煎服，每日1剂。本方具有行气活血、软坚消积之功效，适用于卵巢癌属气滞血瘀者。

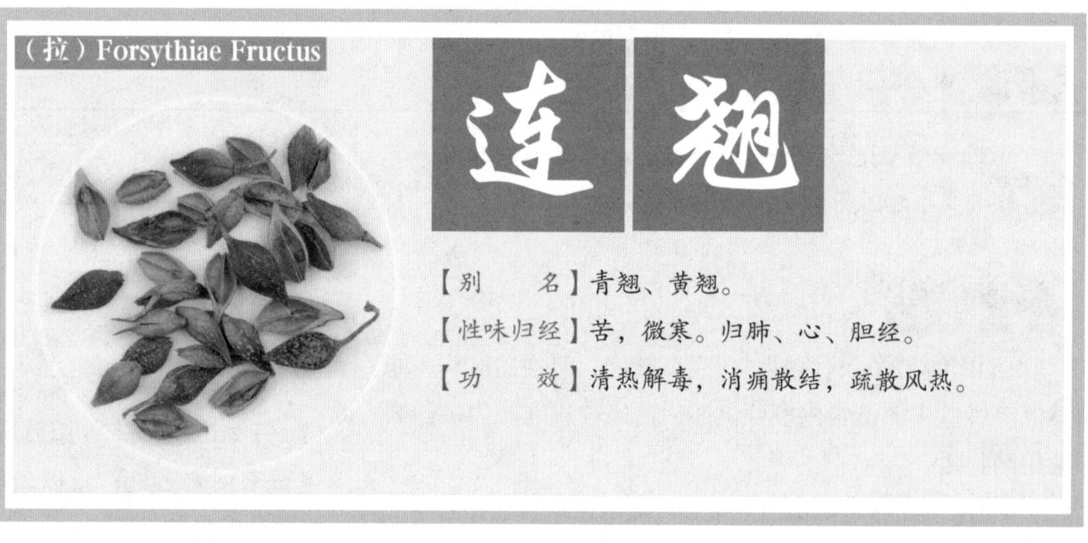

（拉）Forsythiae Fructus

连翘

【别　　名】青翘、黄翘。

【性味归经】苦，微寒。归肺、心、胆经。

【功　　效】清热解毒，消痈散结，疏散风热。

来源

连翘最早记载于《神农本草经》。本品为木犀科植物连翘的干燥果实。白露前采初熟果实，色尚青绿，称

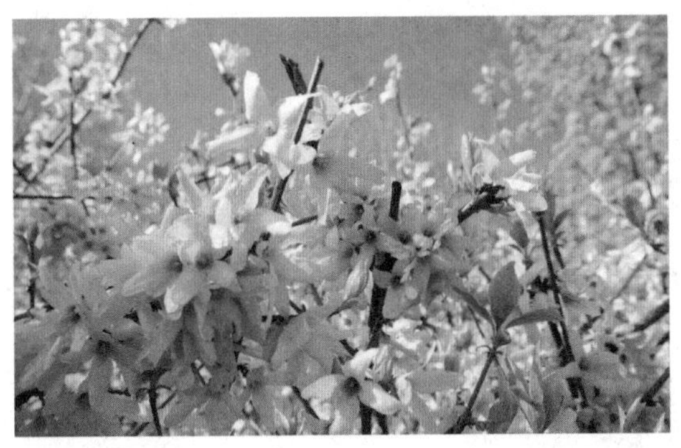

青翘；寒露前采熟透果实则为黄翘或老翘。晒干。生用。

临床应用

常用治脑瘤、鼻咽癌、甲状腺癌、纵隔肿瘤、食管癌、乳腺癌、肉状细胞肉瘤、皮肤癌等肿瘤中属热毒壅结证。亦常用于癌性发热。

1. 用于鼻咽癌，常配伍射干、天葵子、金银花、冬凌草等。

2. 用于食管癌，常配伍半枝莲、蒲公英、黄连、半夏等。

3. 用于乳腺癌，常配伍山慈菇、夏枯草、瓜蒌、橘叶等。

4. 用于恶性胸腔积液，常配伍猫人参、龙葵、车前子等。

用法用量

煎服，6~15g；或入丸、散。外用：适量，煎水洗或研末调敷。

使用注意

脾胃虚弱，气虚发热，痈疽已溃，脓稀色淡者忌用。

参考资料

抗肿瘤药理：乙醇提取物体内外实验具有显著的抗肿瘤活性，对多种肿瘤细胞生长具有抑制作用；诱导肿瘤细胞凋亡。连翘所含成份有放疗增敏作用。

药方选例

1. 治脑瘤：连翘、金银花、蒲公英、地丁、夏枯草、半枝莲、白花蛇舌草、瓦楞子、水蛭、牡蛎各15g，三棱、莪术各12g，瓜蒌、礞石各20g，蜈蚣3条，猪苓40g。水煎服，每日1剂。

2. 治鼻咽癌：连翘、黄芩、桃仁、大黄各12g，金银花30g，蒲公英24g，天花粉、当归、乳香各15g，白芍、知母、薄荷各6g。水煎服，每日1剂，分3次服。

3. 治甲状腺癌：连翘15g，山栀子、夏枯草、白花蛇舌草、猫眼草、龙胆草、玄参各9g，浙贝母、海藻各30g。水煎服，每日1剂。

4. 治网状细胞肉瘤：连翘、山豆根、土茯苓、蜂房、板蓝根、鬼针草、马齿苋、玄参各30g，牛大力15g，柴胡、夏枯草各10g，土贝母12g。水煎服，每日1剂。可随方加减。

5. 治恶性淋巴瘤：连翘、白芍、玄参、黄芩、生地黄、山慈菇各15g，石上柏、白花蛇舌草、土贝母各30g，防风、荆芥、山豆根各10g，甘草5g。可随证加减。水煎服，每晚1剂。本方具有疏风清热、润燥散结之功效，适用于恶性淋巴瘤属血燥风热者。

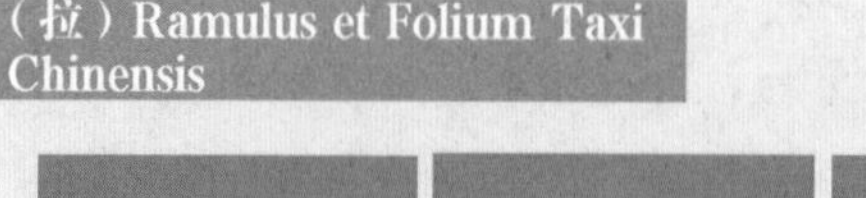

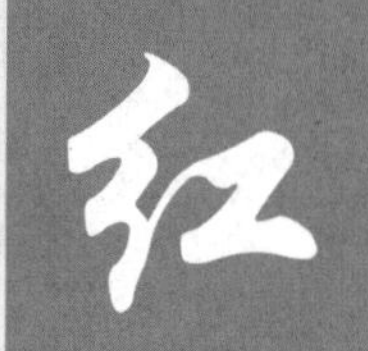
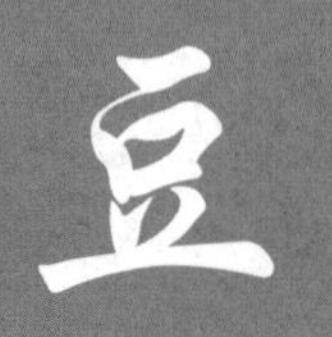
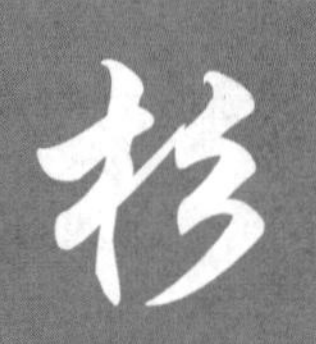

红豆杉

【别　　名】紫杉。

【性味归经】辛、苦，微寒。

【功　　效】抑癌，解毒散结，利尿消肿。

来源

红豆杉最早记载于《神农本草经》。本品为红豆杉科植物红豆杉的全株。晒干生用。

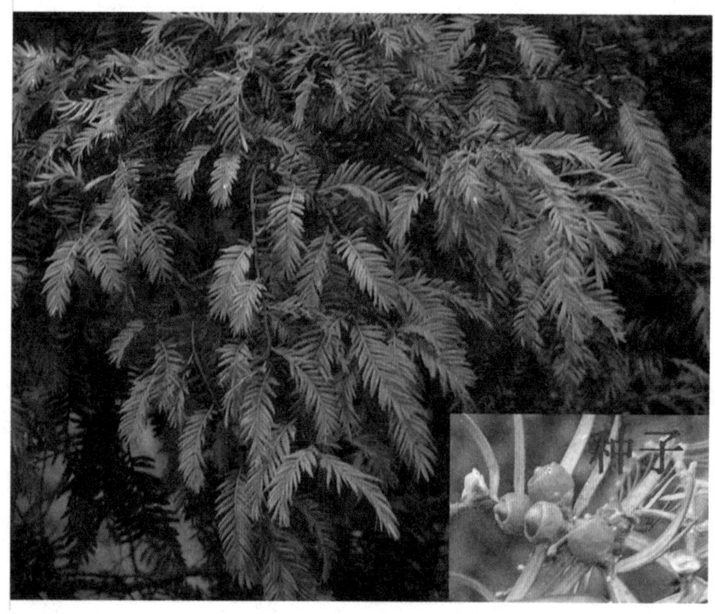

临床应用

常用治各种肿瘤中属毒瘀内结者。

1. 用于肺癌，常配伍蜂房、重楼、山慈菇、浙贝母等。

2. 用于卵巢癌，常配伍藤梨根、肿节风、土贝母等。

3. 用于各种肿瘤，常用提取物紫杉醇治疗。

使用注意

紫杉醇主要副作用，详见紫杉醇注射液项下。

参考资料

抗肿瘤药理：本品含多种抗肿瘤成分，其紫杉醇具有独特的抗肿瘤机制和显著的抑制肿瘤的作用，是具有较高疗效的抗肿瘤药物。

药方选例

治卵巢癌：红豆杉、冬凌草各20g，肿节风30g，夏枯草、地龙各15g，莪术、党参各12g，蜂房、土鳖虫各9g，山慈菇、掌叶半夏各6g，蜈蚣2条，甘草3g。水煎服，每日1剂。

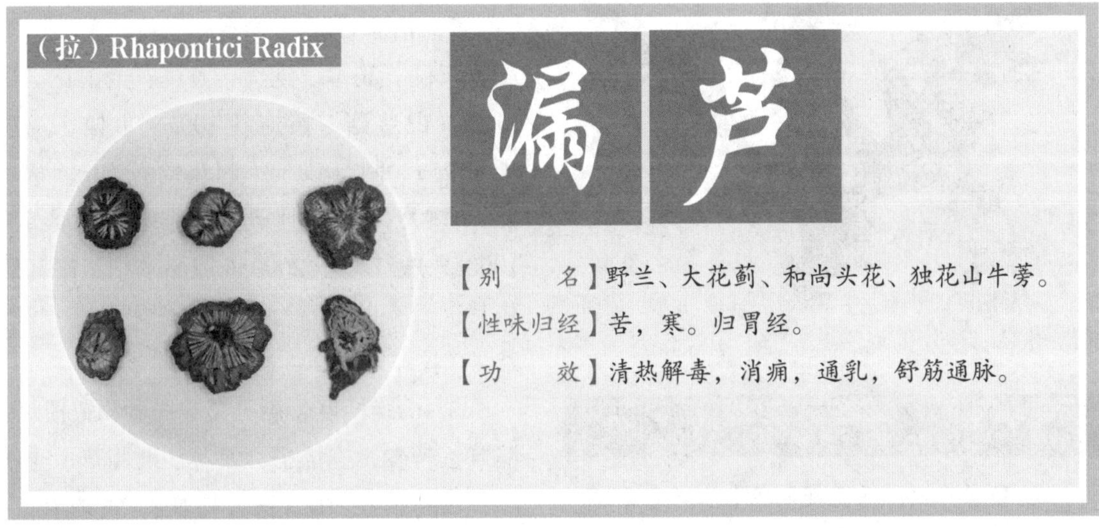

（拉）Rhapontici Radix

漏芦

【别　　名】野兰、大花蓟、和尚头花、独花山牛蒡。

【性味归经】苦，寒。归胃经。

【功　　效】清热解毒，消痈，通乳，舒筋通脉。

来源

漏芦最早记载于《神农本草经》。本品为菊科植物祁州漏芦的根。切片。生用。

临床应用

常用治乳腺癌、急性白血病、恶性黑色素瘤等肿瘤中属热毒蕴结者。尤善治乳腺癌属热毒蕴结证。

1. 用于肠癌，常配伍大血藤、马齿苋、野葡萄藤、藤梨根等。

2. 用于乳腺癌属热毒蕴结者，常配伍蒲公英、大黄、皂角刺等。

3. 用于急性白血病，常配伍黄芩、蒲公英、黄连等。

用法用量

煎服，5~10g。

使用注意

正虚体弱、孕妇及痈肿属阴性者忌用。

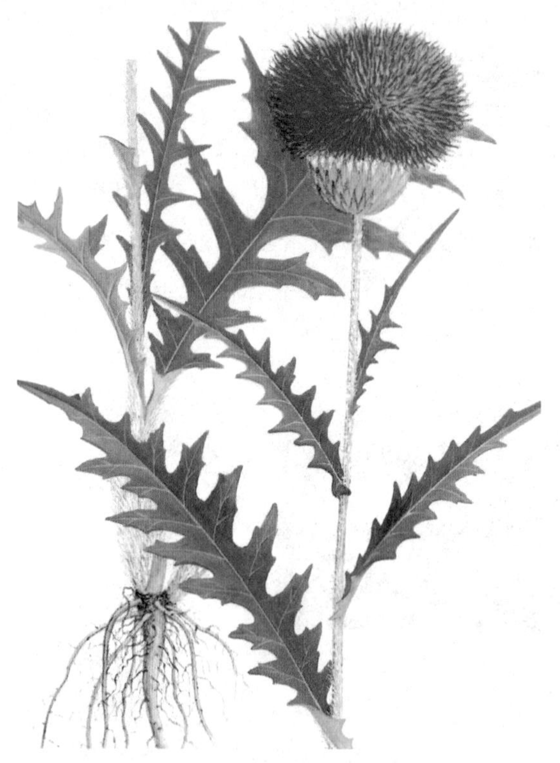

参考资料

抗肿瘤药理：漏芦提取物抑制人乳腺癌细胞基因的表达，诱导肿瘤细胞凋亡，从而抑制肿瘤生长；降低端粒酶活性；亦可逆转肿瘤细胞的多药耐药，从而增强化疗疗效。其水煎剂可提高小鼠细胞免疫功能，促进淋巴细胞的转化。

药方选例

1. 治乳腺癌：漏芦、白芥子、茯苓、炒麦芽、王不留行、制半夏、当归、橘叶、炒白芍、小青皮、陈皮各60g，栝楼、生地黄各150g，土贝母、生香附、煅牡蛎各120g，炮山甲、木通、川芎、生甘草各30g。共研细末，每日3次，每次6g。

2. 治恶性黑色素瘤：漏芦、菊花、海藻、三棱、莪术、党参、黄芪、金银花、山豆根、山慈菇、黄连各100g，重楼、马蔺子各75g，制马钱子、制蜈蚣各50g，紫草25g，熟大黄15g。上药共研细末，用紫石英1000g，煅红置于2000ml黄醋水中，冷却后将其过滤，以此醋为丸，如梧桐子大。每次25~30粒，每日2~3次。

3. 治晚期肛管癌见菜花样肿物或溃烂：漏芦、苦参、五倍子、龙葵、败酱草、土茯苓、黄药子各30g，马齿苋40g，黄柏10g，山豆根20g，枯矾3g，冰片少许（后下）。煎水坐浴浸洗，每日2~3次。

4. 治肺癌：漏芦、土茯苓、鱼腥草、石见穿、生地黄、黄芪各30g，太子参、党参、熟地黄、天冬、麦冬、玄参、重楼、百合各12g，桔梗、杏仁各10g。水煎服，每日1剂，连服1~3个月。具有扶正益气、养阴清肺之功效，适用于晚期肺癌。

(拉) Berberidis Radix

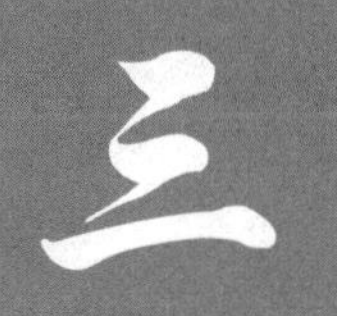
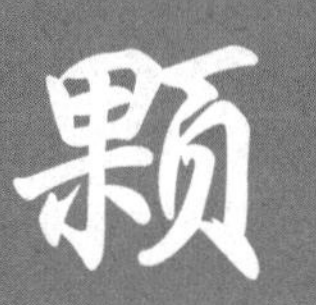
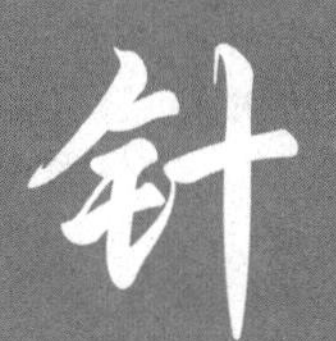

三颗针

【别　　名】土黄连、刺黄连、铜针刺。

【性味归经】苦，寒。归肝、胃、大肠经。

【功　　效】清热燥湿，泻火解毒。

来源

三颗针最早记载于《新修本草》。本品为小檗科植物蠔猪刺的根或茎。生用。

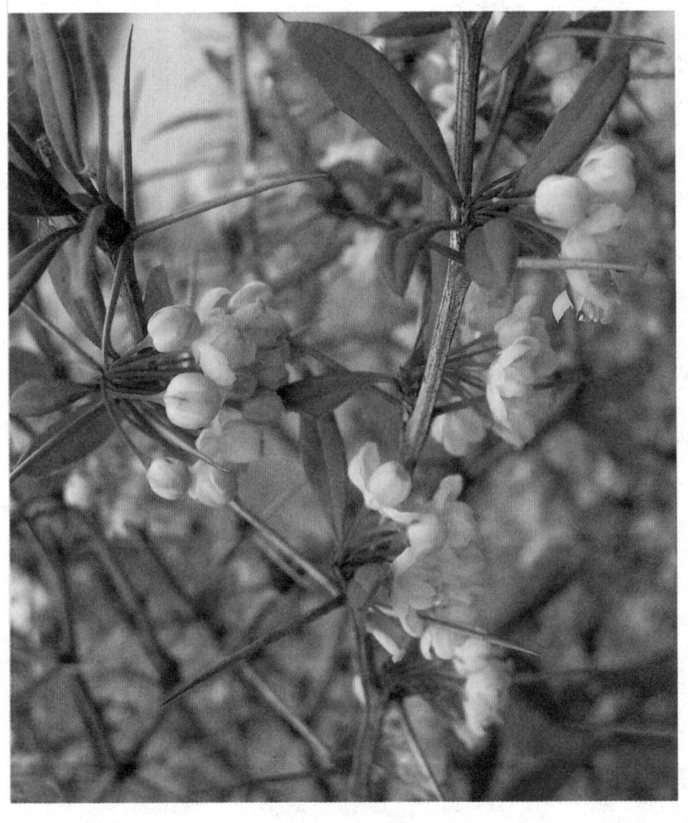

临床应用

常用治肺癌、肝癌、肠癌等肿瘤中属热毒蕴结、痰热壅盛证。

1. 用于肺癌属痰热壅盛者，常配伍蒲公英、地骨皮、石韦等。

2. 用于肝癌属湿热毒蕴者，常配伍积雪草、半边莲、郁金等。

3. 用于肠癌属热毒蕴结者，常配伍败酱草、白花蛇舌草、黄柏等。

用法用量

煎服，9~15g。

使用注意

脾胃虚寒者忌用。

参考资料

抗肿瘤药理：小檗碱对艾氏腹水和淋巴瘤细胞有一定抑制作用。小檗胺抗肿瘤试验结果表明，对大鼠瓦克瘤有显著的抑制作用；并有提升白细胞作用。

药方选例

1. 治肺癌合并感染：三颗针、鱼腥草、蒲公英各15g，地骨皮、金银花、山药、白术各10g，石韦、北沙参、茯苓各12g，甘草3g。1剂水煎3次，每日1剂，连服10~20剂或更长。可与其他疗法伍用。

2. 治原发性肝癌：三颗针、半边莲、太子参各15g，积雪草、茯苓各12g，半边莲18g，郁金、车前子、黄芪、生晒参（另煎）各10g。1剂水煎3次，每日1剂，连服10~30剂。

（拉）Herba Cayratiae Japonicae

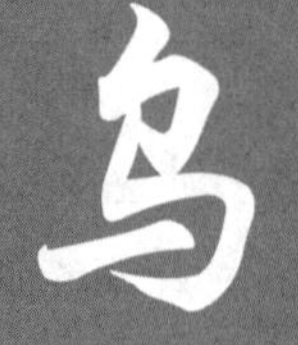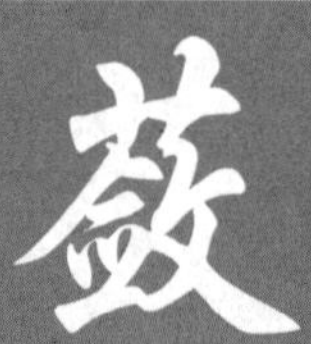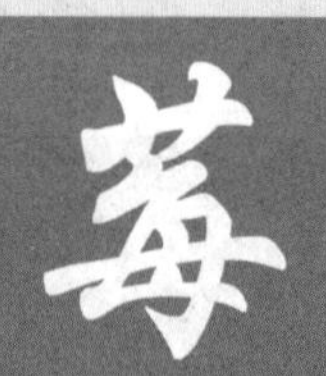

乌蔹莓

【别　　名】乌蔹草、五叶藤、五爪龙、母猪藤。

【性味归经】苦、酸，寒。归心、肝、胃经。

【功　　效】清热解毒，活血散瘀，利尿。

来源

乌蔹莓最早记载于《新修本草》。本品为葡萄科植物乌蔹莓的全草。生用。

临床应用

常用治口咽部肿瘤、乳腺癌、泌尿系统肿瘤、恶性淋巴瘤、肠癌等肿瘤中属热毒蕴结证。亦用抗肿瘤相关性感染。

1. 用于口咽部肿瘤，常配伍金银花、山豆根、半枝莲等。

2. 用于乳腺癌，常配伍蒲公英、漏芦、天冬等。

3. 用于泌尿系统肿瘤，常配伍半边莲、车前子、大蓟等。

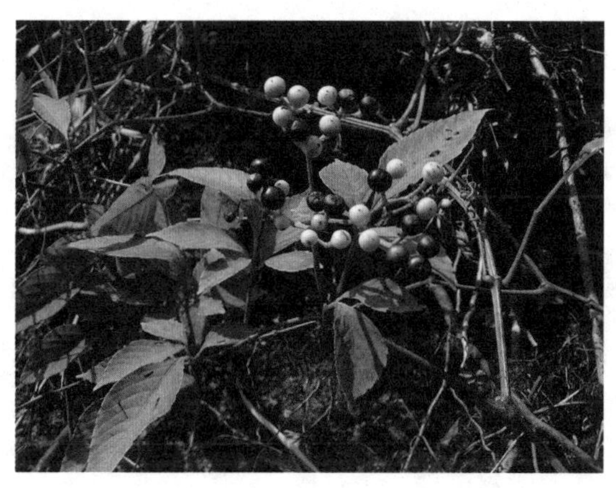

4. 用于恶性淋巴瘤，常配伍白花蛇舌草、天冬等。

用法用量

煎服，15~30g。

使用注意

本品苦寒碍胃，配伍选药宜加健脾和中之品；脾胃虚寒者忌用。

药方选例

1. 治恶性淋巴瘤：乌蔹莓 30~60g，重楼 18~24g，猫爪草 15~30g。水煎，每日 1 剂，分 2 次服。

2. 治肠癌：乌蔹莓、白花蛇舌草、大血藤、败酱草、丹参、白茅藤、薜荔、生牡蛎、瓜蒌仁、金刚刺各 30g，预知子、炮甲珠各 15g，党参 9g，生枳实、地榆各 12g。水煎，每日 1 剂，煎 2 次分服。

3. 治直肠癌：乌蔹莓、薜荔、白英、菝葜、败酱草、白花蛇舌草、瓜蒌仁、牡蛎、大血藤、丹参各 30g，炮山甲、预知子各 15g，党参 9g，枳实、地榆炭各 12g。水煎服，每日 1 剂。

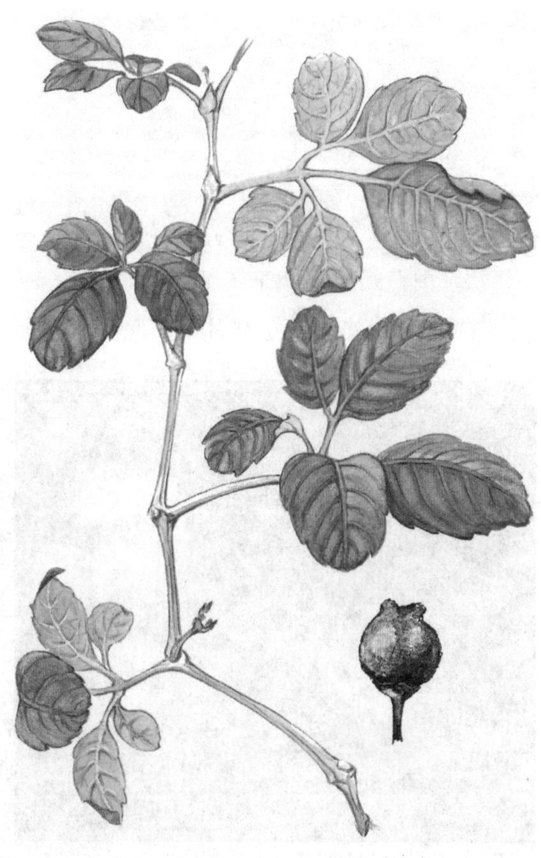

（拉）Saururi Herba

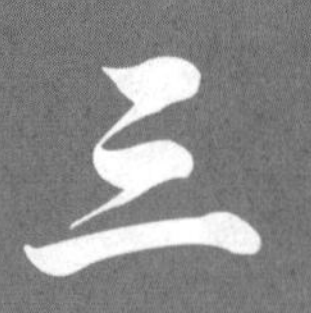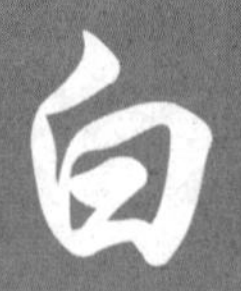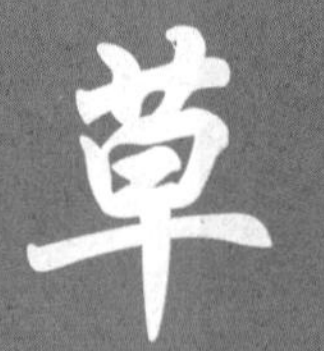

三白草

【别　　名】五路叶白、塘边藕、白花莲。

【性味归经】辛、甘，寒。归肾、膀胱经。

【功　　效】清热利尿，解毒消肿。

来源

三白草最早记载于《新修本草》。本品为三白科植物三白草的根茎或全草。生用。

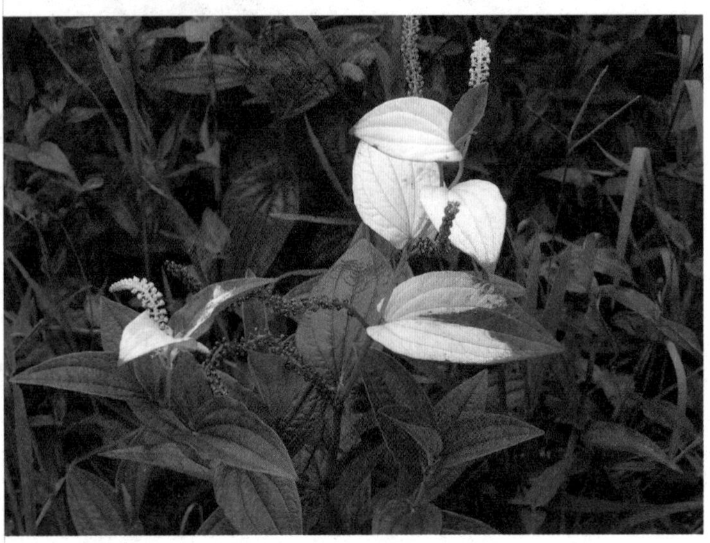

临床应用

常用治食管癌、肝癌、膀胱癌等肿瘤中属湿热蕴结证。

1. 用于肝癌伴腹水，常配伍大蓟根、半枝莲、半边莲、龙葵等。

2. 用于前列腺癌，常配伍石韦、冬凌草、龙葵、土茯苓等。

3. 用于癌性发热，常配伍蒲公英、金银花、重楼、半边莲等。

用法用量

煎服，15~30g；外用鲜品适量，捣烂敷患处。

参考资料

抗肿瘤药理：经药理研究证实本品对移植性肿瘤有抑制作用。与大蓟连用，有一定的抗肝癌作用。

药方选例

1. 治食管癌：三白草30g，鲜地龙5条，白花蛇舌草20g，万毒虎（白绒草）15g。水煎服，每日1剂。

2. 治肝癌：三白草、龙葵、石见穿、鳖甲各20g，半枝莲、半边莲、大蓟根、牡蛎各30g，郁金、丹参各15g。水煎服，每日1剂。

3. 治膀胱癌：鲜三白根60g，木槿果实、石韦各9g，贯众12g，一枝黄花、马齿苋各15g，虎杖根30g，胡芦巴4.5g，小茴香3g，龙胆草3g。水煎服，每日1剂。

4. 治癌症诸症：三白草、半边莲、金钱草各20g，车前草18g，金银花9g，绞股蓝、山药各15g，茯苓、白术各12g，甘草3g。

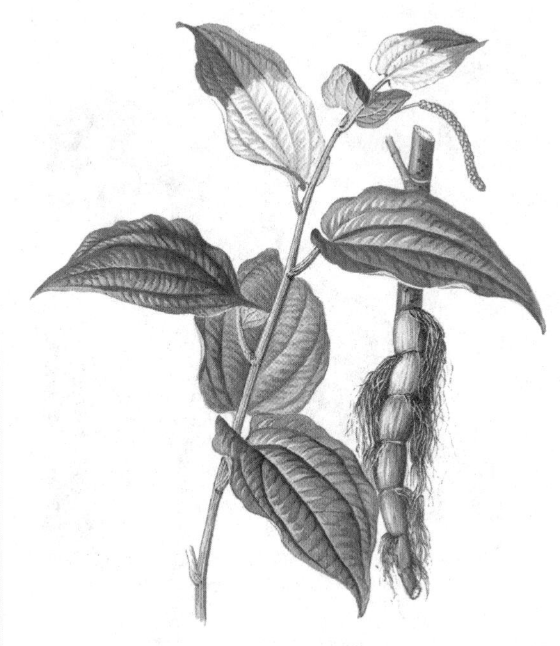

1剂水煎3次，每日1剂。用于肿瘤病人出现水肿或泌尿系统感染、癌性发热、身痛等。

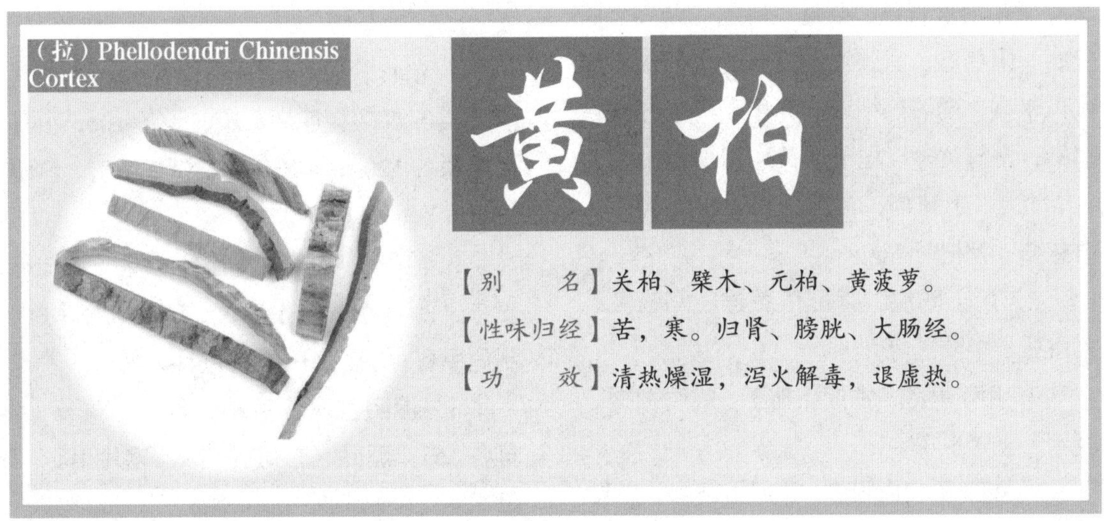

（拉）Phellodendri Chinensis Cortex

黄柏

【别　　名】关柏、檗木、元柏、黄菠萝。

【性味归经】苦，寒。归肾、膀胱、大肠经。

【功　　效】清热燥湿，泻火解毒，退虚热。

来源

黄柏最早记载于《神农本草经》。本品为芸香科植物黄檗的树皮。生用或炙用、炒炭。

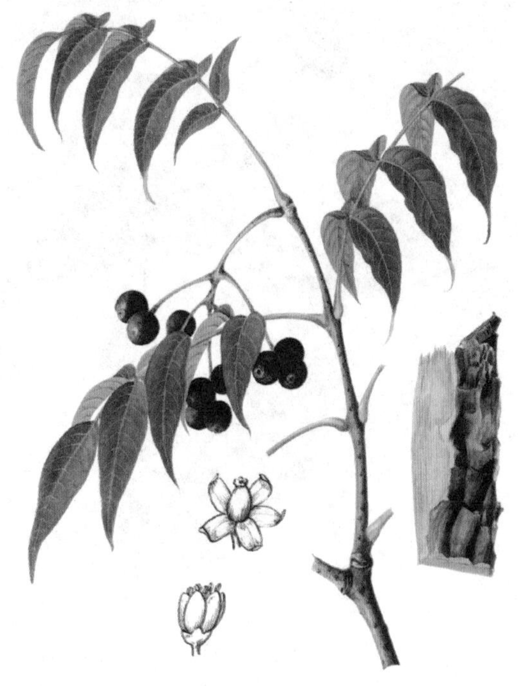

临床应用

常用治食管癌、肺癌、肝癌、肠癌、膀胱癌、阴茎癌、宫颈癌、皮肤癌等肿瘤中属火毒壅盛、湿热郁结证。亦用于肿瘤相关性感染，常与黄芩、栀子、黄连相须为用。

1. 用于肺癌，常配伍石见穿、魔芋、山慈菇、枇杷叶等。

2. 用于肠癌，常配伍黄连、马齿苋、大血藤、半枝莲等。

3. 用于肝癌，常配伍栀子、蛇葡萄根、莪术、土鳖虫等。

4. 用于子宫内膜癌，常配伍苦参、苍术、重楼、半枝莲等。

用法用量

煎服，6~12g；或入丸、散。外用适量，研末调敷或煎水浸渍。清热燥湿、泻火生用，退虚热用盐水炙，止血多炒炭用。

使用注意

脾胃虚寒者忌用。

参考资料

抗肿瘤药理：黄柏提取物体外试验，对人宫颈癌细胞培养株系有抑制作用，具有诱导凋亡作用，抑制率在90%以上。黄柏对人胃癌细胞的确具有光敏抑制效应。为中草药在肿瘤光动力学疗法（PDT）领域中的应用提供了参考。

药方选例

1. 治食管癌：黄柏、黄连各60g，半枝莲、蒲公英各500g，连翘、车前子各10g，半夏、天花粉各120g。共研细末，制成散剂，口服，每日3次，每次9~12g。

2. 治膀胱癌：黄柏、牡丹皮、泽泻、知母、麦冬、白芍各9g，生地黄、玄参、怀牛膝、制龟甲各12g。水煎服，每日1剂。

3. 治阴茎癌：黄柏、黄连、黄芩、紫草各15g，硼砂、枯矾各30g，冰片10g，青黛12g。共研细末，撒布患处。

4. 治宫颈癌：黄柏、牡丹皮各12g，重楼、茵陈、蒲公英、赤芍、半枝莲、黄药子、败酱草、紫草各15g，益母草20g，薏苡仁、土茯苓、白花蛇舌草各30g，甘草6g，可随证加减。水煎服，每日 1 剂。本方具有清热利湿、化瘀解毒之功效，适用于宫颈癌属湿毒瘀结者。

（拉）Radix Runmicis Japonici

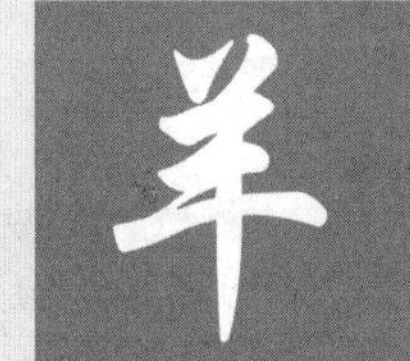
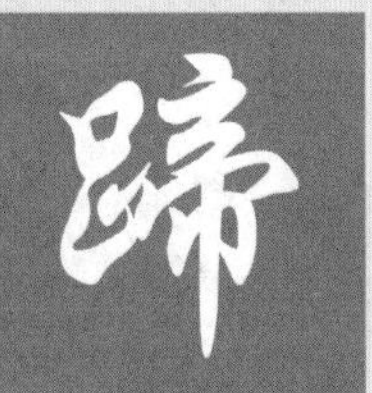

羊蹄

【别　　名】土大黄、牛舌头、野大黄。

【性味归经】苦、涩，寒。归心、肝、大肠经。

【功　　效】清热解毒，凉血止血，杀虫止痒，通便。

来源

羊蹄最早记载于《神农本草经》。本品为蓼科植物羊蹄的根或全草。晒干。生用或鲜用。

临床应用

常用治肺癌、肠癌、骨肉瘤、白血病等肿瘤中属湿热瘀毒、血热妄行出血证。

1. 用于食管癌，常配伍壁虎、威灵仙、半夏、菝葜等。

2. 用于肝癌，常配伍蟾皮、重楼、白花蛇舌草、藤梨根等。

3. 用于直肠癌，常配伍虎杖、败酱草、皂角刺、大血藤等。

4. 用于急性白血病，常配伍猪殃殃、紫草、牡丹皮等。

用法用量

煎服，9~15g，大剂量 15~30g。外用适量。

使用注意

脾胃虚寒者忌用。

参考资料

抗肿瘤药理：羊蹄根所含大黄素对小鼠的黑色素瘤、乳腺癌及艾氏癌腹水型均有抑制作用，对肿瘤细胞具有直接破坏作用。羊蹄根提取物对急性淋巴细胞、急性单核细胞及急性粒细胞白血病有抑制作用，此外对前二者的白细胞呼吸有一定的抑制作用。羊蹄根煎剂及其含药血清均能抑制食管癌细胞增殖，具有抗肿瘤作用并影响免疫功能，其作用与剂量相关。

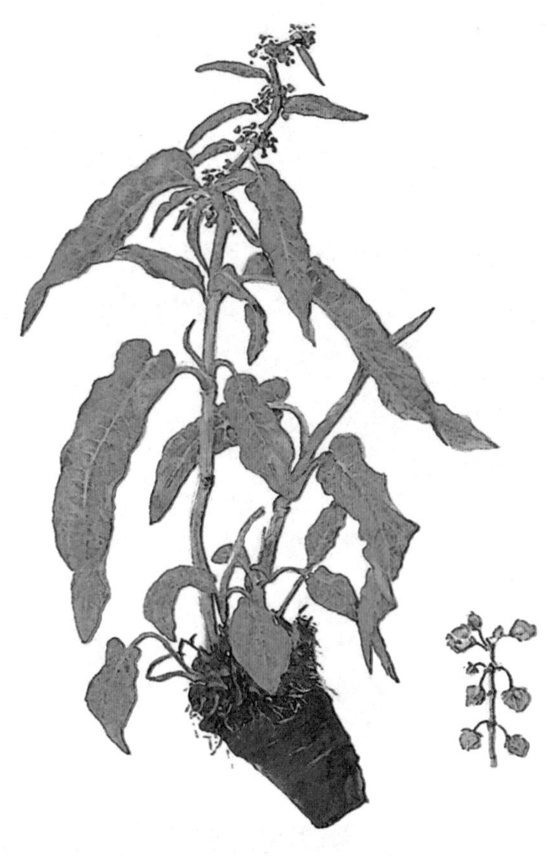

药方选例

1. 治肺癌：羊蹄根、生半夏、生南星、重楼、魔芋、铁树叶、白花蛇舌草各 30g，商陆、干蟾皮、蜈蚣粉、壁虎粉、地鳖粉（均分吞）各 15g。水煎服，每日 1 剂。

2. 治急性单核细胞性白血病及急性非淋巴细胞白血病：羊蹄根、半枝莲、板蓝根、白英各 30g，干蟾皮 9~12g，重楼、紫草各 15g，射干 9g。水煎服，每日 1 剂。

3. 治各种肿瘤出血：羊蹄根、阿胶（烊化）、茜草各 15g，仙鹤草 30g，槐花、地榆、藕节炭、侧柏叶各 10g，三七粉 6g（冲服），甘草 3g。水煎服，每日 1 剂。

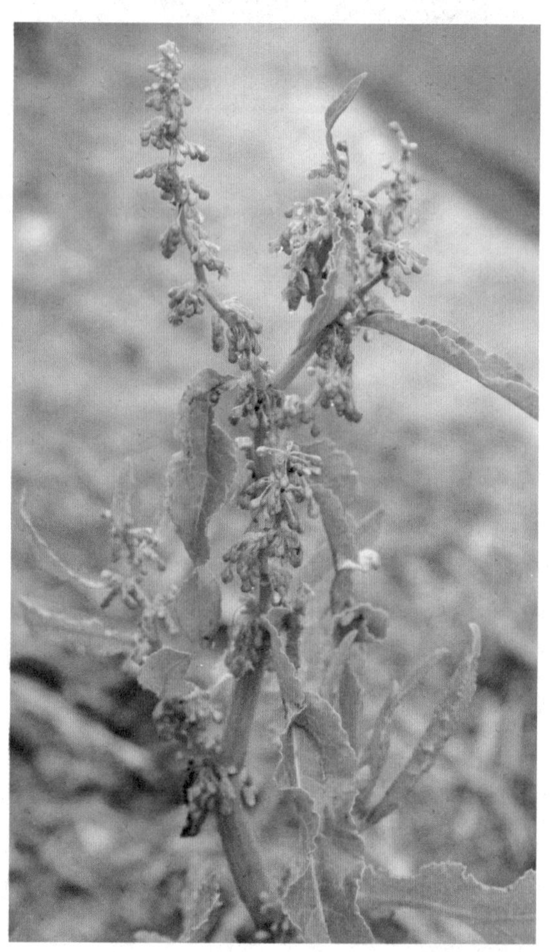

（拉）Commelinae Herba

鸭跖草

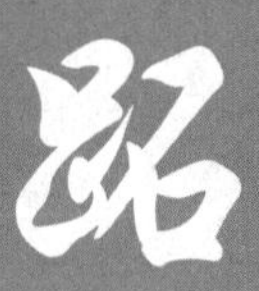
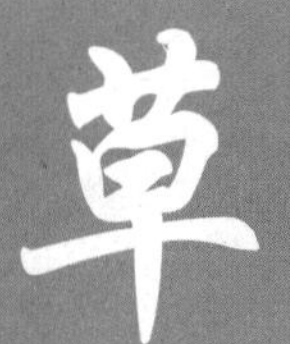

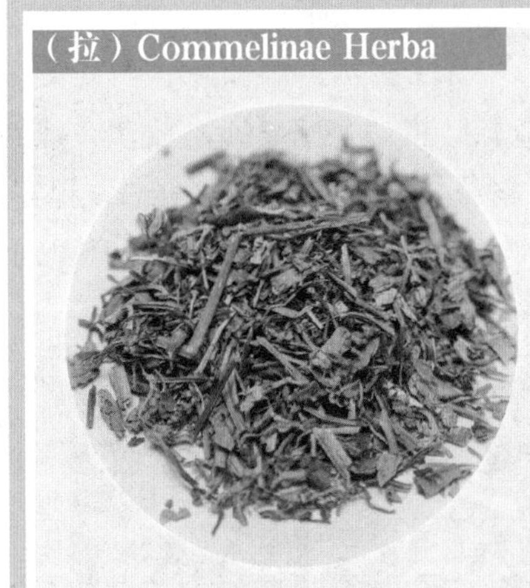

【别　　名】竹叶草、竹节草、三角草、鸭仔草。

【性味归经】甘、苦，寒。归肺、胃、膀胱经。

【功　　效】清热泻火，解毒，利水。

来源

鸭跖草始载于《本草拾遗》。本品为鸭跖草科植物鸭跖草的全草。鲜用或晒干，生用。

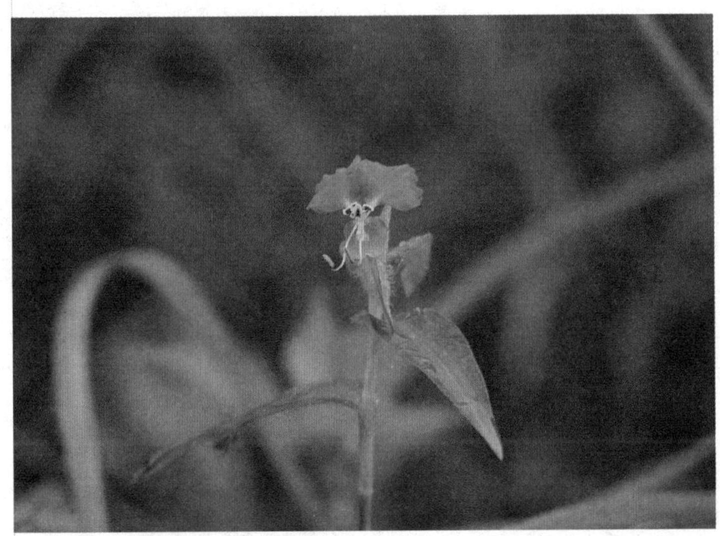

临床应用

常用治肾癌、膀胱癌、鼻咽癌等肿瘤中属热毒蕴结、水湿内盛证。亦常用于癌性发热及肿瘤相关性感染。

1．用于肾癌属湿热瘀毒者，常配伍生地黄、小蓟、栀子、蛇莓等。

2．用于膀胱癌属膀胱湿热者，常配伍木通、大黄、蒲公英等。

3．用于肿瘤外感温邪，常配伍连翘、金银花、穿心莲、蒲公英等。

用法用量

15~30g。鲜品用量加倍。外用适量。

药方选例

1．治鼻咽癌：鸭跖草、

魔芋（先煎 2 小时）、地骨皮各 30g，重楼 15g。水煎服，每日 1 剂，分 3 次服。

2. 治胃癌：鸭跖草、藤梨根、菝葜各 30g，重楼、大血藤、党参、白术各 15g，小春花、三棱、莪术各 10g，䗪虫 6g，甘草 5g。水煎服，每日 1 剂。

3. 治癌性腹水：鸭跖草、白花蛇舌草、薏苡仁、半边莲各 30g，黄芪、泽泻各 20g，猪苓、葶苈子各 15g，桂枝、枳实、白术各 10g，甘草 3g。水煎服，每日 1 剂。

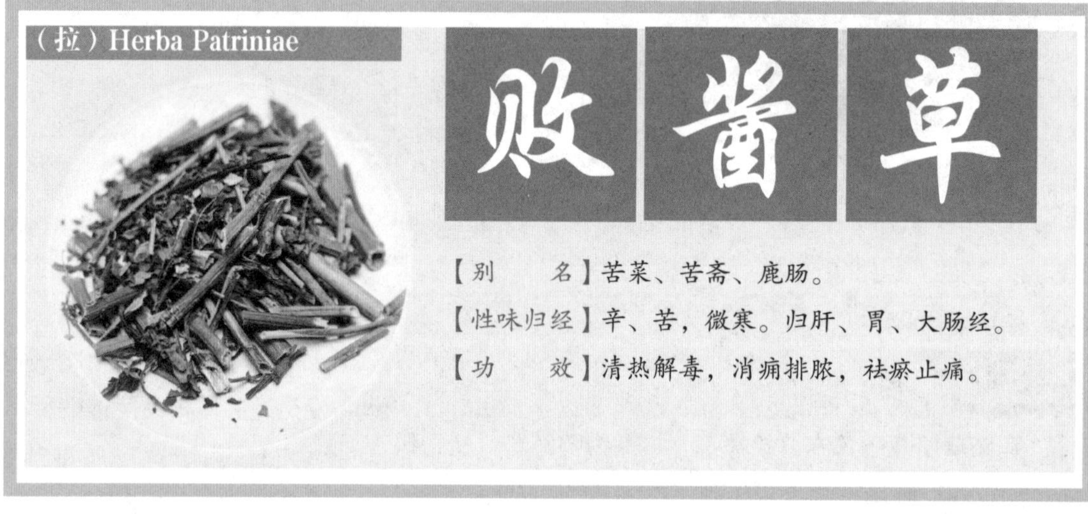

【别　　名】苦菜、苦斋、鹿肠。

【性味归经】辛、苦，微寒。归肝、胃、大肠经。

【功　　效】清热解毒，消痈排脓，祛瘀止痛。

来源

败酱草最早记载于《神农本草经》。本品为败酱科植物黄花败酱的干燥带根全草。切段，鲜用或阴干生用。

临床应用

常用治肺癌、大肠癌、宫颈癌、绒毛膜癌、前列腺癌等肿瘤中属热毒瘀阻证。

1. 用于肺癌，常配伍北沙参、杏仁、重楼、鱼腥草等。

2. 用于大肠癌属湿热蕴结证，常配伍马齿苋、大血藤等。

3. 用于前列腺癌属瘀热内结证，常配伍琥珀、黄药子等。

4. 用于宫颈癌，常配伍半枝莲、重楼、茅根、蛇莓等。

用法用量

煎服，10~30g。外用适量，鲜品捣敷。

使用注意

脾胃虚弱及食少便溏者慎用。

参考资料

抗肿瘤药理：本品有抑制小鼠肉瘤的瘤株生长和发育的作用。体外试验，对人宫颈癌培养株系有抑制作用，抑制率在90%以上。根的热水提取液500mg/ml对人宫颈癌的抑制率为100%，对正常细胞有促进增殖的作用。

药方选例

1. 治绒毛膜癌：败酱草、黄芪、白及各15g，赤小豆、薏苡仁、冬瓜仁、鱼腥草各30g，茜草、当归、党参、阿胶珠各9g，甘草6g。水煎服，每日1剂。

2. 治外阴包块：败酱草、白术、石膏、花粉、金银花、连翘、红花、海藻各30g，泽泻、柴胡、黄芩、木通、皂角刺各15g，黄芪60g，水蛭、甘草各10g。水煎服，每日1剂。

3. 治大肠癌：败酱草、白花蛇舌草、马齿苋各30g，白头翁、山慈菇各20g，白芍、黄柏、葛根各15g，黄连、木香（后下）各10g，甘草6g，可随证加减。水煎服，每日1剂。本方具有清肠泻热、祛湿止痢之功效，适用于大肠癌属湿热蕴结者。

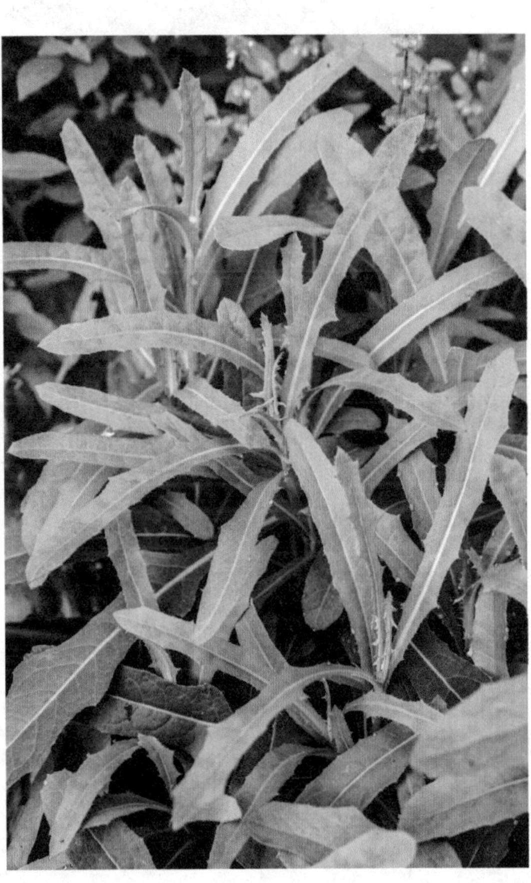

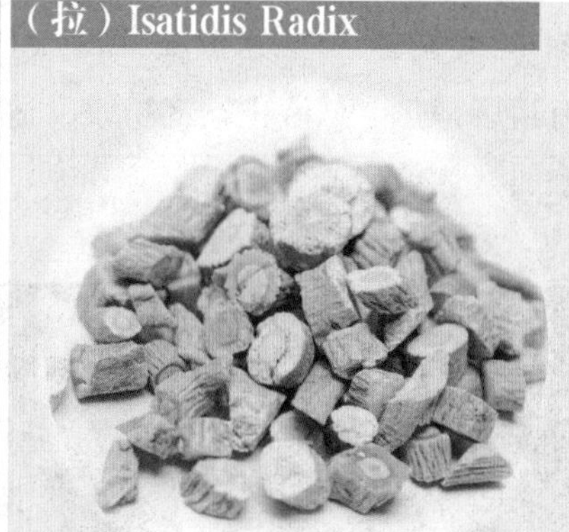

（拉）Isatidis Radix

板蓝根

【别　　名】大蓝根、靛青根、蓝靛根、靛根。

【性味归经】苦，寒。归肝、胃经。

【功　　效】清热解毒，凉血利咽。

来源

板蓝根最早记载于《神农本草经》。本品为十字花科植物菘蓝的根。晒干。切厚片，生用。

临床应用

常用治喉癌、肝癌、结肠癌、肺癌、白血病、恶性淋巴瘤等肿瘤中属血热毒盛证。

1. 用于咽喉部肿瘤，常配伍马勃、连翘、射干、冬凌草等。

2. 治肝癌属湿热毒蕴证，常配伍大黄、栀子、牛黄、溪黄草等。

3. 用于结肠癌属湿热瘀毒证，常配伍土茯苓、生槐花、紫草等。

用法用量

煎服，10~15g。大剂量可用至30g。

使用注意

脾胃虚寒者忌用。

参考资料

抗肿瘤药理：本品含靛玉红，靛玉红抗肿瘤药理见青黛项下。板蓝根二酮B具有逆转肿瘤细胞向正常细胞转化的能力。

药方选例

1. 治喉癌：板蓝根、凤凰衣、蝉衣各6g，射干、土贝母、炒全虫、胖大海各9g，地龙、桔梗各4.5g，败酱草、凤尾草各12g。水煎服，每日1剂。

2. 治肺癌：板蓝根、金银花、丹参、海浮石、瓜蒌皮各15g，土茯苓、桃仁、紫草各9g。水煎服，每日1剂。

3. 治恶性淋巴瘤：板蓝根、蒲公英各30g，瓜蒌、玄参各15g，生地黄、赤芍、重楼各12g，薄荷、郁金、桔梗各10g，马勃4.5g，蜂房3g。水煎服，每日1剂。

4. 治白血病：板蓝根、猪殃殃、半枝莲、羊蹄根各30g，制黄芪、当归各12g，党参、三棱、莪术各9g。水煎服，每日1剂。

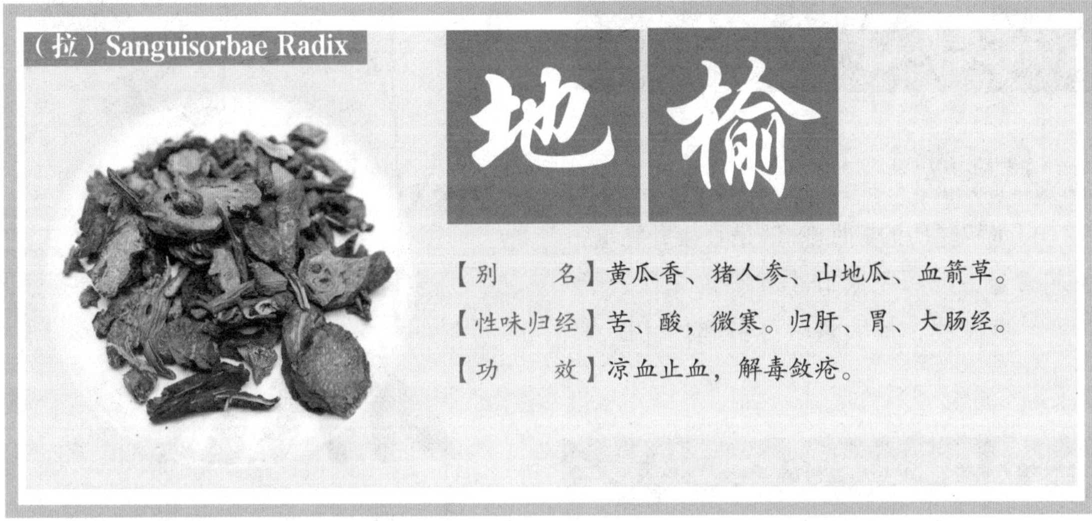

（拉）Sanguisorbae Radix

地榆

【别　　名】黄瓜香、猪人参、山地瓜、血箭草。

【性味归经】苦、酸，微寒。归肝、胃、大肠经。

【功　　效】凉血止血，解毒敛疮。

来源

地榆最早记载于《神农本草经》。本品为蔷薇科植物地榆的根。干燥。生用或炒炭用。

临床应用

常用治胃癌、肠癌、恶性淋巴瘤等肿瘤中属热毒内蕴、血热出血证。

1. 用于消化道肿瘤，常配伍土茯苓、马齿苋、石见穿、龙葵等。

2. 用于直肠癌，常配伍苦参、土茯苓、白花蛇舌草等。

3. 用于肿瘤之出血证，常配伍仙鹤草、白茅根、白及等。

用法用量

煎服，9~15g。外用适量，研末涂敷患处。

使用注意

虚寒者忌服。大面积烧伤，不宜外涂，以防鞣质被大量吸收而引起中毒性肝炎。

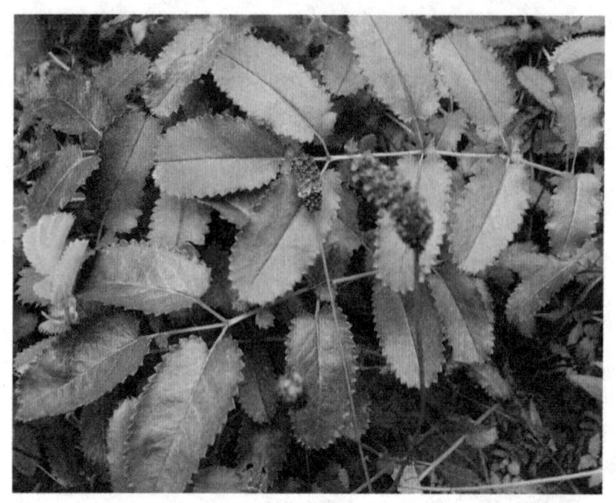

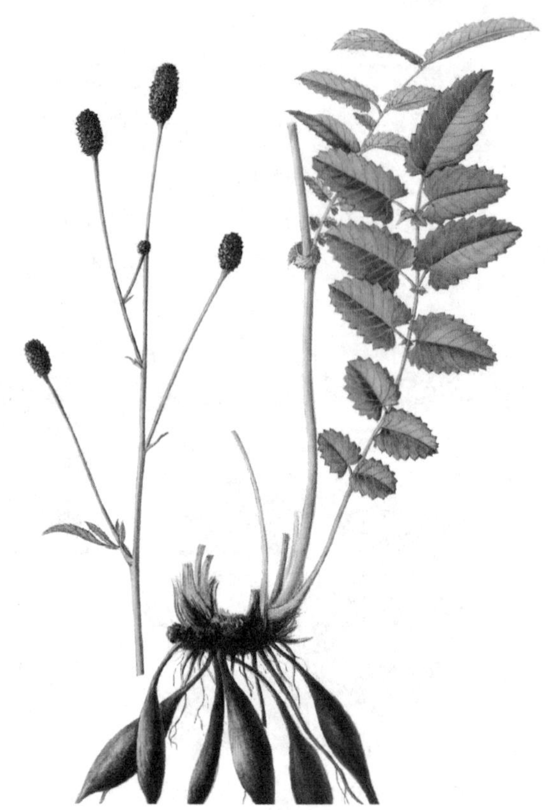

不良反应

可水解鞣质的毒性较高，是直接肝脏毒，长期大量应用可引起肝小叶中央坏死、脂肪肝、肝硬化，极大量时可引起灶性肝细胞坏死。

参考资料

抗肿瘤药理：地榆总皂苷对体外培养的肺癌、胃癌、肝癌等多种肿瘤细胞株细胞的生长均有一定的生长抑制作用；亦能具有一定的体内抗肿瘤血管生成作用。有抑制肿瘤细胞侵袭转移行为。本品体外试验对人宫颈癌细胞株系有抑制作用，抑制率在90%以上。

药方选例

1. 治胃癌：地榆、槐花各15g，棕榈炭10g，仙鹤草30g，三七粉3g（冲服）。水煎服，每日1剂。

2. 治肠癌：地榆、生枳实各12g，党参9g，白花蛇舌草、大血藤、败酱草、丹参、白毛藤、薜荔、生牡蛎、乌蔹莓、瓜蒌仁、金刚刺各30g，预知子、炮甲珠各15g。水煎服，每日1剂。

3. 治恶性淋巴瘤：地榆、土茯苓（鲜品）各60g，杏香兔耳风根（鲜品）70g，当归、威灵仙各12g，土牛膝9g。水煎服，每日1剂。

4. 治大肠癌：地榆、山慈菇各15g，土茯苓、白花蛇舌草、半枝莲各30g，槐角20g，黄芩、防风、枳壳、桃仁、红花各12g，五灵脂、厚朴各10g，甘草5g，可随证加减。水煎服，每日1剂。本方具有清肠解毒、活血散结之功效，适用于大肠癌属湿热瘀毒者。

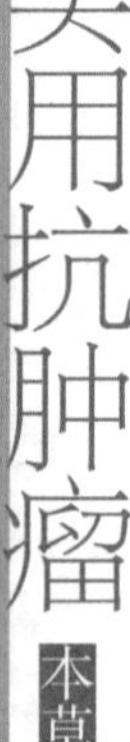

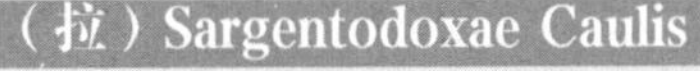

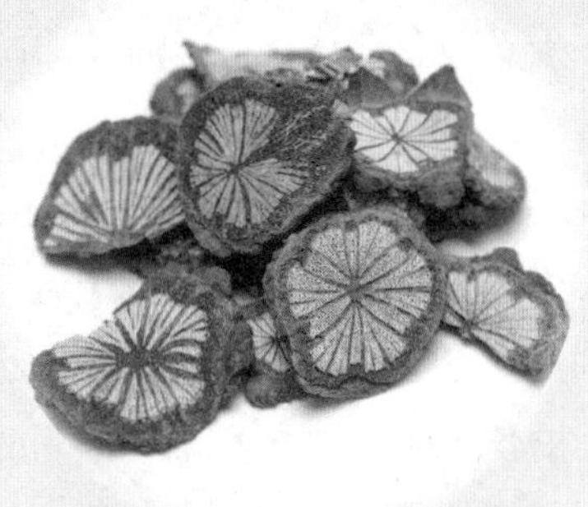

大血藤

【别　　名】红藤、红血藤、红皮藤、大活血。

【性味归经】苦，平。归大肠、肝经。

【功　　效】清热解毒，活血止痛。

来源

大血藤最早记载于《本草图经》。本品为木通科植物大血藤的藤茎。切片，晒干。生用。

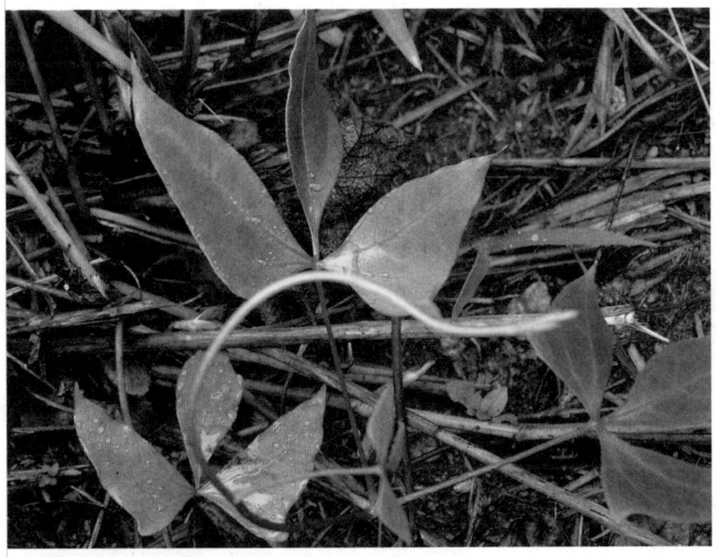

临床应用

常用治胃癌、肠癌、骨肉瘤、宫颈癌、外阴癌等肿瘤中属湿热蕴结证。

1. 用于宫颈癌，常配伍白英、龙葵、蛇莓、徐长卿等。

2. 用于肠癌属湿热蕴结证，常配伍马齿苋、地榆、败酱草等。

3. 用于骨肉瘤，常配伍杜仲、续断、肿节风、三七等。

用法用量

煎服，10~15g。大剂量15~30g。

使用注意

孕妇慎用。

参考资料

抗肿瘤药理：从大血藤茎中分离得到的化合物对人慢性髓性白血病细胞的半数抑制浓度 (IC50) 为 97.2 μg/mL，化合物 4 在 100 μg/mL 浓度下对人慢性髓性白血病细胞的增殖抑制率为 46.6%。流式细胞术检测表明，化合物 7 对小鼠乳腺癌细胞和人慢性髓性白血病细胞均显示抑制作用，为一新的细胞周期抑制剂。说明大血藤具有抗肿瘤活性成分。

药方选例

1. 治胃癌：预知子、大血藤各 15g，藤梨根、紫参、白花蛇舌草、菝葜、野葡萄根、白毛藤各 30g。水煎服，每日 1 剂。

2. 治结肠癌属大肠湿热证：大血藤、半枝莲、白花蛇舌草、炒白术各 15g，白头翁 10g，黄连、黄柏、秦皮各 12g，茯苓、猪苓、败酱草、生薏苡仁各 30g，可随证加减。水煎服，每日 1 剂。

3. 治外阴癌：大血藤、半枝莲、生地黄、牡丹皮、鬼箭羽、天葵子、大青叶各 15g，生薏苡仁、土茯苓、蒲公英各 30g，山豆根、三棱、黄柏各 12g，蜈蚣 2 条，全蝎 6g，甘草 5g，可随证加减。水煎服，每日 1 剂。本方具有清热解毒、化瘀除湿之功效，适用于外阴癌属邪毒壅盛者。

4. 治骨肉瘤：大血藤、杜仲、枸杞子、黄芪、白芍各 12g，当归、续断、党参各 10g，熟地黄、茯苓各 15g，三七 3g（冲服）。水煎服，每日 1 剂。

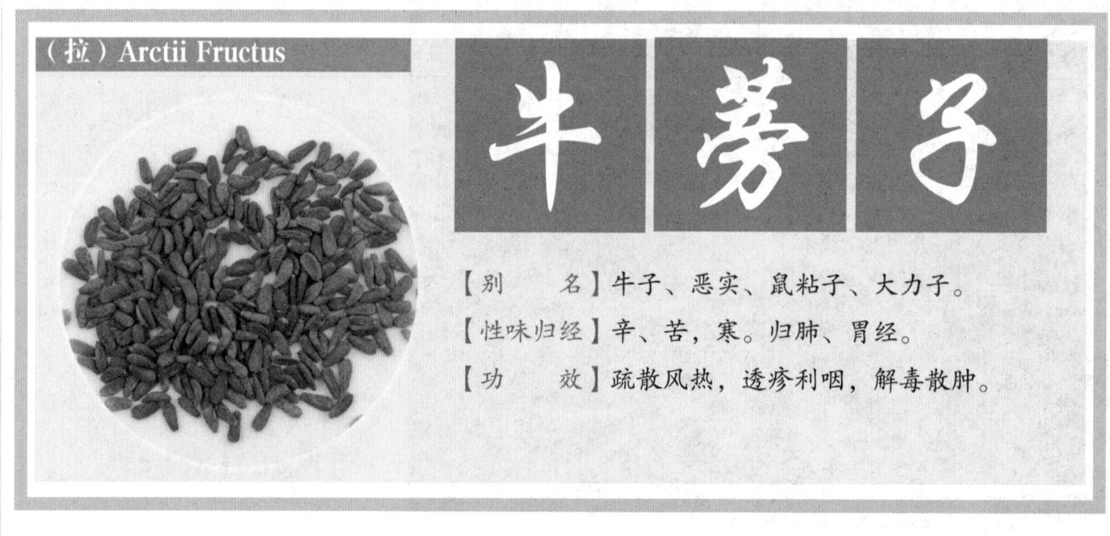

来源

牛蒡子首载于《名医别录》。本品为菊科植物牛蒡的成熟果实。晒干，生用或炒黄用。用时捣碎。

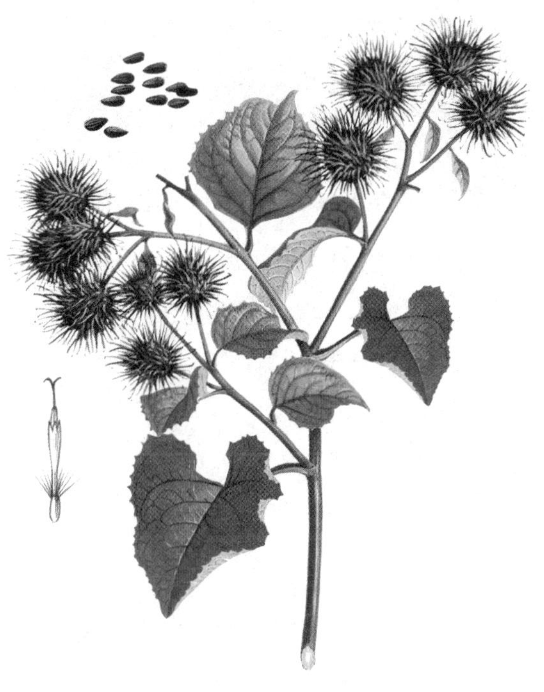

临床应用

常用治舌癌、扁桃体腺癌、喉癌、直肠癌、宫颈癌、恶性淋巴瘤等肿瘤中属热毒壅盛证。

1. 用于鼻咽癌，常配伍黄芩、射干、玄参、辛夷花等。

2. 用于扁桃体腺癌，常配伍冬凌草、连翘、玄参、山豆根等。

3. 用于宫颈癌，常配伍土茯苓、苦参、蜂房、石见穿等。

用法用量

煎服，6~12g。或入丸、散。入汤剂宜捣碎，炒用寒性略减。

使用注意

本品有滑肠通便之弊，脾虚腹泻者慎用。

参考资料

抗肿瘤药理：本品体外筛选，对人宫颈癌细胞株系有抑制作用，抑制率在90%以上。牛蒡苷元亦有抗肿瘤活性。植物牛蒡的根，亦有抑制肿瘤生长的物质。体外能选择性抑制肿瘤细胞生长。

药方选例

1. 治舌癌：牛蒡子、升麻、连翘、白术、黄芩、桔梗、防风、青皮、葛根各10g，甘草、黄连各6g，生地黄、玄参、天花粉各15g，栀子9g。水煎服，每日1剂。

2. 治喉癌属痰热壅结证：牛蒡子、连翘、射干、赤芍、荆芥、防风各9g，黄连、黄芩各12g，玄参20g，浙贝母、桔梗各15g，天南星、半夏、甘草各6g。水煎服，每日1剂。

3. 治直肠癌：牛蒡子根70%，赤小豆散（当归、赤小豆、大黄、蒲公英各等份，研为细末）30%，共为细末，每日服2次，每次6g，温开水送下。

4. 治恶性淋巴瘤：牛蒡子、天花粉各15g，柴胡9g，土贝母12g，山豆根、土茯苓、蜂房、鬼针草、板蓝根、玄参、地锦草、连翘各30g。水煎服，每日1剂。

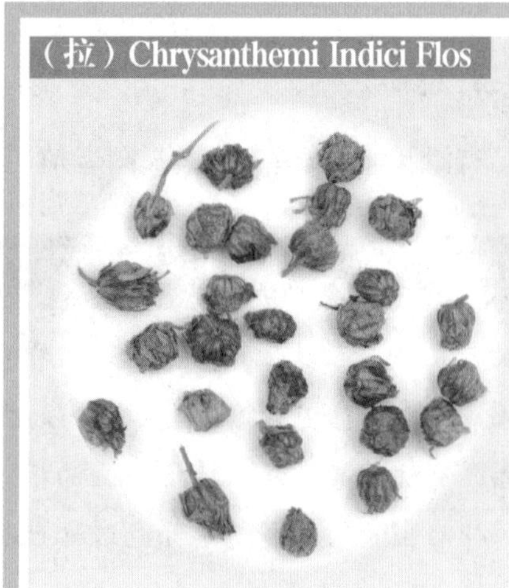

(拉) Chrysanthemi Indici Flos

野菊花

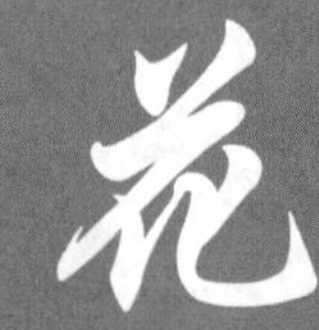

【别　　名】苦薏、山菊、甘菊花、野黄菊、山野菊。

【性味归经】苦、辛，微寒。归肺、肝经。

【功　　效】清热解毒，疏散风热。

来源

野菊花最早记载于《本草正》。本品为菊科植物野菊的头状花序。晒干或蒸后晒干，生用。

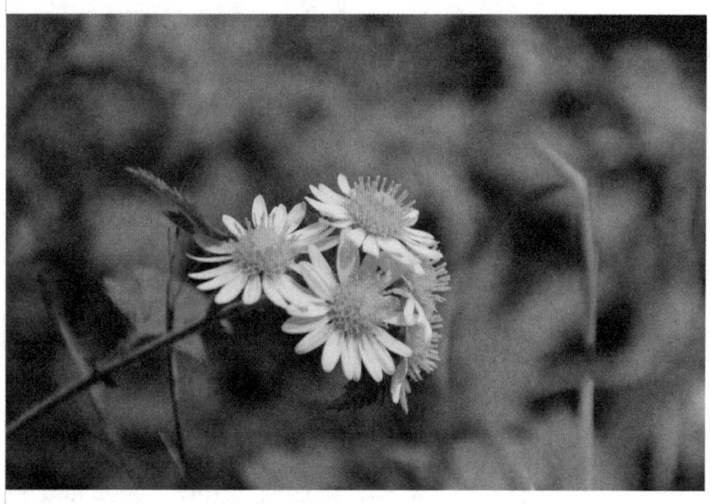

临床应用

常用治甲状腺癌、乳腺癌、肝癌、恶性淋巴瘤等肿瘤中属热毒壅结证。

1. 用于甲状腺癌，常配伍夏枯草、海藻、南沙参、牡蛎等。

2. 用于乳腺癌之热毒蕴结者，常配伍金银花、夏枯草、皂角刺等。

3. 用于肝癌，常配伍半枝莲、鳖甲、瓜蒌、山豆根等。

4. 用于恶性淋巴瘤，常配伍金银花、夏枯草、大蓟、小蓟等。

用法用量

煎服，10~15g；鲜品可用至30~60g。外用适量，捣敷；煎水漱口或淋洗。

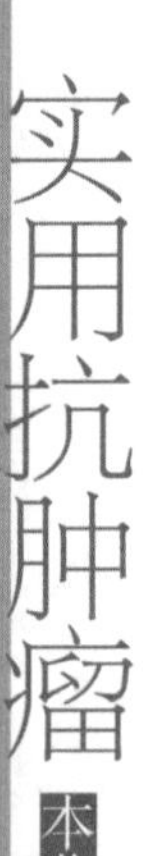

使用注意

脾胃虚寒者及孕妇慎用。

参考资料

抗肿瘤药理：本品所含多糖能通过免疫活化百分比作用来抗肿瘤。在肿瘤免疫治疗中，多糖显示促胸腺体液反应，具有“宿主中介作用”，刺激网状内皮系统，提高宿主对肿瘤细胞的特异抗原免疫反应力。对人宫颈癌细胞培养株系体外实验有抑制作用，抑制率在 90% 以上。

药方选例

1. 治鼻咽癌：野菊花、麦冬、生地黄各 20g，龙葵、白花蛇舌草、金银花各 40g，山豆根、甘草各 15g，紫草、薏苡仁各 25g。水煎服，每日 1 剂。

2. 治舌癌：野菊花、蒲公英、海藻、浙贝母、车前子、生大黄各 9g，龙葵 15g，白花蛇舌草 30g，生牡蛎 12g，梅花点舌丹（中成药）2 粒（分 2 次随汤药服用）。水煎服，每日 1 剂。

3. 治乳腺癌：野菊花、蒲公英、紫花地丁、金银花、紫背天葵、猫爪草、生黄芪、当归各 30g，芙蓉叶 20g，蜂房 15g，甘草 6g。若局部灼热甚者，加羚羊角 3g，冰片 1g；若肿块质硬者，加甲珠 10g，僵蚕、石见穿各 15g。水煎服，每日 1 剂。

4. 治恶性滋养细胞肿瘤：野菊花、紫草、马齿苋、蒲公英、半枝莲各 20g，山慈菇、重楼各 15g，大黄、莪术、赤芍、三棱各 10g，甘草 6g，可随证加减。水煎服，每日 1 剂。本方具有清热解毒、活血祛瘀之功效，适用于恶性滋养细胞肿瘤属瘀毒蕴结者。

5. 治恶性黑色素瘤：野菊花、水牛角、天葵子、蒲公英、紫花地丁、土茯苓各 30g，金银花、生地黄、赤芍、牡丹皮、玄参各 15g，黄芩 12g，枳实 10g，甘草 6g，可随证加减。水煎服，每日 1 剂。本方具有清热解毒、凉血和营之功效，适用于热毒互结者。

（拉）Lasiosphaera Calvatia

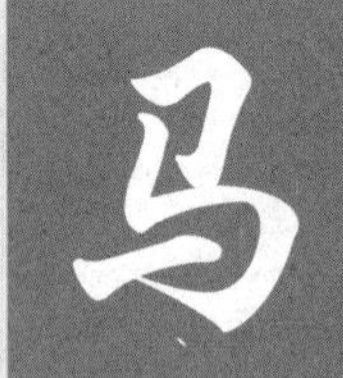

马勃

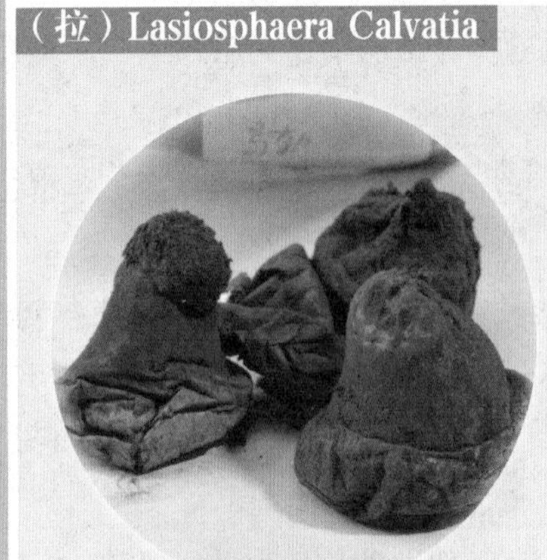

【别　　名】灰包、灰菇、马屁包、马粪包。

【性味归经】辛，平。归肺经。

【功　　效】清热解毒，利咽，止血。

来源

马勃始载于《名医别录》。本品为马勃科真菌脱皮马勃的子实体。干燥。切成方块，生用。

临床应用

常用治喉癌、肺癌、淋巴肉芽肿等肿瘤中属热毒郁肺、出血证。

1. 用于喉癌之咽喉肿痛，常配伍牛蒡子、山豆根、冬凌草等。

2. 用于肺癌之热毒郁肺证，常配伍鱼腥草、桔梗、射干等。

3. 用于肺癌之肺热咯血衄血，常配伍黄芩炭、藕节、侧柏叶等。

用法用量

煎服，3~6g。外用适量，敷患处。

参考资料

抗肿瘤药理：马勃素是一种抗肿瘤活性物质，对小鼠肉瘤等多种肿瘤细胞有抑制作用。马勃提取物对13种动物移植性肿瘤有抑制作用。马勃子实体多糖对宫颈癌细胞和乳腺癌细胞体外增殖具有较好的抑制作用。

药方选例

1. 治咽喉癌：马勃9g（包煎），射干15g，重楼20g，金果榄、山豆根、金银花、茯苓各10g，白术12g，甘草3g。水煎服，每日1剂煎3次，连服 10~30 剂。

2. 治支气管肺癌: 马勃(包煎)、牛蒡子、枇杷叶各 12g，苦杏仁、鱼腥草、陈皮、茯苓、太子参各 10g，黄芪 25g，绞股蓝 15g，甘草 3g。水煎服，每日 1 剂煎 3 次，连服 10~30 剂。

3. 治淋巴肉芽肿：马勃（包煎）4.5g，板蓝根、蒲公英各 30g，薄荷、郁金、桔梗各 10g，瓜蒌、玄参各 15g，生地黄、赤芍、重楼各 12g，蜂房 3g。水煎服，每日 1 剂。

升麻

（拉）Cimicifugae Rhizoma

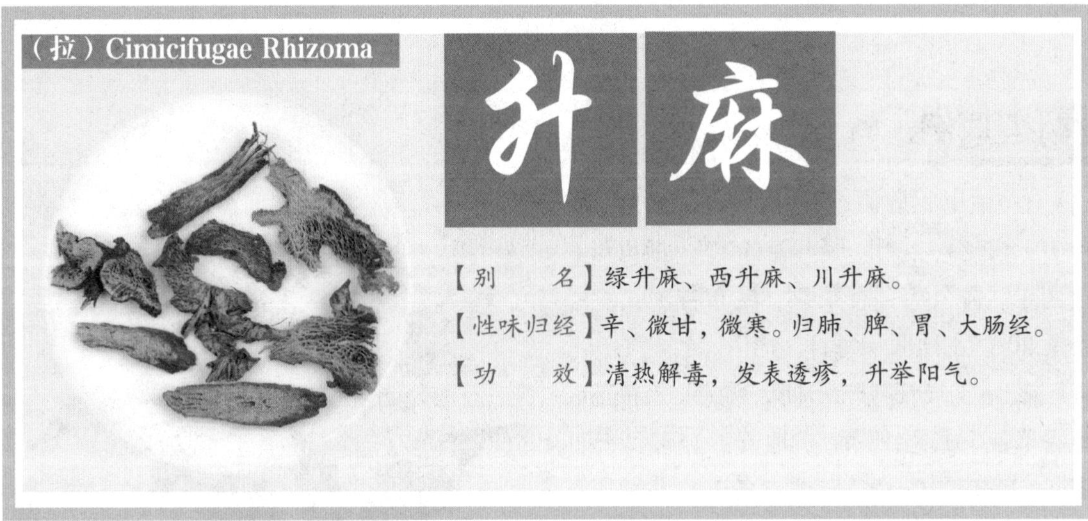

【别　　名】绿升麻、西升麻、川升麻。

【性味归经】辛、微甘，微寒。归肺、脾、胃、大肠经。

【功　　效】清热解毒，发表透疹，升举阳气。

来源

升麻最早记载于《神农本草经》。本品为毛茛科植物兴安升麻的根茎。晒干，切片。生用或蜜炙用。

临床应用

常用治鼻咽癌、肺癌、甲状腺癌、结肠癌、直肠癌等肿瘤中属热毒内结证。

1. 用于鼻咽癌，常配伍山豆根、桔梗、甘草、连翘等。

2. 用于肺癌属热毒壅结者，常配伍漏芦、鱼腥草、天冬等。

3. 用于结肠癌、直肠癌，常配伍苦参、黄芪、马齿苋等。

用法用量

煎服，3~10g 或入丸、散。外用适量，研末调敷，煎水含漱或淋洗。升阳举陷固脱宜生用；发表透疹宜制用。

使用注意

麻疹已透，以及阴虚火旺，肝阳上亢，上盛下虚者，均当忌用。

参考资料

抗肿瘤药理：升麻热水提取物体外实验对人宫颈癌细胞培养株系有抑制作用，抑制率在90%以上，对肿瘤细胞抑制强，对正常细胞抑制弱。能诱导肿瘤细胞凋亡。

药方选例

1. 治甲状腺癌：升麻、天葵子、重楼各10g，玄参、连翘、野荞麦各12g，浙贝母、黄药子、蒲公英、香茶菜、昆布各15g，生牡蛎20g。水煎服，每日1剂。

2. 治支气管肺癌：升麻、漏芦、土茯苓、鱼腥草各30g，生地黄、熟地黄各15g，天冬、麦冬、玄参各12g，黄芪、党参各20g。水煎服，每日1剂。

3. 治直肠癌：升麻、砂仁、鸡内金、厚朴各10g，黄芪、无花果、白花蛇舌草、马鞭草、马齿苋、仙鹤草各30g，炒地榆、炒槐花、郁金、墨旱莲、白芍、木瓜各15g，石见穿18g。水煎服，每日1剂。

4. 治鼻咽癌或上颌窦肿瘤放疗期间或放疗后热性反应或合并感染：升麻9g，山豆根、桔梗、金银花、麦冬各10g，太子参15g，连翘、茯苓各12g，甘草3g。水煎服，每日1剂。

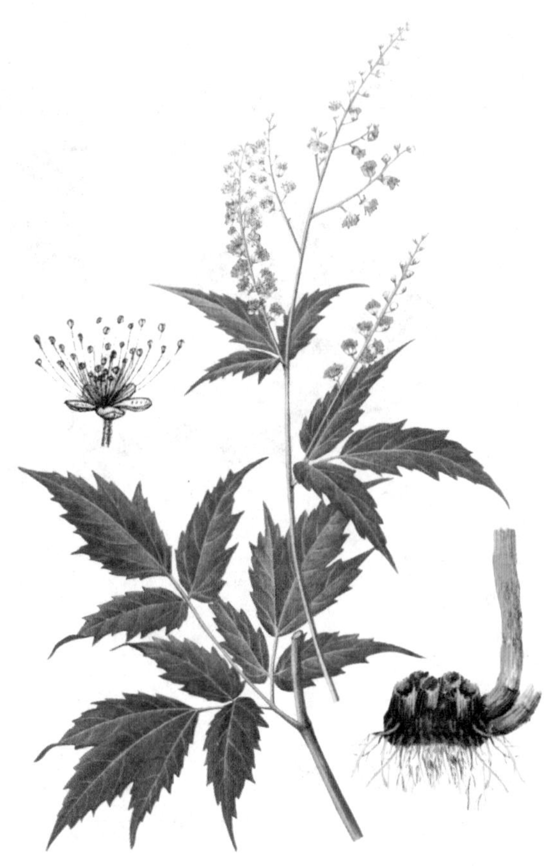

（拉）Gentianae Radix et Rhizoma

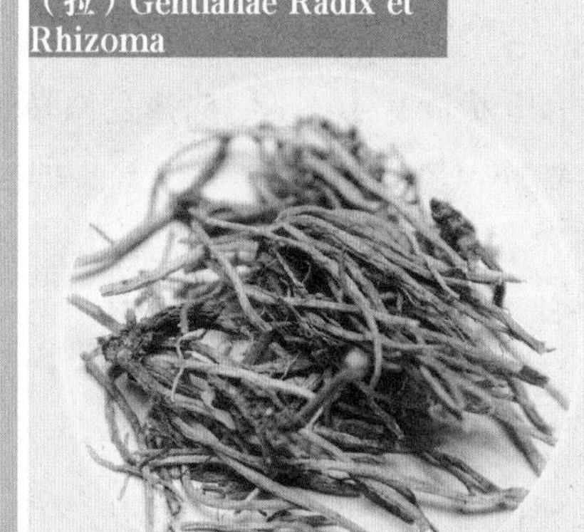

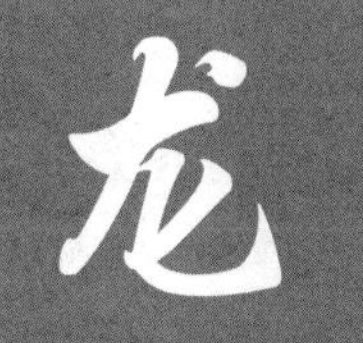
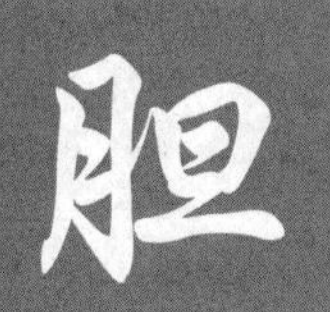

龙胆

【别　　名】龙胆草、地胆草、水龙胆、山龙胆草、四叶草、胆草。

【性味归经】苦，寒。归肝、胆、膀胱经。

【功　　效】清热燥湿，泻肝胆火。

来源

龙胆首载于《神农本草经》。本品为龙胆科植物龙胆的根及根茎。晒干。切段，生用。

临床应用

常用治脑瘤、鼻咽癌、白血病、睾丸肿瘤、宫颈癌、恶性滋养细胞肿瘤、外阴肉瘤等肿瘤中属湿热内盛、火毒蕴结者。

1. 用于脑瘤，常配伍清半夏、天麻、乌梢蛇、浙贝母等。
2. 用于鼻咽癌，常配伍野菊花、苍耳子、白芷、蜂蜜等。
3. 用于白血病，常配伍黄芩、栀子、鸡血藤、丹参等。
4. 用于睾丸肿瘤之肝经郁热证，常配伍栀子、夏枯草、重楼等。

用法用量

煎服，6~15g；或入丸、散。外用适量，研末调敷。

使用注意

脾胃虚弱者不宜；津伤阴亏者慎用。

参考资料

抗肿瘤药理：龙胆热水浸出物，体外实验，对人宫颈癌细胞培养株系有抑制作用，抑制率70%~90%；本品醇提取物对小鼠宫颈癌、肉瘤及腹水型淋巴肉瘤亦有抑制作用。亦能诱导肿瘤细胞凋亡。

药方选例

1. 治脑瘤之火毒炽盛

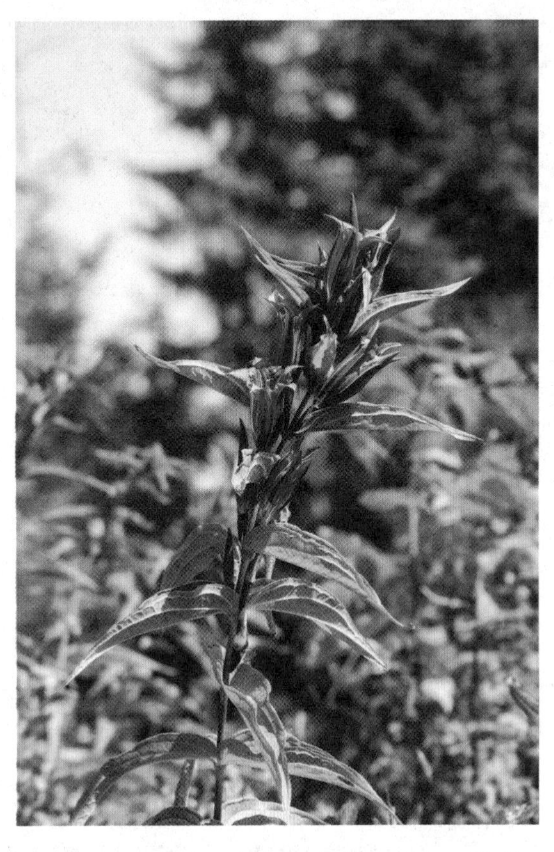

证：龙胆、莪术、泽泻、柴胡各10g，黄芩、栀子、半边莲、车前子、生地黄各15g，白花蛇舌草、薏苡仁各30g，蜈蚣3条，大黄、甘草各5g。水煎服，每日1剂。

2. 治甲状腺癌：龙胆15g，夏枯草、海浮石、牡蛎（包）各30g，黄药子、香附、昆布、海藻、射干、连翘、重楼各20g。水煎服，每日1剂。具有清热解郁、祛痰软坚之功效，适用于甲状腺癌属肝郁气滞、郁久化热者。

3. 治白血病：龙胆、黄芩、栀子、木通、当归、生地黄、柴胡、猪苓、泽泻各10g，鸡血藤、丹参各30g。水煎服，每日1剂。

4. 治恶性滋养细胞肿瘤之湿热瘀毒证：龙胆、当归、栀子、芦荟、黄芩、川芎各15g，黄连、黄柏、青黛、柴胡各10g，生大黄6g，木香5g，水红花子20g。水煎服，每日1剂。

5. 治外阴肉瘤：龙胆、栀子、枯芩、虎杖各15g，通光散、白花蛇舌草、半枝莲各30g。水煎服，每日1剂。

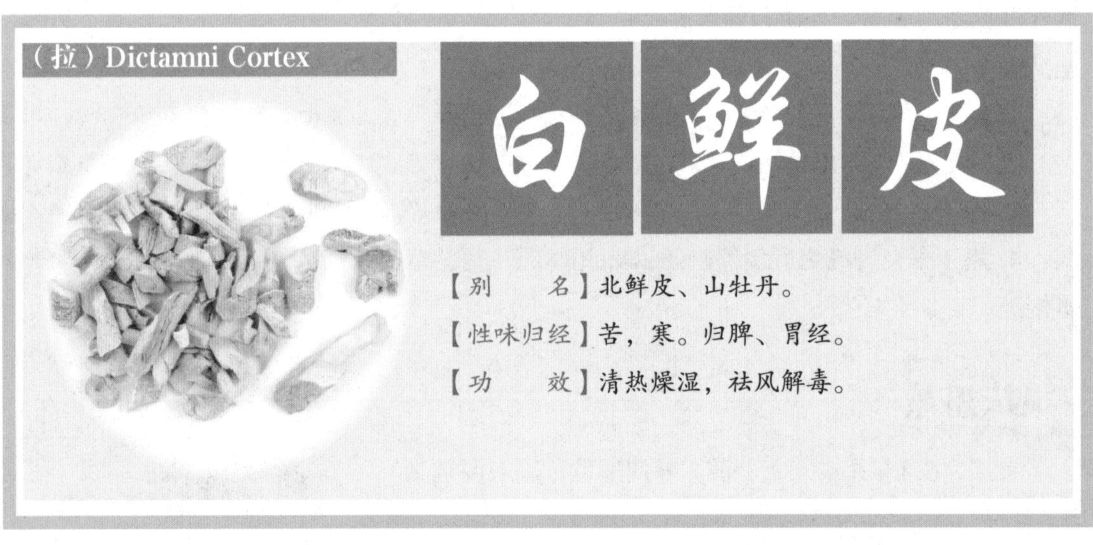

（拉）Dictamni Cortex

白鲜皮

【别　　名】北鲜皮、山牡丹。

【性味归经】苦，寒。归脾、胃经。

【功　　效】清热燥湿，祛风解毒。

来源

白鲜皮最早记载于《神农本草经》。本品为芸香科植物白鲜的根皮。晒干。生用。

临床应用

常用治胸膜恶性肿瘤、恶性黑色素瘤、皮肤癌等肿瘤中属热毒炽盛者。亦用于肿瘤放化疗致皮肤毒性属湿毒蕴肤证。

1. 用于淋巴瘤，常配伍石见穿、山豆根、黄药子、重楼等。

2. 用于肾癌，常配土茯苓、白茅根、车前草、金银花等。

3. 用于恶性黑色素瘤，常配伍重楼、山慈菇、皂角刺等。

用法用量

煎服，6~10g。外用适量。

使用注意

脾胃虚寒者慎用。

参考资料

抗肿瘤药理：白鲜皮提取物能抑制人肺腺肿瘤细胞生长，其白鲜碱、葫芦巴碱、柠皮酮是其抗肿瘤活性成分。其体外实验用豆芽法表明有细胞毒性；体内实验对小鼠肉瘤有一定抑制作用。亦具有增强化疗疗效、抑制肿瘤侵袭转移及增强免疫功能。

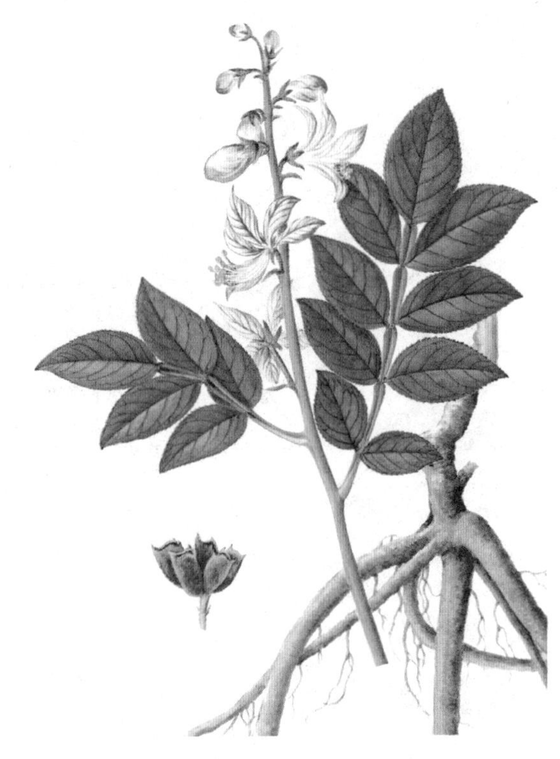

药方选例

1. 治胸膜恶性肿瘤：白鲜皮、败酱草、夏枯草各30g，山豆根、黄药子、重楼各12g。水煎服，每日1剂。

2. 治皮肤癌属毒热壅盛证：白鲜皮、生薏苡仁、土茯苓、白花蛇舌草、仙鹤草、金银花、半枝莲、蒲公英、半边莲各30g，栀子、牡丹皮、连翘、紫花地丁、苍术、黄柏各15g，生甘草6g。水煎服，每日1剂。

3. 治恶性黑色素瘤之湿痰凝聚证：白鲜皮、山慈菇、全瓜蒌、泽泻、猪苓、茵陈、半边莲、生薏苡仁、苦参各30g，生半夏、天南星、皂角刺、海藻、佩兰、藿香、白术、陈皮、贝母、连翘、昆布、青皮、独活、川芎、当归各15g，木通、甘草各6g。水煎服，每日1剂。

4. 治骨转移癌：白鲜皮（后下）50g，白花蛇舌草100g，寻骨风25g，大枣30g。水煎服，每日晨起服1剂。

（拉）Marsdeniae Tenacissimae Caulis

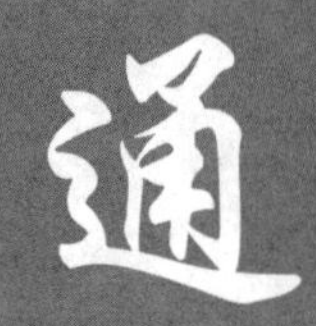
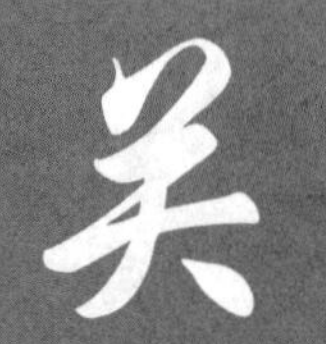
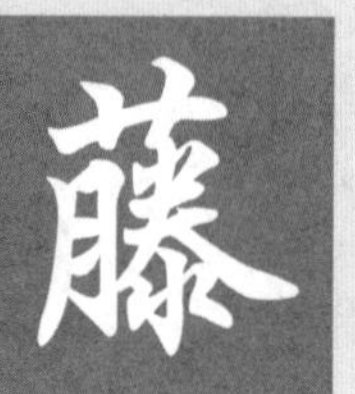

通关藤

【别　　名】乌骨藤、通关散、大苦藤、黄木香、奶浆草、地甘草。

【性味归经】苦，微寒。归肺经。

【功　　效】清热解毒，止咳平喘，散结止痛。

来源

通关藤最早记载于《贵州民间药物》。本品为萝藦科植物通关散的藤茎。晒干。生用。

临床应用

常用治肺癌、纵隔肿瘤、骨癌、恶性淋巴瘤等肿瘤中属热毒炽盛证。亦用于癌性疼痛。

1. 用于肺癌，常配伍鱼腥草、白花蛇舌草、枇杷叶、薏苡仁等。

2. 用于纵隔肿瘤，常配伍丹参、鳖甲、莪术、赤芍、血竭等。

3. 用于肿瘤骨转移，常配伍徐长卿、天南星、皂角刺、寻骨风等。

用法用量

煎服，9~15g。大剂量30g。

参考资料

抗肿瘤药理：通关藤对大鼠和小鼠移植性肿瘤生长均有较好的抑制作用。通关藤抗肿瘤成分为生物碱，实验研究表明其纯生物碱抗肿瘤的细胞毒作用并不明显，可能通过提高免疫功能而起到抗肿瘤的作用。

药方选例

1. 治各种肿瘤：通关藤、半枝莲各50g，黄药子、蒲公英各15g，经提取制成

100ml 口服液。口服，每次 50ml，每日 2 次。

2. 治肺癌、骨癌等：通关藤、鱼腥草、白花蛇舌草、枇杷叶、薏苡仁、猪苓各 30g。水煎服，每日 1 剂。

3. 治纵隔肿瘤：通关藤 55g，丹参 24g，鳖甲、莪术各 15g，白花蛇舌草 30g，赤芍 12g，血竭花，川芎、地鳖虫、蜈蚣、蜣螂虫各 9g。水煎服，每日 1 剂。

4. 治恶性淋巴瘤：通关藤 55g，丹参 24g，莪术、血竭花、川芎、地鳖虫、蜈蚣、蜣螂虫各 9g，赤芍 12g，鳖甲 15g，白花蛇舌草 30g。每日 1 剂，水煎服。

5. 治骨巨细胞瘤：通关藤、丹参、重楼、白芷、秦艽各 15g，香附、牛膝各 12g，半枝莲 30g，桃仁、制没药、当归、川芎、五灵脂、地龙、寻骨风各 10g，甘草 5g，可随证加减。水煎服，每日 1 剂。本方具有活血化瘀、通络止痛之功效，适用于骨巨细胞瘤属瘀血阻滞者。

（拉）Ailanthi Cortex
椿皮
【别　　名】椿根皮、椿白皮。
【性味归经】苦、涩，寒。归大肠、肝经。
【功　　效】清热燥湿，涩肠止泻，止血止带。

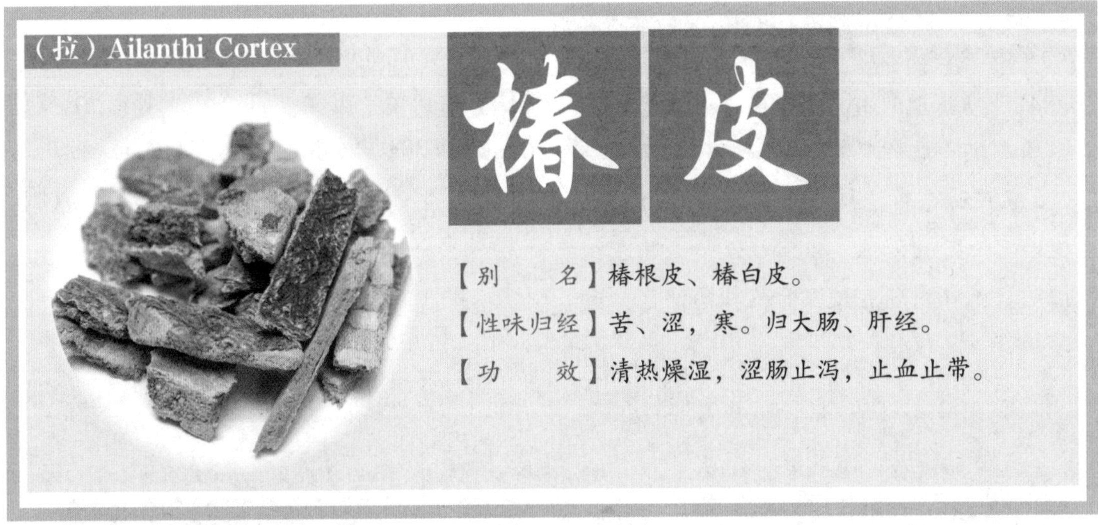

来源

椿皮始载于《新修本草》。本品为苦木科植物臭椿的根皮或干皮。晒干。生用或麸炒用。

临床应用

常用治肠癌、宫颈癌、卵巢癌、子宫内膜癌等肿瘤中属湿热蕴结证。

1. 用于肠癌，常配伍黄柏、苦参、蜂房、重楼等。

2. 用于子宫内膜癌，常配伍墓头回、苦参、土茯苓等。

3. 用于卵巢癌，常配伍冬凌草、猫人参、拳参等。

用法用量

煎服，3~10g。外用适量。

使用注意

脾胃虚弱者慎用。

不良反应

用量过大易致恶心呕吐。

参考资料

抗肿瘤药理：本品干皮所含苦木素、臭椿酮均有抗肿瘤作用。臭椿酮对人体鼻咽癌KB细胞有细胞毒活性；对淋巴细胞白血病亦显示有一定的活性。以伊红试验为药理指标证明臭椿双内酯有较强的抗肿瘤活性，对宫颈癌有一定疗效。

药方选例

1. 治晚期直肠、结肠癌：椿皮15g，黄芩9g，野麻草20g，黄芪30g，白术、白花蛇舌草各12g，厚朴、槐花、茯苓各10g，半枝莲18g，甘草4g。水煎服，每日1剂煎3次。

2. 治子宫内膜癌属湿热蕴结证：椿皮、墓头回、土茯苓、仙鹤草各15g，黄连5g，黄柏、苍术、川牛膝、知母、苦参、刘寄奴、车前草、栀子各10g。水煎服，每日1剂。

3. 治宫颈癌属湿聚毒盛证：椿皮、重楼、土茯苓、贯众、蒲公英各15g，生黄芪、龙葵各30g，莪术、生首乌各12g，牡丹皮、白术、泽泻各10g，炙甘草6g。水煎服，每日1剂。

（拉）Taraxaci Herba

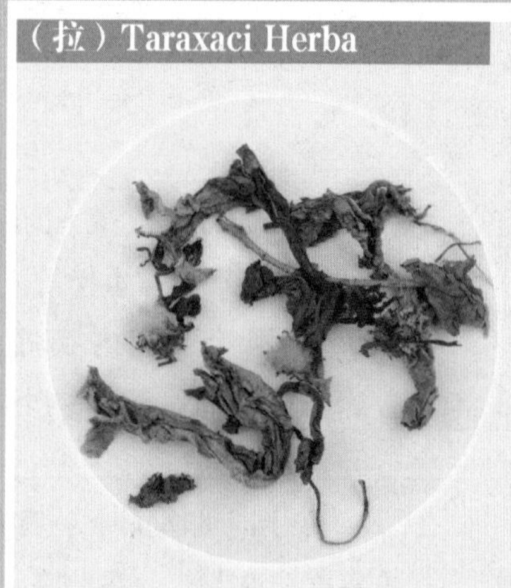

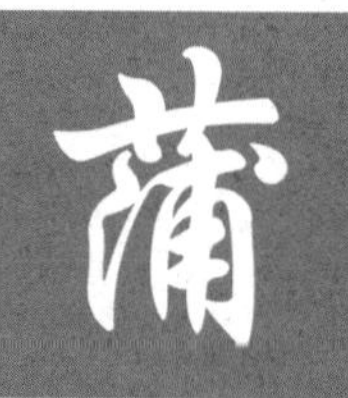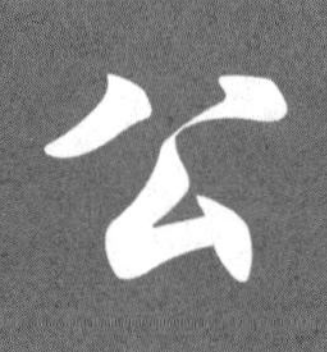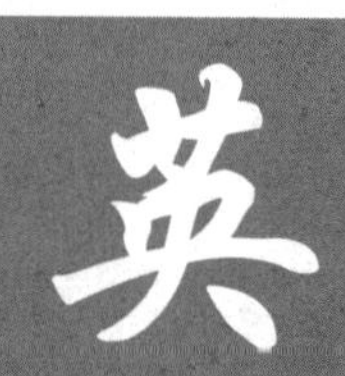蒲公英

【别　　名】蒲公丁、黄花地丁、奶汁草、克什芒。

【性味归经】苦、甘，寒。归肝、胃经。

【功　　效】清热解毒，消肿散结，利湿通淋。

来源

蒲公英最早记载于《新修本草》。本品为菊科植物蒲公英的全草。鲜用或晒干生用。

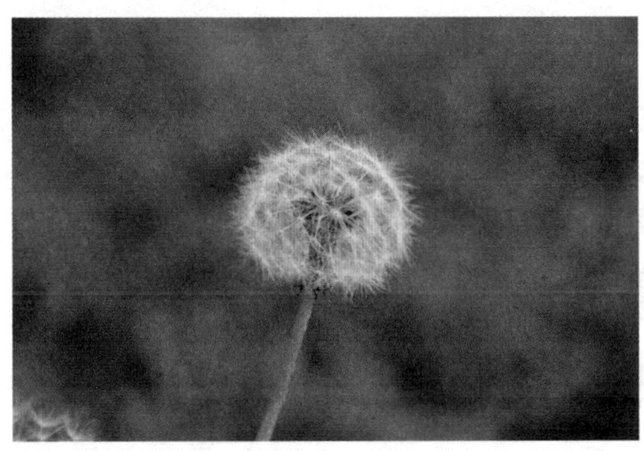

临床应用

常用治甲状腺癌、乳腺癌、肺癌、胃癌、肝癌、宫颈癌、恶性淋巴瘤、多发性骨髓、睾丸肿瘤等肿瘤中属热毒蕴结证。亦抗肿瘤相关性感染，常与鱼腥草、穿心莲相须为用。

1. 用于肺癌，常配伍石韦、四叶参、黄芩、重楼等。

2. 用于肝癌属肝气郁结证，常配伍柴胡、藤梨根、魔芋等。

3. 用于多发性骨髓瘤属邪毒化热证，常配伍野菊花、天葵子等。

4. 用于睾丸肿瘤属痰瘀毒窜证，常配伍浙贝母、鱼腥草、穿山甲等。

用法用量

煎服，10~30g; 大量用至60g。外用适量，捣敷。

使用注意

大量可致缓泻。

参考资料

抗肿瘤药理：研究显示蒲公英单味提取物在体外对肝癌细胞、大肠癌细胞的增殖有明显的抑制作用；在体内对肿瘤细胞也有明显的抑制作用。腹腔注射蒲公英水提取物对抗体依赖巨噬细胞中介肿瘤细胞破坏应有激活作用，从而通过提高肿瘤宿主本身免疫功能而杀灭肿瘤。

药方选例

1. 治甲状腺癌：蒲公英、薏苡仁各30g，夏枯草、芍药15g，枳实、柴胡、茯苓、灵芝、焦山楂各12g，鸡内金10g，炙甘草6g。水煎服，每日1剂。

2. 治恶性黑色素瘤：蒲公英、紫花地丁、野菊花、水牛角、天葵子、土茯苓各30g，金银花、生地黄、赤芍、牡丹皮、玄参各15g，黄芩12g，枳实10g，甘草6g，可随证加减。水煎服，每日1剂。本方具有清热解毒、凉血和营之功效，适用于热毒互结者。

3. 治乳腺癌：蒲公英、紫花地丁、半枝莲各30g，夏枯草、金银花、连翘各15g，桃仁、红花、赤芍、生地黄、皂角刺各10g。水煎服，每日1剂。

4. 治纵隔恶性肿瘤：蒲公英、夏枯草、

穿破石各15g，壁虎2条，白花蛇舌草、藤梨根各30g，赤芍、丹参、瓜蒌、茯苓各12g，当归、生地黄、桃仁、地龙、川芎、郁金、枳壳各10g，红花、甘草各6g，可随证加减。水煎服，每日1剂。本方具有活血化瘀、宽胸理气之功效，适用于纵隔恶性肿瘤属气滞血瘀者。

5. 治胃癌：蒲公英、半枝莲、当归、白花蛇舌草、半边莲、香附各12g，赤芍、枳实、木香、桃仁、紫花地丁、重楼、乌药、郁金各9g，延胡索6g。水煎服，每日1剂。

（拉）Isatidis Folium
大青叶
【别　　名】蓝菜、蓝叶、大青、靛青叶、菘蓝叶、板蓝根叶。
【性味归经】苦，寒。归心、肺、胃经。
【功　　效】清热解毒，凉血消斑。

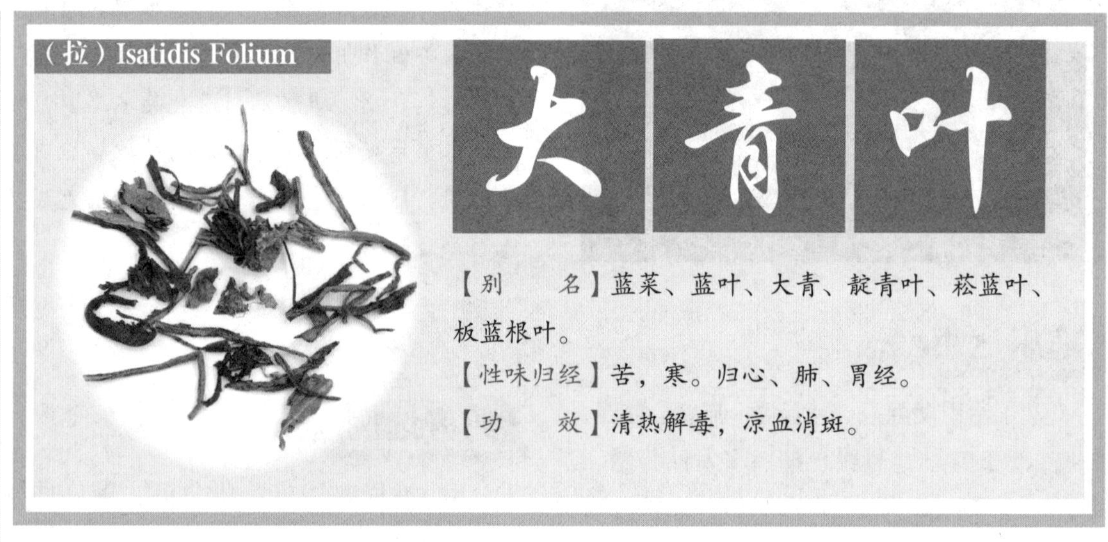

来源

大青叶最早记载于《名医别录》。本品为十字花科植物菘蓝的干燥叶。鲜用或晒干生用。

临床应用

常用治喉癌、食管癌、腮腺癌、急性白血病、慢性白血病等肿瘤中属气血两燔、热毒内盛证。亦抗肿瘤相关性感染。

1. 用于血液肿瘤，常配伍紫草、生地黄、牡丹皮、夏枯草等。

2. 用于鼻咽癌，常配伍冬凌草、苍耳子、辛夷花、连翘等。

3. 用于肿瘤感染重症，常配伍蒲公英、水牛角、紫草等。

用法用量

煎服，10~15g。外用适量。

使用注意

脾胃虚寒者忌用。

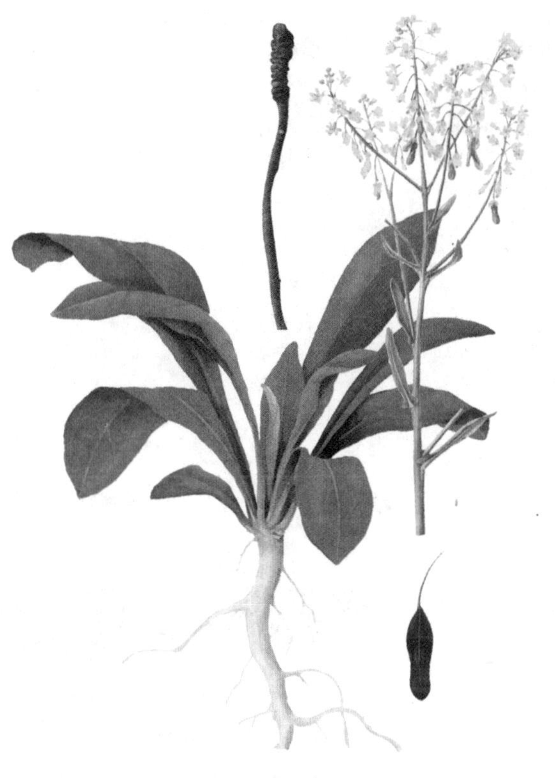

参考资料

抗肿瘤药理：本品含靛玉红，靛玉红有显著的抗白血病作用，对白血病小鼠的抑制率较高；对小鼠肺癌亦有明显的抑制作用；能抑制多种移植性肿瘤。本品煎剂能增强白细胞吞噬能力。

药方选例

1. 治急性白血病：大青叶、蒲公英、半枝莲、板蓝根、土大黄、白英各30g，重楼、金银花、紫草各15g，射干、牡丹皮各10g，甘草5g。水煎服，每日1剂。

2. 治小儿恶性组织细胞病：大青叶、生地黄、紫草、紫花地丁、蒲公英、天花粉各10g，牡丹皮、地骨皮各5g，人中黄、人中白、桑叶、竹叶、僵蚕、地龙、蛇蜕各6g，蝉衣3g，可随证加减。水煎服，2日1剂。本方具有清营解毒、滋阴凉血之功效。适用于小儿恶性组织细胞病属邪入肌肤、毒在营血者。

3. 治喉癌：大青叶、金银花、连翘、天花粉各15g，射干、玄参、桔梗、山豆根、牡丹皮、栀子各10g，冬凌草20g，甘草6g，可随证加减。水煎服，每日1剂。本方具有疏风清热、解毒开音之功效，适用于喉癌属风热犯肺证。

4. 治肿瘤感染之热入营血、高热斑疹：大青叶、鱼腥草、蒲公英、水牛角各30g，栀子、紫草、牡丹皮各12g，金银花、连翘各15g，甘草6g。水煎服，每日1剂。本方具有清热凉血之功效。

(拉) Arnebiae Radix

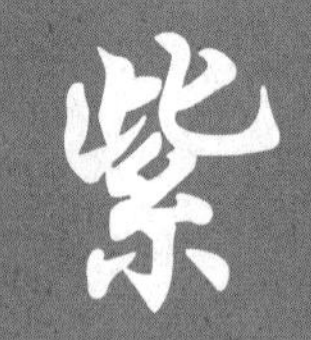
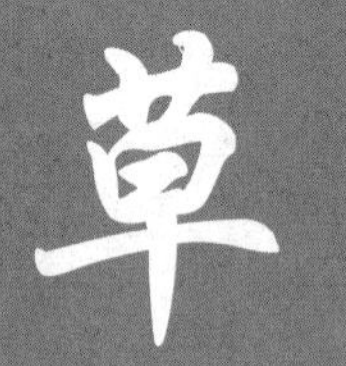

紫草

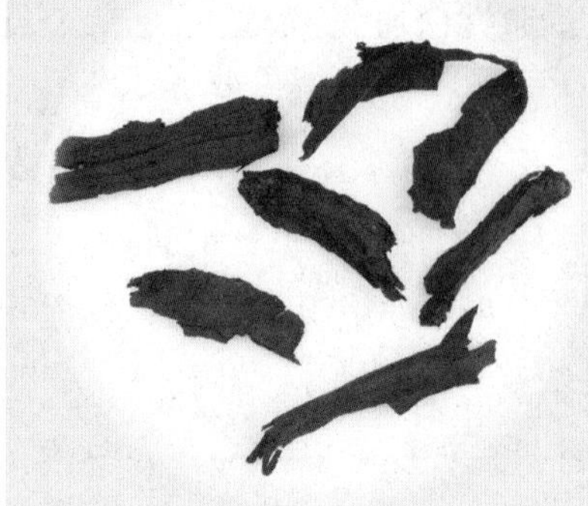

【别　　名】硬紫草、大紫草、紫丹、地血、红条紫草。

【性味归经】甘，寒。归心、肝经。

【功　　效】凉血活血，解毒透疹。

来源

紫草最早记载于《神农本草经》。本品为紫草科植物紫草的根。晒干。切片，生用。

临床应用

常用治妇科肿瘤、鼻咽癌、乳腺癌、肺癌、急性白血病、膀胱癌等肿瘤中属血热毒盛、瘀血阻滞证。亦用治癌性发热。

1. 用于肺癌，常配伍重楼、半枝莲、鱼腥草、山慈菇等。

2. 用于妇科肿瘤，常配伍土茯苓、苦参、蛇莓、薏苡仁等。

3. 用于皮肤癌，常配伍蒲公英、白鲜皮、黄芩、紫花地丁等。

用法用量

煎服，3~10g；或入散剂。外用适量，熬膏或油浸外涂。

使用注意

脾虚便溏者忌用。

参考资料

抗肿瘤药理：紫草提取物 0.025mg/ml 培养液，对宫颈鳞癌细胞 DNA 合成后期（G_2 期）有一定抑制作用。腹腔注射提取物 5~10mg/kg，可抑制小鼠腹水型肉瘤细胞的生长。

药方选例

1. 治鼻咽癌：紫草根、当归、乳香、桃仁、大黄各 15g，金银花 30g，连翘、天花粉、赤芍、黄芩、薄荷各 6g，知母 3g，蒲公英 12g，野菊花 9g。水煎服，每日 1 剂分 2 次服。

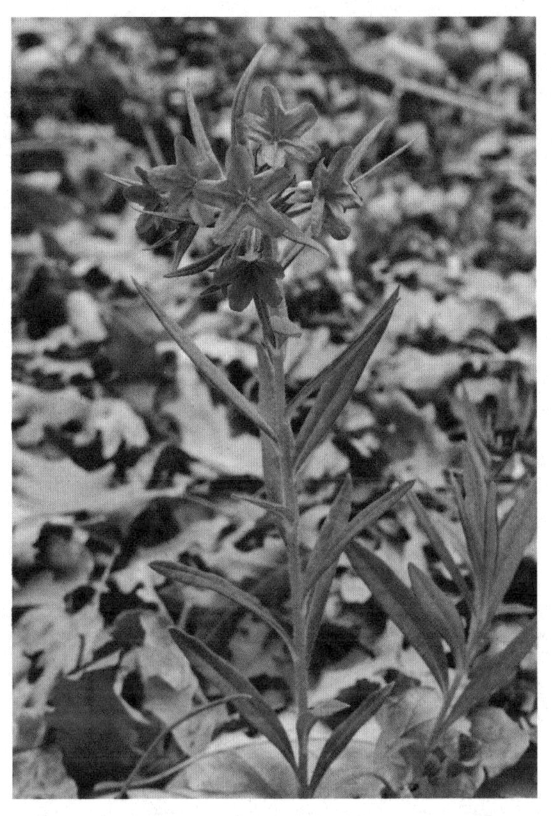

2. 治乳腺癌：紫草、白英、蒲公英、龙葵、穿山甲各15g，全瓜蒌、留行子各12g，夏枯草30g，橘叶、陈皮、山慈菇、浙贝母各9g。水煎服，每日1剂。

3. 治急性白血病：紫草、龙葵、山豆根、白花蛇舌草、熟地黄、黄芪、茯苓各30g，山药、山萸肉、肉苁蓉、巴戟天、补骨脂、人参（或党参）、麦冬、五味子各10g，当归6g。水煎服，每日1剂，分2次服。一般连用3~4周为1疗程，休息1周，可继续服用。本方具有补肾益气养血、解毒抗癌之功效，配合化疗用于急性非淋巴细胞型白血病。

4. 治膀胱癌：紫草、小蓟、半枝莲、白花蛇舌草、山慈菇、射干、夏枯草各30g，生地黄、淡竹叶各15g，炒蒲黄、栀子、藕节、甘草各10g。水煎服，每日1剂，早晚分服。本方具有凉血止血、散结抗癌之功效。

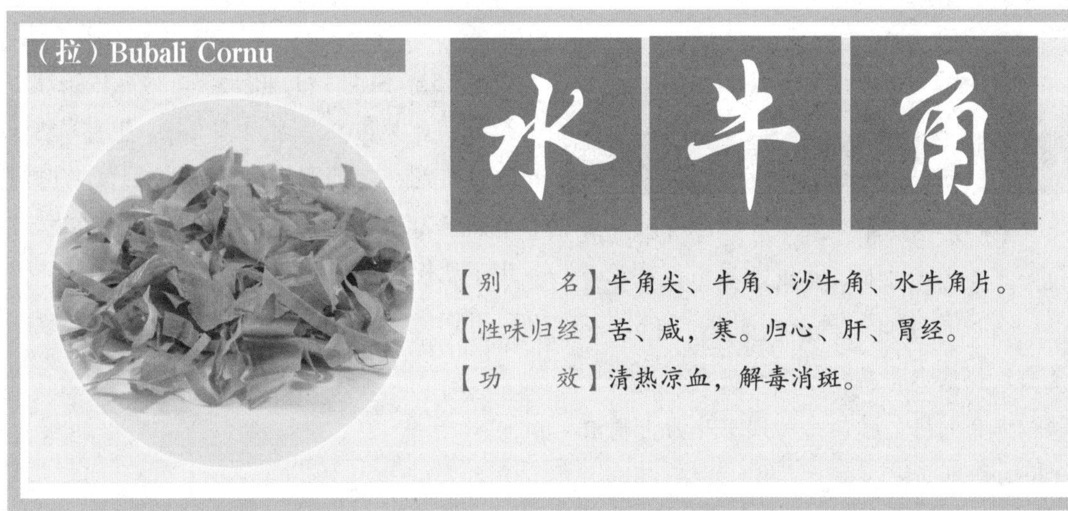

（拉）Bubali Cornu

水牛角

【别　　名】牛角尖、牛角、沙牛角、水牛角片。

【性味归经】苦、咸，寒。归心、肝、胃经。

【功　　效】清热凉血，解毒消斑。

来源

水牛角始载于《名医别录》。本品为牛科动物水牛的角。干燥。镑片或锉粉用。

临床应用

常用治慢性粒细胞白血病、喉癌、恶性组织细胞病等肿瘤中属热毒炽盛证。亦用治癌性发热。

1. 用于癌性高热，常配伍紫草、大青叶、鱼腥草、牡丹皮等。

2. 用于喉癌之热毒喉痹咽痛，常配伍玄参、射干、山豆根等。

3. 用于慢性粒细胞白血病，常配伍生石膏、黄连、栀子、赤芍等。

用法用量

煎服，15~30g，宜先煎3小时以上。或锉末冲服。外用适量。

使用注意

脾胃虚寒者不宜用。

【附注】

（1）由于犀角明令禁用，故现今临床多以水牛角替代犀角。然水牛角较犀角气薄力逊，当以加量用之，方能奏效。（2）水牛角浓缩粉系水牛角粗粉用水提取、浓缩，加细粉混合制得，功能主治同水牛角，用量为1.5~3g。

药方选例

1. 治癌症热入营血、高热斑疹：水牛角（先煎）、大青叶、鱼腥草、蒲公英各30g，栀子、紫草、牡丹皮各12g，金银花、连翘各15g，甘草6g。水煎服，每日1剂。本方具有清热凉血之功效。

2. 治慢性粒细胞白血病：水牛角（先煎）、生石膏各20g，生地黄、赤芍、连翘各15g，黄连、栀子、牡丹皮、玄参、知母、青黛（包煎）各10g，桔梗、竹叶、甘草各6g，雄黄（研末冲服）1g。水煎服，每日1剂，可随证加减。本方具有清热解毒、泻火凉血之功效，适用于慢性粒细胞白血病属毒邪聚集证。

3. 治恶性组织细胞病：水牛角（先煎）、鲜生地黄、生石膏（先煎）、鲜芦根、鲜茅根各30g，牡丹皮、象牙屑、侧柏炭、地榆炭各15g，白芍12g，皮尾参（另煎代茶饮），知母、黄芩各9g，北沙参24g，生甘草3g。每日1剂，水煎服，可随证加减。本方具有清热解毒、凉血止血、益气养阴之功效，适用于恶性组织细胞病（春温证）。

第三章 活血化瘀抗肿瘤中药

活血化瘀抗肿瘤中药是指具有通利血脉、促进血行、消散瘀血为主要功效，用于治疗肿瘤所致的瘀血阻滞证候的一类药物。又称活血祛瘀药，简称活血药或化瘀药。其中活血作用较强者，又称破血药，或逐瘀药。活血化瘀药可通过活血化瘀、通经止痛、破血消癥的作用达到渐消缓散治疗多种肿瘤的目的。

瘀血既是病理产物，又是多种疾病的致病因素。同时，气滞血瘀既是引发肿瘤的主要病理机制，又是引起肿瘤的病因。中医学认为，人之气血运行于经络、升降出入、流行无阻、循行全身。气血相依、气为血帅，气行则血行。明朝董宿原《奇效良方 · 积聚门》曰："气上逆，则六输不通，温气不行，凝血蕴里不散，津液凝涩渗著不去，而成积矣。"如气滞、气郁、气聚皆能凝血成瘀而出现肿块。肿瘤多有形，历代医家多认为癥积、石瘕、痞癖及肚腹结块等皆与瘀血有关。中医认为"癥瘕""积聚"形成的病机与瘀血的凝滞有着极其密切的关系。故瘀血内阻是发生恶性肿瘤的一个主要病机。《医林改错》曰："肝腹结块，必有形之血。"说明腹内有形的包块肿物多由瘀血所致。

活血化瘀抗肿瘤中药是活血化瘀法运用的具体体现。活血化瘀法之所以成为治疗肿瘤的常用法则之一，就是本着"留者攻之""结者散之"而立法，是针对肿瘤的血行瘀阻而采取的方法，具有通利血脉、促进血行、消散瘀血、化瘀散结、活血通络、逐瘀生新的作用，从而起到消除肿块的作用，适用于瘀血凝聚、闭阻经络所引起的疾病。在活血化瘀法指导下所用之药为活血化瘀抗肿瘤中药，依其作用强弱又可分为和血、行血、破血之类，前者药性平和，后者较为峻猛。因而，活血化瘀法不仅为治疗瘀血的大法之一，更是治疗肿瘤的一个常用方法。临床上活血化瘀法既可用于肿瘤所致的气滞血瘀之病证，起到祛邪消瘤的作用，亦可配伍其治疗方法对瘀血引起的发热、瘀血阻络引起的出血、血瘀经络所致的疼痛等证起到一定的效果。实际上对肿瘤患者施用活血化瘀法，可以起到多方面作用。

现代研究表明，活血化瘀抗肿瘤中药可以促进新陈代谢，改善血液循环，增加血管通透性，增加机体血流量，可能改善实体瘤局部的缺氧状态，使抗肿瘤药物易于发挥作用；对放化疗具有减毒增效作用；提高对放射治疗的敏感性；抗肿瘤转移；软化结缔组织；消炎止痛；促进造血干细胞向粒细胞、单核细胞分化而使白细胞增加。还能直接抑制肿瘤细胞增殖，改善血液流变性与凝固性，目前从莪术中提取的抗肿瘤有效成分榄香烯，已制成乳注射剂并投入临床使用，对多种肿瘤有较好的控制效果。

使用注意：①人体气血关系密切，气行则血行，气滞则血凝，故在使用其药时，常配合行气药，以增强行血散瘀的作用。②活血化瘀药属攻法范畴，其药易耗气动血，有伤正之弊，应掌握其用量，攻伐不可太过，可佐加补虚药。③凝血功能差者，应慎用活血药，对破血逐瘀药应慎用或禁用。④不宜用于妇女月经过多，对于孕妇，尤当慎用或忌用。⑤应用本类药物，应针对形成瘀血的不同病因病情，随证配伍，以标本兼顾。

(拉) Chuanxiong Rhizoma

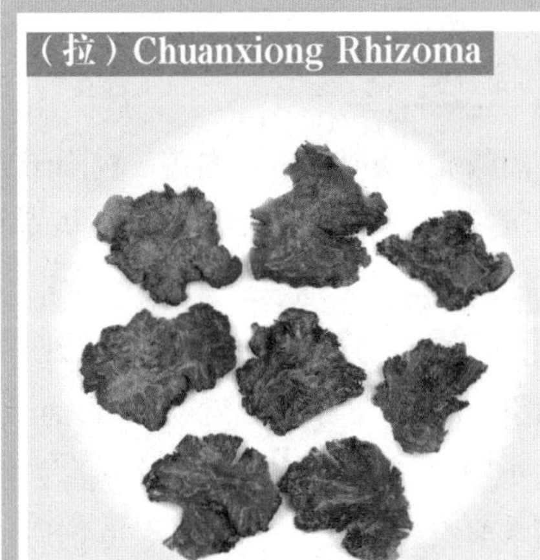

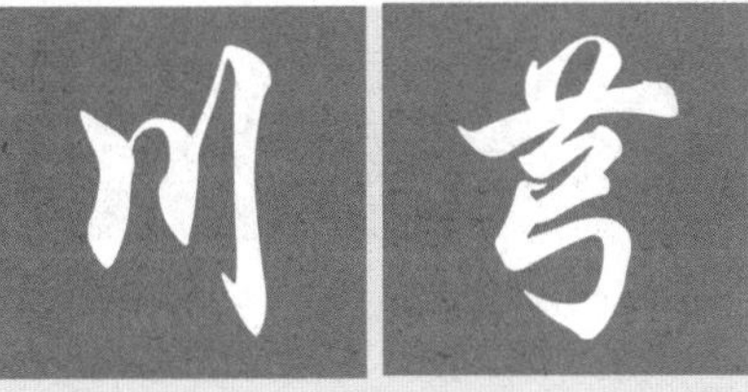

川芎

【别　　名】台芎、西芎、抚芎、香果、京芎。

【性味归经】辛，温。归肝、胆、心包经。

【功　　效】活血行气，祛风止痛。

来源

川芎最早记载于《神农本草经》。本品为伞形科植物川芎的干燥根茎。晒后烘干。生用或酒炒、麸炒。

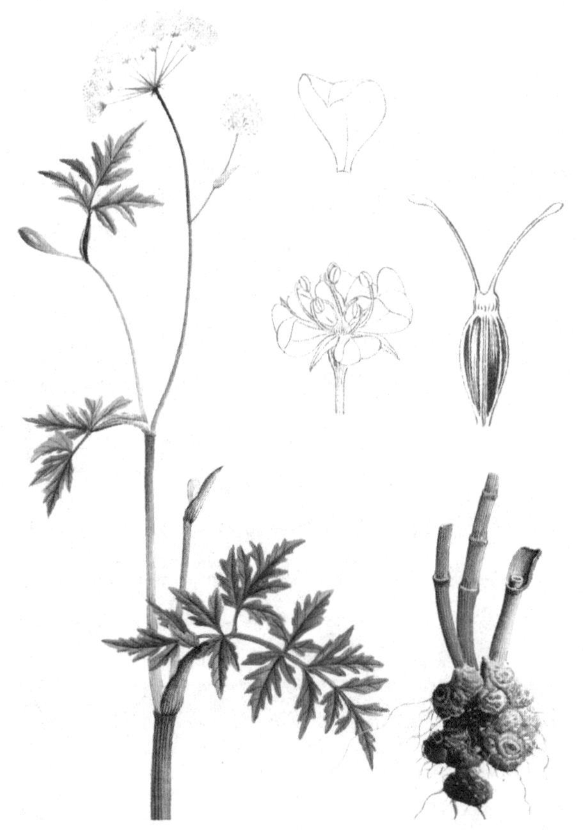

临床应用

常用治脑瘤、舌癌、甲状腺癌、白血病、恶性淋巴瘤、恶性黑色素瘤等肿瘤中属瘀阻气滞证。亦用于抗肿瘤转移。

1. 用于脑转移瘤，常配伍魔芋、僵蚕、白芷、水蛭等。

2. 用于脑瘤头痛剧烈者，多配伍麝香、全蝎、白芷、延胡索等。

3. 用于舌癌，常配伍紫背天葵、蒲公英、山慈菇、冬凌草等。

4. 用于肿瘤骨转移之痹痛，常配伍䗪虫、延胡索、羌活、海风藤等。

用法用量

煎服，3~10g。研末吞服，每次1~15g。

使用注意

阴虚阳亢之头痛忌用。多汗、月经过多者忌用。

参考资料

抗肿瘤药理：①川芎嗪有抗肿瘤活性，能抑制肿瘤细胞的转移，增强抗肿瘤药阿霉素的细胞毒作用，部分纠正肿瘤细胞的抗药性；能通过直接抑制肿瘤、化疗增效与减毒作用、免疫调节三方面达到抗肿瘤效应；通过下调肿瘤多药耐药基因蛋白（Pgp）而克服肿瘤细胞耐药；通过影响肿瘤细胞黏附与侵袭、抗凝血与抗血小板集聚作用而发挥抗肿瘤转移作用。结果证明，川芎嗪可作为恶性肿瘤的辅助用药，特别是在增效减毒、克服恶性肿瘤多药耐药性方面具有良好的临床应用前景。②阿魏酸钠用于预防治疗因放疗、化疗而引起血象下降的肿瘤患者，预防有效率为71.4%，治疗组为58%；可提高γ球蛋白及T淋巴细胞的免疫作用。

药方选例

1. 治脑瘤：川芎60g，白芷、白附子、制南星、青礞石各10g，白僵蚕、制大黄各15g。水煎服，每日1剂。

2. 治恶性淋巴瘤之痰热互阻证：当归、川芎、生地黄、赤芍各10g，玄参、黄药子、山慈菇、海藻、夏枯草各15g，牡蛎、重楼各30g。水煎服，每日1剂，连服30剂后，如肿块缩小1/2以上者续服上方1~2个月；如肿块增大或变化不明显者加化疗。

3. 治恶性黑色素瘤：川芎90g，生黄芪12g，炮穿山甲30g，当归60g，皂角刺45g。上药研为细末，装入胶囊，每粒含生药0.2g，每次5粒，饮后开水和黄酒各半冲服，每日3次。

4. 治胰腺癌：川芎、党参、当归、熟地黄、炒白术、黄芪、茯苓、白芍各12g，薏苡仁30g，郁金、延胡索、莪术各10g，陈皮、甘草各6g，可随证加减。水煎服，每日1剂。本方具有益气养血、化瘀散结之功效，适用于胰腺癌属气血两亏者。

5. 治膀胱癌：川芎、当归、生蒲黄（包煎）、延胡索、乌药各12g，赤芍、仙鹤草、土茯苓各30g，莪术、猪苓各15g，炒五灵脂、没药各9g，炒茴香3g，甘草5g，可随证加减。水煎服，每日1剂。本方具有活血祛瘀、理气止痛之功效，适用于膀胱癌属瘀血内阻者。

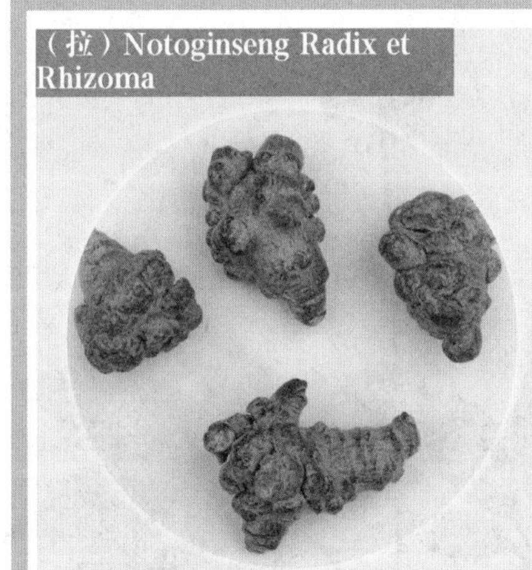

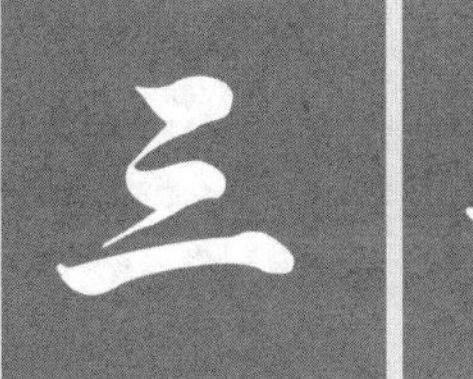
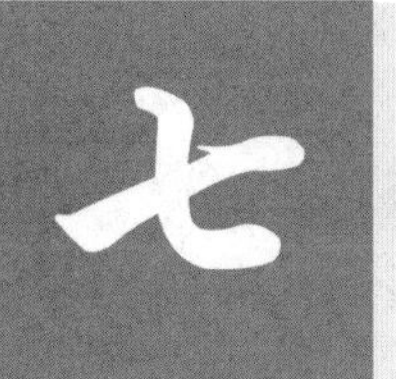

三七

【别　　名】田七、人参三七、金不换。

【性味归经】甘、微苦，温。归肝、胃经。

【功　　效】化瘀止血，活血定痛。

来源

三七最早记载于《本草纲目》。本品为五加科植物三七的干燥根。夏秋采者，品质较佳，称“春七”；冬采者，质量较差，称“冬七”。生用。用时捣碎或碾细粉用。

临床应用

常用治肺癌、胃癌、食管癌、肝癌、直肠癌、宫颈癌等肿瘤中属瘀血阻滞证。为血证良药，用治癌症所致各种出血证。亦治癌症所致肿块、疼痛。

1. 用于肿瘤之气滞血瘀证，常配伍三棱、莪术、土鳖虫等。

2. 用于肺癌，常配伍水红花子、重楼、西洋参、柴胡等。

3. 用于直肠癌，常配伍莪术、半夏、陈皮、半枝莲等。

4. 用于白血病等出血者，常配伍紫草、茜草炭、仙鹤草等。

用法用量

煎服，3~10g。研粉吞服，每次 1~1.5g，外用适量。

使用注意

本品性温，凡出血而见阴虚口干者，须配滋阴凉血药。血虚者慎用，孕妇忌用。

参考资料

抗肿瘤药理：本品热水提取物体外试验，对人宫颈癌细胞培养株系有抑制作用，抑制率在 90% 以上。三七煎剂在体内对人宫颈癌有抑制作用。三七能诱导肿瘤分化，逆转多药耐药，降低肿瘤侵袭转移。三七中的多糖体在体内能明显抑制小鼠肉瘤。

药方选例

1. 治肺癌：三七粉3g（冲服），海带、胡萝卜各20g，茯苓、白术各15g，人参3g。水煎服，每日1剂。

2. 治食管癌：三七 18g，山慈菇 120g，海藻、浙贝母、柿蒂各 60g，制半夏、红花各 30g，制乳没各 50g。共研极细末，日服 3 次，每次 6g，加蜂蜜适量，温开水送服。

3. 治宫颈癌：三七粉、雄黄各 3g，蟾蜍 15g，白及 12g，制砒霜 1.5g，明矾、消炎粉（灭菌结晶磺胺）各 60g，硇砂 0.3g。共研细末外用适量。

4. 治恶性腹水属肝脾血瘀证：三七、红花、青皮各 10g，土鳖 6g，徐长卿 30g，丹参、当归、桃仁、牡丹皮、赤芍、白术、泽泻各 15g。水煎服，每日 1 剂。本方具有活血化瘀、行气利水之功效。

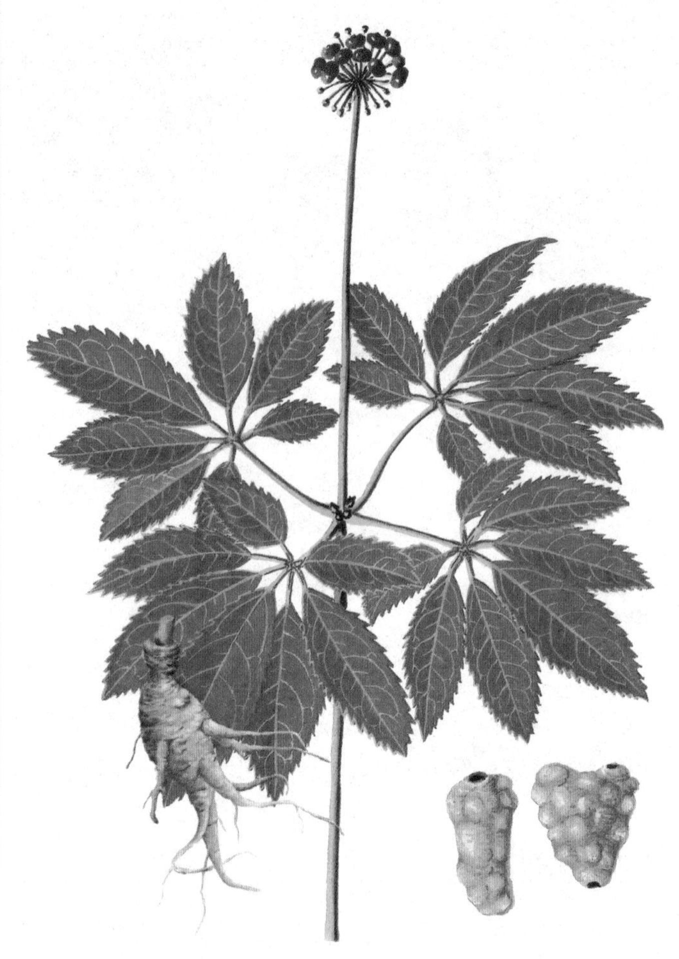

（拉）Sparganii Rhizoma

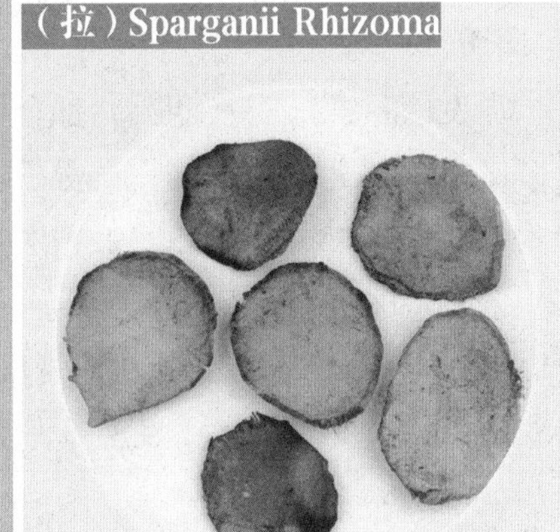

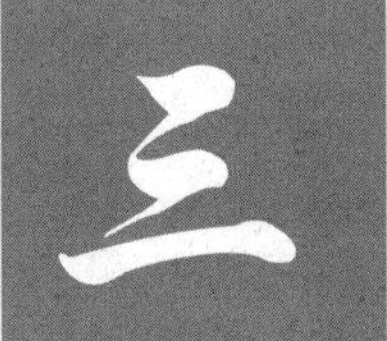

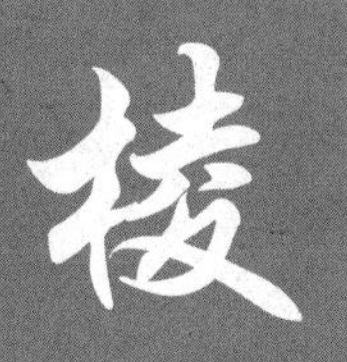

三棱

【别　　名】黑三棱、京三棱、荆三棱。

【性味归经】辛、苦，平。归肝、脾经。

【功　　效】破血行气，消积止痛。

来源

三棱最早记载于《本草拾遗》。本品为黑三棱科植物黑三棱的干燥块茎。晒干。生用或醋炙用。

临床应用

常用治脑肿瘤、甲状腺癌、肺癌、胃癌、肝癌、膀胱癌等肿瘤中属气滞血瘀证。为抗肿瘤常用药物之一。破血之力优于莪术，现常用抗肿瘤属气滞血瘀之癥瘕积聚，常与莪术相须为用。

1. 用于肿瘤所致癥瘕积聚，常配伍莪术、土鳖虫、穿山甲等。

2. 用于甲状腺癌，常配伍生牡蛎、鳖甲、浙贝母、穿山甲等。

3. 用于肺癌，常配伍莪术、皂角刺、瓜蒌、法半夏、杏仁等。

用法用量

煎服，3~10g。醋炒能加强止痛之功。

使用注意

月经过多及孕妇忌用。

参考资料

抗肿瘤药理：三棱对肿瘤细胞有抑制作用，如三棱注射液口服及腹腔注射对小鼠肉瘤有显著抑制作用。其煎剂可直接破坏肿瘤细胞，对实验动物肿瘤模型有一定抑制作用。动物体内筛选，对肿瘤生长有抑制作用。

药方选例

1. 治脑瘤属瘀血内阻证：三棱、莪术、赤芍、水

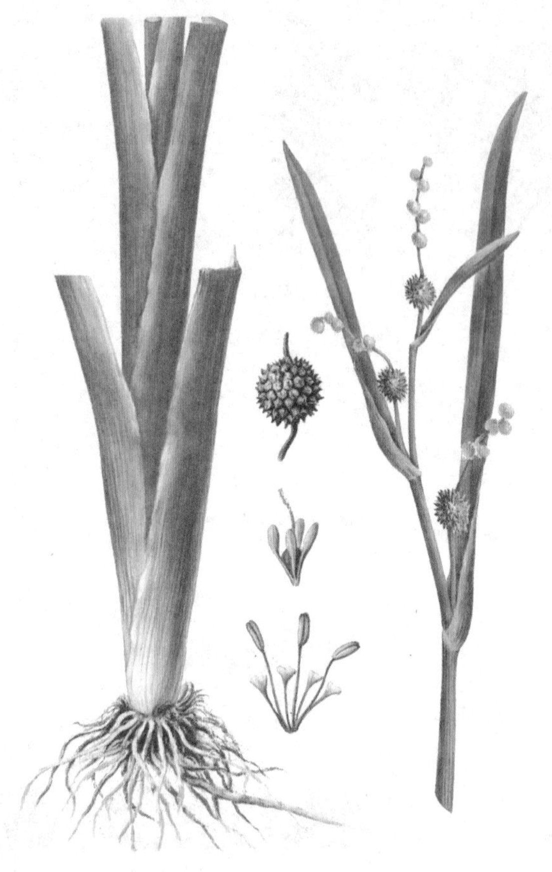

红花子、白花蛇舌草、茯苓、生熟薏苡仁各30g，壁虎4条，全蝎（后下）5g，蜈蚣1条，六味地黄丸（包）12g。水煎服，1剂煎3次，早、午、晚服。

2. 治原发性肝癌：三棱、莪术、郁金、当归各15g，白芍、丹参、牡蛎、瓦楞子各30g，蜂房、全蝎各10g，土鳖虫12g，生甘草3g，料姜石60g。每日1剂，水煎服。

3. 治膀胱癌：三棱、莪术各9g，青皮、陈皮、藿香、香附、甘草各6g，生姜3片，大枣2枚。水煎服，每日1剂。

4. 治胆囊癌：三棱、半夏、莪术各15g，柴胡、枳壳、黄芩各12g，大黄（后下）、五灵脂各10g，茵陈、半枝莲、石见穿、白花蛇舌草各30g，陈皮、甘草各6g，可随证加减。水煎服，每日1剂。本方具有疏肝利胆、理气活血之功效，适用于胆囊癌属肝胆瘀阻者。

5. 治腹腔肿瘤：三棱、莪术各10g，黄芪、山药各30g，薏苡仁45g，玄参、麦冬、白花蛇舌草各12g，鸡内金、当归、茯苓各15g，三七5g。水煎服，每日1剂。

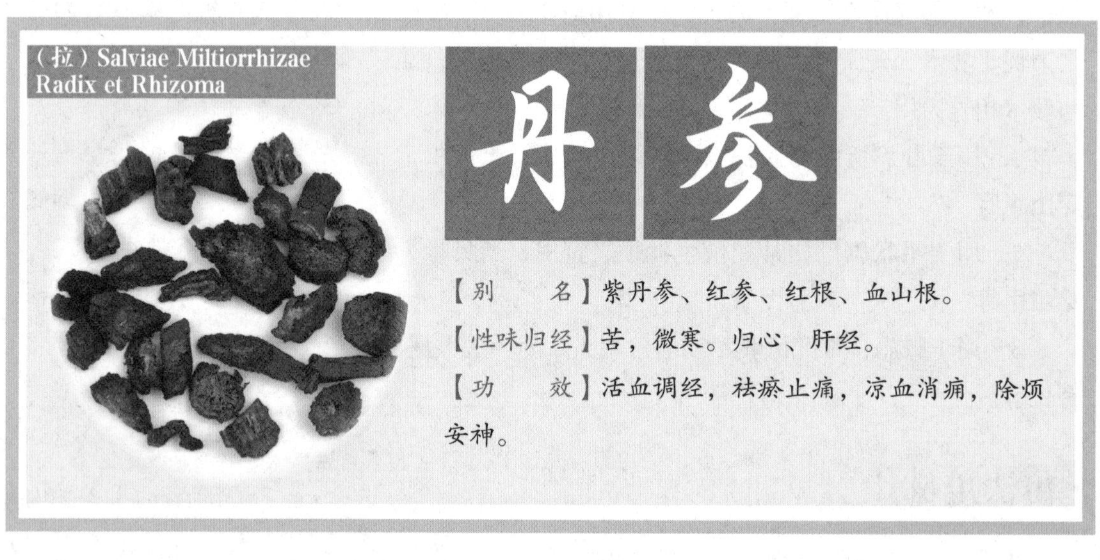

（拉）Salviae Miltiorrhizae Radix et Rhizoma

丹参

【别　　名】紫丹参、红参、红根、血山根。

【性味归经】苦，微寒。归心、肝经。

【功　　效】活血调经，祛瘀止痛，凉血消痈，除烦安神。

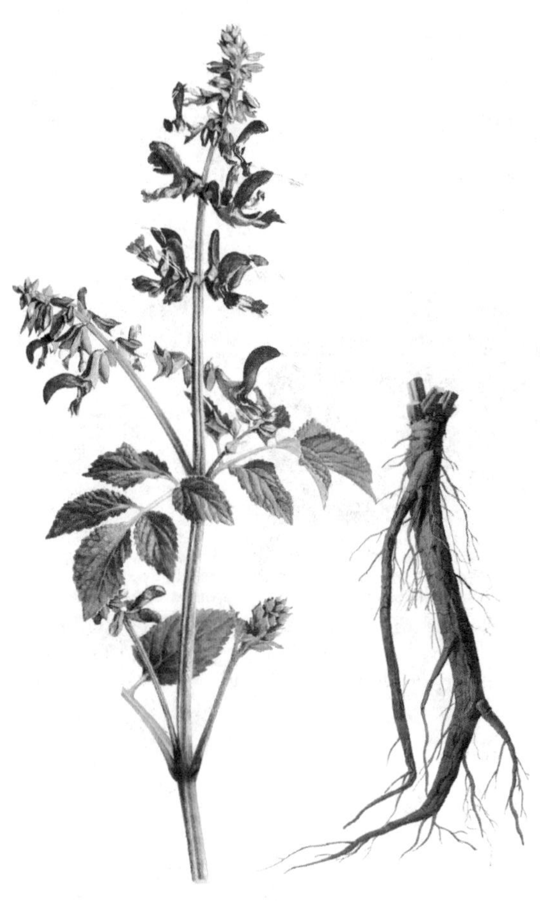

来源

丹参最早记载于《神农本草经》。本品为唇形科植物丹参的干燥根及根茎。晒干生用或酒炒用。

临床应用

常用治脑瘤、食管癌、肺癌、肝癌、胃癌、宫颈癌、白血病、恶性淋巴瘤等肿瘤中属血热瘀血内阻证。本品为活血化瘀要药，现常用抗肿瘤属气滞血瘀之癥瘕积聚。

1. 用于食管癌，常配伍山栀、干姜、水蛭、莪术等。

2. 用于胃癌之肝气犯胃证，常配伍郁金、砂仁、藤梨根等。

3. 用于宫颈癌，常配伍赤芍、土茯苓、石上柏、肿节风等。

用法用量

煎服，9~15g。酒炒可增强活血之功。

使用注意

反藜芦。孕妇慎用。

参考资料

抗肿瘤药理：从本品中分离出的有明显抗肿瘤活性成分丹参酮对多种肿瘤细胞都有不同程度的抑制作用。其中丹参甲素，对小鼠肺癌、黑色素瘤和肉瘤有不同程度的抑制作用；能显著延长艾氏腹水癌小鼠的存活时间；有诱生干扰素和抑制艾氏癌腹水型的作用；丹参酮ⅡA磺酸钠可提高羟基喜树碱抗艾氏腹水癌作用；丹参酮Ⅰ具有抗肿瘤活性的作用机制之一是诱导细胞凋亡。

药方选例

1. 治脑瘤：丹参、葛根、生牡蛎各30g，制南星12g，夏枯草20g。加水煎汁，每日1剂，分2~3次饮服。

2. 治肝癌：丹参、一枝黄花各30g，藤梨根80g，石见穿20g。加水煎汁，每日1剂，分2~3次饮服。

3. 治宫颈癌：丹参、土茯苓、金银花、白花蛇舌草 15g，赤芍、牡丹皮各 9g，薏苡仁 30g。水煎服，早晚分服。

4. 治恶性淋巴瘤：丹参 30g，生鳖甲、炮山甲、山豆根各 15g。加水煎汁，每日 1 剂，分 2~3 次饮服。

5. 治绒毛膜癌和恶性葡萄胎：丹参、龙葵、薏苡仁、天花粉、柴草根、白毛藤各 15g，山豆根、半枝莲各 30g。水煎服，每日 1 剂。

（拉）Sappan Lignum
苏木
【别　　名】戈梅芳、苏枋。
【性味归经】甘、咸、辛，平。归心、肝、胃、脾经。
【功　　效】活血疗伤，祛瘀通经，消肿止痛。

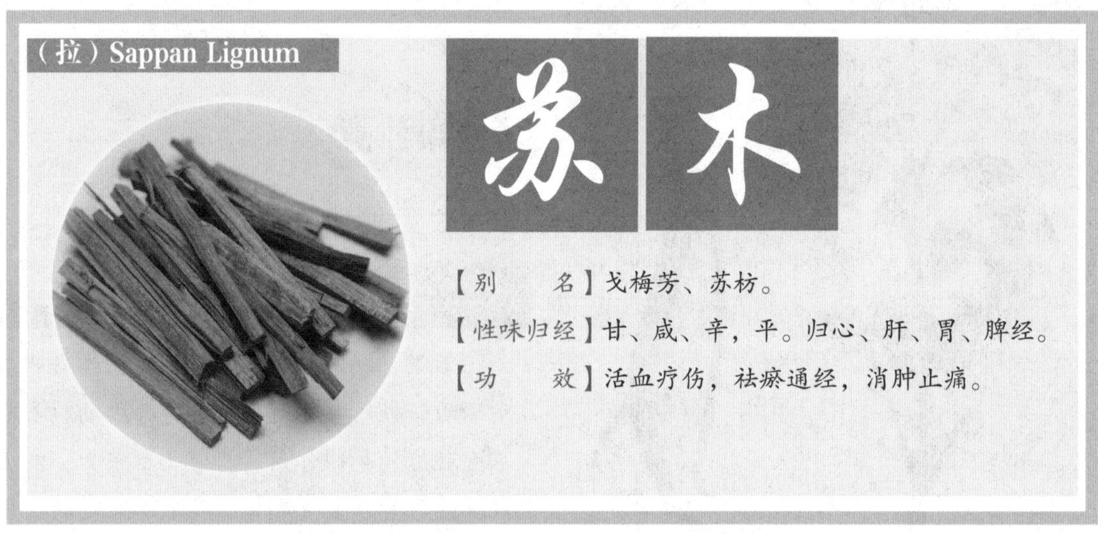

来源

苏木始载于《新修本草》。本品为豆科植物苏木的干燥心材。用时劈成薄片或研成粗末。

临床应用

常用治妇科肿瘤、胃癌、肠癌、肝癌、白血病等肿瘤中属血滞瘀阻证。

1. 用于妇科肿瘤之血滞瘀阻者，常配伍红花、桃仁、当归等。

2. 用于胃癌，常配伍土鳖虫、土茯苓、香附、菝葜等。

3. 用于白血病，常配伍远志、壁虎、紫草、白术、陈皮等。

4. 用于癌性疼痛伴血瘀证者，常配伍重楼、三棱、莪术等。

用法用量

煎服，3~10g。外用适量，研末撒敷。

使用注意

月经过多和孕妇忌用。

参考资料

抗肿瘤药理：体外筛选，对人宫颈癌有抑制作用，抑制率在90%以上。体外抑瘤实验表明，药物对各种肿瘤细胞均有一定的杀伤作用，且呈现出明显的量效关系。

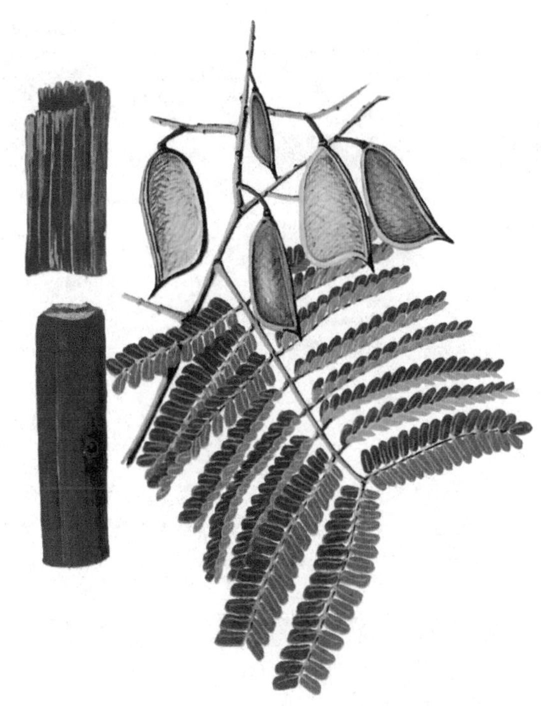

药方选例

1. 治肝癌：苏木、红花、延胡索、香附、木香、砂仁、陈皮、半夏、厚朴、枳实、木通各15g，莪术、三棱、水蛭、瓦楞子各18g，大黄9g。共研细末，1次3g，1日3次，3~6个月为1疗程。

2. 治妇科肿瘤或肿瘤向腹腔淋巴结转移引起的腹痛：苏木、党参各15g，延胡索、香附各9g，乌药、郁金、川楝子、白术各10g，茯苓12g，甘草3g。水煎服2~3次，每日1剂。

3. 治宫颈癌：苏木、三棱、莪术、鳖甲、红花各50g，蓖麻子去皮75g，加入麻油500ml，文火熬至诸药焦黑，去掉药渣再熬至滴水成珠后加入：阿魏20g，乳香、没药、血竭、松香各25g。上药共研细末，搅匀放冷水中浸12小时，每贴50g，外敷中极穴，每周换药1次，用药5~7周。

（拉）Curcumae Rhizoma

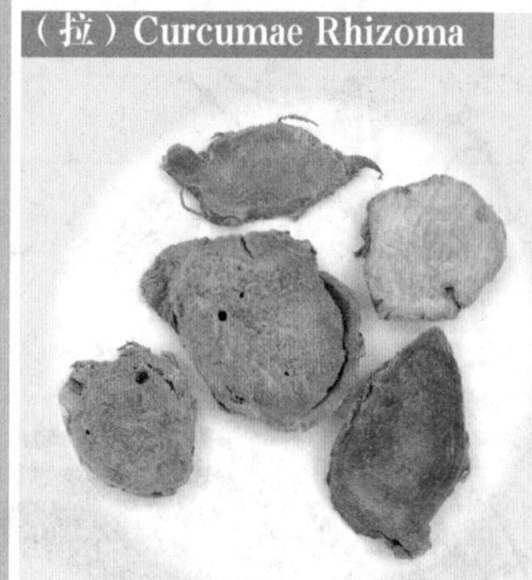

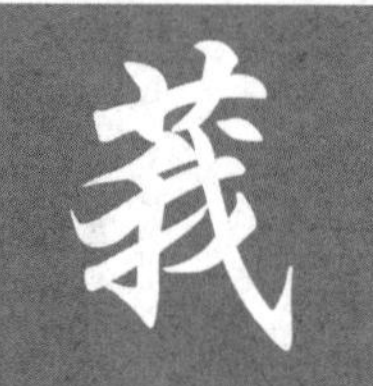
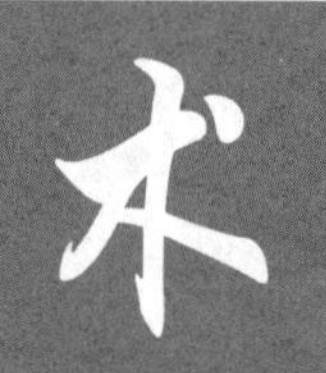

莪术

【别　　名】蓝心姜、黑心姜、姜七。

【性味归经】辛、苦，温。归肝、脾经。

【功　　效】破血行气，消积止痛。

来源

莪术始载于《药性论》。本品为姜科植物莪术的干燥根茎。晒干。切片生用或醋制用。

临床应用

常用治肝癌、胃癌、胰腺癌、宫颈癌、卵巢癌、膀胱癌等肿瘤属瘀血阻滞证。破气之力优于三棱，现常用治肿瘤属气滞血瘀之癥瘕积聚，常与三棱相须为用。

1. 用于肿瘤致癥瘕积聚，常配伍三棱、丹参、鳖甲等。

2. 用于膀胱癌之瘀血内阻证，常配伍三棱、青皮、陈皮、香附等。

3. 用于妇科肿瘤，常配伍墓头回、三棱、紫草、蜂房等。

用法用量

煎服，3~10g。醋制能加强止痛之功。外用适量。

使用注意

本品破血力强，月经过多及孕妇忌用。

参考资料

抗肿瘤药理：本品挥发油为莪术的抗肿瘤有效成分。莪术油制剂在体外对小鼠艾氏腹水细胞等多种瘤株的生长有抑制作用。100% 莪术注射液用于实验性肉瘤小鼠，抑瘤率达 50% 以上。此外，莪术挥发油还具有升高白细胞作用，在化疗或放疗之前预注莪术油，均可收到明显的保护效果。

药方选例

1. 治胃癌：莪术、三棱、甘草各 15g，黄药子、阿魏、乳香、没药各 24g，硇砂、

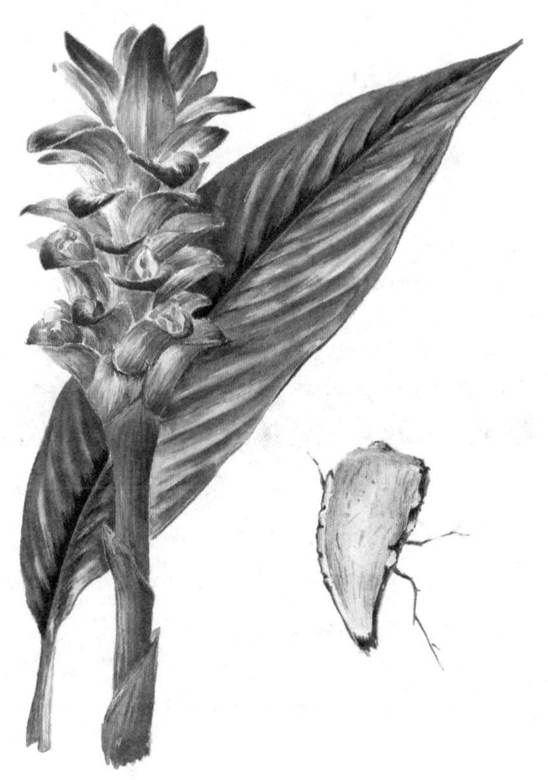

木鳖子各 12g，蟾酥 9g，延胡索、天仙藤各 30g，蜂房、生玳瑁各 18g，鸡内金 45g。研末，炼蜜为丸，梧桐子大小，口服每次 5 丸，每日 2~3 次。

2. 治肝癌：莪术、三棱各 12g，柴胡、郁金、当归各 10g，党参、北沙参、白花蛇舌草、半枝莲、赤芍、白芍各 20g，黄芪、炒谷芽、炒麦芽、猪苓各 30g，全蝎 6g，蜈蚣 4 条，斑蝥 1g。水煎服，每日 1 剂。

3. 治宫颈癌：莪术 15g，当归、赤芍、槟榔、昆布、桃仁、鳖甲、大黄各 9g，桂心 2.4g，琥珀（研）1.2g，枳壳 4.5g，木香 6g。水煎服，每日 1 剂。

4. 治恶性黑色素瘤：莪术、玄参、山慈菇各 15g，白花蛇舌草、重楼、半边莲各 30g，蝉蜕 6g。水煎服，每日 1 剂。

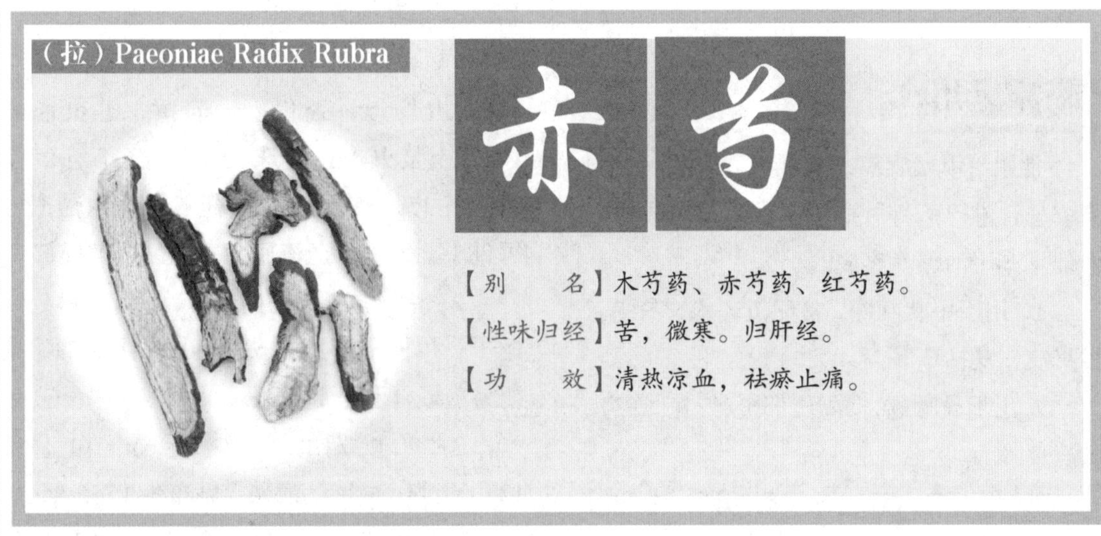

（拉）Paeoniae Radix Rubra

赤芍

【别　　名】木芍药、赤芍药、红芍药。

【性味归经】苦，微寒。归肝经。

【功　　效】清热凉血，祛瘀止痛。

来源

赤芍始载于《开宝本草》。本品为毛茛科植物芍药的干燥根。晒干，切片。生用或炒用。

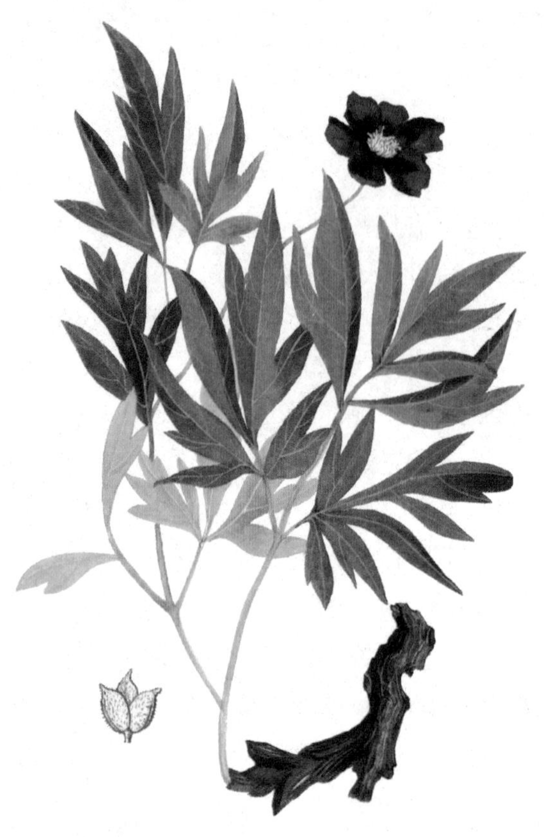

临床应用

常用治甲状腺癌、鼻咽癌、肝癌、骨肉瘤、恶性淋巴瘤等肿瘤中属瘀血阻滞或兼出血证。亦用治癌性疼痛。

1. 用于甲状腺癌，常配伍莪术、三棱、牡丹皮、夏枯草等。

2. 用于鼻咽癌，常配伍郁金、红花、蜂房、冬凌草等。

3. 用于白血病之毒瘀蕴结证，常配伍水牛角、牡丹皮、玄参等。

4. 用于妇科肿瘤发热腹痛，常配伍败酱草、大血藤、紫花地丁等。

用法用量

煎服，6~15g；亦可入丸、散。

使用注意

血虚经闭不宜用。反藜芦。

参考资料

抗肿瘤药理：本品有直接的抗肿瘤作用。赤芍的正丁醇提取物1~1.5g/kg腹腔注射液对实体瘤有明显的抑制作用。小剂量环磷酰胺与赤芍合用可显著减小肿瘤肺转移。

药方选例

1. 治鼻咽癌颈淋巴结转移：赤芍20g，川贝母、杏仁、生蒲黄、五灵脂各10g，土鳖虫4g，甲珠、丹参、全瓜蒌、全当归各15g，制乳香、没药各8g。水煎服，每日1剂，并将药渣用纱布包裹热敷局部。

2. 治肝癌：赤芍、白术、茯苓、桃仁、栀子、川楝子各9g，柴胡60g，甘草3g。柴胡另煎取汁和上药内服。

3. 治晚期骨肉瘤：赤芍、白术各12g，当归、党参、海藻、昆布各15g，郁金、陈皮、半夏各9g，黄芪、金银花、连翘、蒲公英各30g，川楝子5g。水煎服，每日1剂。

4. 治睾丸肿瘤：赤芍、当归、茯苓、炮山甲各15g，桃仁、红花、牛膝、香附、泽兰各10g，桂枝9g，拳参、牡丹皮各12g，昆布、海藻、牡蛎、石见穿各30g，甘草6g，可随证加减。水煎服，每日1剂。本方具有活血化瘀、软坚散地之功效，适用于睾丸肿瘤属瘀血内阻者。

5. 治膀胱癌：赤芍、仙鹤草、土茯苓各30g，当归、生蒲黄（包煎）、延胡索、川芎、乌药各12g，莪术、猪苓各15g，炒五灵脂、没药各9g，炒茴香3g，甘草5g，可随证加减。水煎服，每日1剂。本方具有活血祛瘀、理气止痛之功效，适用于膀胱癌属瘀血内阻者。

6. 治恶性淋巴瘤：赤芍、当归、川芎、山慈菇各10g，生地黄、玄参、黄药子、海藻、昆布、夏枯草各15g，牡蛎、重楼各30g。水煎服，每日1剂。

（拉）Herba Salviae Chinensis

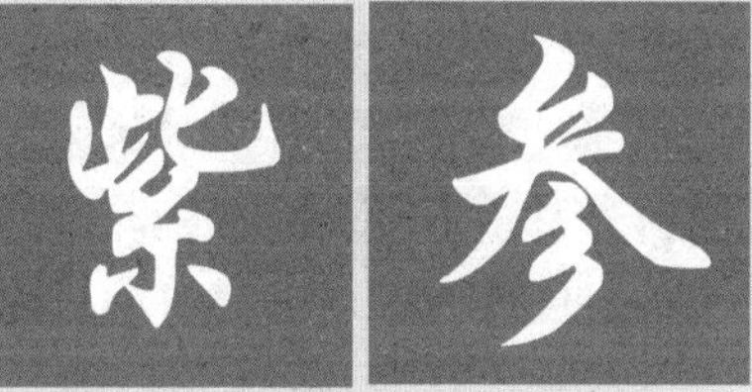

紫参

【别　　名】石见穿、石打穿、小丹参、五凤花、月下红。

【性味归经】辛、苦，微寒。归肝、脾经。

【功　　效】清热解毒，活血散结。

来源

紫参最早记载于《神农本草经》。本品为唇形科植物华鼠尾草的干燥地上部分。生用。

临床应用

常用治食管癌、胃癌、肠癌、骨肉瘤、肾癌、肺癌等肿瘤中属瘀血阻滞证。本品为常用抗肿瘤药物之一，尤善治肿瘤转移，使用频率较高，常与重楼相须为用。

1. 用于各种肿瘤，常配伍藤梨根、白花蛇舌草、重楼等。

2. 用于肺癌，常配伍鱼腥草、石上柏、浙贝母、半夏等。

3. 用于骨转移癌，常配伍水蛭、伸筋草、姜黄、寻骨风等。

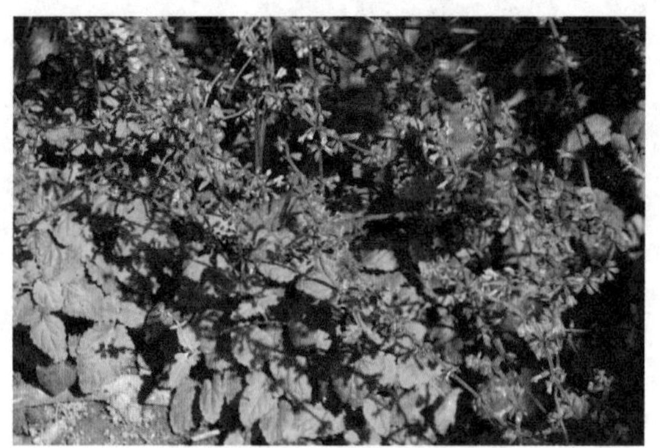

用法用量

煎服，15~30g。

使用注意

孕妇慎用。

参考资料

抗肿瘤药理：紫参提取物在体内、体外均有显著的抗肿瘤作用。用豆芽法体外观察，本品有抗肿瘤活性的作用；体内实验其中熊果酸能有效抑制肉瘤生长。体外研究发现，紫参多糖对肝癌细胞的增殖有明显的抑制作用。

药方选例

1. 治食管癌：紫参、太子参、枸杞子、杜仲、丹参各20g，茯苓25g，陈皮、青皮各12g，郁金、旋覆花（包）、急性子、山豆根、白术、山茱萸各15g，醋赭石、瓦楞子、白英、薏苡仁各30g，半枝莲35g。每日1剂，文火水煎2次。少许与之，徐徐咽下，以免噎梗呕吐。

2. 治晚期胃癌术后复发：紫参18g，党参、黄芪、重楼各15g，白术10g，薏苡仁、仙鹤草、白英、白花蛇舌草各30g。水煎服，每日1剂，分2次服用。

3. 治各期肾癌：紫参、小蓟、瞿麦、菝葜、白花蛇舌草、薜荔果、续断、牛膝各30g，赤芍、炮山甲各15g，补骨脂10g。水煎服，每日1剂。本方具有益肾、利湿、解毒之功效。

4. 治胰腺癌：紫参、茵陈、山慈菇各30g，猪苓、茯苓、白术各15g，泽泻12g，桂枝、陈皮、厚朴、半夏各10g，菝葜20g，甘草6g，可随证加减。水煎服，每日1剂。本方具有燥湿健脾、化浊解毒之功效，适用于胰腺癌属湿浊阻遏者。

（拉）Carthami Flos

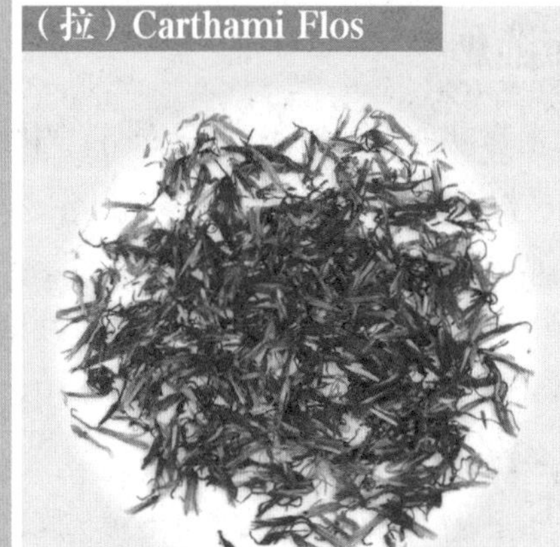

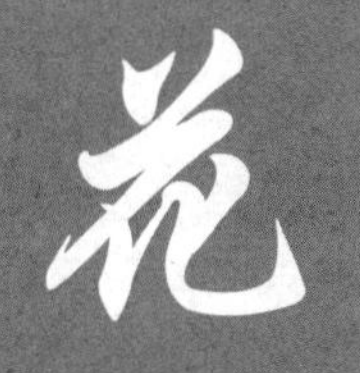

【别　　名】百日红、满堂红。

【性味归经】辛，温。归心、肝经。

【功　　效】活血祛瘀，通经止痛。

来源

红花最早记载于《新修本草》。本品为菊科植物红花的管状花。阴干或微火烘干。生用。

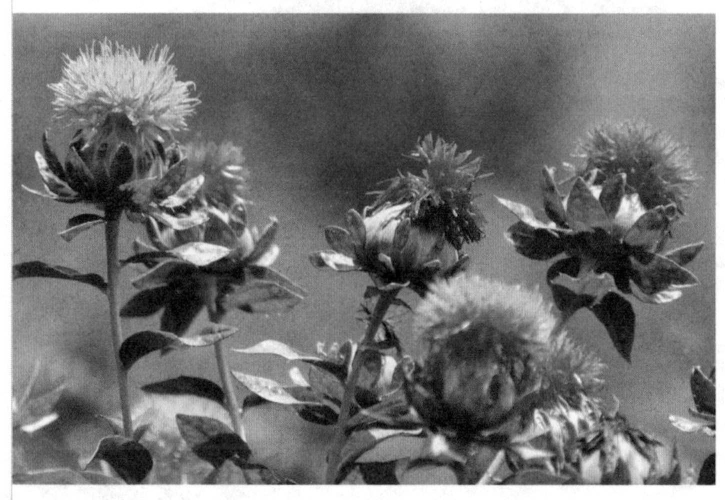

临床应用

常用治鼻咽癌、食管癌、胰腺癌、肝癌、绒毛膜癌、恶性淋巴瘤等肿瘤中属瘀血阻滞者。现常用治肿瘤属血瘀阻滞之癥瘕积聚，并与桃仁相须为用，为常用抗肿瘤药物之一。

1. 用于肿瘤之癥瘕积聚，常配伍桃仁、三棱、丹参、䗪虫等。

2. 用于胰腺癌，常配伍紫参、魔芋、炒灵脂、穿山甲等。

3. 用于绒毛膜癌，常配伍五灵脂、山慈菇、乳香等。

4. 用于恶性淋巴瘤，常配伍郁金、枳壳、柴胡、鳖甲等。

用法用量

煎服，3~10g。外用适量。

使用注意

有出血倾向、孕妇及月经过多者忌用。

参考资料

抗肿瘤药理：本品对白血病细胞体外实验有抑制作用；本品水煎液对人宫颈癌细胞培养株系有抑制作用，抑制率在90%以上。西红花提取物（主要为二甲基西红花精）对鼠肿瘤细胞和人白血病细胞有广谱抗肿瘤活性，因此西红花可作为减少肿瘤发生的化学预防剂。体外实验表明其对多种肿瘤细胞具有剂量相关的细胞毒活性

药方选例

1. 治鼻咽癌：红花、桃仁、赤芍、当归、川芎、葛根各10g，黄芪、丹参各15g，鸡内金12g，陈皮9g。水煎服，每日1剂。

2. 治食管癌：桃仁、红花各9g，归尾、赤芍、苏木各15g，丹参、紫草各30g，金银花、夏枯草各15g。水煎服，每日1剂。

3. 治肝癌：红花、当归、生地黄、桃仁、赤芍、川芎、枳壳、柴胡各9g，桔梗、甘草各3g，郁金、丹参各15g。水煎服，每日1剂，煎2次分服。

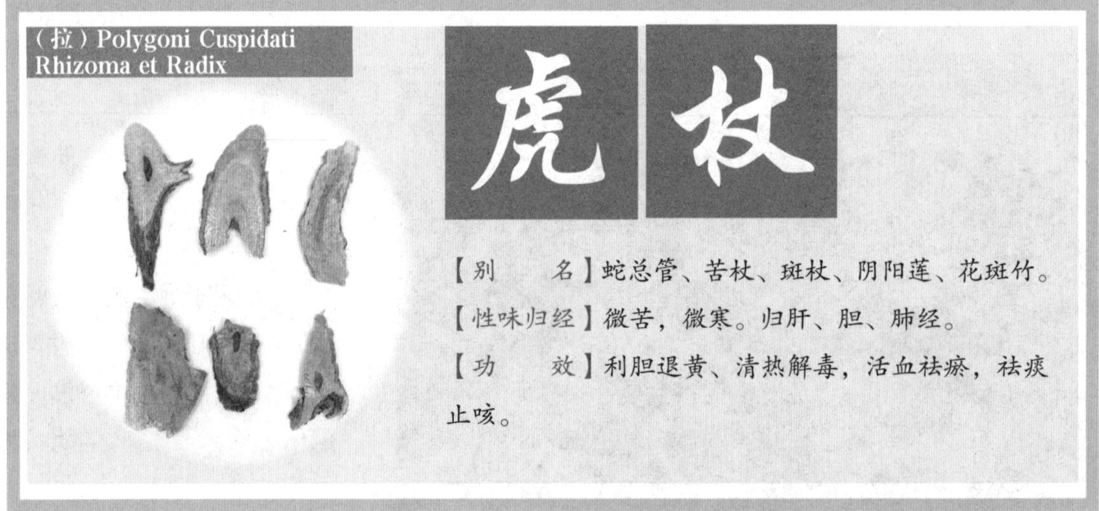

虎杖

（拉）Polygoni Cuspidati Rhizoma et Radix

【别　　名】蛇总管、苦杖、斑杖、阴阳莲、花斑竹。

【性味归经】微苦，微寒。归肝、胆、肺经。

【功　　效】利胆退黄、清热解毒，活血祛瘀，祛痰止咳。

来源

虎杖最早记载于《名医别录》。本品为蓼科属植物虎杖的干燥根茎和根。切片，生用。

临床应用

常用治肺癌、肝癌、胰腺癌、恶性淋巴瘤、膀胱癌等肿瘤中属瘀血阻滞、湿热蕴结证。治肿瘤之湿热黄疸，常与茵陈、栀子相须为用。

1. 用于肺癌，常配伍鱼腥草、川贝母、全瓜蒌、土茯苓等。

2. 用于肝胆肿瘤，常配伍蟾皮、岩柏、莪术、紫参等。

3. 用于肿瘤伴黄疸，常配伍金钱草、马蹄金、大黄等。

用法用量

煎服，10~30g。外用适量，制成煎液或油膏涂敷。

使用注意

孕妇忌服。

参考资料

抗肿瘤药理：虎杖中的大黄素对小鼠肉瘤、小鼠肝癌、小鼠乳腺癌、小鼠艾氏腹水癌、小鼠淋巴肉瘤、小鼠黑色素瘤及大鼠瓦克癌等7个瘤株均有疗效，抑制率都在30%以上，最高可达52%。虎杖煎剂口服给药10天，对小鼠艾氏腹水癌有明显抑瘤作用，抑瘤率为35.3%，重复实验抑瘤率为37.2%。本品体外实验对人宫颈癌细胞培养株系有抑制作用，抑制率在90%以上。

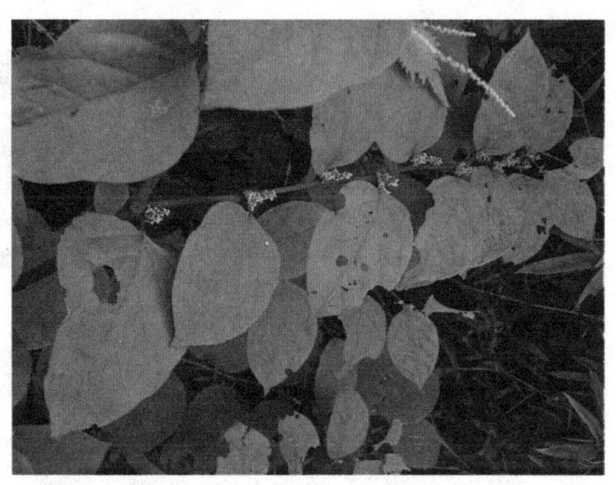

药方选例

1. 治肝癌：虎杖、通关藤各60g，陈皮、枳壳各15g，昆布12g。水煎服，每日1剂。

2. 治恶性淋巴瘤：虎杖、白芍、玄参、瓜蒌、地龙、金银花各15g，川贝12g，牡蛎25g，穿山甲18g，天花粉、白花蛇舌草各30g。水煎服，每日1剂。

3. 治膀胱癌：虎杖、白毛藤、半边莲各30g，藤梨根90g，仙鹤草、忍冬藤各60g，凤尾草15g，川楝子12g，乌药10g，苦参、白芷各6g。水煎服，每日1剂。

4. 治胃癌：虎杖、藤梨根、水杨梅根各30g。煎汤服。

5. 治胰腺癌：虎杖、白芍、白花蛇舌草、溪黄草、垂盆草、土茯苓、菝葜各30g，制香附15g，柴胡、枳壳、栀子各10g，川芎、甘草各6g，可随证加减。水煎服，每日1剂。本方具有疏肝和胃、清解郁热之功效，适用于胰腺癌属肝胃郁热者。

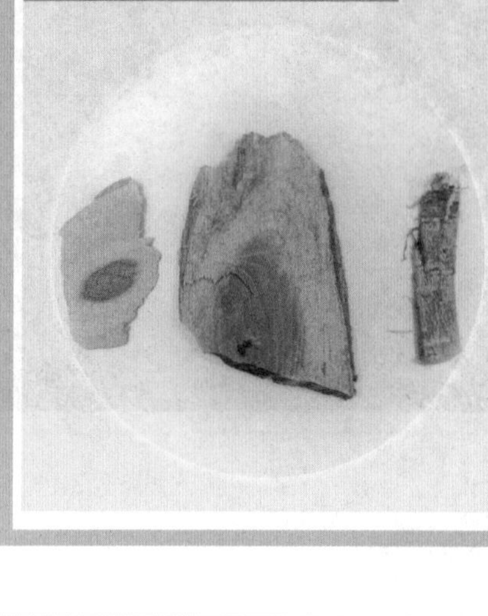

（拉）Radix Cudraniae

穿破石

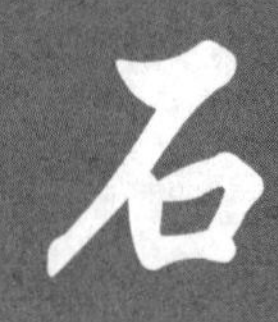

【别　　名】柘木、柘刺、柘骨针、角针。

【性味归经】甘，温。归心、肝经。

【功　　效】活血止痛，补劳养虚，利湿化痰。

来源

穿破石最早记载于《岭南采药录》。本品为桑科植物柘树的根。切片，生用。

临床应用

常用治食管癌、胃癌、肠癌、肝癌、肺癌、鼻咽癌、子宫内膜癌等肿瘤中属瘀血阻滞、湿聚痰结证。现为抗肿瘤处方中出现率较高药物之一。亦用于治疗肝癌前病变及肝纤维化与早期肝硬化。

1. 用于各种肿瘤，常配伍重楼、半枝莲、紫参等。
2. 用于肺癌，常配伍浙贝母、制南星、重楼等。
3. 用于肝癌前病变，常配伍白英、叶下珠、莪术等。

用法用量

煎服，15~30g。外用适量，捣烂敷患处。现在已有制剂治疗恶性肿瘤。

参考资料

1. 抗肿瘤药理：本品体内对小鼠肉瘤、艾氏腹水癌、宫颈癌等有抑制作用，体外对食管癌细胞株有细胞毒作用。

2. 临床报道：用于肝转移癌有一定疗效。

药方选例

1. 治鼻咽癌：穿破石、鸡血藤、九节龙各30g，枸骨60g，贯众15g，猴头菇3~5个。水煎服，每晚1剂。

2. 治各类晚期恶性肿瘤：穿破石100g，三棱

50g，马鞭草 40g。3 药水煎浓缩成 100ml，早晚各服 50ml，1~1.5 月为 1 疗程。

3．治子宫内膜癌：穿破石、蒲葵子、预知子、半枝莲各 60g。水煎服，每晚 1 剂。

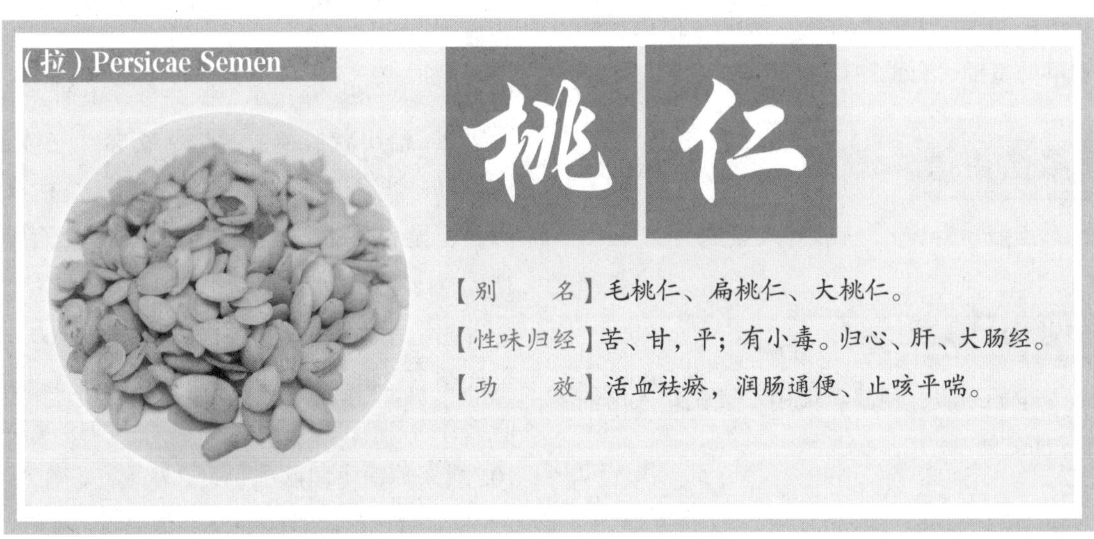

(拉) Persicae Semen

桃仁

【别　　名】毛桃仁、扁桃仁、大桃仁。

【性味归经】苦、甘，平；有小毒。归心、肝、大肠经。

【功　　效】活血祛瘀，润肠通便、止咳平喘。

来源

桃仁最早记载于《神农本草经》。本品为蔷薇科植物桃的干燥成熟种子。晒干。生用或捣碎用。

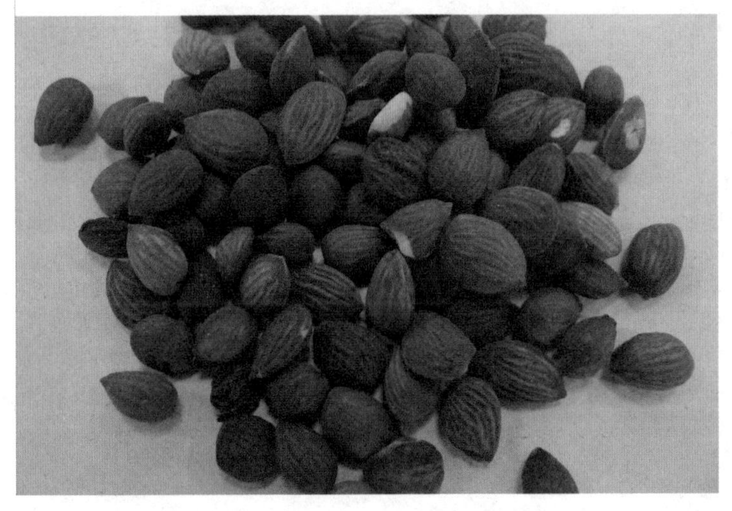

临床应用

常用治脑瘤、鼻咽癌、甲状腺癌、食管癌、肺癌、肝癌、骨癌、恶性淋巴瘤、妇科恶性肿瘤等肿瘤中属瘀血内结证。现常用治肿瘤属瘀血内结之癥瘕积聚，并与红花相须为用，为常用抗肿瘤药物之一。亦用于治疗肝癌前病变，肝纤维化与早期肝硬化。

1．用于脑瘤，常配伍鱼脑石、石菖蒲、天竺黄、煅磁石等。

2．用于鼻咽癌，常配伍

红花、川芎、赤芍、当归、山豆根等。

3. 用于胃癌，常配伍石见穿、预知子、枸橘、半枝莲等。

4. 用于肝癌前病变，常配伍白英、马鞭草、重楼、石见穿等。

用法用量

煎服，5~10g，宜捣碎入煎剂。

使用注意

孕妇忌服，便溏者慎用。桃仁霜入汤剂宜包煎。

不良反应

本品有小毒，过量可致中毒，出现头痛、心悸，甚至呼吸衰竭而死亡。量大宜慎。

参考资料

抗肿瘤药理：桃仁有抗致癌霉菌及其毒素的作用。苦杏仁甙的抗肿瘤作用是由于肿瘤组织中 β－葡萄糖醛酸酶作用于1－苦杏仁腈－β－葡萄糖醛酸而产生致死的氰化氢所致。亦有报道认为抗肿瘤作用主要是由于苦杏仁腈而非氰化物所致。研究证明桃仁总蛋白（PSP）可改善机体异常的免疫状态，调节免疫系统的失衡，并促进肿瘤细胞凋亡。

药方选例

1. 治鼻咽癌：桃仁、红花、川芎、赤芍、当归、葛根各10g，黄芪、丹参各15g，鸡内金12g，陈皮9g。水煎服，每日1剂。

2. 治甲状腺癌：桃仁、玄参、三棱、浙贝母、炒穿山甲各10g，柴胡6g，夏枯草、海藻、昆布各12g，生牡蛎、白芍、鳖甲各15g，甘草3g。水煎服，每日1剂。

3. 治食管癌：桃仁120g，水蛭60g，生代赭石240g，鸦胆子60g。先将前3味药研极细末，加入鸦胆子仁捣烂和匀。每次10g搅入藕粉中内服，每日3次。

4. 治妇科恶性肿瘤及其他癌症：桃仁、当归、白芍、麦冬、白术、延胡索各10g，熟地黄、太子参、女贞子各15g，红花、川芎各9g，黄芪30g，茯苓12g。在放、化疗期间配合使用，有减轻副反应和增效之功。

5. 治骨癌：桃仁、薄荷、白芷各15g，藁本、川芎、乳香、赤芍、当归、没药、红花、三七各30g，夏枯草60g。上药共研末，制成散剂内服，每日2次，每次3g。

6. 治骨网状细胞肉瘤：桃仁、当归、赤芍、三棱各15g，鸡血藤20g，川芎、青皮、郁金、水蛭各10g，制乳香、甘草各6g，可随证加减。水煎服，每日1剂。本方具有活血行气、消肿散结之功效，适用于骨网状细胞肉瘤属气郁血阻者。

（拉）Leonuri Herba

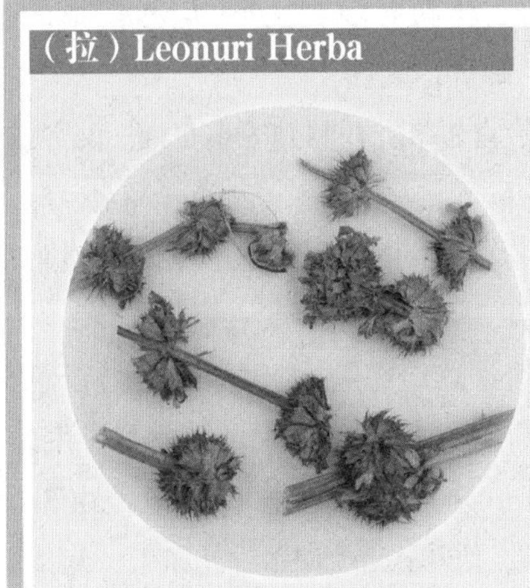

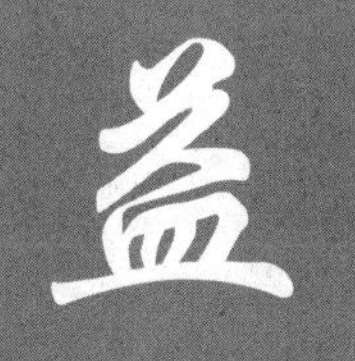
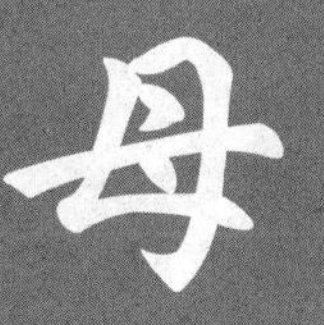
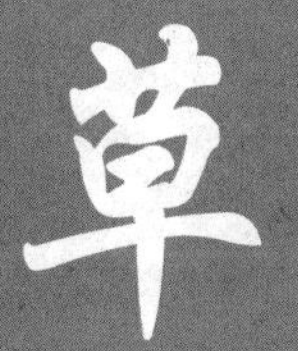

益母草

【性味归经】辛、苦，微寒。归心、肝、膀胱经。

【功　　效】活血调经，利水消肿，清热解毒。

来源

益母草最早记载于《神农本草经》。本品为唇形科植物益母草的新鲜或干燥的地上部分。生用或熬膏用。

临床应用

常用治脑瘤、妇科肿瘤、宫颈癌、骨软组织肿瘤等肿瘤中属瘀血阻滞证。为妇科常用的抗肿瘤药物之一。

1. 用于妇科肿瘤气滞血瘀证，常配伍川芎、赤芍、穿破石等。

2. 用于子宫肌瘤，常配伍桂枝、茯苓、艾叶、皂角刺等。

3. 用于肿瘤伴有高血压，可单用，或与天麻、菊花等同用。

用法用量

煎服，9~30g，鲜品 12~40g；或熬膏用。外用适量，鲜品洗净，捣烂外敷。

使用注意

阴虚少血者慎用，孕妇禁用。肾功能不全者慎用。

不良反应

本品及其制剂有发现偶可导致急性肾衰。

参考资料

抗肿瘤药理：本品热水浸出物对小鼠肉瘤抑制率为78%，有较高的抗肿瘤活性，且小鼠体重均有增加，显示了抗肿瘤、强壮的作用。

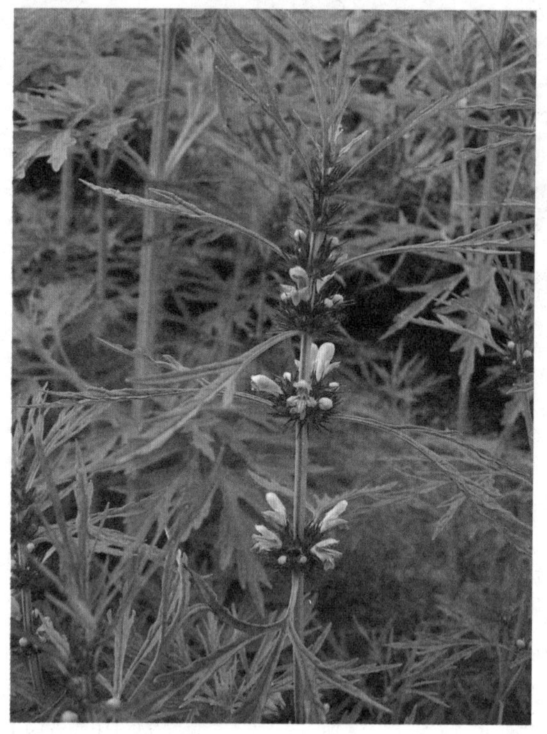

药方选例

1. 治脑瘤：益母草 30g，白花蛇舌草、延胡索各 20g，三棱、莪术、山慈菇、牛膝、丹参、葛根、土茯苓各 15g，冰片（冲服）0.03g。水煎服，每日 1 剂。

2. 治宫颈癌：益母草、小寄奴、大寄奴、大血藤、茜草、鸡冠花、大筋骨草各 15g，红花、川芎各 4.5g，月季花适量。水煎服，每日 1 剂。

3. 治骨软组织肿瘤：内服方：益母草、延胡索、乳香、没药、丹参、刘寄奴、牛膝、续断各 9g，苏木、血竭各 6g，地鳖虫 3g。水煎服。外敷药：当归 12.5g，赤芍、儿茶、雄黄、刘寄奴、血竭各 9g，乳香、没药各 6g，西红花 2g，冰片 3g，麝香 0.15g。研末调敷患处，3 日 1 换，取下稍加新药重新再敷。

4. 治恶性滋养细胞肿瘤：益母草、土茯苓、白花蛇舌草、紫草各 30g，拳参、半枝莲各 15g，当归 20g，肉桂 6g，车前子、红花、桃仁、三棱、牛膝各 10g，甘草 6g，可随证加减。水煎服，每日 1 剂。本方具有活血祛瘀、清热解毒之功效，适用于恶性滋养细胞肿瘤属血瘀胞宫者。

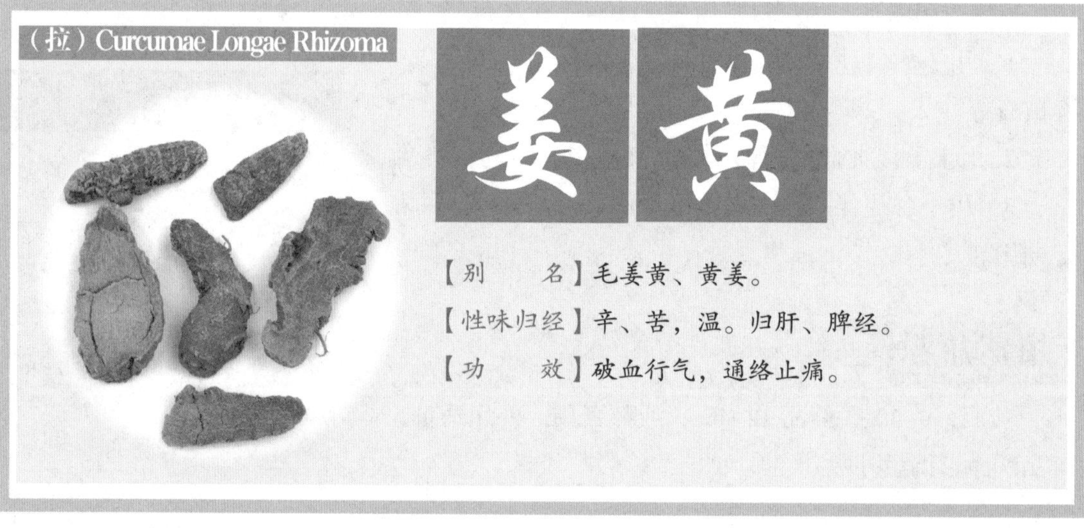

（拉）Curcumae Longae Rhizoma

姜黄

【别　　名】毛姜黄、黄姜。

【性味归经】辛、苦，温。归肝、脾经。

【功　　效】破血行气，通络止痛。

来源

姜黄最早记载于《新修本草》。本品为姜科植物姜黄的干燥根茎。蒸或煮至透心。切片生用。

临床应用

常用治肺癌、肝癌、胆囊癌等肿瘤中属瘀血气滞证。

1. 用于肺癌,常配伍莪术、川贝母、儿茶、冬虫夏草等。

2. 用于胰腺癌之黄疸,常配伍垂盆草、溪黄草、马蹄金等。

3. 用于肿瘤病灶部位之疼痛,常配伍延胡索、郁金、徐长卿等。

用法用量

煎服,3~10g。外用适量,以麻油或菜油调匀成膏,外敷。

使用注意

虚痛及孕妇忌用,血虚无气血瘀者慎用。

参考资料

抗肿瘤药理:姜黄提取物及姜黄素可以延缓动物肿瘤的生长,姜黄素具有细胞毒作用,可以抑制多种肿瘤细胞的生长,预防化学性和放射性诱导的大鼠皮肤癌、胃癌、十二指肠癌、结肠癌及乳腺癌等的发生,使肿瘤数目显著减少,并缩小瘤体。

药方选例

1. 治肝癌、胆囊癌:姜黄、大黄各50g,制乳没、密陀僧、干蟾皮各30g,龙胆、铅丹、冰片、公丁香、雄黄、细辛各15g,煅寒水石60g,生天南星20g。各为细末,和匀,用时取酌量药粉调入凡士林内,摊于纱布上,贴敷肿块部位,隔日1换。如局部皮肤出现丘疹或小疱则停用,待皮肤恢复正常后再用。

2. 治肝癌晚期疼痛:姜黄、枳壳、桂心、当归、大血藤、厚朴、蜈蚣、郁金、柴胡、丹参各30g,制天南星、半夏、大黄各18g,白芍60g,炙甘草12g。诸药共研细末,1次12g,1日3次。

3. 治骨肉瘤:姜黄、山慈菇、大黄(后下)各15g,金银花、石见穿、土茯苓各30g,紫花地丁、葛根各20g,红花、泽兰各12g,炮穿山甲、桃仁、牛膝各10g,甘草6g,可随证加减。水煎服,每日1剂。本方具有清热解毒、祛瘀通络之功效,适用于骨肉瘤属热瘀互结者。使用注意:本方热退当停,体弱者不适用。

(拉) Manis Squama

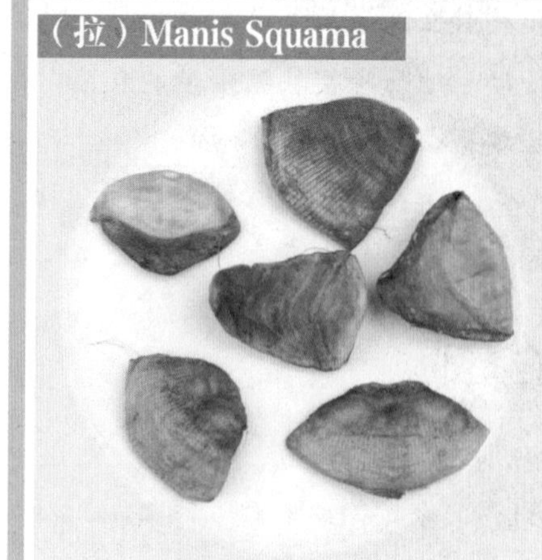

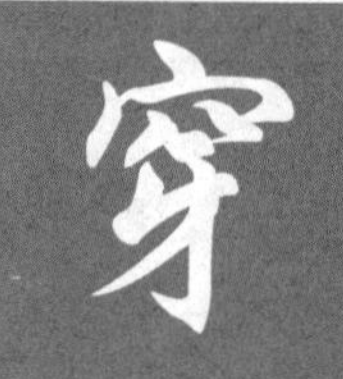

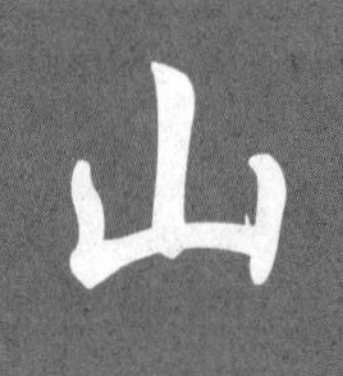

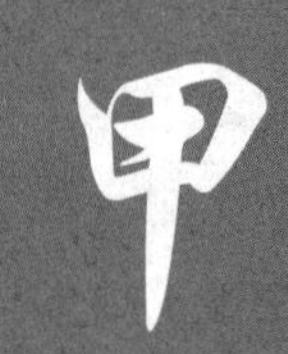

穿山甲

【别　　名】甲片、甲珠、山甲片、甲张、炮山甲。

【性味归经】咸，微寒。归肝、胃经。

【功　　效】活血消癥，通经，下乳，消肿排脓。

来源

穿山甲始载于《名医别录》。本品为鲮鲤科动物穿山甲的干燥鳞甲。以砂烫至鼓起者为炮穿山甲，砂烫醋淬者为醋山甲。用时打碎。

临床应用

常用治脑瘤、鼻咽癌、乳腺癌、肺癌、纵隔肿瘤、肠癌、甲状腺癌等肿瘤中属气滞血瘀证。对肿瘤放、化疗有减毒增效作用。

1. 用于脑肿瘤之瘀阻脑络者，常配伍土鳖虫、川芎、制大黄等。

2. 用于颈胸肿瘤致颈淋巴结肿大，常配伍夏枯草、浙贝母、山慈菇等。

3. 用于肿瘤疮疡痈肿脓成不溃，常配伍黄芪、皂角刺、川芎等。

用法用量

煎服，3~10g，一般炮炙后用；亦可研末吞服，每次1~1.5g。以研末吞服效果较好。

使用注意

孕妇及脓成已溃者忌用。

参考资料

抗肿瘤药理：穿山甲蛋白提取物能够抑制慢性髓细胞性白血病细胞增殖；能改善血液高黏高凝状态，从而抑制肿瘤细胞转移；有升高白细胞作用，并具有对抗乳头状肿瘤细胞活性的作用。

药方选例

1. 治甲状腺癌：①甲珠、苏梗、山豆根、王不留行各10g，马勃9g，黄药子、白药子各15g，昆布30g，橘核12g。水煎服，每日1剂。②穿山甲、青皮、浙贝母、蛤粉、香附、柴胡各10g，海藻、昆布、夏枯草、丹参、牡蛎、玄参各15g，三棱、莪术、木香、桃仁、红花各6g。水煎服，每日1剂。

2. 治肺癌、纵隔肿瘤：炮甲珠、昆布、制鳖甲、王不留行、全瓜蒌各12g，牡蛎、海藻、夏枯草、金银花、连翘、紫草根、白毛陈、白花蛇舌草、白英、铁树叶各30g，半枝莲60g，麦冬、橘核、橘叶、北沙参、鱼腥草、干蟾皮、藤梨根、山豆根各15g，五味子、川贝母各9g。每日1剂，水煎2次分服。

3. 治睾丸肿瘤：炮穿山甲、赤芍、当归、茯苓各15g，桃仁、红花、牛膝、香附、泽兰各10g，桂枝9g，拳参、牡丹皮各12g，昆布、海藻、牡蛎、石见穿各30g，甘草6g，可随证加减。水煎服，每日1剂。本方具有活血化瘀、软坚散结之功效，适用于睾丸肿瘤属瘀血内阻者。

4. 治恶性黑色素瘤：穿山甲、鳖甲、水牛角各30g，生南星、生半夏、生川乌、莪术各15g，乳香、没药各12g，蜂房、山慈菇、青皮各10g，皂角刺、甘草各6g。可随证加减。水煎服，每日1剂。生南星、生半夏、生川乌须久煎1小时以上。本方具有祛痰化瘀、软坚散结之功效，适用于恶性黑色素瘤属痰瘀互结者。

5. 治恶性淋巴瘤：炮穿山甲、生牡蛎、蛤壳、夏枯草、浙贝母、白花蛇舌草各30g，茯苓、党参、白术、重楼、半夏各15g，山豆根10g，陈皮、甘草各6g，可随证加减。水煎服，每日1剂。本方具有健脾化痰、软坚散结之功效，适用于恶性淋巴瘤属寒痰凝滞者。

（拉）Spatholobi Caulis
鸡血藤
【别　　名】红藤、活血藤、血龙藤。
【性味归经】苦、甘，温。归肝经。
【功　　效】活血补血，调经，舒筋通络。

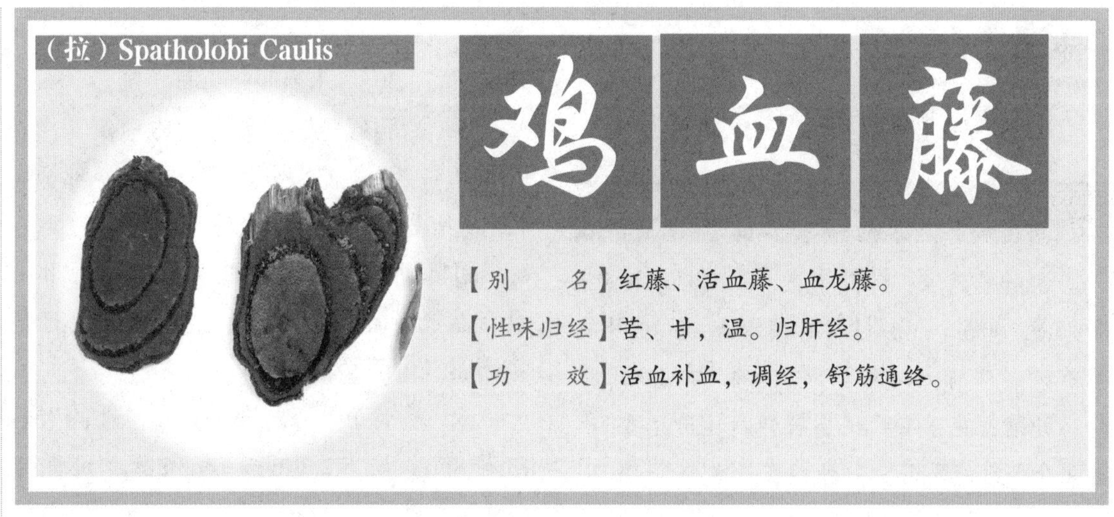

来源

鸡血藤首载于《本草纲目拾遗》。本品为豆科植物密花豆的藤茎。切片，晒干生用，或熬制为膏用。

临床应用

常用治脑瘤、甲状腺癌、食管癌、乳腺癌、胃癌、肠癌、白血病、骨转移瘤等肿瘤中属瘀血内积兼血虚证。亦用于肿瘤所致的相关性贫血与经络阻滞证。

1. 用于食管癌，常配伍黄芪、丹参、茯苓、地龙、川芎等。

2. 用于脑瘤致肢体麻木或瘫痪，常配伍穿山甲、全蝎等。

3. 用于白血病之气滞血瘀证，常配伍赤芍、全蝎、土鳖虫等。

用法用量

煎服，10~15g；大剂量可用30g。或浸酒服，或熬膏服。

使用注意

阴虚内热者不宜用。

参考资料

抗肿瘤药理：体外实验，本品热水提取物剂量500μg /ml，对人宫颈癌细胞培养株系有抑制作用，抑制率为94.4%。鸡血藤体外对肿瘤细胞系有广谱生长抑制作用，黄酮类化合物可能是其抗肿瘤的有效成分。

药方选例

1. 治甲状腺癌：鸡血藤、猫爪草各30g，党参、白术、茯苓、熟地黄、白芍、山楂、夏枯草各15g，当归、三棱、石见穿、川芎、炙甘草各10g。水煎服，每日1剂。具有益气养血、解毒散结之功效，适用于甲状腺癌气血两虚者。

2. 治晚期乳腺癌：鸡血藤、党参、白术、黄精各15g，首乌、骨碎补、麦芽各10g，女贞子20g。水煎服，放疗期间每日服用1剂。

3. 防治乳腺癌化疗期间骨髓抑制：鸡血藤25g，女贞子、当归各15g，肉桂6g，生地黄、仙鹤草各10g，山药、黄芪山茱萸、各30g。每日1剂，水煎服，1剂2袋，每袋200ml，早晚各1袋，餐后30分钟服用。

4. 治大肠癌：鸡血藤、黄精、枸杞子、槐花、败酱草、马齿苋、仙鹤草、白英各15g，黄芪30g。水煎服，每日1剂。

5. 治胆囊癌：鸡血藤、熟地黄、白花蛇舌草各30g，白芍、川芎、白术、郁金各12g，夏枯草、莪术各15g，陈皮、甘草各6g，可随证加减。水煎服，每日1剂。本方具有益气养血、化瘀解毒之功效，适用于肝囊癌属气血两亏者。

6. 治骨转移瘤：鸡血藤、骨碎补、白花蛇舌草、半边莲、首乌藤、延胡索各15g，补骨脂10g，雷公藤20g，生黄芪30g，三七粉3g，蜈蚣1条，壁虎9g。水煎服，每日1剂。

（拉）Aloe

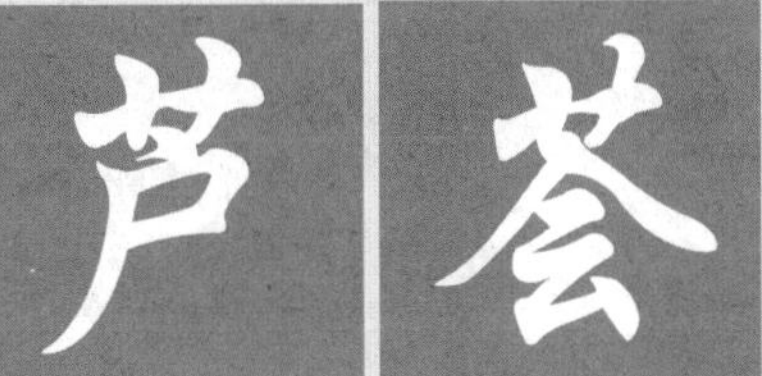

芦荟

【别　　名】油葱、象鼻草、乌七。

【性味归经】苦，寒。归肝、大肠经。

【功　　效】泻下，清肝，杀虫。

来源

芦荟始载于《药性论》。本品为百合科植物芦荟的叶汁干燥品。切小块，生用。

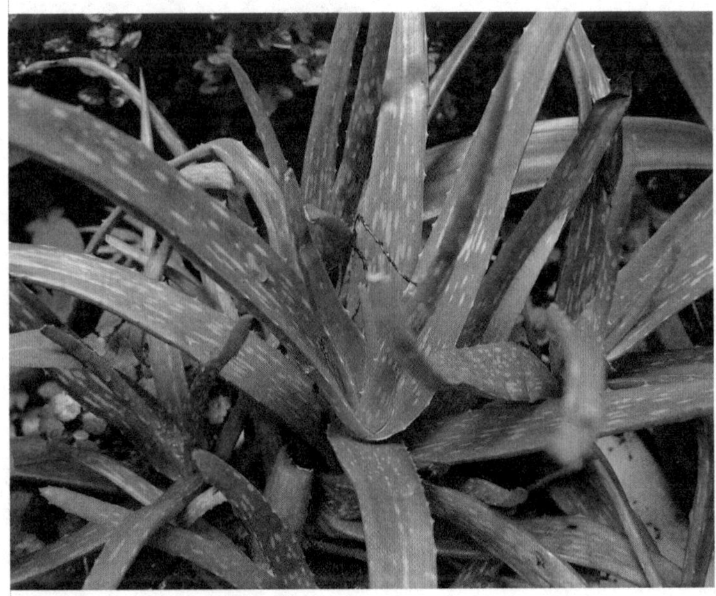

临床应用

常用治肝癌、胰腺癌、白血病、胃癌、结肠癌等肿瘤中属热毒内盛证。治慢性白血病的名方“当归龙荟丸”含本药。

1. 用于肝癌、胰腺癌等，常配伍龙胆草、魔芋、大黄等。

2. 用于胃癌、结肠癌，常配伍石见穿、石上柏、黄芩等。

3. 用于慢性白血病，常配伍龙胆草、青黛、茜草等。

用法用量

入丸散剂，每次 1~2g。外用适量，研末敷患处。

使用注意

脾胃虚弱，食少便溏及孕妇忌服。

参考资料

抗肿瘤药理：本品醇提取物、芦荟苷均有抗肿瘤作用。芦荟醇提取物对移植性肿瘤均有效。

药方选例

1. 治白血病：芦荟、青黛、大黄各15g，黄柏、当归、龙胆草、栀子、黄芩各30g，木香9g。炼蜜为丸，每丸约5g，口服，每日3~4丸，渐增至6~9丸。

2. 治慢性粒细胞白血病：龙胆、当归、栀子、黄连、黄芩各30g，大黄、芦荟、黄柏各15g，木香5g，麝香1.5g等10味为末，面糊丸，分早、午、晚饭前温水送服。

3. 治肌肉瘤及神经系统恶性肿瘤（筋瘿、筋瘤）：芦荟、黄连、青皮、海粉、牙皂、甘草节、昆布各15g，当归、生地黄、白芍、川芎各60g。以上药研为细末，建曲糊丸，如梧桐子大，1次80丸，1日3次，饮前服。

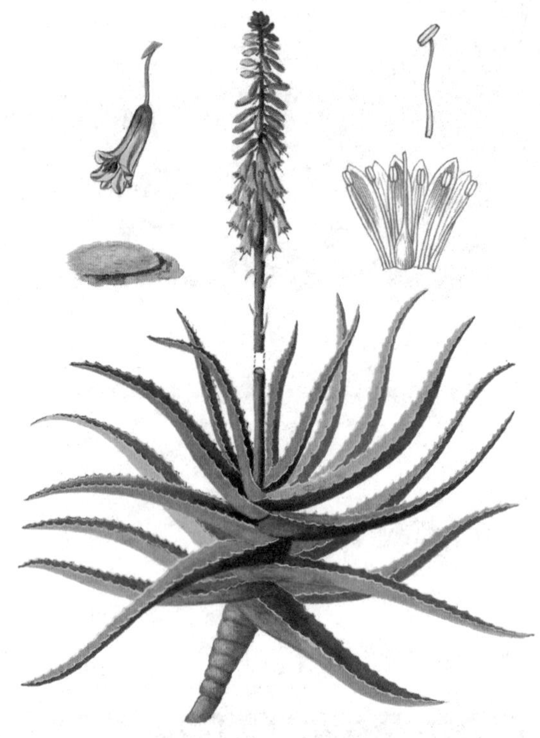

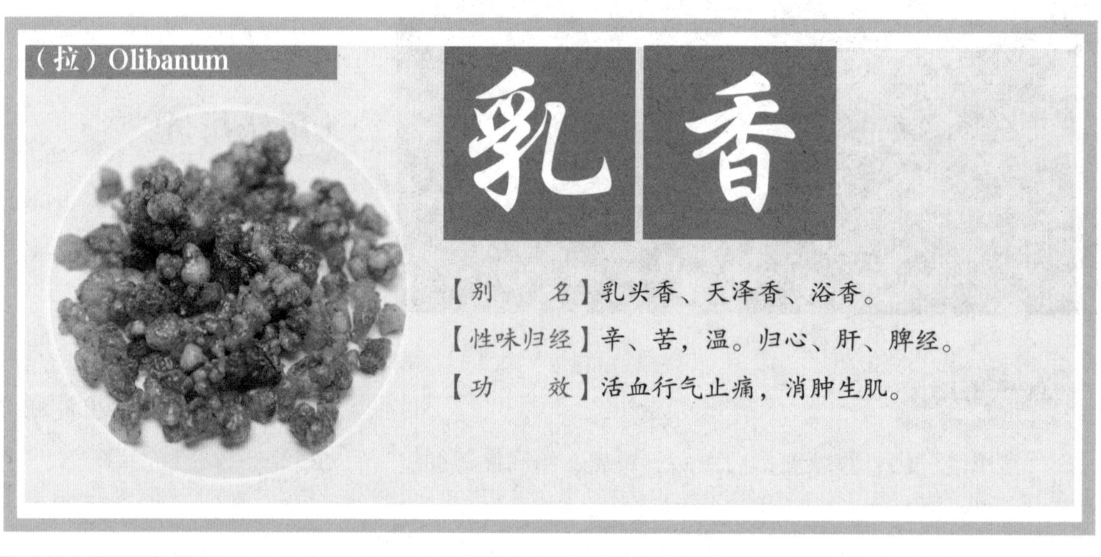

（拉）Olibanum

乳香

【别　　名】乳头香、天泽香、浴香。

【性味归经】辛、苦，温。归心、肝、脾经。

【功　　效】活血行气止痛，消肿生肌。

来源

乳香始载于《名医别录》。本品为橄榄科小乔木卡氏乳香树及其同属植物皮部渗出的树脂。可打碎生用，内服多炒用。

临床应用

常用治食管癌、肝癌、胆囊癌等肿瘤中属瘀血阻滞证。亦治癌性疼痛。治肿瘤属气滞血瘀之癥瘕痞块及瘰疬，常与没药相须为用。

1. 用于骨癌，常配伍壁虎、骨碎补、川芎、肿节风等。

2. 用于食管癌，常配伍桃仁、黄药子、丹参、菝葜等。

3. 用于恶性淋巴瘤，常配伍白及、血竭、全蝎、水蛭等。

4. 用于瘰疬、痰核坚硬不消者，常配伍麝香、雄黄等。

用法用量

煎服，3~10g。外用适量。生用或炒去油用。

使用注意

本品对胃有刺激性，易致呕吐，胃弱者应慎用。孕妇及无瘀滞者忌用。

参考资料

抗肿瘤药理：本品所含的多聚糖有抗肿瘤作用，对小鼠腹水型肉瘤有抑制作用，并能提高机体非特异性免疫功能，增加抗体的生成，巨噬细胞吞噬功能增强。

药方选例

1. 治食管癌：乳香、没药各6g，桃仁、红花、黄药子、丹参、赤芍、蜣螂虫、山慈菇、贝母各9g。水煎服，每日1剂。

2. 治肝癌：乳香、没药各156g，大黄、黄丹各188g，石膏、夏枯草各250g，明矾125g，青黛563g，冰片150g，马钱子、五倍子、全蝎、蜈蚣各94g，黑矾63g，紫草、甘遂各313g，牵牛子375g，水蛭62g。共研细末，做成膏药，外用适量。

3. 治胆囊癌：制乳香、制没药、密陀僧、干蟾皮各30g，龙胆草、铅丹、冰片、丁香、雄黄、细辛各15g，煅寒水石60g，生南星20g，大黄、羌黄各50g。研为细末，用时取药粉调入凡士林内，贴敷肿块部位，隔日1次。

4. 治外阴癌：制乳香、制没药、全蝎、桃仁、郁金、皂角刺、当归各10g，生地黄、莪术、三棱、重楼、赤芍各15g，槟榔12g，炮山甲5g，甘草6g，可随证加减。水煎服，每日1剂。本方具有理气活血、化瘀消癥之功效，适用于外阴癌属气血凝滞者。

（拉）Impatientis Semen

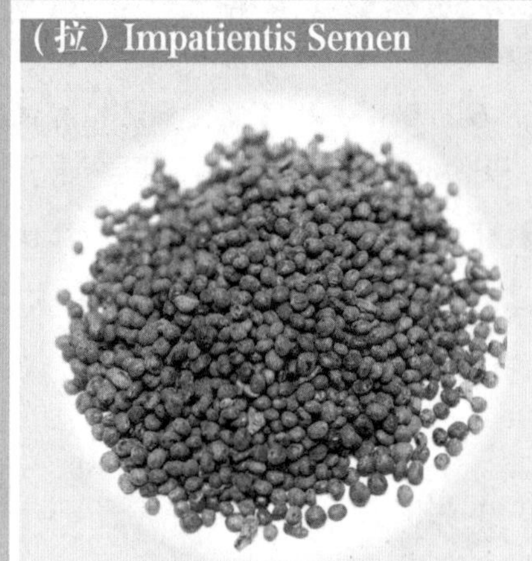

急性子

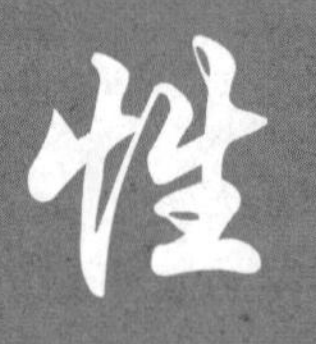

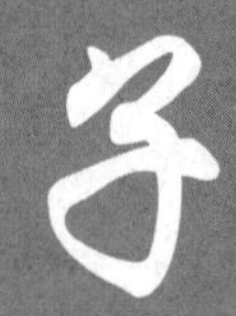

【别　　名】凤仙花子、凤仙子、指甲花子。

【性味归经】辛、微苦，温；有小毒。归肝、脾经。

【功　　效】破血消积，软坚散结。

来源

急性子最早记载于《本草纲目》。本品为凤仙花科植物凤仙花的成熟种子。

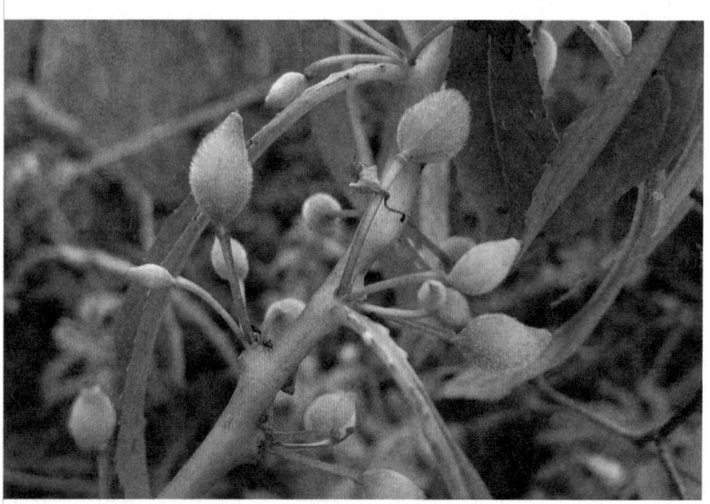

临床应用

常用治食管癌、贲门癌、胃癌等肿瘤中属瘀血内结证。本品为抗肿瘤较常用药物之一。

1. 用于消化道肿瘤，常配伍紫参、重楼、藤梨根、石上柏等。

2. 用于贲门癌之血瘀痰滞证，常配半夏、菝葜、威灵仙等。

3. 用于胃癌，常配伍山慈菇、旋覆花、赭石等。

用法用量

煎服，3~9g；研末服1.5~4.5g。外用熬膏敷贴。

使用注意

孕妇及无瘀滞者忌用。多服对咽喉有刺激性。

参考资料

抗肿瘤药理：急性子对小鼠宫颈癌、肉瘤及小鼠淋巴肉瘤均有抑制作用。急性子所含的黄酮苷类化合物在体内外均有抑制人乳腺癌细胞增殖的作用。

药方选例

1. 治食管癌：急性子、瓜蒌、郁金、穿山甲、牡蛎、威灵仙各30g，薤白、橘红、黑芝麻、枳壳、海藻、核桃仁各15g，木香、药椒各9g，丁香、硼砂各3g。水煎服，每日1剂。

2. 治食管癌、贲门癌：急性子、黄药子、茯苓、白术、山药各12g，丁香6g，三七1.5g（研冲），砂仁、法半夏各9g，党参15g，黄芪20g，甘草3g。1剂水煎3次，每日1剂，饭后1.5~2小时内服用。服此汤药同时加服新癀片3片（药片难吞者则研末冲服）。

3. 治胃癌：急性子、姜半夏、刀豆壳、姜竹茹、山慈菇、五灵脂各9g，旋覆花、威灵仙、菝葜各15g，赭石30g。水煎服，每日1剂。

（拉）Polygoni Orientalis Fructus

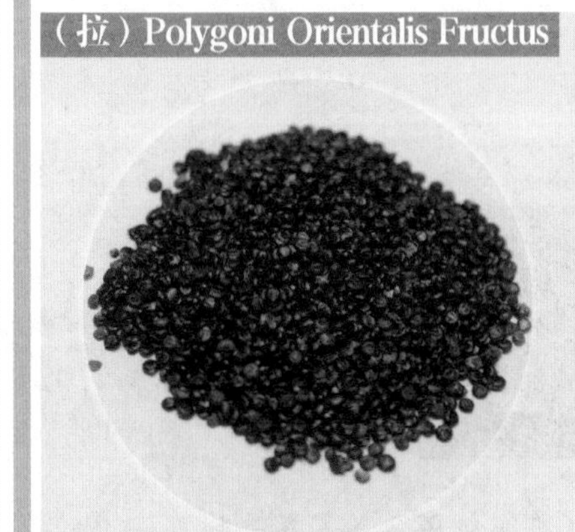

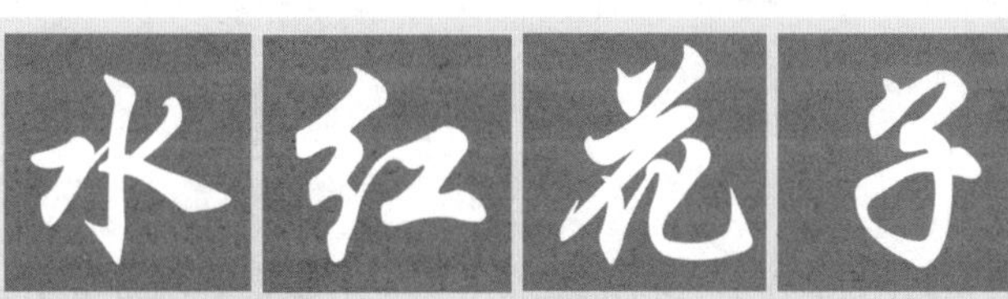

水红花子

【别　　名】蓼实子、水荭草子。

【性味归经】咸，寒。归肝、胃经。

【功　　效】消瘀破积，健脾利湿，止痛。

来源

水红花子最早记载于《滇南本草》。本品为蓼科植物红蓼的成熟果实。晒干，生用。

临床应用

常用治甲状腺癌、肝癌、消化道肿瘤等肿瘤中属痰瘀内聚证。为抗肿瘤较常用药物之一。

1. 用于甲状腺癌，常配伍夏枯草、海藻、山慈菇等。

2. 用于消化道肿瘤，常配伍玫瑰花、石见穿、预知子等。

3．用于胰腺癌，常配伍魔芋、石见穿、郁金、青皮等。

用法用量

煎服，15~30g。外用适量，熬膏敷患处。

使用注意

凡血分无瘀滞及脾胃虚寒者忌服。

参考资料

抗肿瘤药理：本品煎剂、酊剂或石油醚提取物，对艾氏腹水癌（腹水型和实体型）和小鼠肉瘤有抑制作用。

药方选例

1．治原发性肝癌：水红花子、黄精、益母草各30g，郁金、炒白术各15g，青皮、陈皮各12g。每日1剂，连服10~30剂或更长。

2．治癌性疼痛：水红花子、朴硝各30g，三棱、莪术、当归、川芎、赤芍各20g，生白芥子、炮穿山甲、川乌、草乌各15g，冰片10g。上药共研细末，用食醋适量调如糊状，外敷疼痛部位，每日换药1~2次，10日为1疗程。

（拉）Cirsii Herba

小蓟

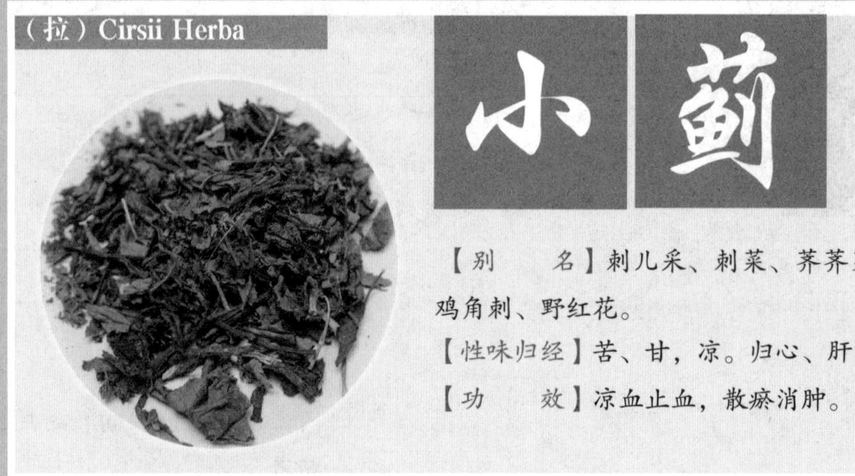

【别　　名】刺儿采、刺菜、荠荠菜、刺角菜、白鸡角刺、野红花。

【性味归经】苦、甘，凉。归心、肝经。

【功　　效】凉血止血，散瘀消肿。

来源

小蓟始载于《名医别录》。本品为菊科植物刺儿菜的地上部分。晒干。生用或炒炭用。

临床应用

常用治肾癌、膀胱癌、胆囊癌、宫颈癌、白血病等肿瘤中属湿热瘀毒证，尤善治肾癌、膀胱癌湿热证。对肿瘤之血热妄行出血证，常与大蓟相须为用。

1. 用于前列腺癌，常配伍大蓟、土茯苓、龙葵、蛇莓等。

2. 用于膀胱癌之膀胱湿热证，常配伍车前子、石韦、木通等。

3. 用于急性白血病，常配伍水牛角、紫草、大青叶等。

用法用量

煎服，10~15g。鲜品可用30~60g。外用适量，捣敷患处。

使用注意

脾胃虚寒者忌用。

参考资料

抗肿瘤药理：本品对小鼠艾氏腹水癌细胞有抑制作用。对体液免疫及细胞免疫均有一定促进作用。

药方选例

1. 治胆囊癌：小蓟15g，金钱草、水杨梅根各30g，海金沙、茵陈、郁金各

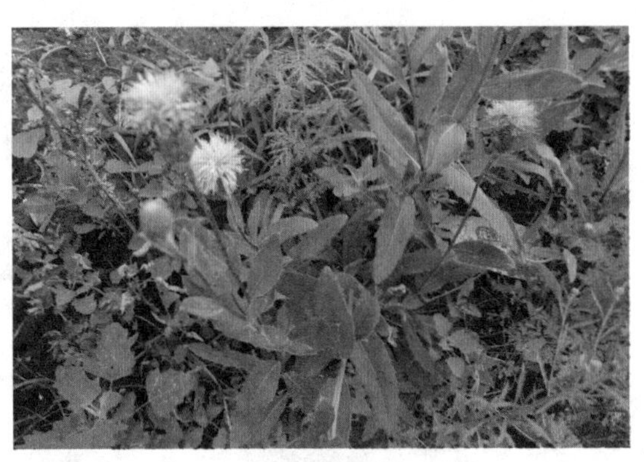

12g，鸡内金、木香、黄芩各9g，柴胡、生甘草各6g。水煎，每日1剂，分2次服。

2. 治宫颈癌属湿热瘀毒型：大蓟、小蓟各18g，薄荷9g，蜂蜜适量，将大蓟、小蓟、薄荷煎煮2次，取煎液与蜂蜜混匀，上、下午分服。

3. 治膀胱癌：小蓟、半枝莲、紫草、白花蛇舌草、山慈菇、夏枯草、射干各30g，生地黄15g，炒蒲黄、栀子、藕节、甘草各10g。加减法：健脾和胃加白术15g，陈皮10g，薏苡仁20g；双补气血加党参15g，当归10g，生黄芪、白芍各20g；温补肾阳加杜仲、芡实各12g，山药30g；清热解毒加黄柏9g，蒲公英30g，金银花12g。每日服3次。水煎服，每日1剂。巩固疗效用知柏地黄丸。

4. 治肾癌：仙鹤草、土茯苓、半枝莲、预知子、芦根、鸡矢藤各30g，瞿麦20g，小蓟、大蓟、厚朴、丹参、赤芍、半边莲各15g，半夏、竹茹、墨旱莲、栀子各10g，黄连、甘草各6g，可随证加减。水煎服，每日1剂。本方具有清热利湿、活血解毒散结之功效，适用于肾癌属湿热瘀毒者。

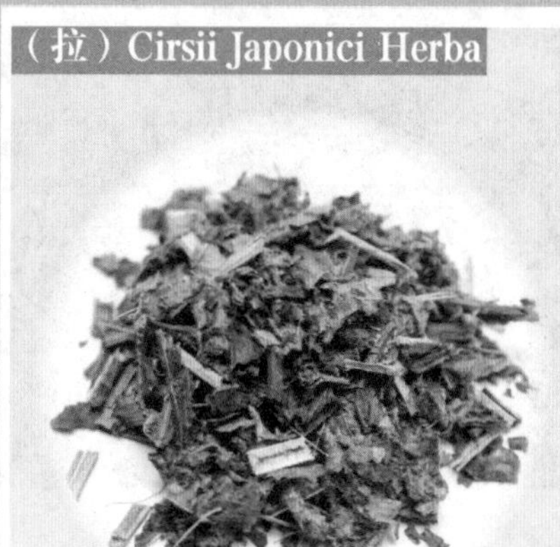

（拉）Cirsii Japonici Herba

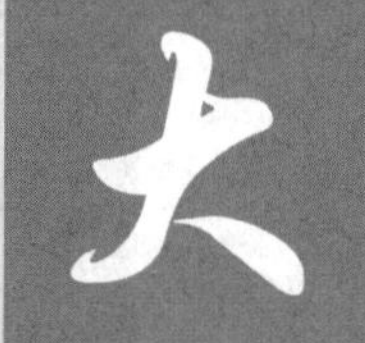

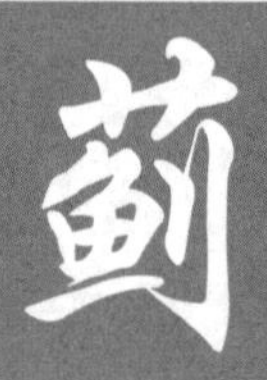

大蓟

【别　　名】将军草、牛口刺、马刺草。

【性味归经】苦、甘，凉。归心、肝经。

【功　　效】凉血止血，散瘀消肿。

来源

大蓟始载于《名医别录》。本品为菊科植物刺儿菜的地上部分。生用或炒炭用。

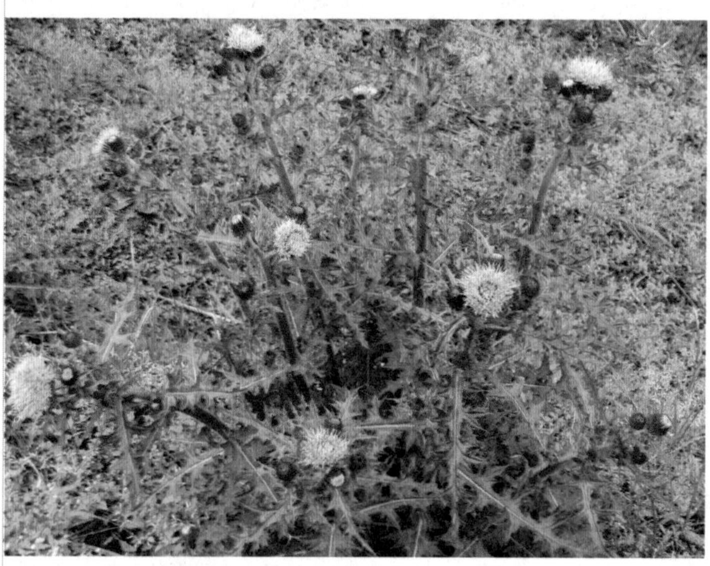

临床应用

常用治肾癌、膀胱癌、前列腺癌、胆囊癌、宫颈癌、白血病等肿瘤中属湿热瘀毒证，尤善治肾癌、膀胱癌湿热证。对肿瘤之血热妄行出血证，常与大蓟相须为用。

1. 用于前列腺癌之湿热蕴积者，常配伍黄柏、苍术、土茯苓等。

2. 用于膀胱癌之膀胱湿热者，常配伍小蓟、木通、白茅根等。

3. 用于肿瘤热毒型有出血倾向者，常配伍仙鹤草、茜草、炒大黄等。

用法用量

煎服，10~15g。鲜品可用 30~60g。外用适量，捣敷患处。

使用注意

脾胃虚寒者忌用。

参考资料

抗肿瘤药理：本品对宫颈癌及宫颈鳞癌细胞有抑制作用。

药方选例

1. 治膀胱癌：苦参、生地黄各15g，金银花、大蓟、小蓟各12g，泽泻、萆薢各9g，黄柏6g，琥珀1.5g。水煎服，每日1剂。

2. 治肝癌：大蓟根、三白草根各90g，分别煎水去渣，加白糖适量，内服，上午服三白草根水，下午服大蓟根水。每日1次。

3. 治肾癌：白芷、龙葵、蛇莓、半枝莲、土茯苓、大蓟、小蓟各30g，瞿麦20g，黄柏15g，延胡索、竹莍、竹叶各10g。水煎，每日1剂，分3次服。

4. 治肾癌中晚期，或术后复发者：蛇莓、土茯苓、白英、龙葵、半枝莲、大蓟、小蓟、仙鹤草各30g，黄柏15g，瞿麦20g，延胡索、竹茹、竹叶各10g，甘草3g。水煎服，每日1剂。

（拉）Erinaceinae

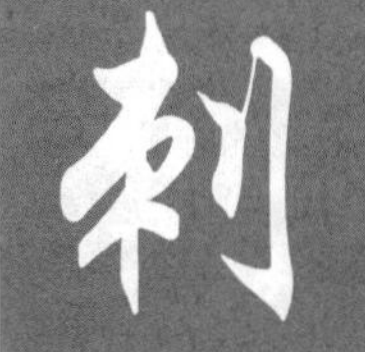
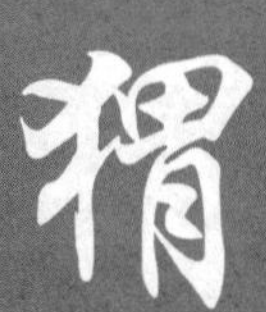
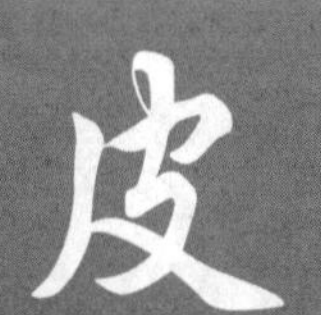

刺猬皮

【别　　名】猬皮、刺鼠皮、猬鼠皮、仙人衣、毛刺。

【性味归经】苦，平。归大肠、胃经。

【功　　效】行瘀，止血，止痛。

来源

刺猬皮最早记载于《神农本草经》。本品为刺猬科动物或短刺猬的干燥外皮。

临床应用

常用治胃癌、胰腺癌、膀胱癌、恶性间皮瘤等肿瘤中属瘀毒内结、癌性痛证。

1. 用于胃癌，常配伍藤梨根、水红花子、半枝连、䗪虫等。

2. 用于胰腺癌肿块增长迅速者，常配伍紫参、魔芋、重楼等。

3. 用于膀胱癌，常配伍地鳖虫、白毛藤、小春花、

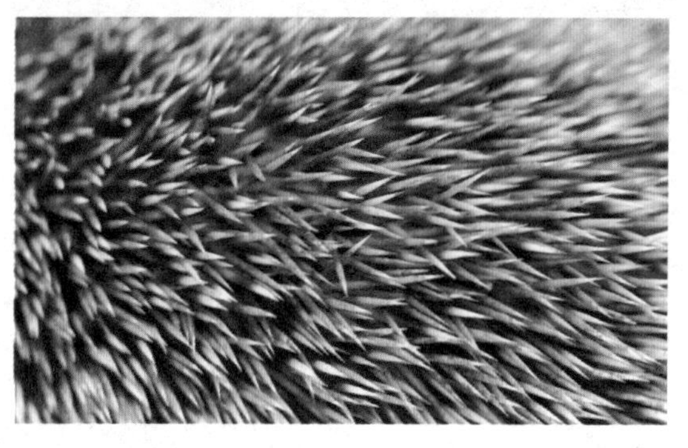

大蓟等。

用法用量

煎服，10g。或烧存性、烧灰、焙干研末服。

药方选例

1．治恶性间皮瘤属痰饮热结证：炙刺猬皮15g，胆南星、黄芩、杏仁、延胡索、山慈菇、葶苈子、桑皮、法半夏、白芍各10g，瓜蒌仁、虎杖、泽泻各20g，陈皮、枳实、郁金各6g，白花蛇舌草30g，甘遂、芫花、大戟各3g，大枣5枚。水煎服，每日1剂。

2．治膀胱癌：刺猬皮、地鳖虫各10g，白毛藤、半枝莲、仙鹤草各30g，石韦、大蓟、小蓟各15g。水煎服，每日1剂分2次服。

3．治食管癌、胃癌、肝癌、肺癌、骨肉瘤等疼痛：刺猬皮、血竭、生乳没、川芎、地鳖虫、冰片等。采用中医传统熬制膏药方法制作，待熬成后将其均匀地摊在15cm×12cm的白布上，使用时先将疼痛脱位的皮肤清洗干净，再把膏药烘热软化（以不烫伤皮肤为度）贴在患部，并用手轻轻地在膏药上按摩3~5分钟，48小时换药1次，8次为1疗程，连用2次无效者停用。

（拉）Verbenae Herba
马鞭草
【别　　名】铁马鞭、野荆芥。
【性味归经】苦，凉。归肝、脾经。
【功　　效】活血散瘀，截疟，解毒，利水消肿。

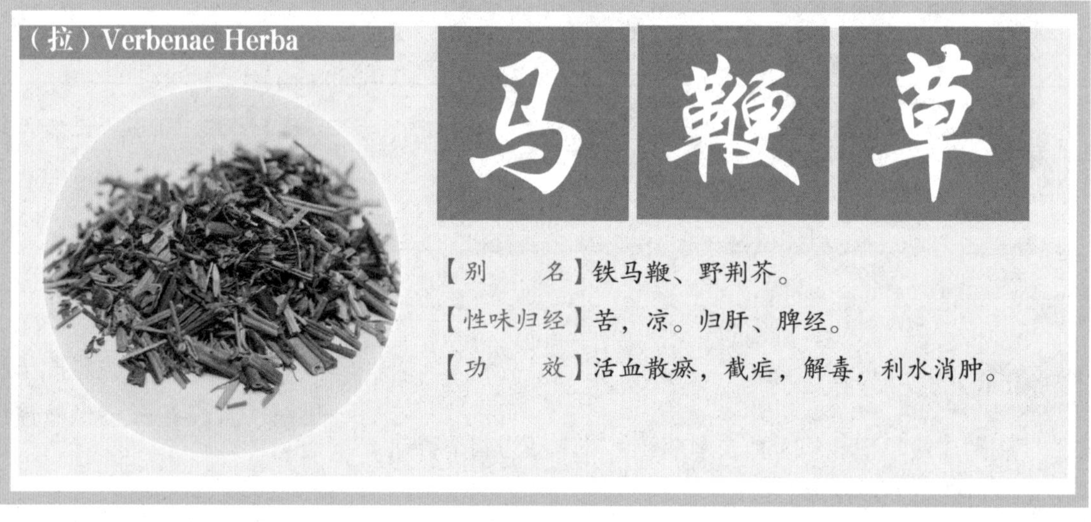

来源

马鞭草最早记载于《名医别录》。本品为马鞭草科植物马鞭草的地上部分。晒干。生用。

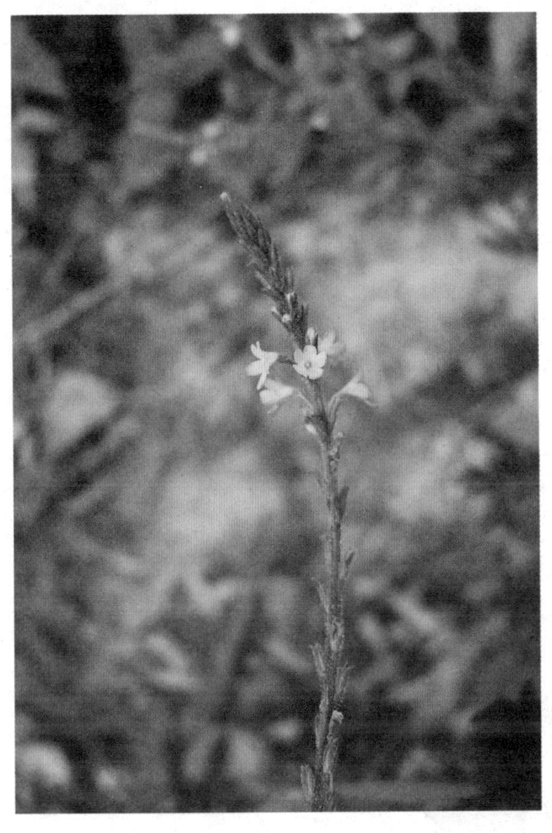

临床应用

常用治肝癌、胆囊癌、白血病等肿瘤中属瘀毒内结证及恶性胸、腹水。

1. 用于肝癌，常配伍紫参、穿破石、薏苡仁、龙胆等。

2. 用于阴茎癌，常配伍土茯苓、萹蓄、木通等。

3. 用于白血病，常配伍蒲葵子、夏枯草、白花丹根等。

用法用量

煎服，15~30g，鲜品30~60g；或入丸、散。外用适量，捣敷；或煎水洗。

参考资料

抗肿瘤药理：本品水煎液对小鼠宫颈癌及肉瘤有抑制作用；马鞭草水提物体外实验，对人宫颈癌细胞培养株系有抑制作用，抑制率为50%~70%，与博莱霉素对照组抑制率66%相似。

药方选例

1. 治胆囊癌：马鞭草、金钱草、薏苡仁各30g，射干15g。水煎服，每日1剂。

2. 治白血病：马鞭草、白花蛇舌草、白花丹根、蒲葵子各30g，夏枯草15g。水煎服，或制成丸剂应用。

3. 治癌性胸腹水：马鞭草30g，龙葵120g，了哥王9g，大枣10枚。水煎服，每日1剂。

4. 治阴茎癌：马鞭草、土茯苓、萹蓄、车前草、金银花、瞿麦各30g，牛膝、黄柏、木通、泽泻各15g，甘草6g，可随证加减。水煎服，每日1剂。本方具有清热利湿之功效，适用于阴茎癌属湿热下注者。

（拉）Moschus

麝香

【别　　名】当门子、元寸香、脐香。

【性味归经】辛，温。归心、脾经。

【功　　效】开窍醒神，活血通经，止痛，催产。

来源

最早记载于《神农本草经》。本品为鹿科动物林麝成熟雄体香囊中的干燥分泌物。阴干入药。

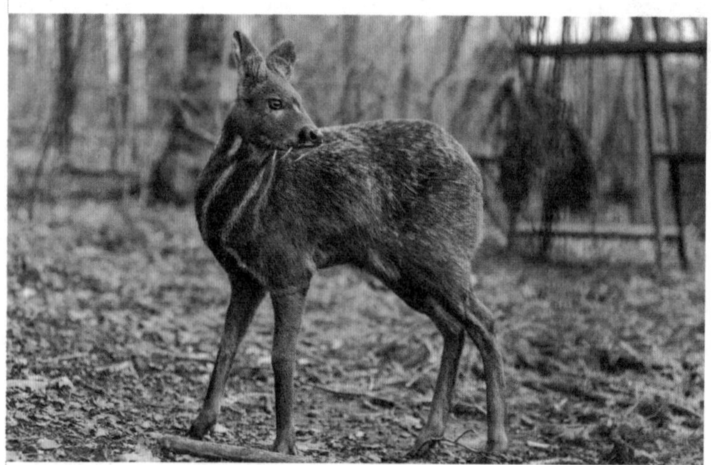

临床应用

常用治上颌窦癌、肾癌、宫颈癌、卵巢癌、肝癌、颅内肿瘤等肿瘤中属气滞血瘀或邪入心包证。

1. 用于上颌窦癌、卵巢癌，多与血竭、牛黄等，研细末服用。

2. 用于肝癌，多与乳香、没药、牛黄、熊胆等，研细末服用。

3. 用于痈肿瘰疬、无名肿毒，常配伍牛黄、雄黄、没药等。

用法用量

0.06~0.1g，多入丸、散用；外用适量。不宜入煎剂。

使用注意

孕妇忌用。

参考资料

抗肿瘤药理：小鼠艾氏腹水癌细胞和肉瘤细胞与浓缩为17mg/ml的麝香悬液共同孵育15分钟后，对肿瘤细胞有杀灭作用。动物实验证明，麝香对小鼠宫颈癌、小鼠肝癌有抑制作用。人工合成麝香酮对肿瘤细胞亦具有较强的抑制作用。

药方选例

1. 治颅内肿瘤（脊索瘤）：麝香 1g（分 6 次吞服），桃仁、大枣、赤芍各 15g，红花、黄酒各 10g，老姜 12g，川芎 20g，葱 3 根，三七 8g（研末分 6 次服）。水煎服，每日 3 次，2 日 1 剂。

2. 治上颌窦癌、卵巢癌：麝香 0.6g，血竭 6g，牛胆（干品）30g。共为细末，装入 100 个胶囊内，每日 2 次，每次 1 粒。

3. 治鼻咽癌疼痛：麝香（冲）0.5g，桃仁 9g，红花、川芎各 12g，当归、赤芍、辛夷、重楼、蜂房各 15g，苍耳、石上柏、夏枯草各 30g，葱白 3 个。辨证加减，每日 1 剂，2 次分服。

4. 治肝癌：麝香、乳香、没药、牛黄、熊胆各 5g，人参、三七、银耳各 25g，薏苡仁 100g。共研细末，装胶囊内，日 3 次，每次 2.5g。4 个月为 1 疗程。

（拉）Drynariae Rhizoma

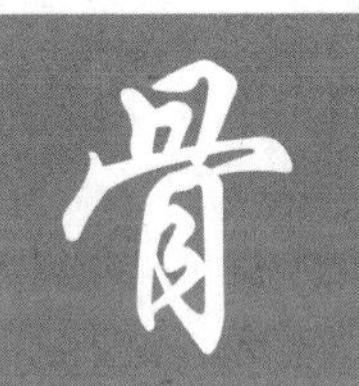
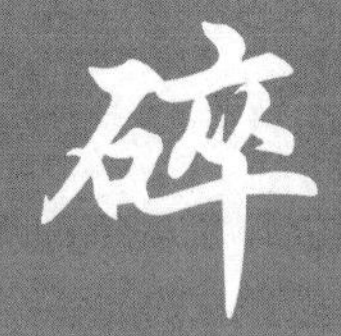
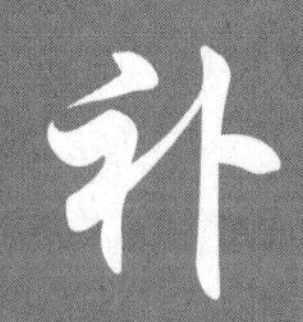

骨碎补

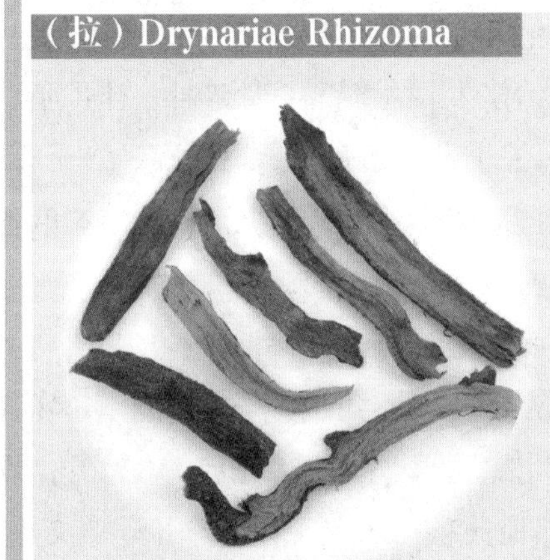

【别　　名】毛姜、申姜、猴姜、石岩姜、过山龙。

【性味归经】苦，温。归肝、肾经。

【功　　效】活血续筋，补肾强骨。

来源

骨碎补始载于《药性论》。本品为水龙骨科植物槲蕨的干燥根茎。晒干生用。

临床应用

常用治骨癌、骨肉瘤、多发性骨髓瘤等肿瘤中属瘀血阻滞证。亦用治肿瘤骨转移。

1. 用于骨癌，常配伍补骨脂、寻骨风、续断、肿节风等。

2. 用于骨肉瘤，常配伍地鳖虫、蜈蚣、寻骨风、蜂房等。

3. 用于癌性疼痛，常配伍草乌、徐长卿、细辛、白芷等。

用法用量

煎服，10~15g。或泡酒服。外用适量。

使用注意

阴虚内热及无瘀滞者慎用。

参考资料

抗肿瘤药理：在实验中发现骨碎补总黄酮对骨肿瘤病灶周围的正常骨细胞有保护和促进作用，有利于抑制癌肿的发展，并且随时间延长，其作用效果越明显。可抑制骨髓体外培养中破骨样细胞的生长，主要抑制破骨母细胞向多核破骨细胞转化。

药方选例

1. 治骨癌晚期属肾虚火郁型：骨碎补、山萸肉、补骨脂、续断、当归、寻骨风各15g，生地黄、透骨草各20g，女贞子、核桃树枝各30g，牡丹皮、自然铜、黄柏、肿节风各10g。水煎服，每日1剂。

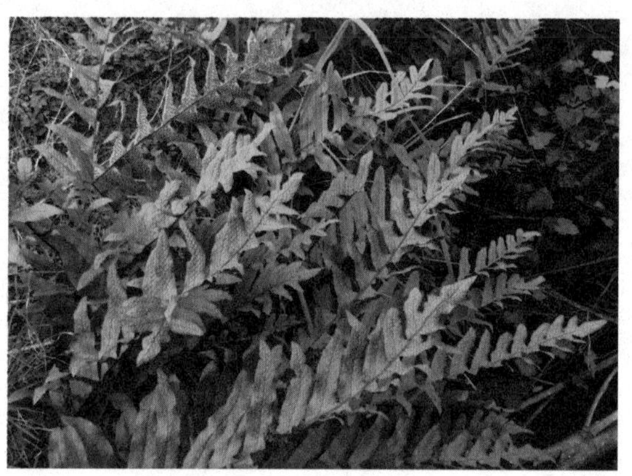

2. 治骨肉瘤：骨碎补15g，地鳖虫、寻骨风各30g，补骨脂20g，蜂房、莪术各10g，蜈蚣3条。水煎服，每日1剂，分2次服。

3. 治多发性骨髓瘤：骨碎补、补骨脂、女贞子、墨旱莲、透骨草、鸡血藤、络石藤、海藻、肉苁蓉各30g，山药、牛膝、木瓜各15g。水煎服，每日1剂，分2次服。

4. 治骨巨细胞瘤：骨碎补、山慈菇、鳖甲（先煎）、鹿角胶（烊化）、川芎各10g，白花蛇舌草、牡蛎（先煎）各30g，夏枯草、熟地黄各15g，山茱萸、山药、茯苓、牡丹皮各12g，甘草5g，可随证加减。水煎服，每日1剂。本方具有滋阴补肾、软坚散结之功效，适用于骨巨细胞瘤属肾阴亏虚者。

(拉) Typhae Pollen

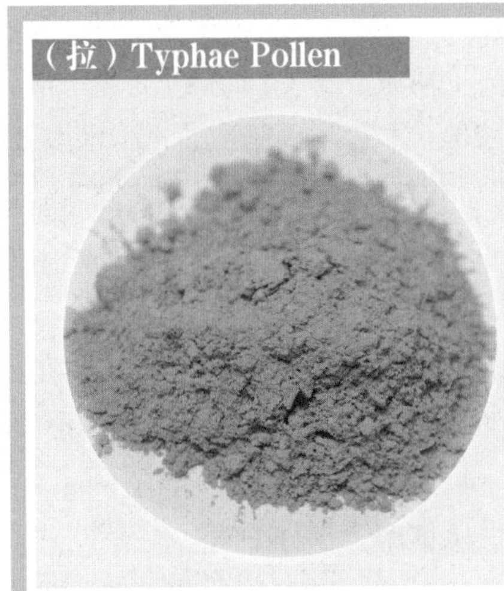

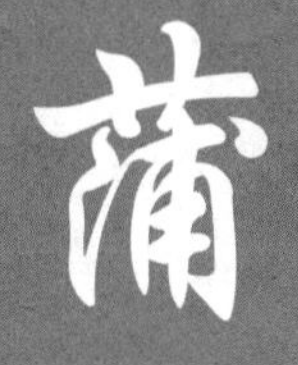
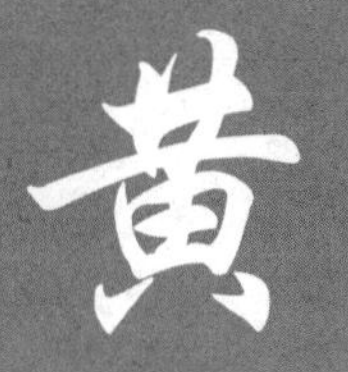

蒲黄

【别　　名】蒲草、香蒲、毛蜡烛、水蜡烛、蒲棒。

【性味归经】甘、微辛，平。归肝、心经。

【功　　效】化瘀，止血，利尿，通淋。

来源

蒲黄最早记载于《神农本草经》。本品为香蒲科植物东方香蒲的花粉。生用或炒炭用。

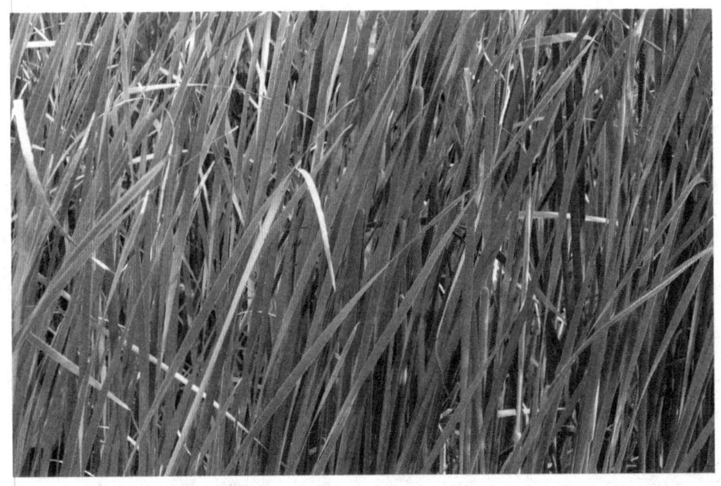

临床应用

常用治乳腺癌、胃癌、睾丸肿瘤、卵巢癌、膀胱癌、皮肤癌、肾癌等肿瘤中属瘀血阻滞证，常与五灵脂相须为用。

1. 用于乳腺癌，常配伍香附、浙贝母、生牡蛎、预知子等。

2. 用于胃癌之气滞血瘀证，常配伍五灵脂、干蟾皮、石见穿等。

3. 用于睾丸肿瘤之瘀毒互结证，常配伍小茴香、重楼、莪术等。

4. 用于卵巢癌之寒凝血瘀证，常配伍肉桂、干姜、赤芍等。

用法用量

煎服，3~10g。布包煎。外用适量，研末撒或调敷。止血多炒用；化瘀多生用。

使用注意

孕妇慎服。

参考资料

抗肿瘤药理：本品可降低血液黏稠度，降低肿瘤细胞的表面活性，使其不易在血液中滞留、聚集、种植，对防止和减少癌栓形成和转移的发生具有重要意义。

药方选例

1. 治胃癌：①蒲黄、黄芪、炒山楂、鸡内金、陈皮、木香、枳壳、川楝子、赤芍各9g，白芍、海藻、党参各12g，白及4.5g，神曲5g，炒麦芽、延胡索、丹参、夏枯草各15g，桃仁6g，仙鹤草、牡蛎、煅瓦楞子各30g。水煎服，每日1剂。②蒲黄、五灵脂、三七、莪术各10g，半夏、莱菔子各12g，山楂15g，干地黄、重楼、仙鹤草、藤梨根、石见穿各20g，甘草3g，可随证加减。水煎服，每日1剂。本方具有消食化痰、祛瘀散结、养阴清热之功效，适用于胃癌属痰食瘀阻者（此多见于胃癌中期或晚期）。

2. 治膀胱癌：蒲黄炭、藕节炭、槐花、贯众炭、五苓散各15g，半枝莲、大蓟、小蓟、六一散（包）各30g，知母、黄柏各9g，生地黄12g。水煎服，每日1剂。

3. 治皮肤癌：蒲黄5g，天花粉、细辛各15g，蜈蚣3条，白芷3g，紫草、穿山甲珠、雄黄各1.5g。取麻油500g加热，入蜈蚣等8味药，再入马钱子，煎至黄色，加入白醋50~100g，和匀即成。治疗时先用甘草水洗净患处，擦干，涂上药膏，每日1~2次。

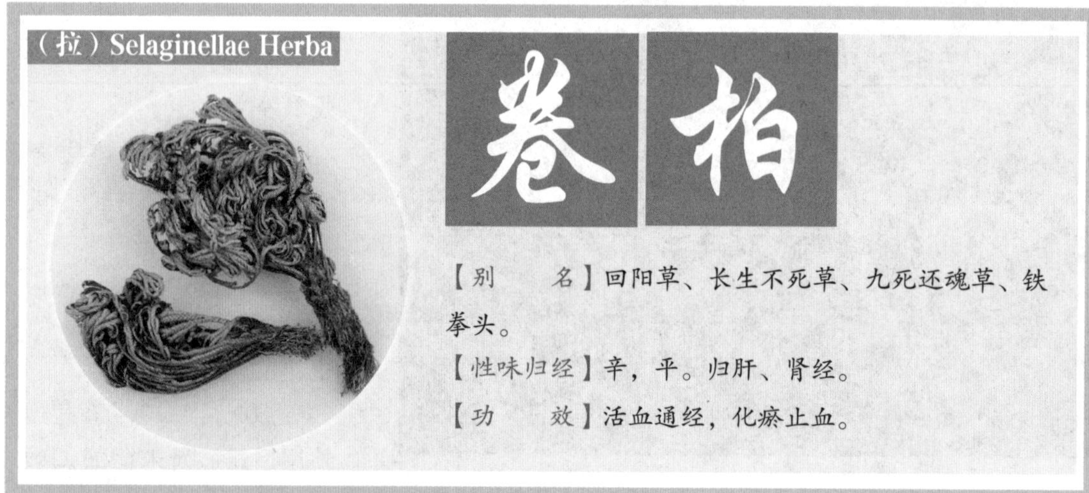

【别　　名】回阳草、长生不死草、九死还魂草、铁拳头。

【性味归经】辛，平。归肝、肾经。

【功　　效】活血通经，化瘀止血。

来源

卷柏最早记载于《神农本草经》。本品为卷柏科植物卷柏的全草。晒干。生用或炒用。

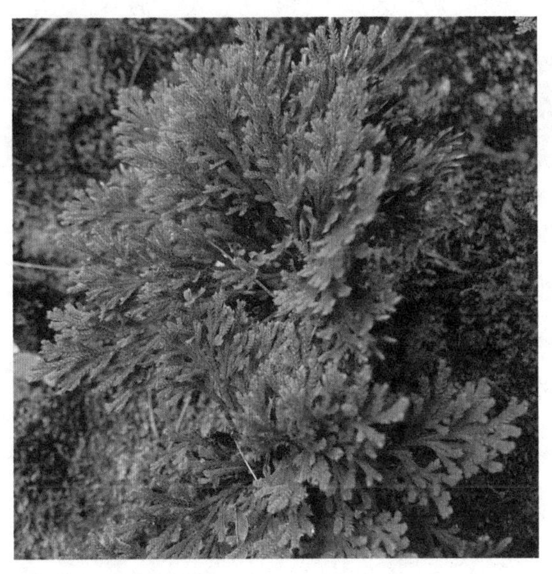

临床应用

常用治鼻咽癌、大肠癌、宫颈癌、肺癌、恶性网状细胞病等肿瘤中属瘀血阻滞、出血证。

1. 用于鼻咽癌，常配伍苍耳子、辛夷、菟丝子、玄参等。

2. 用于大肠癌之瘀毒内阻者，常配伍川芎、半枝莲、藤梨根等。

3. 用于宫颈癌之肝郁气滞者，常配伍仙茅、仙鹤草、白茅根等。

用法用量

煎服，4.5~9g。生用活血，炒用止血。

使用注意

孕妇慎用。

参考资料

抗肿瘤药理：卷柏的双黄酮类是其发挥抗肿瘤作用的主要物质。细胞毒作用，诱导细胞凋亡，阻滞肿瘤细胞的侵袭、转移，是双黄酮类发挥抗肿瘤作用的主要机制。卷柏能延长实体肿瘤小鼠的生存期，并发现动物之肾上腺皮质束状带增宽。

药方选例

1. 治鼻咽癌：卷柏、麦冬、女贞子、苍耳子、辛夷、菟丝子各15g，玄参、北沙参各30g，石斛、黄芪、白术、紫草各25g，知母12g，山豆根、淮山药、石菖蒲各10g，白芷5g。水煎服，每日1剂。

2. 治肺癌：卷柏、当归、茯苓、冬瓜仁、生地黄、桔梗、半枝莲各15g，丹参、黄芪、薏苡仁、芦根、白花蛇舌草各30g，砂仁、灵芝、黄芩、白果、枳壳、重楼、生甘草各10g，胆南星6g。水煎服，2日1剂。

3. 治恶性网状细胞病：卷柏20g，马鞭草、板蓝根、岩珠各15g，羊蹄根、徐长卿、土黄柏各10g，木香5g，农吉利3g，重楼30g。水煎服，每日1剂。

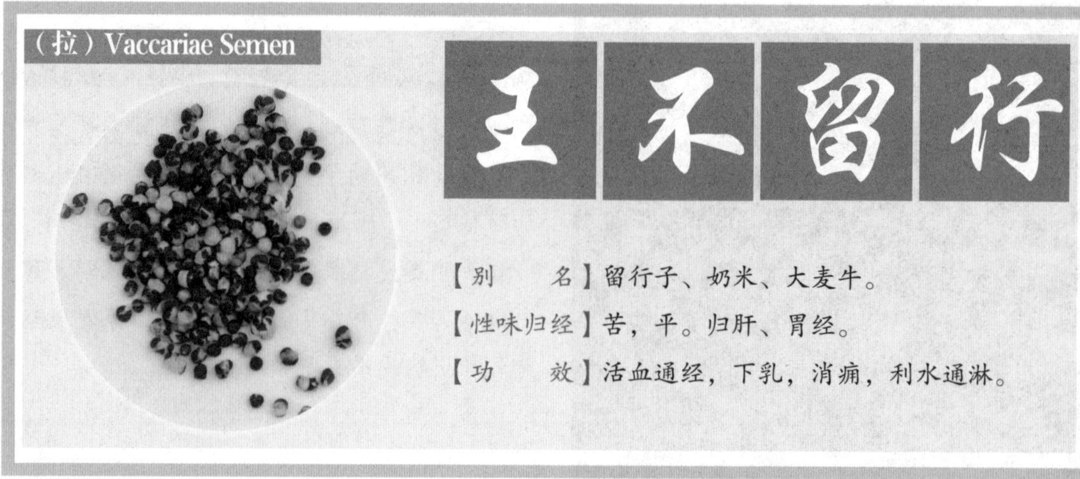

王不留行

【别　　名】留行子、奶米、大麦牛。

【性味归经】苦，平。归肝、胃经。

【功　　效】活血通经，下乳，消痈，利水通淋。

来源

王不留行最早记载于《神农本草经》。本品为石竹科植物麦蓝菜的成熟种子。晒干。生用或炒用。

临床应用

常用治脑瘤、腮腺癌、肺癌、乳腺癌、肝癌、前列腺癌、卵巢癌等肿瘤中属瘀血阻滞证。

1. 用于胃癌，常配伍壁虎、穿山甲、急性子、威灵仙等。

2. 用于腮腺癌，常配伍夏枯草、土鳖虫、石见穿、干蟾皮等。

3. 用于肺癌之气滞血瘀者，常配伍蜂房、夏枯草、山豆根等。

4. 用于肝癌臌胀腹痛，常配伍莪术、水蛭、半边莲、肿节风等。

用法用量

煎服，5~10g。外用适量。

使用注意

孕妇慎用。

参考资料

抗肿瘤药理：王不留行对小鼠艾氏腹水癌及人体肺癌细胞有抑制作用。研究表明，王不留行里的酰化物有一定的抗肿瘤活性。本品已被广泛用于治疗肺癌、乳腺癌、甲状腺癌、颅内肿瘤、骨肉瘤等恶性肿瘤。其提取物能抑制肺癌细胞的生长转移，稳定病灶。

药方选例

1. 治颅内肿瘤：王不留

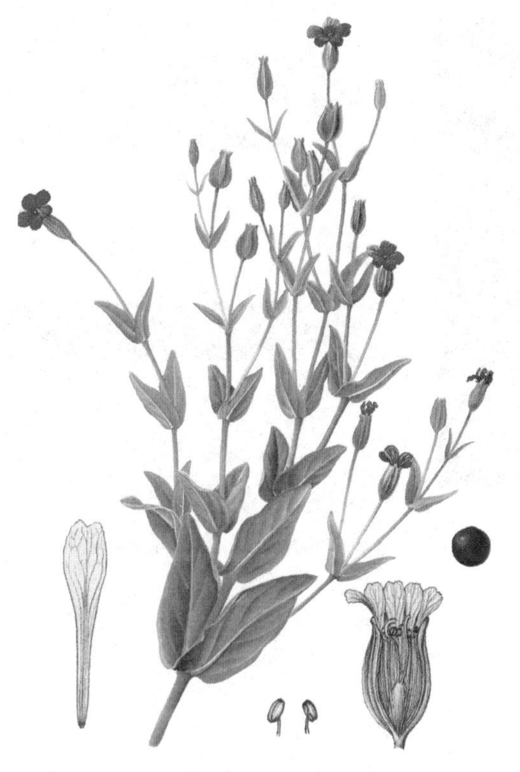

行、蜂房各12g，夏枯草、海藻、石见穿、野菊花、生牡蛎各30g，昆布、赤芍、生南星各15g，桃仁、白芷、蜈蚣各9g，全蝎6g，壁虎2条。水煎服，每日1剂。

2. 治乳腺癌：王不留行、白芥子、重楼、全瓜蒌、香附子各12g，鬼臼6g，薏苡仁40g，当归12g，炮山甲9g，淫羊藿、黄芪各30g。水煎服，每日1剂。可随方加减。

3. 治原发性肝癌：王不留行、莪术、茯苓各12g，半枝莲、半边莲、预知子各18g，重楼、三棱、天冬、白术、女贞子各10g，西洋参6g（另炖）。水煎服，每日1剂煎3次。

4. 治前列腺癌：王不留行30g，当归、续断、白芍、丹参各6g。水煎服，每日1剂。

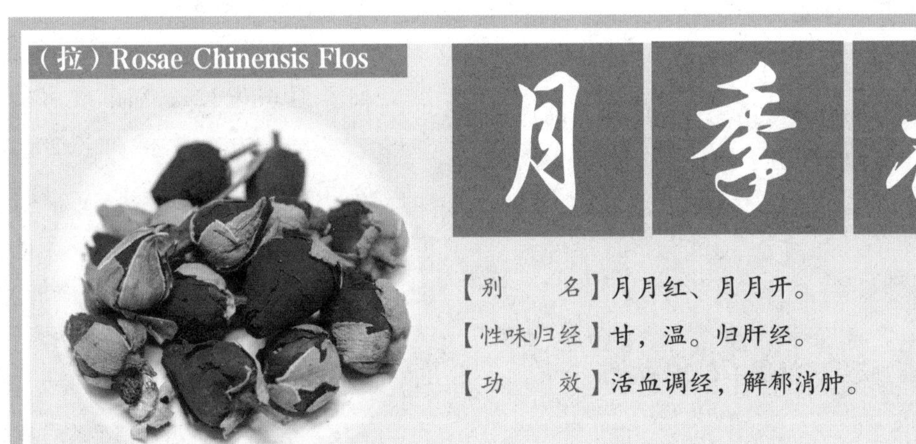

（拉）Rosae Chinensis Flos

月季花

【别　　名】月月红、月月开。

【性味归经】甘，温。归肝经。

【功　　效】活血调经，解郁消肿。

来源

月季花始载于《本草纲目》。本品为蔷薇科植物月季

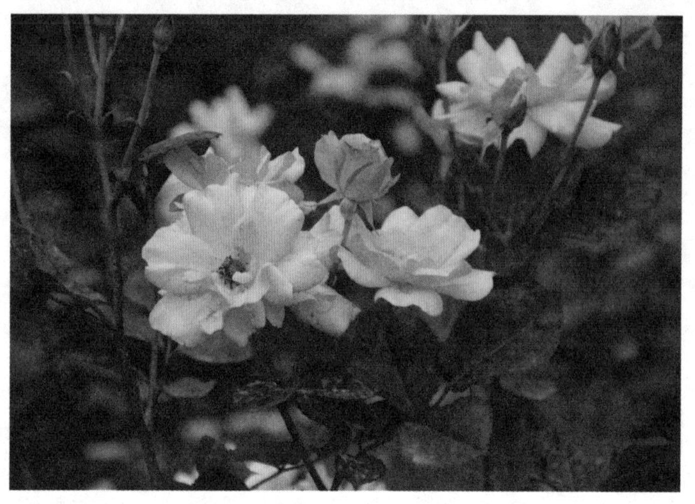

的花。阴干或低温干燥。生用。

临床应用

常用治甲状腺瘤、乳腺肿瘤、肝癌、胆囊癌等肿瘤中属气滞血瘀者。

1. 用于肿瘤之肝郁血滞，常配伍香附、当归、丹参、预知子等。

2. 用于甲状腺癌，常配伍昆布、牡蛎、浙贝母等。

3. 用于乳腺癌，常配伍预知子、土贝母、夏枯草等。

4. 用于瘰疬痰核，常配伍夏枯草、浙贝母、土鳖虫等。

用法用量

煎服，3~6g。或开水泡服。外用适量。

使用注意

多服久服，易致腹泻，脾虚便溏，孕妇及月经过多者慎用。

参考资料

抗肿瘤药理：月季花所含没食子酸对吗啉加亚硝钠所致的小鼠肺腺癌有强抑制作用。其所含的正丁醇对肝癌有抑制作用。

药方选例

1. 治甲状腺癌属痰凝血瘀证：月季花12g，猫爪草30g，丹参、夏枯草、昆布各20g，浙贝母、牡蛎、莪术、三棱各15g。水煎服，每日1剂。

2. 治肿瘤并发转移疼痛：月季花根30g，续断、延胡索、茯苓各12g，牛膝、桑寄生各15g，秦艽9g。水煎3次，每日1剂。

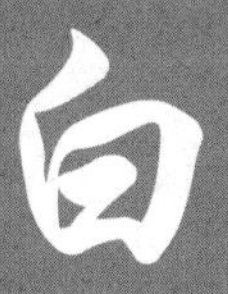

（拉）Radix Stephaniae Cepharanthae

白药子

【别　　名】白吓蟆、山乌龟、金线吊乌龟。

【性味归经】苦，寒。归脾、肺经。

【功　　效】散瘀消肿，清热解毒，凉血，消痰、止痛。

来源

白药子最早记载于《新修本草》。本品为防己科植物头花千金藤的块根。晒干。切厚片，生用。

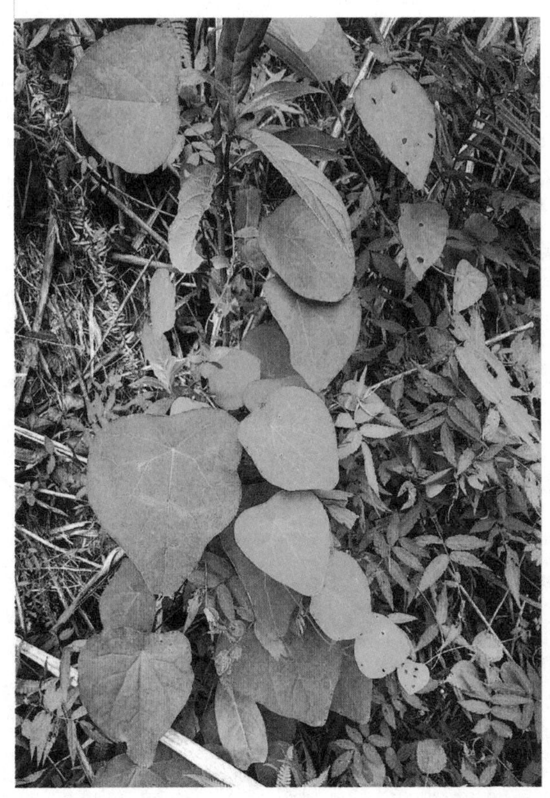

临床应用

常用治口腔癌、甲状腺癌、喉癌等肿瘤中属痰瘀阻滞证。

1. 用于鼻咽癌，常配伍苍耳子、天葵子、半枝莲、土贝母等。

2. 用于喉癌，常配伍射干、重楼、山豆根、冬凌草等。

3. 用于甲状腺癌，常配伍夏枯草、黄药子、天葵子等。

用法用量

煎服，9~15g。外用适量，研末涂敷患处。

参考资料

抗肿瘤药理：头花千金藤体外试验，对人体肿瘤细胞的生长有抑制作用。异粉防己碱对人体鼻咽癌KB细胞的细胞毒作用很强。轮环藤碱对人体肿瘤细胞有细胞毒活性。

药方选例

1．治口腔黏膜腺癌：白药子、射干、厚朴各12g，苍术、茯苓、半枝莲各15g，陈皮、藿香各10g，黄连9g，重楼18g，甘草3g。水煎服，每日1剂。

2．治甲状腺癌：白药子、夏枯草、山豆根、生牡蛎、黄药子、橘核各15g，王不留行子、天葵子各12g，甲珠、苏梗、射干、马勃各9g，昆布30g。每日1剂，水煎取汁，分2~3次服。

3．治喉癌：白药子、黄药子、重楼、天葵子、土贝母、三棱、莪术、炒橘核、焦山楂、蒲公英、海藻、昆布各120g，青黛、鸡内金各60g。上药共研细末，炼蜜为丸如梧桐子大，口服。

（拉）Rubiae Radix et Rhizoma

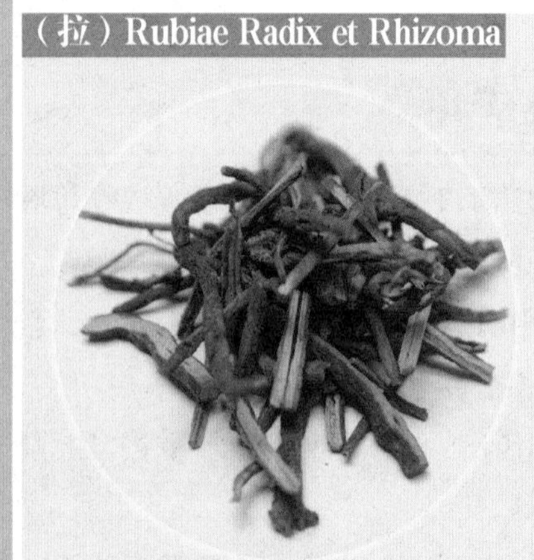

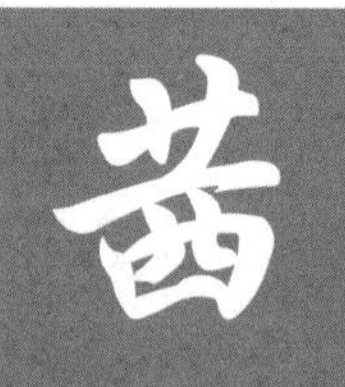

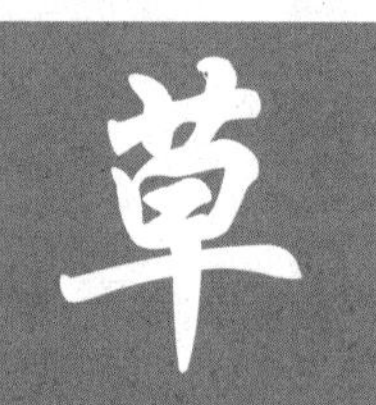

茜草

【别　　名】小活血、土丹参、四轮草、过山藤、过山龙。

【性味归经】苦，寒。归肝经。

【功　　效】凉血，止血，祛瘀，通经。

来源

茜草最早记载于《神农本草经》。本品为茜草科植物茜草的根及根茎。晒干。生用或炒用。

临床应用

常用治鼻咽癌、肺癌、食管癌、肠癌、肝癌、绒毛膜癌、白血病等肿瘤中属瘀血阻滞或出血证。

1．用于肺癌之气滞血瘀证，常配伍丹参、三七、石见穿等。

2．用于食管癌，常配伍薤白、山慈菇、绿萼梅、旋覆花等。

3．用于肠癌之阴虚血热证，常配伍龟甲胶、地榆炭、仙鹤草等。

用法用量

煎服，10~15g。大剂量可用至30g。止血宜炒炭用；其他生用或炒用。

使用注意

脾胃虚寒及无瘀血者忌用。

参考资料

抗肿瘤药理：本品提取物对多种肿瘤细胞都有明显的抑制作用。体外实验，其热水浸液对人宫颈癌细胞培养株系有抑制作用，抑制率在90%以上；体内实验，茜草的甲醇提取物有升高白细胞作用，并对小鼠肉瘤（腹水型）抑制率为80%，热水浸出液为13%。

药方选例

1. 治鼻咽癌属肝郁痰凝证（以颈淋巴结转移多见）：茜草根、柴胡、瓜蒌仁、白茅根各12g，枳壳10g，玄参、夏枯草、浙贝母各15g，生牡蛎、白花蛇舌草30g，桔梗6g。水煎服，每日1剂。

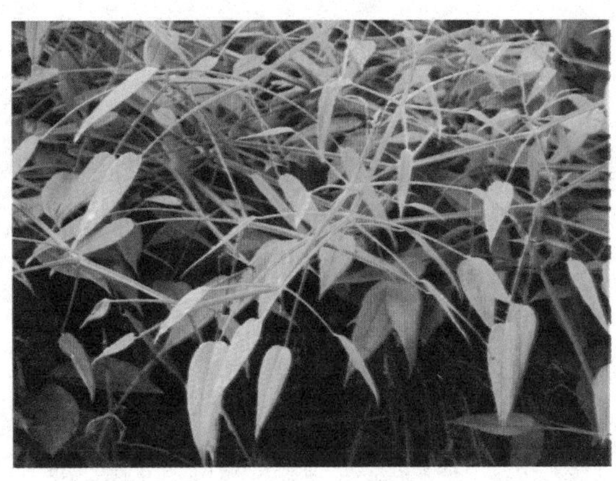

2. 治肝癌：茜草、炒柴胡、赤芍、白芍、茯苓、当归、郁金、香附各10g，重楼、黄芩、莪术各15g，瓜蒌、鳖甲、虎杖各20g，甘草10g。水煎服，每日1剂。

3. 治晚期肝癌：茜根、麦冬、丹参、白薇各15g，玳瑁、白花蛇舌草各30g，鳖甲、龟甲、石斛各20g。水煎服，每日1剂。

4. 治白血病：茜草、山豆根各9g，生马钱子1~2g，生甘草4.5g，重楼、凤尾草各20g，射干、当归各6g，黄芪、紫草各30g，党参15~30g，西黄粉0.5g（冲服）。水煎服，每日1剂。

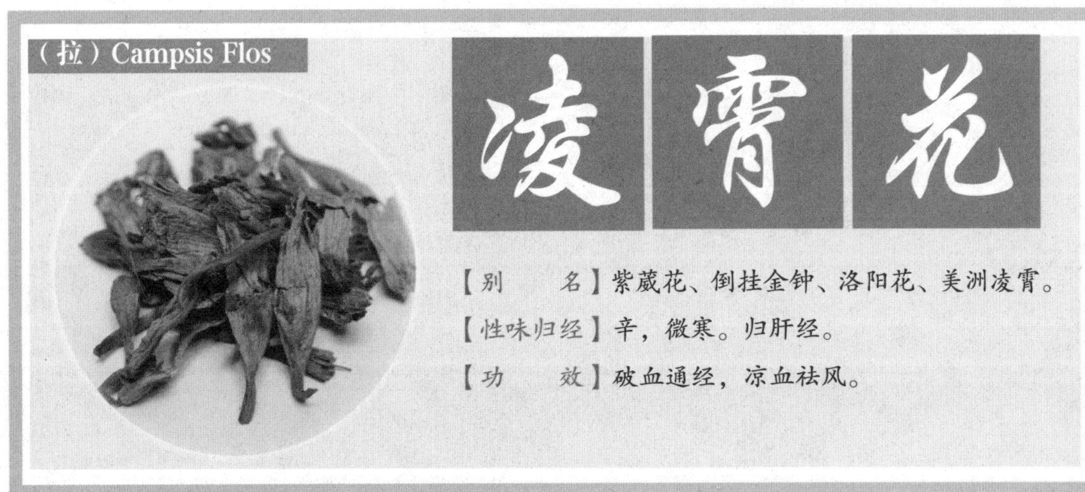

（拉）Campsis Flos

凌霄花

【别　　名】紫葳花、倒挂金钟、洛阳花、美洲凌霄。

【性味归经】辛，微寒。归肝经。

【功　　效】破血通经，凉血祛风。

来源

凌霄花最早记载于《神农本草经》。本品为紫葳科植物凌霄或美洲凌霄的叶及花。晒干或低温干燥。生用。

临床应用

常用治肝癌、胰腺癌、乳腺癌等肿瘤中属瘀血阻滞证。

1. 用于肿瘤之癥瘕积聚，常配伍鳖甲、土鳖虫、水红花子等。

2. 用于肝癌气滞血瘀证，常配伍预知子、炙鳖甲、制香附等。

3. 用于乳腺癌，常配伍三叶青、急性子、地鳖虫、莪术等。

用法用量

煎服，3~10g。外用适量。

使用注意

气血虚弱及孕妇忌用。

参考资料

抗肿瘤药理：凌霄花中所含的芹菜素具有抗肿瘤作用，可上调胰腺癌细胞中细胞周期调节的表达，导致肿瘤细胞死亡。

药方选例

1. 治肝癌：凌霄花、天花粉、桃仁各12g，预知子、水红花子、白术、枳壳、厚朴各10g，鳖甲、太子参、茯苓、莪术各15g，白花蛇舌草30g。水煎服，每日1剂。

2. 治胰腺癌：凌霄花、茵陈、郁金、白术各12g，魔芋（先煎2小时）、薏苡仁、白毛藤各30g，麦芽、龙葵、茯苓、猪苓各15g，大黄、建曲各10g，生甘草3g。水煎服，每日1剂。

第四章 软坚散结抗肿瘤中药

软坚散结抗肿瘤中药是指能使肿瘤肿块软化、消散的一类药物。本类药物具有消癥化积，软坚散结的功效，适用于肿瘤中属于痰瘀邪毒凝结成积者。临床上常用于治疗瘿瘤、瘰疬、乳岩、癥瘕、积聚等证。本类药物应用范围较广，成为治疗肿瘤的常用药。

肿瘤属于坚硬的结块。结者，邪气聚结；坚者，硬而牢固。肿瘤古称石瘕、石疽、石瘿、石疔岩等，多为有形之物，坚硬如石。《医宗必读》曰："积之成也，正气不足，而后邪气踞之。"在机体正气不足的情况下，外在邪毒得以乘虚而入，客邪留滞，气机不畅，血行瘀滞，津液不布，聚津为痰，痰瘀交阻，日久而成积块。《黄帝内经》中早已指出，"坚者削之……结者散之""客者除之"。明确地指出了对肿物结聚、坚硬如石的治疗大法。所以，痰成块者应化结、软坚、消之、散之。治疗肿瘤多用散其集聚，软其坚块之法，即为软坚散结法。明《名医指掌》云："破结散，治五瘿。"又云"一切瘿瘤，不问新久，昆布丸"。说明治疗肿瘤宜采用软化肿核，消散肿块，且"不问新久"皆可用此法。软坚散结抗肿瘤中药是软坚散结法的具体运用，坚硬如石的肿瘤，多用软坚散结药，并在肿瘤的全程治疗中经常用之。在临床上，在给予扶正培本为主，常在理气、活血、解毒、化痰的同时，都会用上软坚散结之药，以图其标，消除肿块。

现代医学研究表明，该类药物抗肿瘤主要在于直接杀伤肿瘤细胞，抑制其生长、增殖，降低其侵袭性，能使肿瘤病灶缩小或消失；减轻瘤组织周围的水肿，纠正因炎症反应而引起的疼痛、发热等；调整机体间接的抗肿瘤作用；纠正机体内环境的紊乱，减少成纤维细胞的数量及分泌胶原的能力，减轻放疗引起的组织纤维化和血管闭塞等。同时某些药物能减轻放疗、化疗毒副作用等。

使用注意：①痰浊凝结，易致气机郁滞，或因痰湿阻络，可配伍行气药；属于热结者，宜配伍清热软坚散结药；若偏于里寒者，应酌加温化之品；若偏血结者，应酌加化瘀软坚散结药物，可增强消瘤除块的效果。②某些软坚散结药物具有温燥之性，忌用于阴虚热痰、燥痰之证。③使用本类药物还应注意"正虚"，酌加扶正补虚抗肿瘤等药物，可提高疗效。

(拉) Prunellae Spica

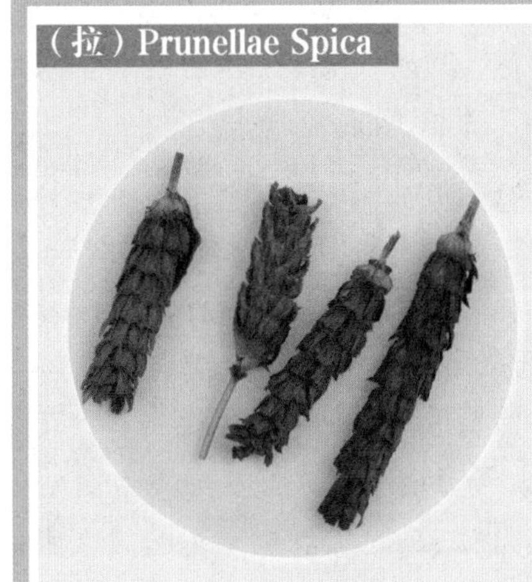

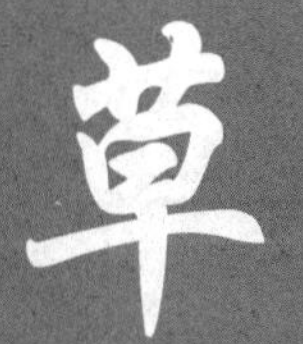

夏枯草

【别　　名】棒柱头草、灯笼头草、麦夏枯。

【性味归经】苦、辛，寒。归肝、胆经。

【功　　效】清肝火，散郁结。

来源

最早记载于《神农本草经》。本品为唇形科植物夏枯草的干燥果穗。晒干生用。

临床应用

常用治颅内肿瘤、甲状腺癌、胆腺癌、乳腺癌、肺癌、鼻咽癌、肝癌、胃癌、大肠癌、多发性骨髓瘤、恶性淋巴瘤、宫颈癌等肿瘤中属痰火、热毒郁结证。尤善治颈胸部肿瘤，常与山慈菇相须为用。为抗肿瘤常用药物之一，使用频率较高。

1. 用于颅内肿瘤，常配伍石见穿、蜂房、蜈蚣、全蝎等。

2. 用于颈胸肿瘤，常配伍黄药子、山慈菇、昆布、牡蛎等。

3. 用于胆囊癌，常配伍白花蛇舌草、蒲公英、野菊花等。

用法用量

煎服，10~15g。或熬膏或入丸、散服。外用适量，煎水洗或捣敷。

使用注意

脾胃虚弱者慎服。

参考资料

抗肿瘤药理：本品煎剂对小鼠肉瘤、宫颈癌、食管癌细胞株等有抑制作用；对腺癌、淋巴肿瘤、纵隔肿瘤有抑制作用。其热水提取物对人宫颈癌有抑制作用。并认为诱导肿瘤细胞凋亡是夏枯草抗肿瘤作用机制之一。

药方选例

1. 治乳腺癌：鲜夏枯草

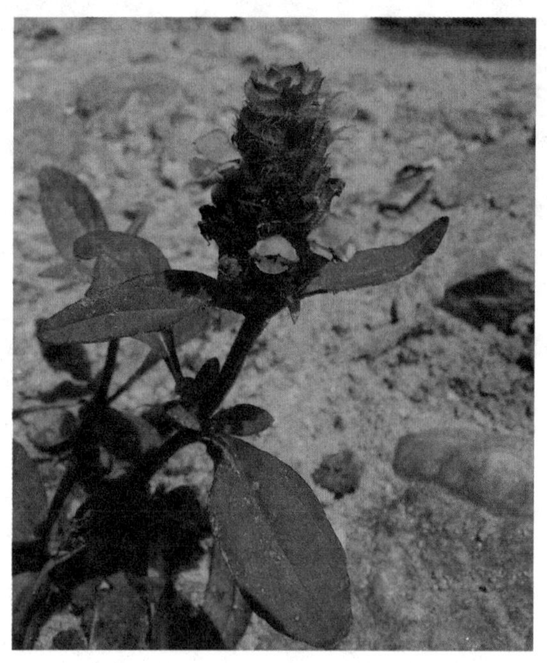

全株、大血藤、化肉藤、青皮各15g，橘核10g，蒲公英50g。加红糖，水煎服，每日1剂。

2. 治肺癌：夏枯草、紫草根、薏苡仁、野菊花、白茅根各30g，太子参15g，当归12g，红花、柴胡、佛手、木香各9g。水煎2次分服。每日1剂。

3. 治肝癌：夏枯草、紫草根、薏苡仁、野菊花、白茅根各30g，太子参15g，当归20g，红花、柴胡、佛手、木香各9g。水煎服，每日1剂。

4. 治胃癌：夏枯草、马蹄香、白花蛇舌草、太子参各15g，燕麦灵、生山楂各25g，化肉藤35g。加红糖水煎分3次服，每日1剂。

5. 治胸膜肿瘤：夏枯草、重楼各20g，白花蛇舌草30g，当归、生地黄、赤芍、鱼腥草、茯苓各15g，郁金12g，桃仁、川芎、枳壳、桔梗、生蒲黄（包）各10g，生甘草3g。水煎服，每日1剂。本方具有通络止痛、清热散结之功效，适用于胸膜肿瘤属气滞血瘀者。

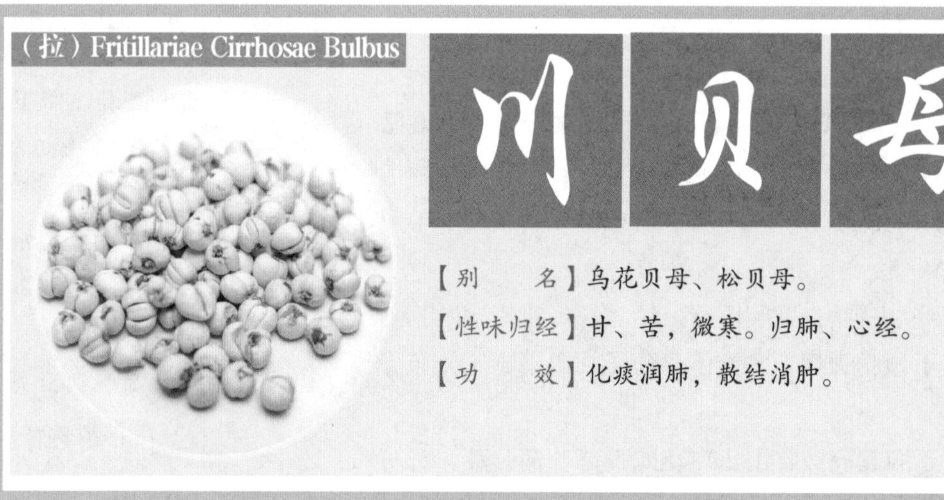

（拉）Fritillariae Cirrhosae Bulbus

川贝母

【别　　名】乌花贝母、松贝母。

【性味归经】甘、苦，微寒。归肺、心经。

【功　　效】化痰润肺，散结消肿。

来源

川贝母最早记载于《神农本草经》。本品为百合科植物暗紫贝母的干燥鳞茎。晒干生用。

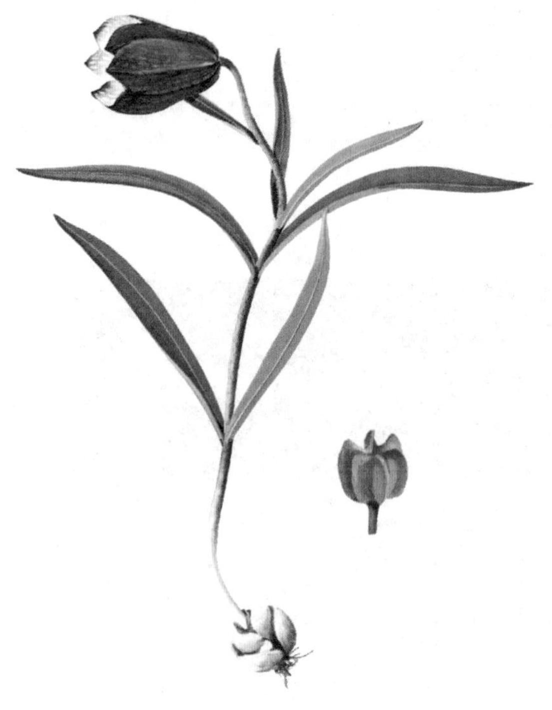

临床应用

常用治脑瘤、肺癌、乳腺癌、胃癌、恶性淋巴瘤等肿瘤中属热毒壅积、痰气互结证。尤善治颈胸部肿瘤，常与浙贝母相须为用。本品为抗肿瘤常用药物之一，作用逊于浙贝母。

1. 用于脑瘤属痰湿内阻者，常配伍天麻、紫草、僵蚕、全蝎等。

2. 用于肺癌放化疗致肺热肺燥，常配伍知母、生地黄、天冬等。

3. 用于乳腺癌之热毒蕴结证，常配伍鱼腥草、金银花、夏枯草等。

4. 用于恶性淋巴瘤，多与玄参、瓜蒌、穿山甲、虎杖等配伍。

用法用量

内服，3~10g；研末服，1~2g。外用适量，捣烂或醋磨涂患处。

使用注意

寒痰、湿痰不宜用。反乌头。

参考资料

抗肿瘤药理：本品对肿瘤细胞有抑制作用，荞麦叶贝母体外筛选有抗肿瘤活性；水提取物对人宫颈癌有抑制作用。本品还对人肺部肿瘤细胞有抑制作用，可诱导细胞凋亡，且具有一定的量效关系和时效关系。

药方选例

1. 治老年进展期非小细胞肺癌：川贝母、党参、沙参、五味子、鱼腥草、桑白皮、白及、白花蛇舌草、天冬、麦冬、杏仁、桔梗各10g。水煎服，每日1剂。适用于配合化疗使用。

2. 治胃癌：北沙参、川贝母、浙贝母各15g，焙脐带1条，沉香粉、生甘草各10g，云南白药5g。共研细末，口服，每次7.5g，每日4次。

3. 治恶性淋巴瘤：川贝母12g，玄参、瓜蒌、地龙干、金银花、虎杖、白芍各15g，牡蛎25g，穿山甲18g，天花粉、白花蛇舌草各30g。水煎服，每日1剂。

4. 治纵隔恶性肿瘤：川贝母、玉竹、百合、桑叶、扁豆、杏仁各10g，重楼、白花蛇舌草、藤梨根各30g，沙参、麦冬、天花粉、地骨皮、桑白皮各15g，甘草3g，可随证加减。水煎服，每日1剂。本方具有滋阴润肺、止咳化痰之功效，适用于纵隔恶性肿瘤属肺阴亏虚者。

（拉）Bulbus Fritillariae Thunbergii
浙贝母
【别　　名】象贝、大贝、土贝、珠贝。
【性味归经】苦，寒。归肺、心经。
【功　　效】清热散结，化痰止咳。

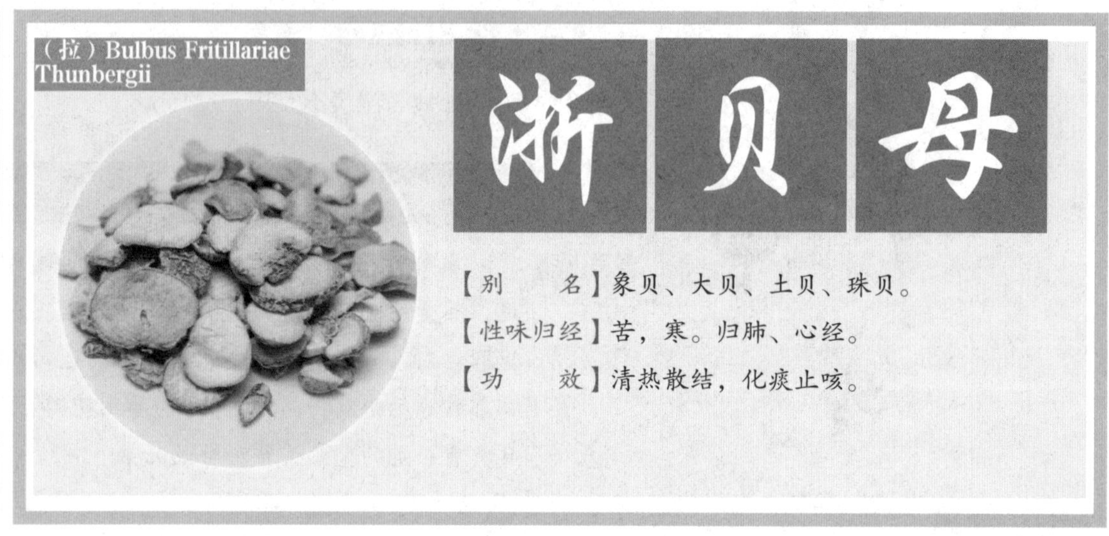

来源

浙贝母始载于《神农本草经》。本品为百合科植物浙贝母的干燥鳞茎。生用。

临床应用

常用治肺癌、纵隔肿瘤、食管癌、乳腺癌等肿瘤中属痰火、热毒内结证。尤善治颈胸部肿瘤，为抗肿瘤常用药物之一。

1. 用于鼻咽癌之肝郁痰凝证，常配伍三棱、玄参、煅牡蛎等。

2. 用于纵隔肿瘤等，常配伍四叶参、鱼腥草、石韦等。

3. 用于食管癌，常配伍瓜蒌、清半夏、重楼、蜂房等。

4. 用于痰火郁结之瘰疬痰核，常配伍玄参、牡蛎、山慈菇等。

用法用量

煎服，3~10g；研细粉冲服，每次1~1.5g。

使用注意

寒痰、湿痰不宜用。反乌头。

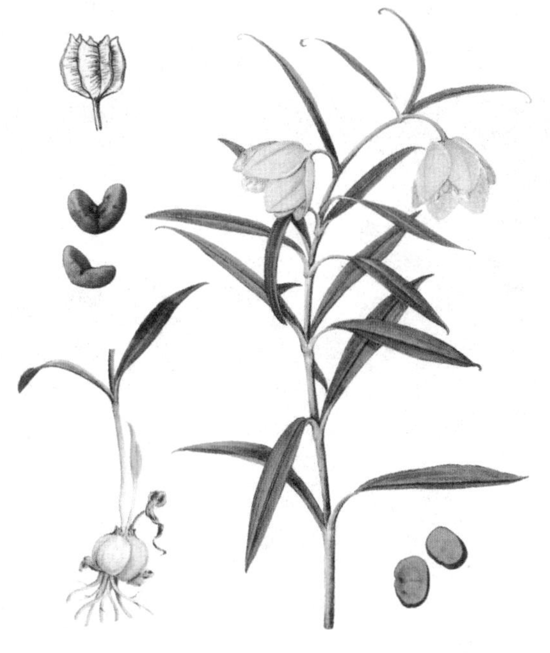

参考资料

抗肿瘤药理：浙贝母粉与化疗药合用，可以明显降低白血病患者骨髓细胞耐药蛋白p-糖蛋白的表达；降低骨髓中白血病细胞百分比，明显提高急性白血病患者的完全缓解率。其总生物碱有减少抗肿瘤药物的“泵出”，增加抗肿瘤药物在耐药肿瘤细胞内的蓄积，从而增强化疗药物的抗肿瘤疗效。

药方选例

1. 治食管癌：浙贝母、瓜蒌、清半夏、橘红各30g，半边莲、重楼、白术各20g，生薏苡仁、蜂房、砂仁、酒大黄各10g，黄连6g，胆南星、旋覆花各15g。水煎服，每日1剂。

2. 治肺癌：浙贝母、蜂房、橘叶、半夏、党参各9g，薏苡仁30g，陈皮、甘草、桔梗各4.5g。水煎服，每日1剂。

3. 治肺癌之痰瘀阻滞证：丹参、浙贝母各15g，苇茎、薏苡仁、太子参各30g，壁虎5g，胆南星、半夏、山慈菇、桃仁各10g。口服，每日1剂，常规煎煮2次。

4. 治乳腺癌：浙贝母15g，熟地黄30g，麻黄6.5g，鹿角胶9g，白芥子6g，姜炭1.5g，肉桂（去粗皮研粉）、甘草各3g。水煎服，每日1剂。

5. 治睾丸肿瘤：浙贝母、夏枯草、瓦楞子、昆布、海藻各30g，制南星、预知子、枳壳各12g，柴胡、郁金、橘核仁、乌药、荔枝核各10g，当归、鸡内金各15g，甘草6g，可随证加减。水煎服，每日1剂。本方具有疏肝理气、化痰散结之功效，适用于睾丸肿瘤属肝郁痰凝者。

(拉) Rhizoma Dioscoreae Bulbiferae

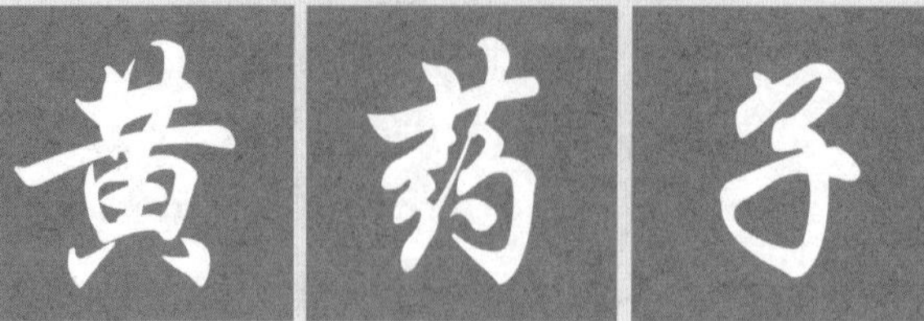

黄药子

【别　　名】黄独、黄药、黄药脂、木药子。

【性味归经】苦，寒；有小毒。归肺、肝经。

【功　　效】化痰软坚，散结消瘿，清热解毒，凉血止血。

来源

黄药子始载于《开宝本草》。本品为薯蓣科植物黄独的干燥块茎。洗净切片。晒干生用。

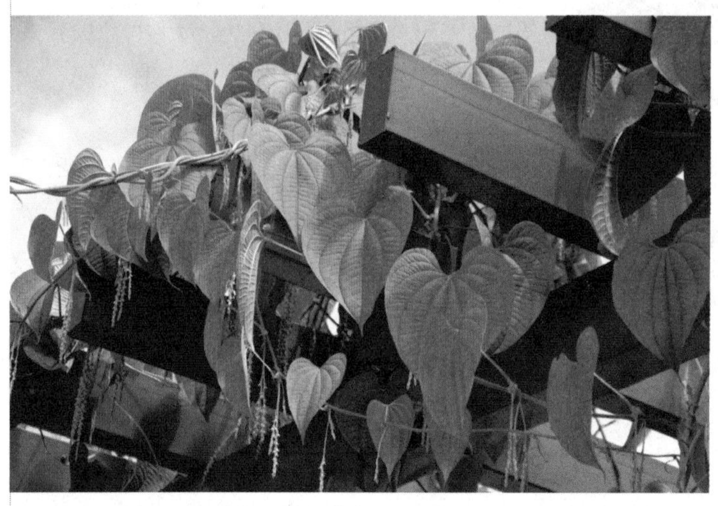

临床应用

常用治甲状腺癌、胸膜恶性肿瘤、食管癌、甲状腺癌、胃癌、肠癌、肺癌、肝癌、宫颈癌等肿瘤中属痰火、热毒内结证。抗肿瘤作用较为可靠，为广谱抗肿瘤常用药物之一，使用频率较高。

1. 用于甲状腺癌，常配伍夏枯草、制南星、半夏等。

2. 用于食管癌，常配伍山慈菇、急性子、重楼、壁虎等。

3. 用于肿瘤之出血证，可配蒲黄炭、棕榈炭、仙鹤草等。

4. 用于痰湿凝结之瘿病，可配伍海藻、牡蛎、浙贝母等。

用法用量

煎服，5~15g。研末服，1~2g。外用适量，研末涂敷患处。

使用注意

本品有小毒，不宜多服、

久服。故凡脾胃虚弱及大便溏泄者忌服。肝、肾功能不全者慎用，或使用时应定期检查肝、肾功能。

不良反应

所含有毒成分直接作用于肝脏，损害肝细胞而发生黄疸。其发病率高，潜伏期短，损害程度与给药剂量、给药时间密切相关。短时间内出现肝损害，较长时间后表现为肾损害。本品是目前公认的肝脏毒性中药，用时宜慎。

参考资料

抗肿瘤药理：动物实验证明，黄药子对小鼠肉瘤有抑制作用，黄药子油对小鼠宫颈癌有较明显抑制作用；对消化道肿瘤及甲状腺肿瘤也有一定抑制作用。黄药子以及薯蓣皂苷等均具有抗肿瘤作用，尤其对甲状腺肿瘤有独特的疗效。

药方选例

1. 治甲状腺癌：黄药子、夏枯草、生牡蛎、莪术、首乌、浙贝母、生蛤壳、土鳖、枫栗壳、茯苓、白芍、甘草。水煎服，每日1剂，每周4~5剂，1个月为1疗程。

2. 治胸膜恶性肿瘤：黄药子30~60g，重楼60g，山豆根、夏枯草、白鲜皮、败酱草各120g。上药共研细末加蜜为丸，每丸约6g，每次1~2丸，每日2~3次。

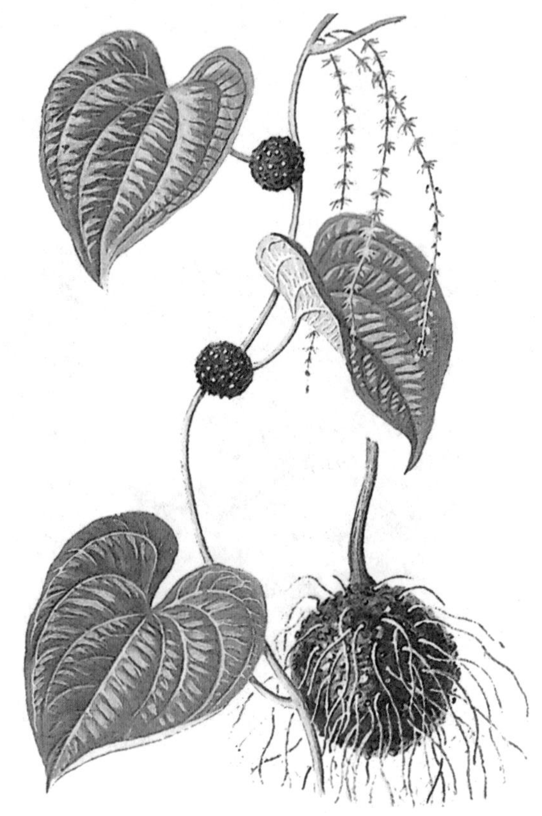

3. 治食管癌：黄药子、重楼各90g，山豆根、败酱草、白鲜皮、夏枯草各120g。炼蜜为丸，每丸重9g，1日4~6丸。

4. 治胃、肝癌晚期癌痛：黄药子、斑蝥、蟾蜍各3g，雄黄、白花蛇各12g，轻粉、信石各1.2g，蜂房5g，冰片4.8g，蜈蚣4条，硇砂、木鳖子各2.4g，全蝎4只，干姜30g，大黄4g，胆南星、山慈菇各6g。共研末，调香油外敷患处及肚脐（神阙穴）。

5. 治宫颈癌：黄药子、败酱草、重楼、茵陈、蒲公英、赤芍、半枝莲、紫草各15g，黄柏、牡丹皮各12g，益母草20g，薏苡仁、土茯苓、白花蛇舌草各30g，甘草6g，可随证加减。水煎服，每日1剂。本方具有清热利湿、化瘀解毒之功效，适用于宫颈癌属湿毒瘀结者。

6. 治阴茎癌：黄药子 15g，蜂房 10g，苦参、蛇床子、半边莲各 30g。水煎外洗，适用于各型阴茎癌患者。

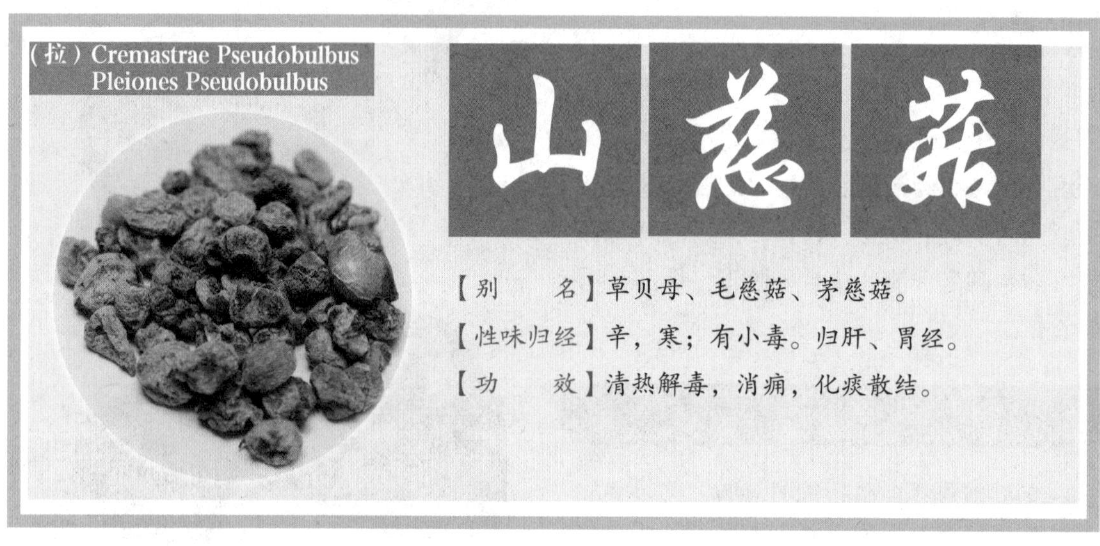

来源

山慈菇始载于《本草拾遗》。本品为兰科植物杜鹃兰、独蒜兰或云南独蒜兰的干燥假鳞茎。切片或捣碎，生用。

临床应用

常用治鼻咽癌、乳腺癌、肺癌、恶性淋巴瘤等肿瘤中属痰瘀内结、热毒壅结证。为常用抗肿瘤药物之一，常与夏枯草配为药对，抗瘤谱较广；亦常用治转移癌。

1. 用于脑瘤，常配伍魔芋、僵蚕、全蝎、白毛夏枯草等。
2. 用于肺癌，常配伍浙贝母、蛇莓、龙葵、四叶参等。
3. 用于乳腺癌，常配伍漏芦、重楼、夏枯草、皂角刺等。
4. 用于淋巴瘤，常与夏枯草、牡蛎、漏芦等同用。

用法用量

煎服，3~6g；入丸、散剂减半。外用适量。

使用注意

正虚体弱者慎用。

不良反应

本药主要毒副反应为胃肠道反应，严重者可见肠麻痹。亦有轻度骨髓抑制和脱发等。

参考资料

抗肿瘤药理：本品所含秋水仙碱及其衍生物秋水仙酰胺等对多种动物移植性肿瘤均有抑制作用，且秋水仙酰胺比秋水仙碱好。其他衍生物的抗肿瘤活性大致上与毒性相平行。秋水仙碱具有细胞毒作用，对正常细胞也同样可选择性阻断于有丝分裂中期。故常用该碱作为药物对肿瘤细胞杀伤动力学研究及细胞生物学研究工具药。

药方选例

1. 治鼻咽癌：山慈菇、山豆根、白花蛇舌草、石见穿、黄芪各30g，丹参、赤芍各15g，鬼臼、辛夷、苍耳子各12g。每日1剂，30日为1疗程，视病情服完1~3疗程后改隔日或3日服1剂，持续半年巩固疗效。

2. 治肺癌（腺癌）：山慈菇、蛇莓、夏枯草各15g，白英、龙葵、四叶参、薏苡仁、牡蛎各30g，浙贝母10g，可随证加减。水煎服，每日1剂。

3. 治乳腺癌：山慈菇、菟丝子、淫羊藿各15g，藤梨根、猫爪草各30g，柴胡、香附、郁金各12g。水煎服，每日1剂。

4. 治大肠癌：山慈菇、白头翁各20g，败酱草、白花蛇舌草、马齿苋各30g，白芍、黄柏、葛根各15g，黄连、木香（后下）各10g，甘草6g，可随证加减。水煎服，每日1剂。本方具有清肠泻热、祛湿止痢之功效，适用于大肠癌属湿热蕴结者。

5. 治骨肉瘤：山慈菇、黄芪、半枝莲各30g，阿胶、制没药、川芎各10g，通关藤20g，党参、白芍各15g，当归、白术、赤芍各12g，甘草5g，可随证加减。水煎服，每日1剂。本方具有益气养血、消肿定痛之功效，适用于骨肉瘤属气血双亏者。

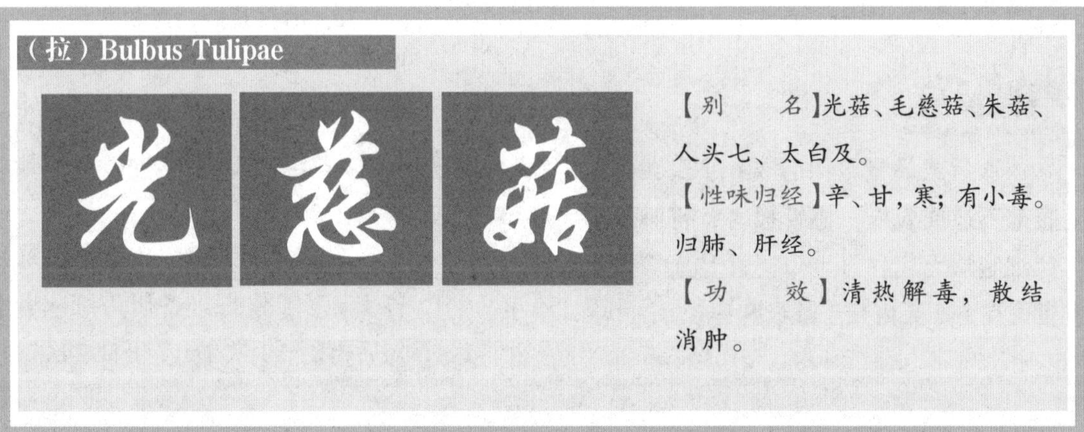

【别　　名】光菇、毛慈菇、朱菇、人头七、太白及。

【性味归经】辛、甘，寒；有小毒。归肺、肝经。

【功　　效】清热解毒，散结消肿。

来源

光慈菇始载于《岭南采药录》。本品为百合科植物老鸦瓣的干燥鳞茎。生用。

临床应用

常用治乳腺癌、甲状腺癌、霍奇金病、白血病、胃癌、食管癌、肺癌等肿瘤中属热毒内结证。

1. 用于恶性淋巴瘤，可与五倍子、千金子、麝香等配伍。

2. 用于乳腺癌、宫颈癌、甲状腺癌，可单用，研末服用。

3. 用于甲状腺腺癌，常配伍夏枯草、浙贝母、黄药子等。

用法用量

煎服，3~6g。外用适量，研粉调醋敷患处。

使用注意

身体虚弱者慎用。

不良反应

误服后或超量服用后3~6小时，可出现咽喉及上腹部不适或腹痛，血管损害，肾脏受损，并可产生粒细胞缺乏症和再生障碍性贫血等严重后果。严重者可在1~2天内死于呼吸麻痹。

参考资料

抗肿瘤药理：本品所含秋水碱（4~6mg/kg），连续腹腔注射10天对多种动物移植性肿瘤有效。对急性淋巴细胞型白血病和急性粒细胞型白血病患者的白细胞脱氢酶有抑制作用。其抗瘤作用机制是由于它们是特异性细胞有丝分裂中期（M期）阻滞剂之故。

药方选例

1. 治各种肿瘤：光慈菇（去皮洗净，焙）、五倍子（洗刮，焙）各60g，千金子（去壳，压去油）30g，红芽大戟（去芦洗，焙）45g，麝香9g。研为末，重罗合匀，用糯米浓饮和之，木臼杵千下，作3g一锭，用温粥补之（亦可磨涂患处）。

2. 治食管癌：光慈菇粉3g（冲服），藤梨根、菝葜各30g，重楼、大血藤、威灵仙各15g，急性子10g，䗪虫6g，甘草5g。水煎服，每日1剂。

3. 治乳腺癌：光慈菇、蜂房各15g，雄黄6g。各研为细末，和匀后再研，1次1.5g，1日2次。

（拉）Trionycis Carapax

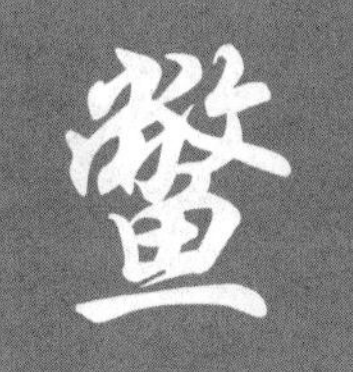
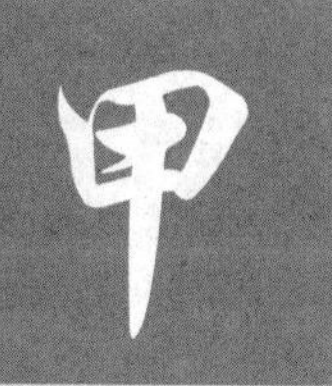

鳖甲

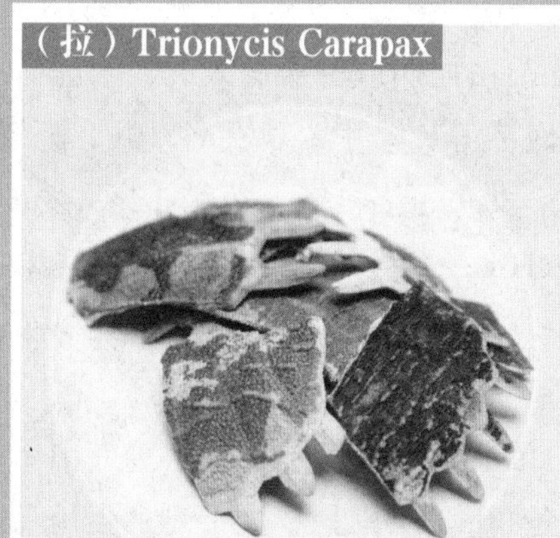

【别　　名】甲鱼、团甲鱼、上甲、王八。

【性味归经】咸，寒。归肝、肾经。

【功　　效】滋阴潜阳，软坚散结，退热除蒸。

来源

鳖甲最早记载于《神农本草经》。本品为鳖科动物鳖的背甲。以砂炒炮用，或醋炙用。

临床应用

常用治各种肿瘤中属阴虚内热证，常与龟板相须为用。然鳖甲退虚热之功优于龟板。治肿瘤之癥瘕积聚之肿块，如鳖甲煎丸。为抗肿瘤常用药物之一。

1. 用于胆囊癌，常配伍柴胡、穿破石、魔芋、溪黄草等。

2. 用于食管癌，常配伍龟甲、旋覆花、蜂房、代赭石等。

3. 用于肿瘤之热病伤阴，虚风内动，常配伍生地黄、阿胶等。

4. 用于肿瘤之癥瘕积聚，常配伍柴胡、牡丹皮、土鳖虫等。

用法用量

10~30g，先煎。滋阴潜阳宜生用，软坚散结宜醋炙用。体虚者以全鳖作为食疗尤为适宜。

使用注意

脾胃虚寒、食少便溏及孕妇均忌服。

参考资料

抗肿瘤药理：本品美蓝法试验对肝癌、胃癌、急性淋巴细胞白细胞有效。本品能抑制人体肝癌、胃癌细胞的呼吸。鳖甲可抑制传导组织增生，提高血浆蛋白的作用；炙鳖甲有提高机体免疫力，延长抗体存在的时间作用。鳖血清有抗肿瘤作用。

药方选例

1．治肺癌：鳖甲（先煎）、猫爪草、薏苡仁、穿破石各30g，沙参、麦冬、天冬、仙鹤草、猪苓、浙贝母、白茅根、生地黄各15g，桔梗12g，壁虎6g，甘草3g。水煎服，每日1剂。具有滋肾清肺、豁痰散结之功效，适用于肺癌属阴虚痰热者。

2．治食管癌：鳖甲、龟甲、清半夏片、赤芍、牡蛎各15g，旋覆花、党参、蜂房、山豆根各10g，代赭石、瓦楞子、黄芪、鸡血藤各30g。水煎服，每日1剂。

3．治乳腺癌：鳖甲25g，皂角刺、制大黄各10g，穿山甲、地鳖虫、延胡索、党参、茯苓各15g，白英、龙葵、阿胶各20g，瓜蒌、生地黄各30g，全蝎1只。水煎服，每日1剂。

4．治白血病或肿瘤病人肝肾阴虚口干虚弱、低热等：鳖甲、黄芪各30g，龟板、熟地黄、女贞子各15g，黄精12g，麦冬、知母各10g，栀子、黄芩各9g，西洋参6g（另炖），甘草3g。1剂水煎3次，每日1剂。

5．治恶性黑色素瘤：鳖甲、穿山甲、水牛角各30g，生南星、生半夏、生川乌、莪术各15g，乳香、没药各12g，蜂房、山慈菇、青皮各10g，皂角刺、甘草各6g，可随证加减。水煎服，每日1剂。生南星、生半夏、生川乌须久煎1小时以上。本方具有祛痰化瘀、软坚散结之功效，适用于恶性黑色素瘤属痰瘀互结者。

（拉）Gleditsiae Spina

皂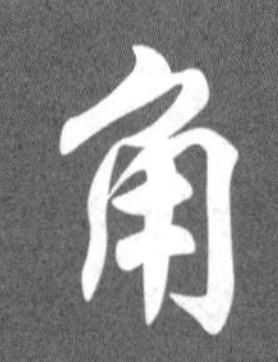角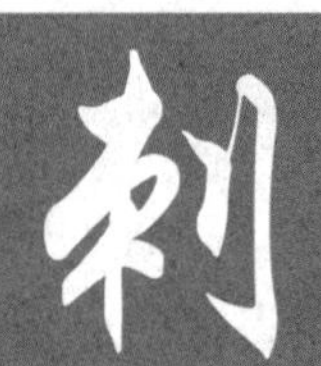刺

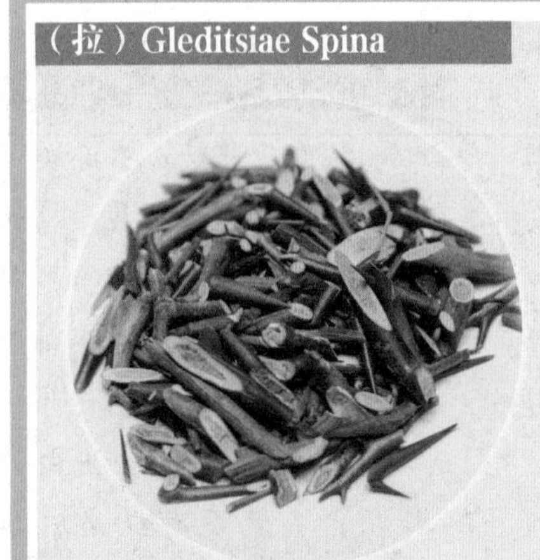

【别　　名】皂荚刺、皂刺、天丁、皂角针。

【性味归经】辛，温。归肝、胃经。

【功　　效】托毒排脓，活血消痈。

来源

皂角刺始载于《本草衍义补遗》。本品为豆科植物皂荚的棘刺。晒干。生用。

◆临床应用

常用治扁桃体癌、乳腺癌、食管癌、宫颈癌、直肠癌等肿瘤中属痰凝瘀滞证。亦常用治转移癌。

1. 用于鼻咽癌，常配伍冬凌草、山豆根、射干、山慈菇等。

2. 用于乳腺癌，常配伍预知子、紫参、山慈菇、鬼臼等。

3. 用于食管癌，常配伍威灵仙、法半夏、莱菔子、白芥子等。

◆用法用量

煎服，3~10g。或入丸、散剂。外用适量，醋蒸取汁涂患处。

◆使用注意

痈疽已溃者忌用。

参考资料

抗肿瘤药理：体外实验，本品热水浸出物对人宫颈癌细胞培养株系有抑制作用，抑制率为 50%~70%；体内实验，对小鼠肉瘤有抑制作用。

◆药方选例

1. 治扁桃体癌：皂角刺、蒲黄、五灵脂、土鳖虫、穿山甲、乳香、没药、川贝母、莪术、地龙各 10g，当归 15g，瓜蒌 25g。水煎服，每日 1 剂。

2. 治直肠癌：皂角刺、虎杖、马蹄香各 15g，羊蹄根、大红袍、青刺尖各 20g，败酱草 30g，薯莨 10g。上药水煎 6 次，合并煎液，每日服 3 次，每次 1 杯，2 日服 1 剂。

3. 治宫颈癌：皂角刺、苦参、白芷、金银花、白金龙、活血龙、白毛藤、地榆各 10g，猫人参 30g。水煎服，每日 1 剂。

4. 治滑膜肉瘤：皂角刺、当归尾、生地黄、丹参、昆布各 15g，石见穿 30g，重楼、大黄、桃仁、赤芍各 12g，红花 10g，川芎、制没药、甘草各 6g，可随证加减。水煎服，每日 1 剂。本方具有活血化瘀、软坚散结之功效，适用于滑膜肉瘤属瘀血阻滞者。

（拉）Laminariae Thallus
Eckloniae Thallus

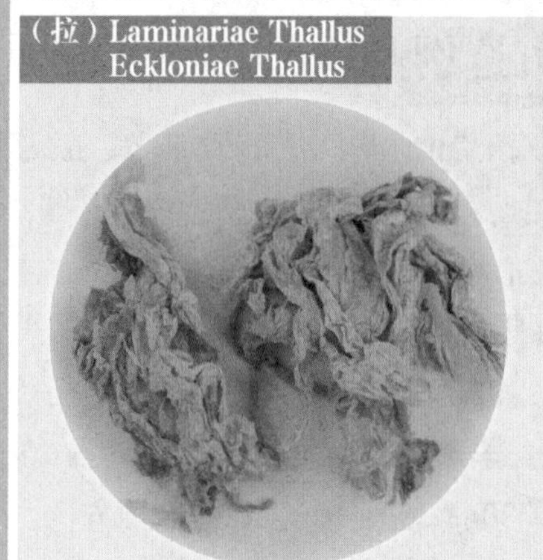

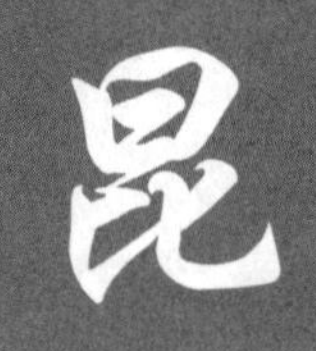
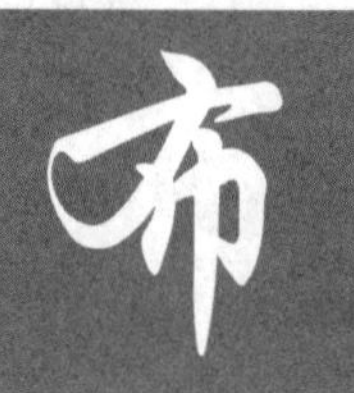

昆布

【别　　名】海带、海昆布、江白菜。

【性味归经】咸，寒。归肝、胃、肾经。

【功　　效】消痰散结，利水消肿。

来源

昆布首载于《吴普本草》。本品为海带科植物海带或翅藻科植物昆布的干燥叶状体。晒干，切片。生用。

临床应用

常用治脑瘤、甲状腺癌、食管癌、恶性淋巴瘤等肿瘤中属痰凝郁结证。尤善治颈部肿瘤，常与海藻相须为用。亦用治颈部肿瘤淋巴结转移，为抗肿瘤常用药物之一。

1. 用于脑瘤，常配伍海藻、夏枯草、天葵、瓜蒌仁等。

2. 用于甲状腺癌，常配伍山慈菇、川贝母、连翘等。

3. 用于肿瘤淋巴结转移，常配伍石见穿、重楼、半枝莲等。

4. 用于痰湿凝结之瘰疬，常配伍夏枯草、玄参、黄药子等。

用法用量

煎服，10~15g。或入丸、散。

使用注意

脾胃虚寒便溏者忌服。

参考资料

抗肿瘤药理：海带提取物（主要成分为多糖）对小鼠皮下移植的肉瘤细胞有抑制作用。所含核酸类物质，有良好的抗肿瘤活性。本品对人肿瘤细胞和白血病有抗肿瘤作用；并对鼻咽癌细胞培养既有细胞毒作用，又可提高宿主的免疫防御功能。亦能抑制血管生成，逆转多药耐药，调节免疫功能。

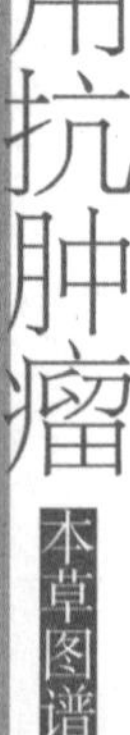

药方选例

1. 治脑干肿瘤：昆布、海藻各18g，法半夏、茯苓、陈皮、夏枯草、天葵子、瓜蒌仁、葛根、川芎各10g，砂仁、桔梗、甘草各6g。水煎服，每日1剂。

2. 治甲状腺癌：昆布30g，紫苏梗、山豆根、王不留行、甲珠各10g，马勃9g，黄药子、白药子各15g，橘核12g。水煎服，每日1剂。

3. 治恶性淋巴瘤：昆布、海藻各30g，天南星、半夏各90g，麝香、冰片各6g，红花、牡蛎各60g，青盐18g。共研细末。白及250g切片，熬膏和药为锭用，也可将上药捶碎入膏，外敷患处。

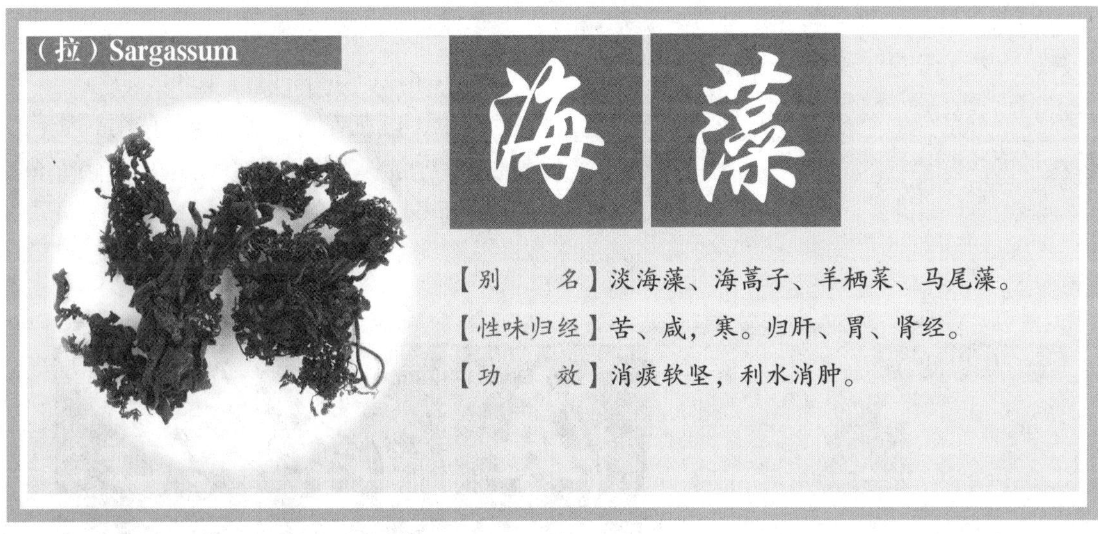

（拉）Sargassum

海藻

【别　　名】淡海藻、海蒿子、羊栖菜、马尾藻。

【性味归经】苦、咸，寒。归肝、胃、肾经。

【功　　效】消痰软坚，利水消肿。

来源

海藻最早记载于《神农本草经》。本品为马尾藻科植物海蒿子和羊栖菜的干燥藻体。切段晒干。生用。

临床应用

常用治鼻咽癌、甲状腺癌、食管癌、乳腺癌、肺癌、宫颈癌等肿瘤中属痰热蕴结证。尤善治颈部肿瘤，常与昆布相须为用。亦用治颈部肿瘤淋巴结转移，为抗肿瘤常用药物之一。

1. 用于鼻咽癌，常配伍石斛、苍耳子、夏枯草、辛夷花等。

2. 用于肿瘤淋巴结转移，常配伍皂角刺、黄药子、猫爪草等。

3. 用于瘿瘤，常配伍牡蛎、昆布、贝母、青皮等。

用法用量

煎服，10~15g。

使用注意

脾胃虚寒蕴湿者忌用。反甘草。

参考资料

抗肿瘤药理：海藻的粗提物对宫颈癌、肉瘤、淋巴1号腹水型的动物移植性肿瘤有一定的抑制作用。海藻多糖类对大肠癌有明显抑制活性。

药方选例

1. 治甲状腺癌气郁痰凝毒聚型：海藻、昆布、黄药子、猫爪草各15g，柴胡、郁金、川贝母、陈皮、青皮各12g，半夏10g，生牡蛎30g。水煎服，每日1剂。

2. 治乳腺癌：海藻、海带、决明子各30g，女贞子、金银花、丹参、陈皮、熟地黄各15g，茯苓、枸杞子、石斛各12g，太子参9g。水煎服，每日1剂。

3. 治宫颈癌：海藻、昆布、当归、续断、半枝莲、白花蛇舌草各24g，白芍、香附、茯苓各15g，柴胡9g，全蝎6g，蜈蚣3条。水煎服，每日1剂。

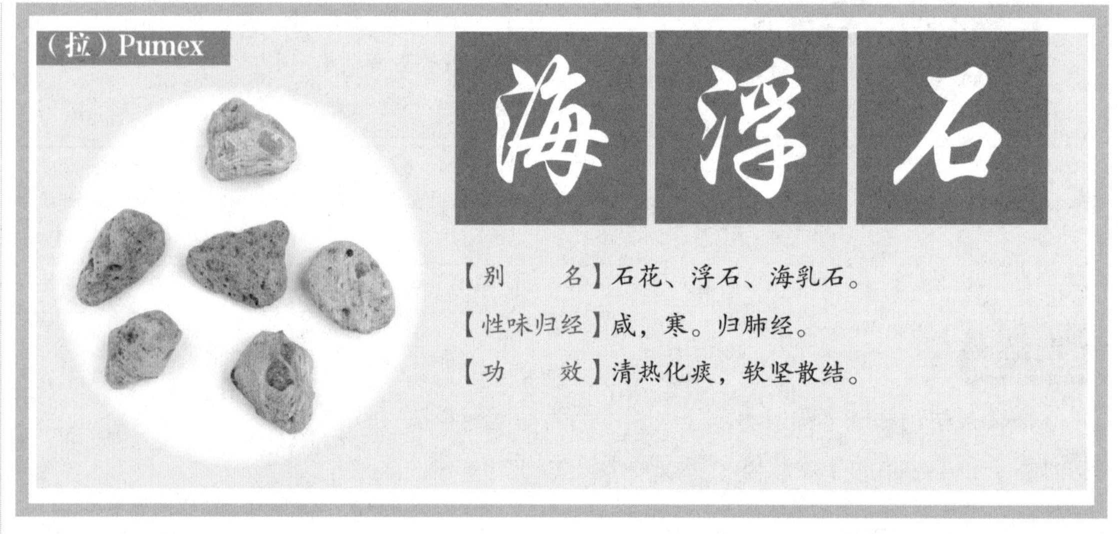

（拉）Pumex

海浮石

【别　　名】石花、浮石、海乳石。

【性味归经】咸，寒。归肺经。

【功　　效】清热化痰，软坚散结。

来源

海浮石始载于《本草拾遗》。本品有两类：一类为胞孔动物脊苔虫的干燥骨骼，习称石花；另一类为火山喷出的岩浆形成的多孔状石块，又名海乳石。用时捣碎，或水飞用。

临床应用

常用治甲状腺癌、肺癌、纵隔肿瘤、颅内转移瘤等肿瘤中属痰火凝结证。

1. 用于甲状腺癌，常配伍昆布、怀牛膝、预知子、浙贝母等。

2. 用于痰火郁结之瘿瘤，常配伍半夏、海藻、昆布、黄药子等。

3. 用于肺癌之痰火内郁、灼伤肺络，常配伍栀子、青黛、瓜蒌等。

用法用量

6~10g。宜打碎先煎。

使用注意

虚寒咳嗽忌用。

药方选例

1. 治甲状腺癌：海浮石、川芎、柴胡、杏仁各10g，昆布、海藻各20g，当归、怀牛膝、车前子、预知子、浙贝母、川石斛各15g，桂枝、藏红花、生甘草各5g。水煎服，每日1剂。

2. 治颅内转移瘤属痰湿内阻证：海浮石、青礞石各20g，陈皮、南星各10g，姜半夏15g，淡竹茹、枳实、菖蒲、郁金各12g。水煎服，每日1剂。

3. 治纵隔肿瘤：海浮石、海带、昆布、贝母、桔梗、花粉各30g，紫背天葵、夏枯草、连翘各60g，皂角刺15g。药味共研细末，炼蜜成丸，如梧桐子大。每次百丸，饭后白酒送下。

4. 治肺癌：煅海浮石（先下）、生黄芪各50g，白英、壁虎、焦山楂、百合、熟地黄各30g，知母、当归各20g、款冬花12g，清半夏、茯苓、胆南星、地龙各15g，陈皮、干姜各10g，升麻、细辛各3g。水煎服，每日1剂。

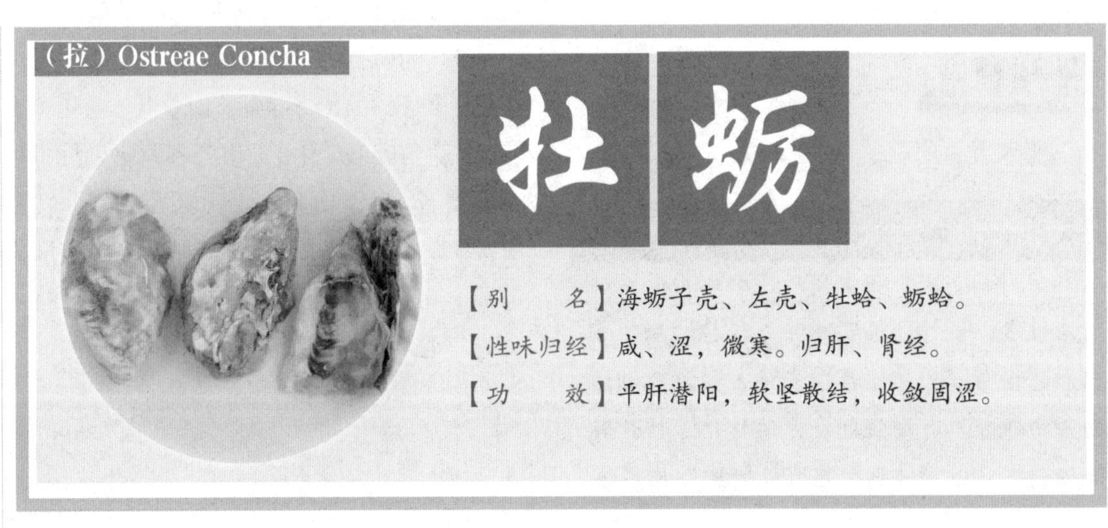

（拉）Ostreae Concha

牡蛎

【别　　名】海蛎子壳、左壳、牡蛤、蛎蛤。

【性味归经】咸、涩，微寒。归肝、肾经。

【功　　效】平肝潜阳，软坚散结，收敛固涩。

来源

牡蛎最早记载于《神农本草经》。本品为牡蛎科动物近江牡蛎的贝壳。洗净晒干，用时打碎。生用或煅用。

临床应用

常用治脑瘤、甲状腺癌、肺癌、乳腺癌、鼻咽癌、恶性淋巴瘤等肿瘤中属痰凝积结证。

1. 用于肝癌，常配伍藤梨根、垂盆草、魔芋、莪术等。

2. 用于肺癌，常配伍四叶参、鱼腥草、白英、薏苡仁等。

3. 用于恶性淋巴瘤，常配伍土贝母、天冬、黄药子、重楼等。

用法用量

煎服，10~30g，宜打碎先煎；或入丸、散。除收敛固涩系煅用外，余皆生用。外用适量，研末干敷、调敷或作扑粉。

使用注意

虚寒者忌用。

参考资料

抗肿瘤药理：研究发现，牡蛎中的抗肿瘤活性成分多样，除了增强免疫抗肿瘤的多糖和糖蛋白以外，还存在直接杀伤肿瘤细胞的蛋白组分。有增强免疫力的作用；诱导肿瘤细胞凋亡；对肿瘤细胞有放射增敏作用。

药方选例

1. 治脑瘤：生牡蛎、生黄芪、地龙、生南星、魔芋各30g，当归、川芎各9g，赤芍、白芍、蜂房各12g，瓜蒌皮、王不留行、夏枯草、海藻各15g。水煎服，每日1剂。

2. 治鼻咽癌：牡蛎60g，白芷、川芎、淡黄芩、半枝莲各30g，白英15g，辛夷、苍耳子、连翘、蒲公英、夏枯草、鹅不食草各12g。水煎服，每日1剂。

3. 治甲状腺癌属肝郁痰结证：牡蛎、半枝莲、猫爪草各30g，陈皮、柴胡各6g，法半夏、海藻、郁金、黄药子、土贝母、山慈菇、石菖蒲各10g，夏枯草、拳参15g。水煎服，每日1剂。

4. 治恶性淋巴瘤：生牡蛎、蛤壳、夏枯草、浙贝母、炮山甲、白花蛇舌草各30g，茯苓、党参、白术、重楼、半夏各15g，山豆根10g，陈皮、甘草各6g，可随证加减。水煎服，每晚1剂。本方具有健脾化痰、软坚散结之功效，适用于恶性淋巴瘤属寒痰凝滞者。

5. 治骨巨细胞瘤：牡蛎（先煎）、白花蛇舌草各30g，骨碎补、山慈菇、鳖甲（先煎）、鹿角胶（烊化）、川芎各10g，夏枯草、熟地黄各15g，山茱萸、山药、茯苓、牡丹皮各12g，甘草5g，可随证加减。水煎服，每日1剂。本方具有滋阴补肾、软坚散结之功效，适用于骨巨细胞瘤属肾阴亏虚者。

（拉）Bombyx Batryticatus

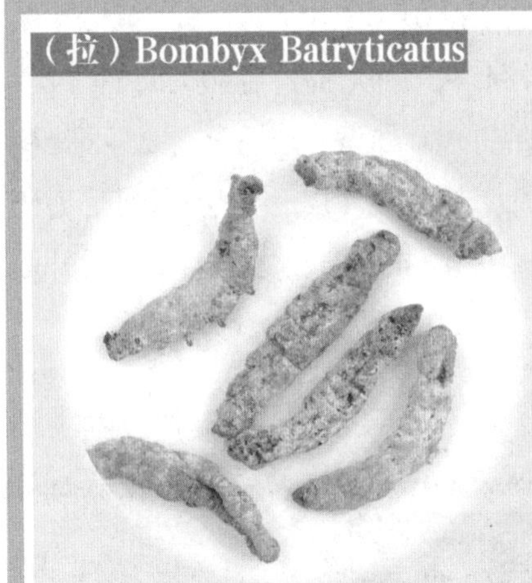

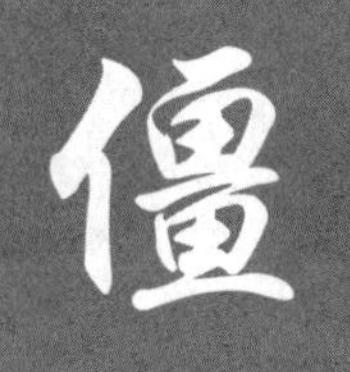
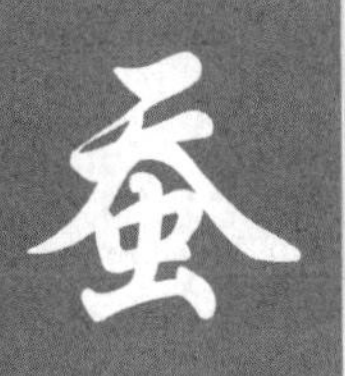

僵蚕

【别　　名】白僵蚕、僵虫、天虫。

【性味归经】咸、辛，平。归肝、肺经。

【功　　效】息风止痉，化痰散结，祛风止痛。

来源

僵蚕最早记载于《神农本草经》。本品为蚕蛾科昆虫家蚕龄的幼虫感染（或人工接种）白僵菌而致死的干燥体。生用或炒用。

临床应用

常用治脑瘤、唇癌、肺癌、食管癌、喉癌、肝癌、胃癌、恶性淋巴瘤等肿瘤中属痰瘀内结证。亦常用脑瘤之痰浊瘀血、风邪为患之肝风内动证。

1. 用于唇癌，常配伍栀子、防风、藿香、全蝎、蜈蚣等。
2. 用于食管癌，常配伍壁虎、急性子、菝葜、全蝎等。
3. 用于白血病，常配伍大青叶、紫草、夏枯草、连翘等。

用法用量

煎服，3~10g；散剂每服 1~1.5g。散风热宜生用，一般多炒制用。外用适量。

使用注意

血虚而无风热者忌用。

参考资料

抗肿瘤药理：本品醇提取物对小鼠艾氏腹水癌实体型抑制率为 36%，对小鼠肉瘤有抑制作用；体外可抑制人体肝癌细胞呼吸。研究表明，柞蚕杀菌肽 D 对肿瘤细胞有杀伤作用，并认为杀菌肽有望成为新一代抗肿瘤抗炎药物。

药方选例

1. 治脑瘤：煅牡蛎、

夏枯草、猫爪草、党参、白术各15g，僵蚕、天南星、半夏、地龙、当归、川芎、地鳖虫、苍耳子、魔芋、苍术、三棱、瓜蒌、猪苓、红花、重楼、桃仁、菊花、女贞子、天花粉各10g，甘草6g，大枣7枚，干姜3片为引。水煎服，每日1剂。

2. 治唇癌：僵蚕、栀子、甘草、防风、藿香各10g，全蝎3g，生石膏15g，蜈蚣1条。上药共为细末，每次3g，吞服，每日3次。

3. 治胃癌：僵蚕、山慈菇各25g，蜂房、全蝎各20g，蟾蜍皮15g。上述5味药，捣碎，置净器中，用酒450ml浸之，经7日后开取。空腹口服，每次10~15ml，每日3次。

（拉）Pheretima
地龙
【别　　名】蚯蚓、土龙、土蟺、虫蟮。
【性味归经】咸，寒。归肝、脾、膀胱经。
【功　　效】清热息风，通经活络，平喘，利尿。

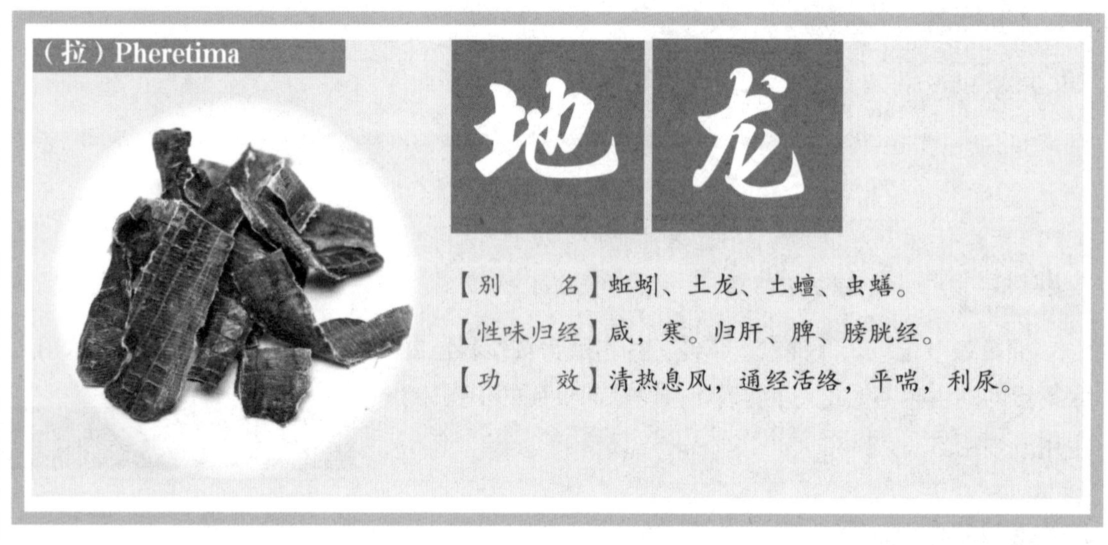

来源

地龙最早记载于《神农本草经》。本品为巨蚓环节动物参环毛蚓的干燥体。生用或鲜用。

临床应用

常用治脑瘤、鼻咽癌、牙龈癌、舌癌、食管癌、胃癌、肠癌、肝癌、恶性淋巴瘤、卵巢癌、皮肤癌等肿瘤中属热结血瘀水聚证。本品具有放射增敏作用。

1. 用于脑瘤致神昏、肢麻者，常配伍壁虎、僵蚕、魔芋、全蝎等。

2. 用于晚期肿瘤致谵妄、肢痛者，常配伍炮山甲、乳香、川芎、丹参等。

3. 用于膀胱癌之热结膀胱，常配伍车前子、木通、紫参等。

用法用量

煎服，5~15g；鲜品10~20g。研粉吞服，每次1~2g。外用适量，鲜品捣烂敷或取汁涂敷；研末撒或调涂。

使用注意

脾胃虚弱，肾阴亏损，无实热者忌用。孕妇禁服。

参考资料

抗肿瘤药理：地龙提取物在美蓝法中，对人结肠癌、肝癌细胞有效，可诱导噬菌体的产生；能改善血液高凝状态，从而减少肿瘤发生转移的风险。地龙热水提取物对人宫颈癌细胞培养株系抑制率为50%~70%。对体外培养的人鼻咽癌细胞株具有放射增敏作用。地龙蛋白抽取物能促进多种肿瘤细胞凋亡坏死。

药方选例

1. 治脑瘤：地龙、蜂房各9g，蜈蚣3条、全蝎6g，石决明、牡蛎、钩藤各15g，菊花、威灵仙各30g，晚蚕砂10g。水煎服，每日1剂。

2. 治鼻咽癌：地龙、柴胡各6g，海藻、昆布、地骨皮、浙贝母、炒白术各12g，生牡蛎、夏枯草各24g，炙鳖甲、鹿衔草、凤尾草各15g，龙胆草9g。水煎服，每日1剂，分3次服。

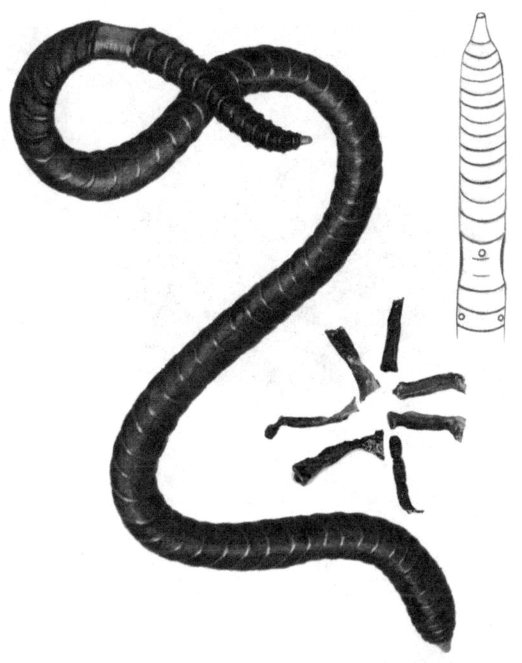

3. 治牙龈癌：干地龙末、白矾灰各3g，麝香末1.5g。共研细末，于湿布上涂药，贴患处。

4. 治卵巢癌：地龙、橘核、昆布、桃仁各15g，白花蛇舌草、半枝莲各60g，土鳖虫、川楝子、小茴香各9g，莪术、党参各12g，红花3g，生薏苡仁30g。每日1剂，水煎服，日服2次。本方用于肝郁气滞、痰瘀毒邪互结所致的卵巢癌。

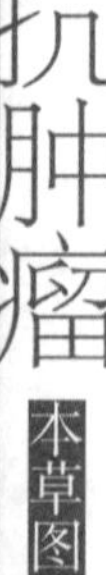

（拉）Ranunculi Ternati Radix

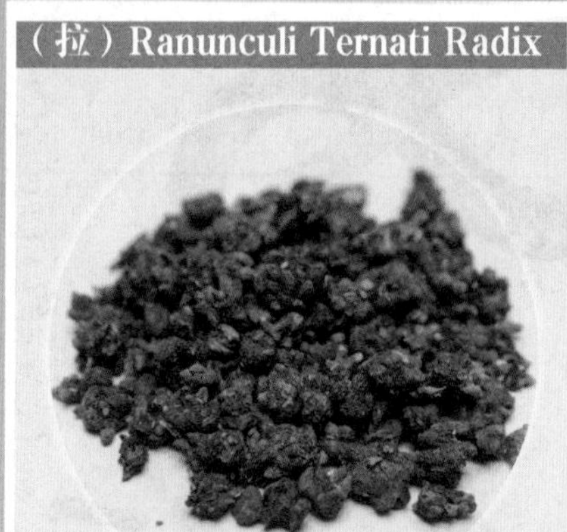

猫爪草

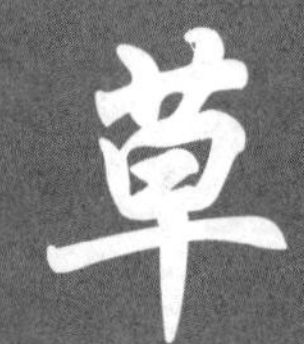

【别　　名】猫爪儿草、猫爪子、鸭脚板、金花草。

【性味归经】甘、辛，温。归肝、肺经。

【功　　效】解毒散结，止咳祛痰。

来源

猫爪草始载于《中草药手册》。本品为毛茛科植物小毛茛的干燥块根。生用。

临床应用

常用治甲状腺癌、喉癌、肺癌、乳腺癌、恶性淋巴瘤、皮肤癌等肿瘤中属痰浊壅结证。亦可用于研末外敷消肿散结，治体表肿块。

1. 用于喉癌，常配伍麦冬、生地黄、蒲公英、浙贝母等。
2. 用于肺癌，常配伍鱼腥草、仙鹤草、重楼、浙贝母等。
3. 用于乳腺癌，常与蛇莓、牡蛎、夏枯草等配伍。
4. 用于体表肿瘤可用鲜品捣烂外敷。

用法用量

煎服，15~30g。外用适量，研末敷。

参考资料

抗肿瘤药理：本品动物体内对小鼠肉瘤和艾氏腹水癌有抑制作用。另有报道，其有效成分对肿瘤坏死因子有诱生作用，从而能特异性地杀死肿瘤细胞和异常的吞噬细胞，对正常组织则无不良影响；有免疫调节作用，诱导肿瘤细胞凋亡。

药方选例

1. 治甲状腺癌：猫爪草50g，荷包草、蛇草莓、牡蛎、龙骨、夏枯草、丹参各30g，菊花、菊叶、天葵子、青皮、黄药子、山慈菇、浙贝母各15g，莪术20g。水煎服，每日1剂。

2. 治肺癌：猫爪草、鱼腥草、仙鹤草、四叶参、重楼各30g，天冬20g，半夏、浙贝母各15g，葶苈子12g。水煎分2次服，每日1剂。

3. 治乳腺癌：猫爪草、蛇莓、牡蛎各30g，夏枯草9g。水煎服，每日1剂。

4. 治肝癌：猫爪草、白花蛇舌草各20g，当归、赤芍各12g，猫眼草6g，川芎、山豆根、藤梨根各10g。水煎服，每日1剂。亦可用于其他恶性肿瘤。

5. 治恶性淋巴瘤：①猫爪草15~30g，重楼18~24g，乌蔹莓、水红花子、薏苡仁各30~60g，大黄9g。水煎分2次服，每日1剂。②猫爪草、白花蛇舌草、夏枯草、珍珠母各15g，加水600ml，文火煎1小时，取汁代茶。本煎剂有清热解毒、除痰散结之功效。

（拉）Rhizoma Bolbostemmatis

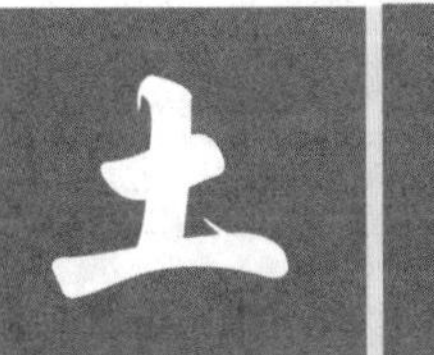
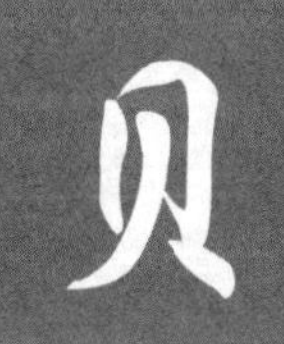
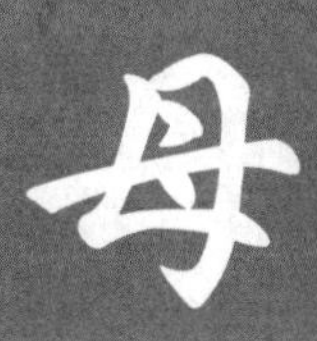

土贝母

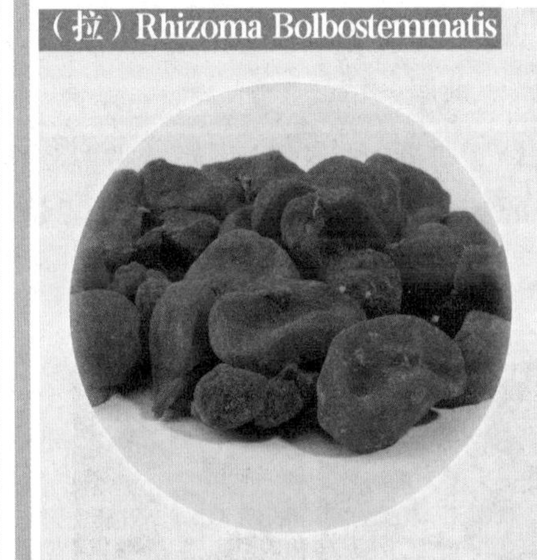

【别　　名】土贝、大贝母、草贝、藤贝。

【性味归经】苦，微寒。归肺、脾经。

【功　　效】散结，消肿，化痰解毒。

来源

土贝母最早记载于《本草从新》。本品为葫芦科植物土贝母的块茎。蒸透，晒干。生用，用时打碎。

临床应用

常用治鼻咽癌、脑胶质细胞瘤、舌癌、膀胱癌、恶性淋巴瘤等肿瘤中属痰凝内结证，为抗肿瘤常用药物之一。亦常用治转移癌。

1. 用于鼻咽癌，常配伍山豆根、山慈菇、重楼、龙葵等。

2. 用于恶性淋巴瘤，常配伍山豆根、蜂房、土茯苓等。

3. 用于瘰疬痰核，常配伍玄参、牡蛎、黄药子等。

用法用量

煎服，4.5~9g。外用适量，研末敷患处。

使用注意

虚寒者忌用。

参考资料

抗肿瘤药理：本品水煎剂在小鼠宫颈癌治疗上不仅有一定的抑制率，且能提高其存活率。土贝母提取物结晶D对实体瘤有显著的抑制作用。土贝母苷甲明显抑制细胞的黏附、侵袭和迁移能力。

药方选例

1. 治脑胶质细胞瘤：土贝母、川芎、蔓荆子各12g，葛根、细辛各4.5g，炒枣仁45g，百合、生牡蛎、生龙骨各30g，白花蛇舌草、延胡索各15g，丹参、赤芍各18g，琥珀（冲）1g，泽泻24g，水蛭（冲）、甘草各6g。水煎服，每日1剂。

2. 治中期舌癌：土贝母、山豆根、夏枯草各15g，拳参、龙葵、半枝莲各30g，蒲公英20g，儿茶9g，苦参10g，川连粉3g（冲）。水煎服，每日1剂。

3. 治膀胱癌：土贝母、山慈菇、海浮石、昆布各等份。共为细末，每服6g，每日2次。

（拉）Momordicae Semen

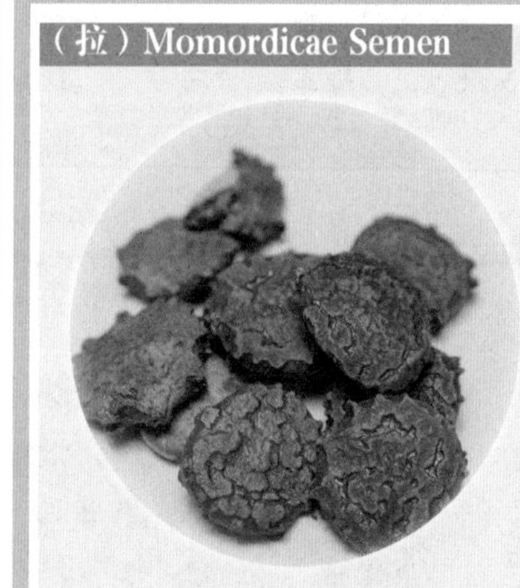

木鳖子

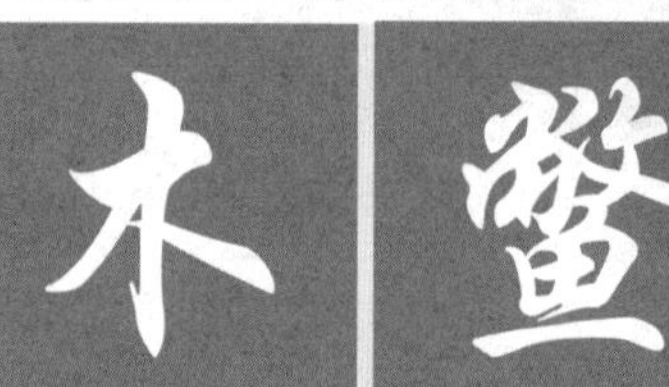

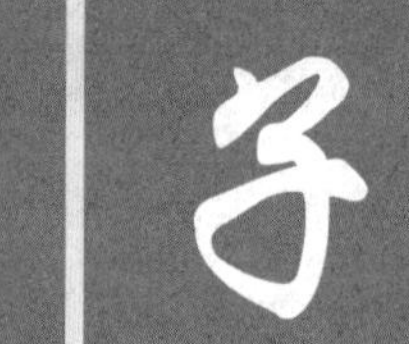

【别　　名】番木鳖、木蟹、漏苓子、藤桐子。

【性味归经】苦、微甘，凉；有毒。归肝、大肠经。

【功　　效】散结消肿，攻毒疗疮，通络止痛。

来源

木鳖子始载于《开宝本草》。本品为葫芦科植物木鳖的成熟种子。晒干。生用或炒黄用。

临床应用

常用治胃癌、食管癌、膀胱癌等肿瘤中属痰凝内结

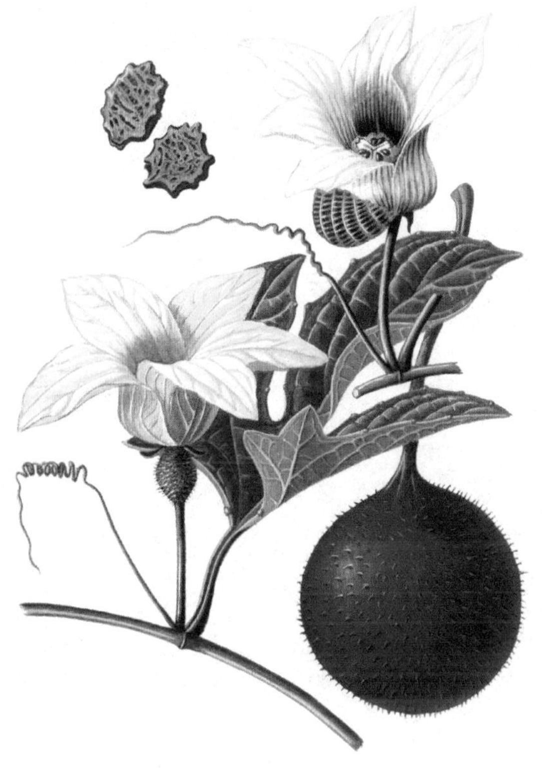

证。亦用治癌性疼痛。

1. 用于脑肿瘤，常配伍地龙、草乌、全蝎、半夏等。

2. 用于白血病，常配伍三尖杉、三七、青黛、牡丹皮等。

3. 用于癌性疼痛，常配伍制川乌、蟾酥、生南星、冰片等。

用法用量

0.9~1.2g。外用适量，研末，用油或醋调涂患处。

使用注意

孕妇慎用。

不良反应

表现为恶心呕吐、头晕头痛、腹痛腹泻、四肢无力、便血、烦躁不安、意识障碍、休克等。

参考资料

抗肿瘤药理：木鳖子水提物与醇提物对肿瘤细胞生长均有抑制作用，但醇提物作用更强，对多种肿瘤能提高肿瘤细胞凋亡率、增加细胞周期阻滞。体内试验，对小鼠肉瘤的生长有抑制效果。亦能抑制肿瘤细胞的侵袭和转移能力，能促进肿瘤细胞分化。

药方选例

1. 治食管癌：木鳖子、炒大黄各 9g，重楼、朴硝各 12g，半夏 30g。研末，炼蜜为丸，每丸重 3g，每日服 3~4 丸。

2. 治胃癌：木鳖子、硇砂各 12g，莪术、三棱、甘草各 15g，黄药子、阿魏、乳香、没药各 24g，蟾酥、延胡索、天仙藤各 30g，蜂房、生玳瑁各 18g，鸡内金 45g。研末，炼蜜为丸，梧桐子大小，口服，每次 5 丸，每日 2~3 次。

3. 治膀胱癌：炒木鳖子、知母、天花粉、黄柏各 12g，当归、赤芍、生地黄、木通、滑石、海金沙各 15g，半枝莲、二蓟炭、茅根、薏苡仁、白花蛇舌草、金钱草各 30g，金银花、海螵蛸各 24g。水煎服，每日 1 剂。

第五章 化痰利湿抗肿瘤中药

化痰利湿抗肿瘤中药是指能化解痰凝、祛除湿聚以消除肿瘤肿块的一类药物。本类药物具有化痰利湿作用，故肿瘤属痰湿凝聚证皆可用之，适用于着于脏腑之阴毒（肿瘤），结于体表之瘰疬、瘿瘤、痰核、无名肿块等。本类药物多用于食管癌及肺癌伴胸、腹水者。

痰湿为机体的病理产物，又是致病因素，痰凝湿聚是肿瘤发病的基本病理之一。脾为生痰之源，肺为贮痰之器，脾肺津液不布，功能失调，水湿内停，兼之邪热熬灼，遂凝结成痰。元代朱丹溪首先提出肿瘤的发生与“痰”有关，其曰：“痰之为物，随气升降，无处不到。”古人亦有“凡人身上中下有块者，多是痰”之说。肿瘤是从痰形成，“痰”包括湿、饮、痰，或因“气塞不通，血壅不流，凝血蕴里，津液凝涩，渗着不去而成痰”。故肿瘤每与“痰滞作祟”有关。肿瘤多与痰浊凝聚、痰火胶结、痰瘀互阻有关，如肿块不痛不痒、症瘕、积聚坚硬难消、舌苔白腻、脉滑等。湿为重浊黏腻的邪气，其入之深，能阻隔气机，能滞留成水，病难速愈。湿又有外湿和内湿之分。《素问·阴阳应象大论》“地之湿气，感则害人皮肉筋脉”。说明湿邪犯人，使营卫壅滞，而能变生肿瘤疾病。痰是脏腑功能失调的产物，轻注经络、筋骨、皮肉，则形成肿瘤病之基础。此外，风热夹痰、情志内伤使气机阻隔滞而聚液成痰，引起肿瘤的发生。故张山雷《疡科纲要·论外疡治痰之剂》说“人之运行不健，营卫周流有时偶滞。遂令经脉中固有之津液，留顿于不知不觉中……此四肢百骸，皮里膜外，所以悖痰积饮之渊源。……惟痰能为疡，基础则本于气机之阻滞”。临床上由于痰湿停留部位不同而有不同的表现。如消化道肿瘤的胸满痞闷，腹部痞满，食欲不佳，呕恶痰涎，腹水，足肿，皮肤黄疸，大便溏薄；肺癌及其他肿瘤引起的胸腔积液、心包积液而出现的胸胁支满，咳嗽咳痰，喘促不得平卧，心悸气短，舌苔厚腻，脉濡或滑；亦有许多无名肿块，不痛不痒，经久不消，逐渐增大增多的痰核等证。

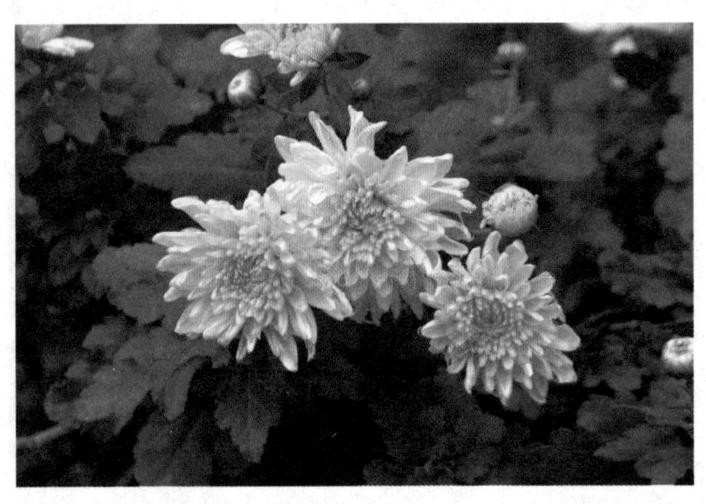

化痰祛湿法是针对肿瘤的痰凝和湿聚的病因病机采取的化解痰凝、祛除湿聚以消除肿块的治疗法则。化痰利湿抗肿瘤中药是化痰利湿法的具体运用。现代药理研究表明，化痰利湿抗肿瘤中药的抗肿瘤作用有：直接细胞毒作用；抑制肿瘤细胞增殖；诱导细胞凋亡；增强机体免疫功能，激活免疫监视系统，从而使有些肿瘤得以控制；抗肿瘤侵袭和转移等。

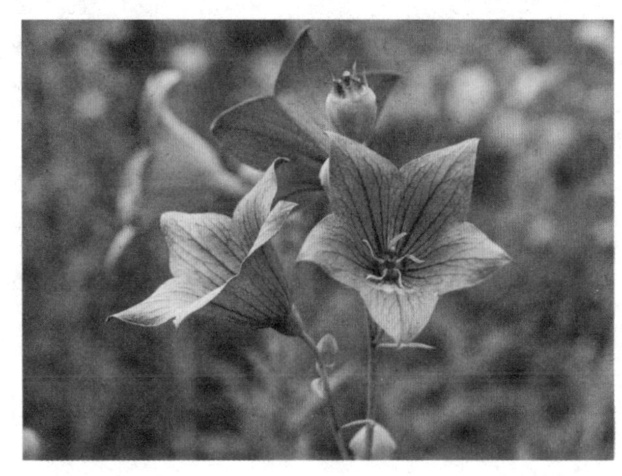

使用注意：①湿邪致病常和其他邪气结合为患，最多为挟热，其次为挟风，最次为挟寒。治疗时或泄其热，或祛其风，或散其寒，或两者兼顾等。②该类药物在临床常与健脾益气法及其他类药物配合之。③使用时要分清痰的部位和痰病的主次，或消其痰，或利其气，或泄其热，或两者兼顾，随证加减，灵活运用。④本类药物易伤津耗液，对阴亏血少、肾虚遗精遗尿，宜慎用或忌用。

（拉）Aristolochiae Fructus

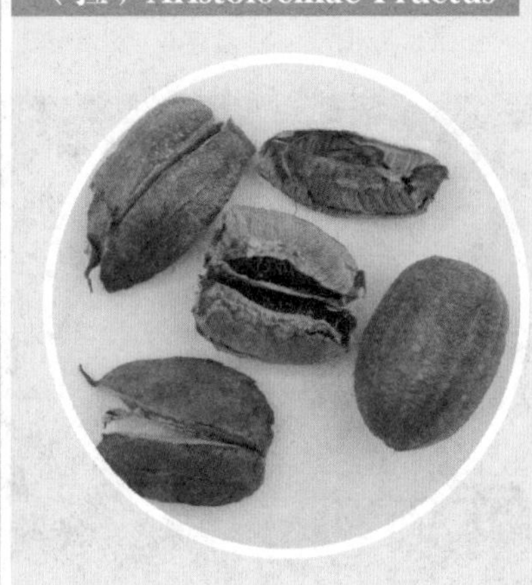

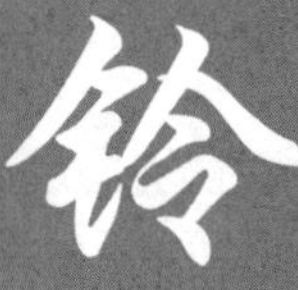

马兜铃

【别　　名】水马香果、三角草、青木香果。

【性味归经】苦、微辛，寒。归肺、大肠经。

【功　　效】清肺化痰，止咳平喘。

来 源

马兜铃始载于《药性论》。本品为马兜铃科植物马兜铃的成熟果实。晒干。生用或蜜炙用。

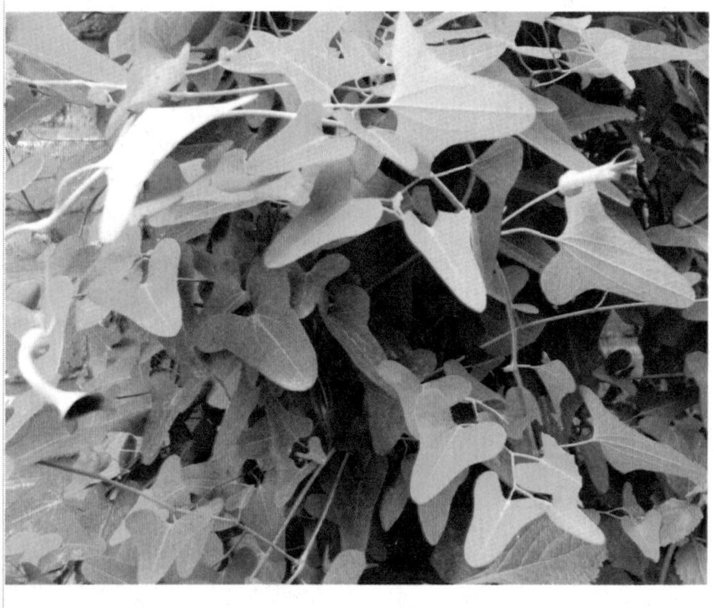

临床应用

常用治肺癌、肠癌等肿瘤中属痰热郁肺证。

1. 用于肺癌之痰热郁肺者，常配伍瓜蒌、前胡、夏枯草等。

2. 用于肺癌之肺阴不足者，常配伍知母、川贝母、玉竹等。

3. 用于肿瘤之肺热伤津者，常配伍麦冬、天花粉、桔梗等。

用法用量

煎服，3~10g。外用适量，煎汤熏洗。一般生用，肺虚久咳蜜炙用。

使用注意

虚寒咳喘及脾虚便溏者慎用。用量不宜过大，以免引起呕吐。肾炎、肾功能不全的患者忌用。

不良反应

本品所含马兜铃酸，中毒可致肾小管坏死出现面部浮肿，甚至全身水肿、尿频尿急，甚至出现急、慢性肾衰竭及尿毒症而死亡。患者需遵从医嘱慎服或定期检查，肾功能不全者应避免使用。

参考资料

抗肿瘤药理：马兜铃酸多次腹腔注射，可抑制大鼠腹水型癌的生长。

药方选例

1. 治肺癌：马兜铃、浙贝母、瓜蒌各9g，桔梗、苦杏仁各6g，甘草3g。水煎服，每日1剂。

2. 治肺癌或转移性肺癌合并感染：马兜铃、瓜蒌仁、川贝母、北沙参各10g，枇杷叶、茯苓各12g，苦杏仁、陈皮、前胡各9g，鱼腥草、白花蛇舌草各15g，甘草3g。水煎服，每日1剂煎2~3次，连服7~20剂。

（拉）Arisaematis Rhizoma

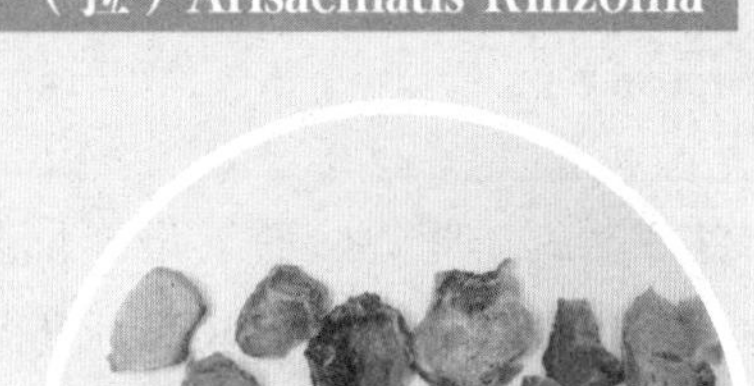

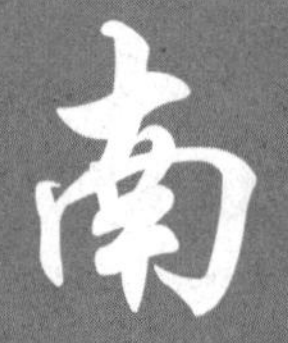

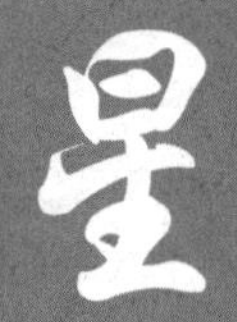

天南星

【别　　名】南星、白南星、山苞米、蛇苞谷、山棒子。

【性味归经】苦、辛，温；有毒。归肺、肝、脾经。

【功　　效】燥湿化痰，祛风散结；外用消肿止痛。

来源

天南星始载于《本草拾遗》。本品为天南星科异叶天南星的干燥块茎。炮制品生南星、制南星。

临床应用

常用治脑瘤、肺癌、食管癌、乳腺癌、消化道肿瘤、

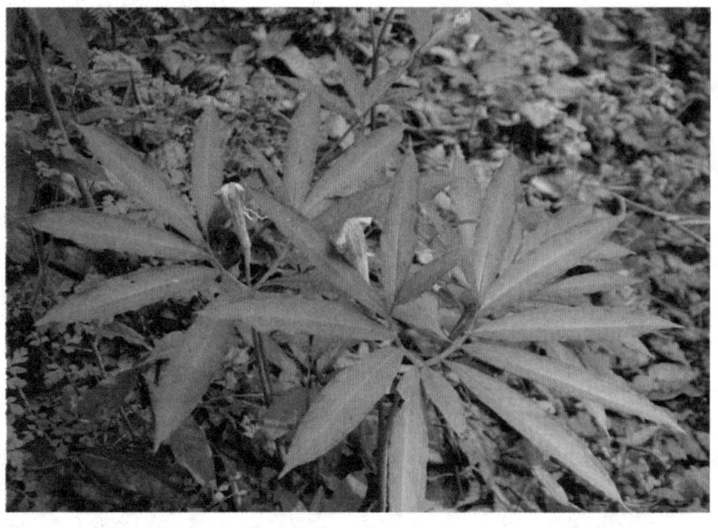

鼻咽癌、肾癌、宫颈癌等肿瘤中属痰湿壅阻、瘀血凝结证。生南星外敷能治体表肿瘤肿块。为抗肿瘤常用药物之一，使用频率较高，抗癌谱较广。

1. 用于急性淋巴瘤，常配伍山慈菇、黄药子、魔芋、蜂房等。

2. 用于乳腺癌，常配伍蒲公英、瓜蒌、浙贝母、陈皮等。

3. 用于食管癌，常配伍乌头、附子、荜茇、木香等。

用法用量

制南星，煎服，5~10g；生南星多入丸、散用，1次

量0.3~1g。外用适量，研末以醋或酒调敷患处。本品有毒，应严格掌握剂量。

使用注意

一般用制南星；生南星一般不作内服。阴虚燥痰及孕妇忌用。

不良反应

主要为毒性反应，首先对局部有强烈刺激，接触皮肤则发生瘙痒、肿痛、红肿、起疱、糜烂。误食或超量内服可致口腔黏膜轻度水肿、糜烂、心慌、头痛、面色苍白、四肢麻木，严重者可出现痉挛、窒息、昏迷，或因呼吸衰竭而死亡。

附 药

胆南星：为制南星的细粉与牛、羊或猪的胆汁经加工而成；或用生天南星细粉与上述胆汁经发酵加工而成。味苦、微辛，性凉；归肺、肝、脾经。功能清热化痰、息风定惊。主要用于肿瘤之痰热咳嗽。煎服，3~6g。

参考资料

抗肿瘤药理：生天南星中的D-甘露醇结晶有抑瘤活性，水提取液对小鼠肉瘤、肝癌实体型、子宫瘤（为鳞状上皮型宫颈癌移植小鼠者）有明显的抑制作用。天南星醇提物对移植性肿瘤小鼠脾细胞的增殖具有促进作用，并有较好的剂量依赖关系。

药方选例

1. 治颅内肿瘤：制南星10g，生黄芪、地龙、生牡蛎、魔芋（先煎2小时）各30g，当归、川芎各9g，赤芍、白芍、蜂房各12g，瓜蒌皮、王不留行、夏枯草、海藻各15g。该医家在王清任《医林改错》补阳还五汤的基础上加用化痰散结药物形成此方，用于气虚血瘀之脑瘤患者。

2. 治鼻咽癌：生天南星10g，乌头、附子各5g，木香15g，水煎半小时以上，每日1剂，分2次服。

3. 治肺癌：天南星、五味子、杏仁、西洋参（另炖）、麦冬、山慈菇各10g，党参、仙鹤草、浙贝母、黄芪、天冬、百合各15g，壁虎、甘草各6g。水煎服，每日1剂。具有益气养阴、化痰散结之功效，适用于肺癌属气阴两虚者。

4. 治卵巢癌：胆南星、赤芍、半夏、厚朴、陈皮、郁金各10g，苍术、茯苓、山慈菇、夏枯草、海藻各15g，薏苡仁、瓦楞子、土茯苓、半枝莲各30g，甘草6g，可随证加减。水煎服，每日1剂。本方具有燥湿豁痰、化痰消癥之功效，适用于卵巢癌属痰湿凝聚者。

5. 治睾丸肿瘤：制南星、预知子、枳壳各12g，柴胡、郁金、橘核仁、乌药、荔枝核各10g，当归、鸡内金各15g，浙贝母、夏枯草、瓦楞子、昆布、海藻各30g，甘草6g，可随证加减。水煎服，每日1剂。本方具有疏肝理气、化痰散结之功效，适用于睾丸肿瘤属肝郁痰凝者。

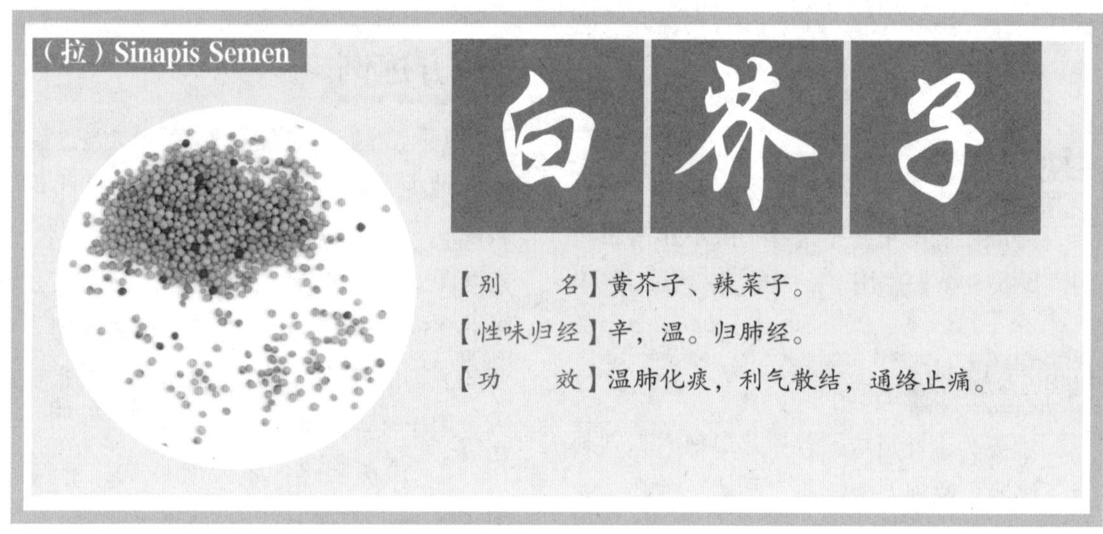

来源

白芥子始载于《名医别录》。本品为十字花科植物白芥的干燥成熟种子。生用或炒用。

临床应用

常用治恶性胸膜间皮瘤、胰腺癌、骨肉瘤等肿瘤中属痰凝内结、痰饮停滞胸膈证。

1. 用于肿瘤之痰凝内结证，常配伍浙贝母、半夏、瓜蒌等。

2. 用于恶性胸膜间皮瘤，常与白术同用，研末为丸服用。

3. 用于胰腺癌，常配魔芋、牡蛎、夏枯草、贝母等。

用法用量

煎服，3~10g。用炒制品并研粉入药效果更好。外用适量，研末醋调敷。

使用注意

久咳肺虚及阴虚火旺者忌用。皮肤过敏者忌用。

不良反应

过量易致胃肠炎，产生腹痛、腹泻。外用对皮肤有刺激，易发疱。

参考资料

抗肿瘤药理：本品具有抗肿瘤作用，同时利用白芥子的刺激作用能治疗癌性疼痛。

药方选例

1. 治胰腺癌：炒白芥子、党参、首乌各30g，牡蛎、夏枯草各20g，贝母12g，玄参、青皮各15g，白术、当归、赤芍、胆南星、法半夏各10g，木通、白芷、乌药各7g。水煎，每日1剂，分2次服。

2. 治骨肉瘤之阴寒凝滞证：白芥子、鹿角胶、补骨脂、路路通、威灵仙、羌独活各10g，熟地黄15g，麻黄、生甘草各5g，肉桂3g，炮姜8g，川乌、草乌各2g。水煎服，每日1剂。

3. 治癌性胸水：白芥子、葶苈子、桑白皮各15g，大枣、牵牛子（黑、白）各10g，炒白术30g。水煎服，每日1剂。

4. 治胃癌疼痛：白芥子、血竭各10g，蜈蚣10条，水蛭、全蝎各15g，蟾酥2g。共研细末，每服3~6g，每日2次。

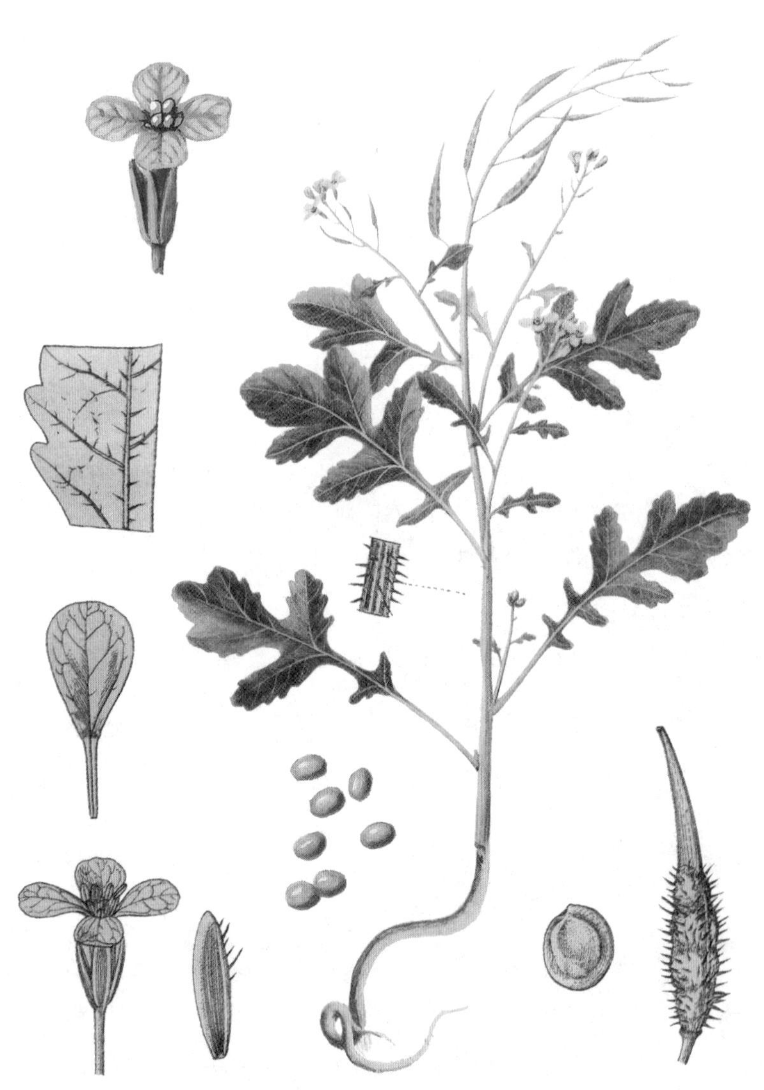

(拉) Typhonii Rhizoma

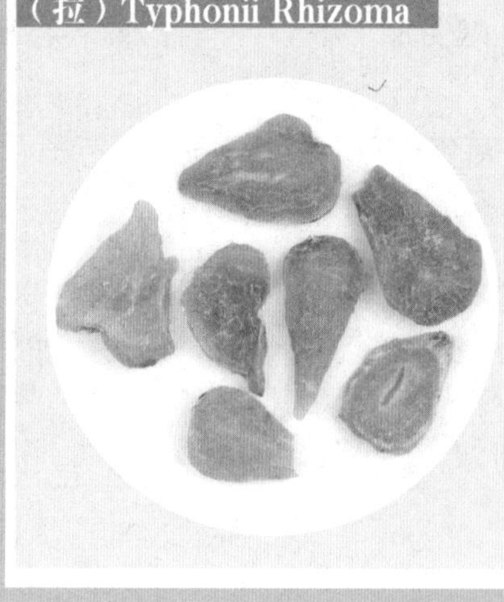

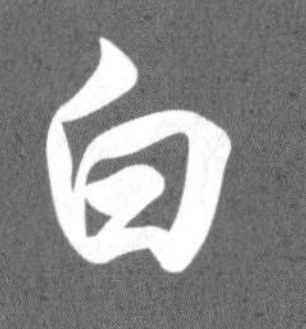

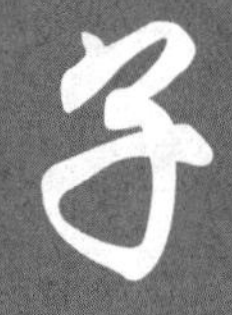

白附子

【别　　名】禹白附、野半夏、玉如意、牛奶白附、红南星。

【性味归经】辛、甘，温；有毒。归胃、肝经。

【功　　效】燥湿化痰，祛风止痉，解毒散结止痛。

来 源

白附子始载于《名医别录》。本品为天南星科植物独角莲的干燥块茎。晒干。炮制品有生白附子、制白附子。

临床应用

常用治脑瘤、甲状腺癌等肿瘤中属痰湿内阻证。亦常用治癌性疼痛，常与川乌相须为用。为抗肿瘤常用药物之一。

1. 用于脑瘤之痰湿内阻证，常配伍制南星、半夏、枳实、陈皮等。

2. 用于淋巴结瘤，常配伍半夏、浙贝母、夏枯草、山慈菇等。

3. 用于滑膜肉瘤，常配伍透骨草、伸筋草、川牛膝、金银花藤等。

用法用量

煎服，3~6g；研末服，0.5~1g。内服宜制用。外用适量，捣烂或熬膏敷患处。

使用注意

阴虚血虚动风或热盛动风者，以及孕妇均慎用。生品一般不作内服。

不良反应

本品属乌头类有毒中药，主要有毒成分为乌头碱，可引起神经系统、循环系统、消化系统的毒性反应，严重可致呼吸、循环衰竭而死亡。

参考资料

抗肿瘤药理：体外筛选法，本品所含β-谷甾醇对小鼠腺癌、肺癌和大鼠瓦克瘤具有抗肿瘤活性。其超临界提取物对人肝细胞癌株具有良好的抗肿瘤作用，可抑制其增殖，诱导其凋亡。其亦能抑制肿瘤血管生成，增强免疫功能。

药方选例

1. 治脑瘤：白附子、僵蚕、制半夏各10g，黄芪、白术各20g，胆南星、全蝎、石菖蒲各6g，蜈蚣3条。水煎服，每日1剂。

2. 治恶性心包积液：白附片5g，槟榔、茯苓皮、秦艽、羌活、白术、木瓜、炙桂枝、法半夏、菖蒲、地龙、山慈菇各10g，商陆6g，椒目3g，泽泻30g，瓜蒌20g，胆南星12g，草豆蔻4g。水煎服，每日1剂。十枣散3g送服。

3. 治癌性疼痛之阳虚寒痛：白附子、制附子、制川乌、制草乌、威灵仙、炙桂枝、骨碎补、羌活、独活、自然铜各10g，细辛3g，肉桂、川芎各6g。水煎服，每日1剂。

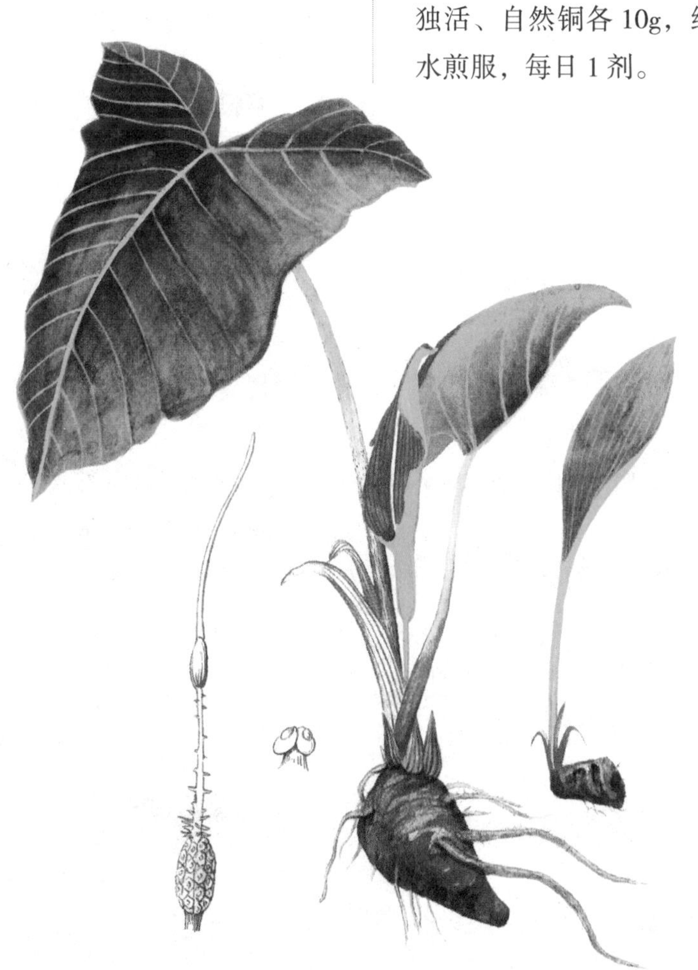

（拉）Plantaginis Semen

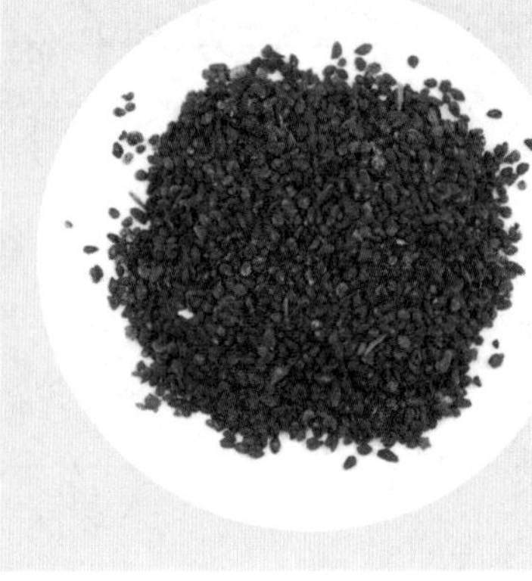

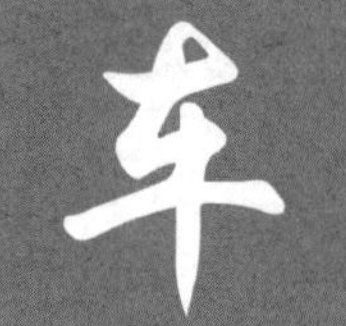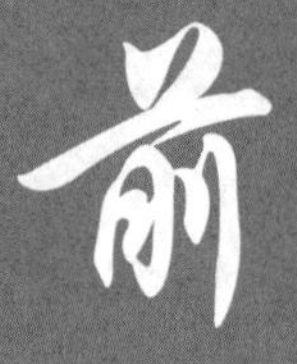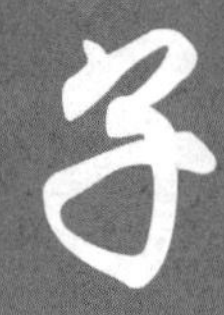

车前子

【别　　名】牛舌草子、车前仁、牛么草子。

【性味归经】甘，寒。归肾、肝、肺经。

【功　　效】利尿通淋，渗湿止泻，清肝明目，清肺祛痰。

来 源

车前子最早记载于《神农本草经》。本品为车前科植物车前的干燥种子。生用或盐水炙用。

临床应用

常用治肺癌、胆囊癌、肝癌、膀胱癌等大肠癌等肿瘤中属痰湿内阻证。尤善治泌尿系统的肿瘤。

1. 用于肠癌伴腹水，常配伍木通、猪苓、泽泻、薏苡仁等。

2. 用于肝癌，常配伍虎杖、溪黄草、赤芍、牡丹皮、栀子等。

3. 用于前列腺癌之湿热蕴结证，常配伍木通、萹蓄、瞿麦、紫参等。

用法用量

煎服，5~15g，入煎剂宜布包。

使用注意

肾虚精滑者忌用。

参考资料

抗肿瘤药理：本品所含腺嘌呤及其磷酸盐有刺激白细胞增生的作用，用于防治各种原因引起的白细胞减少症，特别是肿瘤放、化疗及苯类等药物中毒所造成的白细胞减少症。

药方选例

1. 治肝癌、肝硬化腹水：

车前子（布包）30g，牵牛子、甘遂各6g，肉桂（研冲）1g。每日1剂，服2~3剂后可改五苓散、六君子汤内服。

2. 治膀胱癌：车前子（布包）、石韦、滑石、金钱草、赤小豆、白茅根各30g，瞿麦、萹蓄各15g，黄柏、苦参、木通、淡竹叶各9g，山豆根12g。水煎服，每日1剂。

3. 治恶性腹水：车前子（布包）、猪苓、茯苓、萆薢、莱菔子各15g，莪术、白术、制川朴、赤芍、白芍、丹参、土鳖虫、茯苓皮、木通各10g，商陆、防己、郁金各6g，黄芪30g，龙葵、半枝莲各20g，椒目3g。水煎服，每日1剂。

4. 治胆囊癌：车前子（布包）、虎杖各15g，生地黄、白花蛇舌草、溪黄草各30g，赤芍、牡丹皮、栀子、黄柏、黄芩、柴胡各10g，甘草6g，可随证加减。水煎服，每日1剂。本方具有疏肝清热、泻火解毒之功效，适用于胆囊癌属肝胆热毒者。

5. 治尤文肉瘤：车前子（布包）、补骨脂各15g，重楼、半枝莲、通关藤各30g，山药、茯苓、白术、熟地黄、白芍、泽泻、牛膝各12g，山茱萸10g，肉桂、制附片、甘草各6g，可随证加减。水煎服，每日1剂。本方具有温肾助阳、利尿消肿之功效，适用于尤文肉瘤属肾阳亏虚者。

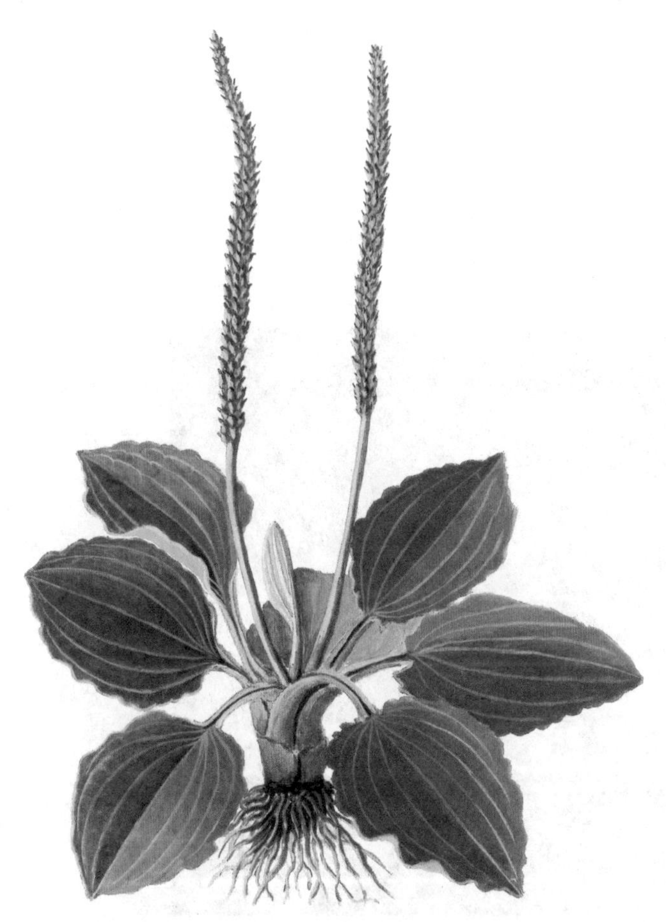

（拉）Pinelliae Rhizoma

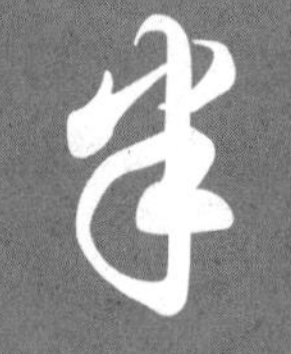
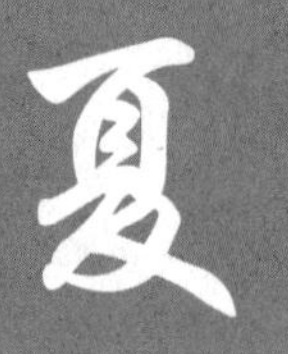

半夏

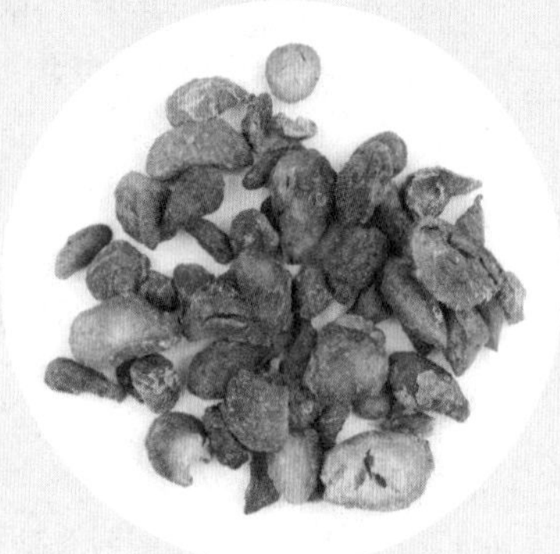

【别　　名】水玉、地文、三叶半夏、三步跳、麻芋子。

【性味归经】辛，温；有毒。归脾、胃、肺经。

【功　　效】燥湿化痰，降逆止呕，消痞散结；外用消肿止痛。

来源

半夏最早记载于《神农本草经》。本品为天南星科多年生草本植物半夏的干燥块茎。晒干为生半夏。炮制品有：清半夏、姜半夏、法半夏、半夏曲、竹沥半夏等。

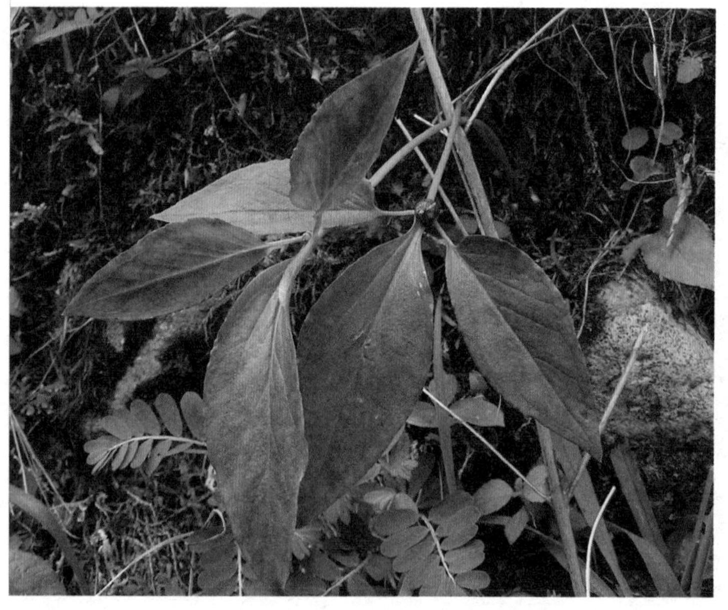

临床应用

常用治脑瘤、食管癌、胃癌、乳腺癌、舌癌、宫颈癌等肿瘤中属痰湿内阻证。亦用于肿瘤放化疗引起的胃肠道反应；用治各种癌前病变。为抗肿瘤常用药物之一，抗癌谱较广，使用频率颇高。

1. 用于乳腺癌，常配伍魔芋、三叶青、郁金、漏芦等。

2. 用于宫颈癌，常配伍苦参、石上柏、岩柏、重楼等。

3. 用于肿瘤引起的呕吐，常配伍竹茹、旋覆花、陈皮、丁香等。

4. 用于癌前病变者，常配伍浙贝母、制南星、藤梨根、半枝莲等。

用法用量

煎服，3~10g。外用适量。一般炮制后用，制法不同，功用有别：法半夏长于燥湿且温性较弱；姜半夏长于降逆止呕；清半夏长于化痰；半夏曲则消食化痰；竹沥半夏性寒凉，善清热化痰息风。外用生品适量，磨汁或研末用酒调敷患处，亦可制成栓剂使用。

使用注意

因其性温燥，阴虚燥咳、血证、热痰、燥痰等证，当忌用或慎用。反乌头。

不良反应

本品属有毒中药，剂量过大（30~90g）或生品内服 0.1~2.4g 可引起中毒，对口腔、咽喉、消化道黏膜均有强烈的刺激作用。外用生半夏可致过敏性、坏死性皮炎。

参考资料

抗肿瘤药理：本品稀醇或水浸出液对动物实验性肿瘤的肝癌、宫颈癌和人宫颈癌细胞都具有明显的抑制作用。半夏的多糖组分被发现有活化抗肿瘤作用。半夏总生物碱对慢性髓性白细胞的生长有抑制作用。亦能影响肿瘤微环境而抑制肿瘤生长。

药方选例

1. 治脑瘤：半夏、川芎、川牛膝、山慈菇各 12g，石菖蒲、郁金、桃仁泥各 10g，天南星 9g，大黄、红花、全蝎各 6g，泽泻 15g，瓜蒌、白花蛇舌草各 30g。水煎服，每日 1 剂。

2. 治舌癌：清半夏 12g，茯苓、陈皮、贝母各 9g，制川乌、制草乌各 4.5g，玄参、生牡蛎各 15g。水煎服，每日 1 剂。

3. 治食管癌：生半夏（先煎）15g，旋覆花 12g，代赭石 30g，加水煎汁，每日 1 剂，分 3 次服。

4. 治胃癌伴发幽门梗阻，朝食暮吐：法半夏、旋覆花（包煎）各 9g，代赭石 12g，生姜、高良姜 8g，丁香 6g，黄芪 18g，党参 15g，茯苓 10g，甘草 3g。1 剂水煎 3 次，每日 1 剂。

5. 治甲状腺癌：法半夏、海藻、昆布、黄药子、党参、茯苓、海浮石、白术各 15g，蛤壳、猫爪草、石见穿各 30g，陈皮、甘草各 6g。水煎服，每日 1 剂。具有健脾化痰、消瘿散结之功效，适用于甲状腺癌属痰湿凝聚者。

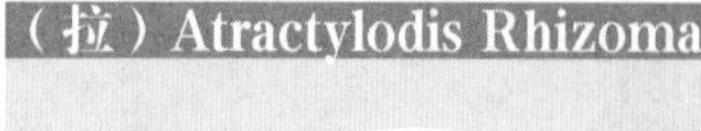

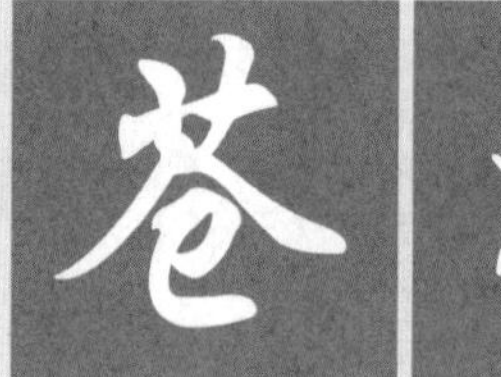

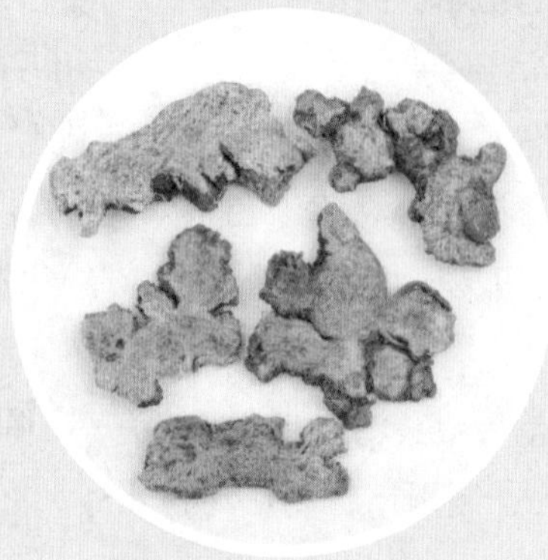

【别　　名】茅术、南苍术、穹窿术。

【性味归经】辛、苦，温。归脾、胃经。

【功　　效】燥湿健脾，祛风湿，发散表邪。

来源

苍术最早记载于《神农本草经》。本品为菊科植物茅苍术的干燥根茎。切厚片，生用或麸炒用。

临床应用

常用治消化道肿瘤、胃癌、胆囊癌、宫颈癌等肿瘤中属痰湿内阻证。亦用于肿瘤所致食欲不振、上腹胀满等，常与白术相须为用。

1. 用于肿瘤所致脾湿偏盛的痰饮之证，常配伍半夏、厚朴等。

2. 用于胃癌，常配伍厚朴、陈皮、大黄、沉香等。

3. 用于宫颈癌，常配伍白术、墓头回、败酱草、椿皮等。

用法用量

煎服，5~10g。生用燥性强，炒用燥性稍减。

使用注意

阴虚内热、气虚多汗者忌用。

参考资料

抗肿瘤药理：苍术挥发油、茅术醇和β－桉醇1000μg/ml在体外对食管癌细胞有抑制作用，其中以茅术醇的作用最强。

药方选例

1. 治胃癌：苍术、厚朴、陈皮、藊蓄、麦芽、神曲各

7.5g，大黄 15g，生姜 12g，木香、沉香各 3g，甘草 6g。水煎服，每日 1 剂。

2. 治胆囊癌属湿热型：苍术、柴胡、半夏、枳壳、麦芽各 12g，黄芩、郁金、栀子各 10g，茵陈、金钱草、白花蛇舌草各 15g，大黄 9g，陈皮 6g。水煎服，每日 1 剂。

3. 治肿瘤属脾肾阳虚、瘀毒下注证：制苍术、车前子（酒炒）各 9g，白术（土炒）、山药（炒）各 30g，人参 6g，白芍（酒炒）15g，甘草 3g，陈皮、黑芥穗各 1.5g，柴胡 1.8g。1 剂煎 3 次，早、午、晚空腹时服。

4. 治卵巢癌：苍术、茯苓、山慈菇、夏枯草、海藻各 15g，陈皮、胆南星、赤芍、半夏、厚朴、郁金各 10g，薏苡仁、瓦楞子、土茯苓、半枝莲各 30g，甘草 6g，可随证加减。水煎服，每日 1 剂。本方具有燥湿豁痰、化痰消癥之功效，适用于卵巢癌属痰湿凝聚者。

5. 治前列腺癌：苍术 12g，党参、白术、茯苓、鸡内金、神曲各 15g，蛇莓、白英、谷芽、麦芽各 30g，陈皮、厚朴各 10g，砂仁 6g，甘草 5g，可随证加减。水煎服，每日 1 剂。本方具有健脾和胃之功效，适用于前列腺癌属脾胃虚弱者。

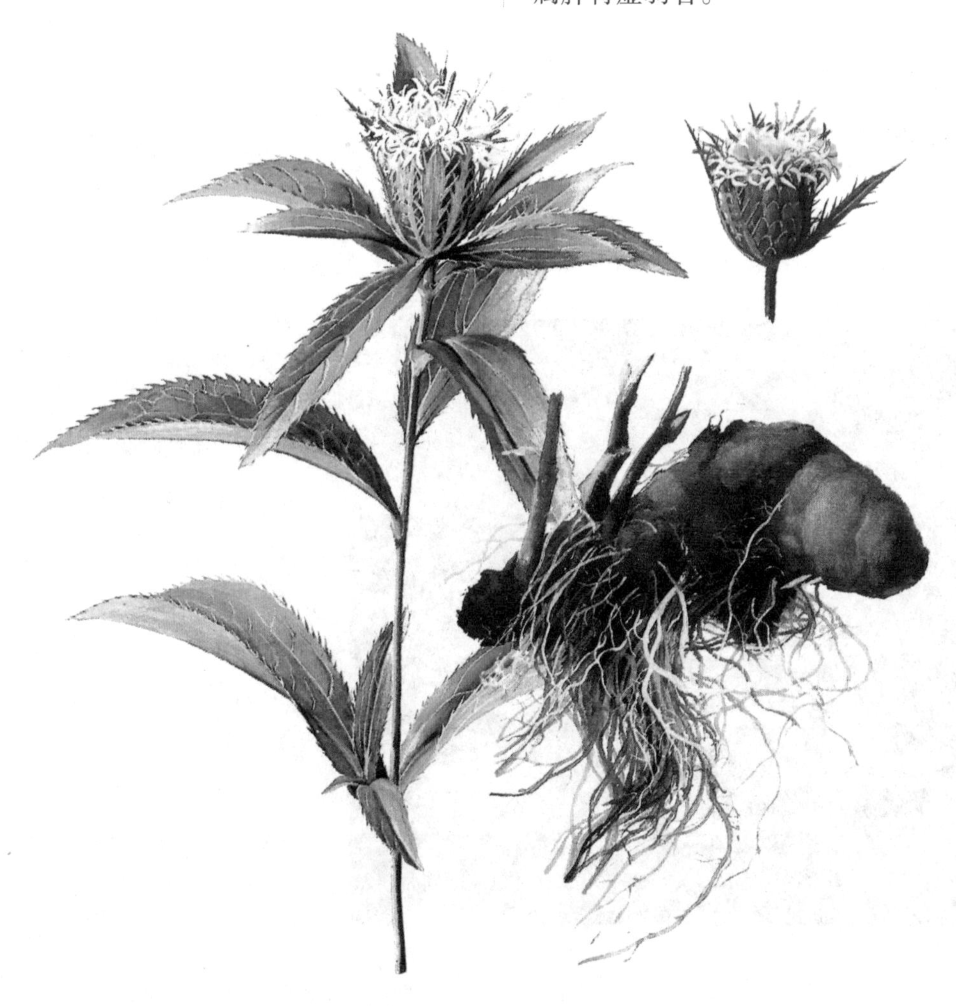

（拉）Smilacis Chinae Rhizoma

菝葜

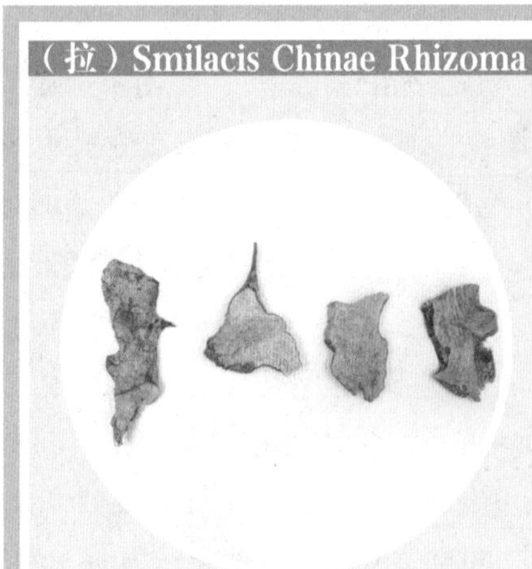

【别　　名】金刚藤、铁菱角、红灯果。

【性味归经】甘、酸，平。归肝、脾经。

【功　　效】清热解毒，祛风利湿，消肿散瘀。

来源

菝葜始载于《名医别录》。本品为百合科植物菝葜的干燥根茎。晒干，切片，生用。

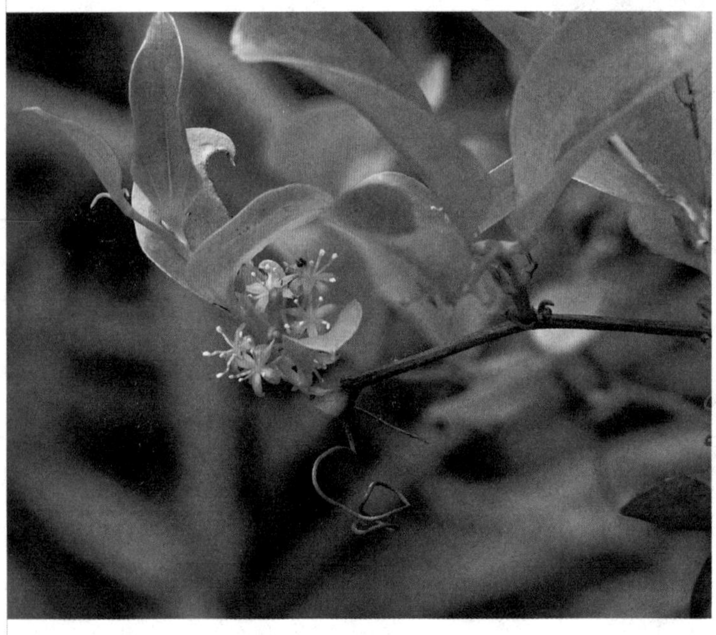

临床应用

常用治食管癌、胃癌、肝癌、胆囊癌、胰腺癌、肠癌、鼻咽癌、乳腺癌、宫颈癌、皮肤癌、白血病等肿瘤中属热毒内蕴、水湿壅滞证。为抗肿瘤常用药物之一。

1. 用于肺癌，常配伍鱼腥草、猫爪草、土鳖虫、款冬花等。

2. 用于胰腺癌，常配伍石见穿、茵陈、山慈菇、紫参等。

3. 用于皮肤癌，常配伍半枝莲、蛇蜕、蝉蜕、徐长卿等。

4．用于肿瘤骨转移之筋骨疼痛，常配伍乳香、䗪虫、骨碎补等。

用法用量

煎服，10~15g；大剂量 40~100g；或浸酒；或入丸、散。外用适量，煎水熏洗。

参考资料

抗肿瘤药理：应用噬菌体外筛选，本品有抗噬菌体的作用，提示有抗肿瘤活性，对小鼠肉瘤抑制率为 30%~50%，对吉田肉瘤腹水型抑制率在 50% 左右，对脑瘤抑制率在 50% 以上。

药方选例

1．治白血病：菝葜 60g，黄芪、白花蛇舌草各 30g，党参、熟地黄、山豆根各 15g，当归、龙眼肉、白芍、阿胶（烊化）各 12g。水煎服，每日 1 剂。

2．治皮肤癌：菝葜、半枝莲各 30g，蛇蜕、蝉蜕各 15g，徐长卿 12g。菝葜加水先煎煮 2 小时再加入后味药同煎，去渣取汤汁，分 3 次服，每日 1 剂，15 日为 1 疗程。

3．治胰腺癌：菝葜 20g，石见穿、茵陈、山慈菇各 30g，猪苓、茯苓、白术各 15g，泽泻 12g，桂枝、陈皮、厚朴、半夏各 10g，甘草 6g，可随证加减。水煎服，每日 1 剂。本方具有燥湿健脾、化浊解毒之功效，适用于胰腺癌属湿浊阻遏者。

（拉）Trichosanthis Fructus

瓜蒌

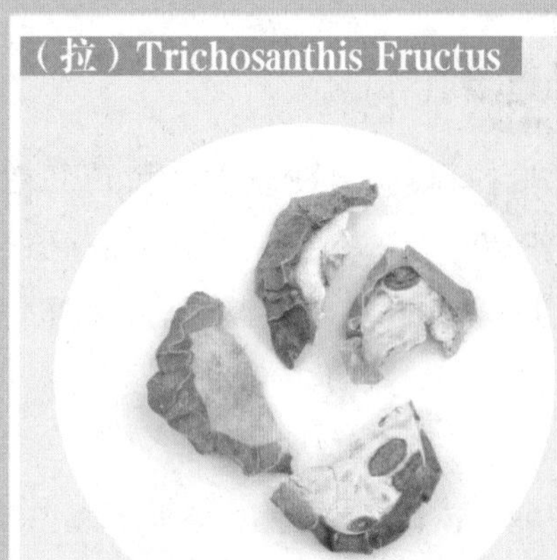

【别　　名】天瓜、苦瓜、山金匏、药瓜皮。

【性味归经】甘、微苦，寒。归肺、胃、大肠经。

【功　　效】清热化痰，利气宽胸，散结消痈，润燥滑肠。

来源

瓜蒌最早记载于《神农本草经》。本品为葫芦科植物栝楼的干燥成熟果实。生用，或以仁制霜用。

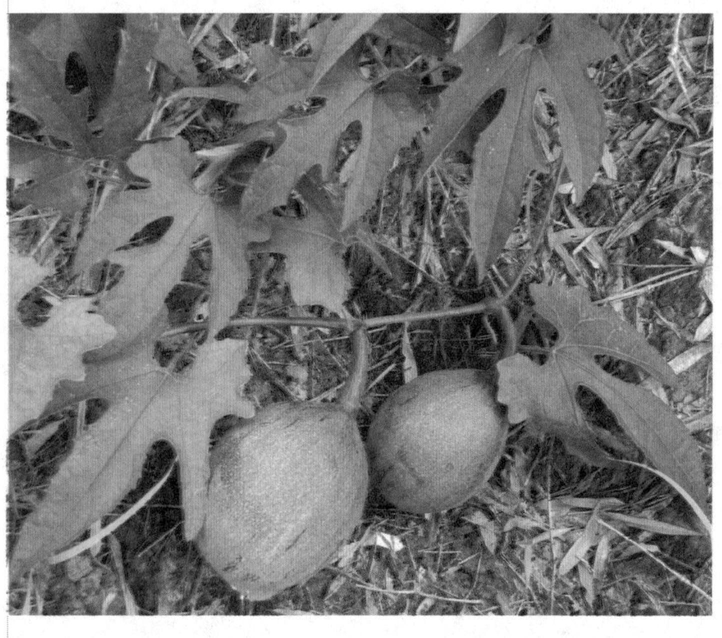

临床应用

常用治甲状腺癌、肺癌、食管癌、肝癌、胃癌、淋巴肉瘤等肿瘤中属痰瘀互结者。

1. 用于肿瘤之痰湿凝结证，常配伍浙贝母、半夏、陈皮、茯苓等。

2. 用于肺癌并发肺部感染，常配伍鱼腥草、黄芩、胆南星等。

3. 用于食管癌，常配伍薤白、姜半夏、山慈菇、浙贝母等。

4. 用于胰腺癌，常配伍菝葜、黄药子、紫参、白花蛇舌草等。

用法用量

煎服，全瓜蒌 10~20g，瓜蒌皮 6~12g，瓜蒌仁 10~15g，打碎入煎；或入丸、散剂。

使用注意

脾虚便溏及湿痰、寒痰者忌用。反乌头。

参考资料

抗肿瘤药理：体外实验证明，20% 全瓜蒌煎剂对小鼠腹水癌细胞有杀灭作用，瓜蒌皮的抗肿瘤作用比瓜蒌仁好，60% 醇提取物体外作用最好。其煎剂有抑制或杀灭腹水癌、宫颈癌细胞的作用；对离体绒癌细胞增殖有强烈的抑制作用。

药方选例

1. 治甲状腺癌：瓜蒌、天花粉、拳参、山豆根、鱼腥草、野菊花、白花蛇舌草各 20g，芦荟、青皮、旋覆花、猪牙皂各 10g，黛蛤粉、赭石各 30g。每日 1 剂，水煎，分 2 次服。

2. 治肺癌：瓜蒌皮、桑白皮、百合、玄参、麦冬、沙参各 15g，熟地黄 20g，生地黄 12g，当归、白芍各 10g，重楼、白芷、白花蛇舌草、牡丹皮各 30g，甘草 5g。水煎服，每日 1 剂。

3. 治胃癌：瓜蒌、橘皮各 25g，莪术、炒枳实、香附各 20g，木香、黄连、当归、木瓜、清半夏各 15g，柴胡 12g，炒白芍 30g，甘草 10g。水煎，每日 1 剂，分 2 次服。

4. 治纵隔恶性肿瘤：瓜蒌仁、桑白皮各 20g，白花蛇舌草、半枝莲、石见穿各 30g，黄芩、山慈菇各 15g，茯苓、制南星、半夏、陈皮、杏仁、枳实、浙贝母各 10g，甘草 3g，可随证加减。水煎服，每日 1 剂。本方具有清肺化痰、降逆平喘之功效，适用于纵隔恶性肿瘤属痰热郁肺者。

(拉) Cynanchi Paniculati Radix et Rhizoma

徐长卿

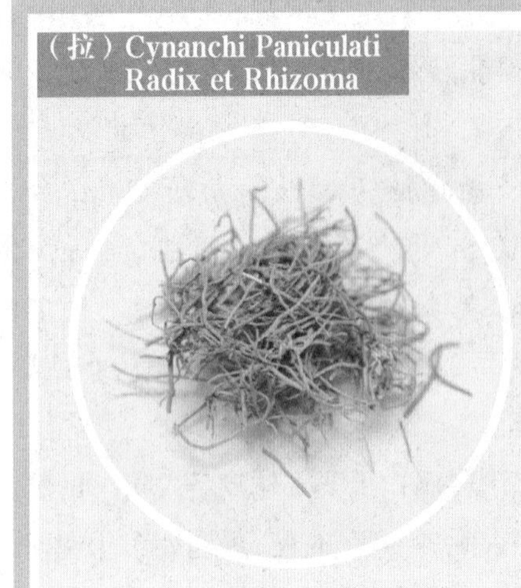

【别　　名】寮刁竹、老君须、竹叶细辛。

【性味归经】辛、温；有毒。归肝、胃经。

【功　　效】祛风止痛，活血通络，止痒。

来源

徐长卿最早记载于《神农本草经》。本品为萝藦科植物徐长卿的干燥根及根茎。切碎，生用。

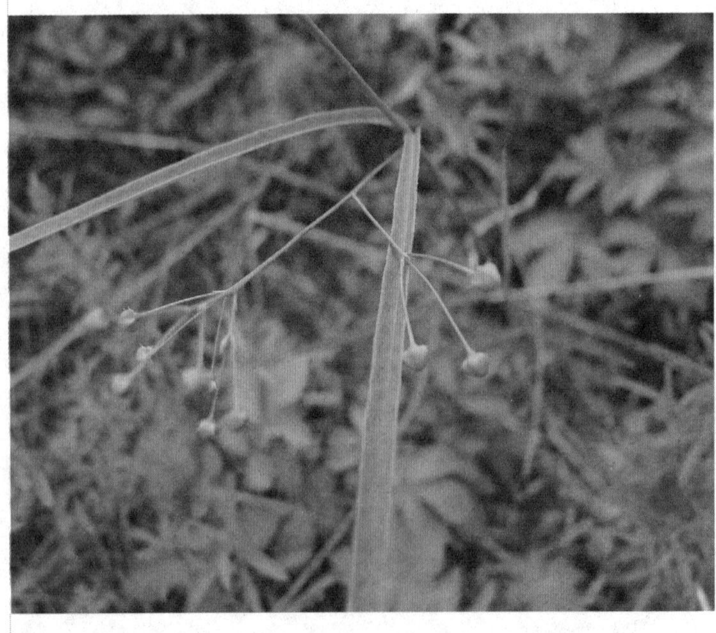

临床应用

常用治鼻咽癌、肺癌、肝癌、胰腺癌、骨癌等肿瘤中属瘀血阻滞及癌性痛证。治癌性疼痛，常与肿节风相须为用。为抗肿瘤常用药物之一。

1. 用于鼻咽癌，常配伍冬凌草、山豆根、夏枯草、山慈菇等。

2. 用于食管癌，常配伍预知子、半夏、旋覆花、重楼等。

3. 用于胆囊癌，多配伍金钱草、魔芋、茵陈、栀子等。

用法用量

煎服，3~12g，或浸酒服。研末服，1.5~3g。

使用注意

本品芳香，入汤剂不宜久煎。

参考资料

抗肿瘤药理：徐长卿具有抑制肿瘤细胞增殖，诱导肿瘤细胞凋亡，抑制肿瘤浸润转移，抑制肿瘤血管形成，提高免疫细胞功能，控制机体炎性反应，逆转肿瘤多药耐药，具有减轻癌痛作用。以噬菌体法实验，表明本品有抗肿瘤活性。此外，本品还有抑制白血病细胞的作用。

药方选例

1. 治肺癌：徐长卿、玉竹、甜葶苈、四叶参、干蟾皮各30g，壁虎、蜈蚣各5条，蛤蚧1对，茯苓皮、蔺茴子各15g，生甘草10g，可随证加减。水煎服，每日1剂。

2. 治胃癌：徐长卿、预知子各15g，藿香、枳壳、半夏、白芍、柴胡、旋覆花、竹茹各10g，代赭石、白花蛇舌草各30g，重楼20g，甘草3g，可随证加减。水煎服，每日1剂。本方具有疏肝和胃、降逆止呕之功效，适用于胃癌属肝胃不和者（此多见于胃癌早期或中期）。

3. 治胰腺癌：徐长卿、茯苓、槟榔片各30g，白花蛇舌草、茵陈各50g，炒白术、醋延胡索、香附、栀子各20g，丁香、甘草、肉桂各10g。水煎服，每日3次。

4. 治骨癌：徐长卿、白花蛇舌草、土鳖虫、当归各10g，蜈蚣3条，党参、黄芪各12g，熟地黄、鸡血藤各15g，乳香、没药各9g，蜂房、炙甘草各6g。水煎服，每日1剂。

5. 治癌性疼痛：徐长卿、七叶莲、王瓜各30g，两面针、半枝莲各15g，白花蛇舌草20g。水煎服，每日1剂。

（拉）Alismatis Rhizoma

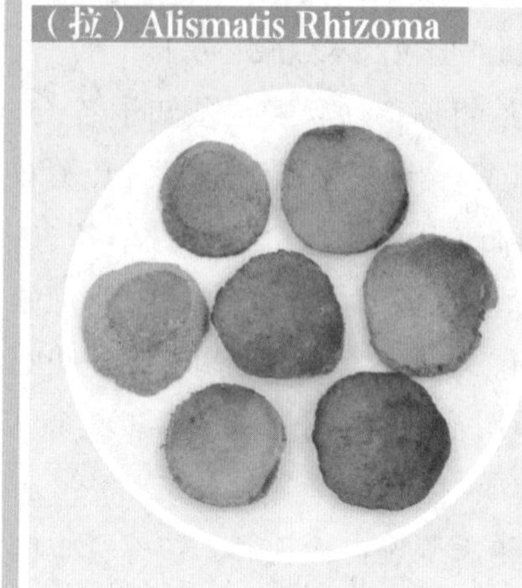

泽泻

【别　　名】建泽泻、水泻、芒芋。

【性味归经】甘、淡，寒。归肾、膀胱经。

【功　　效】利水渗湿，泄热。

来源

泽泻最早记载于《神农本草经》。本品为泽泻科植物的干燥块茎。切片，生用；麸炒或盐水炒用。

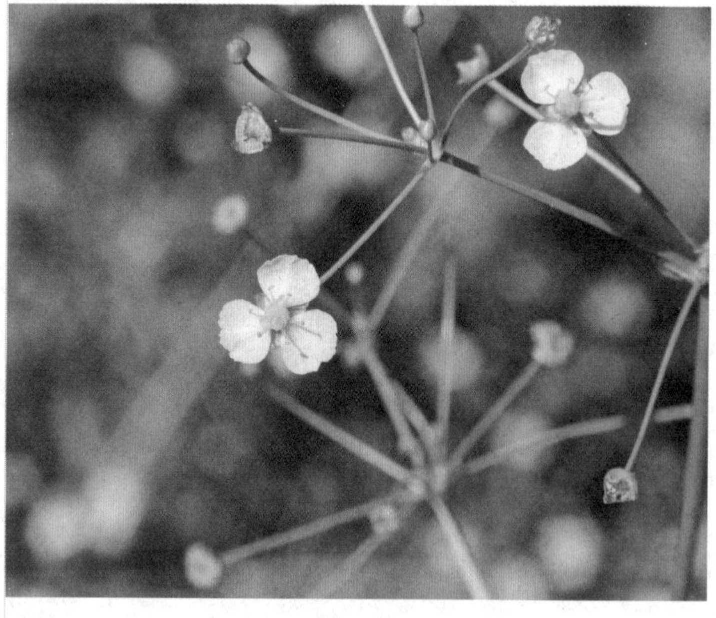

临床应用

常用治脑瘤、鼻咽癌、胆囊癌、胰腺癌、肾癌、膀胱癌、前列腺癌、癌性腹水等肿瘤中属水湿痰浊停聚证，常与猪苓、茯苓相须为用。

1. 用于鼻咽癌，常配伍冬凌草、山慈菇、天南星、山豆根等。

2. 用于胆囊癌属湿热内结者，常配伍茯苓、木通、藤梨根等。

3. 用于胰腺癌之黄疸，常配伍大黄、枳实、柴胡、马蹄金等。

4. 用于肿瘤之下焦湿热证，常配伍龙胆草、车前草、木通等。

用法用量

煎服，6~10g。

使用注意

无湿热及肾虚精滑者忌服。

参考资料

抗肿瘤药理：体外试验表明本品对实体瘤细胞有抑制作用；荧光显微镜法筛选抗白血病细胞指数为60.8%。研究表明，泽泻10~20g/（kg·d）连续给药20天可使肺中的转移灶数量明显减少，提示泽泻具有较强的抗恶性肿瘤转移作用。

药方选例

1. 治脑瘤：泽泻15g，瓜蒌30g，石菖蒲、郁金、桃仁泥各10g，半夏、川芎、川牛膝、山慈菇各12g，天南星9g，红花、全蝎、大黄、甘草各6g。水煎服，每日1剂。

2. 治胸膜肿瘤：泽泻、白术、葶苈子各12g，半枝莲、薏苡仁、陈葫芦各30g，党参、茯苓、大枣各15g，陈皮、半夏各10g，甘草5g，可随证加减。水煎服，每日1剂。本方具有健脾益气、逐水祛饮之功效，适用于胸膜肿瘤属饮停胸胁者。

3. 治肝癌：泽泻、黄芪、太子参、茯苓、龟板、鳖甲、茵陈、柴胡各15g，丹参、白术、三棱、莪术、炙甘草、焦三仙各10g，白花蛇舌草30g。水煎服，每日1剂。

4. 治肾癌：泽泻、牡丹皮、墨旱莲各10g，知母、山药各12g，生地黄、大蓟、小蓟、生侧柏叶各30g，黄柏、山茱萸各6g，血余炭12g，藕节15g。每日1剂，水煎，分2次服。

5. 治前列腺癌：泽泻、桃仁、生南星、生半夏、生川乌、猪苓各15g，大黄12g，水蛭、生姜、芒硝各10g，白英、土茯苓各30g，蜈蚣3条，甘草6g，可随证加减。生南星、生半夏、生川乌须久煎1小时以上。水煎服，每日1剂。本方具有消痰破瘀、软坚散结之功效，适用于前列腺癌属痰瘀互结者。

6. 治癌性腹水：泽泻、牛膝各30g，黄芪、党参、茯苓各60g，大腹皮、莱菔子、枳壳各15g，商陆6g，甘草10g。水煎服，每日1剂。配合辛香走窜、行气消胀外敷中药方：艾叶、花椒、莱菔子各30g，红花、香附各10g。

（拉）Polyporus

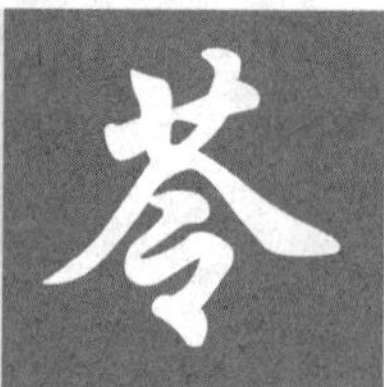

猪苓

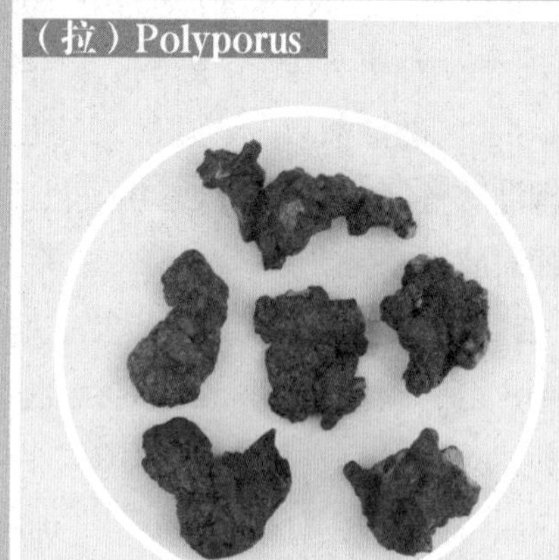

【别　　名】豕零、地乌桃。

【性味归经】甘、淡，平。归肾、膀胱经。

【功　　效】利水渗湿，除痰散结。

来源

猪苓最早记载于《神农本草经》。本品为多孔菌科真菌猪苓的干燥菌核。切片，生用。

临床应用

常用治鼻咽癌、肺癌、食管癌、结肠癌、宫颈癌、膀胱癌、癌性腹水等肿瘤中属水湿痰浊停聚证。亦用治肿瘤所致胸腔积液与恶性腹水。每与茯苓、泽泻相须为用，有提高肿瘤患者免疫功能。

1. 用于鼻咽癌，常配伍制南星、制半夏、陈皮、薏苡仁、厚朴等。

2. 用于食管癌，常配伍徐长卿、预知子、藿香、半夏、旋覆花等。

3. 用于宫颈癌，常配伍赤苓、山豆根、薏苡仁、黄柏、瞿麦等。

用法用量

煎服，5~10g。

使用注意

无水湿者忌服。

参考资料

抗肿瘤药理：猪苓多糖可作为细胞活性向上调节剂应用于肿瘤治疗；有诱导肿瘤细胞分化及免疫调节作用。对小鼠肉瘤、肝癌、膀胱癌、肺癌、人宫颈癌均有抑制作用。

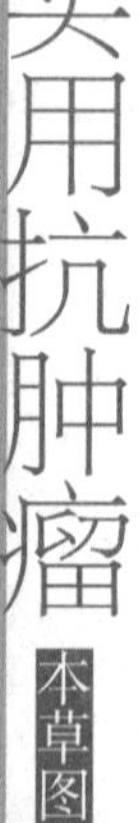

药方选例

1. 治肺癌：①猪苓、薏苡仁、白花蛇舌草、枇杷叶、鱼腥草、通光散各30g。水煎服，每日1剂。②猪苓、党参、茯苓、白术、浙贝母各15g，壁虎、法半夏各10g，麦芽、猫爪草、生薏苡仁各30g，陈皮6g，桔梗、重楼各12g，甘草3g。水煎服，每日1剂。具有健脾化湿、宣肺豁痰之功效，适用于肺癌属脾虚痰湿者。

2. 治胰腺癌：猪苓、预知子、半枝莲、生薏苡仁、白花蛇舌草各30g，山楂15g，柴胡、郁金、白术、鸡内金各10g。水煎服，每日1剂。

3. 治结肠癌：猪苓、大黄、肿节风各30g，莪术15g，干蟾皮6g，蜈蚣2条。水煎服，每日1剂。

4. 治膀胱癌：猪苓、白花蛇舌草、山慈菇、桑寄生各30g，沙苑子15g。水煎服，每日1剂。

5. 治癌性腹水：猪苓、生黄芪、莪术、桂枝各40g，薏苡仁30g，牵牛子、桃仁、红花各50g。煎浓汁约100ml外敷腹壁，每日1换。

（拉）Descurainiae Semen
Lepidii Semen
葶苈子
【别　　名】南葶苈子、北葶苈子、甜葶苈子。
【性味归经】苦、辛，大寒。归肺、膀胱经。
【功　　效】泻肺平喘，利水消肿。

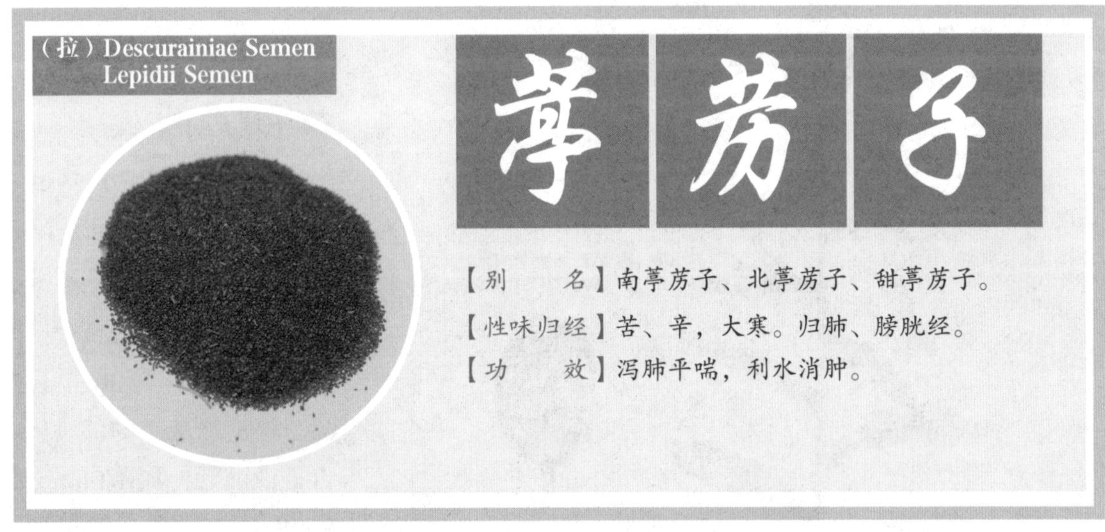

来 源

葶苈子最早记载于《神农本草经》。本品为十字花科植物播娘蒿或独行菜的干燥成熟种子。生用或炒用。

临床应用

常用治肺癌、胸膜肿瘤、癌性腹水等肿瘤中属痰水壅盛、肺气壅实证。亦用治肿瘤所致胸腔积液与恶性腹水。

1. 用于肺癌，常配伍枇杷叶、桑白皮、车前子、土贝母等。

2. 用于胸膜肿瘤属气滞血瘀者，常配伍石上柏、紫参、陈葫芦等。

3. 用于癌性胸腹水，常配伍猪苓、茯苓、桂枝、半边莲、防己等。

用法用量

煎服，5~10g；研末服，3~6g。外用适量，煎水洗或研末调敷。本品利水消肿，宜生用；治痰饮喘咳，宜炒用；肺虚痰阻喘咳，宜蜜炙用。

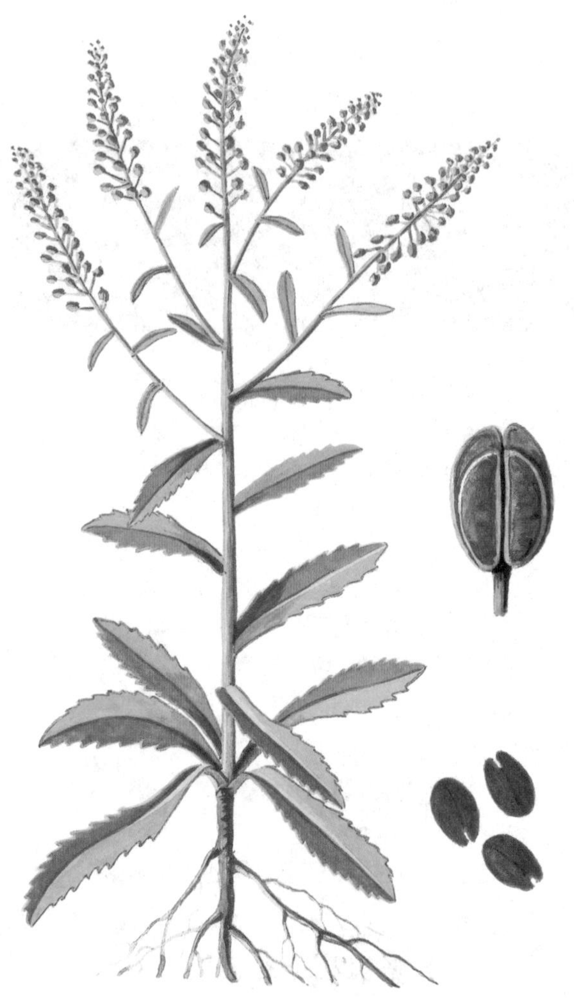

使用注意

肺虚寒喘促、脾虚肿满者忌服。

参考资料

抗肿瘤药理：本品体外筛选，对人宫颈癌细胞培养株系有抑制作用。对腹水癌等肿瘤亦有抑制作用。此外，在很低剂量下，就可发挥显著的抗肿瘤作用。

药方选例

1. 治胸膜肿瘤属气滞血瘀型：白术、葶苈子各12g，党参、大枣、茯苓各15g，陈皮10g，薏苡仁、半边莲、陈葫芦各30g，甘草6g。辨证加减：胸部满闷、舌苔浊腻者，加薤白、枣仁各10g；体弱食少者加砂仁6g，麦芽15g；喘咯吐黄痰者加桑白皮、瓜蒌各20g，黄芩15g，紫苏子6g。水煎服，每日1剂。

2. 治原发性肺癌属阴虚型：南沙参、北沙参、鱼腥草、四叶参、生薏苡仁、石上柏、芙蓉叶、白花蛇舌草、白毛藤各30g，天冬、百部、葶苈子、赤芍、苦参、夏枯草各12g，玄参、预知子、瓜蒌皮各15g，干蟾皮9g。水煎服，每日1剂。

3. 治癌性腹水：甜葶苈、荠菜根各等份，共为细末，炼蜜丸如弹子大，口服，每次1丸，陈皮汤送下。

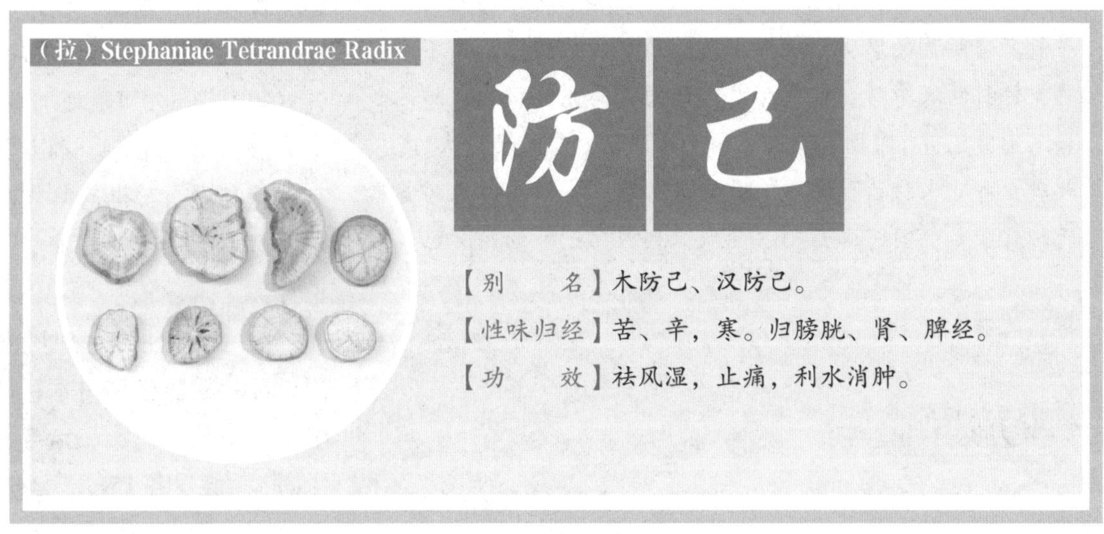

【别　　名】木防己、汉防己。

【性味归经】苦、辛，寒。归膀胱、肾、脾经。

【功　　效】祛风湿，止痛，利水消肿。

来源

防己最早记载于《神农本草经》。本品为防己科植物粉防己的干燥根。晒干切片，生用。

临床应用

常用治鼻咽癌、食管癌、贲门癌、肝癌、皮肤癌等肿瘤中属湿热内盛、水湿蕴积、瘀血郁阻证。

1. 用于食管癌，常配伍降香、半夏、乌梅、炮山甲等。

2. 用于肝癌，常配伍猪苓、茯苓、麦冬、藤梨根、乌药等。

3. 用于皮肤癌，常配伍蒲公英、茯苓皮、干蟾皮、僵蚕等。

4. 用于恶性腹水，常配伍猪苓、茯苓、泽泻、黄芪等。

用法用量

煎服，5~10g。或入丸、散剂。

使用注意

阴虚体弱、脾胃虚寒者慎用。

参考资料

1. 抗肿瘤药理：汉防己甲素在体外可杀死肿瘤细胞，腹腔注射或皮下注射可抑制小鼠艾氏腹水癌细胞及大鼠腹水肝癌细胞。粉防己碱有明显的抗肿瘤作用。

2. 备注：防己自古以来分为汉防己和木防己两大类，一般习惯所称的汉防己实际上是防己科的粉防己，而不是马兜铃科的汉中防己；商品木防己则为马兜铃科的广防己和汉中防己，有时也包括防己科的木防己。中医经验认为：祛风止痛宜木防己；利水消肿宜汉防己。鉴于木防己对肾的损害，《中国药典》2015 年版只列入防己科的粉防己。

药方选例

1. 治食管癌：粉防己、佩兰、半夏各 12g，降香 24g，乌梅 15g，陈皮 9g，炮山甲 4.5g。水煎服，每日 1 剂。

2. 治皮肤癌：粉防己、蒲公英、白花蛇舌草、茯苓皮各 30g，赤小豆 60g，生地黄、当归各 12g，赤芍、丹参、牛膝、僵蚕、金银花各 9g，干蟾皮 6g，制没药、制乳香、生甘草各 4.5g。水煎服，每日 1 剂。

3. 治骨肉瘤：粉防己、半夏各 12g，茯苓、白花蛇舌草、重楼各 20g，通关藤、骨碎补、党参、白术各 15g，陈皮、制乳香、制没药各 10g，甘草 5g，可随证加减。水煎服，每日 1 剂。本方具有健脾利湿、解毒通络之功效，适用于骨肉瘤属脾虚湿毒者。

4. 治恶性腹水属脾肾阳虚证：粉防己、白术、熟附子、茯苓、枳实、猪苓、泽泻、大腹皮各 15g，党参、薏苡仁各 30g，肉桂 6g，干姜 10g。本方具有健脾温肾、化气行水之功效。

（拉）Clematidis Radix et Rhizoma

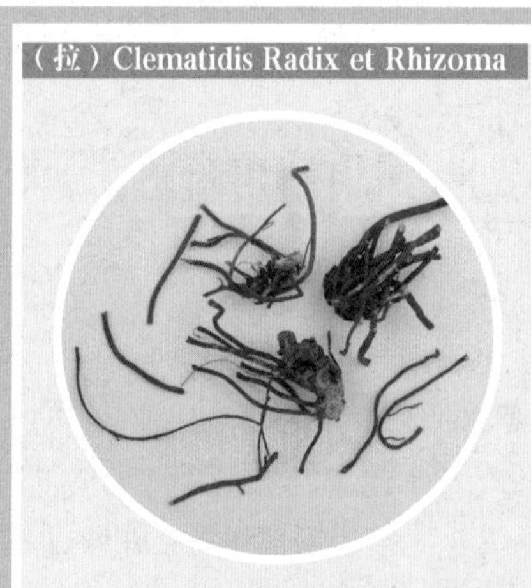

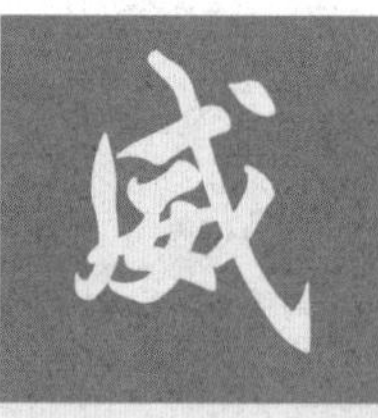

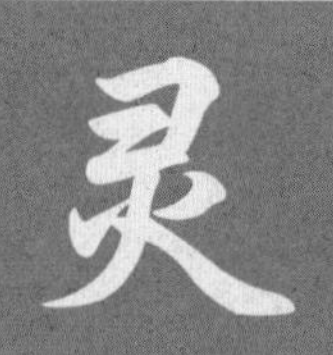

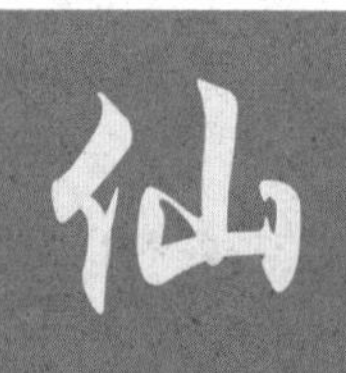

【别　　名】铁脚威灵仙、铁扫帚、青龙须。

【性味归经】辛、咸，温。归膀胱经。

【功　　效】祛风除湿，通络止痛，消痰水。

来源

威灵仙首载于《新修本草》。本品为毛茛科植物威灵仙的根及根茎。晒干，生用。

临床应用

常治食管癌、胃癌、肠癌、乳腺癌、骨软骨瘤等肿瘤中属痰湿内聚证，尤善治食管癌之痰气互阻、血瘀痰滞证。

1. 用于食管癌，常配伍急性子、黄药子、丁香、砂仁、三七等。

2. 用于胃癌，常配伍法半夏、浙贝母、山慈菇、重楼、白英等。

3. 用于骨恶性肿瘤之疼痛，常配伍徐长卿、羌活、防风、川芎等。

用法用量

煎服，5~15g，大剂量可用至30g。外用适量。

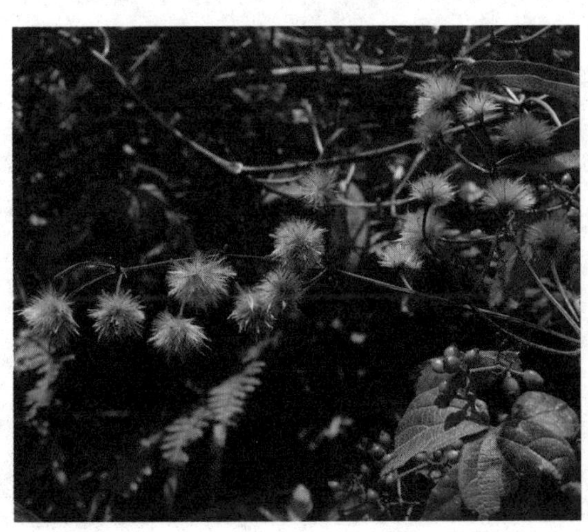

使用注意

体弱者及孕妇慎用。

参考资料

抗肿瘤药理：威灵仙皂苷对艾氏腹水瘤、肉瘤腹水型、肝癌腹水型、白血病腹水型等移植性肿瘤均表现出明显的抑制作用，并促进肿瘤细胞凋亡，发挥抗肿瘤作用时不会抑制免疫功能和造血系统。威灵仙对鳞癌、未分化癌及恶性黑色素癌有效，特别是乳腺癌，但对肺癌、腺癌无效。

药方选例

1. 治食管癌：①威灵仙、莪术、法半夏、枳实各10g，太子参、枸杞子、猪苓、茯苓各15g，薏苡仁、赭石、白花蛇舌草各30g，甘草5g。水煎服，每日1剂。②威灵仙60g，板蓝根、猫爪草各30g，人工牛黄6g，硇砂3g，制天南星9g。水煎服，每日1剂。

2. 治乳腺癌：三叶青、藤梨根各30g，威灵仙、冬凌草各15g，青皮、莪术各10g。水煎服，每日1剂。

3. 治骨软骨瘤：威灵仙50g，补骨脂、杜仲、秦艽、当归各15g，细辛、川乌各5g，桂枝10g，木香8g。水煎服，每日1剂。

（拉）Rhizoma Pinelliae Pedatisectae

掌叶半夏

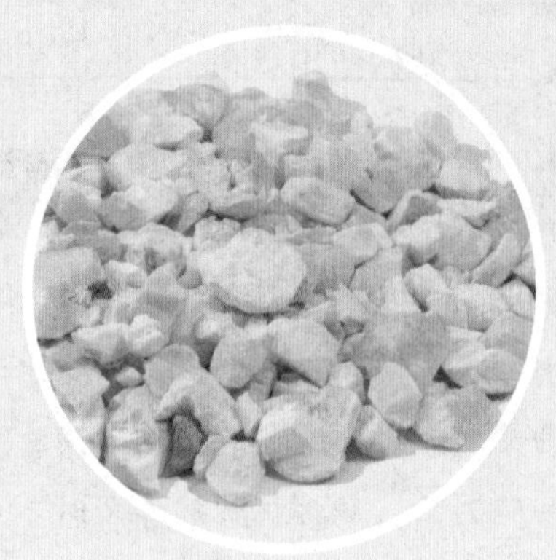

【别　　名】独角莲、乌足、半夏、麻芋子、真半夏。

【性味归经】辛、苦，温。有毒。归肺、肝、脾经。

【功　　效】燥湿化痰，消肿散结，祛风止痉。

来源

掌叶半夏最早记载于《南京民间药草》。本品为天南星科植物狗爪半夏的块茎。生用或炮制用。

临床应用

常用治脑瘤、食管癌、胃癌、肝癌等肿瘤中属痰凝内结证。抗肿瘤作用明显，为抗肿瘤常用药物之一。现制成制剂使用，抗癌谱较广。

1. 用于各种肿瘤，常配伍全蝎、莪术、紫参、石见穿等。

2. 用于颅脑肿瘤，常配伍白附子、浙贝母、昆布、水红花等。

3. 用于消化道肿瘤，常配伍威灵仙、茯苓、枳实等药。

用法用量

煎服，3~9g，一般炮制后用；生品多入丸、散，0.3~1g。外用适量，研末以醋或酒调敷患处。

使用注意

阴虚血虚动风或血热盛动风者，以及孕妇均慎用。

不良反应

本品生用毒性较大，中毒剂量成人15g，儿童10g。对黏膜、皮肤有强烈刺激作用，重者可至呼吸衰竭。炮制品毒性较小，用时注意用法。

参考资料

抗肿瘤药理：本品的块茎稀醇和水浸出液，对实验性动物肿瘤、肝癌实体型以及对宫颈鳞癌细胞都具有明显的抑制作用。胡芦巴碱，对小鼠肝癌亦有明显作用。所含β-谷甾醇及其类似物，动物试验也证明有抑制肿瘤作用，对宫颈鳞癌细胞也显示抑制作用。

药方选例

1. 治食管癌：掌叶半夏粉1g（冲服），䗪虫6g，威灵仙15g，菝葜、藤梨根各30g，紫参、肿节风、小春花各10g，甘草3g。水煎服，每日1剂。

2. 治肝癌疼痛：大黄、乳香、没药、冰片、雄黄等研末，饴糖调成糊状，贴敷患处。

3. 治宫颈癌：掌叶半夏9g，三棱、莪术、黄药子、茜草、白头翁、茯苓、桂枝、半枝莲各20g，黄柏、黄芩、牡丹皮、赤芍、红花、桃仁各15g。水煎服，每日1剂。

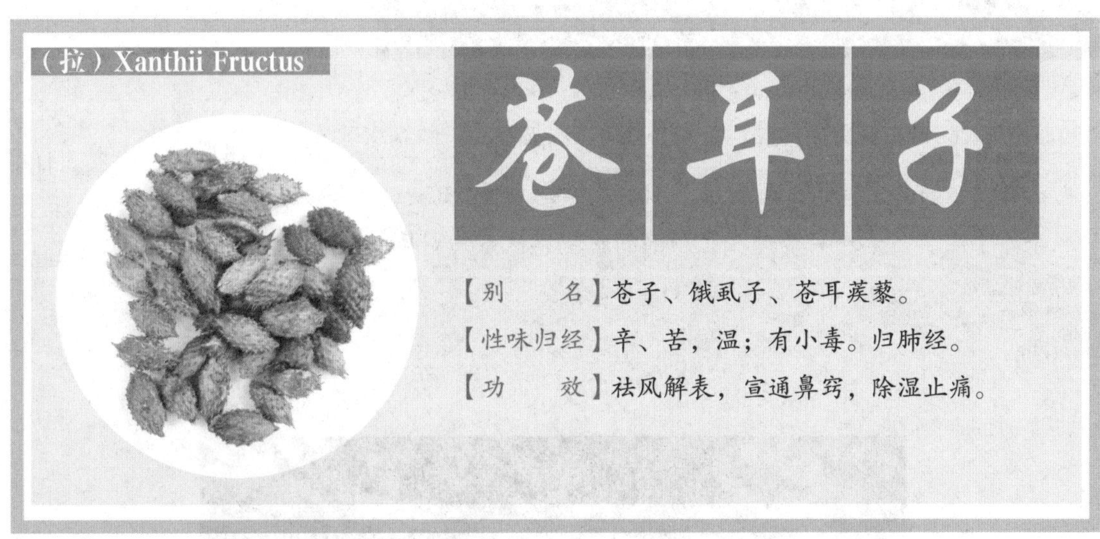

（拉）Xanthii Fructus

苍耳子

【别　　名】苍子、饿虱子、苍耳蒺藜。

【性味归经】辛、苦，温；有小毒。归肺经。

【功　　效】祛风解表，宣通鼻窍，除湿止痛。

来源

苍耳子最早记载于《神农本草经》。本品为菊科植物苍耳的成熟带总苞的果实。炒去硬刺，生用。

临床应用

常用治颅内肿瘤、鼻咽癌、神经系统恶性肿瘤等肿瘤中属寒凝、痰湿积聚证。

1. 用于颅内肿瘤，常配伍魔芋、重楼、远志肉、石菖蒲等。

2. 用于鼻咽癌，常配伍山豆根、石上柏、夏枯草、天葵子等。

3. 用于头颈部肿瘤之偏头痛，常配伍辛夷、白芷、山豆根等。

用法用量

煎服，3~10g。或入丸、散剂。

使用注意

血虚头痛不宜用。过量服用易致中毒。

参考资料

抗肿瘤药理：苍耳子的水或甲醇提取物，能延长移植性艾氏腹水癌小鼠的生命。苍耳子的热水浸出物对腹水型肉瘤有很强的抑制作用，抑制率为 50.2%；其热水浸出液，经冷冻干燥后，体外实验对人宫颈癌细胞培养株系抑制率为 50%~70%。

药方选例

1. 治颅内肿瘤：魔芋 30g（久煎 2 小时左右），苍耳子、重楼各 12g，远志肉 4g，石菖蒲 6g。水煎服，每日 1 剂，分 3 次服。

2. 治脑瘤（胶质瘤）：苍耳子、当归、川芎、白芷、蝉衣、党参、苍术、薏苡仁、莪术、陈皮各 10g，蜈蚣 7 条，土茯苓 40g，海藻、牡蛎、百部、良姜、肉桂各 15g，牵牛子、槟榔各 30g。水煎服，每日 1 剂。

3. 治神经系统恶性肿瘤：天南星、生半夏（有毒，宜久煎）各 12g，苍耳子、白蒺藜各 15g，加生姜适量。水煎服，每日 1 剂。

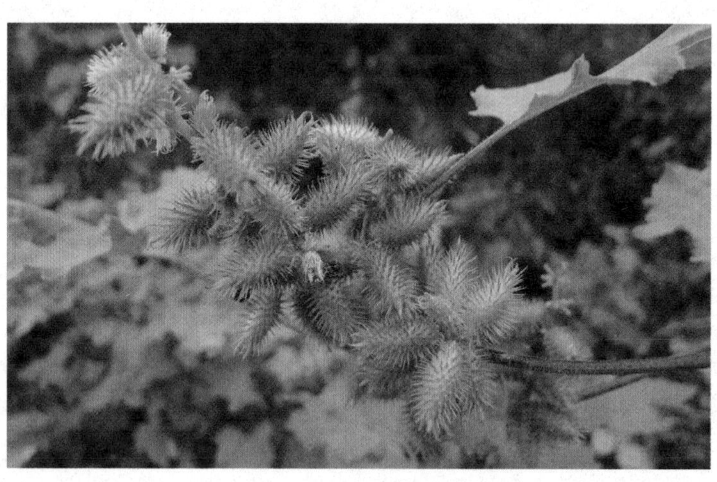

（拉）Smilacis Glabrae Rhizoma

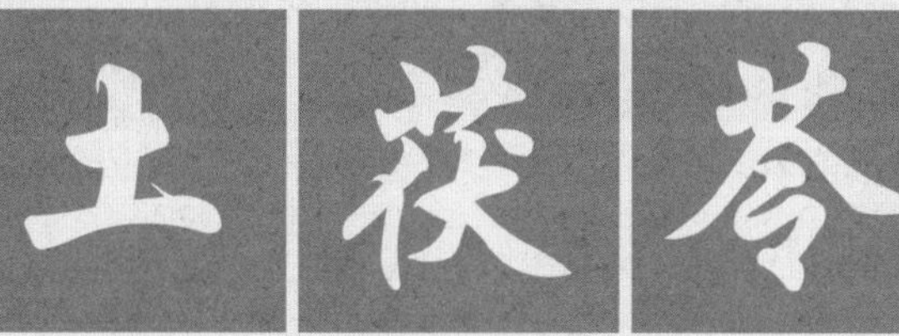

土茯苓

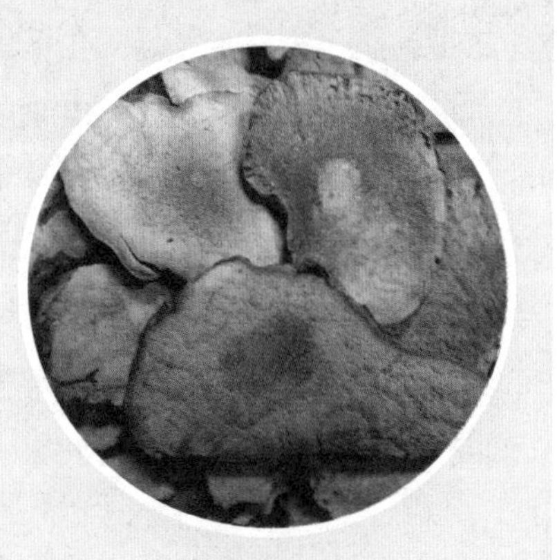

【别　　名】红土苓、冷饭头、硬饭头。

【性味归经】甘、淡，平。归肝、胃经。

【功　　效】解毒除湿，通利关节。

来源

土茯苓始载于《滇南本草》。本品为百合科植物光叶菝葜的根茎。切薄片。晒干生用。

临床应用

常用治肺癌、肠癌、恶性淋巴瘤、肾癌、阴茎癌、宫颈癌等肿瘤中属湿热毒盛证。抗瘤谱较广。

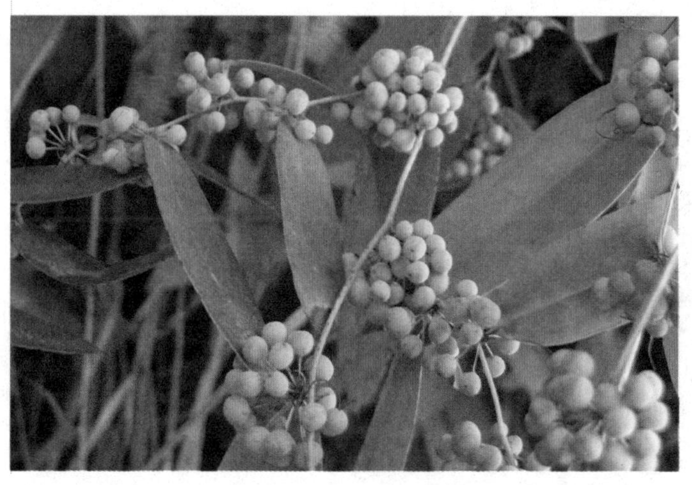

1. 用于肺癌属热毒壅盛证，常配伍重楼、鱼腥草、藤梨根等。

2. 用于肠癌，常配伍槐角、山慈菇、地榆、黄芩、马齿苋等。

3. 用于恶性淋巴瘤，常配伍地榆、土牛膝、当归、威灵仙等。

4. 用于阴茎癌，常配伍金银花、威灵仙、白鲜皮、苍耳子等。

用法用量

煎服，15~30g。外用适量。

使用注意

肝肾阴亏者忌用。服药时忌饮茶。

参考资料

抗肿瘤药理：体外试验，本品热水浸出物在500μg/ml浓度下，对人宫颈癌培养株系有抑制作用，抑制率达100%；此外，对小鼠肉瘤亦有抑制作用。土茯苓对黄曲霉素B_1致大鼠肝癌有一定的预防作用。土茯苓有可能通过抑制黏附分子表达而抑制肿瘤转移。

药方选例

1. 治唇癌：土茯苓、党参各30g，麦冬、连翘、金银花、赤芍、白芍各10g，薏苡仁20g，黄芩、知母、枇杷叶各12g，甘草3g。水煎，每日1剂，分2次服。

2. 治肺癌：土茯苓、漏芦、鱼腥草、升麻各30g，生地黄、熟地黄、天冬、玄参各12g，生黄芪、党参各15g。水煎，每日1剂，分2次服。

3. 治肾癌：土茯苓、白芷、龙葵、蛇莓、半枝莲、大蓟、小蓟各30g，瞿麦20g，黄柏15g，延胡索、竹茹、竹叶各10g。水煎，每日1剂，分3次服。

4. 治阴茎癌：土茯苓60g，金银花12g，威灵仙90g，白鲜皮9g，甘草6g，苍耳子15g。每日1剂，分2次服；另用茶叶加食盐适量煎汁局部冲洗。

5. 治大肠癌：土茯苓、白花蛇舌草、半枝莲各30g，槐角20g，山慈菇、地榆各15g，黄芩、防风、枳壳、桃仁、红花各12g，五灵脂、厚朴各10g，甘草5g，可随证加减。水煎服，每日1剂。本方具有清肠解毒、活血散结之功效，适用于大肠癌属湿热瘀毒者。

6. 治滑膜肉瘤：土茯苓、半枝莲、薏苡仁各30g，瓜蒌、海藻、昆布、海带、炒白术各15g，半夏、贝母、胆南星各10g，青皮、陈皮、甘草各6g，可随证加减。水煎服，每日1剂。本方具有消痰散结、健脾化湿之功效，适用于滑膜肉瘤属痰湿凝聚者。

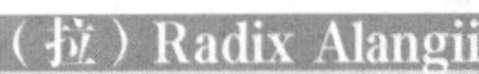

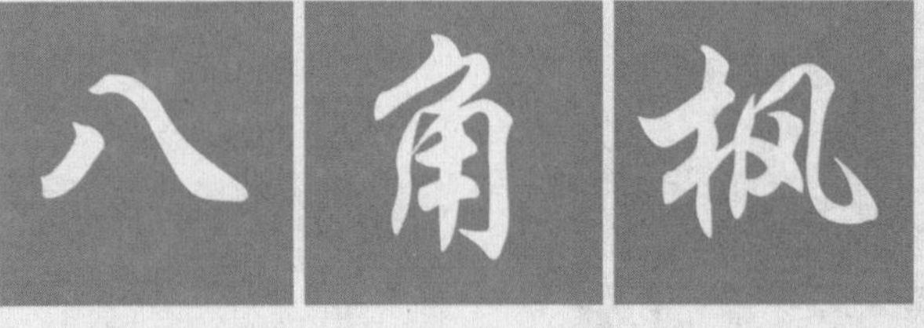

【别　　名】白龙须、老龙须、白金条、木八角。

【性味归经】辛，微温；有小毒。归肝经。

【功　　效】祛风除湿，疏筋活络，散瘀止痛。

来 源

八角枫始载于《简易草药》。本品为八角科植物八角枫的细根及须根。晒干，切碎，生用。

临床应用

常用治肺癌、乳腺癌、食管癌、贲门癌等肿瘤中属痰湿内聚证。

1. 用于各种肿瘤，常配伍山慈菇、预知子、半枝莲、石见穿等。

2. 用于肺癌，常配伍干蟾皮、蛇莓、鱼腥草、重楼等。

3. 用于乳腺癌，常配伍蜂房、山慈菇、石见穿、皂角刺等。

4. 用于食管贲门癌，常配伍预知子、紫参、急性子、土木香等。

用法用量

煎服，3~9g。或浸酒服。

使用注意

本品有毒，孕妇、小儿及年老体弱者忌服。

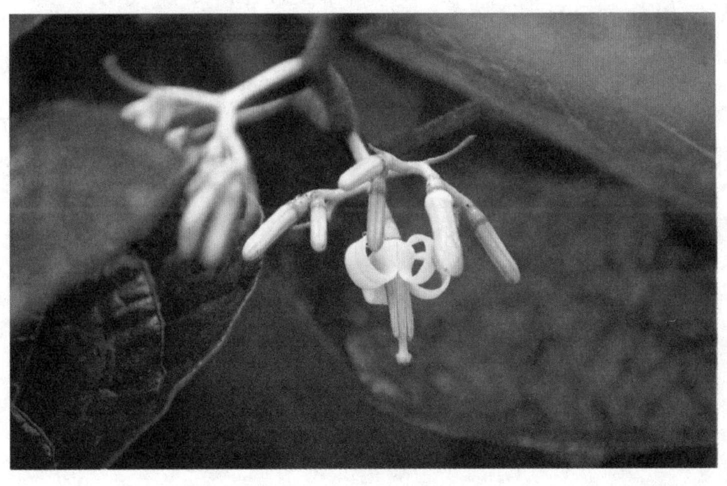

不良反应

中毒较轻者有头昏、无力，重者可因呼吸抑制而致死。

参考资料

抗肿瘤药理：本品总生物碱 30mg/kg 对小鼠淋巴细胞白血病疗效显著。

药方选例

1. 治食管贲门癌：八角枫根、预知子各 30g，石见穿、急性子、半枝莲、土木香各 15g，丹参、生山楂各 12g。水煎服，每日 1 剂。

2. 治乳腺癌：八角枫根、蜂房各 12g，山慈菇、石见穿、预知子、皂角刺各 30g，黄芪、赤芍各 15g。水煎服，每日 1 剂，分 2 次温服；同时用雄黄、生姜等份，将雄黄置于等量生姜内，放在瓦上，文火焙干至金黄色，研末，外敷，2~3 日换药 1 次。

3. 治肺癌：八角枫根 10g，干蟾皮 12g，黄芪、蛇莓、预知子各 30g，半枝莲、鱼腥草、重楼、丹参各 15g。水煎服，每日 1 剂。

（拉）Angelicae Dahuricae Radix

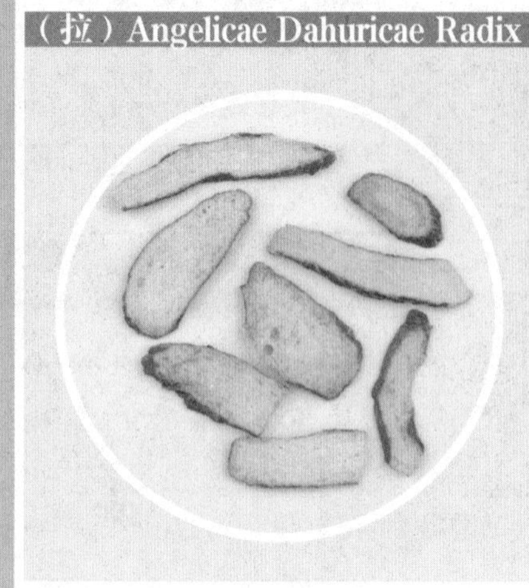

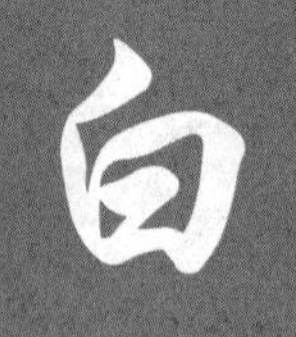
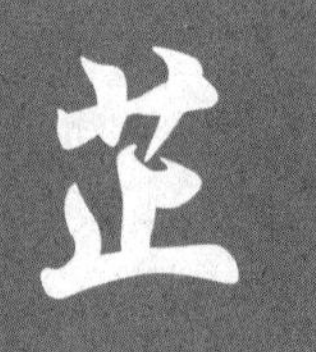

白芷

【别　　名】香白芷、川白芷。

【性味归经】辛，温。归肺、胃经。

【功　　效】祛风除湿，通窍止痛，消肿排脓。

来源

白芷最早记载于《神农本草经》。本品为伞形科植物杭白芷的干燥根。晒干或低温干燥。切片，生用。

临床应用

常用治脑瘤、鼻咽癌、骨癌、胰腺癌等肿瘤中属痰湿内聚证。亦用治癌性疼痛。

1. 用于脑瘤头痛剧烈，常配伍川芎、三七、延胡索、细辛等。

2. 用于鼻咽癌，常配伍金银花、苍耳子、胆南星等。

3. 用于舌癌，常配伍赤芍、制乳香、制没药、皂角刺等。

4. 用于骨癌，常配伍夏枯草、藁本、川芎、乳香、三七等。

用法用量

煎服，3~10g。

参考资料

抗肿瘤药理：白芷生物碱具有抗肿瘤、抗突变及抑制酪氨酸酶等作用，能有效地抑制宫颈癌荷瘤鼠瘤体生长，降低肿瘤细胞内突变型基因和相关蛋白表达量。其所含的异欧前胡素对宫颈鳞癌细胞有细胞毒作用。亦有抑制恶病质及诱导细胞分化的作用。

药方选例

1. 治鼻咽癌：白芷、连翘、荆芥、金银花、黄芩、桑白皮、玄参、防风、薄荷、栀子各 10g，射干、生地黄各 20g，甘草 7g。水煎服，每日 1 剂，并滴鼻内，每日 3 次。

2. 治骨癌：白芷、薄荷、桃仁各 15g，夏枯草 60g，藁本、川芎、乳香、当归、没药、红花、三七各 30g。水煎服，每日 1 剂。

3. 治胰腺癌：白芷、木通、台乌药各 7g，牡蛎、夏枯草各 20g，贝母 12g，玄参、青皮各 15g，党参、炒白芥子、首乌各 30g，白术、当归、赤芍、胆南星、法半夏各 10g。水煎，每日 1 剂，分 2 次服。

4. 治骨样骨瘤：白芷、当归各 15g，桃仁、赤芍各 12g，川芎、地龙、伸筋草、木瓜各 10g，制草乌、甘草各 6g，或随证加减。水煎服，每日 1 剂。本方具有化瘀止痛之功效，适用于骨样骨瘤属血瘀阻络者。

（拉）Radix Tripterygii Wilfordii

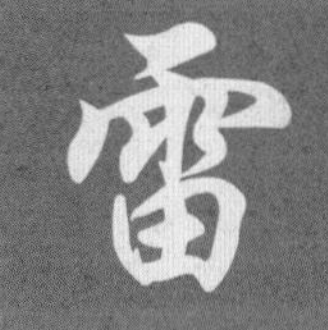
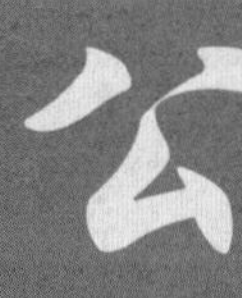
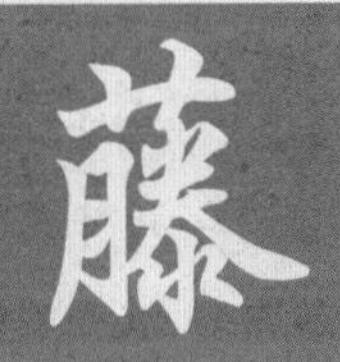

雷公藤

【别　　名】黄藤根、黄药、南蛇根、红药。

【性味归经】辛、苦，寒；有大毒。归心、肝经。

【功　　效】祛风除湿，通络止痛，活血消肿，杀虫解毒。

来源

雷公藤最早记载于《神农本草经》。本品为卫矛科植物雷公藤的根。去皮晒干，切段，生用。亦有带皮用者。

临床应用

常用治白血病、骨肉瘤等肿瘤中属热毒瘀结证。亦用治癌性疼痛。

1. 治白血病，常配伍紫草、羊蹄根、大青叶、牡丹皮等。

2. 治骨肉瘤，常配伍刺五加、补骨脂、枳木、石见穿等。

3. 治骨癌，常配伍威灵仙、伸筋草、透骨草、徐长卿等。

用法用量

煎服，1~5g。宜久煎（文火沸煎2小时以上）。外用适量，捣烂或研末外敷、调擦。外敷不可超过半小时，否则起疱。

使用注意

本品有大毒，内服宜慎。孕妇、体虚弱者忌用。凡有心肝肾器质性病变及白细胞减少者慎服。

不良反应

毒性反应与其所含生物碱及有细胞毒的二萜环氧化合物有关。中毒原因：超剂量用药；个体差异所致；在治疗过程中，因毒性蓄积而致慢性中毒。中毒症状表现广泛，用时宜慎。

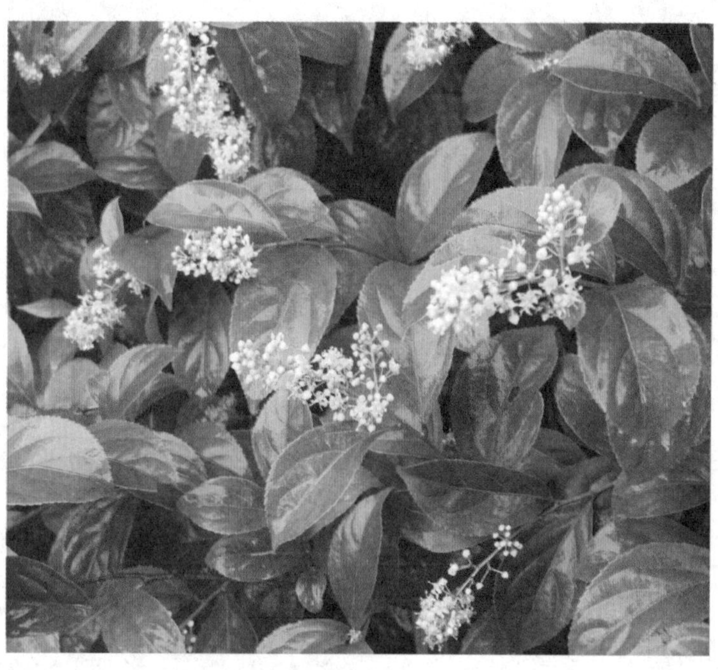

参考资料

抗肿瘤药理：体外实验，雷公藤酮对人鼻咽癌细胞有抑制作用，雷公藤内酯浓度为0.5μg/ml时，对人胃癌细胞株有杀伤作用。雷公藤抑制免疫细胞活力是其降低多种炎症因子的生成、抑制免疫细胞增殖、诱导细胞凋亡等多种免疫抑制效应的分子机制之一。

药方选例

1. 治白血病：雷公藤、小白薇、牡丹皮各15g，羊蹄根、白花蛇舌草各30g。水煎服，每日1剂。

2. 治骨肉瘤：刺五加、雷公藤各15g，补骨脂、萆薢、小红参、白毛藤、枳木各30g，大麻药10g，三七6g。水煎服，每日1剂。

3. 治癌性疼痛：雷公藤、徐长卿各15g，肿节风、通关藤各30g，白芷、桂枝各10g，细辛3g。水煎服，每日1剂。

(拉) Rhizoma seu Herba Aristolochiae Mollissimae

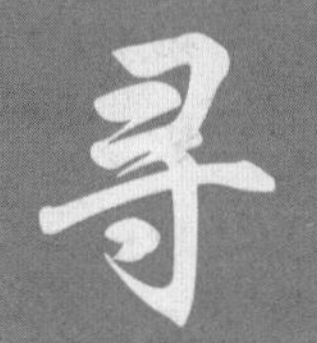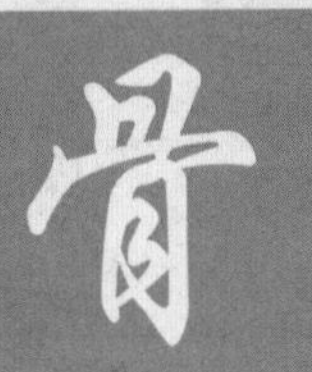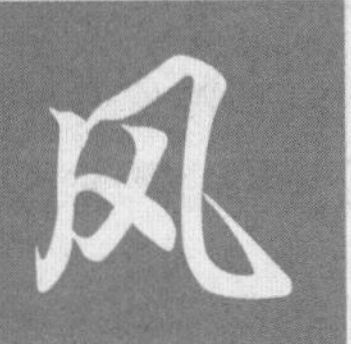

【别　　名】猪耳朵、毛风香、毛香、黄木香。

【性味归经】辛、苦，平。归肝经。

【功　　效】祛风除湿，通络止痛。

来源

寻骨风始载于《植物名实图考》。本品为马兜铃科植物绵毛马兜铃的全草。晒干，切段，生用。

临床应用

常用治肺癌、骨肉瘤等肿瘤中属瘀血阻滞证。亦用治肿瘤骨转移及癌性疼痛。

1. 用于肺癌，常配伍川贝母、陈皮、法半夏、苦杏仁等。

2. 用于癌性痛症，常配伍川乌、重楼、延胡索、预知子等。

3. 用于肿瘤致肢体麻木、四肢拘挛，常配伍八角枫、徐长卿等。

用法用量

煎服，9~15g。或浸酒服。

使用注意

阴虚有热者不宜服。不宜大量或长期服用，肾脏病患者忌服。须定期检查肾功能。

不良反应

本品所含马兜铃酸，中毒可致肾小管坏死出现面部浮肿，渐至全身水肿、尿频尿急，甚至出现急、慢性肾功能衰竭及尿毒症而死亡。

参考资料

抗肿瘤药理：全草的粉末混入饲料中喂小鼠，对艾氏腹水癌和腹水总细胞数均有明显抑制作用，对艾氏癌皮下型瘤也有明显效果。

药方选例

1. 治肺癌：寻骨风、苦杏仁、山药、茯苓各12g，川贝母、陈皮、法半夏各9g，北沙参10g，甘草4g。1剂水煎3次，每日1剂。

2. 治骨肉瘤：地鳖虫、寻骨风各30g，骨碎补15g，补骨脂20g，蜂房、莪术各10g，蜈蚣3条。水煎服，每日1剂，分2次服。

3. 治骨癌晚期属肾虚火郁型：寻骨风、骨碎补、山萸肉、补骨脂、续断、当归各15g，生地黄、透骨草各20g，女贞子、核桃树枝各30g，牡丹皮、自然铜、黄柏、肿节风各10g。水煎服，每日1剂。

（拉）Mori Cortex

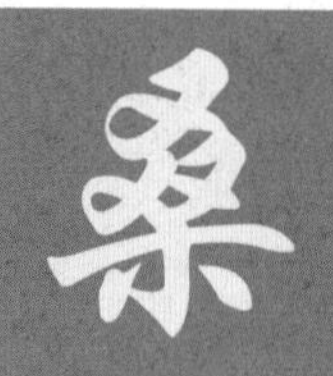
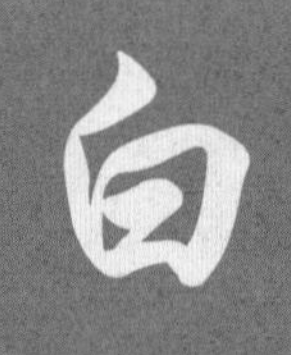
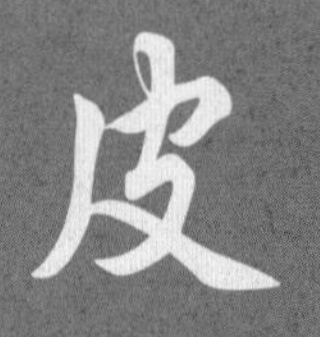

桑白皮

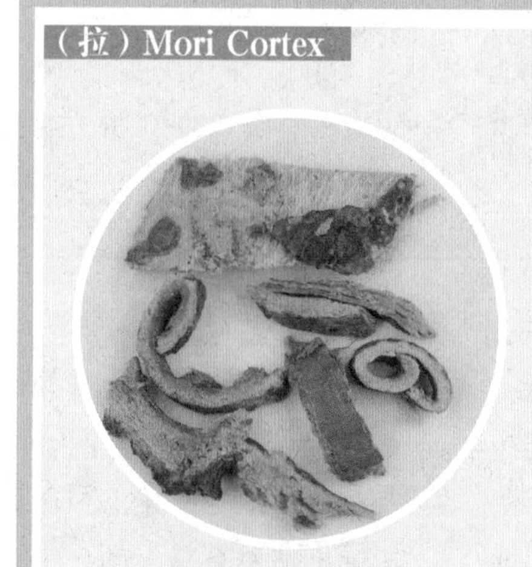

【别　　名】桑根皮、桑根白皮、桑皮、白桑皮。

【性味归经】甘，寒。归肺经。

【功　　效】泻肺平喘，利水消肿。

来源

桑白皮最早记载于《神农本草经》。本品为桑科植物桑的根皮。晒干。生用或蜜炙用。

临床应用

常用治鼻咽癌、肺癌、纵隔恶性肿瘤、恶性淋巴瘤、恶性胸水等肿瘤中属痰湿内聚证。

1. 用于喉癌，常配伍冬凌草、黄芩、栀子、贝母等。

2. 用于肺癌之肺热咳喘，常配伍瓜蒌皮、鱼腥草、石上柏等。

3. 用于恶性淋巴瘤之痰热阻肺者，常配伍青黛、蛤壳、地骨皮等。

4. 用于肺癌之水饮停肺，常配伍麻黄、葶苈子、泽泻、猪苓等。

用法用量

煎服，5~15g；大剂量可用至30g。泻肺利水、平肝清火宜生用；肺虚咳嗽宜蜜炙。

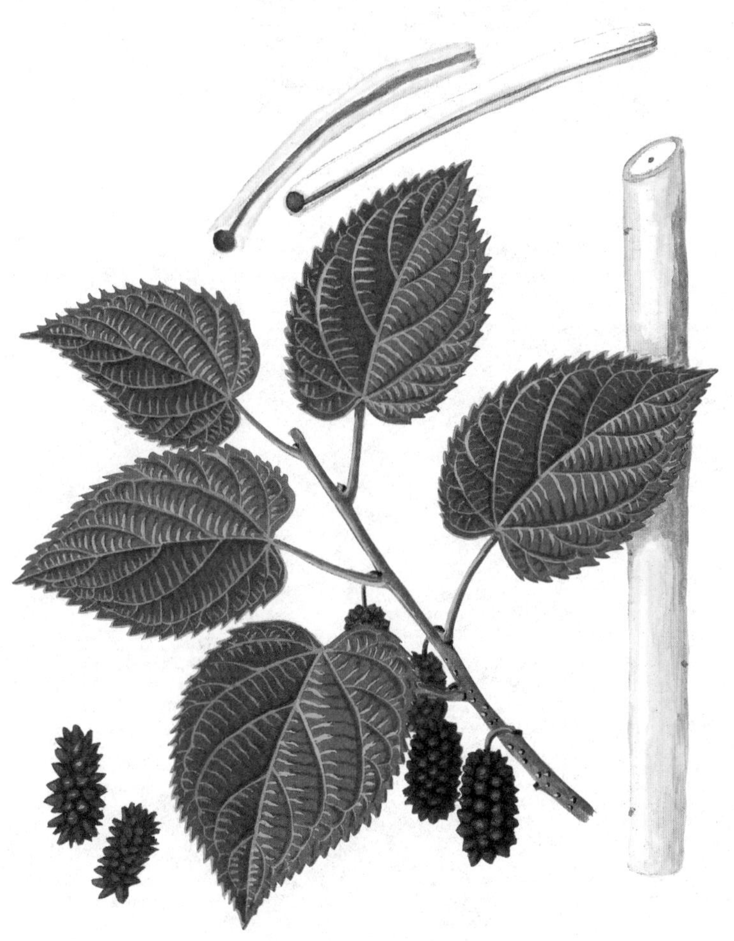

使用注意

肺寒咳喘，小便量多者慎用。

参考资料

抗肿瘤药理：本品热水提取物体外实验，对人宫颈癌细胞培养株系有抑制作用，抑制率为70%左右。用醋制桑白皮单味煎剂试用于食管癌、胃癌，有缓解症状及延长寿命的作用。

药方选例

1. 治鼻咽癌：桑白皮、瓜蒌仁、茯苓各15g，黄芩、栀子、麦冬、贝母、知母各12g，橘红3g，甘草6g。水煎服，每日1剂。具有祛痰浊、散结聚、和脾胃之功效。适用于鼻咽癌属痰浊结聚者。

2. 治肺癌：桑白皮、瓜蒌皮、百合、玄参、麦冬、沙参各15g，熟地黄20g，生地黄12g，当归、白芍各10g，重楼、白芷、白花蛇舌草、牡丹皮各30g，甘草5g。水煎服，每日1剂。

3．治纵隔恶性肿瘤：桑白皮、瓜蒌仁各20g，白花蛇舌草、半枝莲、石见穿各30g，黄芩、山慈菇各15g，茯苓、制南星、半夏、陈皮、杏仁、枳实、浙贝母各10g，甘草3g，可随证加减。水煎服，每日1剂。本方具有清肺化痰、降逆平喘之功效，适用于纵隔恶性肿瘤属痰热郁肺者。

4．治肺癌合并胸水：桑白皮、重楼、泽泻、猪苓、茯苓各15g，葶苈子、鱼腥草、蒲公英、徐长卿、白英、铁树叶、石见穿、白花蛇舌草各30g，川贝母9g，浙贝母、王不留行各12g，牡丹皮6g，猫人参60g。水煎服，每日1剂。

5．治恶性胸水：桑白皮、葶苈子、陈皮、半夏、茯苓、山茱萸、桂枝、白术各20g，紫苏子15g，黄芪30g，大枣10枚，附子5g，生姜皮10g。水煎服，每日1剂。

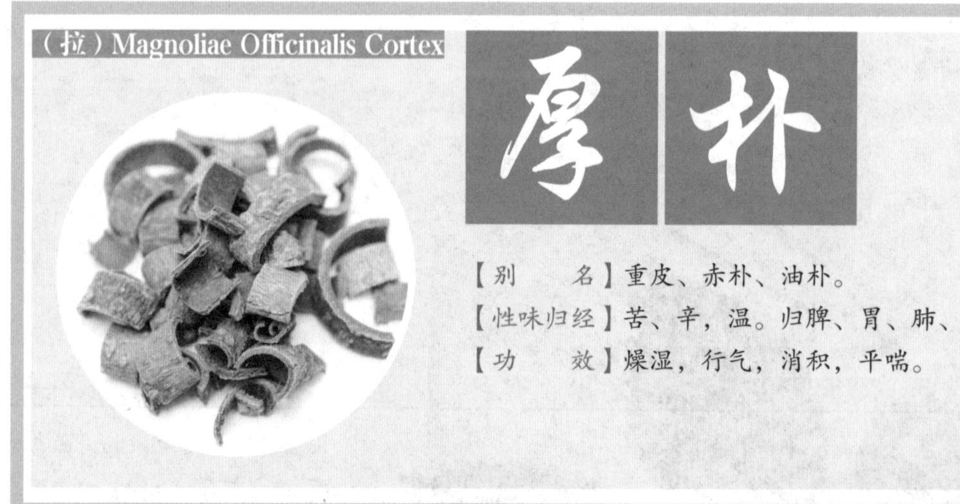

厚朴

【别　　名】重皮、赤朴、油朴。

【性味归经】苦、辛，温。归脾、胃、肺、大肠经。

【功　　效】燥湿，行气，消积，平喘。

来源

厚朴最早记载于《神农本草经》。本品为木兰科植物凹叶厚朴的干皮、根皮及枝皮。生用，或姜汁制用。

临床应用

常用治食管癌、胃癌、肠癌等肿瘤中属痰湿内聚、脾胃气滞证。

1．用于食管癌，常配伍急性子、枳实、陈皮、山慈菇等。

2．用于胃癌之脾胃虚寒者，常配伍附子、干姜、陈皮等。

3．用于肠癌之脾虚气

滞者，常配伍木香、预知子、乌药等。

用法用量

煎服，3~10g。

使用注意

体虚及孕妇慎用。

参考资料

抗肿瘤药理：厚朴酚与和厚朴酚能诱导肿瘤细胞凋亡、抑制肿瘤转移、抑制肿瘤血管生成、抑制肿瘤细胞增殖与诱导细胞分化等而具有抗肿瘤作用。

药方选例

1. 治食管癌：姜厚朴、紫草、青皮、陈皮、木香各15g，清半夏20g，桃仁、甘草各5g。水煎服，每日1剂。

2. 治胃癌：厚朴、陈皮、萹蓄、苍术、麦芽、神曲各7.5g，大黄15g，生姜12g，木香、沉香各3g，甘草6g。水煎服，每日1剂。

3. 治肛门癌：厚朴、甲珠各9g，白花蛇舌草、半枝莲各60g，忍冬藤、薏苡仁、昆布各30g，夏枯草、海藻、槐角、紫草根各15g，桃仁12g。水煎服，每日1剂。

4. 治鼻咽癌放、化疗后脾胃失调：厚朴、党参、白术、半夏、陈皮、木香、砂仁各10g，茯苓20g。水煎服，每日1剂。具有健脾益气、和胃止呕之功效。

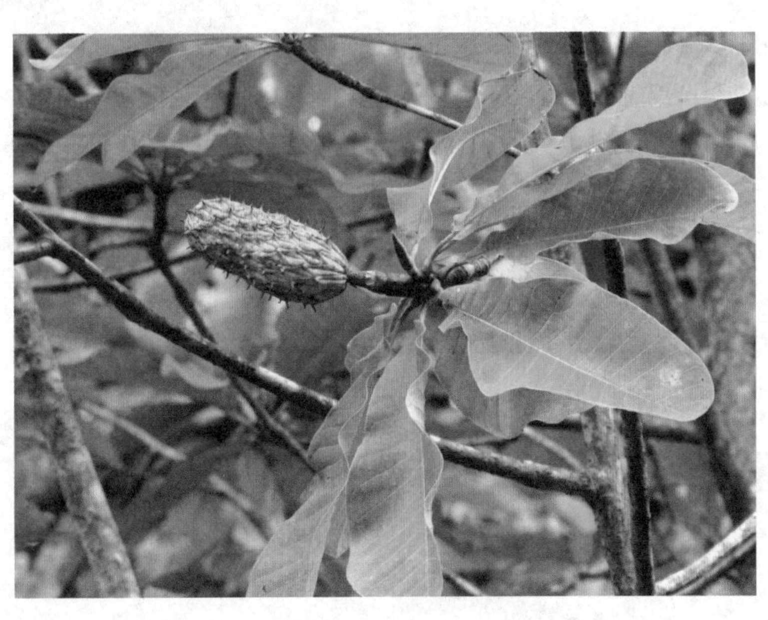

（拉）Akebiae Caulis

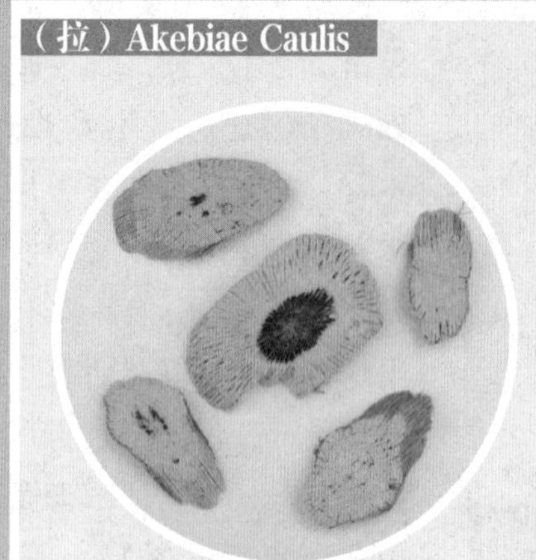

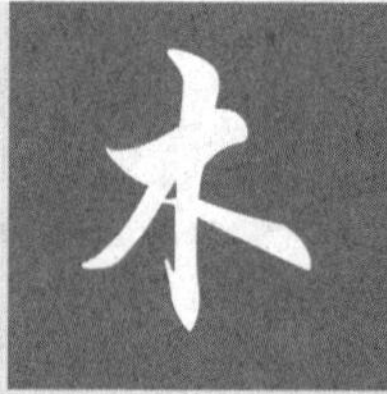
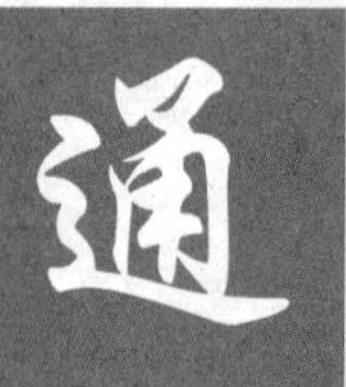

木通

【别　　名】山通草、野木瓜、通草、丁翁。

【性味归经】苦，寒。归心、膀胱经。

【功　　效】泻火行水，活血通脉。

来源

木通最早记载于《神农本草经》。本品为木通科植物三叶木通的木质茎藤。切片，晒干。生用。

临床应用

常用治肝癌、胰腺癌、膀胱癌、睾丸癌、前列腺癌、宫颈癌等肿瘤中属湿热瘀毒证。

1. 用于膀胱癌之膀胱湿热证，常配伍萹蓄、栀子、小蓟等。

2. 用于睾丸癌，常配伍菝葜、荔枝核、延胡索、棉花根等。

3. 用于泌尿系统肿瘤，常配伍车前草、金银花、羊蹄、白英等。

用法用量

煎服，3~6g。大剂量30g。

使用注意

孕妇慎用。

参考资料

抗肿瘤药理：木通热水提取液，经减压蒸馏制得的干燥粉末，以500μg/ml在体内试验对人宫颈癌细胞培养株系有抑制作用，抑制率在90%以上。

药方选例

1. 治前列腺癌属湿热下注型：黄柏、泽泻、瞿麦、

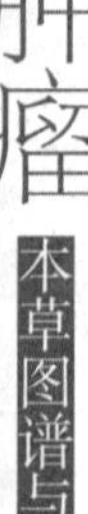

萹蓄各 10g，白花蛇舌草、半枝莲、滑石各 30g，栀子、车前子、薏苡仁各 15g，甘草 6g。水煎服，每日 1 剂。

2．治阴茎癌：木通、牛膝、黄柏、泽泻各 15g，萹蓄、车前草、金银花、马鞭草、土茯苓、瞿麦各 30g，甘草 6g，可随证加减。水煎服，每日 1 剂。本方具有清热利湿之功效，适用于阴茎癌属湿热下注者。

3．治急性肿瘤溶解综合征属湿热壅积证：木通、瞿麦、萹蓄、山栀子、蒲公英、枳壳各 15g，滑石 30g，车前子、白茅根各 20g，大黄 12g。水煎服，每日 1 剂。本方具有清热解毒、通利小便之功效。

（拉）Ardisiae Japonicae Herba

紫金牛

【别　　名】平地木、矮地茶、地茶。

【性味归经】苦、辛，平。归肺、肝经。

【功　　效】止咳平喘，清热利湿，活血化瘀。

来源

紫金牛最早记载于《图经本草》。本品为紫金牛科植物紫金牛的全株。晒干。生用。

临床应用

常用治肺癌、胰腺癌、泌尿系统肿瘤等肿瘤中属湿热瘀毒证。

1．用于肺癌之咳喘痰多者，常配伍鱼腥草、瓜蒌皮、贝母等。

2．用于肿瘤之湿热黄疸，常配伍虎杖、金钱草、马蹄金等。

3．用于胰腺癌，常配伍魔芋、龙葵、石见穿、预知子等。

4．用于泌尿系统肿瘤之淋证，常配伍萹蓄、虎杖、木通等。

用法用量

煎服，10~30g。或捣汁服。

使用注意

少数患者服后有胃脘部不适症状。

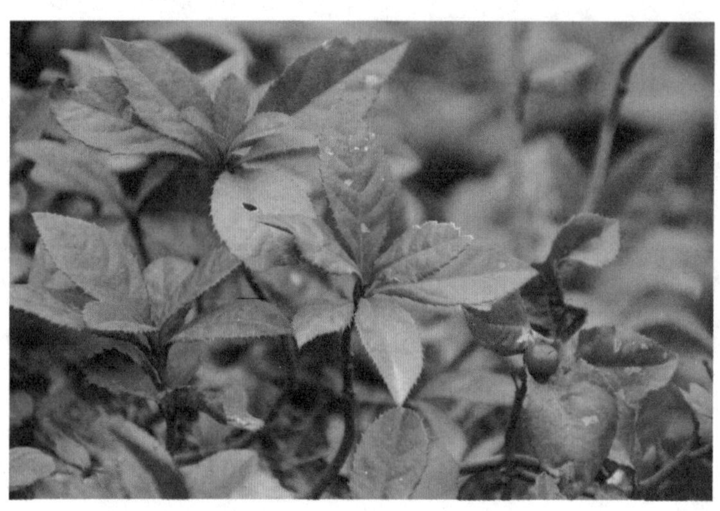

药方选例

1. 治肺癌合并咳血或支气管感染：紫金牛 30g，生地黄、仙鹤草、党参各 15g，牡丹皮 10g，黄精、枇杷叶、白术、山药各 12g，黄芩、陈皮各 9g。水煎服，每日 1 剂，连服 4~7 剂。

2. 治胰腺癌：紫金牛、大血藤、龙葵、夏枯草、蒲公英、石见穿、枸杞子各 30g，预知子、炮山甲 、干蟾皮、香附各 12g，丹参 15g，郁金、川楝子、木香各 9g。水煎服，每日 1 剂。

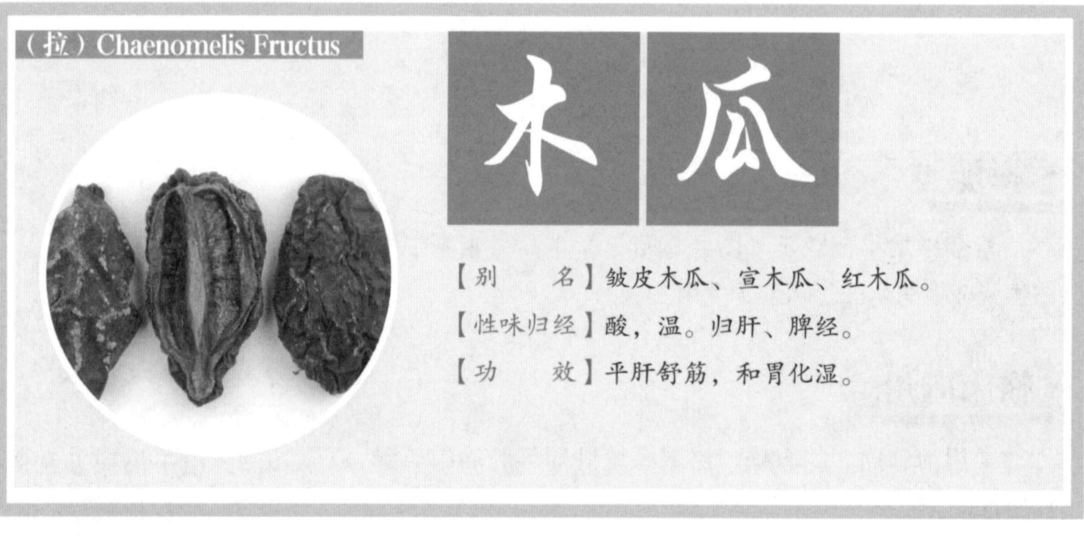

（拉）Chaenomelis Fructus

木瓜

【别　　名】皱皮木瓜、宣木瓜、红木瓜。

【性味归经】酸，温。归肝、脾经。

【功　　效】平肝舒筋，和胃化湿。

来源

木瓜始载于《名医别录》。本品为蔷薇科植物贴梗海棠的近成熟果实。对半近剖，晒干。生用。

临床应用

常用治食管癌、胃癌、肠癌、胰腺癌、宫颈癌、血管瘤等肿瘤中属水湿停聚证。

1. 用于消化道肿瘤属湿阻中焦者，常配伍苍术、陈皮、半夏等。

2. 用于食管癌，常配伍白及、生地黄、紫参、麦冬等。

3. 用于肿瘤致关节屈伸不利、关节疼痛，常配伍川乌、地龙等。

用法用量

煎服，10~15g。

使用注意

胃酸过多者不宜用。

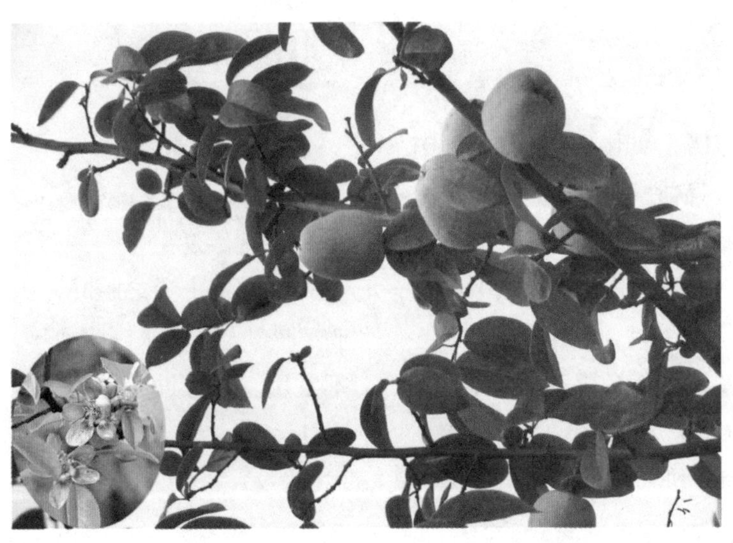

参考资料

抗肿瘤药理：木瓜水煎液和醇提取液对小鼠艾氏癌腹水型有明显抑制作用。本品含苹果酸，苹果酸及其钾盐均对小鼠艾氏癌腹水型有较高的抑制率，临床上常用于免疫功能低下的肿瘤患者。体外实验，木瓜水煎液对人宫颈癌细胞培养株系抑制率达 70%~90%。

药方选例

1. 治食管癌：木瓜、白及各 9g，生地黄 30g，太子参、麦冬、茯苓、白术、白芍各 15g，石斛 12g，五味子、甘草各 6g。水煎服，每日 1 剂，分 2 次服。

2. 治宫颈癌：木瓜、鸡内金、生麦芽、炒枣仁、炒柏仁各 30g，生地黄、麦冬、黄柏、知母、地骨皮各 12g，蜂房 4g，山药、女贞子、墨旱莲、桑寄生各 15g，牡丹皮、山萸肉、阿胶（烊化）、五味子、生甘草各 10g。每日 1 剂，连服 3 个月。

3. 治血管瘤：木瓜、法半夏、金银花各15g，虎杖、红参须、薏苡仁各30g。1剂水煎3次，每日1剂，连服15~30剂。

（拉）Platycodonis Radix
桔梗
【别　　名】铃铛花、白药、土人参。
【性味归经】苦、辛，平。归肺经。
【功　　效】开宣肺气，祛痰排脓，利咽。

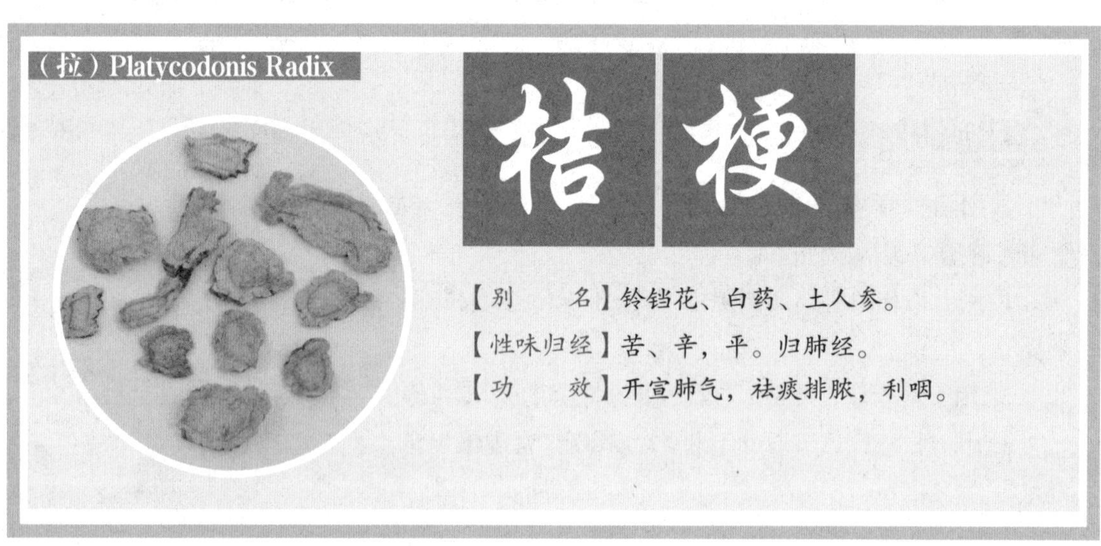

来源

桔梗最早记载于《神农本草经》。本品为桔梗科植物桔梗的根。晒干。生用。

临床应用

常用治肺癌、食管癌、乳腺癌、咽喉部肿瘤等肿瘤中属痰瘀互结、热毒壅盛证。亦用治肿瘤外邪犯肺之咽痛失音。

1. 用于肿瘤之痰湿互结者，常配伍浙贝母、法半夏、瓜蒌皮等。

2. 用于肺癌之热毒壅盛者，常配伍鱼腥草、全瓜蒌、天冬等。

3. 用于食管癌之血瘀痰滞者，常配伍赤芍、急性子、全瓜蒌等。

4. 用于咽喉部肿瘤，常配伍山豆根、牛蒡子、板蓝根、甘草等。

用法用量

煎服，3~10g。

使用注意

凡气机上逆之呕吐、呛咳、眩晕及阴虚火旺咯血等，不宜用。用量过大易致恶心呕吐。

参考资料

抗肿瘤药理：本品所含的桦木醇在400mg/kg时对大鼠瓦克瘤肌注肿瘤系统有边缘抗肿瘤活性。

药方选例

1. 治甲状腺癌：桔梗、山豆根、海藻、昆布、金银花、连翘、白芷、射干、升麻各9g，龙鳞草、夏枯草、天花粉、生地黄各15g，甘草4.5g。水煎服，每日1剂，分2次服。

2. 治肺癌：桔梗9g，北沙参、麦冬、海藻各12g，太子参15g，鱼腥草、白英各30g。水煎服，每日1剂。

3. 治乳腺癌：桔梗、夏枯草、金银花、黄芪、薤白各15g，蒲公英、紫花地丁、远志、肉桂各10g，瓜蒌60g，当归30g，甲珠、天花粉、赤芍、甘草各6g。水煎服，每日1剂，分2次服。

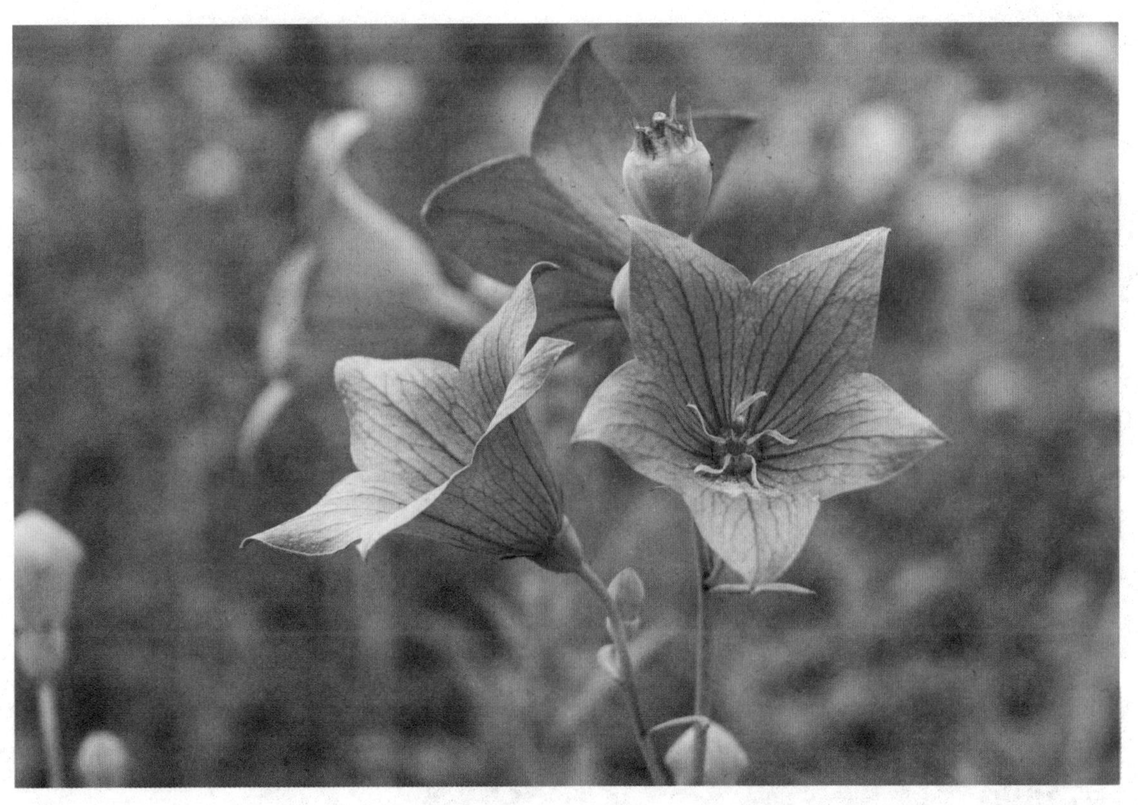

（拉）Sedi Herba

垂盆草

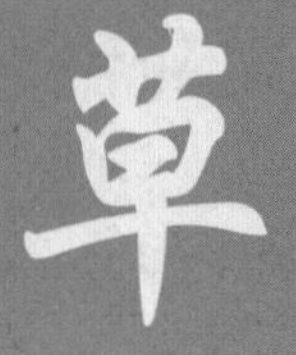

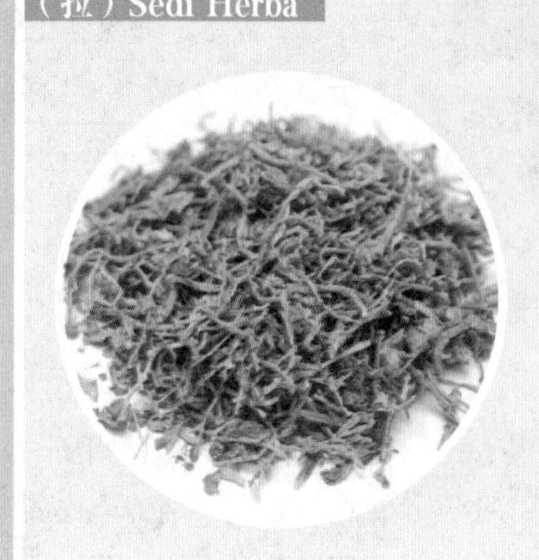

【别　　名】狗牙齿、鼠牙半枝莲、三叶佛甲草。

【性味归经】甘、淡，微酸，凉。归肝、胆、小肠经。

【功　　效】利湿退黄，清热解毒。

来源

垂盆草始载于《本草纲目拾遗》。本品为景天科植物垂盆草的全草。切段晒干，生用或鲜用。

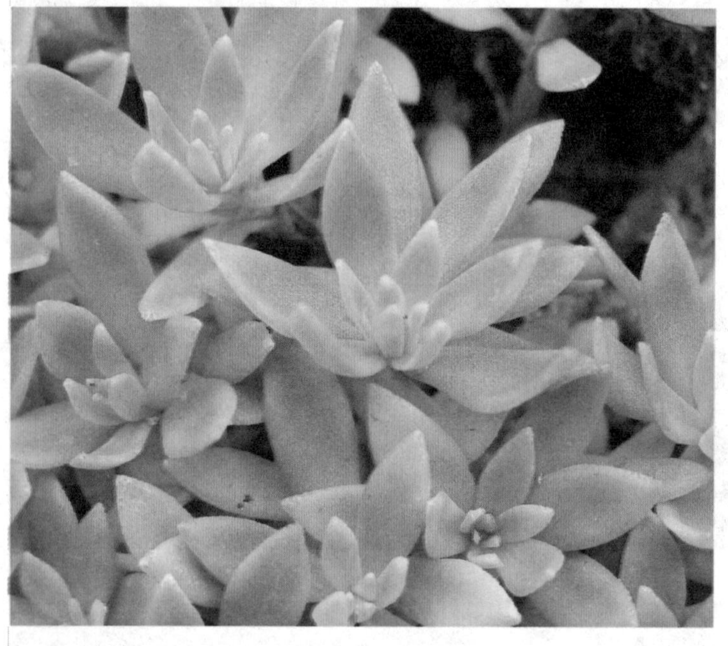

临床应用

常用治肺癌、肝癌、胆囊癌、胰腺癌、卵巢癌等肿瘤中属湿热毒蕴证。有明显保肝降酶作用，常与半边莲相须为用。

1. 用于肺癌，常配伍白英、龙葵、鱼腥草、半枝莲、干蟾皮等。

2. 用于肝癌之湿热毒蕴者，常配伍赤芍、大黄、龙葵、预知子等。

3. 用于胆囊癌，常配伍大黄、金钱草、龙葵、栀子、虎杖等。

4. 用于胰腺癌之肝胆湿热者，常配伍魔芋、大黄、溪黄草等。

用法用量

煎服，15~30g；鲜品加倍。外用适量。

参考资料

抗肿瘤药理：实验结果显示，垂盆草醇提取物对小鼠肉瘤的生长有明显抑制作用，肿瘤重量明显减轻。对腹水瘤小鼠生存天数亦有明显延长作用。

药方选例

1. 用于原发性肝癌：垂盆草（鲜品）40g，北沙参、郁金、麦冬、茯苓各10g，太子参、半边莲、半枝莲各15g，黄芪30g，白术、枸杞子各12g，白英20g。水煎服，每日1剂。亦可用于其他肿瘤。

2. 治恶性腹水：垂盆草、虎杖各20g，枳实、泽泻、茯苓、大腹皮各12g，车前草30g，商陆、牵牛子各6g。水煎服，每日1剂。

3. 治胰腺癌：垂盆草、虎杖、白芍、白花蛇舌草、溪黄草、土茯苓、菝葜各30g，制香附15g，柴胡、枳壳、栀子各10g，川芎、甘草各6g，可随证加减。水煎服，每日1剂。本方具有疏肝和胃、清解郁热之功效，适用于胰腺癌属肝胃郁热者。

4. 治胆囊癌：垂盆草、夏枯草、车前草、延胡索各15g，大黄10g，茵陈、白花蛇舌草、金钱草、龙葵各30g，栀子、虎杖、柴胡、郁金各12g，甘草6g，可随证加减。水煎服，每日1剂。本方具有清热利湿、利胆退黄之功效，适用于胆囊癌属肝胆湿热者。

（拉）Caulis Araliae

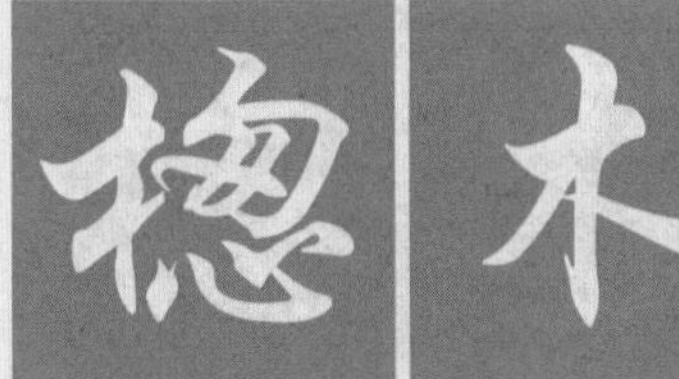

【别　　名】虎阳刺、老虎刺、鸟不宿。

【性味归经】辛、苦，平。归脾、肝、肾经。

【功　　效】祛风除湿，利水消肿，活血解毒。

来 源

楤木最早记载于《中华本草》。本品为五加科植物楤木的茎枝。

临床应用

常用治肺癌、胃癌、肠癌、宫颈癌等肿瘤中属水湿停聚证。

1. 用于肺癌，常配伍半枝莲、凤尾草、冬凌草等。

2. 用于胃癌，常配伍龙胆草、大黄、牡丹皮、木香等。

3. 用于肠癌腹痛便血者，常配伍凤尾草、白蔹、荠菜等。

用法用量

煎服，15~30g；或泡酒。外用适量，捣敷或酒浸外涂。

使用注意

孕妇慎用。

参考资料

抗肿瘤药理：本品水煎液腹腔给药对小鼠移植性肿瘤有抑制作用，抑制率为30%~40%，对肝癌实体型抑制率为30%左右。

药方选例

1. 治肺癌：楤木、凤尾草、半枝莲、地茄子各30g。水煎服，每日1剂。

2. 治胃癌属脾胃虚寒证：三七1.5g（研冲），楤木、党参、枸杞子、熟地黄各15g，黄芪30g，茯苓、威灵仙、白术各12g，陈皮10g，甘草3g。水煎服，每日1剂。

3. 治宫颈癌：楤木、白头翁、半枝莲、茜草、茯苓、桂枝、黄独、三棱各20g，黄柏、黄芩、牡丹皮、红花、桃仁各15g。水煎服，每日1剂。

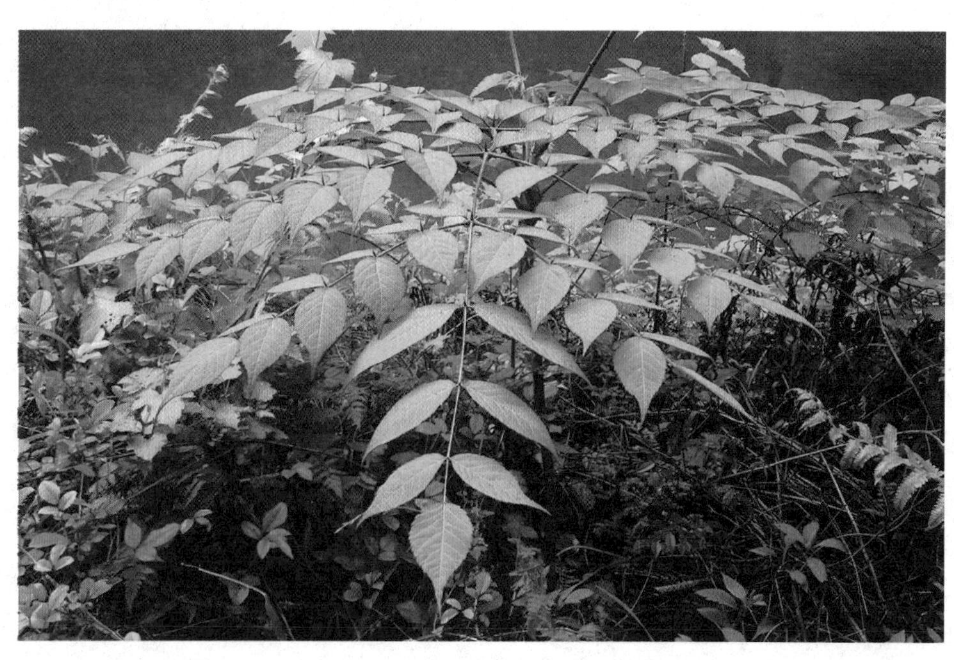

（拉）Herba Hyperici Japonici

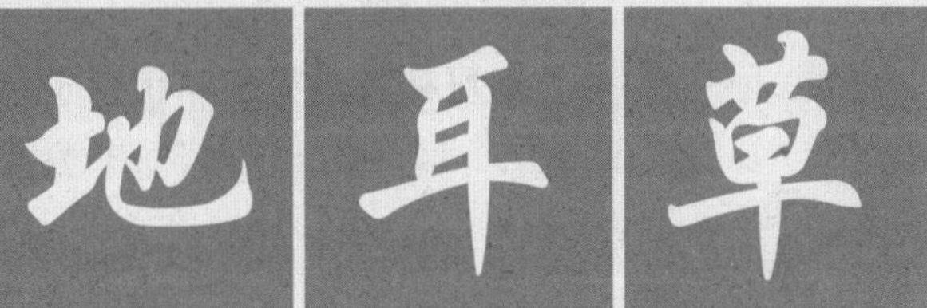

【别　　名】田基黄、香草、雀舌草、田边菊、七寸金。

【性味归经】苦，平。归肝、胆经。

【功　　效】利湿退黄、清热解毒，活血消肿。

来 源

地耳草始载于《植物名实图考》。本品为藤黄科植物地耳草的全草。晒干。生用。

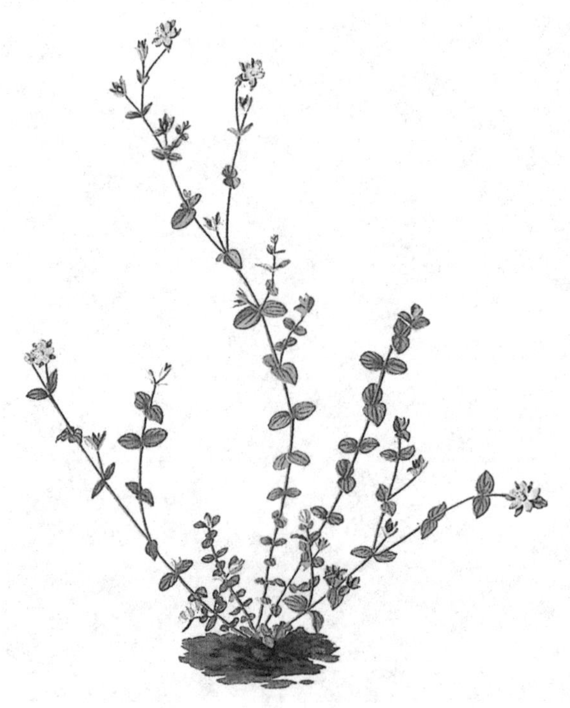

临床应用

常用治肝癌、胆囊癌等肿瘤中属湿热毒蕴者。有明显保肝降酶作用，常与半边莲相须为用。

1. 用于肿瘤属湿热黄疸，常配伍虎杖、马蹄金、赤芍等。

2. 用于肝癌，常配伍郁金、预知子、紫参、重楼等。

3. 用于胆囊癌，常配伍藤梨根、叶下珠、金钱草等。

用法用量

煎服，15~30g。鲜品加倍。外用适量。

使用注意

孕妇慎用。

参考资料

抗肿瘤药理：地耳草提取物有抗肿瘤作用，对人喉癌和人宫颈癌细胞株系生长有抑制作用。地耳草能提高大鼠全身的特异性和非特异性细胞免疫功能，间接提高机体抗肿瘤能力。

药方选例

1. 治肝癌：地耳草、川楝子各10g，郁金、橘皮、橘叶各12g，预知子25g，枳壳、佛手、白芥子各9g，薏苡仁30g。水煎服，每日1剂，分2次服。

2. 治炎症性肝癌手术后用：地耳草、茵陈、垂盆草各30g，金钱草、车前草、绞股蓝各20g，杭白芍、炒三仙、藿香、茯苓、炒白术各12g，参三七3g（分吞），犀角地黄丸6g（分吞）。水煎服，每日1剂。

3. 治肝转移癌：地耳草、苦参各15g，茵陈、泽泻各20g，栀子、大黄、龙胆草、郁金、佩兰、茯苓、猪苓各10g，薏苡仁30g，黄连、山豆根各6g。水煎服，每日1剂。

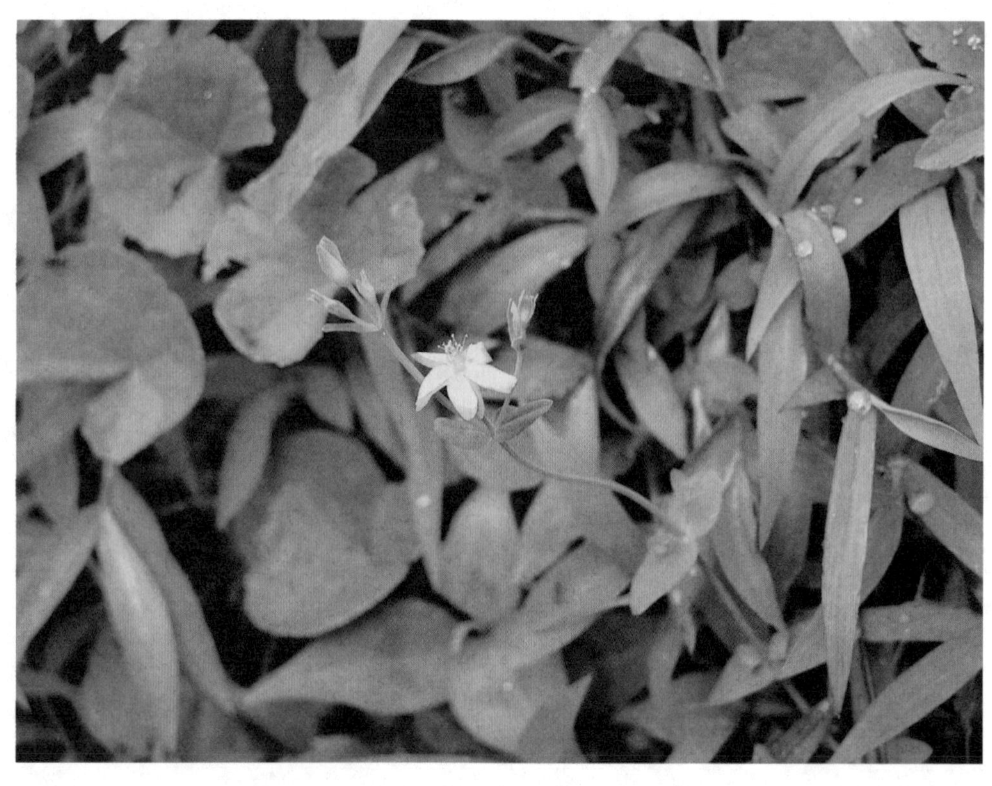

（拉）Pharbitidis Semen

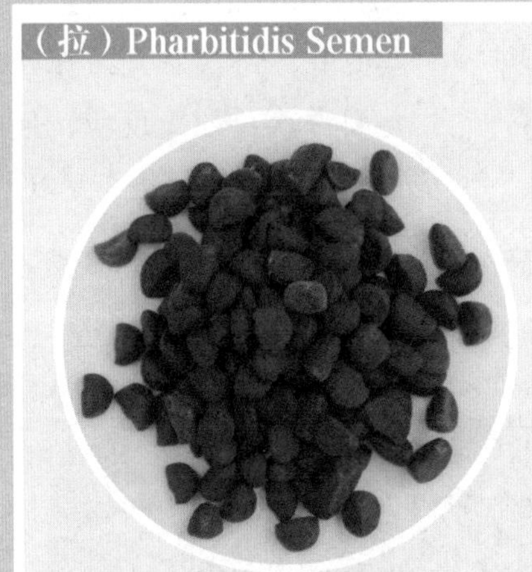

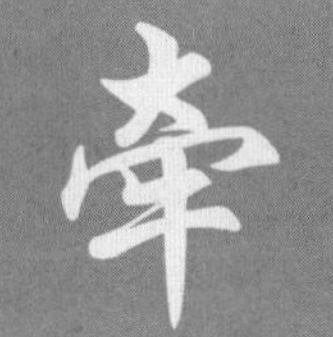
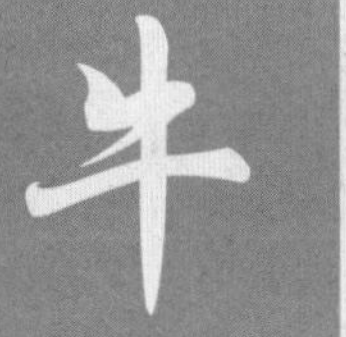
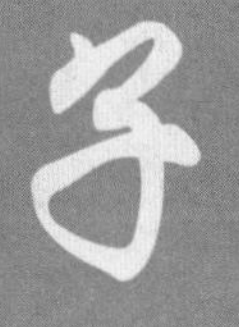

牵牛子

【别　　名】黑丑、白丑、二丑、喇叭花。

【性味归经】苦、寒；有毒。归肺、肾、大肠经。

【功　　效】泻水通便，消痰涤饮，杀虫攻积。

来源

牵牛子始载于《名医别录》。本品为旋花科植物裂叶牵牛的成熟种子。晒干。生用或炒用。

临床应用

常用治肺癌、肝癌、恶性腹水等肿瘤中属水湿停聚证。

1. 用于肺癌之痰壅咳喘者，常配伍葶苈子、杏仁、厚朴、瓜蒌等。

2. 用于肝癌腹水，常配伍芫花、大黄、车前草、半边莲、猪苓等。

3. 用于肿瘤致不全肠梗阻，常配伍大黄、瓜蒌、厚朴、败酱草等。

用法用量

煎服，3~9g。入丸、散，1.5~3g。炒用药性减缓。

使用注意

孕妇忌服。不宜与巴豆同用。

参考资料

抗肿瘤药理：体外试验有抑制肿瘤细胞作用，其抑制率可达 50% 以上。

药方选例

1. 治肺癌：牵牛子 30g，虎杖根、白花蛇舌草各 60g，茴香 12g。水煎服，每日 1 剂。

2. 治肝癌：牵牛子（生、炒各半）15g，大黄45g，郁李仁、紫葛各30g，赤芍、炒桔梗、紫菀、木香、诃黎勒皮各22g。上药共为细末，炼蜜为丸，如梧桐子大小，每服15丸，空腹时用木通及大枣汤送下。

3. 治恶性腹水：炒黑白牵牛子、琥珀、炒甘遂各30g，沉香10g。共研末装胶囊0.3g，每次2丸，开始时每日3次，如无反应，逐日加重，加重至每次5丸以上，30日为1个疗程。

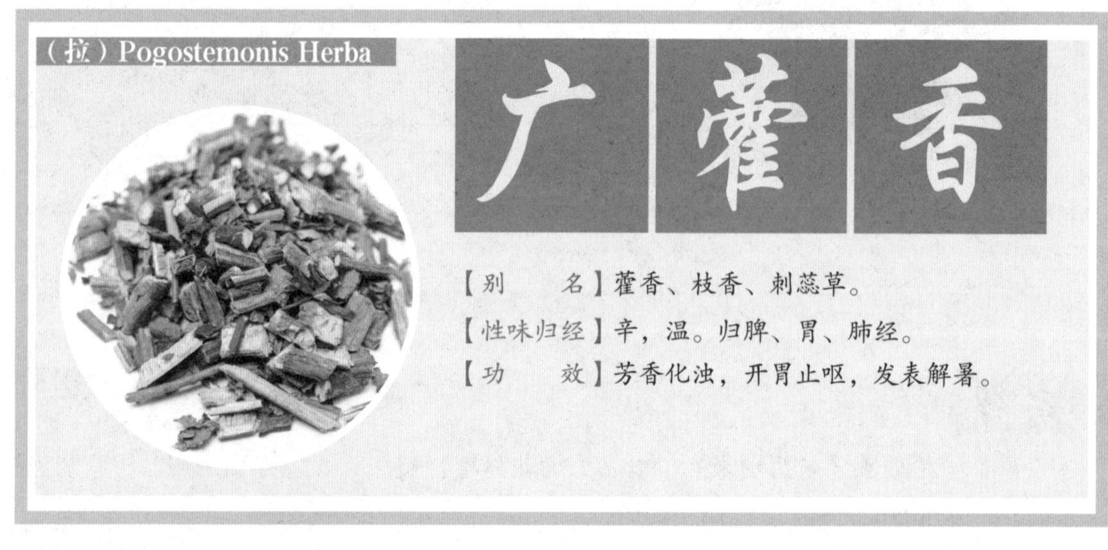

（拉）Pogostemonis Herba

广藿香

【别　　名】藿香、枝香、刺蕊草。

【性味归经】辛，温。归脾、胃、肺经。

【功　　效】芳香化浊，开胃止呕，发表解暑。

来源

广藿香始载于《名医别录》。本品为唇形科植物广藿香的地上部分。晒干。切段，生用。

临床应用

常用治唇癌、舌癌、胃癌、肠癌等肿瘤中属湿滞中焦证。亦用治肿瘤放化疗所致呕吐，常与半夏相须为用。

1. 用于肿瘤属脾胃虚寒者，常配伍砂仁、法半夏、建曲等。

2. 用于肿瘤属湿滞中焦者，常配伍苍术、厚朴、半夏、薏苡仁等。

3. 用于唇癌，常配伍栀子、生石膏、防风、全蝎等。

4. 用于鼻咽癌，常配伍冬凌草、山豆根、马勃、蒲公英等。

用法用量

煎服，5~10g。鲜品加倍。藿香叶偏于发表；藿香梗偏于和中。鲜藿香解暑之力较强，夏季泡汤代茶，可作清暑饮料。

使用注意

阴虚火旺者忌用。

参考资料

抗肿瘤药理：本品所含桂皮醛有抗肿瘤作用，50μg/ml给小鼠注射，对病毒引起的肿瘤的抑制率为100%。

药方选例

1. 治唇癌：广藿香、栀子各9g，生石膏、防风各12g，全蝎3g，甘草9g。水煎服，每日1剂。

2. 治舌癌属心脾郁火证：藿香叶、山豆根、石膏（先煎）各15g，蒲公英、藤梨根各30g，生地黄、天花粉各20g，竹叶、木通、栀子各10g，黄连、甘草梢各6g。水煎服，每日1剂。

3. 治肿瘤属脾胃虚寒证：广藿香6g，砂仁、建曲、法半夏各9g，茯苓、白术各12g，党参15g，厚朴10g。水煎服，每日1剂。

4. 治胃癌：藿香、枳壳、半夏、白芍、柴胡、旋覆花、竹茹各10g，赭石、白花蛇舌草各30g，重楼20g，预知子、徐长卿各15g，甘草3g，可随证加减。水煎服，每日1剂。本方具有疏肝和胃、降逆止呕之功效，适用于胃癌属肝胃不和者（此多见于胃癌早期或中期）。

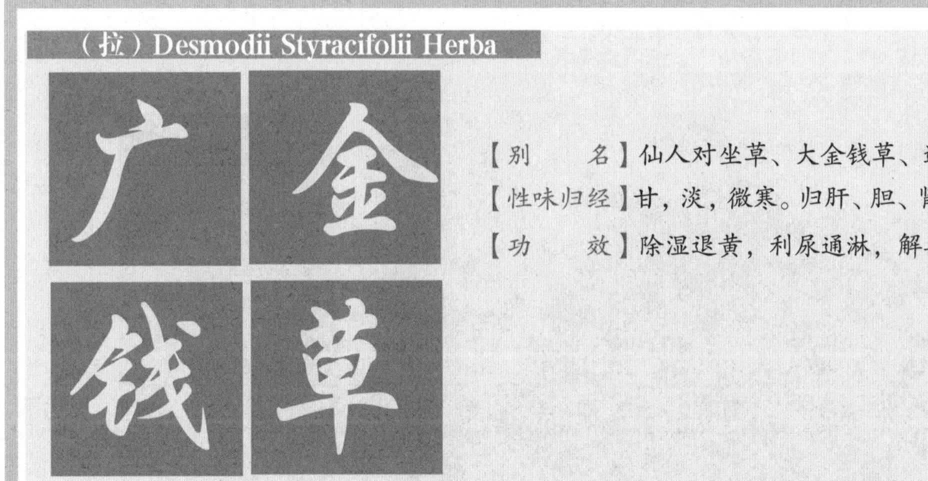

【别　　名】仙人对坐草、大金钱草、遍地黄。

【性味归经】甘，淡，微寒。归肝、胆、肾、膀胱经。

【功　　效】除湿退黄，利尿通淋，解毒消肿。

来 源

广金钱草最早记载于《本草纲目拾遗》。本品为豆科植物广金钱草的地上部分。切段。晒干生用。

临床应用

常用治胰腺癌、胆囊癌等肿瘤中属热火毒内盛、膀胱湿热证。亦用治湿热黄疸，常与马蹄金相须为用。

1. 用于肿瘤之湿热黄疸，常配伍茵陈、虎杖、马蹄金等。

2. 用于胆管癌，常配伍柴胡、龙胆草、藤梨根、龙葵等。

3. 用于胰腺癌，常配伍虎杖、魔芋、大黄、栀子等。

4. 用于膀胱癌，常配伍粉萆薢、车前草、石韦、琥珀等。

用法用量

煎服，30~60g；鲜品加倍。外用适量。

附 注

各地称“金钱草”供药用的植物有多种，较常用的为：报春花科过路黄 Lysimachia christinae Hance，习称大金钱草，可代用。

参考资料

抗肿瘤药理：金钱草所含多糖可刺激免疫器官增重和淋巴细胞增加，增加白介素产生，提高淋巴细胞转化能力和淋巴因子激活的杀伤细胞生成能力，从而提高肿瘤宿主对肿瘤的抵抗能力，抑制肿瘤生长。

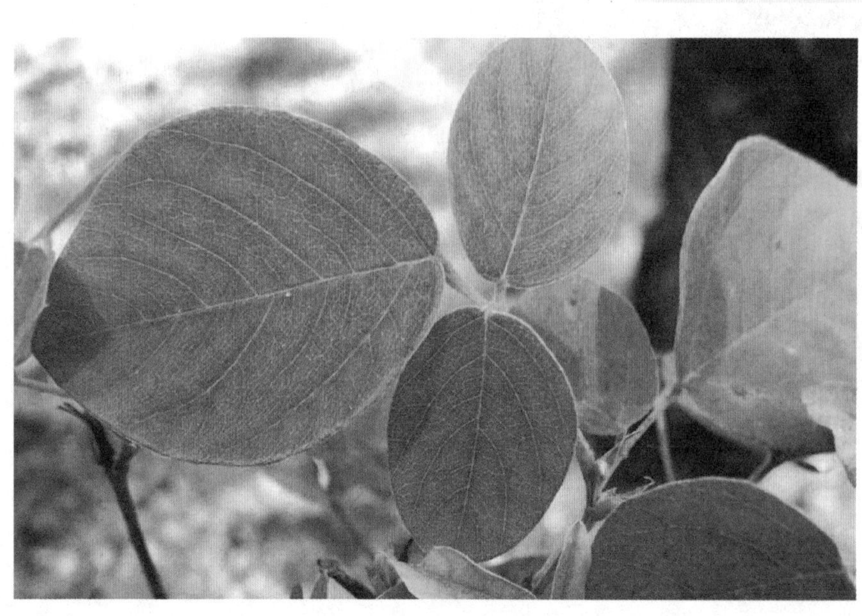

药方选例

1. 治胆囊癌属胆火瘀结证：金钱草、肿节风各30g，大青叶20g，山栀、大黄、黄柏、桃仁、白芍各15g，土鳖虫、甘草各6g。水煎服，每日1剂。

2. 治胆囊癌：金钱草、水杨梅根各30g，木香、黄芩、鸡内金各9g，海金沙、茵陈、郁金各12g，小蓟15g，柴胡、甘草各6g。水煎服，每日1剂。

3. 治胆管癌：金钱草、柴胡、白芍、山栀子、龙胆草、凌霄花、藤梨根各15g，茵陈30g，川芎、郁金、黄芩、清半夏、水红花子、龙葵、甘草各10g。水煎服，每日1剂。

4. 治泌尿系统肿瘤合并感染或结石：广金钱草、海金沙、石韦、白花蛇舌草、党参各15g，瞿麦、茯苓、白术各12g，甘草3g。水煎服，每日1剂。

（拉）Herba Rabdosiae Serrae

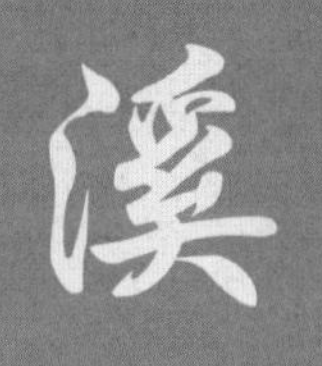
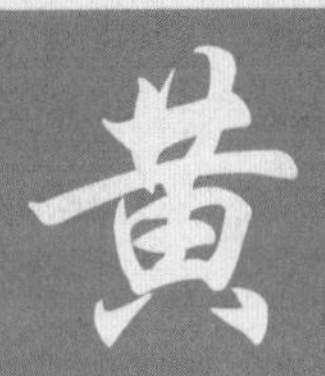
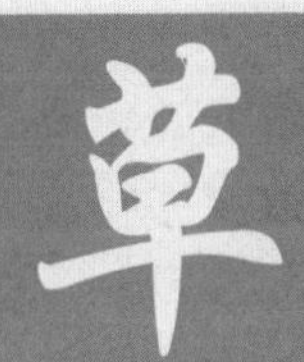

溪黄草

【别　　名】溪沟草、台湾延胡索、大叶蛇总管。

【性味归经】苦，寒。归肝、胆、大肠经。

【功　　效】清肝利胆，利湿退黄，凉血散瘀。

来源

溪黄草始载于《常用中草药手册》（广州部队）。本品为唇形科植物溪黄草的全草。晒干。生用。

临床应用

常用治肝癌、胆囊癌等肿瘤中属湿热黄疸证，常与马蹄金相须为用。

1. 用于肿瘤之湿热黄疸，常配伍鸡骨草、栀子、马蹄金等。

2. 用于肿瘤之癃闭，常配伍木通、滑石、皂角刺、炮山甲等。

3. 用于肝癌之肝胆湿热证，常配伍大黄、重楼、赤芍等。

用法用量

煎服，3~5g；鲜品 10~15g。大剂量 15~30g。外用适量。

参考资料

抗肿瘤药理：溪黄草一些分离成分对不同的肿瘤细胞有很高的细胞毒性，具有一定的抗肿瘤作用。

药方选例

1. 治肝癌之肝胆湿热证：溪黄草、绵茵陈、半枝莲、重楼各 30g，栀子、猪苓、白芍、郁金、女贞子各 15g，大黄、柴胡、桂枝各 10g。水煎服，每日 1 剂。

2. 治胰腺癌：溪黄草、石见穿、魔芋（先煎 2 小时）各 30g，夏枯草、龙葵各 20g，重楼、栀子、白芍、郁金各 15g，大黄 10g，山慈菇 6g，甘草 5g。水煎服，每日 1 剂。

3. 治恶性腹水属湿热蕴结证：溪黄草 30g，黄芩、知母、茯苓、泽泻、枳壳、厚朴、防己、白术、绵茵陈各 15g，黄连、大腹皮各 10g，大黄 12g。水煎服，每日 1 剂。本方具有清热利湿、攻下逐水之功效。

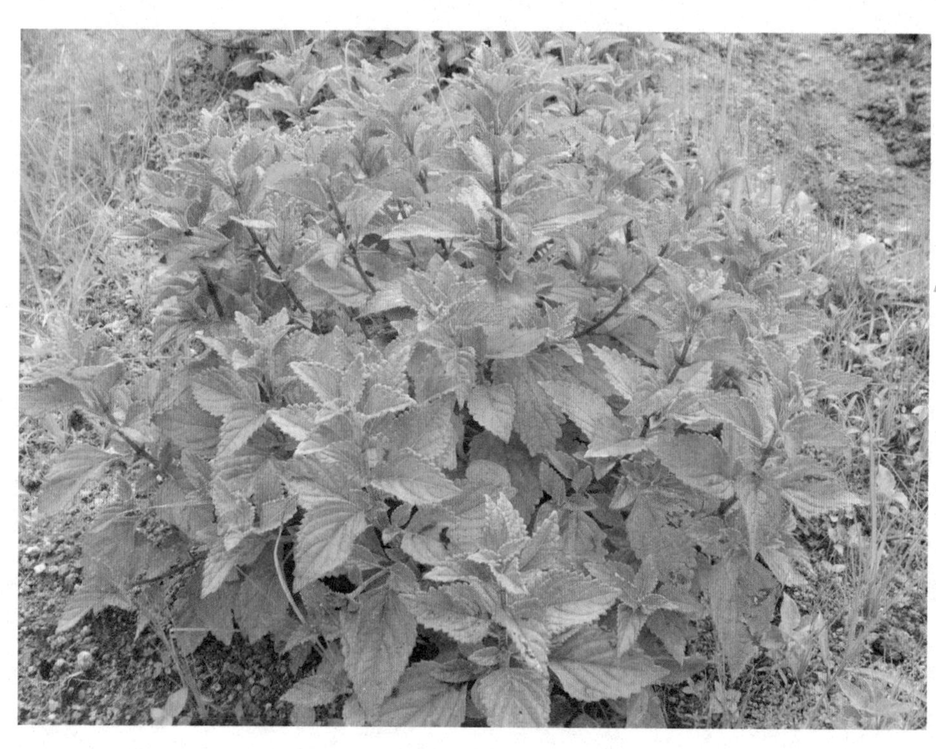

（拉）Herba Pteridis Multifidae

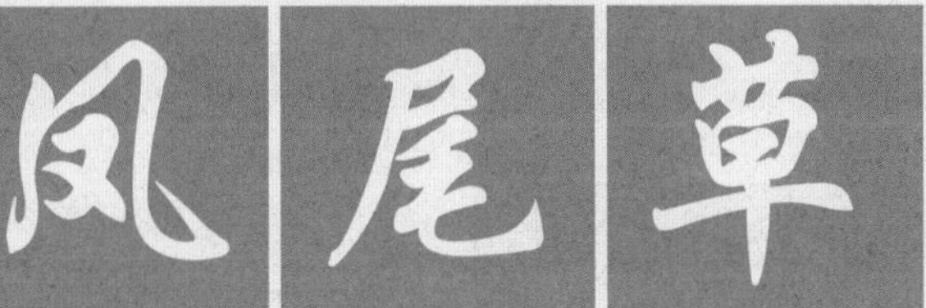

凤尾草

【别　　名】鸡脚草、金鸡尾、井口边草、井边凤尾、井栏草。

【性味归经】苦、淡，寒。入大肠、肾、心、肝经。

【功　　效】清热利湿，凉血止血，消肿解毒。

来 源

凤尾草最早记载于《生草药性备要》。本品为凤尾蕨科植物凤尾草的全草。晒干。生用。

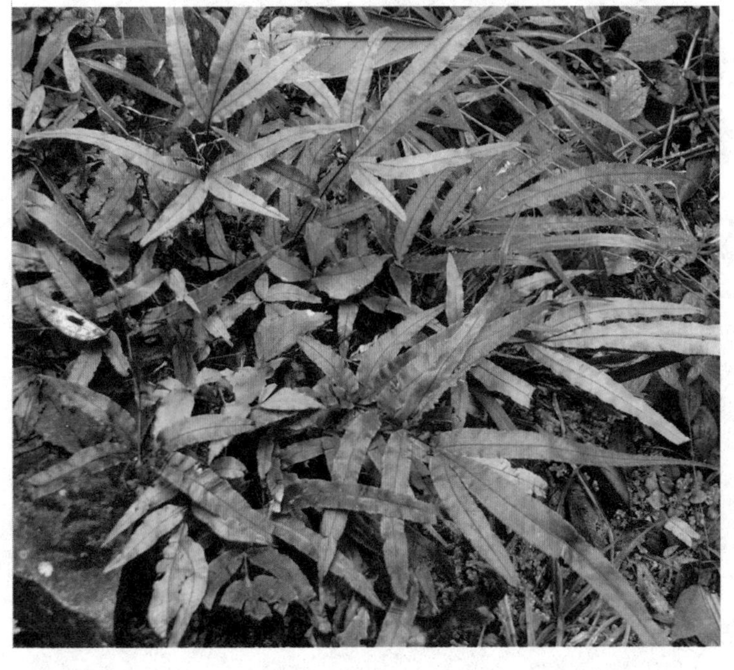

临床应用

常用治肺癌、乳腺癌、肠癌、泌尿系统肿瘤等肿瘤中属湿热毒蕴证。

1. 用于各种恶性肿瘤，常配伍半边莲、野葡萄藤、重楼、半枝莲等。

2. 用于肠癌之湿热毒蕴者，常配伍大血藤、马齿苋、败酱草等。

3. 用于泌尿系统肿瘤伴尿路感染，常配伍连翘、萆薢、土茯苓等。

用法用量

煎服，9~12g。大剂量30g。

使用注意

虚寒证忌服。

参考资料

抗肿瘤药理：本品对小鼠肉瘤和大鼠瓦克瘤有抑制作用。凤尾草根对小鼠吉田肉瘤的抑制率为30%~50%。

药方选例

1. 治各种恶性肿瘤：凤尾草、半边莲、野葡萄藤、重楼各15g，杨桃枝、半枝莲各30g。可作为基本方，再根据不同病种及证型辨证加减。水煎服，每日1剂煎3次。

2. 治肺癌：凤尾草、冬凌草、楤木、半枝莲、地茄子各30g。水煎服，每日1剂。

3. 治乳腺癌：凤尾草、蜂房各10g，铁树叶15g，紫河车、藕粉各30g，白糖适量。前四味药煎汤去渣，与藕粉、白糖冲服，每日1剂，常服。

4. 治大肠癌：凤尾草、马齿苋、菝葜、赤石脂、余粮石各30g。每日1剂，连服10~20剂，有效可续用。

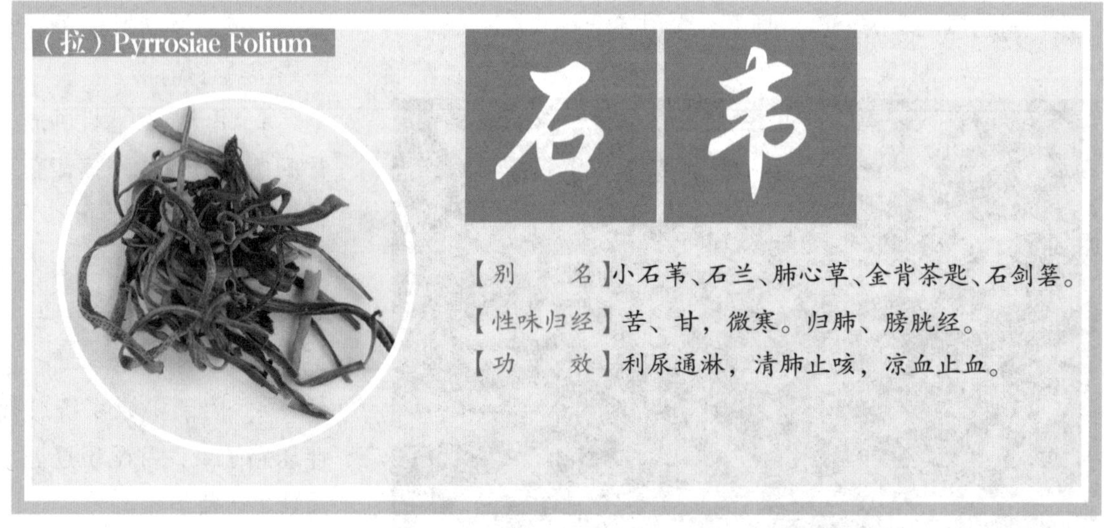

（拉）Pyrrosiae Folium

石韦

【别　　名】小石苇、石兰、肺心草、金背茶匙、石剑箬。

【性味归经】苦、甘，微寒。归肺、膀胱经。

【功　　效】利尿通淋，清肺止咳，凉血止血。

来 源

石韦最早记载于《神农本草经》。本品为水龙骨科植物石韦的叶。切碎，晒干或阴干。生用。

临床应用

常用治肺癌、膀胱癌、肾癌、前列腺癌等肿瘤中属水湿蕴结证。

1. 用于膀胱癌之膀胱湿热证，常配伍车前子、大黄、蒲公英等。

2. 用于肾癌之湿热瘀毒证，常配伍小蓟、蒲黄、大黄炭、龙葵等。

3. 用于前列腺癌，常配伍知母、黄柏、鳖甲、牡丹皮、泽泻等。

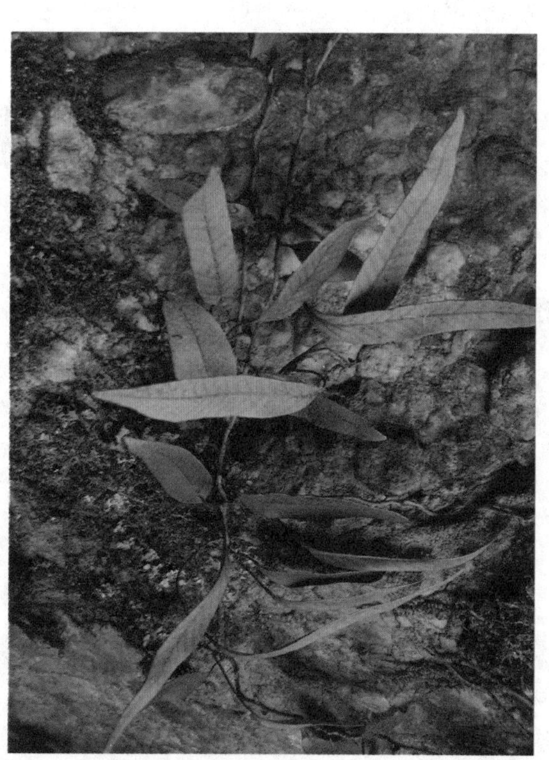

用法用量

煎服，6~15g。大剂量 30~60g。

参考资料

抗肿瘤药理：本品所含咖啡酸有提升白细胞的作用，所含 β－谷甾醇对小鼠腺癌、肺癌和大鼠瓦克瘤具有抗肿瘤活性。

药方选例

1. 治肺癌伴肺部感染：石韦、党参、鱼腥草各 15g，黄芪 20g，枇杷叶、苦杏仁、陈皮、桔梗、款冬花各 10g，茯苓、白术各 12g，川贝母 9g，甘草 3g。水煎服，每日 1 剂煎 3 次。可配合放、化疗或其他疗法。

2. 治肾癌：石韦 60g，白英、土茯苓、重楼、海金沙各 30g。水煎服，每日 1 剂。

3. 治膀胱癌：石韦、冬葵子、木通、泽兰各 12g，金钱草 60g，海金沙 30g，鸡内金、萹蓄、瞿麦各 20g，滑石 25g，赤芍 15g，甘草梢 10g。水煎服，每日 1 剂。

4. 治前列腺癌：石韦、知母、黄柏、猪苓、茯苓、车前子、黄精、龟甲、党参、玄参、石菖蒲、鳖甲、牡丹皮、山药各 10g，泽泻 20g。水煎服，每日 1 剂。

（拉）Acori Tatarinowii Rhizoma

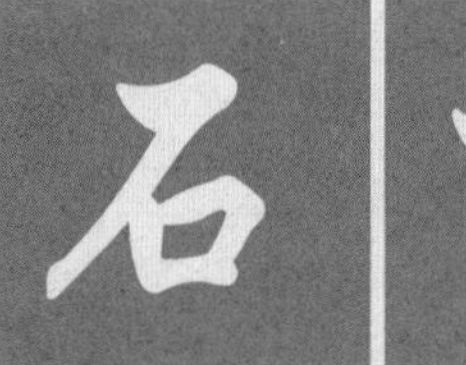
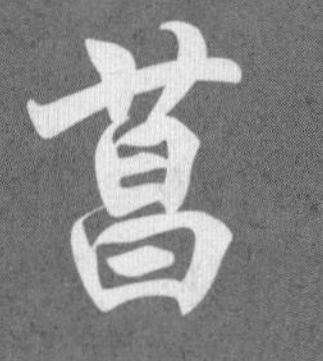
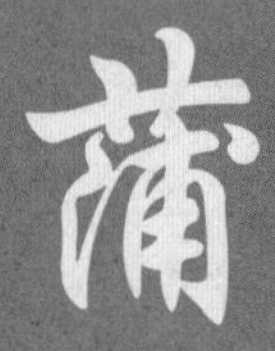

石菖蒲

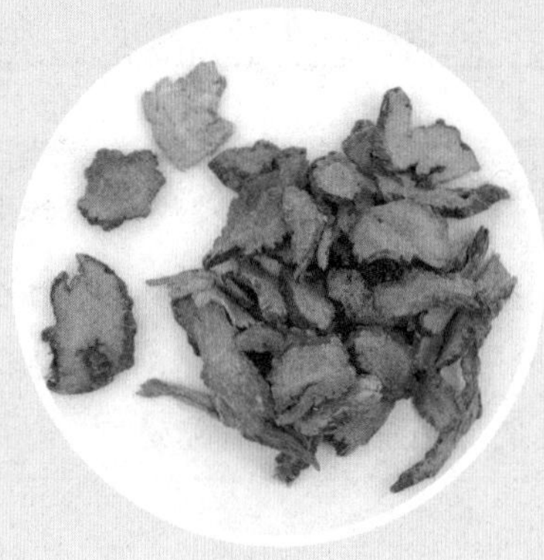

【别　　名】石蜈蚣、水蜈蚣、水剑草、山菖蒲、凌水档。

【性味归经】辛、苦，温。归心、胃经。

【功　　效】化湿和胃，开窍豁痰，醒神益智。

来源

石菖蒲最早记载于《神农本草经》。本品为天南星科植物石菖蒲的根茎。晒干。生用。

临床应用

常用治脑瘤及脑转移瘤、甲状腺癌等肿瘤中属痰湿内阻、湿阻中焦证。

1. 用于肿瘤致湿浊中焦者，常配伍砂仁、苍术、厚朴、半夏等。

2. 用于脑瘤属痰湿内阻者，常配伍夏枯草、壁虎、天南星等。

3. 用于肿瘤所致肝性脑病属湿浊蒙闭者，常配伍制南星、郁金等。

用法用量

煎服，5~10g。鲜品加倍。外用适量。

使用注意

阴虚阳亢、咳嗽、吐血、精滑者慎服。

参考资料

抗肿瘤药理：煎剂初步证明能杀死腹水癌细胞，挥发油有显著抗癌作用。细辛醚对人胃癌细胞株、人肺转移癌细胞株、人宫颈癌细胞株等有一定的抗癌活性。

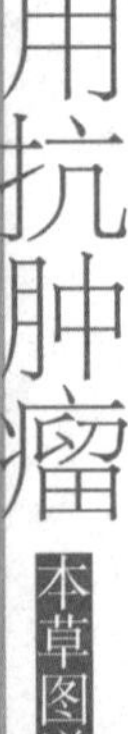

药方选例

1．治脑瘤及脑转移瘤之痰湿内阻证：石菖蒲、红花、陈皮各10g，夏枯草、生薏苡仁各30g，昆布、海藻、浙贝母、天南星、半夏、竹茹、茯苓各15g，壁虎3g。水煎服，每日1剂。

2．治甲状腺癌属肝郁痰结证：石菖蒲、法半夏、海藻、郁金、黄药子、土贝母、山慈菇各10g，牡蛎、半枝莲、猫爪草各30g，陈皮、柴胡各6g，夏枯草、拳参各15g。水煎服，每日1剂。

3．治肿瘤所致肝性脑病属湿浊蒙闭证：石菖蒲、橘红、枳实、山栀子各9g，制半夏、郁金、茯苓、白茅根各12g，制南星10g，太子参15g，竹茹、甘草各6g。水煎服，每日1剂。

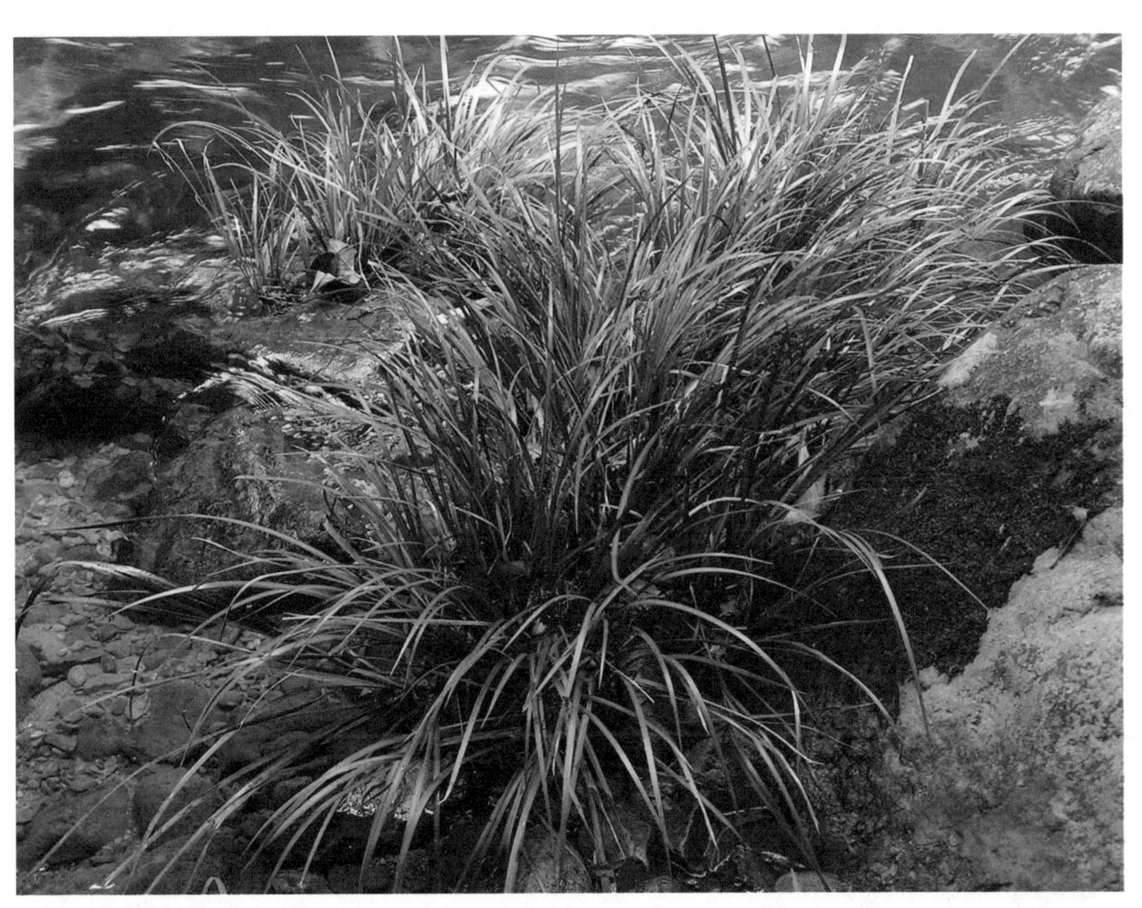

（拉）Semen Benincasae

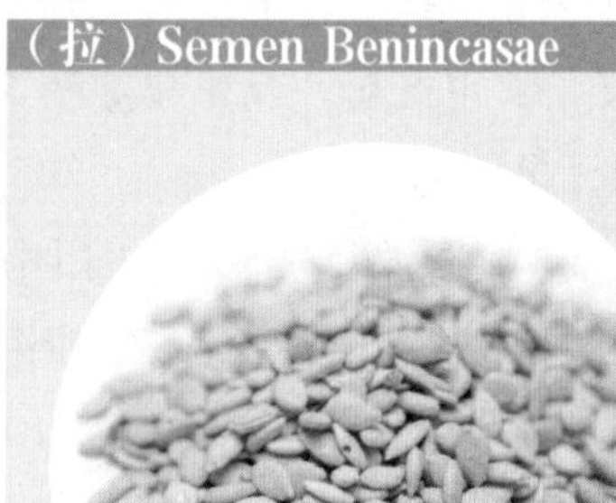

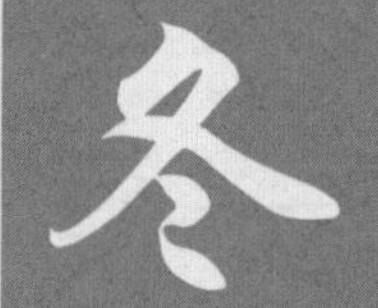
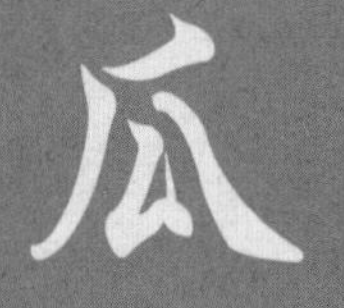
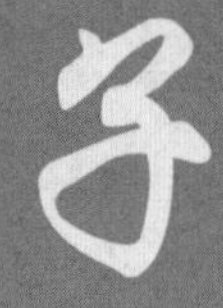

冬瓜子

【别　　名】冬瓜仁、瓜子、白瓜子。

【性味归经】甘，寒。归肺、胃、大肠、小肠经。

【功　　效】清肺化痰，利湿排脓。

来源

冬瓜子最早记载于《新修本草》。本品为葫芦科植物冬瓜的种子。晒干。生用。

临床应用

常用治肺癌、泌尿系统肿瘤等肿瘤中属痰热蕴肺证。

1. 用于肺癌之痰热蕴肺证，常配伍瓜蒌、鱼腥草、前胡、桔梗等。

2. 用于肺癌之咳吐血痰症，常配伍芦根、茜草、川贝母、紫草等。

用法用量

煎服，10~15g。

使用注意

不宜久服。

参考资料

抗肿瘤药理：冬瓜子热水提取物抗动物移植性肿瘤活性较高，对小鼠肉瘤的抑制率为88.7%，而未见毒性反应。

药方选例

1. 治肺癌咯血：冬瓜子、芦根、桃仁、降香、茜草、川贝母各10g，薏苡仁15~30g，紫菀、紫草各10~30g。水煎服，每日1剂。

2. 治恶性胸水：冬瓜子、瓜蒌仁、芦根、生薏苡仁各

15g，葶苈子 30g，连翘、杏仁、桔梗、白芥子、法半夏各 10g，大枣 5 枚，生姜 3 片，甘草 5g。水煎服，每日 1 剂。

3. 治泌尿系统肿瘤合并感染，出现脓血尿或排尿困难：冬瓜子 30g，金银花 10g，车前草 20g，大蓟 18g，白英 15g，茯苓、山药各 12g，甘草 3g。水煎服，每日 1 剂，连服 7~10 剂。

4. 治肺癌：冬瓜子、生薏苡仁、猫爪草、鱼腥草、石见穿各 30g，苇茎、仙鹤草、浙贝母、款冬花各 15g，桔梗、桃仁各 10g，三棱 12g，甘草 3g。水煎服，每日 1 剂。具有清肺理气、除痰散结之功效，适用于肺癌属肺热痰瘀者。

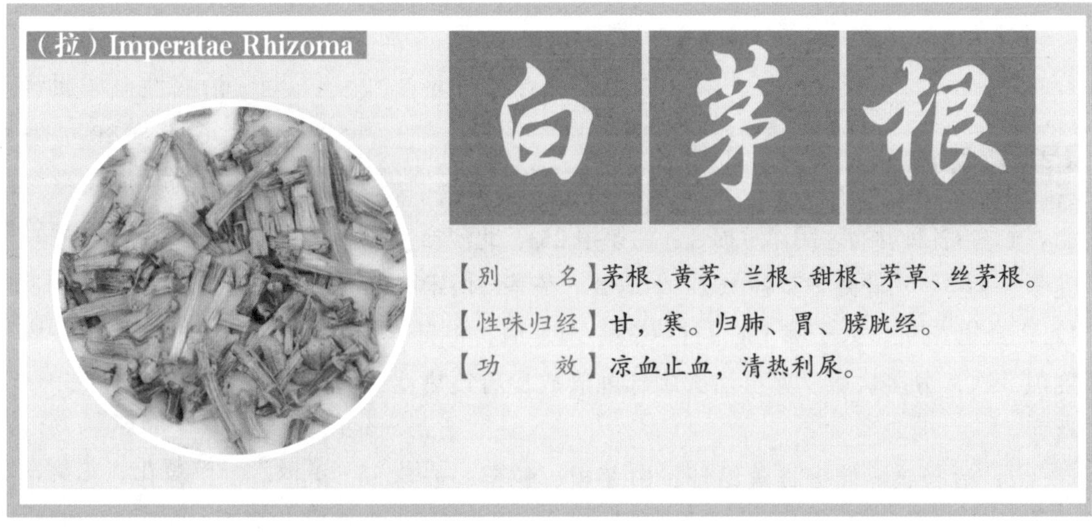

来源

白茅根最早记载于《神农本草经》。本品为禾本科植物白茅的根茎。晒干。切段生用或炒炭用。

临床应用

常用治肾癌、膀胱癌、宫颈癌等肿瘤中属热毒蕴结、血热出血证。

1. 用于肾癌，常配伍预知子、黄精、拳参、重楼等。

2. 用于膀胱癌之膀胱湿热者，常配伍大黄、蒲公英、小蓟等。

3. 用于宫颈癌，常配伍柴胡、香附、仙茅、淫羊藿等。

4. 用于肿瘤血热出血者，常配伍大蓟、茜草根、仙鹤草等。

用法用量

煎服，15~30g；鲜品 30~60g，以鲜品为佳。亦可用鲜品捣汁服。

参考资料

抗肿瘤药理：噬菌体法实验表明白茅根有抗噬菌体作用，提示对肿瘤细胞有抑制作用。

药方选例

1. 治各种肿瘤之阴津亏损证：白茅根 25g，北沙参、麦冬、玄参、白花蛇舌草各 10g，生地黄、茯苓、白术各 12g，金银花 9g，太子参 15g，甘草 3g。水煎服，每日 1 剂煎 3 次，分多次服。亦可治头颈部肿瘤放疗后致热性反应。

2. 治膀胱癌属瘀毒蕴结证：白茅根、蛇莓、苦参各 15g，龙葵、白英、海金沙、土茯苓、白花蛇舌草各 30g，灯心草 9g。水煎服，每日 1 剂。

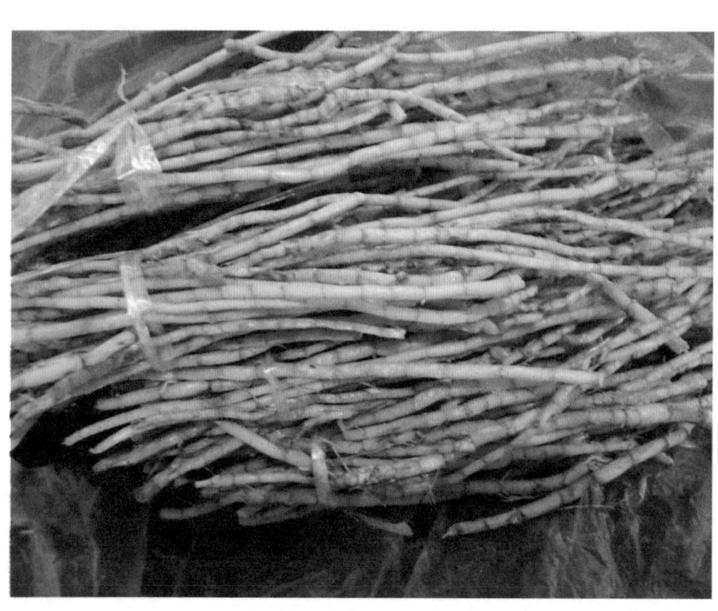

3. 治癌性咯血属痰毒蕴肺证：白茅根、石韦、石上柏、藕节、苇茎各 30g，胆南星、重楼各 15g，白及 12g，炙甘草 6g。水煎服，每日 1 剂。

4. 治癌性血尿属肾阴亏虚证：白茅根 20g，熟地黄 30g，山药、仙鹤草、山茱萸各 15g，女贞子、墨旱莲各 12g，茯苓、泽泻、牡丹皮、知母、黄柏各 10g。水煎服，每日 1 剂。

5. 治舌癌漱口方：白茅根、一枝黄花、龙葵、拳参、苦参、五倍子、仙鹤草各 30g。煎汤，代水含漱，每日数次。

6. 治肾癌：白茅根、预知子、黄芪各 30g，女贞子、干地黄各 20g，党参、白术、黄精、重楼、猪苓各 15g，当归、赤芍、白芍、僵蚕、干蟾皮、山慈菇各 10g，甘草 6g，可随证加减。水煎服，每日 1 剂。本方具有补气养血、解毒散结之功效，适用于肾癌属气血两虚者。

(拉)Polygoni Perfoliati Herba

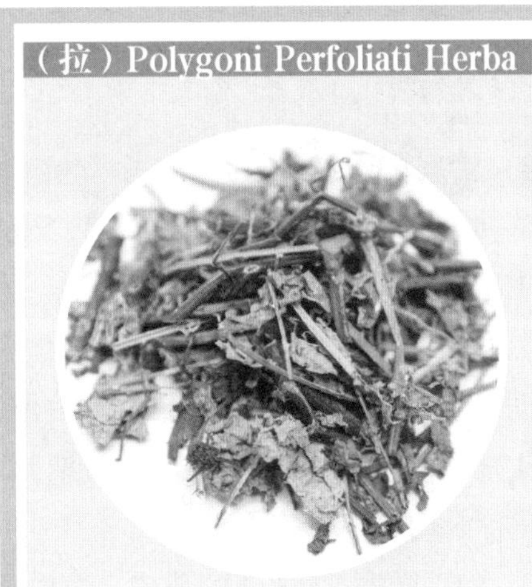

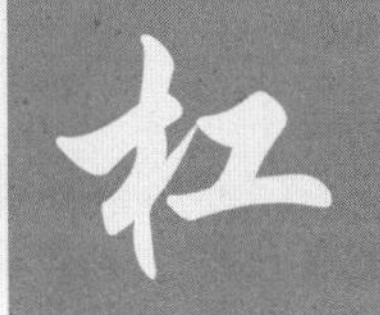
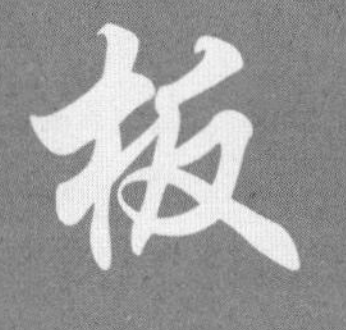
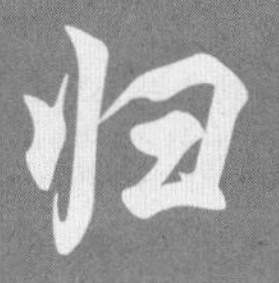

杠板归

【别　　名】河白草、蛇倒退、犁头刺、蛇不过。

【性味归经】酸，寒。归肺、小肠经。

【功　　效】利水消肿，清热解毒，止咳。

来源

杠板归最早记载于《万病回春》。本品为蓼科植物杠板归的地上部分。晒干。生用。

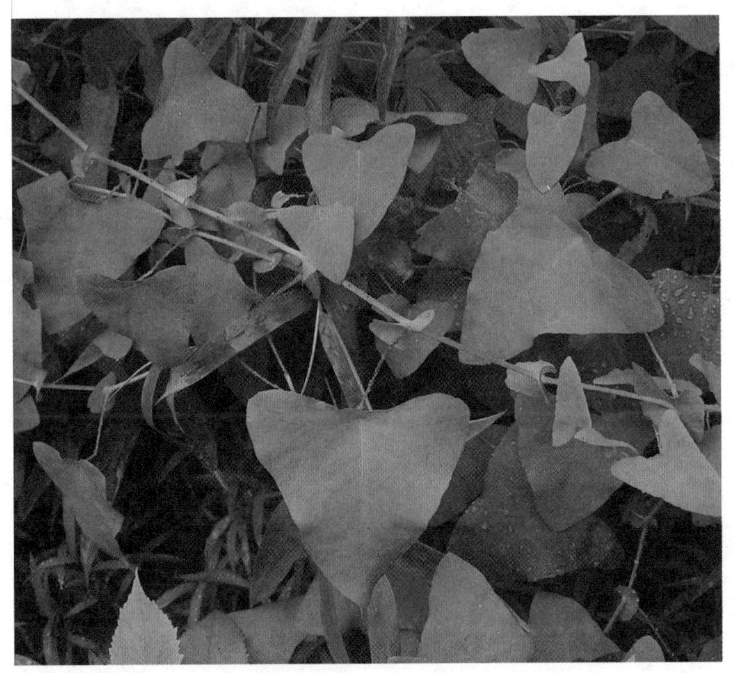

临床应用

常用治扁桃体癌、乳腺癌、直肠癌等肿瘤中属热毒内蕴、水湿壅滞证。

1. 用于扁桃体癌，常配伍鱼腥草、金丝桃、虎杖、赤芍等。

2. 用于直肠癌，常配伍大血藤、龙葵、木香、槐角炭等。

3. 用于肿瘤之水肿腹胀，常配伍朱砂根、路路通、猪苓等。

用法用量

煎服，9~15g。大剂量30g。外用适量，煎汤熏洗或取鲜品捣烂敷患处。

使用注意

体质虚弱者慎服。

参考资料

抗肿瘤药理：杠板归提取物对多种肿瘤细胞体外抑制率均较好，其中以乙酸乙酯部位最佳，对肉瘤具有较强的体内抗肿瘤作用。

药方选例

1. 治扁桃体癌：杠板归、金丝桃、鱼腥草、虎杖各30g，虎掌草、赤芍、夏枯草各15g。水煎服，每日1剂。

2. 治乳腺癌：杠板归、白英、黄椒子、野牡丹、一点红、爵床各40g。水煎服，每日1剂，可连服4~5个月。用药期间可结合化疗及内分泌治疗。

3. 治直肠癌：杠板归、党参、大血藤、白花蛇舌草、贯众炭、龙葵各30g，木香、乌梅各9g，槐角炭、瓜蒌仁各15g。水煎服，每日1剂。

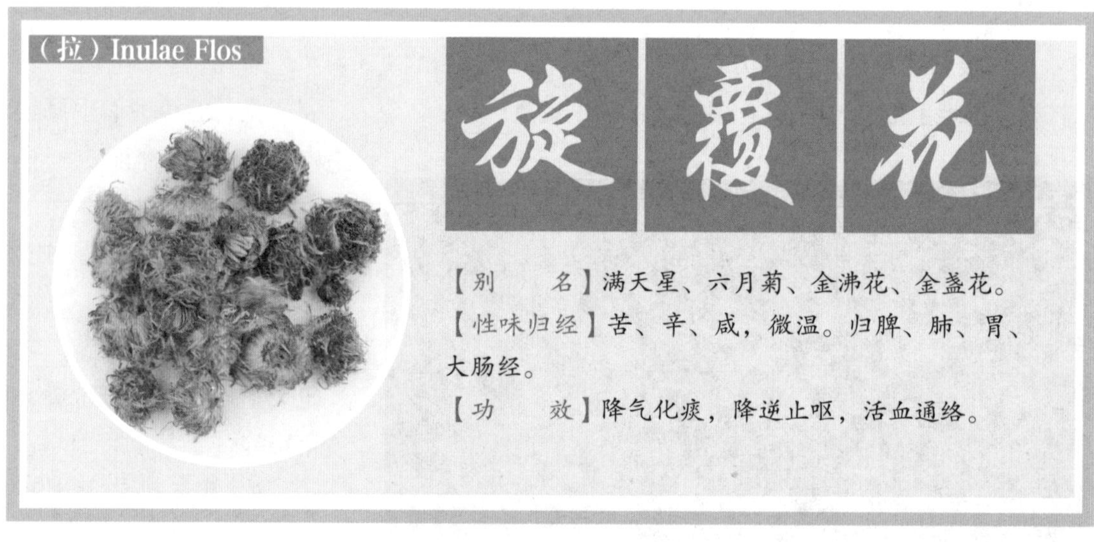

旋覆花

（拉）Inulae Flos

【别　　名】满天星、六月菊、金沸花、金盏花。

【性味归经】苦、辛、咸，微温。归脾、肺、胃、大肠经。

【功　　效】降气化痰，降逆止呕，活血通络。

来源

旋覆花最早记载于《神农本草经》。本品为菊科植物旋覆花的干燥头状花序。晒干。生用或蜜炙用。

临床应用

常用治食管癌、胃癌、乳腺癌、恶性淋巴瘤等肿瘤中属痰气阻结证。尤善治食管癌、胃癌。

1. 用于肿瘤之痰饮蓄结、胸膈痞满，常配伍海浮石、蛤壳等。

2. 用于食管癌，常配伍苏梗、白英、蛇莓、金刚刺、丁香等。

3. 用于贲门癌，常配伍海藻、代赭石、姜半夏、皂角刺等。

4. 用于胃癌，常配伍威灵仙、菝葜、代赭石、五灵脂等。

用法用量

煎服，3~10g。宜布包入煎。

使用注意

阴虚劳嗽、津伤燥咳者忌用。

参考资料

抗肿瘤药理：本品水提液或醇提取的旋覆花内酯为抗肿瘤的有效成分，有较强的抑制肿瘤细胞作用。其许多倍半萜类化合物具有良好的细胞毒活性。

药方选例

1. 治乳腺癌：旋覆花（包煎）、香附、半夏、橘子叶各 15g，百合 10g。水煎服，每日 1 剂。

2. 治食管癌：代赭石、旋覆花（包煎）、苏梗、竹茹、白英、蛇莓、半枝莲、金刚刺各 15g，半夏、党参、丁香各 12g，龙葵 30g。水煎服，每日 1 剂。

3. 治恶性淋巴瘤：旋覆花（包煎）12g，丹参、夏枯草、蒲公英各 30g，昆布、莪术、全瓜蒌各 15g，胆南星、皂角刺各 9g。水煎服，每日 1 剂。

4. 治肿瘤化疗后呕吐：旋覆花（包煎）、竹茹各 10g，代赭石 30g，党参、枳壳各 15g，半夏 20g，生姜 3 片，大枣 5 枚。水煎服，每日 1 剂。

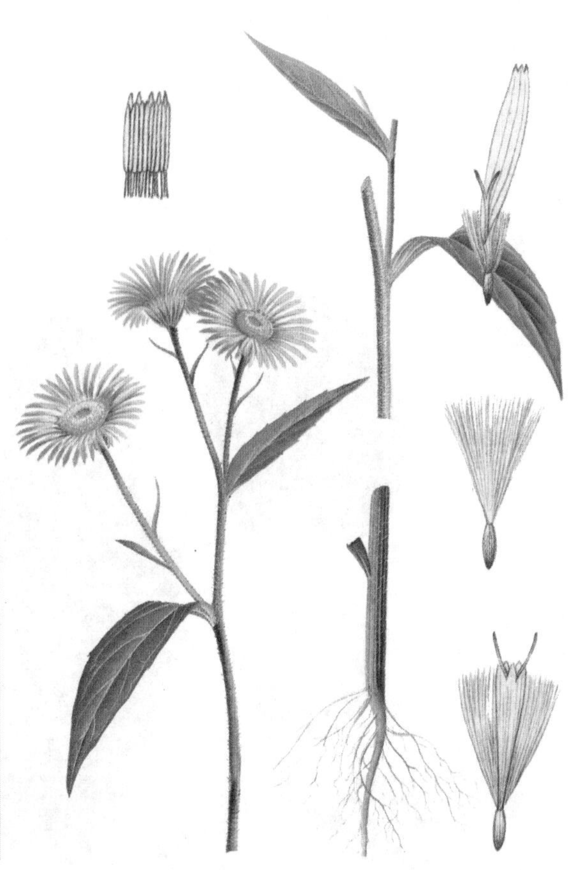

(拉) Poria

茯苓

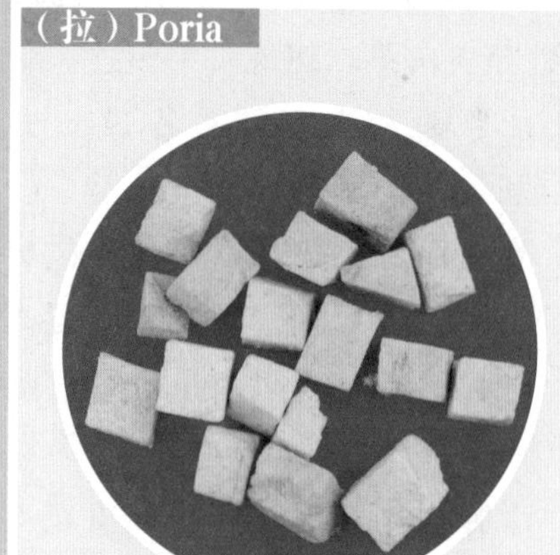

【别　　名】玉灵、茯灵、松薯、万灵挂、茯菟。

【性味归经】甘、淡，平。归心、脾、肾经。

【功　　效】利水渗湿，健脾安神。

来源

茯苓最早记载于《神农本草经》。本品为多孔菌科真菌茯苓的干燥菌核。其外皮部叫茯苓皮；近外皮部的淡红色部分叫赤茯苓；内层白色部分叫白茯苓，为一般所用；带有松根的白色部分为茯神，亦称抱木神。切制，阴干生用。

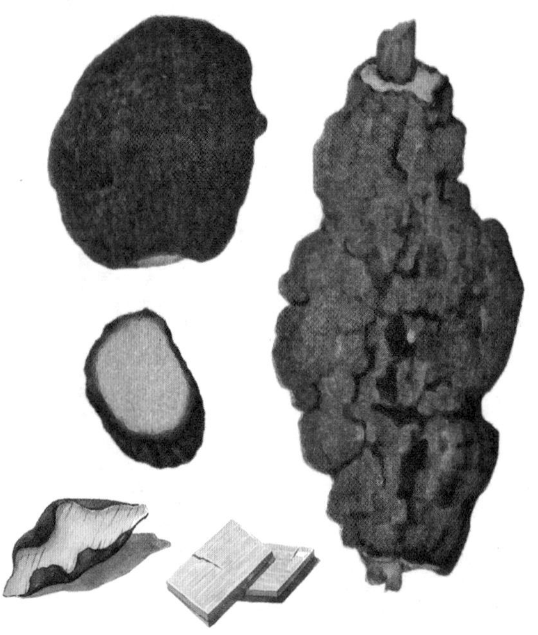

临床应用

常用治肺癌、食管癌、乳腺癌、肝癌、膀胱癌、宫颈癌、溃疡性黑色素瘤等肿瘤中属脾虚湿盛、痰饮内停、湿热壅结者。亦用于肿瘤所致胸腹水，常与猪苓相须为用。

1. 用于肿瘤之正气虚衰，常配伍黄芪、西洋参、太子参等。

2. 用于食管癌属痰气交阻者，常配伍人参芦、陈皮、半夏等。

3. 用于胃癌，常配伍牡蛎、海藻、三七、壁虎、蟾蜍皮等。

4. 用于宫颈癌，常配伍桂枝、牡丹皮、芍药、桃仁等。

用法用量

煎服，10~15g；或入丸、散。用于安神，可朱砂拌用。

使用注意

传统习惯认为白茯苓偏于健脾，赤茯苓偏于利湿，茯神偏于安神。茯苓皮性味同茯苓，功能利水消肿，多用于水肿。

参考资料

抗肿瘤药理：茯苓多糖、茯苓多糖复合物（U-P）、经甲基茯苓多糖和茯苓次聚糖等对实验动物的多种肿瘤有抑制和杀伤活性。茯苓次聚糖具有明显的抗肿瘤活性，对小鼠肉瘤抑制率达96.88%；防治各种原因引起的白细胞减少；能增强免疫功能。较茯苓菌分离的三萜茯苓酸、去氧土莫酸和猪苓酸C及其制备的衍生物甲酯、乙酯等对人慢性髓样白血病肿瘤细胞作用明显，对肝癌细胞也具有细胞毒作用。茯苓素在体内外均有明显增强巨噬细胞产生诱生肿瘤坏死因子的能力。茯苓部分的三萜化合物的甲酯已作为肿瘤预防剂。茯苓多糖有减轻和预防化疗的毒副作用。

药方选例

1. 治肺癌：茯苓、猪苓、通光散、天冬、重楼、鱼腥草、对节巴、九里光、桔梗、薏苡仁各30g。水煎服，每日1剂。

2. 治乳腺癌：茯苓、薏苡仁、防己、葶苈子、瞿麦、猫爪草、白花蛇舌草各30g，淫羊藿15g，党参、白术各12g，桂枝9g，甘草、川椒各6g，大枣10个。水煎服，每日1剂。

3. 治胃癌：黄芪、茯苓、牡蛎各60g，党参、白术各45g，海藻、三七、壁虎各30g，蟾蜍皮20g。共为细末，水蜜为丸如梧桐子大。每日20丸，分3次口服。

4. 治肝癌：茯苓、生黄芪、党参、炒白术、香附、板蓝根、生地黄、赤芍、瓜蒌仁各12g，茵陈、枳壳、姜半夏、鹿角霜各9g，薏苡仁24g，大黄、当归各6g。水煎服，每日1剂。

5. 治骨肉瘤：茯苓、白花蛇舌草、重楼各20g，防己、半夏各12g，通关藤、骨碎补、党参、白术各15g，陈皮、制乳香、制没药各10g，甘草5g，可随证加减。水煎服，每日1剂。本方具有健脾利湿、解毒通络之功效，适用于骨肉瘤属脾虚湿毒者。

第六章

疏肝理气抗肿瘤中药

疏肝理气抗肿瘤中药是指能调理气分、疏畅气机、消除肝气郁结的一类药物。其中行气力强者，又称疏肝破气药。本类药物多为辛香苦温，具有疏肝解郁或破气散结、行气止痛、化滞消积等功效，用于治疗肿瘤气郁、气滞与气逆证以及肝郁气滞所致的各证，症见胁肋胀痛，胸闷不舒，善太息，纳呆食少，少腹胀痛，或有腹泻，或咽部梗塞，或胁下痞块，乳房胀痛，月经不调，甚则闭经，舌淡红，苔白微腻，脉弦等。本类药物是治疗气机不畅而成肿瘤的常用药物。

中医学认为，气行则血行，气滞则血瘀，可见气滞是血瘀的前提。气血瘀滞是肿瘤疾病的病理变化中的一个重要环节，肿瘤的发生与气机运行失调关系极为密切。肝之阴阳气血失调，主要侧重于肝气、肝阳常有余，肝阴、肝血常不足。肝主疏泄，诸如寒暖失调、忧思郁怒、痰饮湿浊、瘀阻、外伤以及饮食不节等因素，都会影响肝气之调畅，导致气机不畅，肝失疏泄，表现为肝气郁结、肝失条达，证见胁肋疼痛，胸闷不舒，乳房胀痛或结块。《丹溪心法》云：“气机冲和，万病不生，一有怫郁，诸病生焉。”《疡科纲要·论肿疡行气之剂》说：“血之壅，即由于气之滞。苟得大气斡旋，则气行者血亦行……此则古人治疡，注重气分。”《医宗金鉴》曰：“乳癌由肝脾两伤，气郁凝结而成。”气机不畅则津液代谢障碍，积而成块以生肿瘤。故气郁气滞是肿瘤最基本的病理变化之一。其治疗多用疏肝

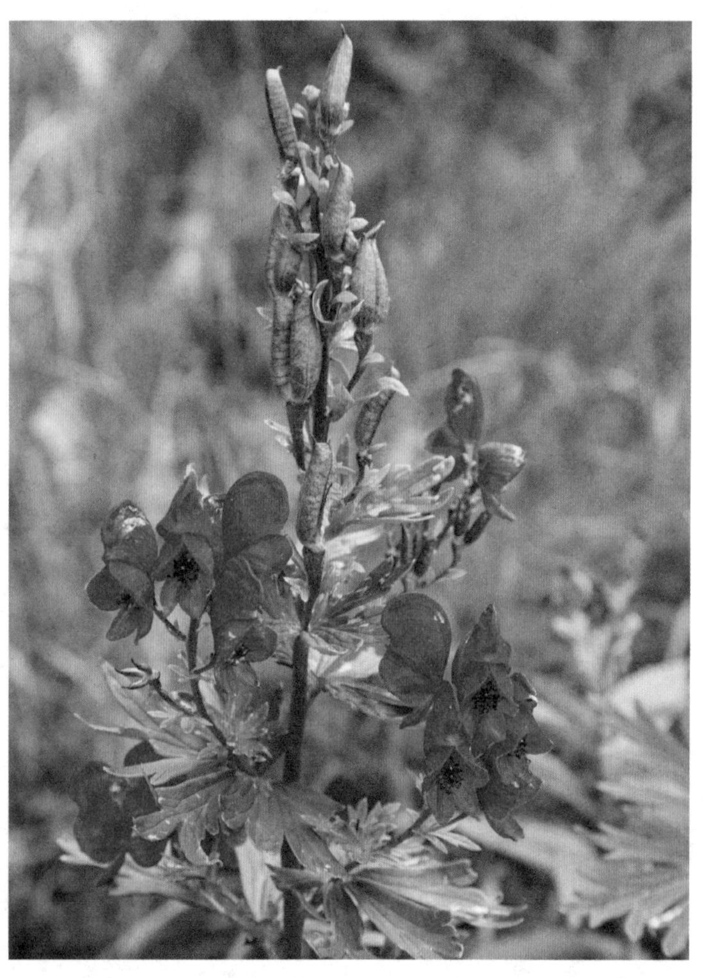

理气法，使之肝脏气机条达、气血调和，从而达到调理气分疾病的治疗方法。疏肝理气抗肿瘤中药是疏肝理气法的具体运用。

大量临床实践证明，疏肝理气抗肿瘤中药在治疗多种恶性肿瘤中显示出了改善症状、提高生活质量及延长生存期方面的作用。现代药理表明，疏肝理气抗肿瘤中药在预防肿瘤发生及复发转移方面均有较好的作用。同时，疏肝理气法防治肿瘤的作用机制研究主要体现在：机体免疫功能调节作用；调控基因及蛋白表达；诱导细胞凋亡及抑制端粒酶活性；抑制肿瘤转移；部分药物可以调整机体凝血功能的紊乱，改善微循环；同时减轻手术及放、化疗的毒副作用，增强疗效。

使用注意：①肝郁气滞之证的肿瘤患者兼夹证较多，可视具体病情，酌配养肝、柔肝、活血和营、散结止痛、健脾利湿等药。②疏肝理气药物辛燥者居多，容易伤津耗气，用时适可而止，勿使过剂，对于气滞兼有气虚阴亏以及孕妇应慎用。

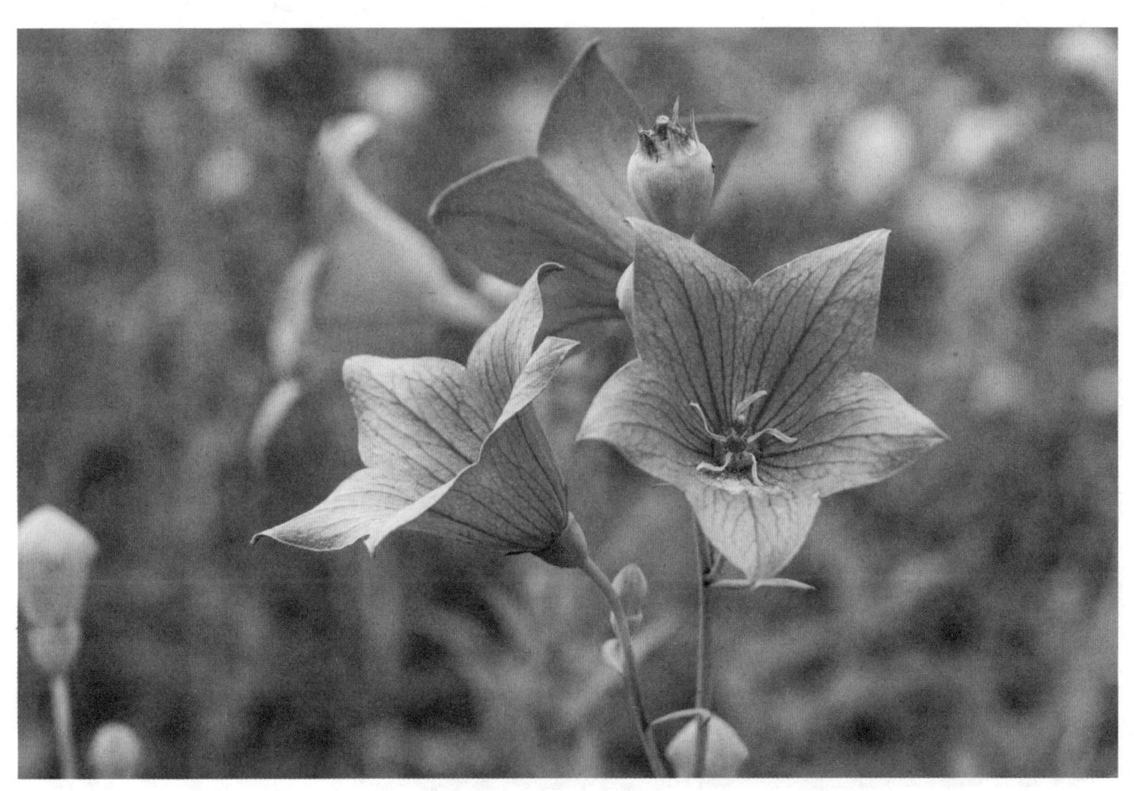

（拉）Curcumae Radix

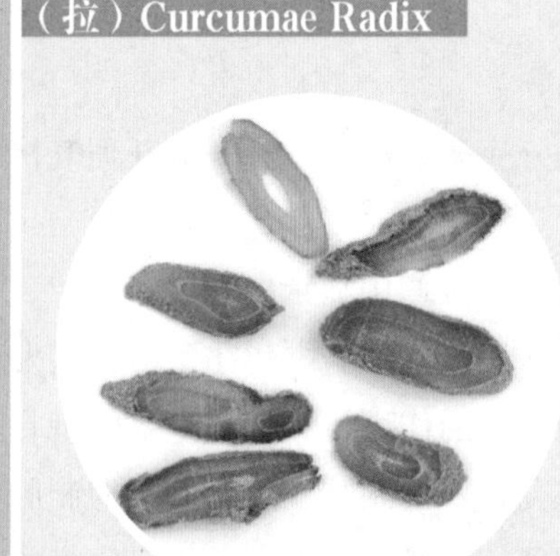

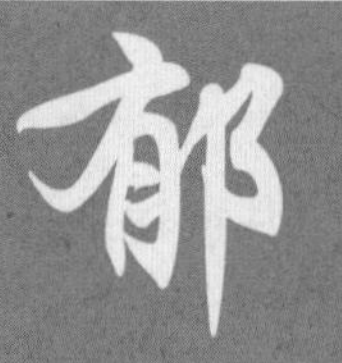

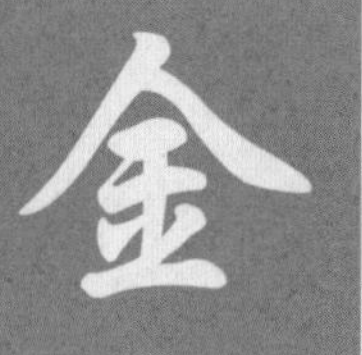

郁金

【别　　名】五金、姜黄、毛姜黄、黄郁。

【性味归经】辛、苦，寒。归肝、心、胆经。

【功　　效】行气解郁，活血止痛，凉血清心，利胆退黄。

来源

郁金最早记载于《药性论》。本品为姜科植物温郁金的干燥块根。切片或打碎，生用或明矾水炒用。

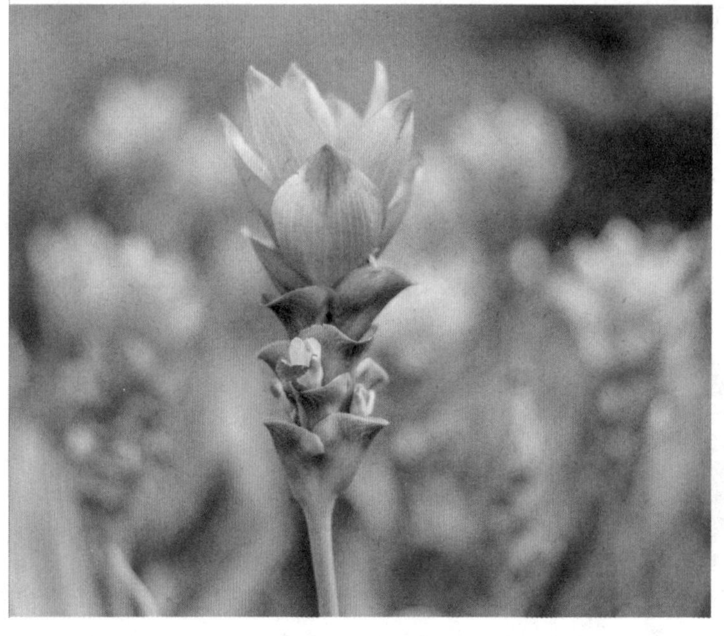

临床应用

常用治甲状腺癌、肺癌、食管癌、肝癌、胰腺癌、胃癌、肠癌、腹腔淋巴瘤等肿瘤中属血瘀气滞血瘀证。

1. 用于乳腺癌，常配伍漏芦、三叶青、三棱、土贝母等。

2. 用于肺癌，常配伍瓜蒌、皂角刺、法半夏、夏枯草等。

3. 用于食管癌，常配伍生南星、威灵仙、旋覆花、山豆根等。

用法用量

煎服，5~12g。研末服，2~5g。

使用注意

阴虚失血及无气滞血滞者忌用，孕妇慎用。畏丁香。

参考资料

抗肿瘤药理：姜黄二酮对小鼠肉瘤、宫颈癌、艾氏腹水癌均有明显的抑制作用，可使肿瘤细胞变性坏死。郁金对人宫颈癌细胞的抑制率为50%~70%，对宫颈癌细胞有抑制作用。郁金提取液能抑制多种肿瘤细胞增殖并诱导其凋亡。郁金挥发油的主要成分之一的榄香烯可下调端粒酶的活性而发挥抗肿瘤作用。

药方选例

1. 治甲状腺癌：郁金、海藻、昆布、浙贝母、夏枯草、黄药子各15g，猫爪草、石见穿各30g，法半夏、青皮、柴胡、陈皮各10g。水煎服，每日1剂。具有疏肝理气、消瘿散结之功，适用于甲状腺癌属肝郁气滞者。

2. 治食管癌：郁金、沙参、川贝母、旋覆花、苏梗、山豆根各10g，茯苓、山药、代赭石、威灵仙、生地黄、熟地黄、当归各20g，丹参、川芎、肿节风各15g，石见穿、赤芍、桃仁、红花、全蝎、木鳖子、急性子、姜半夏各10g。每日1剂，水煎服。

3. 治胰腺癌、原发性肝癌、腹腔淋巴瘤等：郁金、绵茵陈、绞股蓝各12g，白英、天冬、党参各15g，延胡索、茯苓各10g，三七1.5g（研冲），半枝莲18g。1剂水煎3次，每日1剂，连服10~15剂，有效可重服，另可加西洋参6g（另炖）。

4. 治原发性肝癌：郁金、半枝莲、半边莲、生晒参、灵芝各30g，柴胡、枳壳各12g，白术、莪术、当归、茯苓、赤芍、白芍各15g，蜈蚣3~10条，枸杞子、鳖甲各20g，大枣5枚，鳖甲煎丸10g（吞）。每日1剂，煎服3次。

5. 治纵隔恶性肿瘤：郁金、当归、生地黄、桃仁、地龙、川芎、枳壳各10g，壁虎2条，白花蛇舌草、藤梨根各30g，夏枯草、蒲公英、穿破石各15g，赤芍、丹参、瓜蒌、茯苓各12g，红花、甘草各6g，可随证加减。水煎服，每日1剂。本方具有活血化瘀、宽胸理气之功效，适用于纵隔恶性肿瘤属气滞血瘀者。

（拉）Akebiae Fructus

预知子

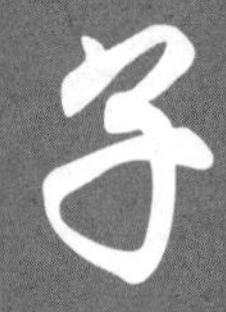

【别　　名】八月札、八月炸、八月扎、八月瓜。

【性味归经】苦，平。归肝、心经。

【功　　效】活血散结，疏肝理气，宁神定志，利尿杀虫。

来 源

预知子始载于《开宝本草》。本品为木通科植物三叶木通的干燥果实。切片或用时捣碎。

临床应用

常用治肺癌、食管贲门癌、肝癌、胃癌、胰腺癌、绒毛膜癌等肿瘤中属肝气郁结、瘀血阻滞证。为理气散结抗肿瘤常用药物之一，抗癌谱较广。

1. 用于胰腺癌，常配伍柴胡、枳壳、魔芋、藤梨根等。
2. 用于胃癌，常配伍石见穿、蒲公英、藤梨根、蜈蚣等。
3. 用于肝癌，常配伍炙鳖甲、丹参、郁金、半枝莲等。

用法用量

煎服，6~12g。大剂量用至30g。外敷治蛇虫咬伤。

参考资料

抗肿瘤药理：本品对小鼠肉瘤有抑制活性；对人宫颈癌细胞培养株系有抑制作用，抑制率为50%~70%。

药方选例

1. 治肺癌：预知子、黄芪、蛇莓各30g，八角枫根10g，干蟾皮12g，半枝莲、鱼腥草、重楼、丹参各15g。水煎服，每日1剂。

2. 治食管贲门癌：预知子30g，八角枫根、土木香各10g，石见穿、急性子、半枝莲各15g，丹参、山楂各12g。水煎服，每日1剂。

3. 治肝癌：预知子、干蟾皮、皂角刺、橘叶、枸杞子、丹参、陈皮、赤芍、茵陈各12g，白花蛇舌草、忍冬藤、车前子各30g。水煎服，每日1剂。

4. 治乳腺癌：预知子、柴胡、菊花、石见穿、山慈菇、女贞子各15g，全瓜蒌30g，生、熟地黄各25g，川楝子、枸杞子各12g，当归、香附各6g，甘草3g，可随证加减。水煎服，每日1剂。本方具有疏肝理气、化痰散结之功效，适用于乳腺癌属肝郁气滞者。

5. 治食管癌：预知子、白术、威灵仙、茯苓各12g，桂枝、半夏、白芍、山慈菇、熟附子各10g，党参、黄芪各20g，全蝎、炙甘草各6g，可随证加减。水煎服，每日1剂。本方具有健脾益气、温阳散结之功效，适用于食管癌属气虚阳微者。

6. 治肾癌：预知子、黄芪、半枝莲各30g，太子参25g，墨旱莲20g，茯苓、山药、杜仲、菟丝子、泽泻、女贞子各15g，巴戟天、山茱萸各10g，甘草5g，可随证加减。水煎服，每日1剂。本方具有补肾益气、解毒散结之功效，适用于肾癌属肾虚蕴毒者。

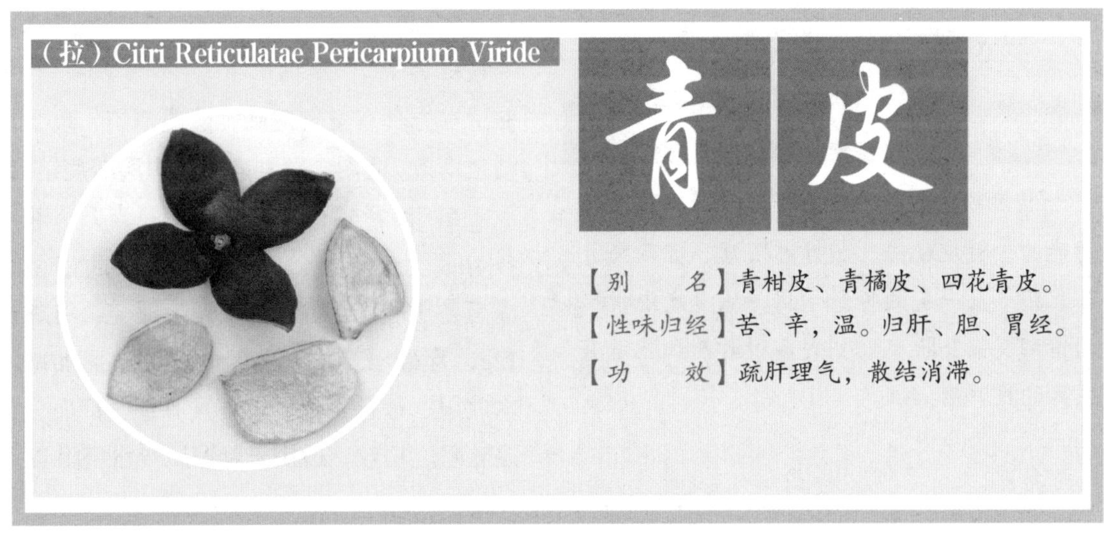

（拉）Citri Reticulatae Pericarpium Viride

青皮

【别　　名】青柑皮、青橘皮、四花青皮。
【性味归经】苦、辛，温。归肝、胆、胃经。
【功　　效】疏肝理气，散结消滞。

来源

青皮首载于《本草图经》。本品为芸香科常绿小乔木植物橘及其同属多种植物的幼果未成熟果实的干燥果皮。晒干，生用或醋炙用。

临床应用

常用治甲状腺癌、乳腺癌、食管癌、肾癌、睾丸癌等肿瘤中属肝气郁滞证，常与陈皮相须为用。

1. 用于鼻咽癌，常配伍柴胡、桃仁、预知子、冬凌草等。

2. 用于肝癌，常配伍预知子、僵蚕、炙鳖甲、莪术等。

3. 用于卵巢癌，常配伍陈皮、预知子、半枝莲、僵蚕等。

用法用量

煎服，3~10g；或入丸、散剂。醋炒止痛力增强。

使用注意

本品性烈耗气，气虚者慎用。

参考资料

抗肿瘤药理：本品有干扰肿瘤细胞生长的能力。对皮肤癌、恶性淋巴瘤、宫颈癌、胰腺癌等有一定的抑制作用，从青皮中提取的黄酮类化合物IV、V对各种肿瘤细胞系有明显的抗肿瘤活性。

药方选例

1. 治甲状腺癌：青皮、柴胡、桃仁、香附、郁金各10g，白芍15g，预知子、海藻、昆布各30g，白头翁120g。水煎服，每日1剂。

2. 治乳腺癌：青皮、陈皮、熟地黄25g，川芎10g，当归、白芍、香附、天花粉、防风、蒲公英、紫花地丁、小蓟、甘草各15g，金银花20g。水煎服，每日1剂。

3. 治食管癌：青皮、陈皮、姜厚朴、紫草、木香各15g，清半夏20g，桃仁、甘草各5g。水煎服，每日1剂。

4. 治睾丸癌：青皮、半夏、橘核、白术、茯苓各12g，陈皮10g，党参、三棱、莪术、荔枝核各15g，夏枯草30g，拳参20g，甘草3g。本方具有益气健脾、除湿消痰、攻坚散结之功效，适用于睾丸癌属脾虚湿滞痰结者。

5. 治肾癌：青皮、桃仁、当归、莪术各10g，土鳖虫、红花、陈皮各6g，生地黄、赤芍各15g，延胡索、枳壳、郁金、甲珠各12g，穿破石30g，甘草6g，可随证加减。水煎服，每日1剂。本方具有理气活血、化瘀软坚之功效，适用于肾癌属气血瘀阻者。

（拉）Citri Reticulatae Pericarpium

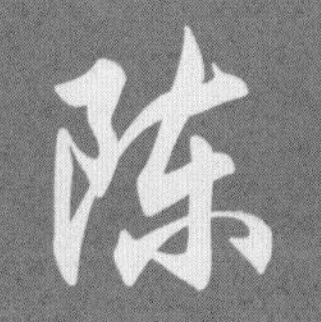
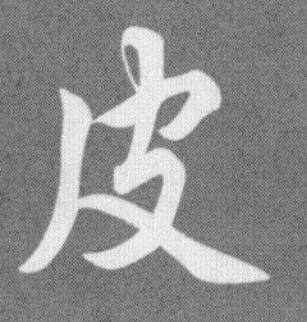

陈皮

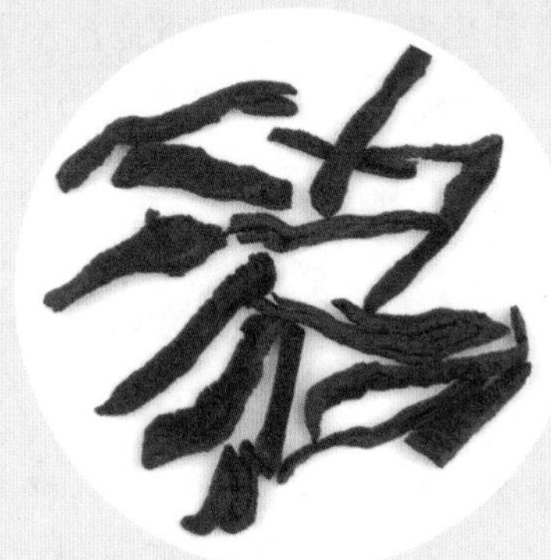

【别　　名】橘皮、广陈皮、新会皮、贵老、红皮。
【性味归经】辛、苦，温。归脾、肺经。
【功　　效】理气健脾，燥湿化痰。

来 源

陈皮最早记载于《神农本草经》。本品为芸香科植物橘的干燥成熟果皮。晒干或低温干燥。切丝生用。

临床应用

常用治脑瘤、甲状腺癌、食管癌、骨肉瘤等肿瘤中属肝气郁滞证，常与青皮相须为用。

1. 用于食管癌，常配伍枳壳、预知子、茯苓、菝葜、急性子等。

2. 用于脑瘤及脑转移瘤，常配伍魔芋、半夏、天竺黄、山慈菇等。

3. 用于乳腺癌，常配伍预知子、贝母、夏枯草、瓜蒌、三棱等。

4. 用于肿瘤放化疗之胃肠功能紊乱，常配伍半夏、枳壳、茯苓等。

用法用量

煎服，3~10g。

使用注意

舌赤少津、内有实热者，或吐血者须慎用。气虚及阴虚燥咳者不宜用。

参考资料

抗肿瘤药理：陈皮提取物对小鼠移植性肿瘤、肝癌实体型具有明显的抑制作用，同时具有促使肿瘤细胞凋亡的作用。亦具有化疗增敏作用，抑制血管生成作用。

药方选例

1. 治脑瘤属痰湿内阻证：陈皮、枳实各6g，法半夏12g，胆南星、橘红、茯苓、竹茹、石菖蒲、杏仁、蒌仁、天竺黄、山慈菇、远志、白术、贝母各10g。水煎服，每日1剂。

2. 治甲状腺癌：陈皮、贝母、半夏、当归各15g，昆布30g，夏枯草60g，瓜蒌、三棱、莪术各20g，黄药子10g。水煎服，每日1剂。

3. 治晚期食管癌：陈皮、黄药子、地鳖虫、穿山甲、干蟾皮各10g，胆南星、瓜蒌、半夏各30g，生山楂、枳实各15g。水煎服，每日1剂。

4. 治骨肉瘤：陈皮、郁金、半夏各9g，当归、党参、海藻、昆布各15g，川楝子5g，黄芪、金银花、连翘、蒲公英各30g，白术、赤芍各12g。水煎服，每日1剂。

5. 治前列腺癌：陈皮、厚朴各10g，苍术12g，党参、白术、茯苓、鸡内金、神曲各15g，蛇莓、白英、谷芽、麦芽各30g，甘草5g，可随证加减。水煎服，每日1剂。本方具有健脾和胃之功效，适用于前列腺癌属脾胃虚弱者。

（拉）Bupleuri Radix

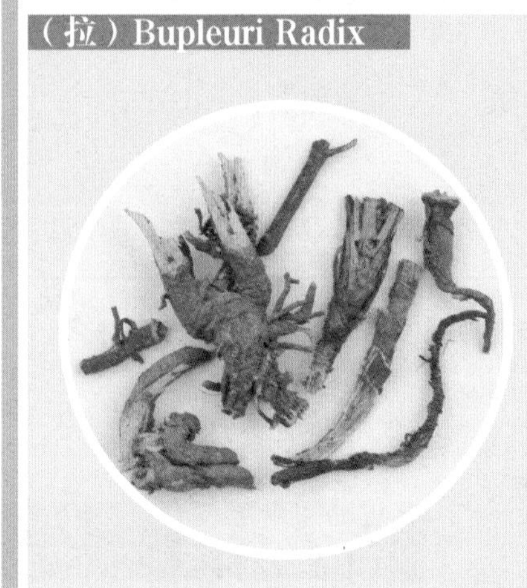

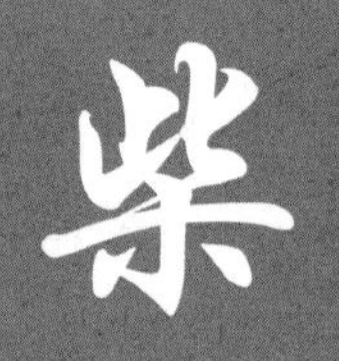

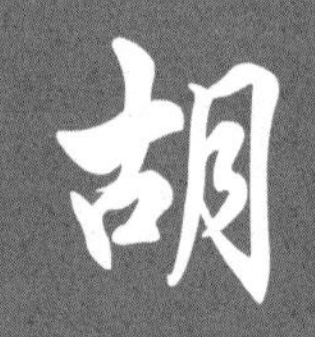

【别　　名】北柴胡、柴草、硬叶柴胡。

【性味归经】苦、辛，微寒。归肝、胆经。

【功　　效】疏散退热，疏肝解郁，升举阳气，清胆截疟。

来源

柴胡最早记载于《神农本草经》。本品为伞形科植物柴胡的干燥根。切段，晒干生用，酒炒或醋炙炒。

临床应用

常用治喉癌、甲状腺癌、乳腺癌、肝癌、胆囊癌、胰腺癌、多发性骨髓瘤等肿瘤中属肝气郁滞证。亦用治癌性发热。

1. 用于喉癌，常配伍玄参、赤芍、桔梗、马勃、牡丹皮等。

2. 用于肝转移癌，常配伍重楼、斑蝥、全蝎、皂角刺、半夏等。

3. 用于乳腺癌，常配伍蒲公英、夏枯草、半枝莲、赤芍等。

4. 用于多发性骨髓瘤，常配伍凤尾草、僵蚕、漏芦、地龙等。

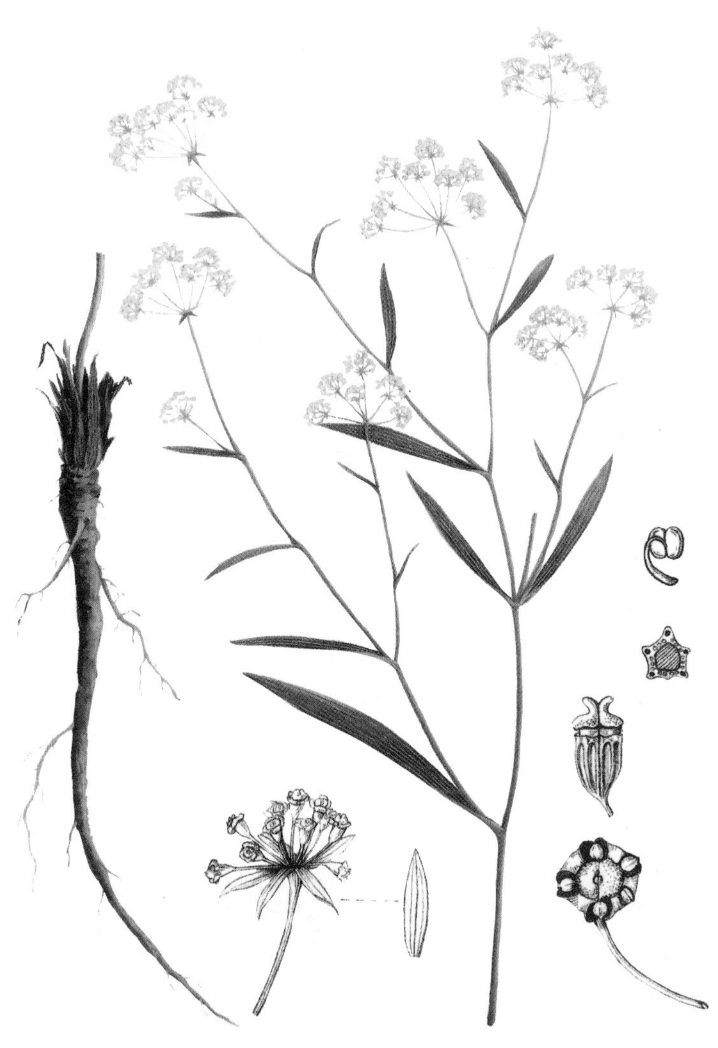

用法用量

煎服，3~10g。和解退热宜生用；疏肝解郁多用醋制；升举阳气多用蜜炙；行血调经多用酒炙；骨蒸劳热用鳖血拌炒。

使用注意

本品性能升发，肝阳上亢，肝风内动，阴虚火旺及气机上逆者忌用或慎用。

参考资料

抗肿瘤药理：柴胡具有防止肝细胞损伤和促进肝脏脂质代谢的作用。柴胡皂苷d灌服或腹腔注射对小鼠艾氏腹水癌有抑制肿瘤生长作用，且能明显延长动物的生存时间。

药方选例

1. 治甲状腺癌属肝郁气滞证：柴胡、甲珠、皂角刺、浙贝母各10g，青皮、僵蚕、法半夏各6g，当归、夏枯草、海藻各12g。水煎服，每日1剂。

2. 治晚期肝癌：柴胡、铁树叶各12g，青皮、郁金、鳖甲（先煎）、炒穿山甲（研末冲服）各10g，川楝子3g，生牡蛎、山慈菇、半枝莲、白芍各15g，白花蛇舌草30g，甘草6g。水煎服，每日1剂。

3. 治胆道恶性肿瘤：柴胡、枳实、郁金、三棱、莪术各10g，延胡索40g，黄芩、片姜黄各12g，白芍、鸡内金、预知子各30g，大腹皮15g，生大黄（后下）、姜半夏、甘草各6g。水煎服，每日1剂。

4. 治晚期胰腺癌：柴胡、枳壳、郁金、干蟾皮、鸡内金各10g，预知子、生山楂各15g，白术、茯苓、生薏苡仁、菝葜、半枝莲、白花蛇舌草各30g。水煎服，每日1剂。

5. 治喉癌：柴胡、玄参各12g，牡丹皮、三棱、枳壳、赤芍、桃仁、红花、桔梗、当归各10g，生地黄15g，马勃5g，甘草6g。水煎服，每日1剂。本方具有活血祛瘀、行气散结之功效，适用于喉癌属肝气郁结、气滞血凝者。

6. 治胆囊癌：柴胡、枳壳、黄芩各12g，大黄（后下）、五灵脂各10g，半夏、三棱、莪术各15g，茵陈、半枝莲、石见穿、白花蛇舌草各30g，陈皮、甘草各6g，可随证加减。水煎服，每日1剂。本方具有疏肝利胆、理气活血之功效，适用于胆囊癌属肝胆瘀者。

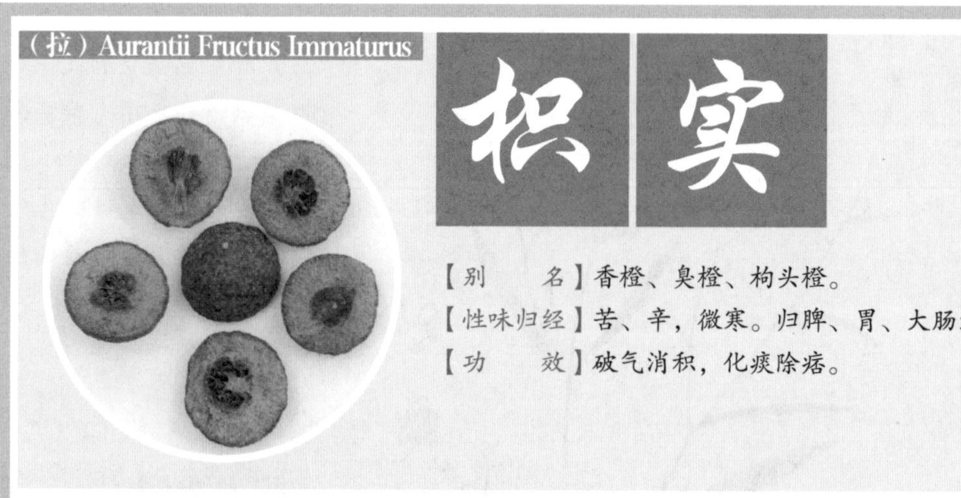

（拉）Aurantii Fructus Immaturus

枳实

【别　　名】香橙、臭橙、枸头橙。

【性味归经】苦、辛，微寒。归脾、胃、大肠经。

【功　　效】破气消积，化痰除痞。

来源

枳实最早记载于《神农本草经》。本品为芸香科小乔木植物橙的干燥幼果。切片，生用或麸炒用。

临床应用

常用治食管癌、胰腺癌、结肠癌、卵巢癌等肿瘤中属肝气郁滞、胸脘痞满证。

1. 用于肿瘤之痰浊阻塞气机、胸脘痞满者，常配伍瓜蒌、半夏、薤白等。

2. 用于食管癌，常配伍石斛、威灵仙、金银花、炙南星、白芥子等。

3. 用于肿瘤之肠结（肠梗阻），常配伍大黄、虎杖、木香、厚朴等。

用法用量

煎服，3~10g；大剂量可用至30g。炒后性较平和。

使用注意

脾胃虚弱及孕妇慎用。

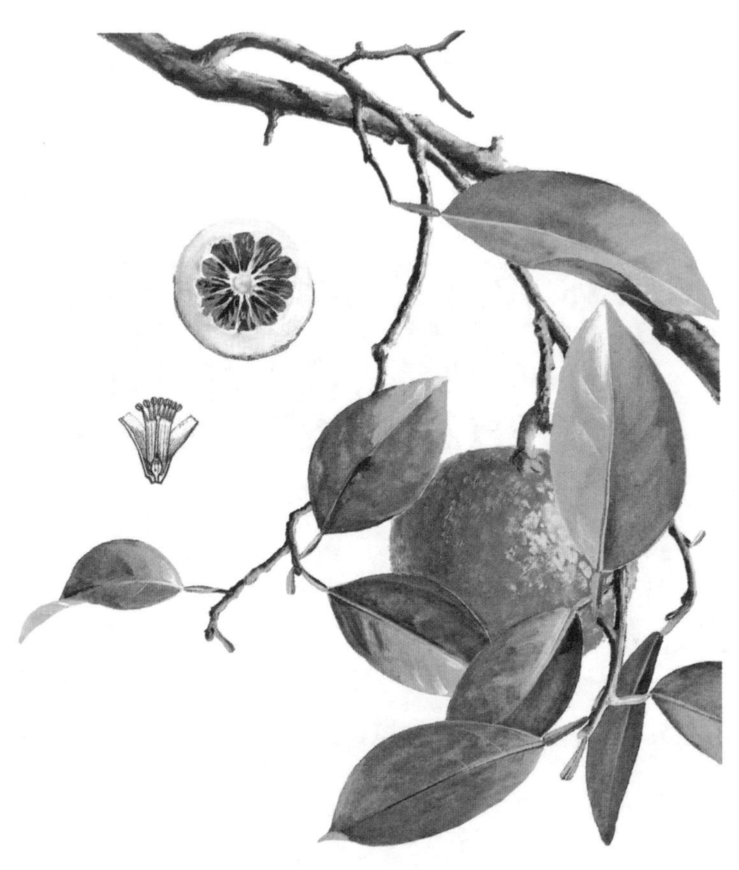

参考资料

抗肿瘤药理：枳实中所含的川陈皮素对鼻咽癌细胞的ED_{50}（即半数有效量，能引起50%实验对象出现阳性反应时的药量）的浓度为3~28μg/ml；体内对小鼠肺癌和瓦克瘤有效。

附 药

枳壳　别名枸橼、枳、枸橼李。枳壳始载于《雷公炮炙论》。本品为芸香科植物枸橼的果实。生用或麸炒用。本药性味归经及功能主治与枳实相似，唯作用较缓。性味苦、寒。长于理气宽胸，消胀除痞，消食，化痰。本品为理气除痞之常用药。其用于胸腹气滞、痞满胀痛、食积不化、痰饮等证。可配伍陈皮、木香等，用治胸腹痞满胀痛；配伍神曲、麦芽、白术等，用治消化不良、胸膈胀闷；配伍柴胡、香附、赤芍等，用治肝郁气滞、胸胁胀痛，如柴胡疏肝散。现常用治食管癌、肺癌、肝癌、胃癌等肿瘤属痰凝气滞证。

抗肿瘤药理：本品体内对小鼠肺癌和瓦克瘤亦有抑制作用；动物实验表明，枳壳的提取物可增强对肿瘤的免疫功能，破坏肿瘤细胞外周防护因子，使肿瘤组织容易被损害。煎服，9~15g；或入丸、散。外用适量，煎水洗或炒热熨。脾胃虚弱及孕妇慎用。

药方选例

1．治晚期食管癌：枳实、党参、炒麦芽、枇杷叶、石斛、白术、茯苓各10g，金银花、炙南星各20g，白芥子6g，青黛、甘草各3g。每日1剂，水煎服。

2．治晚期胰腺癌：枳实、党参、炒白术、苏梗、全瓜蒌各10g，茯苓、姜半夏各12g，陈皮6g，淮山药15g，薏苡仁、炒谷芽、炒麦芽各20g，徐长卿、猪苓、预知子各30g。

3．治结肠癌并肠梗阻：枳实、茯苓、党参、白术、大枣各10g，黄芪、薏苡仁各20g，厚朴15g，佛手、甘松各9g，山药25g。水煎至200ml分4次从胃管注入，每日1剂，肛门排气后改口服。随证加减：气滞加青皮、陈皮各6g；湿浊内盛加黄芩、泽泻各10g，车前草15g，黄柏6g。

4．治卵巢癌：枳实12g，干蟾皮、乌药、青皮、郁金、水蛭各10g，龙葵、石见穿、半枝莲、生牡蛎（先煎）各30g，当归、三棱、莪术、黄芪各15g，蜈蚣3条，全蝎8g，甘草6g，可随证加减。水煎服，每日1剂。本方具有行气活血、软坚消积之功效，适用于卵巢癌属气滞血瘀者。

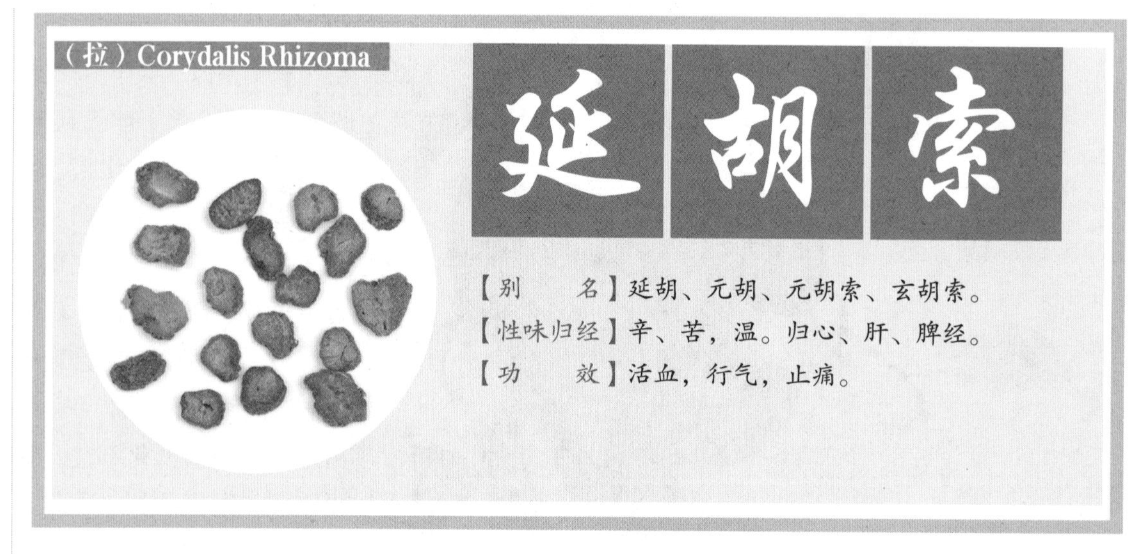

来 源

延胡索始载于《雷公炮炙论》。本品为罂粟科多年生草本植物延胡索的块茎。用时捣碎，生用或醋炙用。

临床应用

常用治胸膜恶性肿瘤、胆囊癌、胰腺癌、骨转移瘤等肿瘤中属肝气郁滞、胸脘痞满证。亦用治癌性疼痛。

1. 用于肿瘤之肝郁气滞，胸胁胀痛，常配伍柴胡、预知子、郁金等。

2. 用于胆囊癌，常配伍柴胡、三棱、莪术、黄芩、姜黄等。

3. 用于癌性疼痛，常配伍全蝎、壁虎、肿节风、川楝子等。

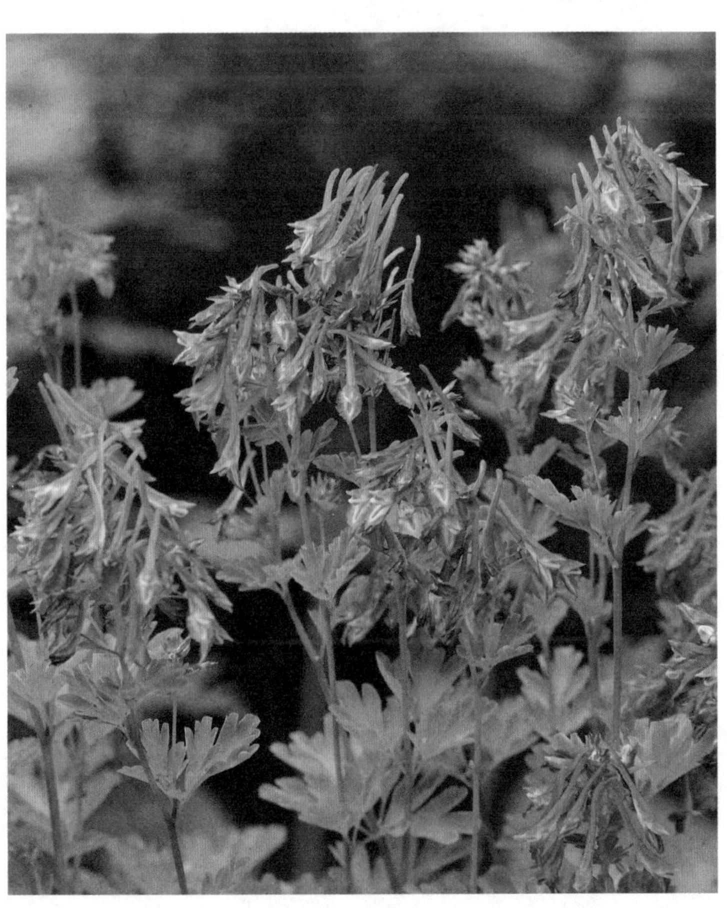

用法用量

煎服，3~10g，大剂量10~30g；研末服，每次1.5~3g。醋炙可增强止痛之功。

使用注意

无瘀血者及孕妇忌用。

参考资料

抗肿瘤药理：延胡索总碱具有较强的体外抗肿瘤活性。其乙素可逆转人乳腺细胞多药耐药，并增强化疗药物对肿瘤的杀伤作用。

药方选例

1. 治胆囊癌：延胡索40g，柴胡、枳实、郁金、三棱、莪术各10g，黄芩、片姜黄各12g，白芍、鸡内金、预知子各30g，大腹皮15g，生大黄（后下）、姜半夏、甘草各6g。水煎服，每日1剂。

2. 治骨转移瘤：延胡索、三七、重楼、黄药子各10g，芦根20g，川乌6g，冰片8g，麝香适量。共研末，过100目筛，水泛为丸。每次口服3g，每日3次。

3. 治癌性疼痛：延胡索、党参各18g，黄芪、白术、石见穿、山慈菇、龙葵各15g，当归、川芎、赤芍、丹参各12g，郁金、红花、甘草各10g，制穿山甲8g，制川乌6g。水煎服，每日1剂。

4. 治胸膜恶性肿瘤伴胸痛：黄药子、三七、重楼、延胡索、芦根、山慈菇各30g，冰片6g。上药共研细末，每次3g，每日3次。

5. 治胰腺癌：延胡索、藤梨根、石见穿各30g，丹参、菝葜、三棱、莪术各15g，香附、郁金各12g，枳壳、预知子、乌药各10g，木香、甘草各6g，可随证加减。水煎服，每日1剂。本方具有理气活血、解毒散结之功效，适用于胰腺癌气滞血瘀者。

（拉）Cyperi Rhizoma

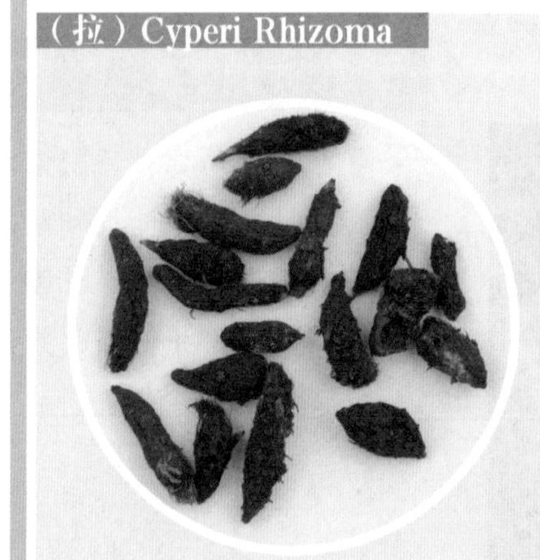

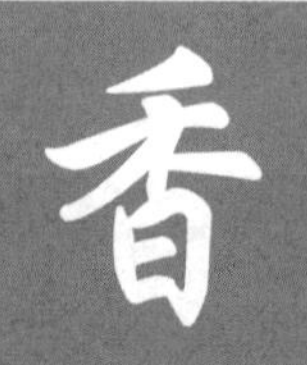
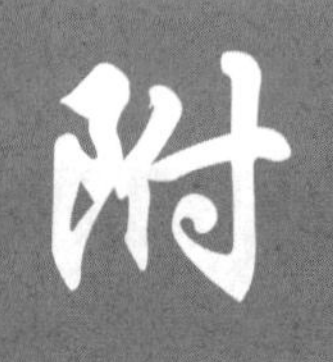

香附

【别　　名】香头草、香附米、莎草根、雷公头。

【性味归经】辛、微苦，微甘，平。归肝、三焦经。

【功　　效】疏肝理气，调经止痛。

来 源

香附始载于《名医别录》。本品为莎草科植物莎草的干燥根茎。晒干，烧去须根。生用或醋炒用。

临床应用

常用治乳腺癌、肺癌、胃癌、胰腺癌、肠癌等肿瘤中属肝气不疏、气机郁滞者。

1. 用于肺癌，常配伍预知子、半边莲、莪术、凌霄花等。

2. 用于乳腺癌，常配伍橘叶、青皮、瓜蒌、预知子等。

3. 用于胃癌致胸脘胀痛等，常配伍陈皮、枸橘、预知子等。

用法用量

煎服，6~12g。炒黑则止血，盐水浸炒则入血分而润燥，青盐炒则补肾气，酒浸炒则行经络，醋浸炒则消积聚，姜汁炒则化痰饮。

参考资料

抗肿瘤药理：香附水提取液对小鼠肉瘤腹水型肿瘤细胞生长率有较强的抑制作用，其作用机理可能与本品能改善病变部位血液循环，进而抑制病理性细胞增生有关。有抗噬菌体法筛选抗肿瘤药，显示本品有抗肿瘤作用。

药方选例

1. 治甲状腺癌：香附、白芥子、浙贝母、当归、僵蚕各12g，三棱、莪术、黄药子、炮山甲各10g，夏枯草、海藻、玄参、牡蛎（包）、石见穿各30g，重楼15g。水煎服，每日1剂。具有破气化瘀、化痰软坚之功效，适用于甲状腺癌属肝郁气滞、瘀毒结聚者。

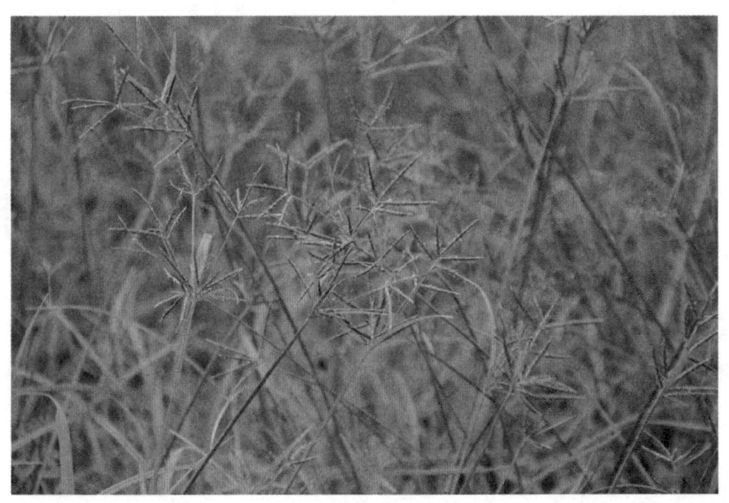

2. 治纵隔恶性肿瘤：香附、海藻、昆布、连翘、夏枯草各15g，煅牡蛎（先煎）、石见穿、重楼各30g，浙贝母、丹参、半夏、陈皮、川芎各10g，蜈蚣2条，桔梗、甘草各6g，可随证加减。水煎服，每日1剂。本方具有化痰软坚、理气散结之功效，适用于纵隔恶性肿瘤属痰气凝结者。

3. 治乳腺癌之气滞血瘀证：香附、柴胡、当归、三棱、预知子、莪术、白芍、赤芍、蜂房、郁金各10g，红花、枳壳、青皮、陈皮各6g。水煎服，每日1剂。

4. 治晚期胰腺癌：香附、黄芪、党参、郁金、延胡索各15g，白术、茯苓各12g，川楝子、柴胡、白芍、苏木、莪术各10g，大腹皮20g，重楼、白花蛇舌草各30g，甘草3g。水煎服，每日1剂。

5. 治宫颈癌：制香附、当归、紫草各12g，柴胡、预知子各10g，白芍、茯苓、白术各15g，土茯苓、白花蛇舌草各30g，甘草6g，可随证加减。水煎服，每日1剂。本方具有疏肝解郁、利湿解毒之功，适用于宫颈癌属肝郁气滞者。

6. 治骨巨细胞瘤：香附、牛膝各12g，半枝莲30g，重楼、白芷、通关藤、丹参、秦艽各15g，桃仁、制没药、当归、川芎、五灵脂、地龙、寻骨风各10g，甘草5g，可随证加减。水煎服，每日1剂。本方具有活血化瘀、通络止痛之功效，适用于骨巨细胞瘤属瘀血阻滞者。

（拉）Fructus Ponciri Trifoliatae Immaturus

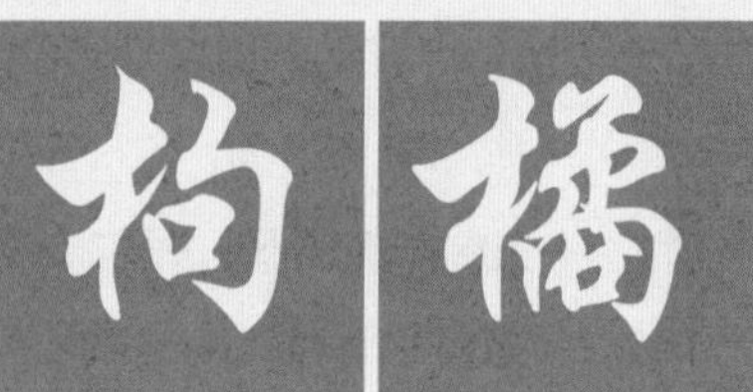

【别　　名】枸橘李、绿衣枳壳、臭橘。

【性味归经】辛、苦，温。归肝、胃经。

【功　　效】疏肝，和胃，理气，止痛。

来源

枸橘最早记载于《本草纲目》。本品为芸香科植物枸橘未成熟的干燥果实。生用。

临床应用

常用治乳腺癌、食管癌、胃癌、贲门癌、肝癌、喉癌等肿瘤中属肝气郁滞证。

1. 用于乳腺癌，常配伍柴胡、香附、夏枯草、三叶青等。

2. 用于食管癌，常配伍威灵仙、预知子、急性子、重楼等。

3. 用于消化道肿瘤致腹胀、纳差，常配伍厚朴、半夏、香附等。

用法用量

煎服，7~15g。

使用注意

脾胃虚弱者及孕妇慎用。

参考资料

抗肿瘤药理：动物实验证明对小鼠腹水癌有抑制作用。

药方选例

1. 治喉癌：枸橘叶、冬凌草各 20g，夏枯草 15g，山慈菇 6g，甘草 3g。水煎服，每日 1 剂。

2. 治胃癌术后：枸橘、青皮、生白术、紫参、白花蛇舌草、薏苡仁各 15g。菝葜、预知子各 30g。水煎服，每日 1 剂。

3. 治肿瘤引起胸腹胀满：枸橘、木香各 9g，丁香 6g，酸枣仁、白术各 12g，延胡索、乌药各 10g，干瓜蒌 18g，芡实、党参各 15g，麦芽 20g，三七 1.5g（研冲）。水煎服，每日 1 剂，连服 10~30 剂。用于贲门癌、吞咽不顺、呕吐过后丝状泡沫样黏液；胃癌或其他消化道肿瘤出现胸腹胀满症状。

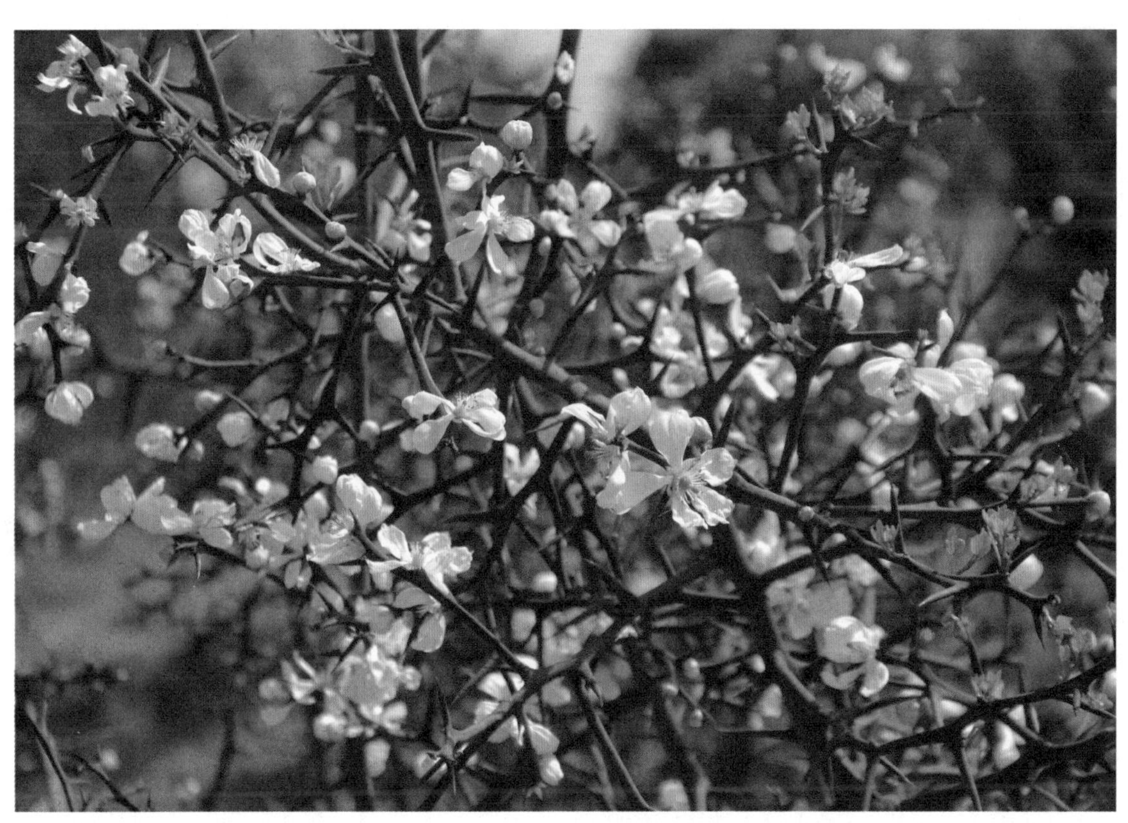

（拉）Toosendan Fructus

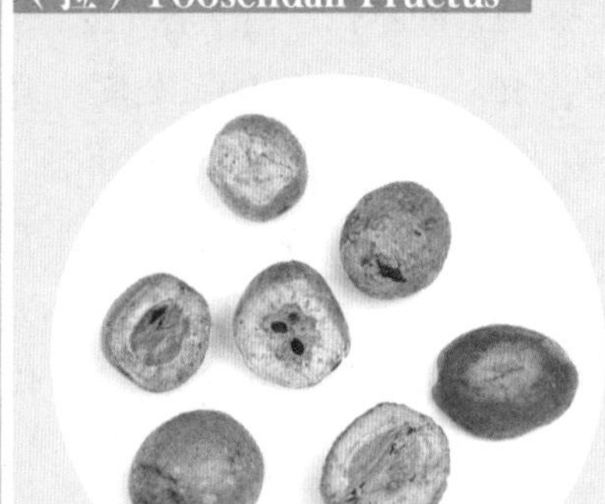

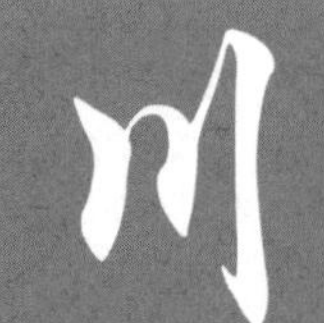
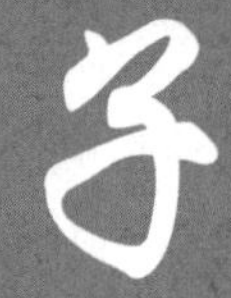

川楝子

【别　　名】金铃子、楝实、仁枣。

【性味归经】苦，寒；有小毒。归肝、胃、小肠、膀胱经。

【功　　效】行气止痛，疏肝泄热，杀虫疗癣。

来 源

川楝子最早记载于《神农本草经》。本品为楝科植物川楝的干燥果实。用时捣碎，生用或麸炒用。

临床应用

常用治颅内肿瘤、肺癌、食管癌、乳腺癌、胃癌、宫颈癌等肿瘤中属肝郁化火、肝气郁滞证。亦用治癌性疼痛。

1. 用于肺癌，常配伍龙葵、僵蚕、贝母、蜈蚣、䗪虫等。
2. 用于胃癌，常配伍重楼、急性子、山慈菇、党参等。
3. 用于卵巢癌，常配伍冬凌草、赤芍、莪术、败酱草等。

用法用量

煎服，3~10g。外用适量。炒用寒性降低。

使用注意

本品味苦性寒有毒，凡脾胃虚寒者不宜用，亦不宜过量或久服。

不良反应

本品是含萜类肝脏毒性中药，能引起急性中毒性肝炎，出现转氨酶升高、黄疸、肝肿大。应定期检查肝功能。肝功能不全者应慎用。

参考资料

抗肿瘤药理：体外筛选结果表明，对人宫颈癌细胞培养株系有抑制作用，抑制率在90%以上。其提取物可能通过加快病毒三磷酸腺苷的分解代谢，造成能量的供不应求而具有强抗病毒作用，也有研究提示其可能通过线粒体途径诱导肝癌细胞凋亡。

药方选例

1. 治颅内肿瘤：川楝子、木瓜、黄柏、炙甘草、西洋参、紫河车各10g（两种均为末冲服），北沙参30g，麦冬、当归、龟胶、鹿角胶、杜仲、天冬各15g，生地黄20g，枸杞子、茯苓、牛膝、莲子各15g。水煎服，每日1剂。

2. 治食管癌：川楝子、延胡索各10g，党参、蝉蜕、白花蛇舌草、山慈菇各30g，白术、茯苓各15g。水煎服，每日1剂。

3. 治乳腺癌：川楝子（微炒）、（家养）山羊角（火煅）、蜂房各90g。共研细末，每服6g，陈酒送下，隔日一服。

4. 治宫颈癌之肝郁气滞证：川楝子、郁金、白芍、赤芍、当归、香附、泽兰、白术、茯苓各10g，醋柴胡、陈皮、川芎各6g，败酱草、半枝莲各15g。

5. 治原发性肝癌并发腹水：川楝子、茵陈、党参、茯苓、天葵子、大枣各15g，山栀、天虫、附子、厚朴、木通、泽泻、山甲、柴胡、竹茹、番泻叶各10g，蜈蚣3条，全虫6g，肉桂、干姜、自然铜、白芍各20g，生黄芪、熟地黄、赭石各30g。水煎服，每日1剂。

（拉）Aucklandiae Radix

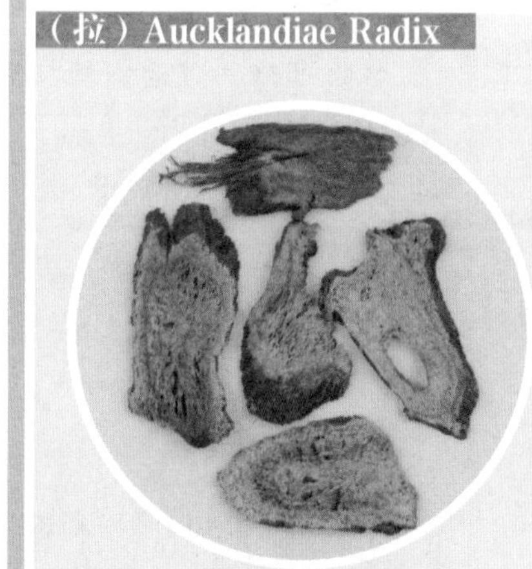

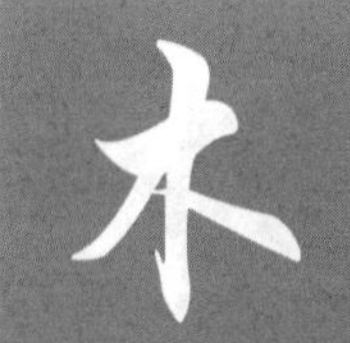
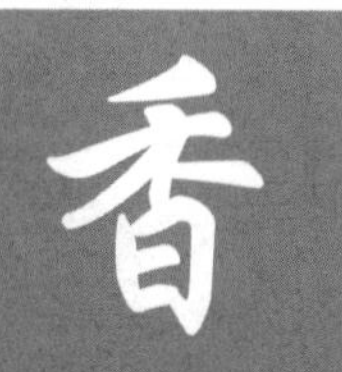

木香

【别　　名】云木香、川木香、广木香。

【性味归经】辛、苦，温。归脾、胃、大肠、胆经。

【功　　效】行气，调中，止痛。

来源

木香最早记载于《神农本草经》。本品为菊科植物木香的干燥根。切段，晒干。生用或煨用。

临床应用

常用治食管癌、乳腺癌、胃癌、肝癌、胰腺癌、直肠癌、前列腺癌等肿瘤中属脾胃气滞、气血郁滞证。亦用治肿瘤所致脘腹气滞胀痛之证，常与枳壳相须为伍。

1. 用于食管癌，常配伍预知子、威灵仙、藤梨根、急性子等。

2. 用于乳腺癌，常配伍香附、三叶青、郁金、姜黄、橘叶等。

3. 用于肿瘤致胃肠功能紊乱，常配伍陈皮、党参、白术等。

4. 用于肠癌之黏液血便，常配伍黄连、地榆、马齿苋等。

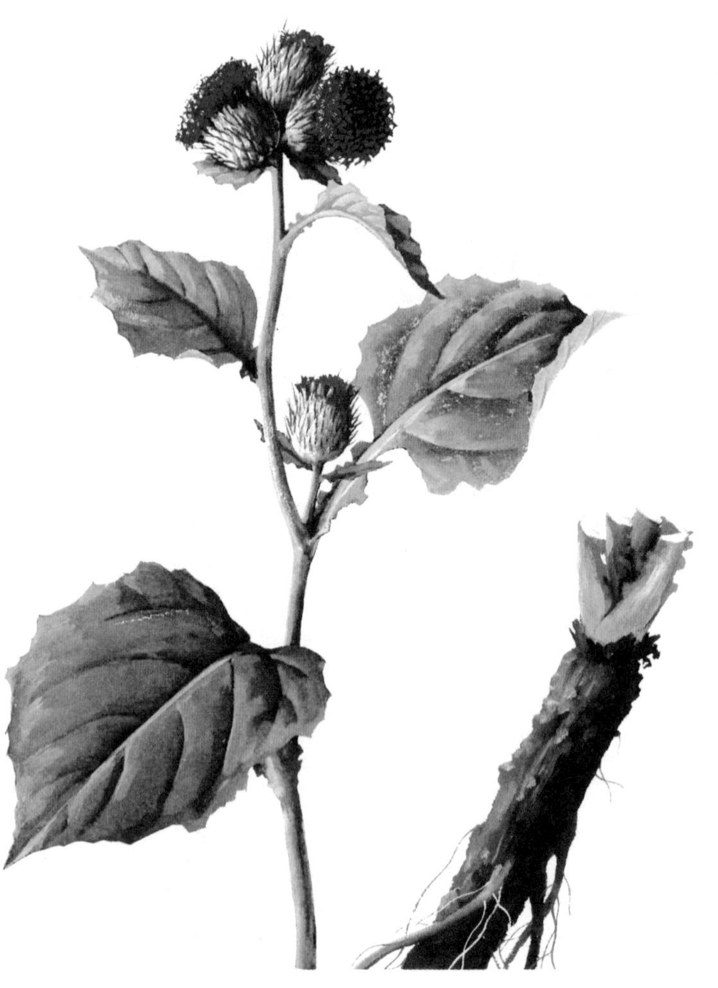

用法用量

煎服，3~10g。生用专行气滞，煨熟用以止泻。

使用注意

本品辛温香燥，凡阴虚火旺者慎用。

参考资料

抗肿瘤药理：广木香内酯对人体鼻咽癌细胞有细胞毒作用。桦木醇在400mg/kg时对大鼠瓦克瘤肌注肿瘤系统有边缘抗肿瘤活性。木香提取物可抑制肿瘤细胞增殖及促进凋亡。

药方选例

1. 治胃癌：广木香、大黄各60g，半枝莲、白花蛇舌草、黄芪、威灵仙、羚羊骨各100g，金石斛、砂仁、炮山甲、山豆根、蜂房、马鞭草、地骨皮、核桃树枝各50g。上药共为细末，过100目筛，或制成丸如梧桐子大。

每日10g分3次口服，用地骨皮、枸杞子各10g煎汤冲服，连续用至症状缓解。可对症兼用其他营养药，或辅以气功、针灸治疗。

2. 治胰腺癌：广木香、枸橘、川楝子、郁金各10g，青皮、陈皮、预知子各12g，穿山甲、丹参各15g，龙葵、石见穿、大血藤各30g，夏枯草24g。水煎服，每日1剂。

3. 治肿瘤引起的消化道症状：木香、枳壳、砂仁各9g，陈皮、佛手、鸡内金各10g，党参15g，茯苓、白术各12g，甘草3g。水煎服，每日1剂。用于肿瘤病人脾胃虚寒，胃部胀气，纳食低下或食后积滞。

4. 治前列腺癌：木香、乌药各12g，泽兰、桃仁、牡丹皮、赤芍各15g，香附、青皮、红花各10g，沉香8g，龙葵、土茯苓、蛇莓各30g，土鳖虫、甘草各6g，可随证加减。水煎服，每日1剂。本方具有行气破瘀之功效，适用于前列腺癌属气滞血瘀者。

（拉）Anisi Stellati Fructus
八角茴香
【别　　名】大茴香、八角、八月珠。
【性味归经】辛，温。归肝、肾、脾、胃经。
【功　　效】温阳散寒，理气止痛。

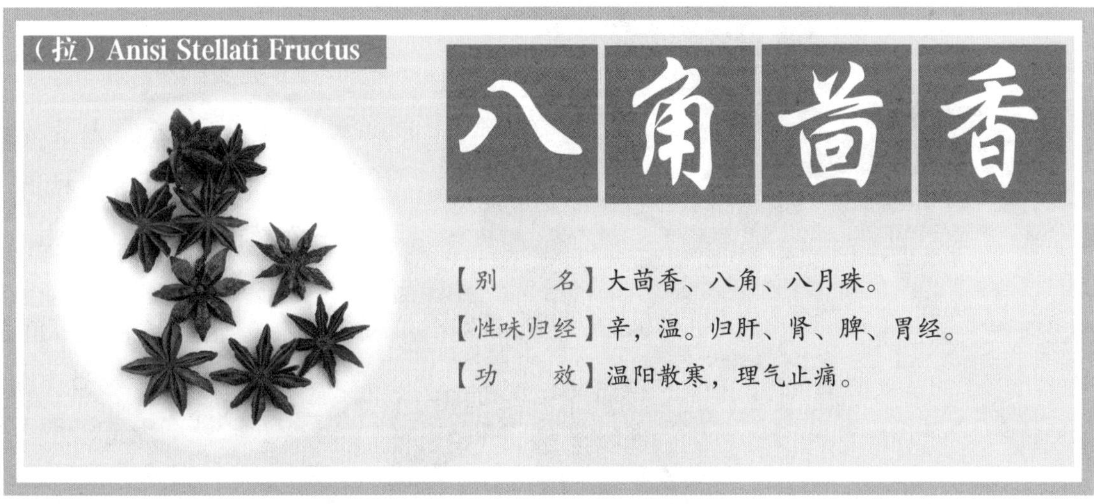

来源

八角茴香最早记载于《本草纲目》。本品为木兰科植物八角茴香的干燥果实。生用或盐水炒用。

临床应用

常用治肺癌、胃癌、结肠及直肠癌、睾丸肿瘤等肿瘤中属中寒气滞证。

1. 用于胃癌、肠癌属脾胃虚寒证，常配伍吴茱萸、佛手、小茴香等。

2. 用于肿瘤患者放化疗白细胞减少症，常配伍黄芪、黄精、枸杞子等。

3. 用于睾丸肿瘤，常配伍海藻、莪术、夏枯草、半枝莲等。

用法用量

3~6g。

使用注意

阴虚火旺者忌用。

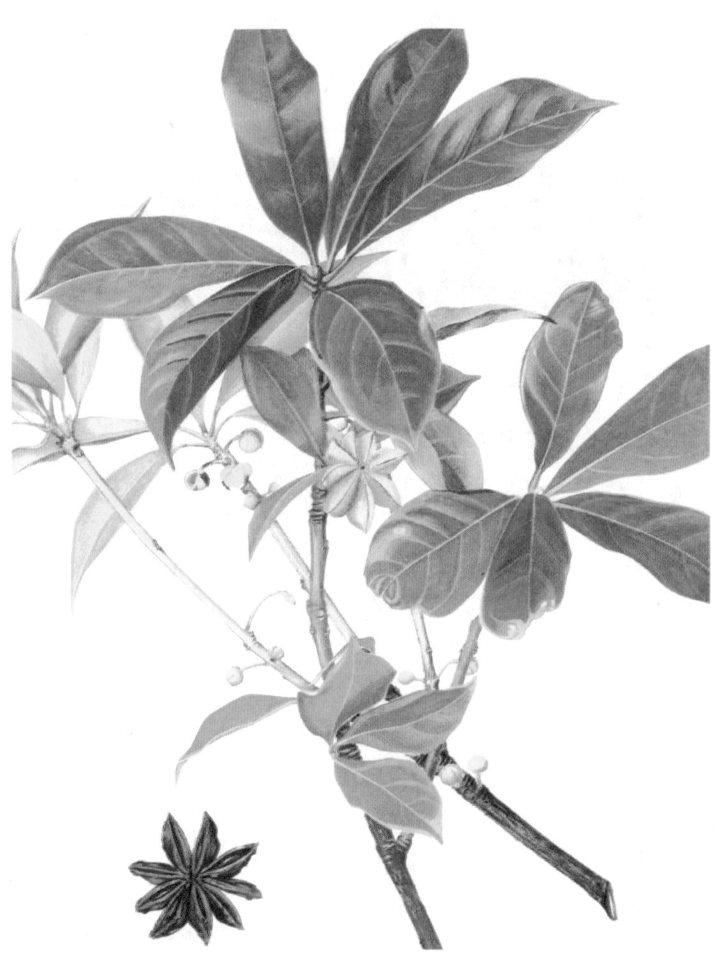

参考资料

抗肿瘤药理：茴香醚有升高白细胞的作用，临床试用于抗肿瘤及长期接触放射线或药物所致的或原因不明的低白细胞患者。

药方选例

1．治肺癌：八角茴香12g，牵牛子30g，虎杖根、白花蛇舌草各60g。水煎服，每日1剂。

2．治胃肠癌：八角茴香8g，木香、陈皮各10g，丁香6g，砂仁9g，党参、芡实各15g，白术、茯苓、山药各12g，甘草3g。水煎服，每日1剂。用于胃肠癌患者表现脘腹冷痛、虚寒内结、胃肠胀气。

3．治睾丸肿瘤：八角茴香10g，铁篱寨、马鞭草、败酱草、荔枝核、昆布、海藻、浙贝母各30g。水煎服，每日1剂。

（拉）Radix Aristolochiae

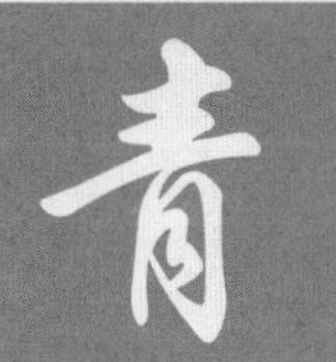
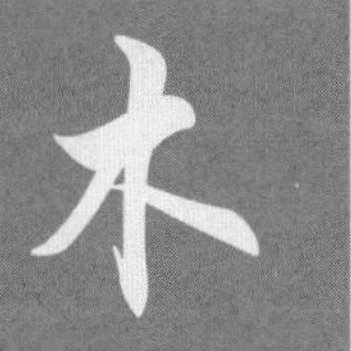
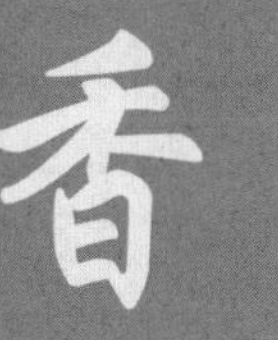

青木香

【别　　名】土木香、青藤香、蛇参根、独行根。

【性味归经】辛、苦，微寒。归肝、胃经。

【功　　效】行气止痛，解毒消肿。

来源

青木香始载于《名医别录》。本品为马兜铃科植物马兜铃的干燥根。晒干。生用。

临床应用

常用治甲状腺癌、乳腺癌、胃癌、食管贲门癌等肿瘤中属肝气郁滞、胸脘痞满证。亦用治癌性疼痛。

1. 用于甲状腺癌属痰瘀互结证，常配伍海藻、半夏、贝母等。

2. 用于胃癌之肝气犯胃证，常配伍香附、柴胡、藤梨根等。

3. 用于乳腺癌之肝郁气滞证，常配伍柴胡、皂角刺、浙贝母等。

用法用量

煎服，3~15g。散剂 1.5~2g，吞服。外用适量。

使用注意

本品不宜多用，多服易引起恶心呕吐。应定期检查肾功能。肾脏病患者忌服。

不良反应

本品含马兜铃酸，可致肾小管坏死，为能引起肾损害的中药之一。

参考资料

抗肿瘤药理：本品含马兜铃酸对小鼠艾氏腹水癌及小鼠腺癌均有抑制作用；对小鼠腹水癌能明显延长其生存期。

药方选例

1. 治肿瘤属痰湿凝结证：青木香、海蛤粉、海带、海藻、海螵蛸、昆布、陈皮。

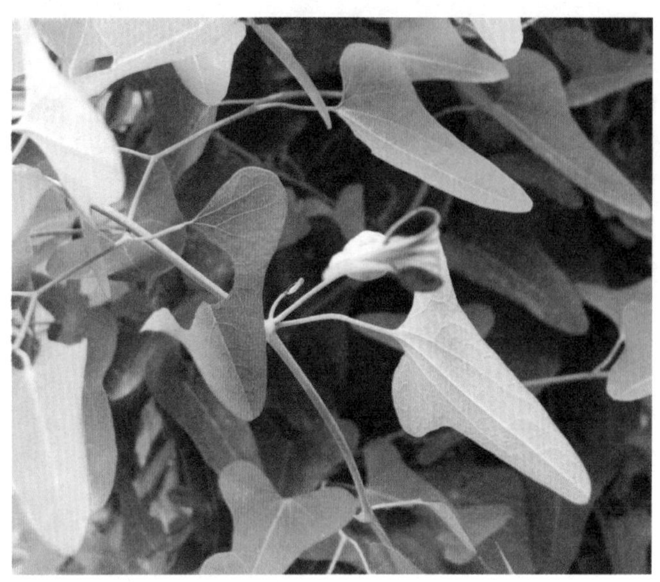

蜜丸剂，每丸重9g。口服。每次1丸，每日3次，温开水送服。注意事项：①阴虚火旺者慎用；②孕妇忌服；③忌生冷油腻。

2. 治食管贲门癌：青木香、鬼臼各10g，预知子30g，石见穿、急性子、半枝莲各15g，丹参、生山楂各12g。水煎服，每日1剂。

3. 治食管癌：青木香、鬼臼、丹参、山楂各10g，预知子30g，急性子、半枝莲各15g，藤梨根30g。水煎服，每日1剂。

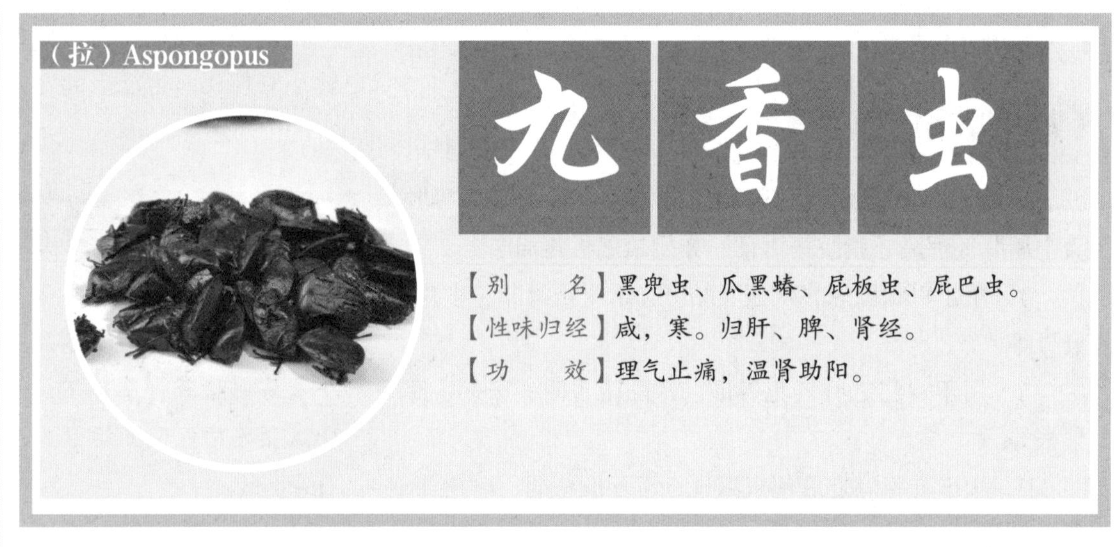

（拉）Aspongopus

九香虫

【别　　名】黑兜虫、瓜黑蝽、屁板虫、屁巴虫。

【性味归经】咸，寒。归肝、脾、肾经。

【功　　效】理气止痛，温肾助阳。

来源

九香虫始载于《本草纲目》。本品为蝽科昆虫九香虫的干燥全虫。生用，或用文火微炒用。

临床应用

常用治肝癌、胃癌等肿瘤中属气滞血瘀证。亦用治癌性疼痛。

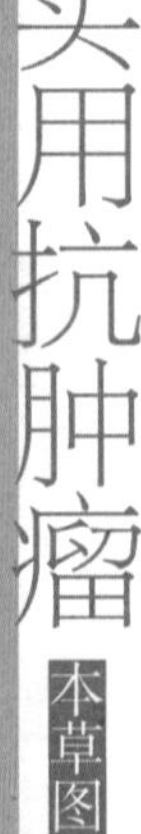

1. 用于胃肠道恶性肿瘤，常配伍木香、延胡索、紫参等。

2. 用于肝癌，常配伍厚朴、乌梢蛇、丹参、蜈蚣等。

3. 用于癌性疼痛，常配伍壁虎、青木香、肿节风等。

用法用量

煎服，3~10g。或入丸、散。

使用注意

阴虚阳亢者忌用。

参考资料

抗肿瘤药理：药理研究，九香虫对多种肿瘤细胞具有抑制作用，可诱导人结肠癌细胞凋亡，影响凋亡相关因子的表达。

药方选例

1. 治胃癌：九香虫9g，藤梨根90g，龙葵、菝葜各60g，紫参、枸骨、鬼箭羽、无花果各30g。水煎服，每日1剂。

2. 治晚期胃癌术后：九香虫、党参、半夏、僵蚕、炒白术、茯苓各10g，炙甘草、陈皮各6g，生薏苡仁30g，壁虎2条，可随证加减。水煎，每日1剂，分2~3次服。

3. 治中晚期肝癌：九香虫、陈皮、半夏、枳壳、厚朴、乌梢蛇各10g，党参、丹参、茯苓各30g，白术15g，蜈蚣2条，甘草6g，并随证加减。水煎服，每日1剂。

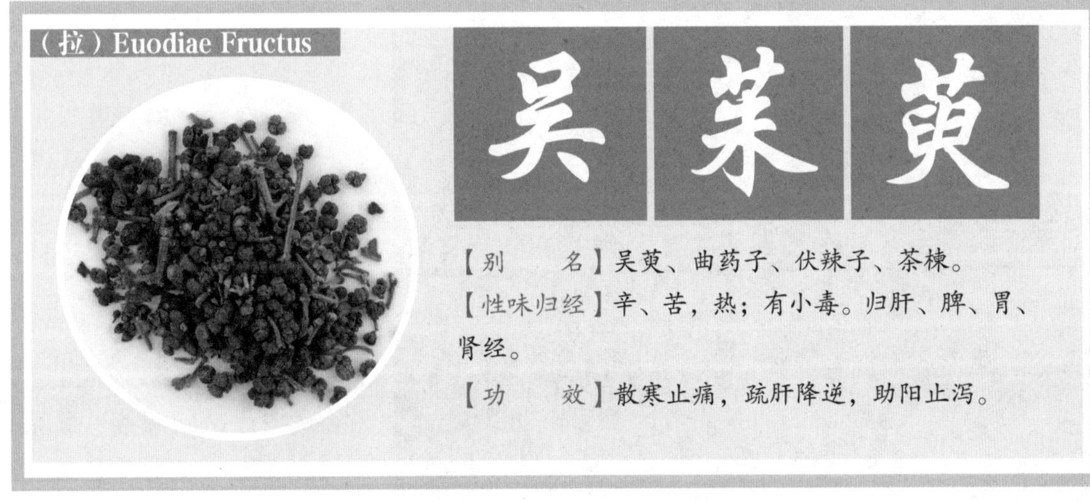

（拉）Euodiae Fructus

吴茱萸

【别　　名】吴萸、曲药子、伏辣子、茶辣。

【性味归经】辛、苦，热；有小毒。归肝、脾、胃、肾经。

【功　　效】散寒止痛，疏肝降逆，助阳止泻。

来 源

吴茱萸最早记载于《神农本草经》。本品为芸香科植物吴茱萸的近成熟果实。晒干或低温烘干。生用或炒制用。

临床应用

常用治胰腺癌、肠癌等肿瘤中属脾胃虚寒、脾肾阳虚证。为治肿瘤致虚寒泄泻证，常与肉豆蔻相须为用。

1. 用于胃癌属脾胃虚寒证，常配伍丁香、高良姜、干姜等。

2. 用于肝癌，常配伍蟾皮、魔芋、赤芍、紫参等。

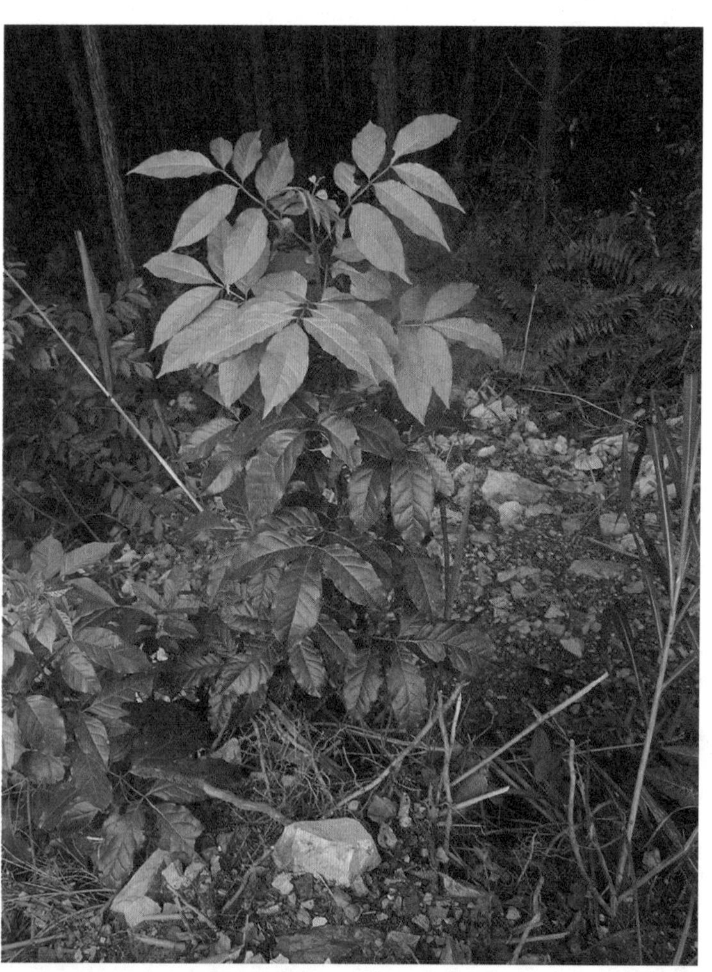

3. 用于肾癌，常配伍石上柏、土茯苓、岩柏、黄精等。

4. 用于肿瘤化疗致呕吐，常配伍黄连、半夏、陈皮、竹菇等。

用法用量

煎服，1.5~6g。外用适量。

使用注意

不宜多用，久服。阴虚有热者忌用。

参考资料

抗肿瘤药理：吴茱萸对多种实验性肿瘤，如小鼠肉瘤、艾氏腹水癌等有抑制作用。乙醇提取物对中国仓鼠肺细胞有显著作用。吴茱萸碱对多种肿瘤细胞有促进凋亡的作用；抑制血管生成作用；抑制细胞迁移作用。

药方选例

1. 治胰腺癌：吴茱萸2g，黄连、生甘草各3g，乌梅 5g，赤芍、白芍各 12g，白花蛇舌草、紫参各 20g，炒延胡索、川楝子、莪术、炙僵蚕各 10g。水煎服，每日 1 剂。

2. 治大肠癌：吴茱萸、补骨脂、诃子肉、肉豆蔻、党参、茯苓、白术、赤芍、苍术、焦山楂、槟榔各 10g，五味子、老鹳草各 15g，黄芪、薏苡仁各 30g。水煎服，每日 1 剂。

3. 治结肠癌属脾肾亏虚证：吴茱萸、补骨脂、五味子各 10g，炒党参、炒白术各 15g，茯苓 20g，生薏苡仁 30g，肉豆蔻 3g，炙甘草 6g，并可随证加减。水煎服，每日 1 剂。

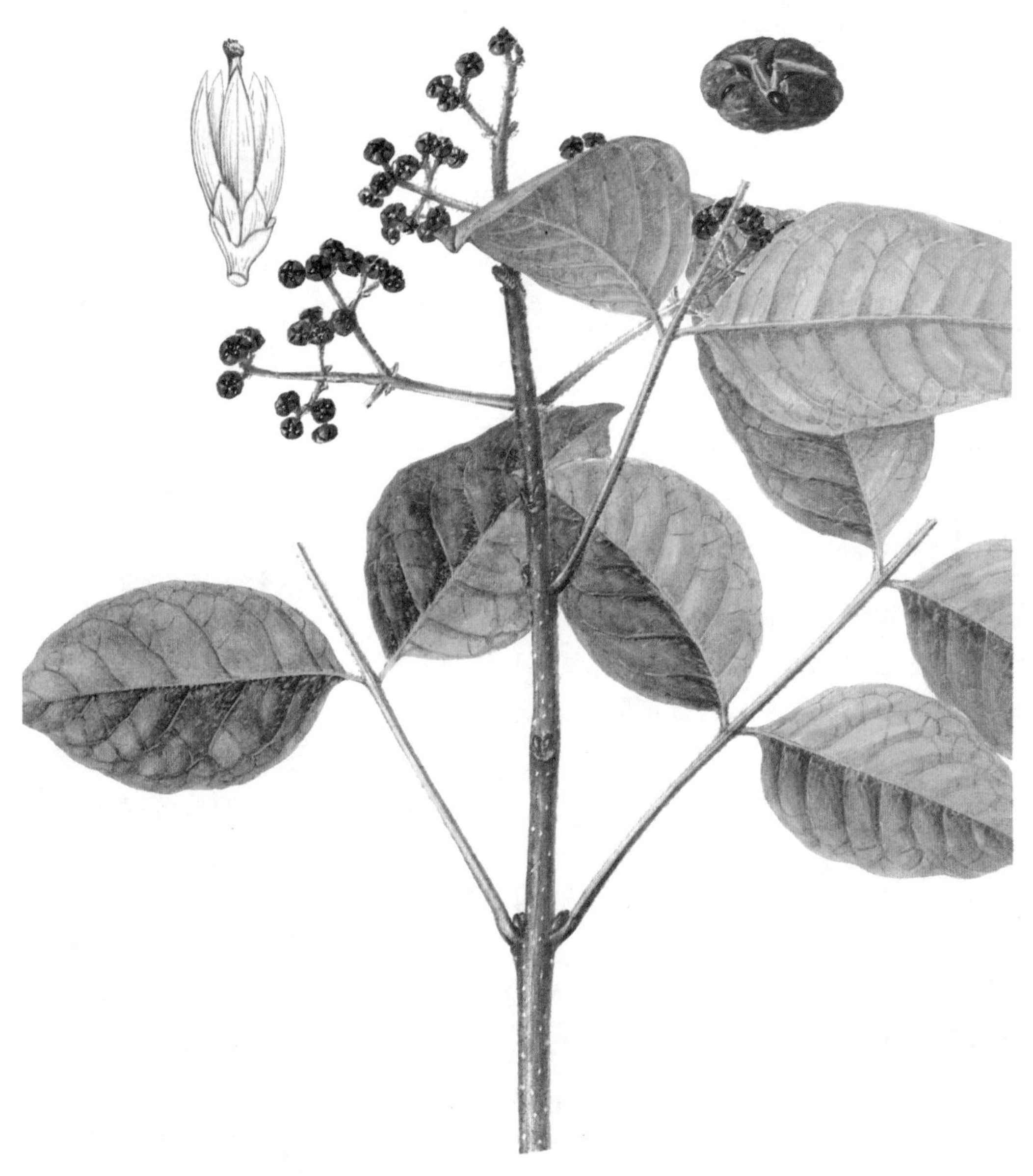

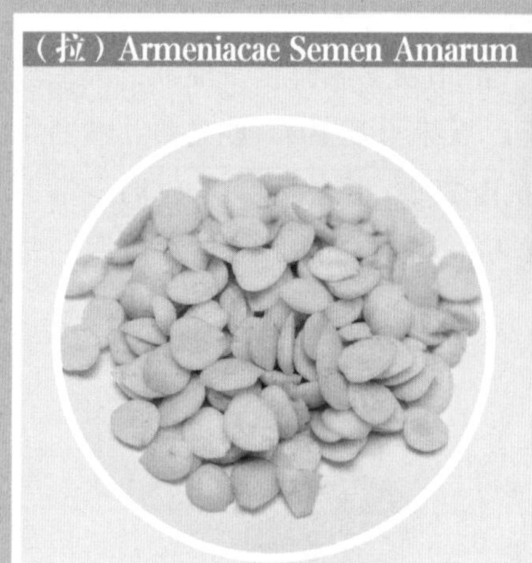

(拉) Armeniacae Semen Amarum

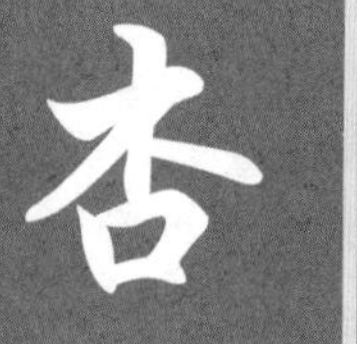
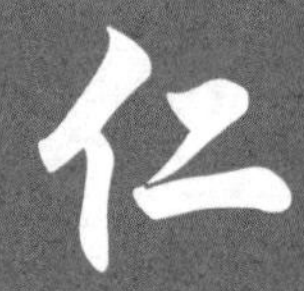

苦杏仁

【别　　名】杏仁、北杏、杏核仁、杏子、杏梅仁。

【性味归经】苦，微温；有小毒。归肺、大肠经。

【功　　效】降气止咳平喘，润肠通便。

来 源

苦杏仁最早记载于《神农本草经》。本品为蔷薇科植物的成熟种子。晒干。生用或炒用。用时捣碎。

临床应用

常用治肺癌、肠癌、宫颈癌等肿瘤中属肺气壅实证。亦用治肿瘤之肠燥便秘，常与火麻仁相须为用。

1. 用于肺癌之肺热咳喘，常配伍石膏、鱼腥草、玉竹、黄芩等。

2. 用于肠癌，常配伍白蔻仁、薏苡仁、滑石、陈皮、藿香等。

3. 用于肿瘤放化疗之便秘，常配伍柏子仁、郁李仁、火麻仁等。

用法用量

煎服，5~10g。宜打碎入煎。生品入煎剂宜后下。

使用注意

婴儿慎用。阴虚咳嗽、大便溏泄忌用。因有小毒，不宜过量。

不良反应

本品有小毒，服用过量（30~60g），可引起中毒。中毒症状一般在服后1~2小时内出现，轻者出现头晕、呕吐、腹痛、腹泻、烦躁不安、心悸、四肢软弱等症状；稍重胸闷、并有不同程度的呼吸困难；严重时呼吸微弱，意识不清，继而发展到意识丧失，瞳孔散大、血压下降、牙关紧闭、四肢冰冷，呈休

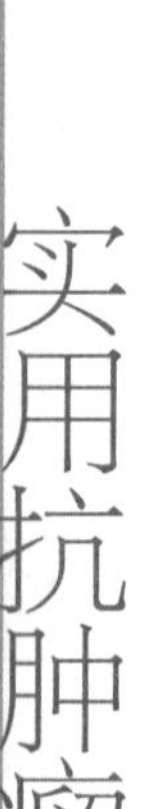

克状；最后可因呼吸麻痹、心跳停止而死亡。

参考资料

抗肿瘤药理：苦杏仁苷的抗肿瘤作用是由于肿瘤组织中 β－葡萄糖醛酸酶作用于 1－苦杏仁腈－β－葡萄糖醛酸而产生致死的氰化氢所致，亦有报道认为抗肿瘤作用主要是由于苦杏仁腈而非氰化物所致。

药方选例

1. 治肺癌：制附子（先煎）、苦杏仁、法半夏各 12g，全瓜蒌 20g，云苓、白术、莪术、黄芪、补骨脂、党参、黄精、山药各 15g，王不留行、淫羊藿、仙茅各 30g。水煎服，每日 1 剂。

2. 治直肠癌：苦杏仁 15g，白蔻仁、通草各 6g，陈皮、半夏各 5g，厚朴 8g，滑石、薏苡仁各 18g，苏梗、藿香各 10g，黄芩 12g，赤石脂 30g。水煎服，每日 1 剂。

3. 治宫颈癌：苦杏仁 15g，虻虫、水蛭各 30 条，桃仁 60g，大黄 9g。水煎服，每日 1 剂，以水 2 碗，煮取 1 碗，分 3 次服。

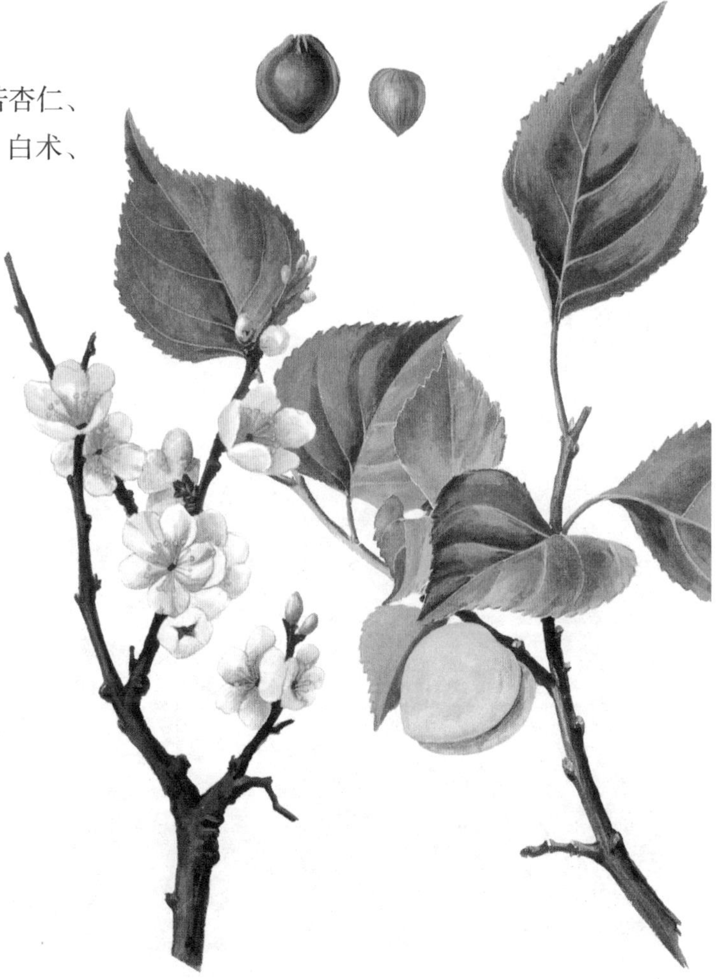

(拉)Zanthoxyli Pericarpium

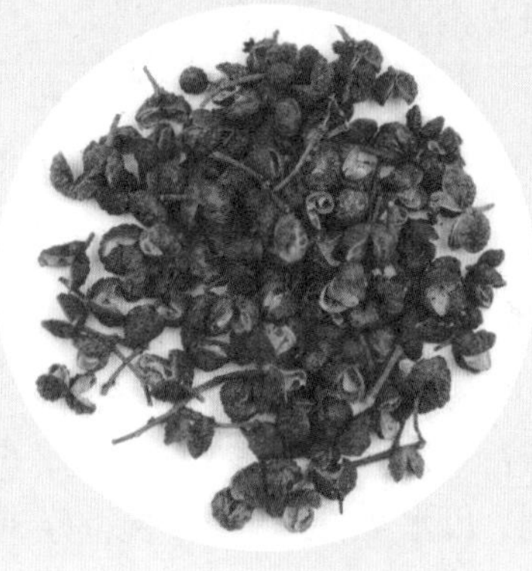

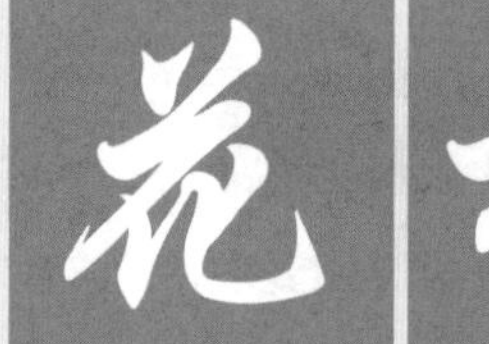

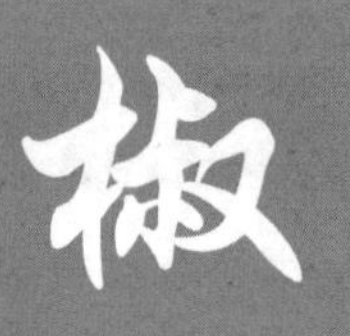

花椒

【别　　名】川椒、红椒、大红袍、蜀椒。

【性味归经】辛，热。归脾、胃经。

【功　　效】温中止痛，杀虫止痒。

来源

花椒最早记载于《神农本草经》。本品为芸香科植物花椒的成熟果皮。晒干。生用或炒用。

临床应用

常用治胃癌、宫颈癌、皮肤癌等肿瘤中属脾胃虚寒证。

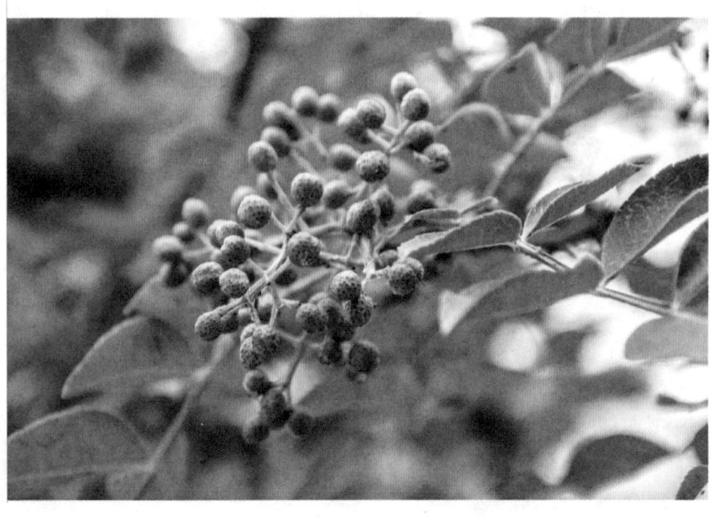

1. 用于胃癌之脾胃虚寒证，常配伍干姜、附子、吴茱萸等。

2. 用于皮肤癌，常配伍五倍子、蛇床子、白鲜皮、苦参等。

3. 用于癌性疼痛之虚寒痛证，常配伍桂枝、干姜、当归等。

4. 用于肿瘤放化疗致寒湿泄泻，常配伍陈皮、厚朴、香附等。

用法用量

煎服，2~5g。外用适量。

使用注意

阴虚火旺者忌用，孕妇

慎用。

参考资料

抗肿瘤药理：花椒挥发油对小鼠实体瘤生长具有显著的抑制作用并激发细胞凋亡，但不能通过提高机体的免疫功能发挥抗肿瘤作用；对黑色素瘤细胞有明显的抑制和杀伤作用。

药方选例

1. 治胃癌：鲜花椒 30g，陈皮 10g，生姜 6g，猪瘦肉 40g。炖熟食用，常服。

2. 治宫颈癌：花椒 9g，人参、生鳖甲各 18g。共研细末，分为 6 包，每晚服 1 包，开水送服，连用 24 包为 1 个疗程。

3. 治皮肤癌：花椒、五倍子各 15g，蛇床子、龙葵子、败酱草、蒲公英、白鲜皮各 30g，苦参 20g。煎汤浸洗患处，每日 1~2 次。本方对溃疡型皮肤癌、菜花样肿瘤效果较好。

（拉）Eriobotryae Folium

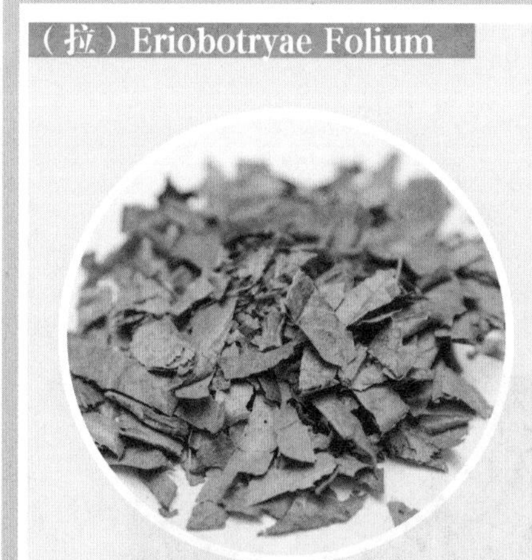

枇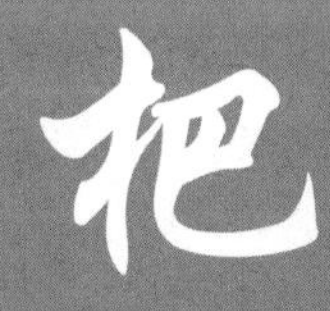杷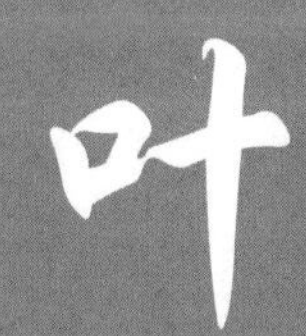叶

【别　　名】卢桔、枇杷树叶。

【性味归经】苦，微寒。归肺、胃经。

【功　　效】清肺化痰止咳，降逆止呕。

来源

枇杷叶始载于《名医别录》。本品为蔷薇科植物枇杷的叶。晒干。刷去毛，切丝，生用或蜜炙用。

临床应用

常用治肺癌、食管癌、唇癌、胃癌等肿瘤中属肺气壅实证。

1. 用于肺癌，常配伍苦杏仁、陈皮、北沙参、茯苓等。

2. 用于食管癌，常配伍浙贝母、蜈蚣、五灵脂、橘红等。

3. 用于肿瘤放化疗致胃热呕吐，常配伍黄连、竹菇、陈皮等。

用法用量

煎服，10~15g。鲜品加倍。止咳宜炙用；止呕宜生用。

【参考资料】

抗肿瘤药理：枇杷叶提取的熊果酸，试验表明对小鼠肉瘤细胞呈细胞毒作用。其熊果酸还对多种致癌、促癌物有抵抗作用，体内试验证明，熊果酸可以明显增强机体免疫功能。

药方选例

1. 治唇癌：枇杷叶、淡竹叶、甘草各10g，黄芩、连翘、山栀子、灯心草、知母、麦冬、茵陈各15g，大黄、薄荷各6g，生地黄20g。水煎服，每日1剂。

2. 治食管癌：枇杷叶、降香、威灵仙、当归、瓜蒌、竹茹各12g，石见穿、冬凌草各30g，肉苁蓉15g，人参、生姜各6g，赭石20g。水煎服，每日1剂，分2次服。

3. 治胃癌：枇杷叶、茯苓、白术、生牡蛎（先煎）、生龙骨（先煎）、龙葵各15g，白屈菜、蜂房各5g，陈皮、清半夏、肉桂、苍术、生蒲黄（包煎）、白芷、补骨脂各10g，猪苓、半枝莲、半边莲各30g。水煎服，每日1剂。

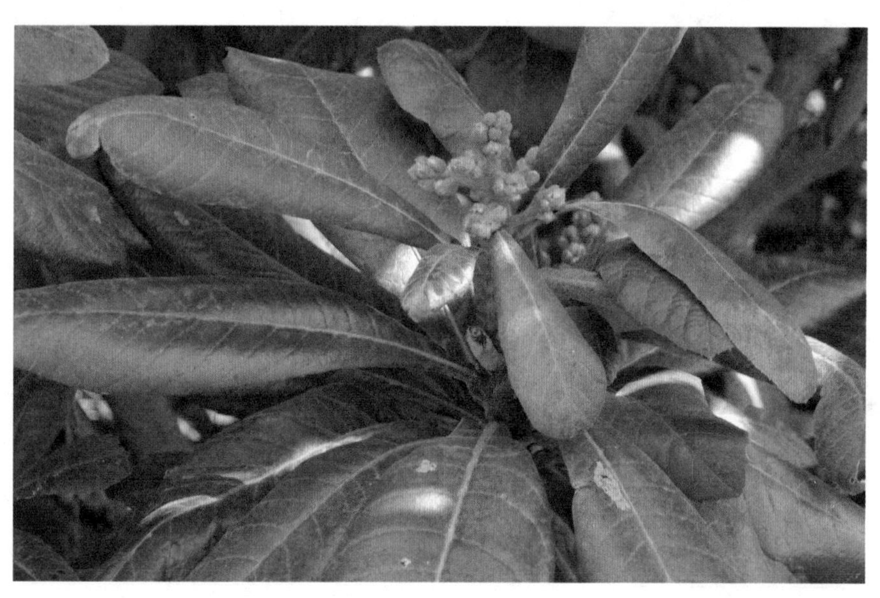

（拉）Peucedani Radix

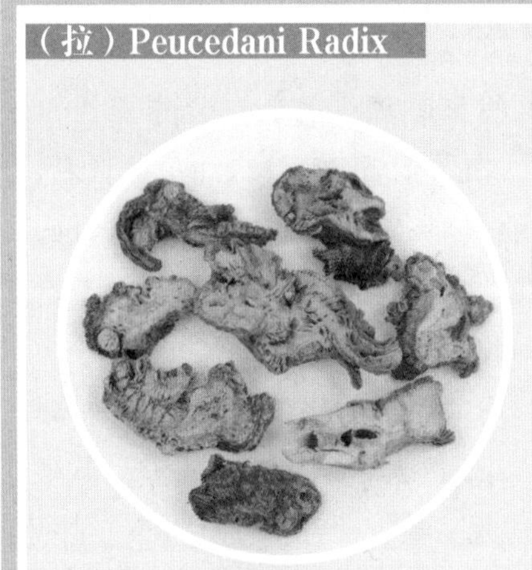

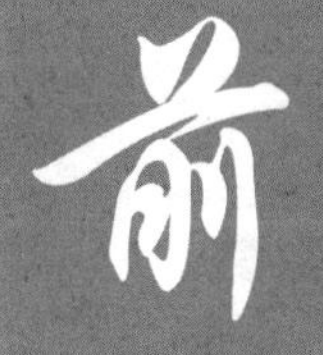
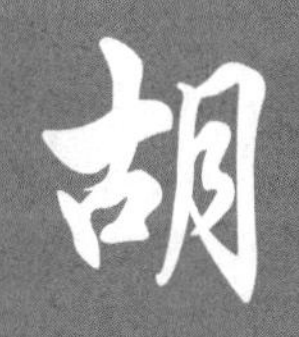

前胡

【别　　名】土当归、野当归。

【性味归经】苦、辛，微寒。归肺经。

【功　　效】降气化痰，宣散风热。

来 源

前胡始载于《雷公炮炙论》。本品为伞形科植物紫花前胡的根。晒干或低温干燥。生用或蜜炙用。

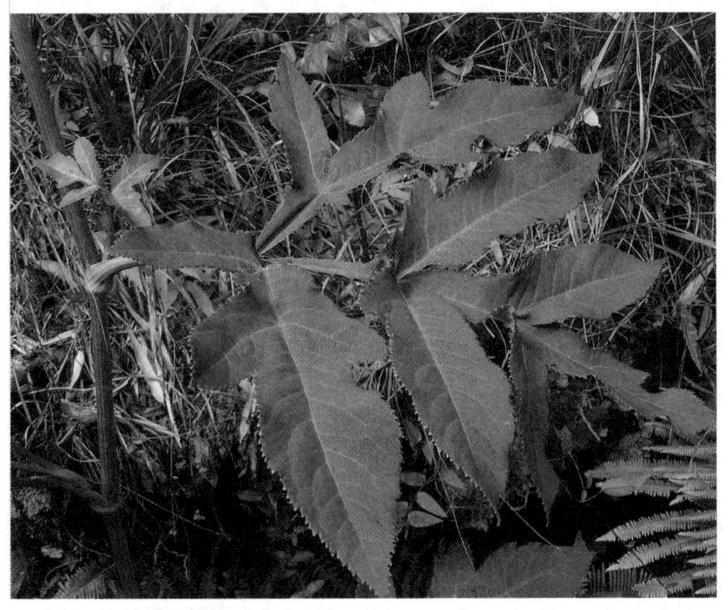

临床应用

常用治肺癌、鼻咽癌等肿瘤中属痰热阻肺证。

1. 用于鼻咽癌，常配伍金荞麦、夏枯草、白茅根、水牛角等。

2. 用于肺癌之痰热阻肺者，常配伍浙贝母、瓜蒌、鱼腥草等。

3. 用于肺癌之寒湿痰饮者，常配伍白前、半夏等。

用法用量

煎服，6~10g。或入丸、散剂。

使用注意

阴虚咳嗽、寒饮咳嗽患者慎服。

参考资料

抗肿瘤药理：前胡能通过有效抑制肿瘤细胞产生的多重耐药性而对化疗药物起到增效作用，也可作为抗肿瘤药物中的有效成分，通过诱导肿瘤细胞凋亡而杀伤肿瘤细胞，达到治疗肿瘤的目的。

药方选例

1. 治鼻咽癌：前胡、金荞麦各30g，夏枯草、白茅根各20g，八仙草、青刺、水牛角、通关藤各15g，九死还魂草18g，侧柏叶12g。水煎6次，合并药液，分6次服，每次15ml。

2. 治肺癌：前胡、北沙参、浙贝母、黄芩各12g，鱼腥草、仙鹤草各30g，款冬花、当归、紫菀、藿香梗各9g，生半夏、生南星各6g。水煎服，每日1剂。

3. 治肺鳞癌：前胡、山豆根、拳参、重楼、夏枯草、海藻各15g，紫草根、四叶参各30g，土贝母20g。水煎服，每日1剂。可随证加减。

（拉）Centipedae Herba

鹅不食草

【别　　名】食胡荽、野园荽、鸡肠草、地芫荽、满天星、白珠子草。

【性味归经】辛，温。归肺、肝经。

【功　　效】祛风散寒，宣通鼻窍，化痰止咳。

来 源

鹅不食草始载于《食性本草》。本品为菊科植物石胡荽的全草。晒干。生用。

临床应用

常用治鼻咽癌、喉癌、肝癌等肿瘤中属肺郁痰凝证。

1. 用于鼻咽癌，常配伍辛夷花、苍耳子、浙贝母、蜂房等。

2. 用于喉癌，常配伍野菊花、胖大海、陈皮、白僵蚕等。

3. 用于肝癌，常配伍丹参、石见穿、香附、马鞭草、重楼等。

用法用量

煎服，6~9g，外用适量。大剂量 30g。

使用注意

胃溃疡及胃炎患者慎用。

【参考资料】

抗肿瘤药理：鹅不食草用来煎水有抗细胞病变的作用，也有抗肿瘤和细胞毒素活性。同时鹅不食草中的提取物对于抗白血病有效果。

药方选例

1. 治喉癌：鹅不食草 30g，野菊花 15~30g，胖大海、白僵蚕各 10g，陈皮 15g。水煎服，每日 1 剂，分 2 次服。

2. 治鼻咽癌：鹅不食草 20g，蟾酥、冰片各 5g，麝香 0.3g，白芷 15g。水煎服，每日 1 剂。

3. 治肝癌：鹅不食草 15g，丹参、石见穿、夏枯草各 50g，香附、党参、马鞭草、重楼（根茎）、虎杖各 25g，壁虎 5 条。加减：腹水加车前子 100g；发热加金银花 100g，黄芩 25g；疼痛加延胡索 25g，威灵仙 50g。水煎服，每日 1 剂，分 2 次服。

(拉) Cassiae Semen

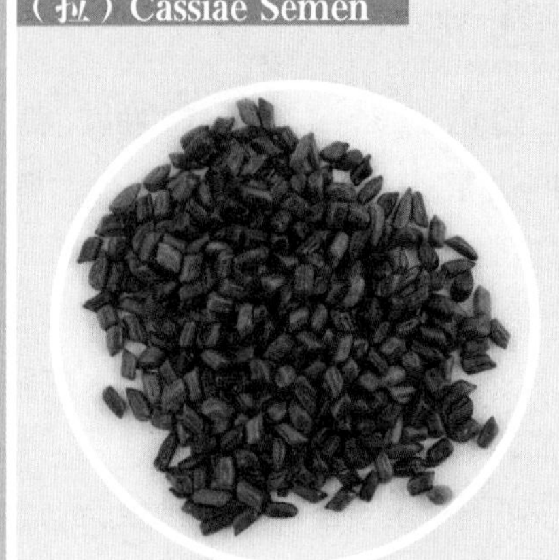

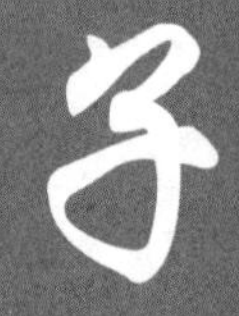

决明子

【别　　名】草决明、马蹄决明、喉白草、地槐根、假绿豆。

【性味归经】甘、苦、咸，微寒。归肝、肾、大肠经。

【功　　效】清肝明目，润肠通便。

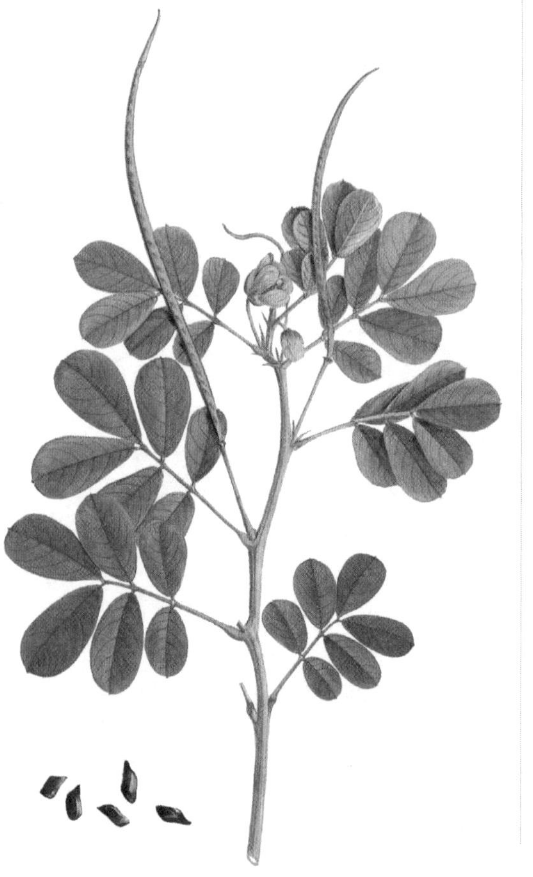

来 源

决明子最早记载于《神农本草经》。本品为豆科植物小决明的成熟种子。晒干。生用或炒用。用时捣碎。

临床应用

常用治颅内肿瘤、眼部恶性肿瘤、脑瘤、鼻咽癌、乳腺癌等肿瘤中属肝火上炎证。亦用治肿瘤内热肠燥便秘，常与火麻仁相须为用。

1. 用于脑瘤视物不清者，常配伍青葙子、枸杞子、沙苑子等。

2. 用于眼部恶性肿瘤，常配伍龙肝草、预知子、夏枯草等。

3. 用于鼻咽癌，常配伍桑叶、菊花、枸杞子、冬凌草等。

用法用量

煎服，10~15g。大剂量 30g。

使用注意

气虚大便溏薄者慎用。

参考资料

抗肿瘤药理：体外试验，对人宫颈癌细胞培养株系抑制率在 90% 以上。本品含有大黄素，大黄素抗肿瘤药理见大黄项下。

药方选例

1. 治颅内肿瘤：决明子、生天南星、生半夏、夏枯草、地龙、猪苓、茯苓各 15g，僵蚕、地鳖虫、菊花、青葙子各 9g，菖蒲 6g，蜈蚣、壁虎各 2 条。水煎服，每日 1 剂，3 个月为 1 疗程。

2. 治眼睑腺癌：决明子、九里光、薏苡仁各 30g，夏枯草 16g，黄芩、半夏、辛夷、羊蹄根各 15g，墨旱莲 10g。水煎服，每日 1 剂。

3. 治乳腺癌：决明子、海藻、海带各 30g，女贞子、金银花、丹参、陈皮、熟地黄各 15g，茯苓、枸杞子、石斛各 12g，太子参 9g。水煎服，每日 1 剂。

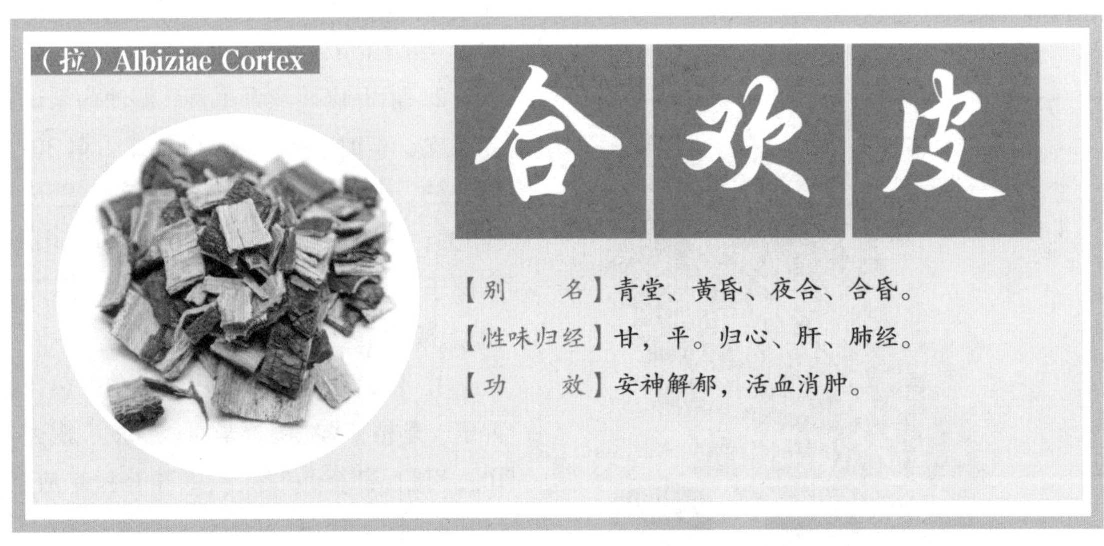

（拉）Albiziae Cortex

合欢皮

【别　　名】青堂、黄昏、夜合、合昏。

【性味归经】甘，平。归心、肝、肺经。

【功　　效】安神解郁，活血消肿。

来 源

合欢皮最早记载于《神农本草经》。本品为豆科植物合欢的树皮。晒干。切段生用。

临床应用

常用治宫颈癌、肝癌、乳腺癌等肿瘤中属肝气郁结证。

1. 用于肿瘤致情志烦躁者，常配伍首乌藤、酸枣仁、知母等。

2. 用于肺癌，常配伍泽兰、虻虫、川贝母、苦杏仁、瓜蒌皮等。

3. 用于乳腺癌之肝郁气滞证，常配伍柴胡、夏枯草、山慈菇等。

4. 用于胃癌，常配伍预知子、连翘、半夏、木香、青皮、厚朴等。

用法用量

煎服，10~15g。

使用注意

孕妇慎用。

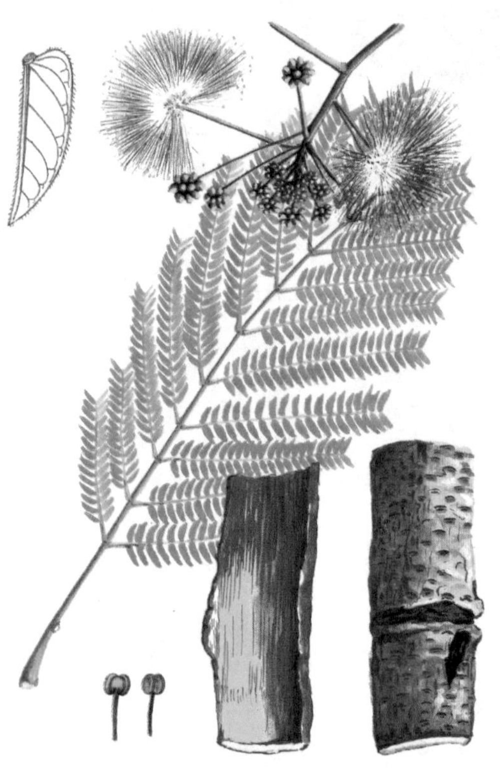

参考资料

抗肿瘤药理：合欢皮所含多糖对小鼠移植性肿瘤抑制率为73%。实验表明合欢皮皂苷对肿瘤生长有明显抑制作用。合欢皮乙醇提取物具有良好的体内抗肿瘤活性，能明显抑制小鼠荷瘤生长速度，延长荷瘤鼠存活时间。合欢皮体内抗肿瘤机制可能与其增强免疫功能有关。

药方选例

1. 治乳腺癌：合欢皮、郁金、橘叶、青皮、僵蚕、山慈菇、赤芍各10g，全瓜蒌30g，当归15g。水煎服，每日1剂。

2. 治肝癌属热毒壅盛、湿浊内聚证：合欢皮、车前子各12g，白花蛇舌草30g，石上柏、龙胆草、板蓝根、云苓、薏苡仁各15g，土茯苓、蒲公英各20g，黄连、山栀、川楝子、地耳草、陈皮、预知子、泽泻各10g，黄芩9g。水煎服，每日1剂。

3. 治宫颈癌：合欢皮、白芍、白花蛇舌草、夏枯草各30g，柴胡、青皮、枳壳各10g，当归、郁金、茯苓、白术各15g。水煎服，每日1剂。

4. 治卵巢癌化疗后间歇期属肝肾阴虚挟热证：合欢皮、生地黄、墨旱莲、白花蛇舌草、麦冬各30g，女贞子、阿胶、半枝莲、盐知母、盐黄柏、淫羊藿、干蟾皮、丹参、浮小麦各10g。水煎服，每日1剂。

(拉) Foeniculi Fructus

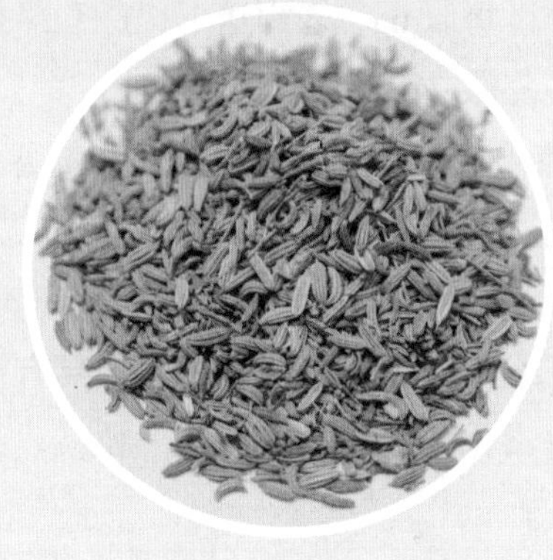

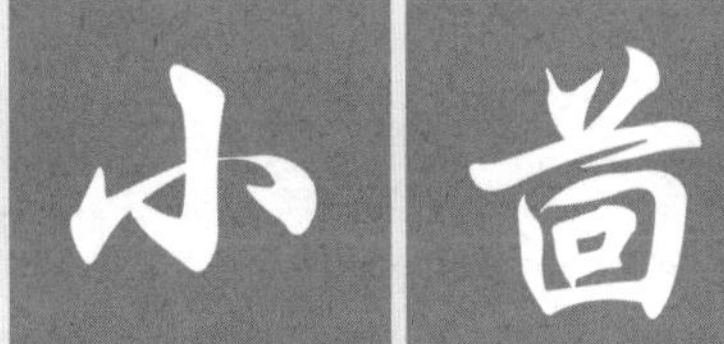

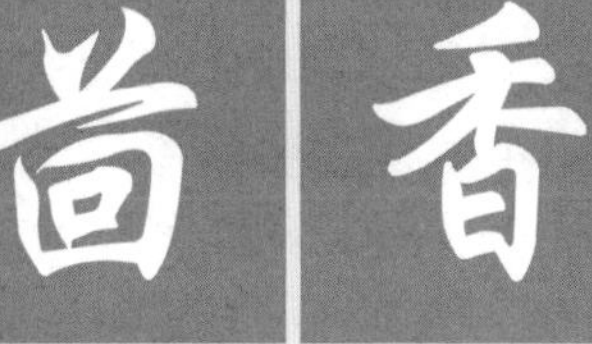

小茴香

【别　　名】谷茴、谷茴香、谷香、小香。

【性味归经】辛，温。归肝、肾、脾、胃经。

【功　　效】散寒止痛，理气和中。

来源

小茴香始载于《新修本草》。本品为伞形科植物茴香的成熟果实。晒干。生用或盐水炒用。

临床应用

常用治胃癌、甲状腺癌、睾丸癌、卵巢癌、肾脏恶性肿瘤等肿瘤中属中寒气滞、脾肾阳虚证。

1. 用于胃癌之中寒气滞者，常配伍干姜、木香、丁香、附子等。

2. 用于睾丸癌之瘀毒互结者，常配伍五灵脂、蒲黄、香附、重楼等。

3. 用于卵巢癌之寒凝血瘀者，常配伍肉桂、预知子、土茯苓等。

用法用量

煎服，3~9g。外用适量。

使用注意

阴虚火旺者慎用。

参考资料

抗肿瘤药理：研究表明，小茴香香料具有消灭肿瘤细胞的作用。挥发油中的茴香醚作为升白细胞药治疗肿瘤及长期接触放射线或药物所致或不明原因的低白细胞患者，已获得较好的疗效。小茴香分离的植物聚多糖有抗肿瘤作用。小茴香对多种活性氧或自由基有不同程度的清除作用。

◆药方选例

1. 治甲状腺癌骨转移：小茴香15g，天仙藤（炒）30g，乳香、没药、醋玄胡、吴茱萸、干姜各6g。共研细末，每服6~9g，好酒调服，每日2次。

2. 治胃癌上腹部胀痛：小茴香、厚朴、桂枝、甘草各5g，砂仁4.5g，高良姜2.5g，延胡索6g，牡蛎15g（先煎）。水煎服，每日1剂，连服3~10剂。

3. 治肾脏恶性肿瘤：小茴香、桃仁、干姜、甘草、桂枝、熟地黄、石斛、杜仲各等份。共研细末。每服6g，老酒送下，1日2~3次，饮后服，连服20~30日。

4. 治肺癌：小茴香、合欢皮、瓜蒌皮、百部、龙葵各15g，虻虫3g，泽兰、薏苡仁、鱼腥草各30g，川贝母、郁金、杏仁、黄芩、猪苓各12g。水煎服，每日1剂。具有活血利水、解毒化痰之功效，适用于肺癌。

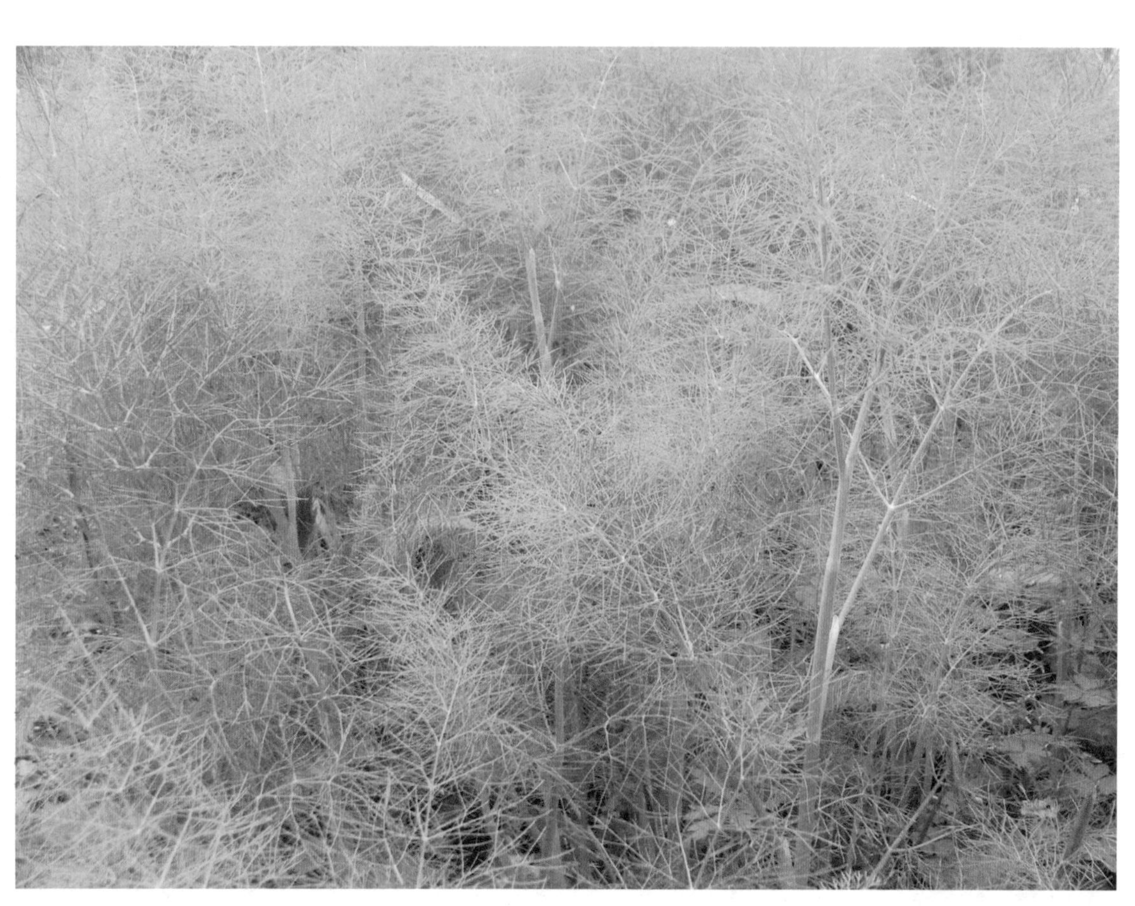

(拉) Linderae Radix

乌药

【别　　名】台乌药、矮樟、香桂樟、白叶柴。
【性味归经】辛，温。归肺、脾、肾、膀胱经。
【功　　效】行气止痛，温肾散寒。

来 源

乌药始载于《本草合遗》。本品为樟科植物乌药的块根。切薄片，晒干。生用或麸炒用。

临床应用

常用治食管癌、肝癌、胰腺癌、大肠癌、卵巢癌等肿瘤中属寒凝气滞、肾阳不足证。

1. 用于食管癌，常配伍青皮、莪术、干蟾蜍、生牡蛎等。
2. 用于肝癌，常配伍三棱、莪术、大黄、虎杖、枳实等。
3. 用于肠癌属脾虚气滞证，常配伍砂仁、预知子、蛇莓等。

用法用量

煎服，3~10g；或入丸、散。外用适量，研末调敷。

使用注意

阴虚内热，气虚无滞者忌用。

参考资料

抗肿瘤药理：乌药对小鼠肉瘤有抑制作用，抑制率为44.8%。乌药提取物可诱导小鼠产生细胞生长抑制因子，抑制肿瘤生长，延长患肺癌小鼠的生存期，而对正常细胞不显示任何毒性，疗效与剂量呈正相关。

药方选例

1. 治胰腺癌：乌药、枳壳、预知子各10g，延胡索、藤梨根、石见穿各30g，丹参、菝葜、三棱、莪术各15g，香附、郁金各12g，木香、甘草各6g，可随证加减。水煎服，每日1剂。本方具有理气活血、解毒散结之功效，适用于胰腺癌气滞血瘀者。

2. 治大肠癌：乌药、木香、砂仁、陈皮、预知子、枳壳各10g，党参、半夏、茯苓、绿萼梅各12g，野葡萄藤、蛇莓各30g，甘草5g，可随证加减。水煎服，每日1剂。本方具有健脾理气之功效，适用于大肠癌属脾虚气滞证。

3. 治卵巢癌：乌药、青皮、郁金、干蟾皮、水蛭各10g，龙葵、石见穿、半枝莲、生牡蛎（先煎）各30g，当归、三棱、莪术、黄芪各15g，枳实12g，蜈蚣3条，全蝎8g，甘草6g，可随证加减。水煎服，每日1剂。本方具有行气活血、软坚消积之功效，适用于卵巢癌属气滞血瘀者。

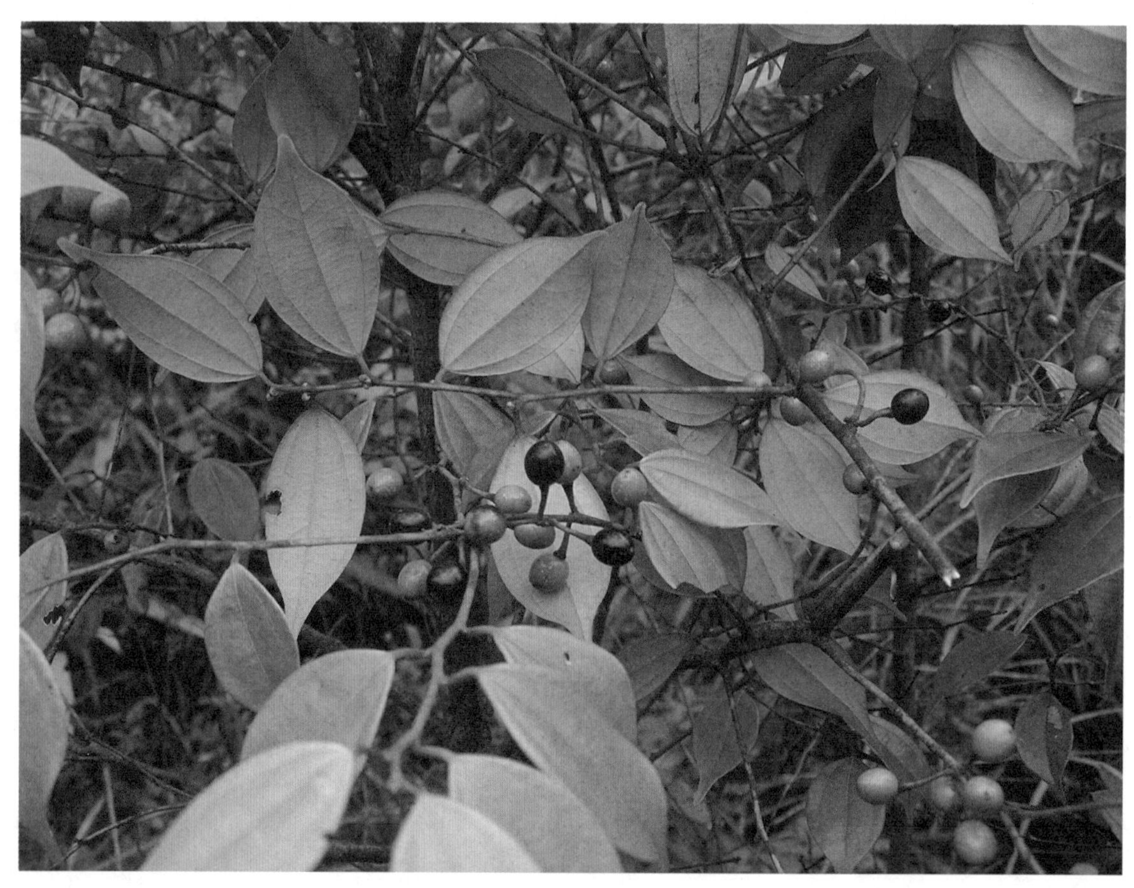

第七章 以毒攻毒抗肿瘤中药

以毒攻毒抗肿瘤中药是指药性峻猛、毒性剧烈，具有攻坚蚀疮、破瘀散结、消肿除块之功效，用于对抗或消除肿瘤之毒邪的一类药物。大多为外用药，有一定的毒性或副作用。攻毒药是抗肿瘤较为广泛的药物之一，可选用于治疗毒蕴型各种恶性肿瘤。

“毒”在中医学中的含义有多种，认为凡对人体有害的物质均可谓之毒。包括了外来之毒及内生毒邪。外来之毒有烟草、油烟及病毒感染，生活环境中的水、土、空气污染毒素，职业环境中的化学毒素，饮食中的各种毒素等。内生毒邪则为各种病因在人体内所形成的病理产物的总称。按其阴阳属性可分为热毒之邪与阴寒之邪。华佗《中藏经》认为：“夫痈疮毒之所作也，皆五脏六腑蓄毒不流则生矣，非独荣卫壅塞而发者也。”提出了肿瘤由内在“脏腑蓄毒”之所生。中医的病因有热毒、湿毒、火毒，认为肿瘤是邪毒瘀结于内，为癌病之毒，多为阴邪之毒。可见，肿瘤的发生，是人体脏腑阴阳失调、六淫、饮食、劳倦、外伤等因素综合作用的结果。正是内外致病因素在人体内导致了气滞血瘀、痰凝湿聚、热毒内蕴、正气亏虚等一系列病机变化，日久生“毒”，“毒”与血痰浊凝结成块而致肿瘤。故癌毒结于体内是肿瘤的根本病因之一。《诸病源候论》：“诸恶疮皆由风湿毒所生也。”由于肿瘤生成缓慢，毒邪深居，非攻不克，所以临床常用有毒之品，性峻力猛，即所谓“以毒攻毒”。所以，以毒攻毒法是指在临床上运用毒性较强的、作用较峻烈的一些有“毒性”的药物，通过对抗或消除致病之毒邪，来攻逐癌毒的方法，从而发挥治疗肿瘤的作用。毒陷邪深，非攻不克，故历代医家及民间治疗肿瘤的方法及药物，大都以攻逐癌毒为目的，直达病所，起到抗肿瘤之效，适用于肿瘤病人“积坚气实”者。而以毒攻毒抗肿瘤中药是以毒攻毒法的具体运用。

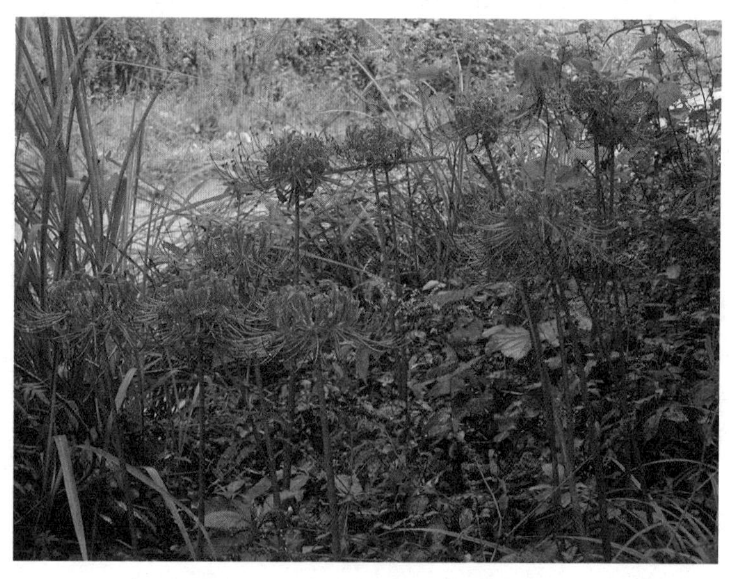

现代药理研究，以毒攻毒抗肿瘤中药的主要作用机制：直接杀伤肿瘤细胞，引起肿瘤细胞死亡为共同特征，如斑蝥对包括肝癌在内的多种肿瘤有

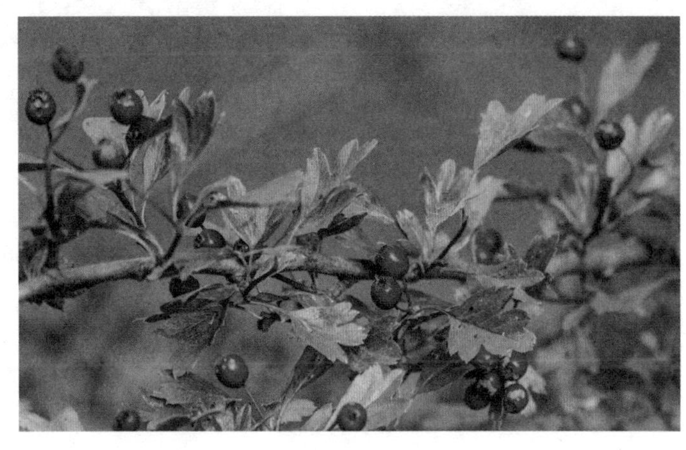

效，生半夏、生南星能迅速缓解食管癌的梗阻症状，蟾酥及蟾酥制剂能缩小实体瘤的肿块，改善近期症状，并显示一定的镇痛效应。抑制肿瘤细胞增殖，如蛇毒及蛇毒制剂对之实验动物肿瘤有良好的抑制作用，能明显延长荷瘤小鼠的生存期；砒霜能诱导肿瘤细胞的凋亡，对急性早幼细胞白血病有治疗作用，还可促进白血病细胞的分化成熟。抑制肿瘤细胞转移，以及提高机体免疫力以达到抗癌之效。

使用注意：①以毒攻毒抗肿瘤中药较少单独全程治疗肿瘤。治疗时，应充分考虑中药的毒性，因药物在杀伤肿瘤细胞的同时其毒副作用会伤害正常的细胞，注意顾护正气，运用时应适可而止。②本类药有效剂量与中毒剂量较为接近，使用时应严格掌握剂量及炮制方法，用之宜慎，确保用药安全有效。③应用时应结合辨证治疗，适当配伍药物，以达防治肿瘤之效。

(拉) Scorpio

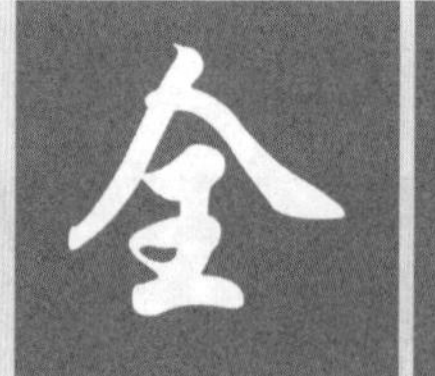

全蝎

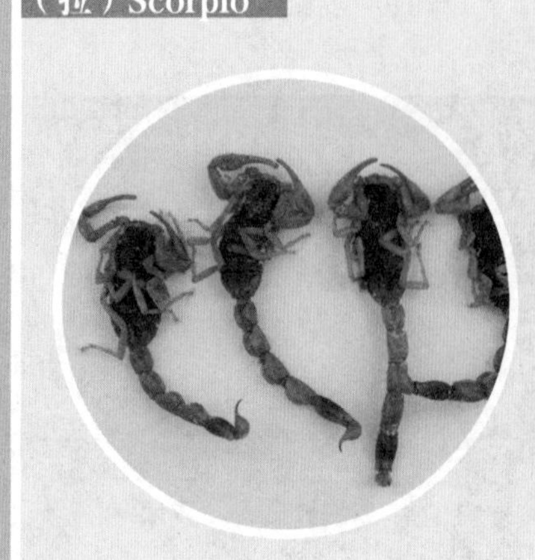

【别　　名】全虫、杜伯、虿、虿尾虫。

【性味归经】辛，平；有毒。归肝经。

【功　　效】息风镇痉，攻毒散结，通络止痛。

来源

全蝎最早记载于《蜀本草》。本品为钳蝎科动物东亚钳蝎的干燥体。阴干用，或研末用。

临床应用

常用治脑瘤、肺癌、食管癌、胃癌、乳腺癌、绒毛膜癌、宫颈癌、皮肤癌等肿瘤中属瘀毒内结及癌性疼痛证。治肿瘤常与蜈蚣相须为用。为抗肿瘤常用药物之一，使用频率较高。

1. 用于脑瘤之头痛，常配伍白芷、川芎、蜈蚣、僵蚕等。

2. 用于白血病，常配伍蒲公英、败酱草、黄芪、紫草等。

3. 用于宫颈癌，常配伍蜈蚣、昆布、海藻、当归、续断等。

4. 用于瘰疬结核，常与地龙、土鳖虫、蜈蚣等同用。

用法用量

煎服，2~5g。研末吞服，每次0.6~1g。外用适量，研末调敷。

使用注意

血虚生风者及孕妇慎用。

不良反应

全蝎用量过大可致头痛、头昏、血压升高、心慌、心悸、烦躁不安；严重者血压突然下降、呼吸困难、发绀、昏迷，最后多因呼吸麻痹而死亡。若过敏者可出现全身性红色皮疹及风团，可伴发热等；此外，还可引起蛋白尿、神经中毒，表现为面部咬肌强直性痉挛，以及全身剥脱性皮炎等。

参考资料

抗肿瘤药理：全蝎提取物对细胞肉瘤实体瘤、乳腺癌、艾氏腹水瘤、结肠癌和人肿瘤细胞均有抑制作用。蝎毒对小鼠肿瘤细胞有明显的直接杀伤作用。临床应用中发现全蝎及其制剂对癌痛等多种难治性疼痛有较好的抑制作用。

药方选例

1. 治脑膜瘤：全蝎、磁石各100g，蜈蚣50g，上药共研为细末，每次7.5g，每日2~3次，白开水冲服。

2. 治食管癌：全蝎、蜈蚣、乌梅各50g，麝香1g，冰片5g。共研细末，含服，每次5g，含在口中徐徐咽化，每日3次。

3. 治宫颈癌：全蝎6g，蜈蚣3条，昆布、海藻、当归、续断、半枝莲、白花蛇舌草各24g，白芍、香附、茯苓各15g，柴胡9g。水煎服，每日1剂。云南白药2g，吞服。

4. 治外阴癌：全蝎、桃仁、郁金、乳香、没药、皂角刺、当归各10g，生地黄、莪术、三棱、重楼、赤芍各15g，槟榔12g，炮穿山甲5g，甘草6g，可随证加减。水煎服，每日1剂。本方具有理气活血、化瘀消癥之功效，适用于外阴癌属气血凝滞者。

5. 治多发性骨髓瘤：全蝎、甘草各6g，蜈蚣3条，重楼15g，熟地黄、鸡血藤、石见穿、半枝莲各30g，桃仁、红花、川芎、当归各10g，可随证加减。水煎服，每日1剂。本方具有化瘀止痛、解毒散结之功效，适用于多发性骨髓瘤属瘀毒结聚者。

（拉）Eupolyphaga Steleophaga

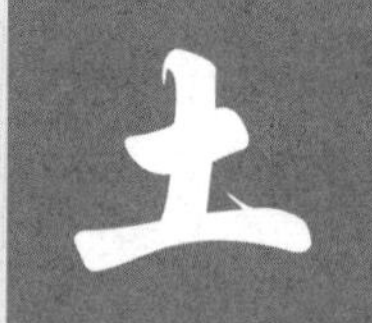
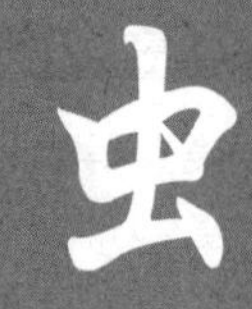

土鳖虫

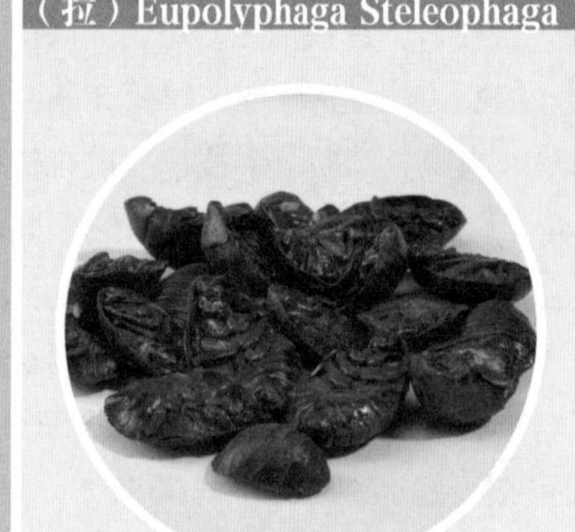

【别　　名】地鳖虫、土元、鳖虫、䗪虫。

【性味归经】咸，寒；有小毒。归肝经。

【功　　效】破血逐瘀，续筋接骨。

来 源

土鳖虫最早记载于《神农本草经》。本品为鳖蠊科动物地鳖的雌虫干燥体。晒干或文火焙干用。

临床应用

常用治甲状腺癌、食管癌、肝癌、皮肤癌等肿瘤中属瘀血阻滞证。为抗肿瘤常用药物之一，使用频率较高。

1. 用于肿瘤之腹部肿块，常配伍大黄、桃仁、鳖甲、蜣螂等。

2. 用于肿瘤瘀血留结证，常配伍大黄、水蛭、虻虫、干漆等。

3. 用于甲状腺癌，常配伍蜈蚣、土贝母、黄连、全蝎、僵蚕等。

4. 用于食管癌，常配伍全蝎、丹参、白术、土贝母、威灵仙等。

用法用量

煎服，3~10g; 研末吞服，每次 1~1.5g，以黄酒送服为佳。外用适量。

使用注意

体弱血虚及孕妇忌服。因有小毒，用当宜慎。

不良反应

个别有过敏反应，如全身瘙痒，皮肤上有似豆瓣大小呈鲜红色的皮损，散发于全身各个部位。

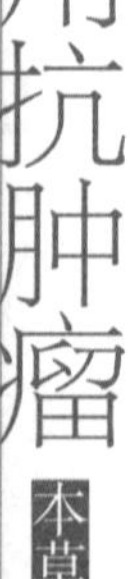

参考资料

抗肿瘤药理：有研究发现，土鳖虫醇提取物具有明显的抑制胃癌、结直肠癌、肝癌等多种肿瘤系体外增殖作用。美蓝试管法试验，2g（生药）/ml对白血病细胞有抑制作用。体外对人体肝癌、胃癌细胞有抑制作用。浸膏有抑制白血病细胞的作用。

药方选例

1. 治食管癌：①土鳖虫、全蝎、丹参、白术、土贝母各10g，白花蛇、广木香各10g。水煎服，每日1剂。②土鳖虫、丹参各9g，白术、莪术各15g，威灵仙20g。水煎服，每日1剂。

2. 治原发性肝癌：土鳖虫、蜣螂、地龙、鼠妇虫各300g，蜈蚣100g。各药共研细末，加辅料适量制成小蜜丸，如绿豆大小。口服，每日5g，分次用温开水送下。

3. 治皮肤癌：土鳖虫、水蛭、穿山甲各15g，血竭、紫草根各30g，松香120~150g，麝香、蓖麻子油各适量。将紫草根用麻油炸香，水蛭、穿山甲（炒焦），加其他药研末，加蓖麻子油加热熔化，摊涂成膏药，外用贴敷于癌肿表面，每周换药2~3次，麝香可撒于膏药上使用。

4. 治肾癌：土鳖虫、红花、陈皮、甘草各6g，桃仁、当归、青皮、莪术各10g，生地黄、赤芍各15g，延胡索、枳壳、郁金、甲珠各12g，穿破石30g，可随证加减。水煎服，每日1剂。本方具有理气活血、化瘀软坚之功效，适用于肾癌属气血瘀阻者。

（拉）Hirudo

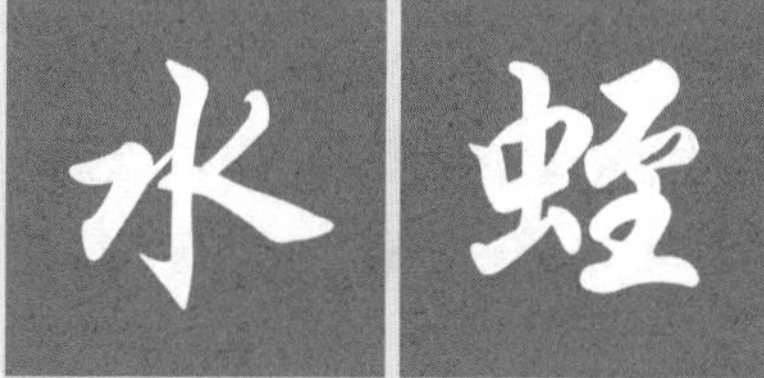

【别　　名】蚂蟥、水蚂蟥、蚂蟥干、马蛭。
【性味归经】咸、苦，平；有小毒。归肝经。
【功　　效】破血逐瘀，消癥止痛。

来源

水蛭最早记载于《神农本草经》。本品为水蛭科动物蚂蟥的干燥全体。用时研末或微火炙黄。

临床应用

常用治食管癌、胃癌、直肠癌、原发性肝癌、卵巢癌、皮肤癌等肿瘤中属瘀血阻滞证。亦用于提高肿瘤放、化疗的敏感，防止肿瘤细胞的扩散。

1. 用于肿瘤之症瘕积聚，常配伍桃仁、三棱、紫参、苏木等。

2. 用于胃癌，多配伍硇砂、夏枯草、代赭石、大黄等。

3. 用于卵巢癌，常配伍白英、龙葵、车前草、土茯苓等。

用法用量

煎服，1.5~3g；焙干研末吞服，每次0.3~0.5g。

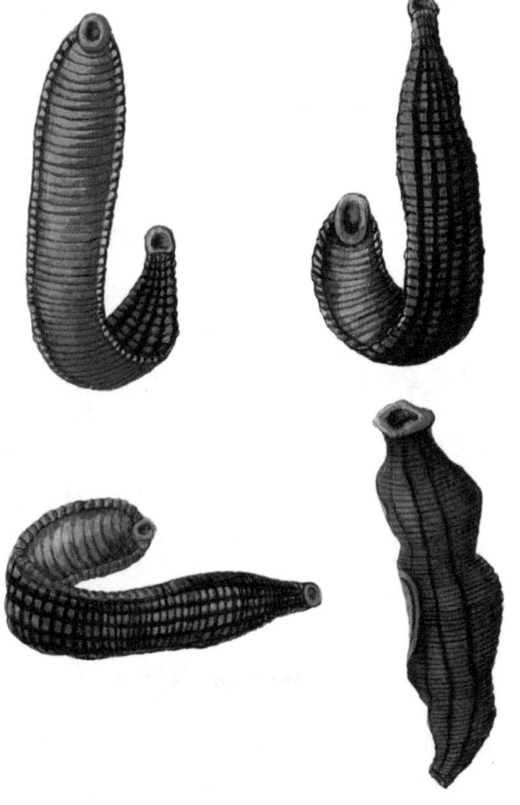

使用注意

本药破血攻瘀力较强，有出血倾向的患者忌用，无瘀血证候者慎用。体弱血虚及孕妇忌服。因有小毒，用当宜慎。

参考资料

抗肿瘤药理：体外伊红试验表明，水蛭素对肿瘤细胞有抑制作用，对小鼠肝癌生长亦有一定抑制作用。水蛭有抗高凝作用，有利于抗肿瘤药物及免疫活性细胞浸入肿瘤组织杀伤肿瘤细胞，对小鼠肝癌亦有抑制作用，其唾液提取物注入患肺癌的小鼠体内，能防止肿瘤细胞的扩散。

药方选例

1. 治胃癌：水蛭2g，硇砂0.5g，夏枯草、党参各15g，木香、白矾、硼砂各3g，紫贝齿、代赭石、丹参各30g，槟榔、玄参各10g，大黄5g，陈皮6g。水煎服，每日1剂，分2次服。

2. 治食管癌、胃癌：水蛭、忍冬藤各15g，鸡内金、清半夏、竹茹各12g。水煎服，每日1剂。能缓解食管通道阻塞，增进食欲。

3. 治恶性心包积液：水蛭、苦参、黄芪、熟地黄、细辛、冰片、甘遂等组成。每次5g，每日3次。

4. 治子宫内膜癌：水蛭、胆南星、皂角、川芎各10g，穿心莲、夏枯草、生牡蛎、石上柏各30g，海藻、白术、苦参各15g，全蝎6g，蜈蚣2条，甘草5g，可随证加减。水煎服，每日1剂。本方具有化痰除瘀、解毒散结之功效，适用于子宫内膜癌属湿毒瘀滞者。

5. 治卵巢癌：水蛭10g，白英、白花蛇舌草、半枝莲、龙葵、车前草、土茯苓各30g，败酱草、重楼、鳖甲各20g，龙胆、苦参、蒲公英各15g，瞿麦、川楝子、大腹皮各12g，甘草6g，可随证加减。水煎服，每日1剂。本方具有清热利湿、解毒散结之功效，适用于卵巢癌属湿热郁毒者。

6. 治骨网状细胞肉瘤：水蛭、川芎、青皮、郁金各10g，桃仁、当归、赤芍、三棱各15g，鸡血藤20g，制乳香、甘草各6g，可随证加减。水煎服，每日1剂。本方具有活血行气、消肿散结之功效，适用于骨网状细胞肉瘤属气郁血阻者。

（拉）Tabanus

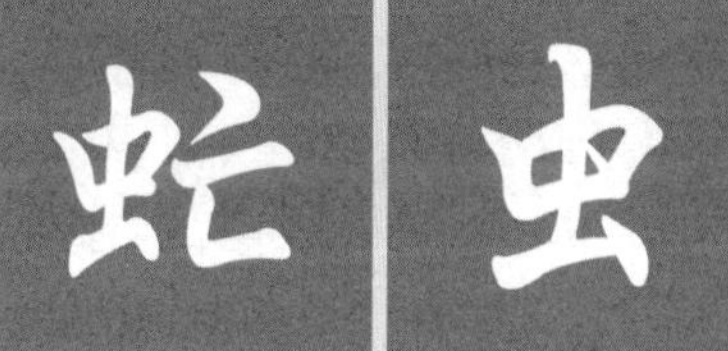

【别　　名】牛蝱、牛虻、牛蚊子、中华虻、白斑虻、灰虻。

【性味归经】苦，微寒；有毒。归肝经。

【功　　效】破血通经，逐瘀消癥。

来源

虻虫最早记载于《神农本草经》。本品为虻科昆虫华虻的雌虫干燥全体。生用或炒用。

临床应用

常用治肺癌、胃癌、肝癌、子宫癌等肿瘤中属瘀血阻滞证。

1. 用于肿瘤之癥瘕积聚，常配伍水蛭、䗪虫、壁虎等。

2. 用于胃癌、子宫癌，常配伍党参、白术、山药等。

3. 用于肝癌，常配伍䗪虫、壁虎、蟾皮等。

用法用量

煎服，1~1.5g；焙干研末吞服，每次0.3g。外用适量。

使用注意

孕妇及体虚无瘀者、腹泻者忌用。因有毒，用当宜慎。

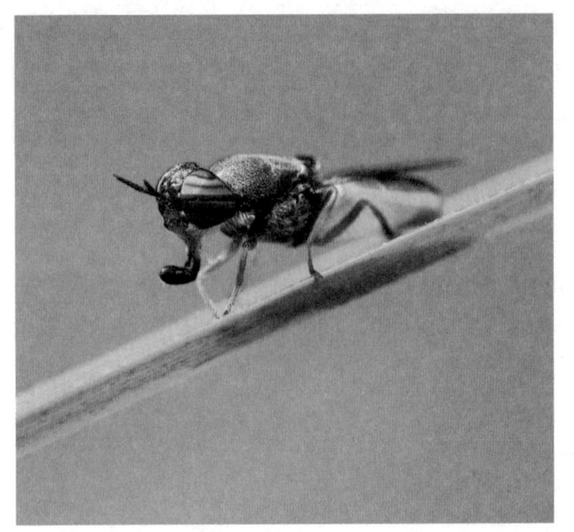

参考资料

抗肿瘤药理：虻虫能显著抑制小鼠肝癌细胞增殖，其机制可能与促进肝癌细胞坏死及凋亡，促进机体免疫等有关。

药方选例

1. 治肺癌：虻虫3g，泽兰、薏苡仁、鱼腥草各30g，瓜蒌皮、合欢皮、百部、龙葵各15g，川贝母、郁金、杏仁、黄芩、猪苓各12g。水煎服，每日1剂。具有活血利水、解毒化痰之功效，适用于肺癌。

2. 治原发性肝癌：水蛭、虻虫、地鳖虫、壁虎、蟾皮。仿古方“大黄䗪虫丸”制备。口服，每次9g，每日2次。

3. 治肝转移癌：虻虫、水蛭、制大黄、干漆各10g，白术、桃仁各12g，茵陈30g，生地黄、制南星、青皮各15g，制马钱子5g，莪术24g。水煎服，每日1剂。

4. 治宫颈癌：虻虫1.5g，水蛭4.5g，大黄6g，桃仁、三棱、莪术、鸡内金各9g。水煎服，每日1剂。

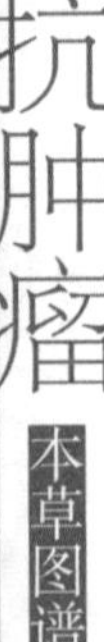

(拉) Bufonis Venenum

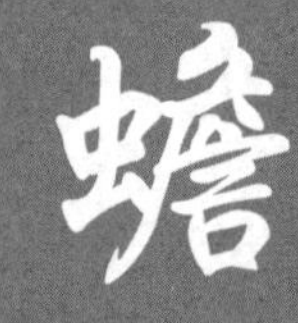
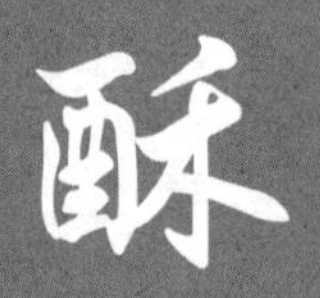

蟾酥

【别　　名】蛤蟆浆、癞蛤蟆浆、蛤蟆酥。

【性味归经】辛，温；有毒。归心经。

【功　　效】开窍醒神，止痛，解毒消肿。

来 源

蟾酥始载于《药性论》。本品为蟾蜍科动物中华大蟾蜍的干燥分泌物，经加工干燥而成。研细，入丸、散。

临床应用

常用治皮肤癌、肝癌、胃癌、食管癌、肠癌、肺癌、乳腺癌、宫颈癌、白血病、成骨肉瘤及精原细胞癌等肿瘤中属瘀毒内阻、癌性疼痛证。具有较好抗肿瘤活性，为抗肿瘤常用药物之一，使用频率较高。

1. 用于甲状腺癌，常配伍土贝母、蜂房、冬凌草、山慈菇等。

2. 用于消化道肿瘤，常配伍重楼、郁金、硇砂、补骨脂等。

3. 用于肝癌，常配伍壁虎、藤梨根、山豆根、夏枯草等。

4. 用于癌性疼痛，常配伍三七、雄黄、白及、制砒霜等。

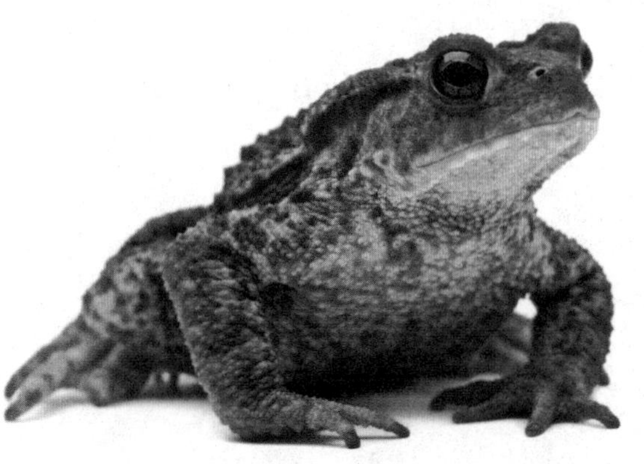

用法用量

入丸、散，0.015~0.03g。外用适量。

使用注意

本品有毒，内服切勿过量。外用不可入目。孕妇禁用。

不良反应

本品属有毒中药，主要毒性成分为强心苷（蟾酥毒素），有洋地黄样作用。毒性反应表现为循环系统与消化系统损害。因有毒，用当宜慎。

参考资料

抗肿瘤药理：华蟾素对多种肿瘤细胞具有直接杀伤或抑制作用，有抑制肿瘤细胞增殖、诱导肿瘤细胞分化、促进肿瘤细胞凋亡的功效。蟾毒内酯类物质对小鼠肉瘤、宫颈癌、腹水型肝癌等均有抑制作用。

药方选例

1. 治喉癌、鼻咽癌：牛黄 7.5g，珍珠粉 4.5g，蟾酥（酒化）、麝香、冰片各 3g。研为极细末，酒化蟾酥为丸，如芥子大，百草霜为衣，1 次 10 丸，热汤化开，徐徐咽下。

2. 治肺癌：蟾酥 1g，蜂房、鸦胆子各 9g，玳瑁、龟甲、海藻各 15g。捣研为散，每服 0.7~1.4g，每日早晨及睡前各服 1 次。

3. 治癌性疼痛：蟾酥 15g，三七、雄黄各 3g，白及 12g，制砒霜 1.5g，明矾、消炎粉（灭菌结晶磺胺）各 60g，硇砂 0.3g。研为细末，取适量外敷于宫颈口，每日 1 次，7 日为 1 个疗程，用治宫颈癌痛有效。

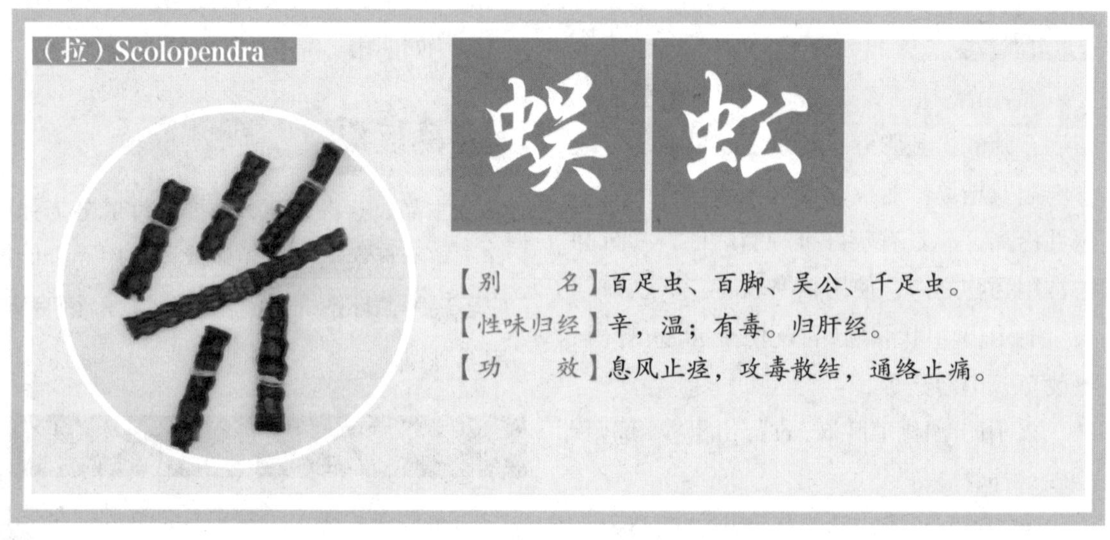

（拉）Scolopendra

蜈蚣

【别　　名】百足虫、百脚、吴公、千足虫。

【性味归经】辛，温；有毒。归肝经。

【功　　效】息风止痉，攻毒散结，通络止痛。

来源

蜈蚣最早记载于《神农本草经》。本品为蜈蚣科动物少棘巨蜈蚣的干燥体。生用或烘炙研末用。

临床应用

常用治脑瘤、鼻咽癌、肝癌、胃癌、乳腺癌、胸膜恶性肿瘤等肿瘤中属瘀毒内蕴、肝风内动证。亦用治癌性疼痛。治肿瘤常与全蝎相须为用。为抗肿瘤常用药物之一，使用频率较高。

1. 用于脑瘤及神经系统肿瘤，常配伍全蝎、天麻、白附子、川芎等。

2. 用于鼻咽癌，常配伍炮山甲、土鳖虫、地龙、三七等。

3. 用于纵隔恶性肿瘤，常配伍石见穿、重楼、浙贝母等。

4. 用于肝癌，常配伍半枝莲、白英、重楼、石上柏等。

用法用量

煎服，2.5~4.5g；研末

吞服，每次 0.6~1g。外用适量，研末或油涂敷患处。

使用注意

本品有毒，用量不宜过大。孕妇忌服。

不良反应

本品属有毒中药，主要毒性成分类似蜂毒，可引起溶血作用及过敏反应，对肾脏及肝脏造成损害。因有毒，应定期检查肝、肾功能，用当宜慎。

参考资料

抗肿瘤药理：蜈蚣对小鼠肿瘤、大鼠瓦克瘤、小鼠白血病均有抑制作用；体外试验对人体宫颈鳞癌细胞、胃癌细胞、宫颈癌细胞有抑制作用。其热水浸出物对人宫颈癌细胞培养株系抑制率达 90%。亦有显著抗肿瘤血管生成活性，并增强免疫功能。

药方选例

1．治脑肿瘤：制蜈蚣、土鳖虫、壁虎各 30g，全蝎 15g，蟾酥、麝香各 2g，三七 40g。共研细末，装胶囊，每日服 1g，每日 3 次。

2．治鼻咽癌：蜈蚣 2 条，全蝎 6g，山慈菇 15g，肿节风、半枝莲、白花蛇舌草、黄芪各 30g，苍耳子 12g。水煎服，每日 1 剂。

3．治中晚期胸膜恶性肿瘤：蜈蚣 4 条，全蝎 10 只，朱砂 1.5g，穿山甲、乳香、没药各 9g，蛇（煅）1 条。上药共研细末，每次 0.15g，每日 3 次，饮后吞服，1~2 个月为 1 疗程。

4．治乳腺癌：蜈蚣 10 条，蜂房 60g，全蝎、鳖甲各 30g。各药研细末，每日服 2~3 次，每次服 3g，黄酒送服。

5．治胃癌及其他肿瘤：蜈蚣 6 条，金银花 90g，水蛭 24g，海藻、昆布各 15g，三棱、莪术、枳实各 12g，浓缩制成糖浆，1 次 30~50ml，每日 3 次。

6．治纵隔恶性肿瘤：蜈蚣 2 条，香附、海藻、昆布、连翘、夏枯草各 15g，煅牡蛎（先煎）、石见穿、重楼各 30g，浙贝母、丹参、半夏、陈皮、川芎各 10g，桔梗、甘草各 6g，可随证加减。水煎服，每日 1 剂。本方具有化痰软坚、理气散结之功效，适用于纵隔恶性肿瘤属痰气凝结者。

(拉) Mylabris

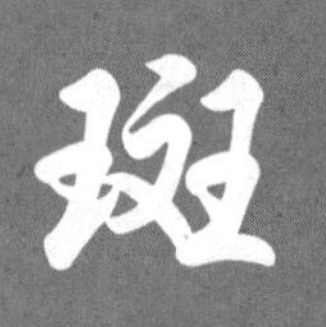
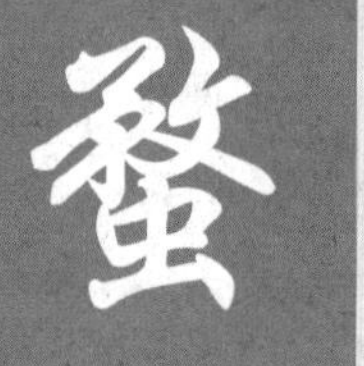

斑蝥

【别　　名】斑蚝、小豆虫、龙药、斑猫。

【性味归经】辛，寒；有大毒。归肝、肾、胃经。

【功　　效】破血逐瘀消癥，攻毒蚀疮散结。

来源

斑蝥最早记载于《神农本草经》。本品为芫青科昆虫南方大斑蝥的干燥虫体。用时去头、足、翅，生用；或与糯米同炒至黄黑色，去米，研末用。

临床应用

常用治鼻咽癌、肺癌、食管癌、胸膜恶性肿瘤、胃癌、肝癌等肿瘤中属瘀毒内蕴证。亦用治肿瘤细胞的侵袭和转移，常与重楼相须为用。

1. 用于鼻咽癌，常配伍灵芝、重楼、壁虎、水蛭等。
2. 用于胸膜恶性肿瘤，常配伍三七、生贝母、蜈蚣等。
3. 用于肝癌，常配伍半枝莲、败酱草、丹参、川楝子等。
4. 用于瘰疬瘘疮，常配伍白砒、青黛、麝香，研末掺，敷患处。

用法用量

内服，0.03~0.06g，炮制后煎服，或入丸、散用。内服须与糯米同炒，或配青黛、丹参以缓其毒。外用适量，研末或浸酒醋，或制油膏涂敷患处，不宜大面积使用。现有多种中药制剂供临床使用。

使用注意

内服宜慎，心、肾功能不全，严重消化道溃疡、体弱及孕妇忌用。本品外涂皮肤，即令发赤起疱，甚至腐烂，不宜大面积使用。外用不可入目。肝、肾功能不全者慎用。

不良反应

本品之毒主要含斑蝥素，有一定的肝脏毒性，可致肝细胞混浊肿胀，脂肪变性、坏死；或引起恶心、呕吐、腹泻、尿血及肾功能损害。因有毒，用当宜慎。

参考资料

抗肿瘤药理：斑蝥对多种实验动物移植肿瘤有明显抑制作用，诱导肿瘤细胞的凋亡。能抑制肿瘤细胞蛋白质和核酸的合成，从而抑制肿瘤细胞的生长分化。体外实验表明：斑蝥的水、醇或丙酮提取物能抑制宫颈鳞癌细胞和人的食管癌、贲门癌、胃癌、肝癌等细胞的代谢。能抑制肿瘤细胞的侵袭和转移；能抑制肿瘤细胞 DNA 复制。

药方选例

1. 治鼻咽癌：斑蝥 1~3 只，灵芝、重楼各 30g，白参 20g，黄芪 25g，白术、茯苓、金钱草各 15g，广木香、壁虎、水蛭各 10g，绿豆蔻 6g，甘草 5g。水煎服，每日 1 剂。

2. 治原发性肝癌：斑蝥（原生药）1~2 只，鸡蛋 1 个，顶上一切一小孔，将斑蝥塞入蛋内，隔水炖熟，或用纸包外裹红泥土，炉火烤至蛋熟，吃蛋，1 日 1 个，连服 1~2 个月。

3. 治胸膜恶性肿瘤：斑蝥 10g，三七 15g，滑石、车前子、生贝母、蜈蚣各 30g，沙参、麦冬各 90g。上药共研细末，炼蜜为丸，每丸 6g，每次 1 丸，每日 2 次。

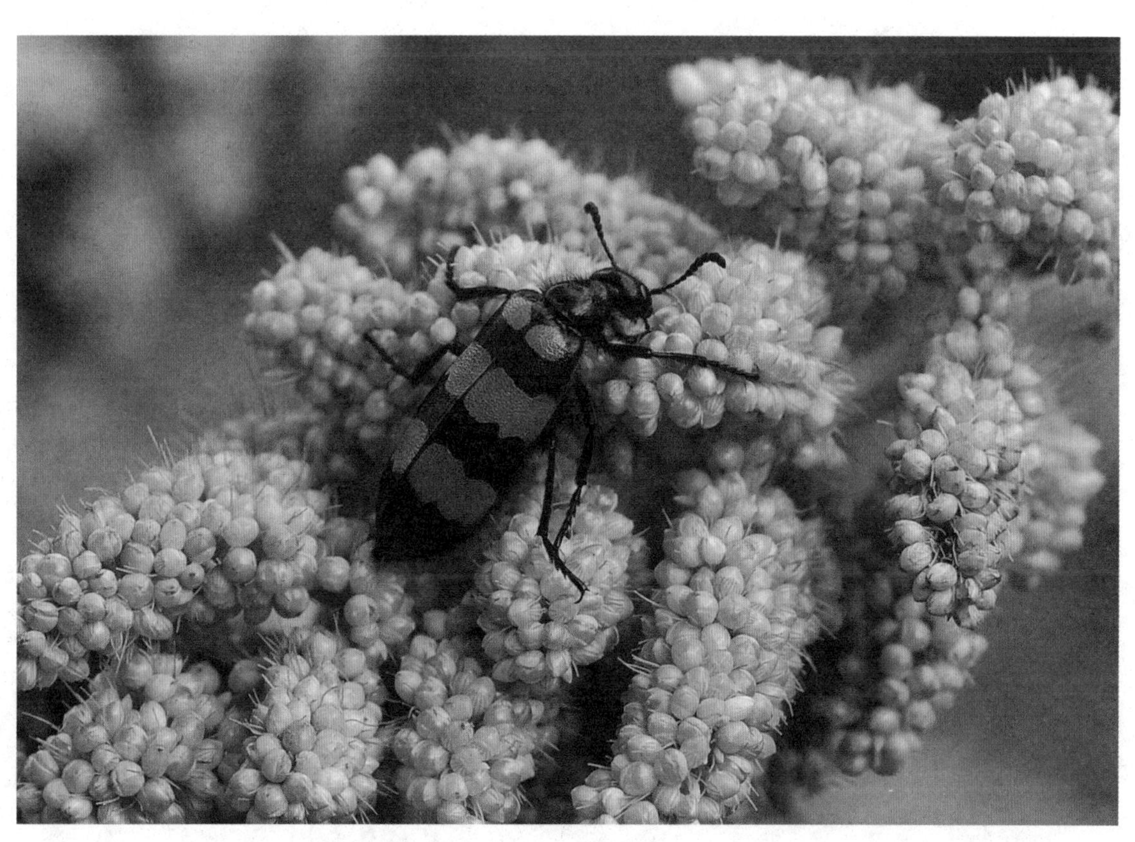

（拉）Crotonis Fructus

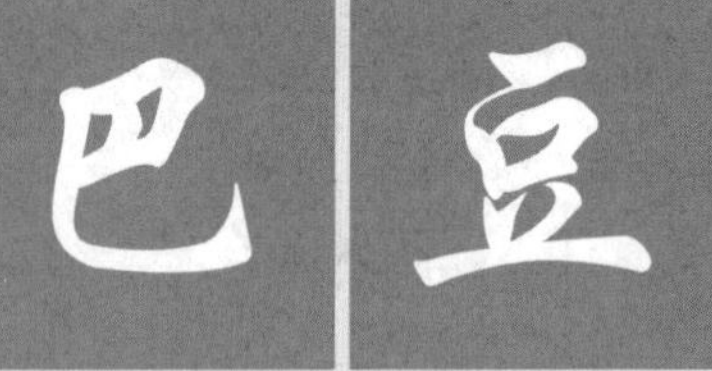

巴豆

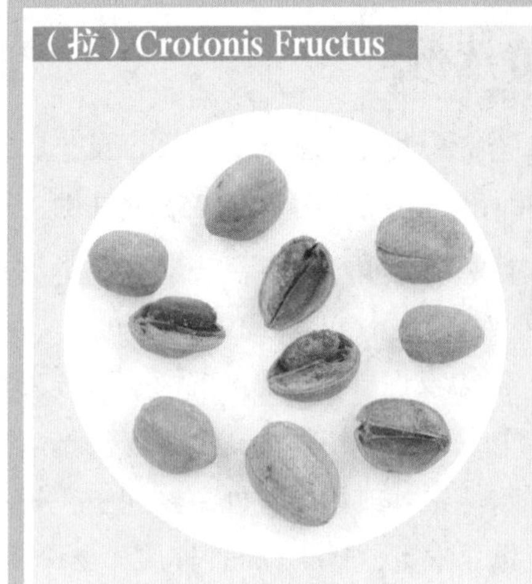

【别　　名】巴仁、江子、巴果、红子仁、毒鱼子。

【性味归经】辛，热；有大毒。归胃、大肠、肺经。

【功　　效】峻下冷积，逐水退肿，祛痰利咽，外用蚀疮。

来源

巴豆最早记载于《神农本草经》。本品为大戟科植物巴豆的干燥成熟果实。去皮取净仁，研末外用可捣烂。或制成“巴豆霜”，入丸、散用。

临床应用

常用治鼻咽癌、唇癌、食管癌等肿瘤中属痰瘀内壅证。

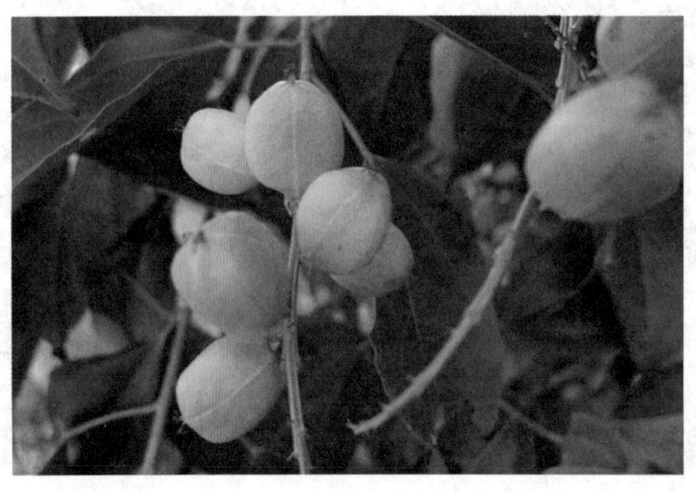

1. 用于鼻咽癌，常配伍雄黄、郁金、冬凌草、全蝎等。

2. 用于喉癌，常配伍蜈蚣、全蝎、白僵蚕、射干等。

3. 用于宫颈癌痛，常配伍水红花子、阿魏、急性子等。

用法用量

大多制成巴豆霜用，以减轻毒性。巴豆霜0.1~0.3g，多入丸、散用。生巴豆外用适量，研末涂患处，或捣烂以纱布包擦患处。

使用注意

体弱者及孕妇禁用。畏牵牛。

不良反应

本品为有毒中药，内服可产生口腔及胃黏膜的烧灼感及呕吐、腹泄、腹痛等；外用对皮肤有强烈刺激作用。因有毒，用当宜慎。

参考资料

抗肿瘤药理：巴豆提取物对小鼠肉瘤实体型和腹水型、小鼠宫颈癌实体型和腹水型，艾氏腹水癌、肝癌皆有明显抑制作用。给大鼠移植性皮肤癌内注射巴豆油乳剂，能引起瘤体退化，并延缓皮肤癌的发展。

药方选例

1. 治鼻咽癌：雄黄 18g，巴豆 7.5g，郁金 9g。各药共研细末，以醋泛丸，如绿豆大小，每次 2 丸，2 小时 1 次，浓茶送下，服至吐泻停止。

2. 治唇癌：巴豆霜 6g，乳香、没药、雄黄各 15g，蟾酥 1.5g，樟脑子 3g，朱砂 6g，轻粉 9g，麝香 0.3g。上药共为细末，以陈醋调匀为饼，用时润敷癌肿处。

3. 治食管癌：葱白 3 节，巴豆 7 粒，大枣 7 枚，砒霜 9g。先将葱白、大枣捣碎，加水熬黏，再入巴豆、砒霜捣匀为膏，贴敷手心，5 昼夜为 1 疗程。注意：本方严禁内服。

(拉) Agkistrodon

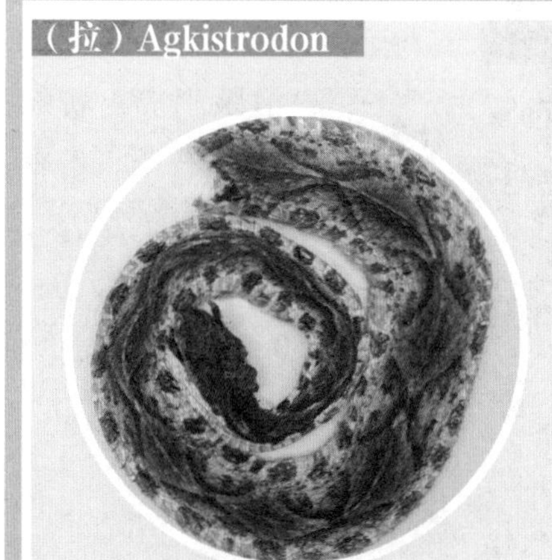

蕲蛇

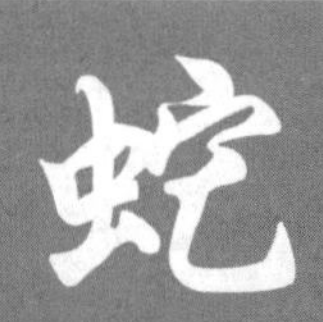

【别　　名】五步蛇、白蛇、百步蛇、大白花蛇、棋盘蛇。

【性味归经】甘、咸，温；有毒。归肝经。

【功　　效】祛风通络，定惊止痉。

来源

蕲蛇始载于《雷公炮炙论》。本品为蝰蛇科动物五步蛇干燥体。以黄酒润透去皮骨，切段用。

临床应用

常用治脑瘤、贲门癌、胃癌、胰腺癌等肿瘤中属瘀毒内蕴、肝风内动证。

1. 用于脑瘤致抽搐震颤者，常配伍蜈蚣、钩藤、天麻、僵蚕等。

2. 用于脑瘤之头晕头痛，常配伍白芷、川芎、全蝎、僵蚕等。

3. 用于胰腺癌，常配伍木香、丹参、莪术、金银花、白毛藤等。

4. 用于恶疮，常配伍苦参、何首乌、蒺藜等。

用法用量

煎服，5~15g。研末吞服，每次 1~1.5g。

使用注意

阴虚内热者忌用。因有毒，用当宜慎。

参考资料

抗肿瘤药理：明蕲蛇提取物中含有分子量为 1.8 万的蛋白，它具有一定的抗肿瘤作用。体外试验，有抗白血病的作用。

药方选例

1. 治各种肿瘤：蕲蛇、郁金、陈皮、贝母各 60g，红升丹（中成药）、琥珀、山药、白及各 300g，三七 620g，牛黄 180g，黄连、黄芩、黄柏各 150g，犀角（现水牛角代）、桑椹、金银花、黄芪、甘草各 90g。制成片剂，每片 0.5g。每服 1 片，日服 2~3 次，饭后服。1 个月为 1 疗程，4~6 个月为 1 治疗期，每疗程后停药 1 周左右。

2. 治贲门癌、胃癌：蕲蛇、白术、木香、茯苓、麦冬、黄药子、山豆根各 9g，党参 15g，白英 30g，蜈蚣 3 条，浙贝母、急性子、金银花、鸡内金、生半夏各 6g。水煎服，每日 1 剂。

3. 治胰腺癌：蕲蛇、党参、白芍、茯苓、木香、丹参、莪术、麦冬各 9g，当归、白术各 6g，金银花、白毛藤各 30g。每日 1 剂，水煎，分 2 次服。

(拉) Carharsius

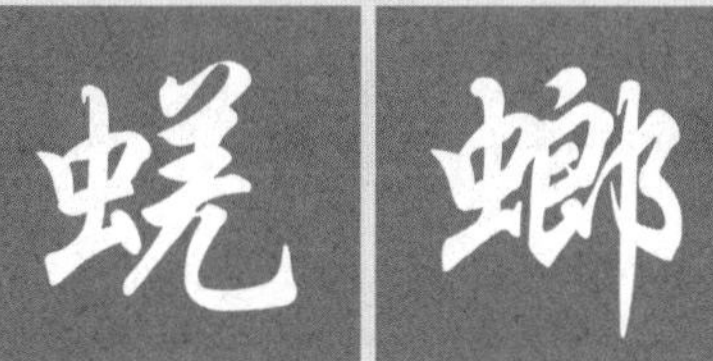

【别　　名】蜣螂虫、屎壳螂、独角牛。
【性味归经】咸，寒；有毒。归肺、胃、大肠经。
【功　　效】镇惊、破瘀止痛，解毒通便。

来 源

蜣螂最早记载于《神农本草经》。本品为金龟子昆虫屎扯螂的干燥全体。

临床应用

常用治胃癌、食管癌、鼻咽癌、肠癌、膀胱癌等肿瘤属瘀毒内结证。

1. 用于鼻咽癌，常配伍鱼脑石、铁树叶、苍耳草、重楼等。

2. 用于胃癌，常配伍硇砂、壁虎、硼砂、绿萼梅等。

3. 用于膀胱癌，常配伍半枝莲、野葡萄藤、河白草等。

用法用量

1.5~3g。外用，研末调敷。

使用注意

脾胃虚寒者及孕妇忌服。因有毒，用当宜慎。

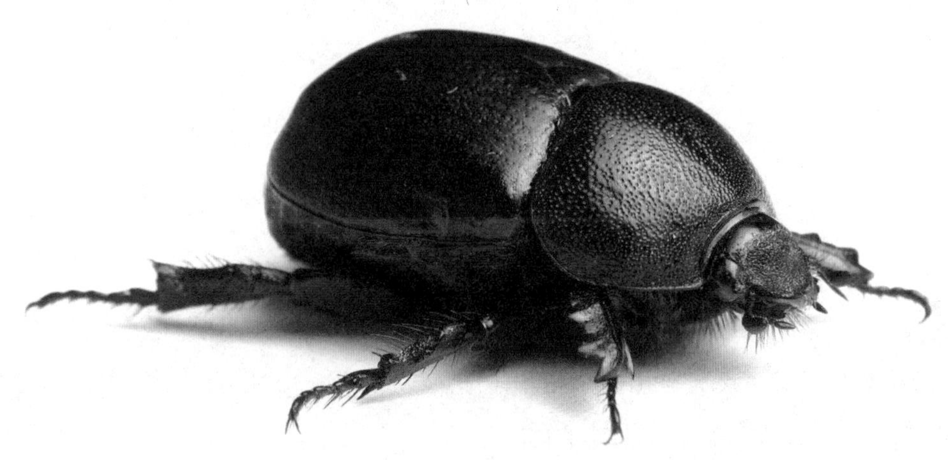

参考资料

抗肿瘤药理：蜣螂的腿部所含蜣螂蛋白质对实体瘤有较高的活性，对淋巴细胞白血病有边缘活性，故认为有抗肿瘤作用。蜣螂的醇提取物对人体肝癌细胞有抑制作用。

药方选例

1. 治晚期食管癌：蜣螂3个（与巴豆同炒后去巴豆），丹参、生地黄、黄芪各15g，桃仁、红花各10g，喜树、当归各12g，马钱子粉1g（冲服），炙甘草6g。水煎服，每日1剂。

2. 治膀胱癌：①蜣螂9g，白花蛇舌草、半枝莲、野葡萄各30g。水煎服，每日1剂。②蜣螂虫9g，白花蛇舌草、半枝莲、野葡萄藤各60g，河白草、韩信草各30g。水煎服，每日1剂。

3. 治原发性肝癌：蜈蚣100g，蜣螂、地鳖虫、地龙、鼠妇虫各300g，蜂蜜适量。各药共研细末，加辅料适量制成小蜜丸，如绿豆大小。每日5g，分次用温开水送下。

（拉）Folium et Ramulus Cephalotaxi

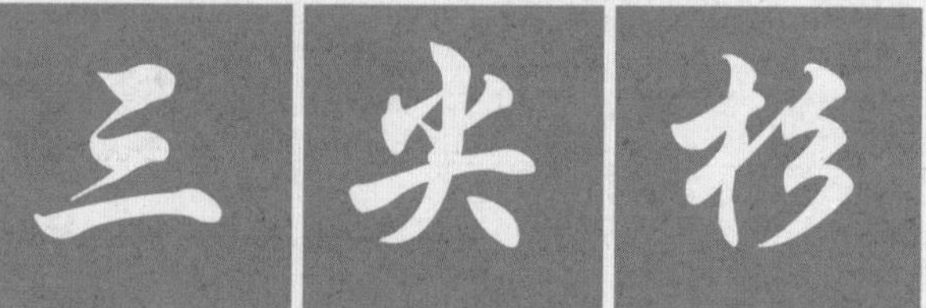

【别　　名】粗榧、血榧、桃松。

【性味归经】苦、涩，寒；有毒。

【功　　效】清热杀虫，抗癌消积。

来源

三尖杉最早记载于《天目山药用植物志》。本品为三尖杉科植物三尖杉的干燥小枝叶和种子。生用。

临床应用

常用治白血病、恶性淋巴瘤、肝癌、乳腺癌、恶性葡萄胎、绒毛膜癌等肿瘤中属热毒积聚证。本品为抗肿瘤良药。一般提取其中生物碱，制成注射剂使用。

1. 用于肺癌，常配伍白花蛇舌草、土贝母、鱼腥草等。

2. 用于食管癌，常配伍韩信草、射干、知母、蝉蜕等。

3. 本品提取物制成的注射液用于治多种肿瘤。

用法用量

煎服，10~18g。

使用注意

本品有毒，量大不宜。肝、肾功能不全者慎用。

不良反应

本品及其制剂毒副反应为消化道反应、抑制骨髓、尚有心脏受损等；个别病例可出现中枢神经症状、脱发及休克。因有毒，用当宜慎。

参考资料

抗肿瘤药理：三尖杉生物碱可显著抑制小鼠肉瘤；三尖杉碱可抑制小鼠细胞的蛋白质合成；三尖杉酯碱及高三尖杉碱对脑瘤有抑制作用，并能明显延长小鼠的生存时间。对人类白血病、淋巴瘤细胞生长同样有较好的抑制作用。大剂量能抑制骨髓造血功能。

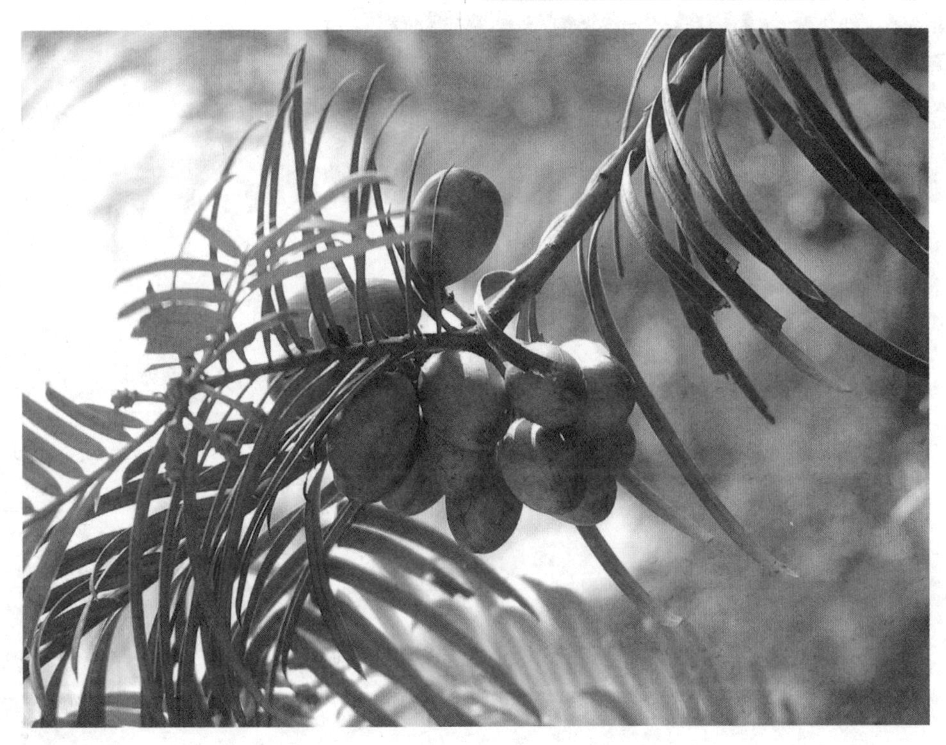

药方选例

1. 治肺癌：①三尖杉根40g，白花蛇舌草30g，鱼腥草、牛白藤各20g。水煎服，每日1剂。②三尖杉根30g，腹水草、山藿香各20g。水煎服，每日1剂。

2. 治食管癌：三尖杉根20g，韩信草15g，蝉蜕6g，射干、知母、甘草各10g。水煎服，每日1剂。

3. 治胃癌：三尖杉根20g，茅膏菜9g，半枝莲10g，白花蛇舌草、半边莲各15g。水煎服，每日1剂。

4. 治淋巴肉瘤：三尖杉根、排钱草各15g，山芝麻10g。水煎服，每日1剂。

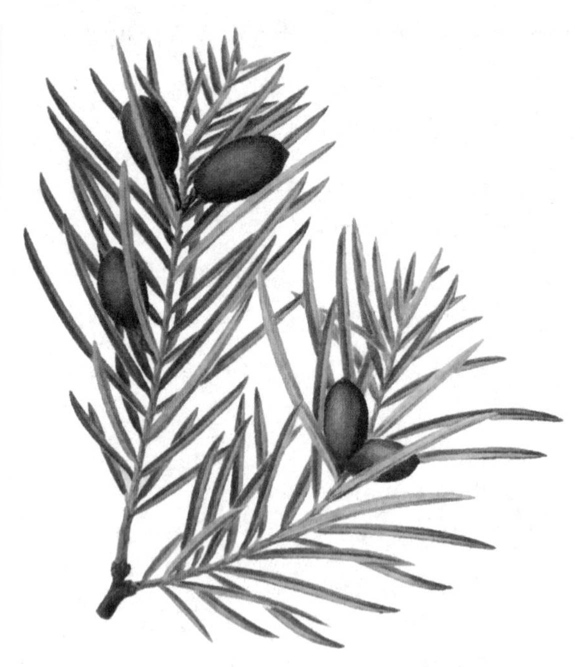

（拉）Radix Wikstroemiae Indicae

了哥王

【别　　名】地棉皮、九信草。

【性味归经】辛、苦，寒；有毒。归肺、肝经。

【功　　效】清热解毒，散瘀逐水，消肿止痛。

来源

了哥王最早记载于《岭南采药录》。本品为瑞香科植物南岭荛花的干燥根。生用。

临床应用

常用治恶性淋巴瘤、恶性胸膜间皮瘤等肿瘤中属瘀毒内结证。亦用治癌性疼痛。

1. 用于恶性淋巴瘤，常配伍土贝母、半夏、天葵子、黄药子等。

2. 用于肺癌，常配伍猫爪草、浙贝母、鱼腥草、半夏等。

3. 用于癌性疼痛，常配伍全蝎、肿节风、川乌、草乌、蟾酥等。

用法用量

3~9g，久煎（3 小时以上）后服用；外用鲜根捣烂敷或干根浸酒敷患处。

使用注意

孕妇忌用。超量或煎煮时间不够易中毒。粉碎或煎时易引起皮肤过敏，宜注意防护。

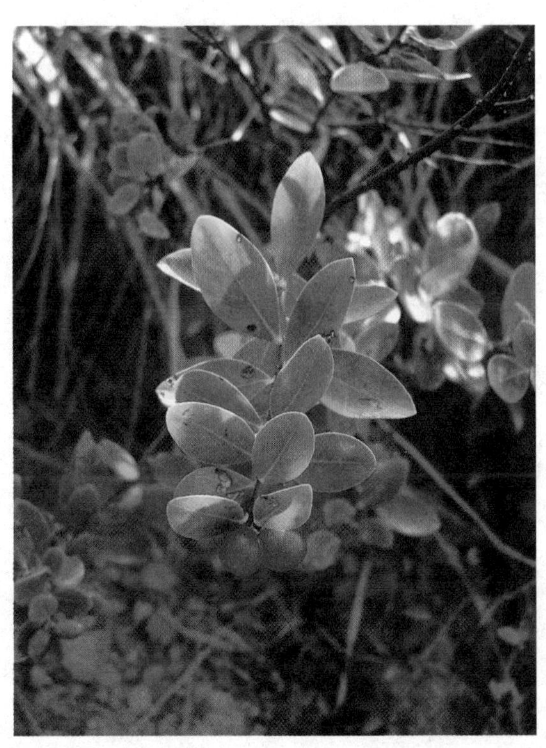

不良反应

主要为毒性反应，临床表现恶心、呕吐、腹痛、腹泻等胃肠道反应。

参考资料

抗肿瘤药理：了哥王所含不饱和脂肪酸为细胞毒性成分之一，以直接杀灭肿瘤细胞为主。

药方选例

1. 治恶性淋巴瘤：了哥王根 30g（先煎 4 小时），夏枯草 20g，重楼 15g，黄药子、天葵子各 10g，甘草 5g。水煎服，每日 1 剂。

2. 治癌性胸腹水：①了哥王根 12g（先煎），半边莲、陈葫芦各 30g。水煎服，每日 1 剂。②了哥王（先煎）9g，马鞭草 30g，龙葵 120g，大枣 10 枚。水煎服，每日 1 剂。

3. 治恶性胸膜间皮瘤胸水：了哥王根 12g，半边莲、陈葫芦各 30g。水煎服，每日 1 剂。

(拉) Aconiti Radix

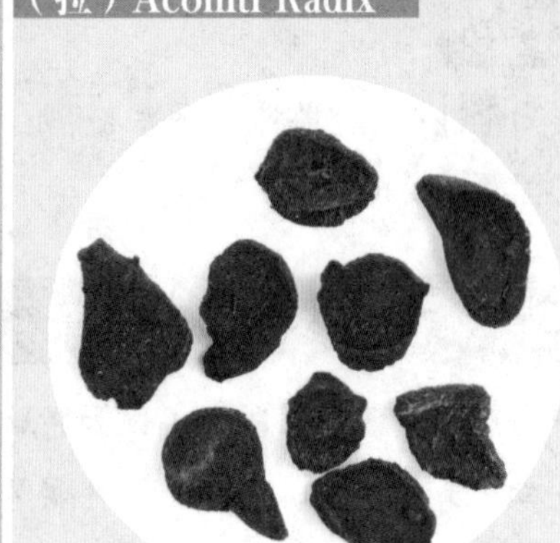

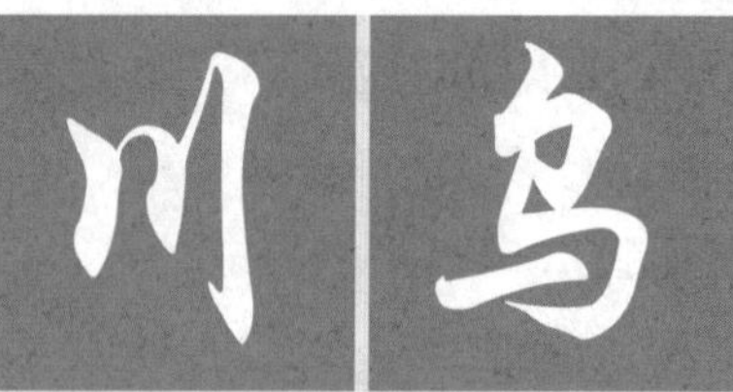

【别　　名】川乌头、铁花、五毒。

【性味归经】辛、苦，热；有大毒。归心、脾、肝、肾经。

【功　　效】祛风除湿，散寒止痛。

来源

川乌最早记载于《神农本草经》。本品为毛茛科植物乌头的干燥母根。生用或炮制后用。

临床应用

常用治各种肿瘤中属瘀毒阻络证。亦用于治癌性疼痛，常与草乌、延胡索相须为用。

1．用于鼻咽癌，常配伍制南星、山慈菇、山豆根、夏枯草等。

2．用于舌癌，常配伍制草乌、玄参、生牡蛎、半夏、贝母等。

3．用于骨癌属阴寒凝滞证，常配伍草乌、肉桂、透骨草等。

4．用于癌性疼痛，常配伍预知子、全蝎、延胡索、草乌等。

用法用量

煎服，3~9g。入散剂或酒剂服，1~2g。入汤剂应先煎 0.5~1 小时。外用适量。一般用炮制品；生品只供外用，皮肤破损处勿用。

使用注意

本品有大毒，不宜久服。孕妇忌用。生用一般只供外用。反半夏、瓜蒌、川贝母、浙贝母、白及、白蔹。

不良反应

本品属常用有毒中药，主要有毒成分为乌头碱

（Aconitine），一般中毒量为 0.2mg，致死量为 2~4mg。乌头碱中毒主要是针对神经系统，尤其是迷走神经等，严重可致心律失常，甚至引起室颤而死亡。因有大毒，用当宜慎。

参考资料

抗肿瘤药理：乌头碱有抑制肿瘤生长和肿瘤细胞自发转移的作用，临床治疗晚期未经手术、放疗、化疗患者，可减轻疼痛及提高免疫功能且无不良反应。乌头碱可抑制人体外肿瘤细胞的有丝分裂，对肝癌实体肿瘤有抑制作用。

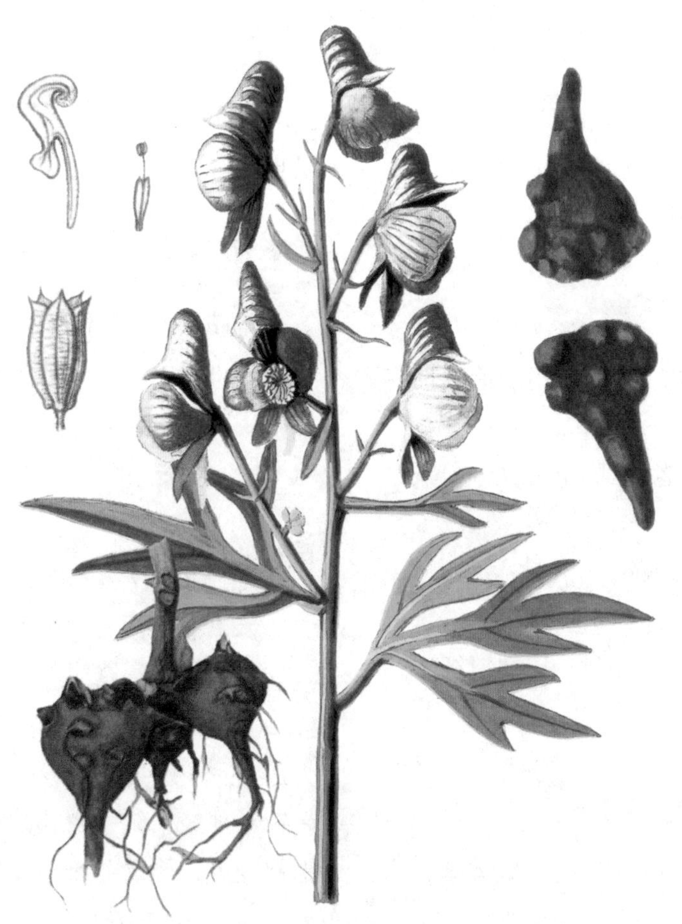

药方选例

1. 治癌症属风寒闭阻证：川乌、草乌、地龙、天南星、乳香、没药。制成大蜜丸，每丸重 4.5g。每次 1 丸，每日 1~2 次，温开水送服。注意事项：①孕妇禁用；②肝肾阴虚者慎用。适于骨癌、骨转移癌、癌性疼痛等辨病选用。

2. 治癌性疼痛：川乌、麝香、轻粉、丁香、樟脑、腰黄、良姜、肉桂、炒甲片、胡椒、制乳没、阿魏、牙皂。制成膏药。外用，贴患处。注意事项：孕妇及患处溃疡忌用。

3. 治骨癌属阴寒凝滞证：川乌、草乌各 2g，肉桂、麻黄各 6g，路路通、桂枝各 10g，威灵仙、补骨脂各 20g，透骨草 15g，细辛、炮姜、生甘草各 3g。水煎服，每日 1 剂。

（拉）Aconiti Kusnezoffii Radix

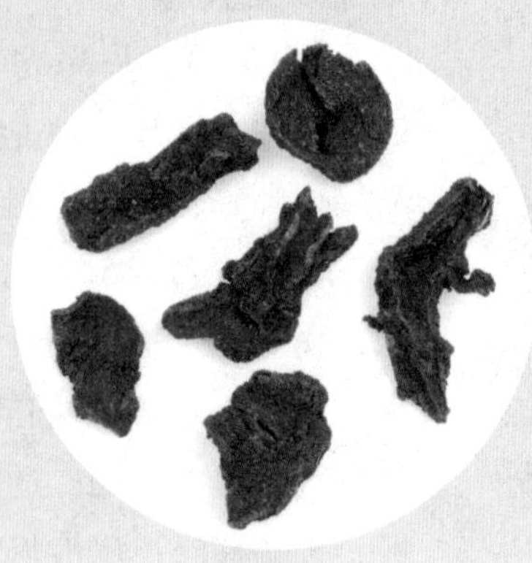

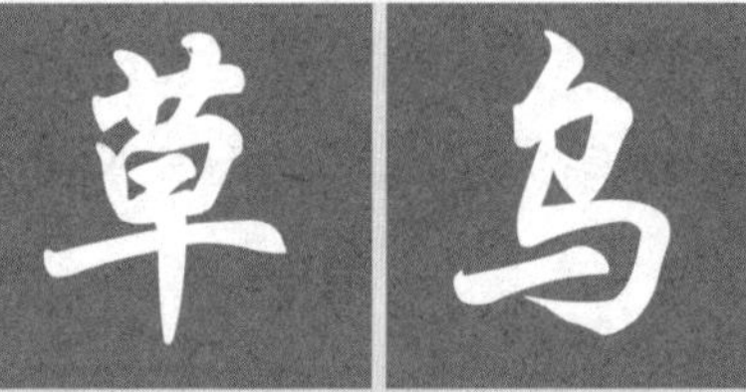

草乌

【别　　名】鸡头草、百步草、药羊蒿、鸭头。

【性味归经】辛、苦，热；有大毒。归心、脾、肝、肾经。

【功　　效】祛风除湿，温经止痛。

来源

草乌最早记载于《神农本草经》。本品为毛茛科植物北乌头的干燥块根。生用或炮制后用。

临床应用

常用治各种肿瘤中属瘀毒阻络证。亦用于治癌性疼痛，常与川乌、延胡索相须为用。

1. 用于肿瘤属寒湿痰凝内结者，常配伍地龙、木鳖子、乳香等。

2. 用于癌性疼痛，常配伍预知子、全蝎、延胡索、川乌等。

3. 用于外治癌性疼痛，多配伍蟾酥、肉桂、细辛、重楼等。

用法用量

煎服，3~9g。入散剂或酒剂服，1~2g。入汤剂应先煎0.5~1小时。外用适量。一般用炮制品，生品内服宜慎。

使用注意

本品有大毒，不宜久服。孕妇忌用。生用一般只供外用。反半夏、瓜蒌、川贝母、浙贝母、白及、白蔹。

不良反应

本品属常用有毒中药，主要有毒成分为乌头碱，一般中毒量为0.2mg，致死量为2~4mg。乌头碱中毒主要是针对神经系统，尤其是迷走神经等，严重可致心律失常，甚至引起室颤而死亡。因有大毒，用当宜慎。

参考资料

抗肿瘤药理：乌头碱有抑制肿瘤生长和肿瘤细胞自发转移的作用，临床治疗晚期未经手术的放、化疗患者，可减轻疼痛及提高免疫功能且无不良反应。

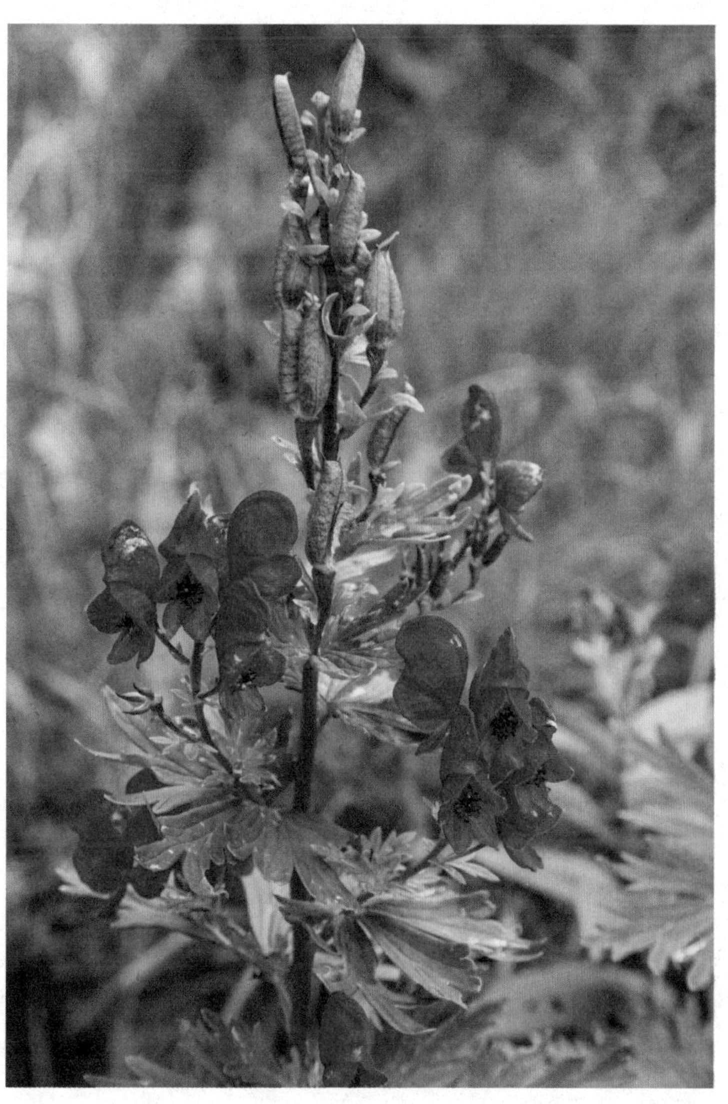

药方选例

1. 治肿瘤属寒湿痰凝内结证：制草乌、白胶香、五灵脂、地龙、木鳖子、乳香、没药、酒炒当归身、麝香、墨炭。制成丸剂。每粒重0.6g。每次1.2~3g，每日2次，温开水送服。

2. 治巨骨细胞癌：生草乌、生川乌、黄藤各180g，生白及、山慈菇、木芙蓉、当归尾、赤芍、红花、制乳没各120g，血竭150g，麝香6g，冰片20g。诸药共为细末，温开水调成糊状，外敷患处，3天换药1次。

3. 治癌性疼痛：制草乌、制川乌、制附子、威灵仙、炙桂枝、白附子、骨碎补、羌活、独活、白芷、自然铜各10g，肉桂、川芎各6g，细辛3g。水煎服，每日1剂。

（拉）Aconiti Lateralis Radix Praeparata

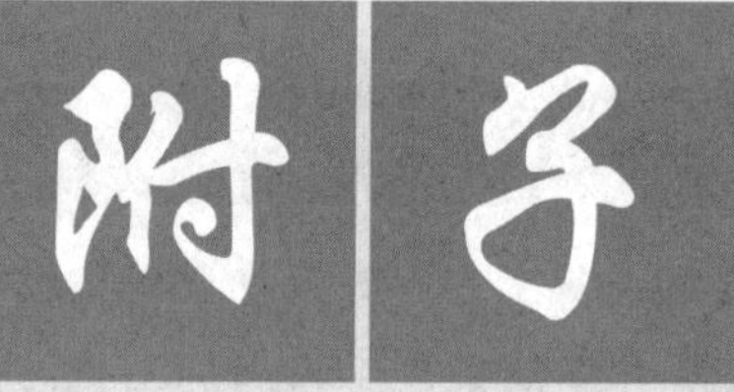

附子

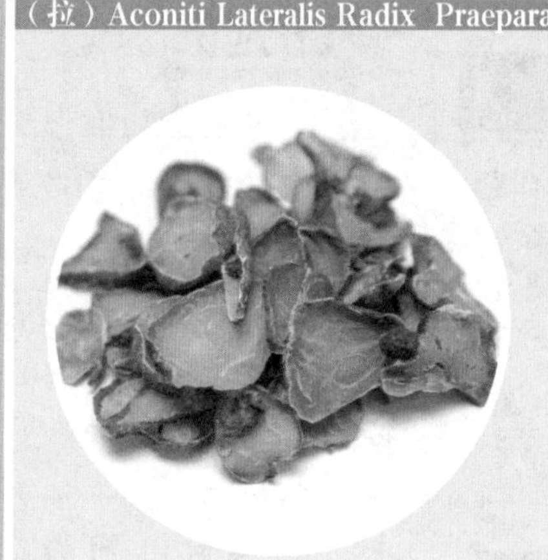

【别　　名】铁花、五毒、附片、黑顺片、白附片。

【性味归经】辛、甘，大热；有毒。归心、肾、脾经。

【功　　效】回阳救逆，补火助阳，散寒止痛。

来源

附子最早记载于《神农本草经》。本品为毛茛科植物乌头的子根的加工品。加工炮制成盐附子、黑附片、白附片。

临床应用

常用治肺癌、食管癌、胃癌、宫颈癌等肿瘤中属脾肾阳虚、寒湿内阻证。亦用于癌性疼痛，常与川乌相须为用。

1. 用于食管癌，多配伍天南星、乌头、急性子、威灵仙等。

2. 用于乳腺癌骨转移，常配伍桂枝、熟地黄、山茱萸等。

3. 用于癌性疼痛，常配伍延胡索、草乌、川乌、蟾酥等。

4. 用于恶性腹水，常配伍白术、厚朴、木瓜、大腹皮等。

用法用量

煎服，3~15g。宜先煎30~60分钟，以减弱其毒性。

使用注意

阴虚阳亢及孕妇忌用。反半夏、瓜蒌、贝母、白及。本品有毒，内服须经炮制。若内服过量，或炮制、煎煮方法不当，可引起中毒。

不良反应

本品属常用有毒中药，主要有毒成分为乌头碱（Aconitine），一般中毒量为

0.2mg，致死量为2~4mg。乌头碱中毒主要是针对神经系统，尤其是迷走神经等，严重可致心律失常，甚至引起室颤而死亡。因有毒，用当宜慎。

参考资料

抗肿瘤药理：附子对小鼠腺癌、肺癌和大鼠瓦克瘤均具有抗肿瘤活性。附子提取物对移植性肝癌具有确切的抑瘤效用，与环磷酰胺有协同作用；可诱导B淋巴瘤细胞凋亡，并随药物浓度增加和作用时间延长，凋亡细胞数逐渐增多。

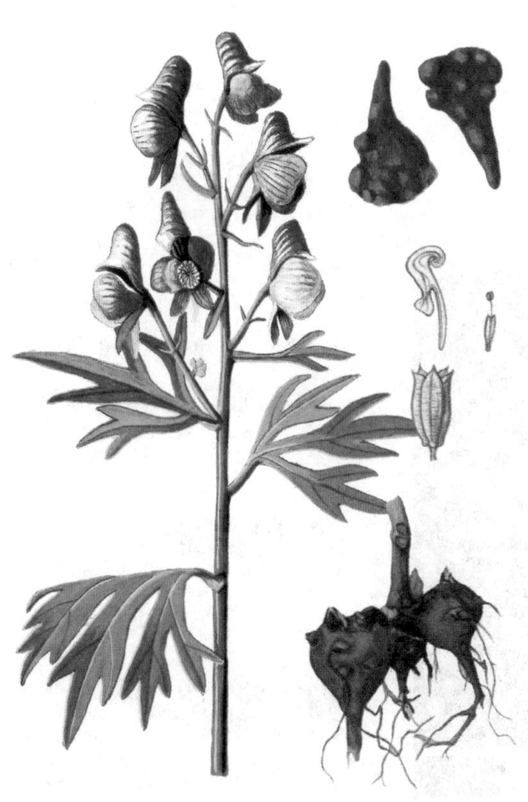

药方选例

1. 治肺癌：生附子、生草乌、生半夏、生天南星、生一枝蒿各3g，昆布、冰片、肉桂各6g，轻粉1g，蜈蚣、蜘蛛各10g，斑蝥4g。以白酒500ml浸1个月，每次1~3ml，每日2次，加10倍冷开水调服。若白细胞低于正常值，则加红参、鹿角胶、三七各10g。

2. 治胸膜恶性肿瘤：熟附子、甘草各6g，黄芪30g，党参、重楼各20g，白术、海浮石、茯苓、淫羊藿各15g，麦冬、五味子、当归、川芎、白芍、熟地黄、陈皮、胡桃肉各10g，可随证加减。水煎服，每日1剂。本方具有益气养血、补肾纳气之功效，适用于胸膜恶性肿瘤属气血两虚者。

3. 治纵隔恶性肿瘤：附子、半夏、陈皮、薤白、桂枝、檀香、杏仁、延胡索、枳实各10g，瓜蒌皮、茯苓、丹参、赤芍各15g，甘草5g，可随证加减。水煎服，每日1剂。本方具有温通胸阳、散寒止痛之功效，适用于纵隔恶性肿瘤属阳虚寒盛者。

4. 治肾癌：炮附子、鹿角霜、甘草各10g，生黄芪、薏苡仁各30g，败酱草、白芍各20g，熟地黄15g，白芥子、炮姜各6g，麻黄、肉桂各3g。水煎服，每日1剂。适用于肾癌属肾阳亏虚、湿毒内盛者。

5. 治膀胱癌：熟附子、生地黄、熟地黄、补骨脂、茯苓、当归、山药各12g，黄芪、党参、菟丝子、土茯苓各30g，柴胡、牛膝各10g，升麻、甘草各6g，可随证加减。水煎服，每日1剂。本方具有健脾益气、补肾温阳之功效，适用于膀胱癌属脾肾阳虚者。

（拉）Fructus Camptothecae Acuminatae

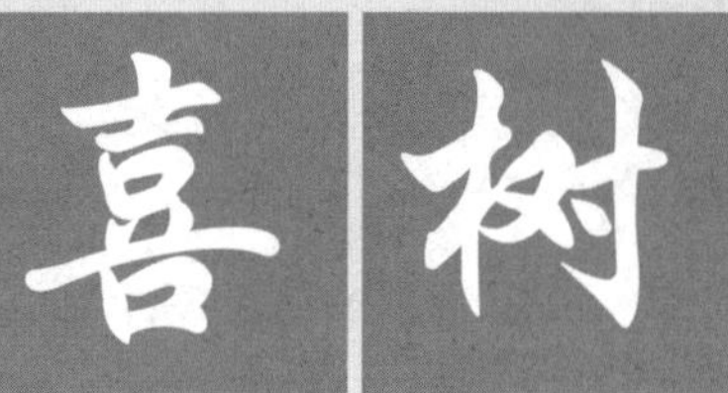

【别　　名】水栗、水桐树、野芭蕉。

【性味归经】苦、涩，寒；有毒。归肺、脾、肝经。

【功　　效】清热解毒，活血消肿，散结消癥。

来源

喜树始载于《浙江常用民间中草药》。本品为珙桐科植物喜树的成熟果实及根皮、树皮。晒干生用。

临床应用

常用治胃癌、肝癌、肠癌、膀胱癌、乳腺癌、白血病、多发性骨髓瘤等肿瘤中属热毒内盛、瘀血积聚证。一般为提取物，制成注射剂使用。

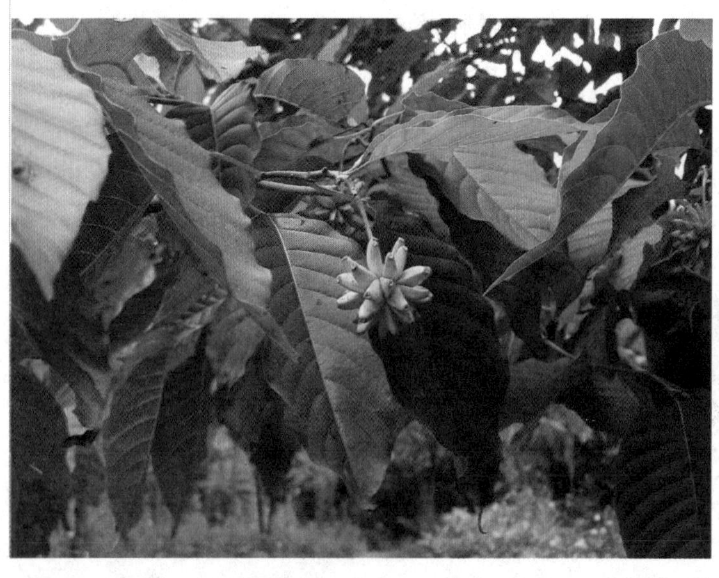

1. 用于消化道肿瘤，常配伍紫参、丹参、枸橘、蒲黄等。

2. 用于淋巴肉瘤、白血病，常配伍漏芦、青黛、夏枯草等。

3. 用于胃癌，可配伍䗪虫、全蝎、藤梨根、紫参等。

用法用量

煎服，根皮9~15g，果实3~9g，叶10~15g；研末服，用量宜小。外用适量，捣烂或煎水洗或水煎浓缩调敷。或制成针剂、片剂用。

使用注意

因有毒，生用宜慎。

不良反应

本品内服过量可致中

毒，表现为对消化、泌尿、血液骨髓及肝肾的损害。外用浓度过大对局部有刺激作用。故应严格控制用量用法。

参考资料

抗肿瘤药理：本品根、果的醇提溶液，对实验动物白血病、腹水型网状细胞瘤（ARS）、病毒性白血病、肉瘤、艾氏腹水癌均有抑制作用；树皮乙醇提取物对腺癌有抑制效果。喜树碱对白血病有明显的抑制作用。

药方选例

1. 治胃癌：柴胡、白芍、枳壳各10g，陈皮、郁金、香附、延胡索、生姜、丁香各6g，水煎服，每日1剂；另取鲜喜树叶250g，水煎服。

2. 治肝癌、肠癌：喜树根皮研末，口服，每次3g，每日3次；或喜树果实研末，口服，每次6g，每日1次；或喜树叶研末，口服，每次15g，每日2次。以上用法亦可改为水煎服。

3. 治乳腺癌：喜树果、天冬、薏苡仁各30g，西洋参、三七粉（冲服）各12g，冬虫夏草3g，苦荞头50g，泽漆根、重楼各20g。水煎服，每日1剂。

4. 治多发性骨髓瘤：喜树根、败酱草、赤芍、大青叶、三棱、莪术、红花各10g，仙鹤草90g，魔芋60g，白花蛇舌草、半边莲各30g，生薏苡仁12g，蛇莓15g。水煎服，每日1剂。

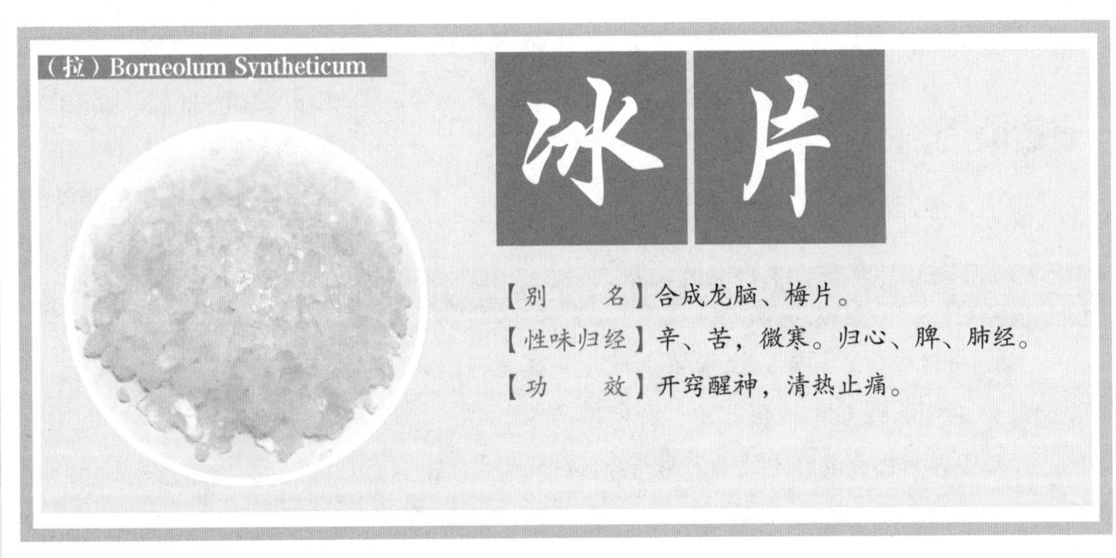

（拉）Borneolum Syntheticum

冰片

【别　　名】合成龙脑、梅片。

【性味归经】辛、苦，微寒。归心、脾、肺经。

【功　　效】开窍醒神，清热止痛。

来 源

冰片始载于《新修本草》。本品为龙脑香科植物龙脑香的树干经蒸馏冷却而得的结晶，称“龙脑冰片”，亦称“梅片”。或以菊科植物艾纳香的叶子为原料，经蒸馏加工提取而成，名艾片。现多为人工合成品。研粉用。

临床应用

常用治喉癌、乳腺癌、宫颈癌、肠癌、皮肤癌等肿瘤中属火邪热毒郁结证。

1. 用于肿瘤癌性发热之热闭神昏，常配伍牛黄、麝香、黄连等。

2. 用于喉癌，多与腰黄、硼砂、白芷等配伍，研细粉，吹喉用。

3. 用于宫颈癌，多配伍山慈菇、炙砒石、雄黄、枯矾等，研末外用。

用法用量

0.03~0.1g，入丸、散用；外用适量，研粉点敷患处。

使用注意

不宜入煎剂。气血虚弱者忌用，孕妇慎用。

参考资料

抗肿瘤药理：冰片热水溶解后的低温干燥品，对人宫颈癌细胞培养株系有抑制作用，抑制率为 50%~70%。冰片能改善肿瘤化疗过程中的多药耐药。

药方选例

1. 治喉癌：冰片、明腰黄各1g，硼砂3g，玉丹（由明矾150g，枪硝45g，牛黄1g组成）、薄荷各0.2g，黄柏、白芷、蒲黄各0.1g，甘草0.5g。制法：先将腰黄研细，加入玉丹、白芷，研到无声，再入黄柏等药研，最后入冰片，研细粉。吹喉用。

2. 治宫颈癌：新催脱方：枯矾、山慈菇各18g，炙砒石9g，雄黄12g，冰片、蛇床子、硼砂各3g，麝香0.9g。研末制成钉剂外用。

3. 治直肠癌：冰片7.5g，硼砂、雄黄、三仙丹（中成药）各6g，乳香、血竭各4.5g，轻粉3g，白矾2.7g，蛇床子2.1g，蟾酥0.6g，儿茶0.05g。各药研细末，将白矾用开水溶化，加蛇床子、蟾酥、血竭结成片状，制栓状外用，每次1个，塞于癌灶处，2~3日1次。

(拉) Realgar

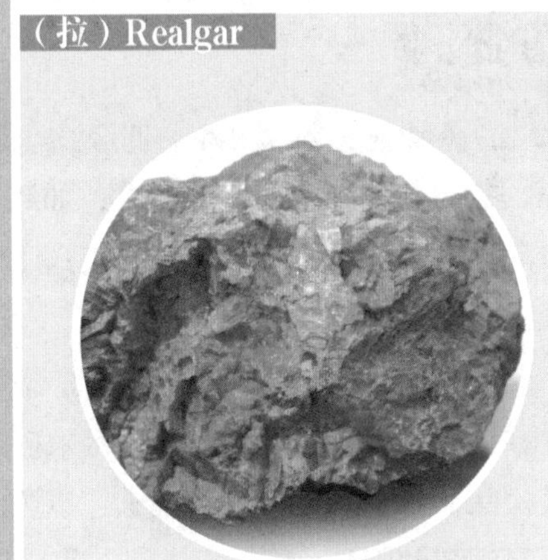

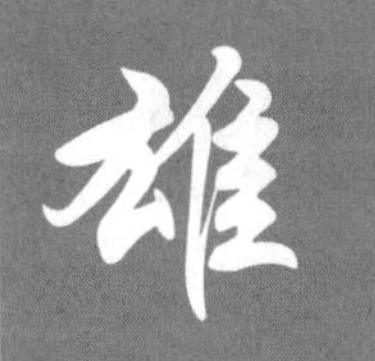
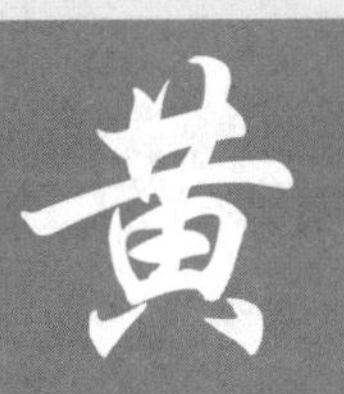

雄黄

【别　　名】黄金石、石黄、鸡冠石。

【性味归经】辛，温；有毒。归心、肝、胃经。

【功　　效】解毒，杀虫。

来源

雄黄最早记载于《神农本草经》。本品为硫化物类雄黄族矿物雄黄，主含二硫化二砷（As_2S_2）。雄黄中之熟透者，色鲜，质最佳，称雄精或腰黄。研细或水飞用。

临床应用

常用治白血病、皮肤癌、乳腺癌、胃癌、唇癌等肿瘤中属瘀毒内阻或痰湿内阻证。

1. 用于乳腺癌，配血余炭，醋泛为丸，白酒送服。

2. 用于急性白血病，多配伍巴豆、生川乌、乳香、郁金等。

3. 用于皮肤癌，配轻粉、大黄、冰片等，研末调糊外用。

用法用量

入丸、散内服，0.15~0.3g。外用适量，研末撒敷，或香油调敷。

使用注意

本品毒性较强，内服宜慎，不可久用。孕妇禁用。本品亦能从皮肤吸收，外用时不宜大面积涂擦及长期持续使用。切忌火煅，烧煅后即分解为As_2O_3，即砒霜，有剧毒。

不良反应

本品属有毒中药，含砷盐毒性较大，首先危害神经细胞，使中枢神经中毒，产生一系列中毒症状。可致皮肤过敏、各种出血症状、肝肾功能损害，严重者因心力衰竭、呼吸衰竭而死亡。

参考资料

抗肿瘤药理：本品体内试验，有抗动物肿瘤活性的作用。雄黄热水浸出物，体外实验对人宫颈癌细胞培养株系有抑制作用，抑制率在90%以上。能诱导肿瘤细胞凋亡；促进肿瘤细胞分化作用；抑制肿瘤细胞增殖作用；直接杀瘤作用。

◆药方选例

1. 治鼻咽癌：雄黄18g，郁金9g，巴豆7.5g。各药共研细末，以醋泛丸，如绿豆大小，每次2丸，2小时1次，浓茶送下，服至吐泻停止。

2. 治唇癌：雄黄、乳香、没药各15g，蟾酥1.5g，樟脑3g，巴豆霜、朱砂各6g，轻粉9g，麝香0.3g。共为细末，以陈醋调匀，湿润敷肿瘤处。

3. 治急性白血病：雄黄、巴豆、生川乌、郁金、槟榔、朱砂各3g，与大枣肉相合，制丸100粒。口服，每次4~8丸，每日2次。

（拉）Rhizoma Amorphiohalli Rivieri

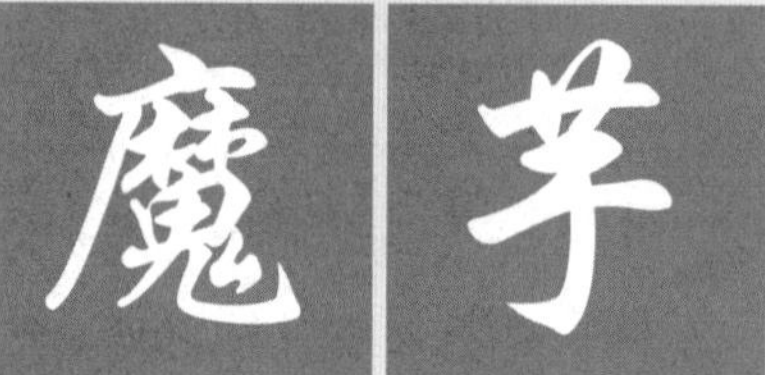

【别　　名】蛇六谷、蒻头、独叶一枝花、鬼头、虎掌。
【性味归经】辛，寒；有毒。归肝、脾、肺、胃经。
【功　　效】燥湿化痰，散结消肿，祛风止痉，解毒止痛。

◆来源

魔芋最早记载于《神农本草经》。本品为天南星科植物魔芋的块茎。晒干生用。亦用鲜品。

◆临床应用

常用治脑瘤、鼻咽癌、腮腺癌、甲状腺癌、宫颈癌、直肠癌等肿瘤中属痰瘀壅阻证。尤用治胰腺癌有较好疗效。本品为抗肿瘤常用药物之一，有抗肿瘤转移作用。

1. 用于乳腺癌，常配伍蜂房、白花蛇舌草、三叶青、重楼等。

2. 用于头颈部肿瘤，常配伍山豆根、夏枯草、浙贝母等。

3. 用于胰腺癌，常配伍石见穿、藤梨根、土贝母、重楼等。

4. 用于宫颈癌，多配伍阿魏、芙蓉叶、穿心莲等。

用法用量

煎服，9~15g，大剂量可用至30g；或入丸、散剂。外用适量，多用鲜品，捣烂敷患处。

使用注意

阴虚燥痰及孕妇忌服。内服须煎2小时以上，以解毒性。切勿误食药渣，以免中毒。

参考资料

抗肿瘤药理：本品甘露聚糖有干扰肿瘤细胞代谢作用，药敏试验对贲门癌、结肠癌细胞敏感。热水提取物对小鼠肉瘤的抑制率为49.8%；对白细胞有一定的保护作用，其发挥作用的机制可能是通过有效诱导小鼠肿瘤细胞凋亡，提高死亡 / 增生比值，发挥抑制肿瘤生长和转移的作用。

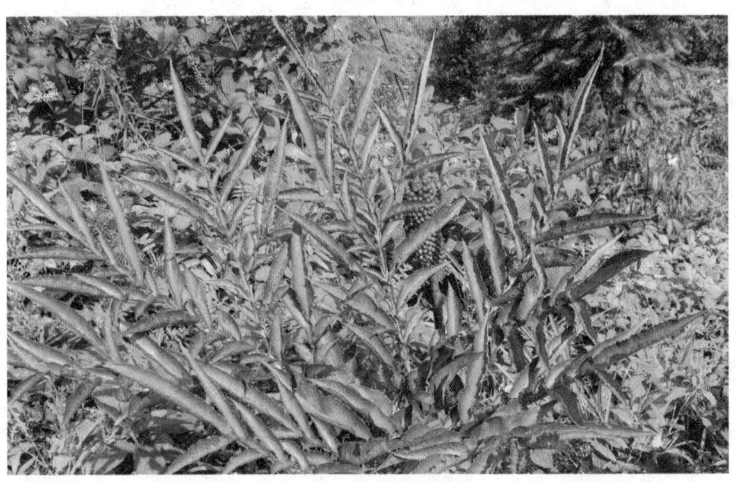

药方选例

1. 治脑肿瘤：魔芋（先煎2小时）、通光散、重楼各30g，苍耳子10g，六方藤15g。水煎服。

2. 治鼻咽癌：魔芋（先煎2小时）、地骨皮、鸭跖草各30g，重楼15g。水煎服，每日1剂，分3次服。

3. 治腮腺癌：魔芋（先煎2小时）、板蓝根各30g，金银花、山豆根各15g。水煎服。

4. 治直肠癌：魔芋（先煎2小时）、半枝莲、白花蛇舌草、菝葜、龙葵、马鞭草、虎杖各60g，白英、凤尾草各30g，大黄15g。水煎服，每日1剂。

（拉）Gekko Swinhonis

壁虎

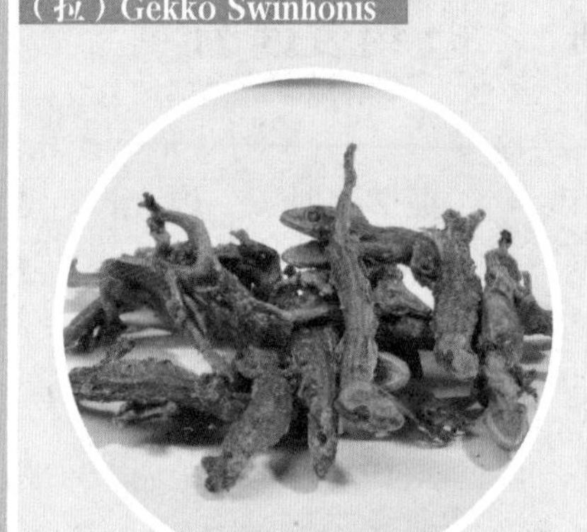

【别　　名】守宫、天龙、蝎虎、壁宫。

【性味归经】咸，寒；有小毒。归心、肝、脾、肾经。

【功　　效】祛风，定痉，散结，解毒。

来 源

壁虎最早记载于《本草纲目》。本品为壁虎科动物无蹼壁虎的干燥全体。生用或制用。

临床应用

常用治脑瘤、食管癌、纵隔恶性肿瘤、胃癌、白血病、宫颈癌等肿瘤中属瘀毒内结证。本品为抗肿瘤常用药物之一。

1. 用于鼻咽癌，常配伍冬凌草、夏枯草、山慈菇、山豆根等。

2. 用于食管癌，常配伍魔芋、菝葜、石见穿、威灵仙等。

3. 用于纵隔恶性肿瘤，与地龙、僵蚕配伍，研末，炼蜜为丸内服。

4. 用于癌性疼痛，常配伍九香虫、白芍、甘草等。

用法用量

煎服，2~5g；研末吞服，每次1~1.5g。外用适量，研末调敷、磨汁涂或熬膏涂。

使用注意

阴虚血少、津伤便秘者慎服。

参考资料

抗肿瘤药理：本品的抗肿瘤活性成分守宫硫酸多糖具有抑制肝癌细胞增殖、促进淋巴细胞再生及增强淋巴细胞对肝癌细胞杀伤力等作用。其壁虎水提取物对人体肝癌细胞有抑制作用。壁虎含有马蜂毒类物质及组胺类成分，可抑制肿瘤细胞。鲜壁虎冻干粉还可使肝癌组织血管内皮细胞生长因子和碱性成纤维细胞生长因子表达下降，遏制肿瘤生长。

药方选例

1. 治脑瘤：壁虎、地龙、僵蚕、胆南星、桃仁、红花、川芎、甘草各10g，归尾、全蝎各6g，蜈蚣2条，赤芍、白芍、生黄芪、金荞麦各15g，猪苓、鸡内金各30g。水煎服。配服金龙胶囊。

2. 治纵隔恶性肿瘤：壁虎2条，白花蛇舌草、藤梨根各30g，夏枯草、蒲公英、穿破石各15g，赤芍、丹参、瓜蒌、茯苓各12g，当归、生地黄、桃仁、地龙、川芎、郁金、枳壳各10g，红花、甘草各6g，可随证加减。水煎服，每日1剂。本方具有活血化瘀、宽胸理气之功效，适用于纵隔恶性肿瘤属气滞血瘀者。

3. 治慢性粒细胞性白血病：壁虎、蜈蚣、三七各30g，朱砂、皂角刺各15g，煅白矾40g，青黛、乌梢蛇各50g，白僵蚕25g。共研细末，瓶装备用，每次2g，每日2次。并配合内服汤剂：白花蛇舌草30g，半枝莲、党参、沙参、丹参、黄药子、重楼、紫草各20g，黄精40g，白芍、阿胶各15g，马齿苋50g；每日1剂，水煎服。

4. 治恶性淋巴瘤：壁虎（炙黄）90g，水蛭（炙）50g，桃仁（炒）30g。研末，每次5g，每日3次。

5. 治肺癌：壁虎、法半夏各10g，党参、茯苓、白术、猪苓、浙贝母各15g，麦芽、猫爪草、生薏苡仁各30g，陈皮6g，桔梗、重楼各12g，甘草3g。水煎服，每日1剂。适用于肺癌属脾虚痰湿者。

（拉）Strychni Semen

马钱子

【别　　名】番木鳖、苦实、马前、牛银、方八。

【性味归经】苦，寒；有大毒。归肝、脾经。

【功　　效】散结消肿，通络止痛。

来源

马钱子始载于《本草纲目》。本品为马钱科长绿乔木马钱子的干燥成熟种子。切片，干燥。生用或炮制后入药。

临床应用

常用于骨肉瘤、食管癌、胃癌、肝癌、乳腺癌等治肿瘤中属瘀毒内壅证。亦用治癌性疼痛，常与蟾酥相须为用。

1. 用于脑瘤，常配伍天麻、全蝎、冰片、魔芋等。

2. 用于乳腺癌，常配伍蜂房、乳香、漏芦、三叶青、重楼等。

3. 用于骨转移癌，常配伍寻骨风、通关藤、肿节风、骨碎补等。

用法用量

入丸、散服，0.3~0.6g。外用适量，研末调涂。

使用注意

本品属有毒中药：①不宜长服、久服。②生品切忌内服。③体虚者及孕妇禁用。

不良反应

本品主要含番木鳖碱（士的宁），毒性大。成人服用 5~10mg 即可中毒，一次服用 30mg 即致死。中毒可发生典型的士的宁惊厥、痉挛，甚至角弓反张，可因呼吸肌痉挛窒息或心力衰竭而死亡。故内服须严格控制用量与炮制方法。

参考资料

抗肿瘤药理：本品在动物体内筛选中，对小白鼠肉瘤有抑制作用；体外试验对肿瘤细胞有抑制作用。

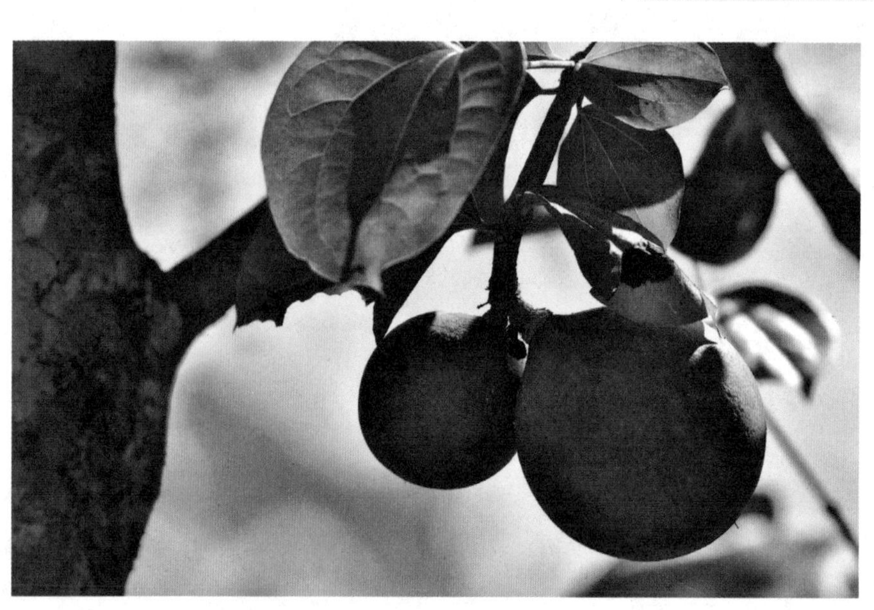

药方选例

1. 治食管癌：制马钱子、炒蟾蜍各300g，穿山甲珠、炒五灵脂各200g，山药粉适量。共研细末，以山药粉制成绿豆大小丸剂，口服，每次3g，每日2次，饮后服。

2. 治胃癌：制马钱子12g，五灵脂15g，干漆6g，仙鹤草、枳壳、净火硝、白矾、郁金各18g。共研末制成片剂，每片含生药0.48g。每次服4~8片，每日3次。

3. 治肝癌：马钱子25g，五灵脂、明矾、莪术、广郁金各30g，干漆12g，火硝36g，枳壳60g，仙鹤草90g，公丁香、土鳖虫各50g，蜘蛛80g。共为细末，贮瓶中密封。每服3g，每日2次，温开水送下。

4. 治乳腺癌：马钱子、乳香各0.1g，蜈蚣1.5g，活蜗牛、蜂房各0.5g，全蝎0.3g。共研细末，水泛为丸，分3次口服，上方为1日量。

5. 治癌性疼痛：马钱子、蟾酥、生川乌、生天南星、生白芷、姜黄、冰片各等份，共研细末，制成软膏，外敷于疼痛部位。

（拉）Herba Catharanthi Rosei

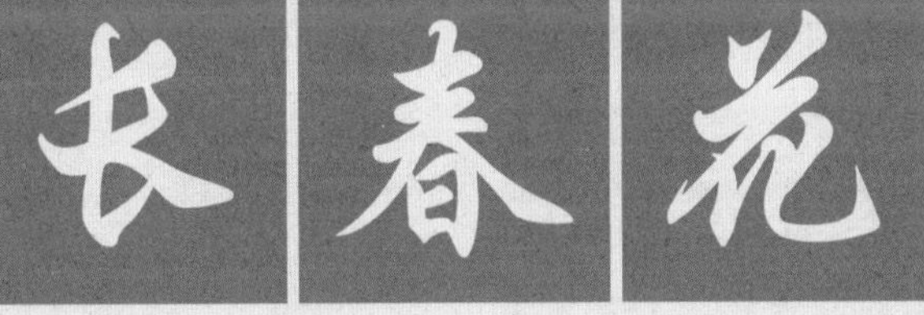

【别　　名】雁来红、日日新、四时春、小春花。

【性味归经】微苦，凉；有毒。归肝、肾经。

【功　　效】平肝潜阳，消肿散结。

来源

长春花最早记载于《常用中草药手册》（广州部队）。本品为夹竹桃科植物长春的全株。晒干或鲜用。

临床应用

常用治肺癌、食管癌、恶性淋巴瘤、白血病、绒毛膜癌等肿瘤中属肝热阳亢、水湿内停证。

1. 用于急性白血病，常配伍紫草、青叶、水牛角等。

2. 现已提取抗肿瘤的有效成分，用于治疗多种肿瘤。

用法用量

煎服，6~15g；或提取有效成分制成注射液配合其他抗肿瘤药物序贯治疗。外用适量，捣烂敷。

使用注意

本品属有毒中药，用时宜慎。恶病质、全身状况衰弱及白细胞低下者不宜使用。

不良反应

内服量大，可引起中毒，表现为骨髓、神经系统及胃肠道等的毒害，应严格控制剂量，勿长期连续用药。

参考资料

抗肿瘤药理：长春花有抗肿瘤作用，发挥此作用的为其所含的生物碱，其中以长春碱、长春新碱效果最好。从长春花分离出的总生物碱的一部分，对小鼠艾氏腹水瘤及腹水型肝癌均有明显抑制作用，长春新碱对体外培养的人肝癌细胞株有明显抗肿瘤活性；并对腺癌有抑制作用。长春地辛的抗肿瘤活性谱比其母体化合物长春碱宽，对直肠结肠癌、非小细胞性肺癌、白血病、乳腺癌、肾细胞瘤和恶性黑色素瘤有效。

药方选例

治恶性淋巴瘤：长春花、抱石莲、藤梨根各 30g，岩珠、棉花根、黄芩各 12g。水煎服，每日 1 剂。

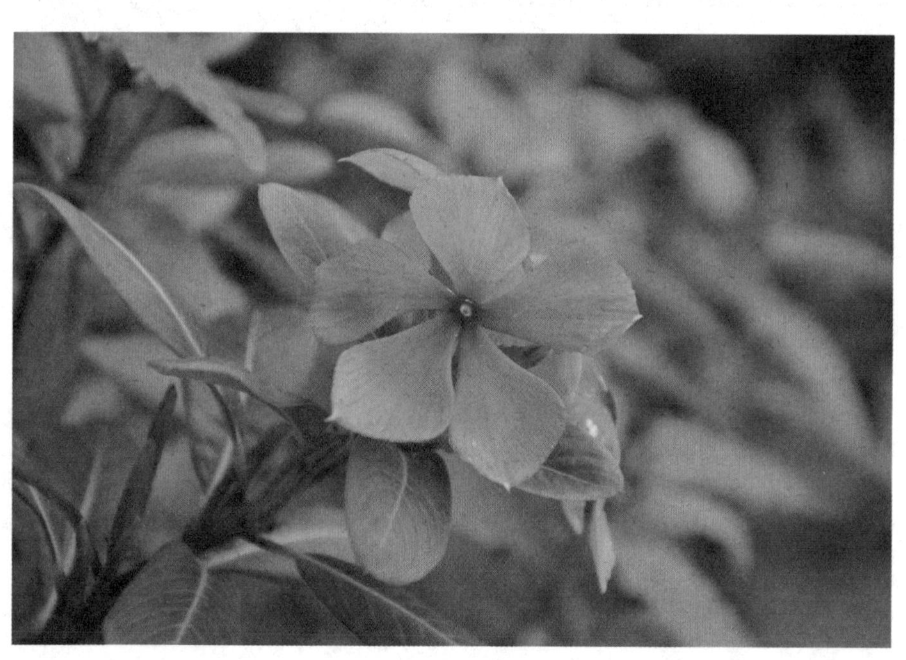

（拉）Resina Garciniae

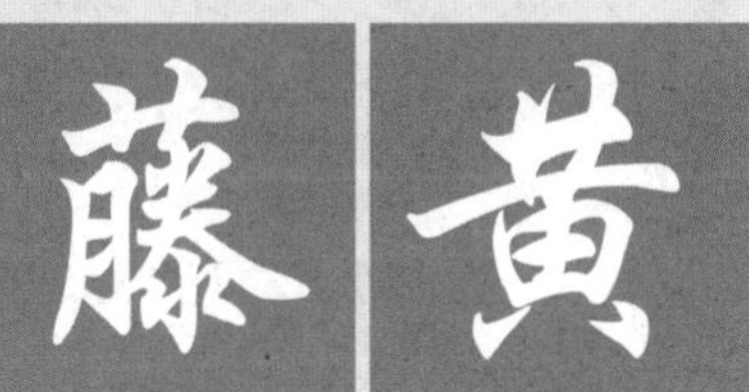

藤黄

【别　　名】海黄、月黄、石硫黄、黄牙、硫黄粉。

【性味归经】酸、涩，寒；有毒。归肝、脾经。

【功　　效】活血消肿，清热解毒。

来源

藤黄始载于《海药本草》。本品为藤黄科植物藤黄的胶质树脂。炮制后用。

临床应用

常用治乳腺癌、宫颈癌、皮肤癌、恶性淋巴瘤、胰腺癌等肿瘤中属热毒瘀血积聚证。

1. 用于子宫颈癌，常配伍大黄、轻粉、雄黄、白矾等。
2. 用于皮肤癌，制成软膏剂外敷体表肿瘤处。

用法用量

内服入丸剂，0.03~0.06g。外用适量，研末调敷、磨汁涂或熬膏涂。

使用注意

体弱者忌服，不可过量。内服制藤黄时应严格掌握用量，不可多服。

不良反应

服过量易引起头晕、呕吐、腹痛、泄泻，甚或致死。

参考资料

抗肿瘤药理：藤黄酸、别藤黄酸的抗肿瘤活性，对肉瘤、大鼠瓦克癌、艾氏腹水癌、肝癌腹水型等动物瘤株有明显抑制作用。体外试验，藤黄对人体肝癌、宫颈癌有杀伤作用；藤黄酸对大鼠乳癌、宫颈癌有直接杀伤作用。藤黄对肿瘤的放疗有增敏作用；抑制血管生成作用；逆转肿瘤耐药作用。

药方选例

1. 治乳腺癌：藤黄片剂，口服，每次2~3片（每片30mg），每日3次。或5%藤黄软膏外敷体表肿瘤，每1~2天敷1次。

2. 治宫颈癌：藤黄、大黄、轻粉、桃仁各30g，雄黄、白矾、铅粉、冰片、五倍子各60g。共为细末，制成散剂，且带线棉球蘸取药粉，塞于阴道宫颈处。

3. 治皮肤癌：5%藤黄软膏外敷体表肿瘤，每1~2天敷1次。

（拉）Arsenolitum

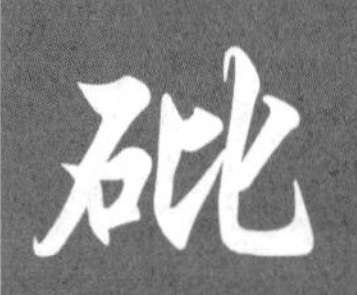

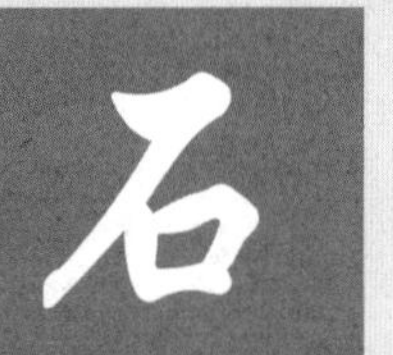

砒石

【别　　名】砒黄、信砒、人言、信石。

【性味归经】辛，热；有大毒。归肺、肝经。

【功　　效】外用蚀疮去腐；内服截疟，劫痰平喘。

来源

砒石始载于《日华子本草》。本品为天然砷华的矿石。目前多为毒砂（硫砷铁矿 FeAsS)、雄黄等含砷矿石的加工制成品。分“红信石”与“白信石”两种。研细水飞用或绿豆水煮后服。砒石升华之精品为白色粉末，即砒霜，毒性更剧。

临床应用

常用治宫颈癌、皮肤癌、白血病等肿瘤中属痰浊、瘀毒内阻证。

1. 用于宫颈癌，常与硇砂、枯矾、碘仿、冰片等研末，上于肿瘤灶处。

2. 用于皮肤癌，可单药、或与其他药一起外用。

用法用量

外用适量，研末撒、调敷或入膏药中贴之。入丸、散服，每次0.002~0.004g。

使用注意

本品有剧毒，内服宜慎，不能持续服用，体虚及孕妇忌服。不能作酒剂内服。外用也不可过量，以防局部吸收中毒。畏水银。

不良反应

本品属剧毒中药，含砷盐毒性大，首先危害神经细胞，使中枢神经中毒，产生一系列中毒症状。可致皮肤过敏、各种出血症状、肝肾功能损害，严重者因心力衰竭、呼吸衰竭而死亡。

参考资料

抗肿瘤药理：本品对小鼠肉瘤有抑制作用，对肿瘤细胞有原生毒作用，能诱导肿瘤细胞凋亡。动物实验表明，其有效成分具有明显的诱导细胞分化的作用，可使白细胞加速出现细胞凋亡，从而达到治疗的目的。亦有诱导细胞分化作用；抑制血管生成作用；抑制侵袭转移及逆转多药耐药作用。

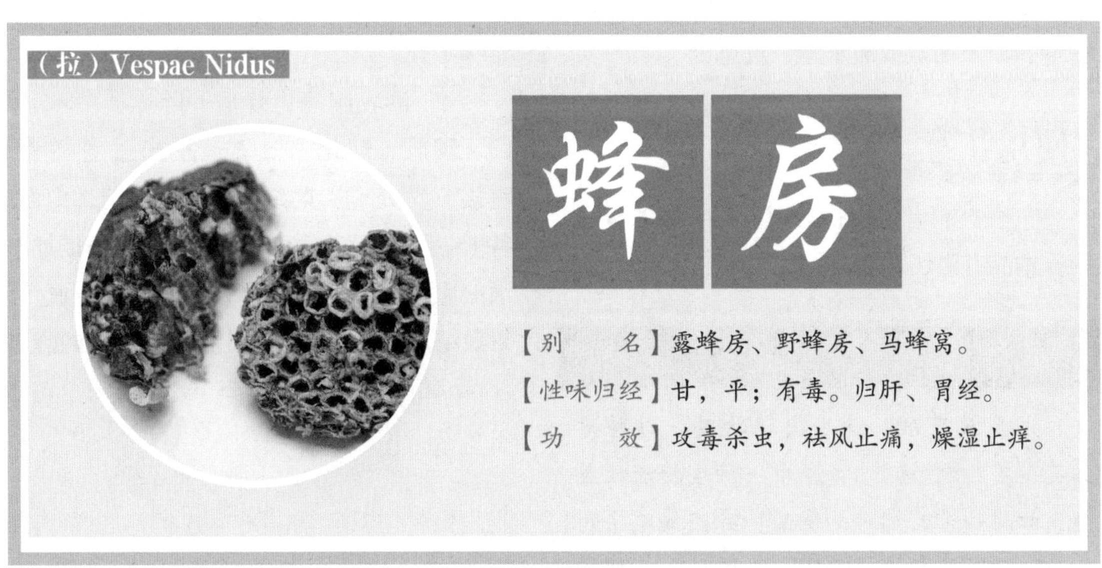

（拉）Vespae Nidus

蜂房

【别　　名】露蜂房、野蜂房、马蜂窝。

【性味归经】甘，平；有毒。归肝、胃经。

【功　　效】攻毒杀虫，祛风止痛，燥湿止痒。

来 源

蜂房最早记载于《神农本草经》。本品为蜂科昆虫马蜂、日本长脚胡蜂或异腹胡蜂的巢。生用或炒用。

临床应用

常用治鼻咽癌、喉癌、肺癌、乳腺癌、骨癌、膀胱癌等肿瘤中属风毒瘀阻证。为抗肿瘤常用药物之一，使用频率较高。

1. 用于脑瘤，常配伍莪术、石见穿、全蝎、地龙等。

2. 用于肺癌，常配伍浙贝母、姜半夏、重楼、山慈菇等。

3. 用于喉癌，常配伍壁虎、冬凌草、射干、山豆根等。

4. 用于癌性疼痛，常配伍川乌、草乌、细辛、延胡索等。

用法用量

煎服，6~12g。研末服，1.5~3g。外用适量，研末油敷或煎水漱、洗患处。

使用注意

气血虚弱者慎用；肿瘤、痈疽破溃者忌用。本品有毒，内服宜慎。

参考资料

抗肿瘤药理：蜂房提取物对多种肿瘤细胞均有抑制作用。蜂胶中一种生物活性成分，咖啡酸苯乙酯可抑制两种肿瘤细胞系的生长，诱导血红素加氧酶 -1 的分化，调节两种细胞系中与肿瘤相关抗体的表达。

药方选例

1. 治鼻咽癌：蜂房、辛夷花、蒲公英、连翘、夏枯草、白毛藤各 12g，白芷、川芎、全蝎、半枝莲、生牡蛎各 30g，淡黄芩 10g。水煎，每日 1 剂，分 2 次服。

2. 治膀胱癌转移：蜂房、羌活各 10g，郁金、白术各 15g，猪苓、仙鹤草、姜石各 60g，瓦楞子、补骨脂各 30g。水煎服，每日 1 剂。

3. 治骨癌：蜂房、鹿角胶、郁金、土贝母、没药各 10g，何首乌、补骨脂、瓦楞子各 30g，蜈蚣 2 条，生甘草 3g。水煎服，每日 1 剂。

4. 治乳腺癌：蜂房、陈皮、白术、当归、阿胶（烊化）、柴胡各 10g，淫羊藿、重楼、女贞子、党参、茯苓、白芍、山慈菇各 15g，生黄芪、薏苡仁各 30g，可随证加减。水煎服，每日 1 剂。本方具有益气养血、解毒散结之功效，适用于乳腺癌属气血两虚者。

(拉) Sal Ammoniaci

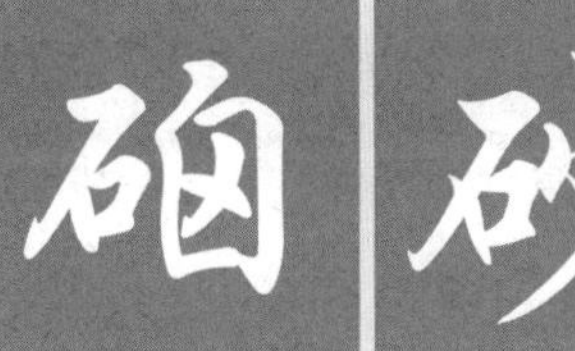

硇砂

【别　　名】北庭砂、番硇砂、狄盐、气砂、透骨将军。

【性味归经】咸、苦、辛，温；有毒。归肝、脾、胃、肺经。

【功　　效】消积软坚，破瘀散结。

来源

硇砂最早记载于《新修本草》。本品为卤化物类太物硇砂的晶体。

临床应用

常用治鼻咽癌、食管癌、胃癌、皮肤癌等肿瘤中属痰瘀内结证。为抗肿瘤常用药物之一，尤善治食管癌、胃癌等。

1. 用于食管癌饮食难咽者，常配伍硼砂、冰片、牛黄、紫金锭等。

2. 用于胃癌，常配伍莪术、黄药子、阿魏、乳香、没药等。

3. 用于消癥瘕，常配伍天葵子、穿山甲、牛膝、硼砂等。

用法用量

内服，0.3~0.9g。外用研末点、撒或调敷，或入膏药外贴，或化水点涂。

使用注意

体虚无实邪积聚及孕妇忌服。

参考资料

抗肿瘤药理：硇砂提取物可剂量依赖性肺癌细胞的增殖，使细胞周期停止于DNA合成期，瘤体给药较灌胃疗效好。有细胞毒作用，紫硇砂对小鼠肉瘤、大鼠腹水癌及瓦克瘤均有一定抑制作用。

药方选例

1. 治食管癌：硇砂、海南沉香、礞石、冰片各10g，牛黄、麝香各2g，火硝30g，硼砂40g。共研细末，装瓶密封，每次1.5g，每日5~10次，含服。

2. 治胃癌：硇砂、木鳖子各12g，莪术、三棱、甘草各15g，黄药子、阿魏、乳香、没药各24g，蟾酥9g，延胡索、天仙藤各30g，蜂房、生玳瑁各18g，鸡内金45g。研末，炼蜜为丸，梧桐子大小，口服，每次5丸，每日2~3次。

3. 治皮肤癌：硇砂9g，雄黄、轻粉、大黄、硼砂各3g，冰片0.15g。各药共研为细末，用獾油或香油调成糊。外用，每日涂擦1次。

（拉）Herba Gelsemii Elegantis

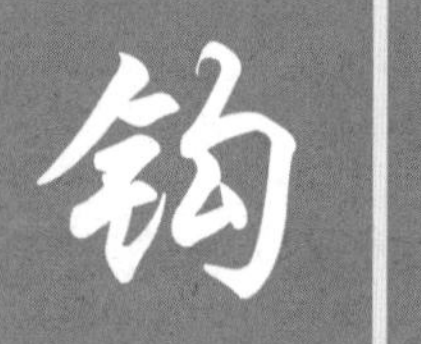
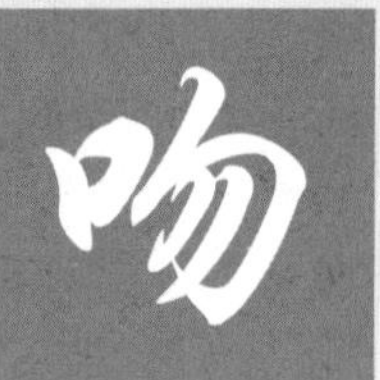

钩吻

【别　　名】断肠草、大茶药、山砒霜、胡蔓藤。

【性味归经】辛、苦，温；有大毒。归心、肺、大肠、小肠经。

【功　　效】祛风，攻毒，消肿，止痛，杀虫止痒。

来源

钩吻最早记载于《神农本草经》。本品为马钱科植物钩吻的全草。晒干。多烧灰存性用。

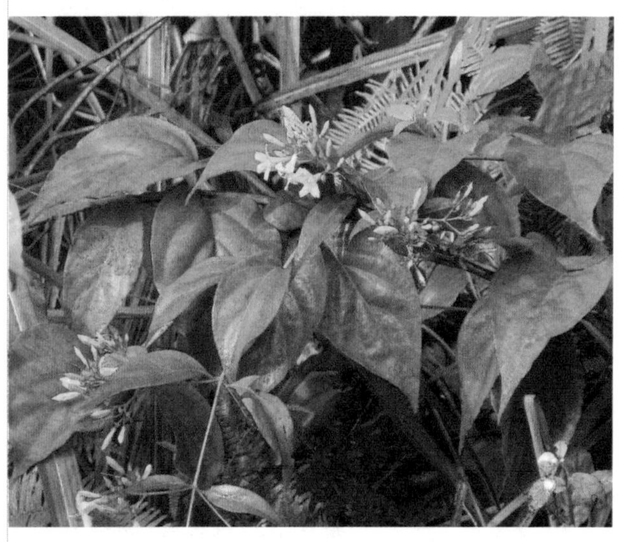

临床应用

常用治肿瘤中属毒瘀内结者。亦用治癌性疼痛。

1. 用于消化系统肿瘤，常配伍栀子、牡丹皮、蒲公英、重楼等。

2. 用于肿瘤，单用，烧灰存性，内服每次1g。

3. 用于癌性疼痛，鲜品适量捣烂敷患处。

用法用量

烧灰存性，内服0.9~1.5g。外用鲜品适量，水煎熏洗，或捣烂敷患处。生品禁止内服，只作外用。

使用注意

体虚及孕妇忌用。

不良反应

中毒后引起晕眩，咽、腹剧痛，口吐白沫，瞳孔散大，下腭脱落，肌肉无力，心脏及呼吸衰竭而死亡。

参考资料

抗肿瘤药理：钩吻总生物碱在体内外均表现出较强的抗肿瘤活性，对动物移植性肿瘤小鼠肉瘤有抑制作用。钩吻非生物碱具有一定的抗肿瘤作用。钩吻甲素对小鼠有镇痛作用，对癌痛亦有效，但有效剂量与中毒剂量相近，使用应十分小心。

研究进展

研究证实：钩吻可以有效减轻癌症等病患的疼痛。该研究结果表明，钩吻甲素对骨癌疼痛具有强效的镇痛作用，且与吗啡不同，长期给予钩吻甲素不产生耐受。这一结果支持了钩吻甲素在临床上治疗癌性疼痛的有效性，为开发钩吻治疗疼痛提供了临床前研究基础。根据报告内容撰写的研究论文，已经在国际疼痛领域权威杂志《疼痛》上发表。

（拉）Herba Euphorbiae Helioscopiae

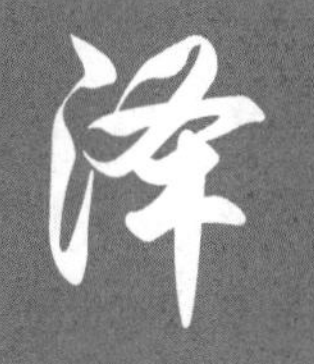

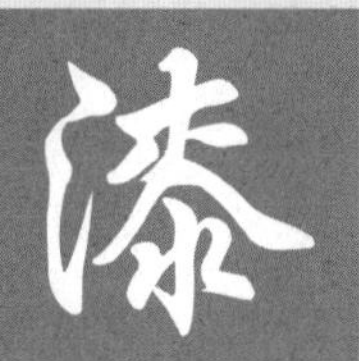

【别　　名】猫眼草、五朵云、老虎草、奶浆草。

【性味归经】辛、苦，微寒；有毒。归大肠、小肠、肺经。

【功　　效】利水消肿，化痰止咳，散结。

来 源

泽漆最早记载于《神农本草经》。本品为大戟科植物泽漆的干燥全草。晒干。生用。

临床应用

常用治肺癌、食管癌、乳腺癌、恶性淋巴瘤等肿瘤中属痰湿内聚证。

1. 用于肺癌，常配伍石见穿、重楼、白花蛇舌草、半枝莲等。

2. 用于恶性淋巴瘤，常配伍蛇莓、黄药子、重楼、魔芋等。

3. 用于瘰核瘰疬，常配伍蜂房、浙贝母、夏枯草、牡蛎等。

4. 用于癌性胸腹水，常配伍葶苈子、半边莲、泽泻、茯苓等。

用法用量

煎服，5~10g。外用适量。可熬膏供内服或外用。

使用注意

孕妇及气血虚弱者忌用。脾胃虚寒者慎用。本品有毒，不宜过量或长期服用。

参考资料

抗肿瘤药理：实验证实，泽漆水提物对肿瘤细胞有直接细胞毒作用，对肺癌有明显的抑制作用和免疫调节作用，且通过上调蛋白酶的表达调节细胞凋亡。对小鼠肉瘤及小鼠白血病有抑制作用。泽漆根水提取液有改善荷瘤小鼠免疫功能的作用。

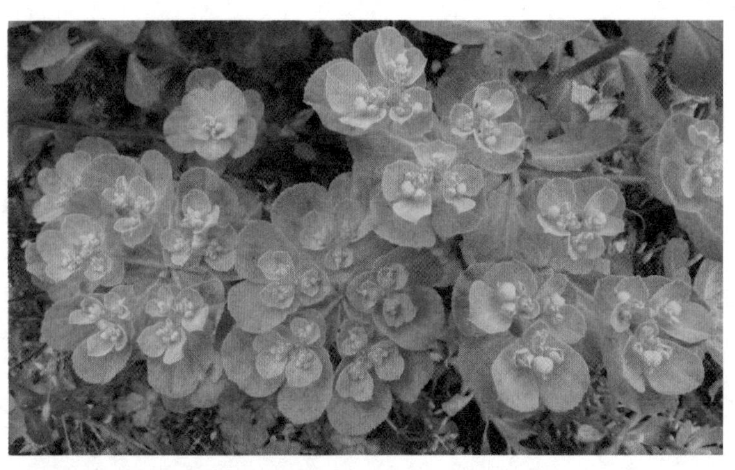

药方选例

1. 治食管癌：泽漆100g，壁虎50g（夏季用活壁虎10条与锡块50g），蟾皮50g，黄酒1000ml将上药浸泡黄酒中，密封，每日搅动2次，浸泡5~7日，过滤静置2日后口服。每次20~50ml，每日3次，能进食后每次调服壁虎粉2g，蟾皮粉1g。

2. 治乳癌：泽漆、王不留行、金银花各30g，紫金锭12g，冰片0.6g。将前3味制成浸膏干粉，加紫金锭、冰片，研细混匀，1次1.5~3g，1日4次。

3. 治恶性淋巴瘤：泽漆、蒲公英、蛇莓、重楼、海藻、昆布、地龙各12g，黄药子、夏枯草、牡蛎（先煎）各30g，魔芋20g（先煎2小时）。水煎服，每日1剂。

（拉）Chelidonii Herba

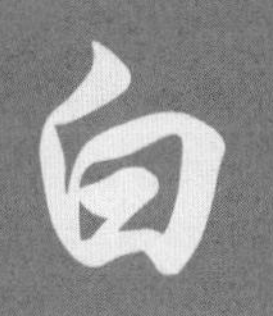
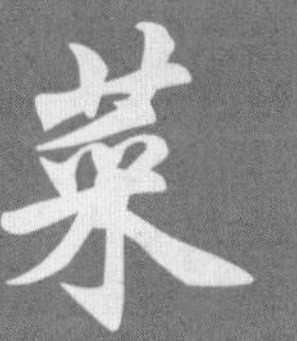

白屈菜

【别　　名】土黄连、牛金花、雄黄草、山黄连。

【性味归经】苦，凉；有小毒。归肺、心、肾经。

【功　　效】镇痛，止咳，利水，解毒。

来源

白屈菜最早记载于《救荒本草》。本品为罂粟科植物白屈菜的全草。生用。

临床应用

常用治食管癌、胃癌、肠癌、胰腺癌等肿瘤中属痰湿内聚证。亦用治癌性疼痛。

1. 用于食管癌，常配伍菝葜、藤梨根、三七、半枝莲等。

2. 用于肠癌，常配伍藤梨根、马齿苋、土茯苓、秦皮等。

3. 用于癌性胸水，常配伍泽泻、猪苓、葶苈子、泽漆等。

用法用量

煎服，1.5~6g。

使用注意

本品有一定毒性，剂量不宜过大。

参考资料

抗肿瘤药理：白屈菜碱是一种有丝分裂毒，能延缓恶性肿瘤生长，能抑制成纤维细胞之有丝分裂。白屈菜甲醇提取物对小鼠肉瘤和艾氏癌有明显抑制作用。对人体肿瘤细胞研究结果显示，对食管癌细胞具有较强杀伤作用。

药方选例

1. 治胃癌：白屈菜、蜂房各 5g，枇杷叶、茯苓、白术、生牡蛎（先煎）、生

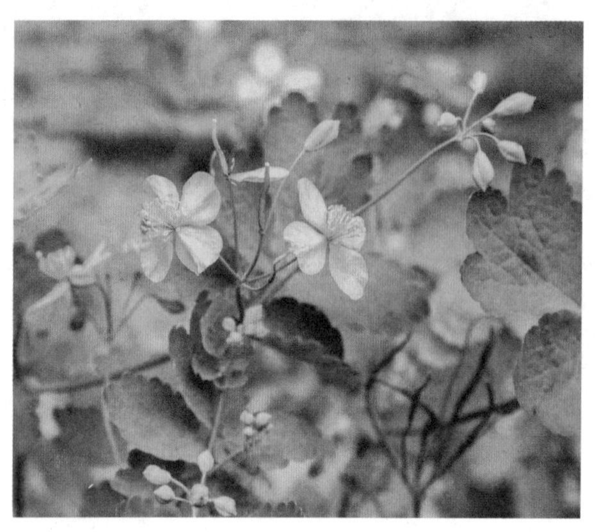

龙骨（先煎）、龙葵各15g，陈皮、清半夏、肉桂、苍术、生蒲黄（包煎）、白芷、补骨脂各10g，猪苓、半枝莲、半边莲各30g。水煎服，每日1剂。

2. 治胰腺癌：白屈菜、牡丹皮、丹参各30g，红花、桃仁、三棱、炒灵脂、蒲黄、胡黄连、黄柏、乌药、延胡索、鸡内金、当归、穿山甲各10g，莪术15g，白花蛇舌草20g。水煎服，每日1剂。

3. 治肿瘤骨转移等疼痛：白屈菜、桑寄生、老鹳草各30g，汉防己10g。水煎服，每日1剂。

（拉）Bulbus Lycoridis Radiatae

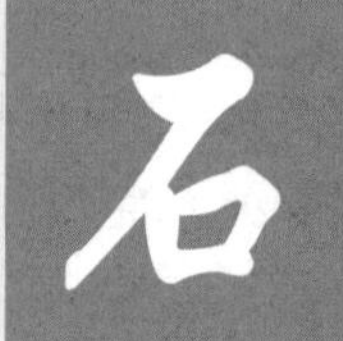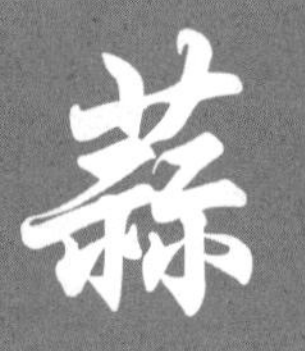

石蒜

【别　　名】龙爪花、山乌毒，老鸦蒜、蒜头草、蟑螂花。

【性味归经】辛、苦，温；有小毒。归肺、胃经。

【功　　效】解毒，祛痰，利尿，催吐。

来源

石蒜最早记载于《本草图经》。本品为石蒜科植物石蒜的鳞茎。生用。

临床应用

常用治淋巴肉瘤、肝癌、胆囊癌、恶性淋巴瘤等肿瘤中属痰湿内聚者。

1. 用于淋巴肉瘤，常配伍天葵子、山慈菇、牡蛎、昆布等。

2. 用于消化道肿瘤，常配伍藤梨根、壁虎、天南星、半夏等。

3. 用于恶性淋巴瘤，常配伍夏枯草、龙葵、土茯苓、山慈菇等。

用法用量

常用量 1.5~3g。鲜品外用适量。

使用注意

体虚、无实邪及素有呕恶者忌服。

不良反应

可引起呕吐、体重减轻、出血、齿骨发育障碍，外周血中红细胞及中性白细胞等减少，还可出现兴奋、弓背及强直性惊厥等症状。

参考资料

抗肿瘤药理：石蒜碱能抑制小鼠肉瘤的无氧酵解；对小鼠腹水淋巴瘤和大鼠肝细胞瘤有显著抑制作用。中草药单体盐酸石蒜碱具有抗人高转移黑色素瘤细胞主导的肿瘤新生血管形成的作用。

药方选例

1. 治恶性淋巴瘤、恶疮等：石蒜、山慈菇、半边莲各适量，捣烂外敷。

2. 治癌性胸腹水：甘草、石蒜各 3g，葶苈子、猫人参、龙葵各 15g，泽泻 20g，车前子、猪苓、冬瓜皮各 10g。水煎服，每日 1 剂。

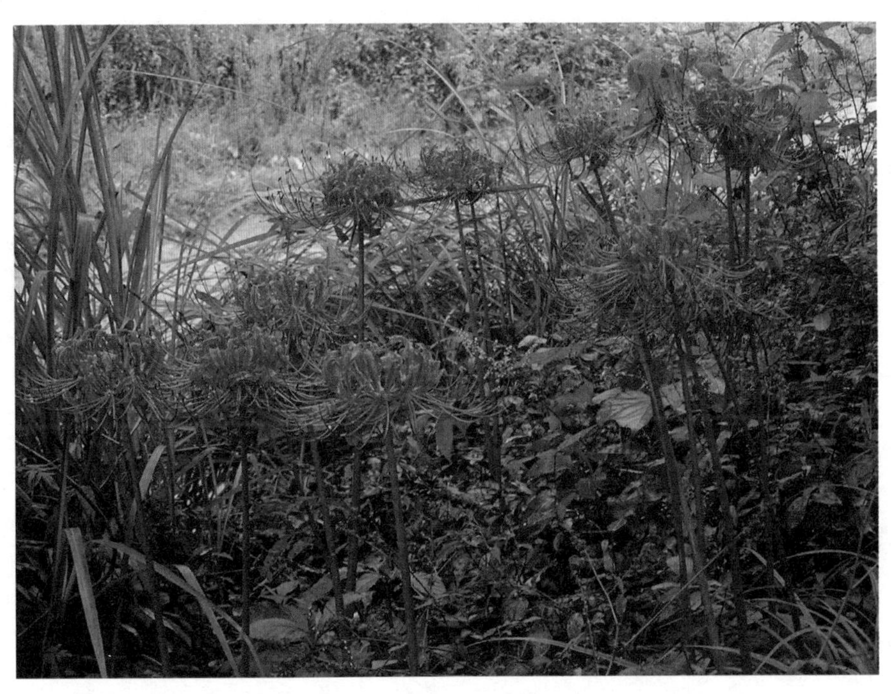

(拉) Euphorbiae Semen

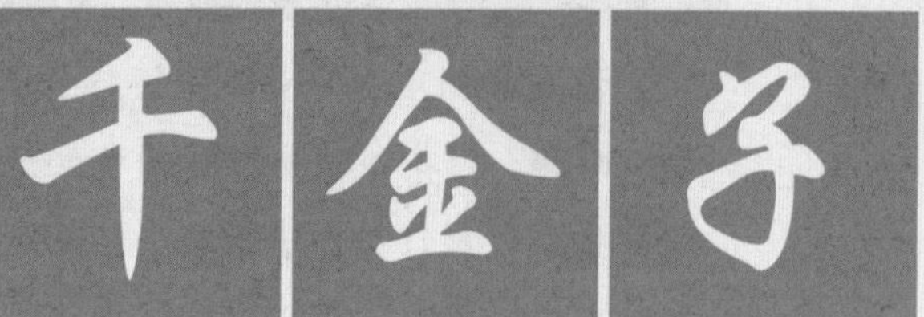

千金子

【别　　名】小巴豆、续随子、打鼓子。

【性味归经】辛，温；有毒。归肝、肾、大肠经。

【功　　效】泻水逐饮，破血消癥。

来源

千金子始载于《开宝本草》。本品为大戟科植物续随子的成熟种子。晒干。用于打碎或制霜用。

临床应用

常用治肺癌、肝癌、喉癌等肿瘤中属痰湿内聚证。亦用治恶性胸腹水。

1. 用于肿瘤致臌胀，常配伍半边莲、防己、槟榔、葶苈子等。

2. 用于肺癌胸水，常配伍葶苈子、泽泻、桂枝、桑白皮等。

3. 用于肝癌腹水，常配伍猪苓、半边莲、马鞭草、大腹皮等。

用法用量

内服，制霜入丸、散服，0.5~1g。外用适量，捣烂敷患处。

使用注意

孕妇及体弱便溏者忌服。

不良反应

主要为中毒反应，其临床表现为剧烈呕吐、腹痛、腹泻、头晕、头痛、烦躁不安、体温升高、出汗、心慌、血压下降等，严重者呼吸衰竭。

参考资料

抗肿瘤药理：本品所含的油具有一定的体内外抗肿瘤活性，同时对免疫功能又无影响；对荷瘤小鼠肉瘤和艾氏腹水癌也有抗肿瘤活性。

药方选例

1. 治喉癌：千金子末 30g，五倍子、山慈菇各 60g，大戟、拳参、雄黄各 15g，麝香 0.9g。共研细末，米饮调和，捣烂，每服 1.5~3g，热汤调下，每日 2~3 次。

2. 治肿瘤属秽恶痰浊之邪：千金子霜、山慈菇、五倍子、红大戟、朱砂、雄黄、麝香。研细末，口服。每次 1.5g，每日 2 次，温开水送服。食管癌吞咽梗阻、滴水难进者，可研细末，少量含咽（不可用水），有显著改善，第二日可流质进食。梗阻症状显著减轻者，可减量如法再服，或长期少量内服。注意事项：体虚者及孕妇忌服。

3. 治癌性胸、腹水：千金子（去油）60g，大黄 30g。共为末，酒水为丸，每服 3g，服后可排出恶滞物及泄泻。

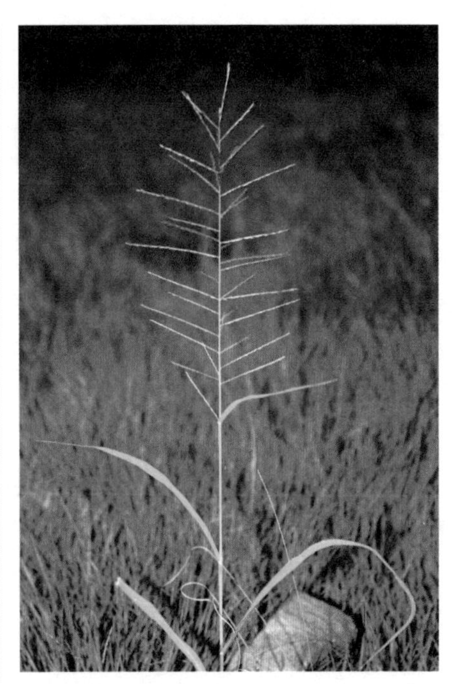

（拉）Euphorbiae Ebracteolatae Radix

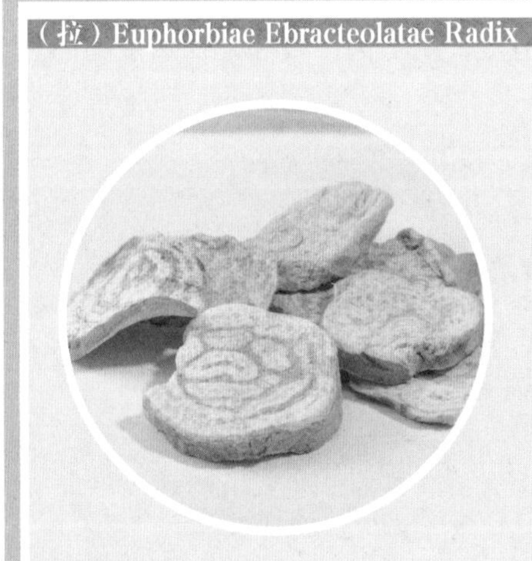

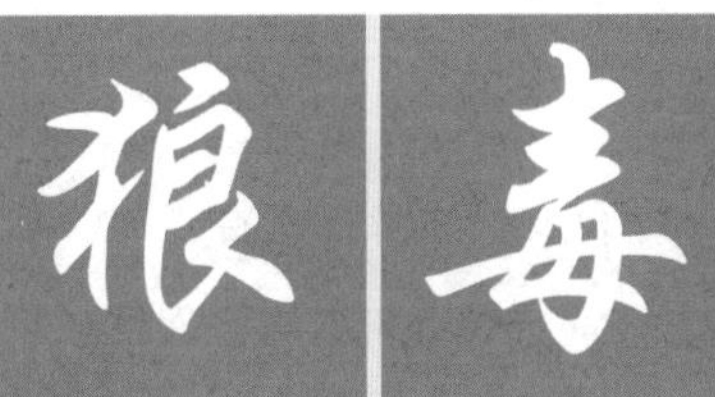

狼毒

【别　　名】白狼毒、红狼毒、绵大戟、一把香、山萝卜。

【性味归经】辛、苦，平；有毒。归肝、脾经。

【功　　效】散结，止痛，逐水祛痰，杀虫。

来 源

狼毒最早记载于《神农本草经》。本品为大戟科植物月腺大戟的根。醋制用。

临床应用

常用治甲状腺癌、肺癌、胃癌、宫颈癌等肿瘤中属痰饮内聚证。

1. 用于肺癌，常配伍四叶参、百部等。

2. 用于胃癌，常配伍半枝莲、薏苡仁等，研末泛丸。

3. 用于宫颈癌，常配伍芦荟、麝香、雄黄、轻粉等。

用法用量

煎服，1~3g，或入丸、散。外用适量，煎水外洗，鲜品捣敷或研末调敷患处。畏密陀僧。

使用注意

体质虚弱及孕妇忌用。外用捣药时须加防护。

不良反应

本品可刺激皮肤及消化道黏膜、发疱、水肿、呕吐、腹痛、腹泻或血便。

参考资料

抗肿瘤药理：腹腔注射狼毒水提取物每日10~40g/kg或醇提取物2.5~20g/kg，连续10日，对肺癌生长抑制率均在30%~63.4%。对小鼠肝癌、小鼠肉瘤、宫颈癌均有抑制作用。实验结果推测10g/kg狼毒水提物的抑瘤作用接近于氟脲嘧啶10mg/kg的作用。瑞香狼毒对小鼠移植性肿瘤的抑制作用较农吉利、去甲基斑蝥素、长春碱及氟脲嘧啶高。

药方选例

1. 治消化道肿瘤、肺癌、甲状腺癌等：狼毒3g，加水200ml，先煎10分钟，打入两个鸡蛋，煮熟后吃蛋喝汤，每日1剂。

2. 治胃癌：①狼毒、党参、黄芪、白术、生薏苡仁、菝葜、生半夏、陈皮、甘草。每日1剂，随证加减。同时加有狼毒浸膏片，每次0.5g，每日3次；或狼毒提取液，每次2g，每日2次。每疗程3个月至常年维持中药。②狼毒9g，薏苡仁、半枝莲各30g，研末水泛为丸，每次服1.5g。③狼毒3g，水杨梅根、虎杖、石见穿、藤梨根各30g。煎汤服，每日1剂。

3. 治宫颈癌：狼毒、芦荟、雄黄、水银、轻粉、苦杏仁各3g，麝香0.3g。研细和匀，每取适量，用枣肉1枚和丸，敷塞局部。

(拉) Rhizoma Dysosmae Versipellis

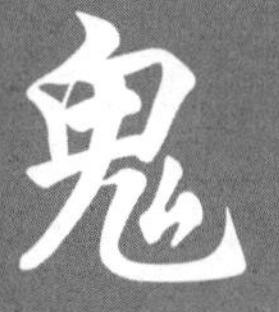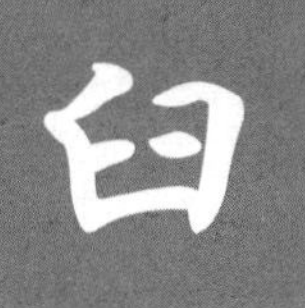

【别　　名】八角莲、八角金盘、独脚莲、叶下花、独叶一枝花。

【性味归经】辛、苦，平；有毒。归肺、肝经。

【功　　效】清热解毒，化痰散结，祛瘀消肿。

来 源

鬼臼最早记载于《神农本草经》。本品为小檗科植物八角莲的干燥根茎。

临床应用

常用治腮腺癌、乳腺癌、胃癌、皮肤癌、恶性淋巴瘤、阴茎癌、子宫内膜癌、阴道癌、肛门癌等肿瘤中属痰凝热结证。为抗肿瘤常用药物之一。现制成制剂使用，抗癌谱较广。

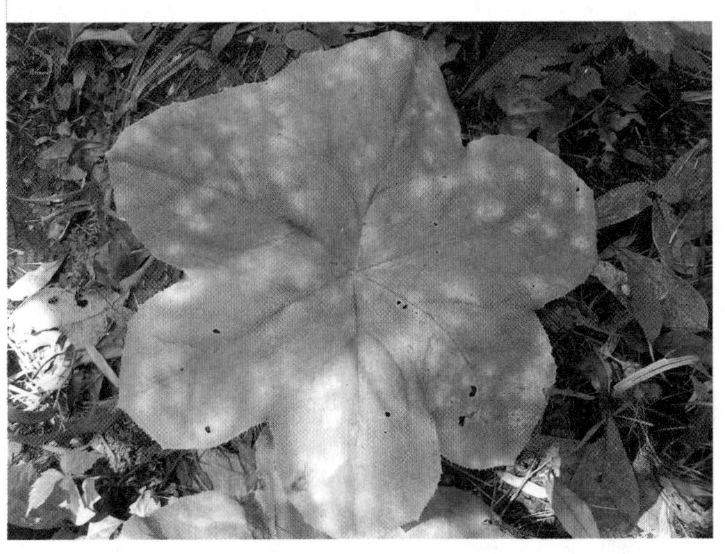

1. 用于皮肤癌，鲜品适量捣烂外敷；或用干根研末加酒醋涂患处。

2. 用于子宫内膜癌，常配伍石见穿、穿心莲、王不留行、水蛭等。

3. 用于胃癌，常配伍王不留行、预知子、香茶菜、䗪虫等。

用法用量

煎服，3~9g。外用适量，研末调敷或浸酒涂敷。

使用注意

本品有毒，量大宜慎。

参考资料

抗肿瘤药理：鬼臼毒素有细胞毒作用，抑制细胞有丝分裂于中期，然而毒性太大，供临床外科治疗皮肤癌，以及治疗尖锐湿疣、阴茎癌、阴道癌、肛门癌。其毒性较低的一些衍生物，对造血系统没有损害，可用于实体瘤的治疗或手术放射疗法合并使用，对乳癌、膀胱癌及皮肤癌有效。鬼臼毒素的苄叉衍生物还可局部应用于治疗耳、鼻、咽的肿瘤。鬼臼木脂体的衍生物，不仅能中止核有丝分裂，并能阻止细胞进入分裂期，导致细胞快速溶解，低浓度即能抑制胸腺嘧啶与DNA的结合；对晚期淋巴细胞肉瘤有效，副作用为对骨髓的抑制。目前多以鬼臼毒素为骨架，进行结构改造，已制成多种毒性低、疗效好的衍生物，作为抗肿瘤药物使用。鬼臼毒素的半合成衍生物依托泊苷，对多种动物肿瘤均有作用，抗癌谱较广。

药方选例

1. 治食管癌、贲门癌：鬼臼、石竹、扶芳藤、箬竹各30g，生白术9g，陈皮6g。水煎服，每日1剂。

2. 治乳腺癌：①鬼臼、地鳖虫、白蔹、金雀花各9g，天葵子、芸薹子、薜荔各30g，漏芦15g。水煎服，每日1剂，分2次服。②鬼臼、蜂房各12g，山慈菇、石见穿、预知子、皂角刺各30g，黄芪、丹参、赤芍各15g。水煎服，每日1剂。并用外敷方：雄黄、老生姜。将雄黄置于等量老生姜内，放在陈瓦上文火焙干至金黄色。2~3天换药1次。

3. 治子宫内膜癌：鬼臼、石见穿、穿心莲、紫草、王不留行各15g，水蛭、柴胡、郁金、蜂房各10g，香薷、夏枯草、大蓟、石上柏各30g，急性子4.5g，白花蛇舌草60g，甘草5g，可随证加减。水煎服，每日1剂。本方具有行气化瘀、解毒散结之功效，适用于子宫内膜癌属瘀毒壅滞者。

(拉) Herba Crotalariae

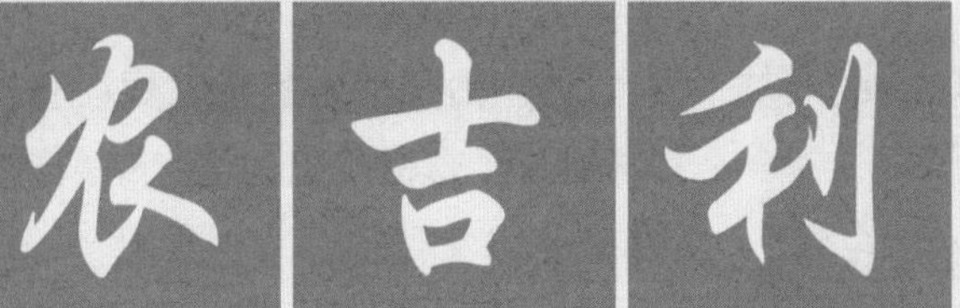

农吉利

【别　　名】野百合、佛甲草、佛指甲、野芝麻、鼠蛋草、响铃草。

【性味归经】苦、淡，平；有毒。归肺、肝、大肠经。

【功　　效】清热，利湿，解毒，抗癌。

来 源

农吉利最早记载于《植物名实图考》。本品为豆科植物野百合地上部分。生用。

临床应用

常用治肿瘤属热毒内结证。

1. 用于食管癌，常配伍急性子、菝葜、岩柏、木芙蓉等。

2. 用于内脏肿瘤，常配伍重楼、紫参、地鳖虫、拳参等。

3. 用于皮肤癌，鲜草捣糊状或以生药粉水调成糊状，外敷患处。

用法用量

煎服，15~30g。外用，鲜品捣烂或干品研细末醋调外敷。

使用注意

孕妇忌用。本品有毒，量大宜慎。

不良反应

一般表现为食欲减退、肝坏死、转氨酶升高、尿有红细胞及管型等，严重者可致肾坏死。亦可引起白细胞及血小板减少症。

参考资料

抗肿瘤药理：本品水及醇浸液对若干实验动物肿瘤有抑制作用。农吉利甲素抗癌谱较广，对肉瘤、艾氏腹水癌、黑色素瘤、小鼠白血病等均有明显疗效。对人体多种肿瘤，尤其对皮肤癌、宫颈癌等有抑制作用，对白血病亦有一定效果。此生物碱为双稠吡咯啶类，其抗肿瘤作用与烷化剂相似。

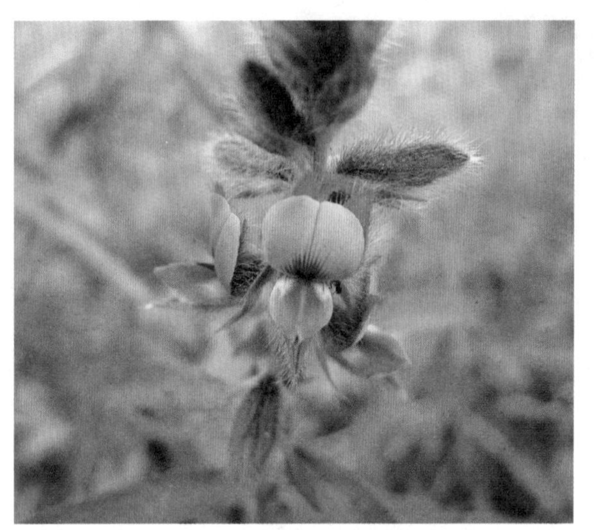

药方选例

1．治恶性网状细胞病：农吉利、马鞭草、板蓝根、岩珠各15g，卷柏20g，羊蹄根、徐长卿、土黄柏各10g，木香5g，重楼30g。水煎服，每日1剂。

2．治肺癌：农吉利、鱼腥草、仙鹤草各15g，北沙参、浙贝母、前胡、黄芩各12g，款冬花、当归、藿香梗、紫菀各9g，生半夏、天南星各6g，甘草5g。水煎服，每日1剂。

3．治皮肤癌：农吉利鲜品适量捣烂，直接外敷或干草研粉，用水调成糊状外敷，1日2次至愈为止。

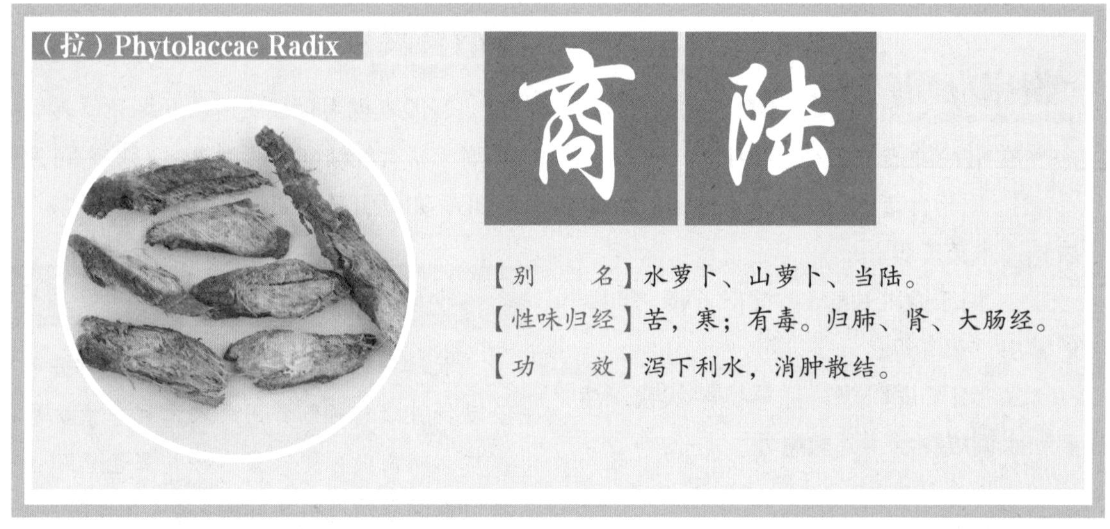

（拉）Phytolaccae Radix

商陆

【别　　名】水萝卜、山萝卜、当陆。

【性味归经】苦，寒；有毒。归肺、肾、大肠经。

【功　　效】泻下利水，消肿散结。

来 源

商陆最早记载于《神农本草经》。本品为商陆科植物商陆或垂序商陆的根。生用或醋炙用。

临床应用

常用治肺癌、肝癌、骨癌等肿瘤中属水湿内停证。

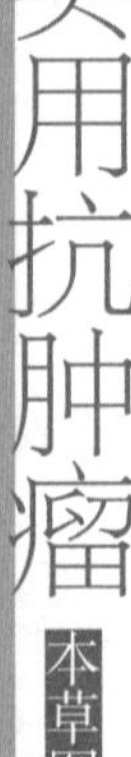

1. 用于肿瘤属水湿内停者，常配伍泽泻、茯苓皮、槟榔等。

2. 用于肺癌，常配伍干蟾皮、生半夏、魔芋、蜈蚣等。

3. 用于恶性腹水，常配伍猪苓、牛膝、大腹皮、龙葵等。

用法用量

煎服，5~10g。醋制可减低毒性。外用鲜品捣烂或干品研末涂敷。

使用注意

孕妇忌服。

参考资料

抗肿瘤药理：商陆的根药理实验证明，商陆多糖I，能促进淋巴细胞增殖和产生白细胞介素-2以及增强巨噬细胞的吞噬功能。商陆通过对机体的免疫和代谢功能的增强而具有抗肿瘤作用。此外，商陆总皂苷还能诱生 γ-干扰素。

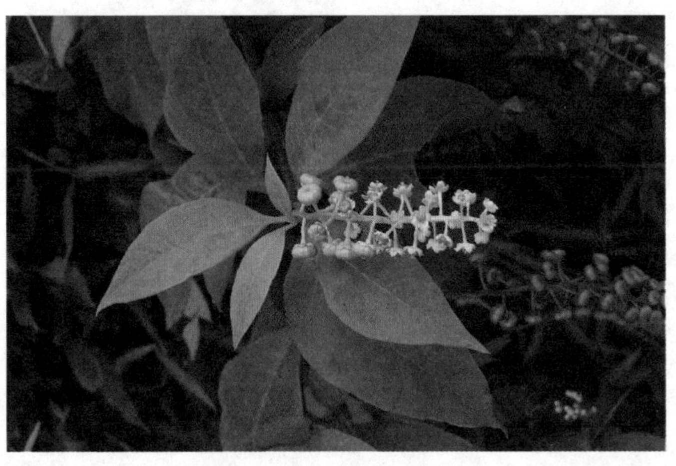

药方选例

1. 治肝癌：商陆、牛膝、太子参、天花粉、赤芍、桃仁、红花、白芍、大腹皮各10g，泽泻、生赭石、生山药、夏枯草、鳖甲、猪苓、龙葵、白毛藤各15g，生黄芪、枸杞子、焦山楂、焦六曲各30g，三七粉3g。水煎服，每日1剂。亦可治恶性腹水。

2. 治骨癌：商陆、生川乌、三棱、莪术、生半夏、地鳖虫、桃仁、乳香、没药各9g，麝香0.3g，红花6g，木鳖子、斑蝥各0.9g，雄黄3g。共研为细末，制成外用散剂，散敷于癌肿处或用蜜糖调和后涂敷，隔日1次。

3. 治癌性胸水：商陆6g，牡蛎40g，泽泻30g，海藻、瓜蒌根、葶苈子各15g，蜀漆10g，白花蛇舌草、半边莲各50g，桑皮20g。水煎服，每日1剂。

4. 治肺癌伴胸腔积液者：商陆、龙葵、陈皮、白芥子各10g，葶苈子、大枣各30g，瓜蒌、茯苓、猪苓各20g，甘草3g。水煎服，每日1剂。若咳喘甚者，加杏仁、紫苏子各10g；伴发热加鱼腥草30g，黄芩10g；胸痛加香附、延胡索各15g，徐长卿12g。

(拉) Papaveris Pericarpium

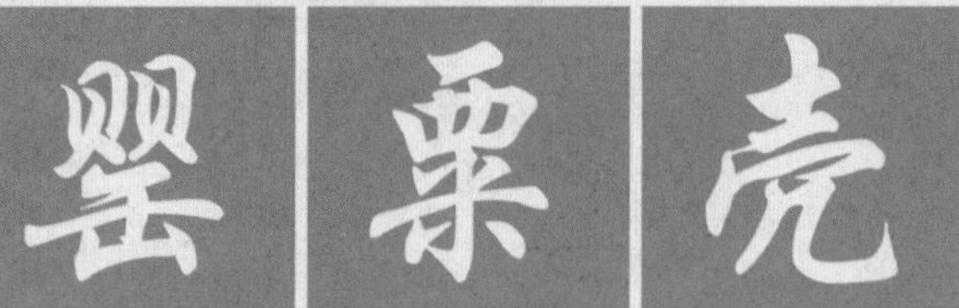

罂粟壳

【别　　名】粟壳、米壳、御米壳、烟斗斗、鸦片烟果果。

【性味归经】酸、涩，平；有毒。归肺、大肠、肾经。

【功　　效】涩肠止泻，敛肺止咳，止痛。

来 源

罂粟壳始载于《宝庆本草折衷》。本品为罂粟科植物罂粟壳的成熟果壳。晒干。醋炙或炙蜜用。

临床应用

常用治肺癌、肠癌、骨软组织肿瘤等肿瘤中属肺虚久咳、脾肾虚寒证。亦用治癌性疼痛。

1. 用于肺癌，常配伍浙贝母、半夏、陈皮、款冬花等。

2. 用于肠癌，常配伍淮山药、白术、茯苓、石榴皮等。

3. 用于肿瘤脾虚泄泻，常配伍党参、茯苓、砂仁、芡实等。

4. 用于癌性疼痛，常配伍蟾酥、制川乌、冰片、细辛等。

用法用量

煎服，3~6g。或入丸、散。止咳蜜炙用，止泻止痛醋炒用。

使用注意

本品属麻醉药品管理品种，应按《罂粟壳管理暂行规定》执行。不准生用，严禁单味零售，应与其他药物组成复方后使用。易成瘾性，故不宜过量或常服久服，孕妇及儿童禁用，运动员慎用。咳嗽及泻痢初起不宜用。

使用注意

孕妇忌服。

不良反应

久服会对人体神经系统造成损害，并可能造成慢性中毒。

参考资料

抗肿瘤药理：从罂粟种子中提取和纯化的低分子量脂肪酸酯具有抗肿瘤作用。对于荷肉瘤的雄性大鼠腹腔给药100mg/kg/7天，其生命延长时间至少为100天。

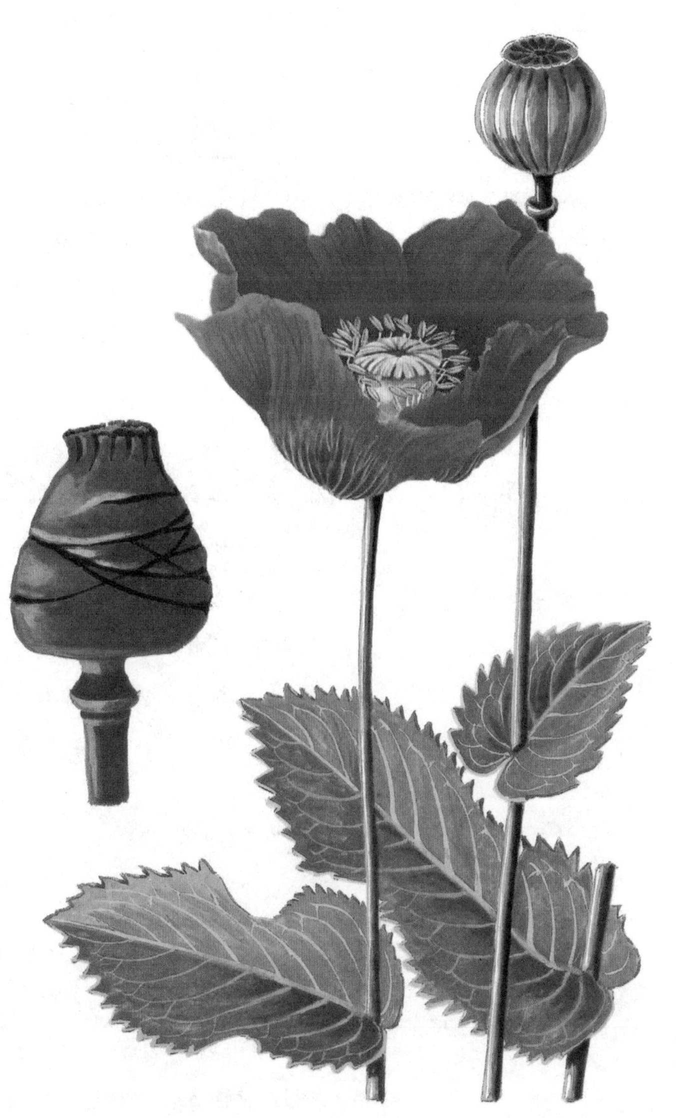

药方选例

1. 治肺癌或其他肿瘤属虚寒型咳嗽：罂粟壳、党参各15g，紫菀、款冬花、当归、陈皮、枇杷叶各10g，茯苓、白术各12g，川芎、苦杏仁各9g，甘草4g。水煎服，每日1剂，连服7~10剂。

2. 治肠癌：罂粟壳、茯苓、白术、淮山药各12g，石榴皮、败酱草各15g，铁苋菜30g，甘草3g。水煎服，每日1剂。

3. 治骨软组织肿瘤：罂粟壳、莪术各10g，全蝎5g，鸡血藤、延胡索各30g，制川乌6g，黄芪20g，藤梨根50g。上药加米醋30ml，每日1剂，水煎服。功能：活血化瘀止痛。

4. 治癌性疼痛：罂粟壳3g，白屈菜30g，延胡索15g，白芍20g。水煎服，每日1剂，分2次服。

（拉）Kansui Radix

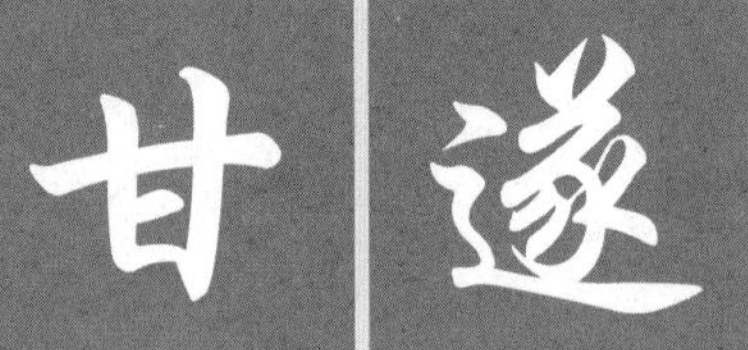

甘遂

【别　　名】重泽、甘泽、苦泽、陵泽。

【性味归经】苦，寒；有毒。归肺、肾、大肠经。

【功　　效】泻下逐饮，消肿散结。

来 源

甘遂最早记载于《神农本草经》。本品为大戟科植物甘遂的块根。晒干。醋炙后用。

临床应用

常用治鼻咽癌、肺癌、肝癌等肿瘤中属水湿内停、饮停胸胁证。

1. 用于肿瘤属水湿内停者，常配伍牵牛子、猪苓、大腹皮等。

2. 用于恶性胸腔积液，常配伍炙葶苈子、桑白皮、姜皮等。

用法用量

入丸、散服，每次0.5~1g。外用适量，生用。内服宜醋制以减低毒性。

使用注意

有效成分不溶于水，多入丸、散剂。体虚及孕妇忌服。反甘草。

不良反应

对皮肤和黏膜有刺激作用，食用过量出现腹痛、下泻、呕吐、脱水，严重时出现呼吸困难、循环衰竭而死亡。

参考资料

抗肿瘤药理：本品的脱蛋白水溶液，用5%葡萄糖液稀释作静脉注射，对肺癌鳞癌、未分化癌及恶性黑色素瘤有效，肿瘤细胞多呈急性坏死。

药方选例

1. 治鼻咽癌：甘遂末、甜瓜蒂各3g，硼砂、飞辰砂各1.5g。上药共研细末，装瓶，用时吹入鼻内。

2．治肺癌之癌性胸水：南葶苈子、白芥子、陈胆星各9g，龙葵、白花蛇舌草、瓜蒌各15g，壁虎、十枣丸（大戟、芫花、甘遂）各3g。1次吞服。

3．治肝癌：甘遂15g，山甲珠30g，红芽大戟20g，制乳没、生天南星、僵蚕、法半夏、朴硝各10g，蟾酥、麝香各2g，蜈蚣30条。酌加少量铜绿、阿魏，共为细末，瓷瓶收贮，视肿块大小取药粉调凡士林推于纱布上，贴敷肿块部位，用胶布固定。1日一换，切勿内服。

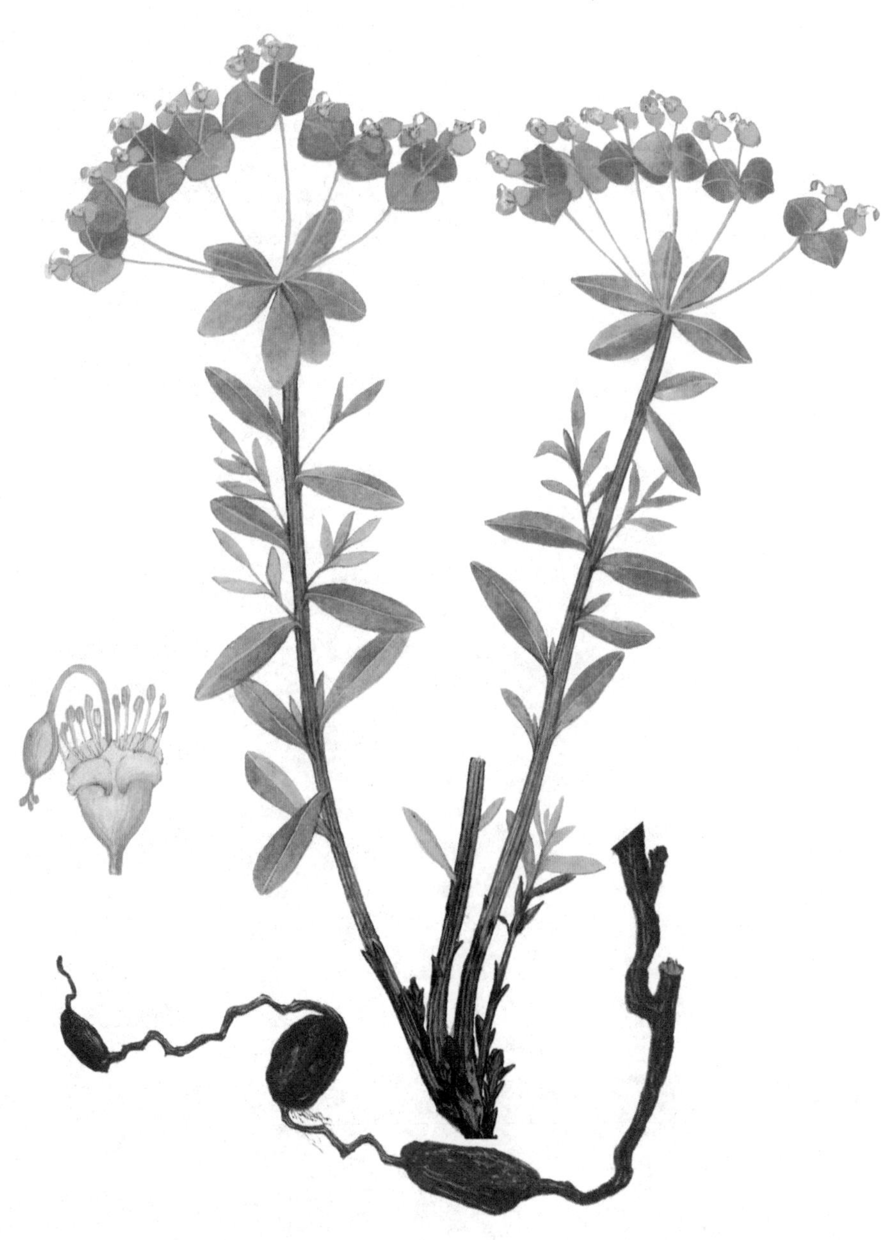

第八章 药食同疗抗肿瘤中药

药食同疗抗肿瘤中药是指既可作食，又可作药，集食物药疗于一身，具有饮食调养，保健摄生，防治肿瘤的一类药物。亦称抗肿瘤食疗本草。本类药物宗“医食同源”，通过天然抗肿瘤食物具有防治肿瘤的作用以及中医的性味功能，来增加营养、调整人体的阴阳偏性，达到营养、养生、防治肿瘤的目的。

中医利用饮食防治肿瘤，历史悠久，积有丰富的经验。《黄帝内经》中提出“药以祛之，食以随之”的观点，并且强调：“毒药攻邪，五谷为养，五果为助，五畜为益，五菜为充，气味合而服之，以补益精气。”指明合理营养应以五谷杂粮为主食，配合五畜肉类为补益，水果蔬菜的辅助以充盈各种营养成分，才能有健壮的体魄。《黄帝内经》又云：“大毒治病，十去其六……” “谷肉果菜食养尽之，无使过之，伤其正也。”同时，也强调了饮食营养的治疗和恢复健康的作用。唐·孟诜所著《食疗本草》，集食物药物于一身，被认为是我国第一部食物疗法的专著。而最近周岱翰、林丽珠编著的《中医肿瘤食疗学》，为一部理、法、药、食俱备的中医肿瘤食疗学专著。中医肿瘤食疗须在中医药理论的指导下，按照中医学的阴阳五行、四气五味、脏腑经络、辨证施治等理论，在辨明证候的基础上根据人的体质、性别、年龄的不同，以及地理和气候的差异，进行全面分析，强调首先辨证施食，药物配合相宜的饮食治疗，既可减少“毒药”对人体的损害，又能补益精气，才能达到更好的效果。中医讲究在用药去除大部分疾病后，随即用饮食调养正气，祛尽余邪。肿瘤与食疗康复是利用某些食物的治疗性能，或将食物与药物配合成药膳，来维持健康、防治疾病、促进康复。而防治肿瘤，控制肿瘤的复发与转移，必须根据病症的性质，结合食物的性味归经，选用适宜的药，做到寒热协调，五味不偏，才能有利于防治肿瘤。

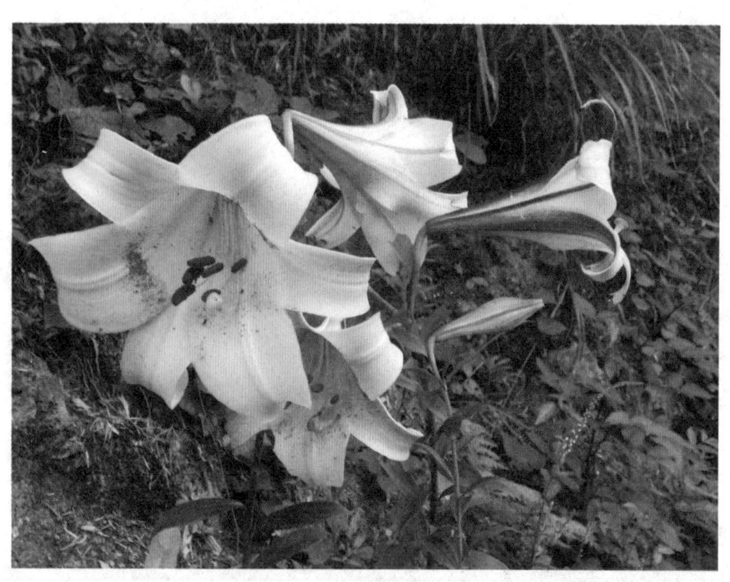

现代一系列研究提示，药食同疗抗肿瘤中药在防治肿瘤与康复方面：具有抗氧化作用，能阻断某些致癌物的生成，抑制促癌物的作用，抑制致突变作用，逆转癌前病变；有明显的细胞毒作用，可杀伤肿瘤

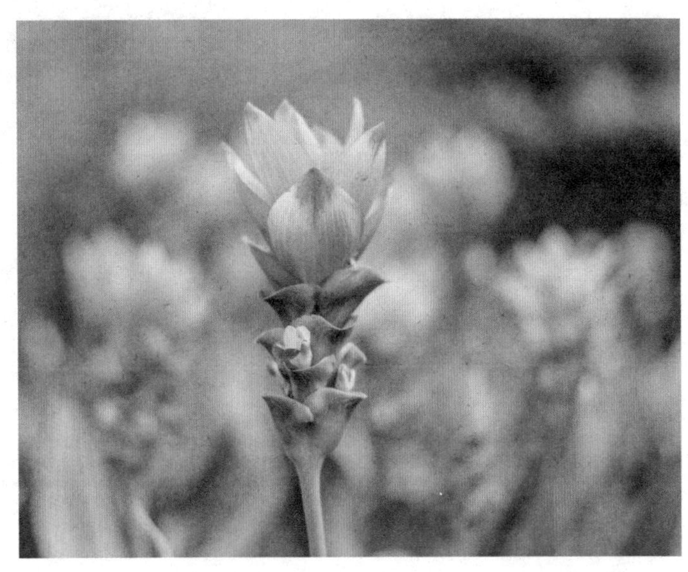

细胞和抑制肿瘤细胞的生长；能抑制肿瘤新生血管生成；具有增强机体细胞免疫功能；对造血功能有促进作用，升高白细胞和血小板的作用；对放、化疗有减毒增效作用；可使细胞生长正常化，对已变异的细胞有修复作用；有预防肿瘤发生的作用。随着肿瘤防治的不断进步，抗肿瘤食疗本草已成为防治肿瘤的重要组成部分。

使用注意：①食物疗法可以辅助、弥补药物或其他疗法之不足，却不能代替药物之功效。②病症有寒、热、虚、实之分，食物亦有四性五味之别，在饮食调护中应按病症的不同，选择相宜之食品。③掌握食物性味之偏，五味分别对五脏产生特定的联系和亲和作用，会对该脏发挥有益的生养作用。④忌食“发物”。“发物”是指能诱发和加重疾病病情发展的食物或不良嗜好，如烟、酒、辛、辣、煎、炸、腌、烤等，可影响肿瘤的治疗、加重病情或诱发肿瘤的复发与转移。⑤中医重视与讲究各种饮食的宜忌，但中医强调的是“辨证调养”。

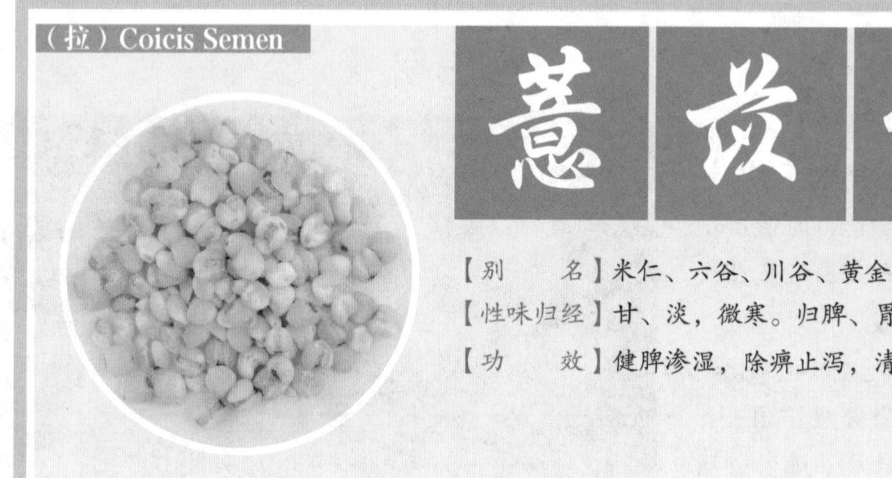

（拉）Coicis Semen

薏苡仁

【别　　名】米仁、六谷、川谷、黄金茶、山茶根。

【性味归经】甘、淡，微寒。归脾、胃、肺经。

【功　　效】健脾渗湿，除痹止泻，清热排脓。

来源

薏苡仁最早记载于《神农本草经》。本品为禾本科多年生草本植物薏苡的干燥成熟种仁。生用或炒用。

临床应用

常用治肺癌、肝癌、胃癌、肠癌、宫颈癌、绒毛膜癌等肿瘤中属脾虚湿盛、湿热内蕴、风湿痹阻或热毒内结证。

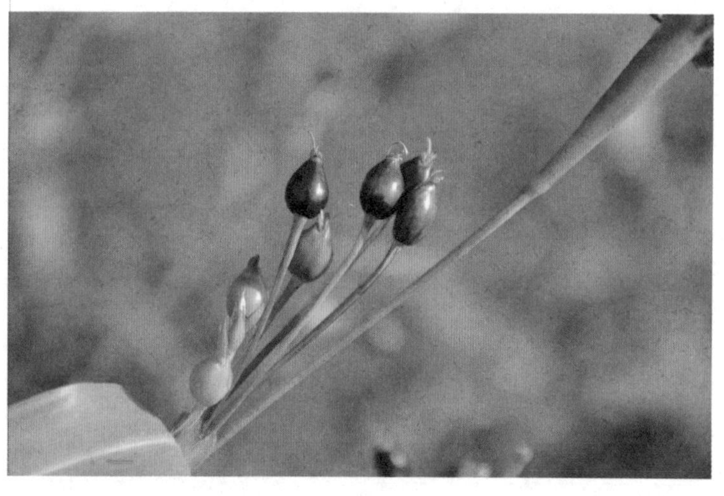

1. 用于肿瘤之水湿滞留者，常配伍茯苓、泽泻、猪苓等。

2. 用于肺癌，常配伍猫爪草、石见穿、苇茎、浙贝母等。

3. 用于食管癌，常配伍山豆根、冬凌草、丹参、莪术等。

4. 用于宫颈癌，常配伍天南星、蜂房、蛇蜕、鳖甲等。

用法用量

煎服，10~30g。本品力缓，用量须大，宜久服。清热利湿宜生用；健脾止泻宜炒用。除入汤剂、丸散外，亦可煮粥食用，为食疗佳品。

使用注意

孕妇慎用。

参考资料

抗肿瘤药理：薏苡仁提取物对实验动物的艾氏腹水癌、肉瘤等多种肿瘤均有直接抑制作用。薏苡仁注射液具有明显抑制新生血管生成作用，降低血管内皮生长因子（VEGF）、碱性成纤维细胞生长因子（bFGF）的表达可能是其抑制肿瘤血管形成的主要作用之一。对非小细胞肺癌多药耐药基因有一定的影响，或用于肺癌的辅助治疗。具有免疫调节作用，促使激活淋巴细胞和各种抗肿瘤因子活性，从而增强患者自身的抗肿瘤能力。

药方选例

1. 治肺癌：生薏苡仁、冬瓜仁、猫爪草、鱼腥草、石见穿各30g，苇茎、仙鹤草、浙贝母、款冬花各15g，桔梗、桃仁各10g，三棱12g，甘草3g。水煎服，每日1剂。

2. 治胃癌：薏苡仁、白屈菜、刺五加、枣根各30g，三棱、莪术各9g。水煎服，每日1剂。

3. 治肝癌：生薏苡仁、败酱草、丹参、白毛藤、生牡蛎、重楼、大血藤各30g，党参、土鳖虫各9g，炮山甲12g，海藻、皂角刺、夏枯草各15g。水煎服，每日1剂。

4. 治绒毛膜癌：薏苡仁、红豆、冬瓜仁、鱼腥草各30g，黄芪、败酱草、白芷各15g，茜草、阿胶珠、当归、党参各9g，甘草6g。水煎服，每日1剂。

5. 治胸膜恶性肿瘤：薏苡仁、生牡蛎（先煎）、重楼各20g，瓜蒌壳15g，姜半夏、陈皮、茯苓、制南星、枳实、玄参、浙贝母、桃仁、五灵脂各10g，藤梨根30g，甘草5g。水煎服，每日1剂。

(拉) Lycii Fructus

枸杞子

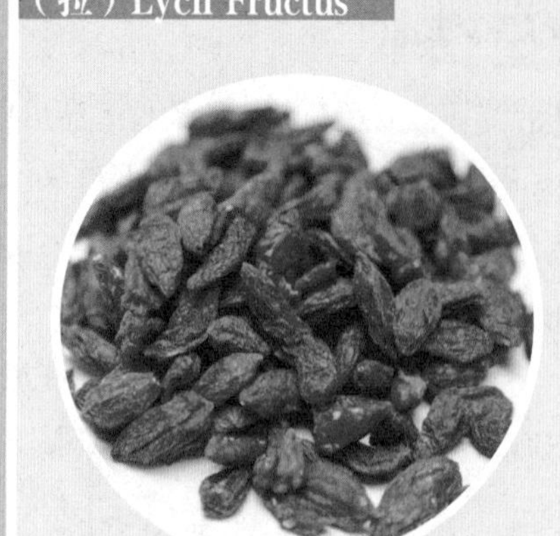

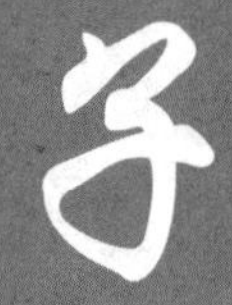

【别　　名】血杞子、西枸杞、地骨子。

【性味归经】甘，平。归肝、肾经。

【功　　效】滋补肝肾，益精明目。

来源

枸杞子最早记载于《神农本草经》。本品为茄科植物宁夏枸杞的干燥成熟果实。晒干，生用。

临床应用

常用治食管癌、肝癌、卵巢癌、骨转移癌、乳腺癌、膀胱癌等肿瘤中属肝肾不足、肺肾阴虚、精血亏损证。

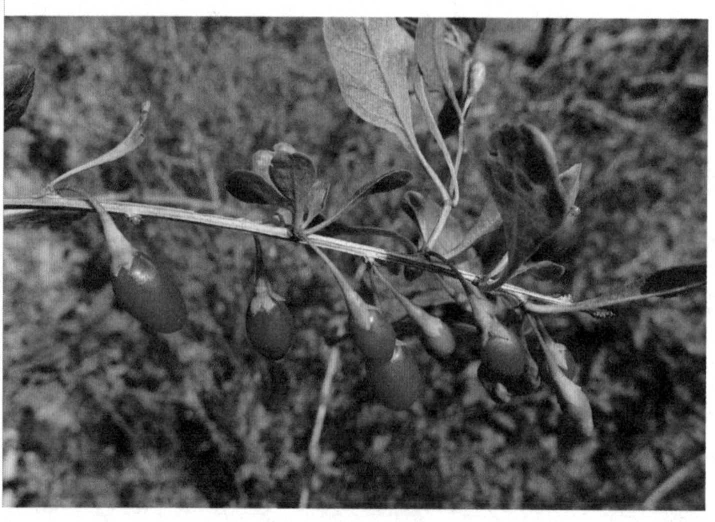

1. 用于食管癌，常配伍麦冬、天冬、菝葜、玉竹等。

2. 用于肝癌，常配伍生地黄、川楝子、鳖甲、蜈蚣等。

3. 用于卵巢癌，常配伍重楼、青皮、僵蚕、天冬等。

4. 用于骨转移癌，常配伍补骨脂、重楼、山慈菇等。

用法用量

煎服，10~15g。亦可熬膏、浸酒或入丸、散。

使用注意

脾虚便溏者不宜服用。

参考资料

抗肿瘤药理：枸杞子抗肿瘤的作用机制主要表现在抑制细胞DNA合成，干扰细胞分裂，细胞再殖能力下降。对人宫颈癌细胞培养株系体外试验有抑制作用。

药方选例

1．治乳腺癌：枸杞子、太子参、玄参、川楝子各15g，柴胡、白芍、当归尾、茯苓、白术、郁金各10g，甘草3g。水煎服，每日1剂。

2．治肝癌：枸杞子、生地黄各15g，北沙参、麦冬、当归、墨旱莲、川楝子、鳖甲、牡丹皮各10g，三七4g，水牛角、金银花各30g，紫草20g，蜈蚣2条。水煎服，每日1剂。

3．治肠癌：枸杞子、滇黄精、鸡血藤、槐花、败酱草、马齿苋、仙鹤草、白英各15g，黄芪30g。水煎服，每日1剂。

4．治睾丸肿瘤：枸杞子、败酱草、鳖甲（先煎）、黄精、牡蛎（先煎）各30g，熟地黄、牡丹皮、女贞子、菟丝子、杜仲、海藻、昆布各15g，丹参、玉竹、重楼、石见穿各20g，甘草6g，可随证加减。水煎服，每日1剂。本方具有滋补肝肾、软坚散结之功效，适用于睾丸肿瘤属肝肾两虚者。

（拉）Lentinus Edodes

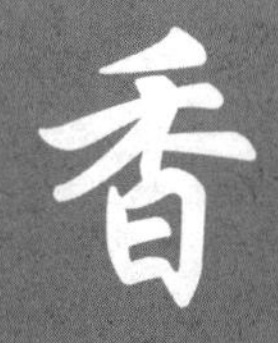
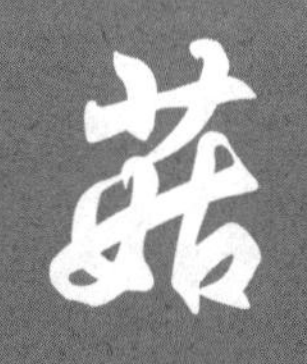

香菇

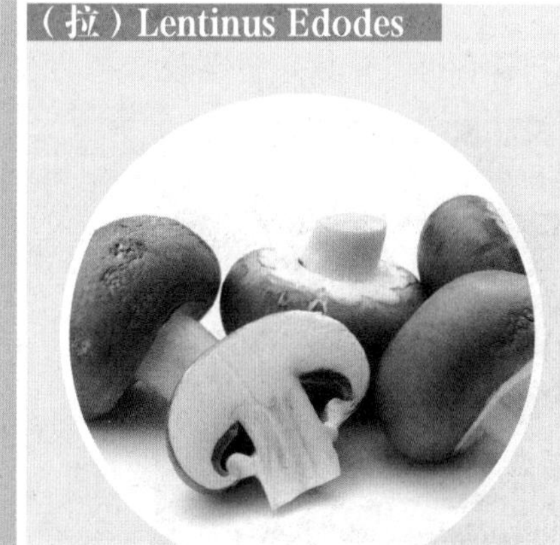

【别　　名】香信、冬菇、菊花菇。

【性味归经】甘，平。归肝、胃经。

【功　　效】益胃和中，化痰理气，透疹解毒。

来 源

香菇最早记载于《日用本草》。本品为侧耳科真菌香菇的子实体。生用。

临床应用

常用于防治肿瘤或肿瘤患者扶正健脾，常用作食疗保健。有增敏作用。现已提取香菇多糖，制成香菇多糖制剂，可供口服、肌注、静注。

（1）有防治肿瘤的活性，肿瘤患者常吃有辅助治疗作用。

（2）香菇多糖及制剂能减轻肿瘤放化疗致白细胞减少等。

用法用量

12~20g。鲜品 30~60g。

使用注意

香菇为“发物”，脾胃寒湿气滞和患顽固性皮肤瘙痒者不宜用。

参考资料

抗肿瘤药理：香菇多糖对小鼠肉瘤抑制率达98%。有抗肿瘤作用和增强机体细胞免疫功能作用。香菇多糖双链核糖核酸有抗细胞增殖和抗肿瘤作用，香菇多糖能促进抗体形成，活化巨噬细胞，降低甲基胆蒽诱发肿瘤的发生率。香菇多糖对强诱变剂伊磺酸甲酯直接阻止 DNA 复制有很强的抑制作用，从而具抗诱变活性。

药方选例

治子宫内膜癌：香菇、夏枯草、大蓟、石上柏各 30g，柴胡、郁金、水蛭、蜂房各 10g，穿心莲、紫草、鬼臼、石见穿、王不留行各 15g，急性子 4.5g，白花蛇舌草 60g，甘草 5g，可随证加减。水煎服，每日 1 剂。本方具有行气化瘀、解毒散结之功效，适用于子宫内膜癌属瘀毒壅滞者。

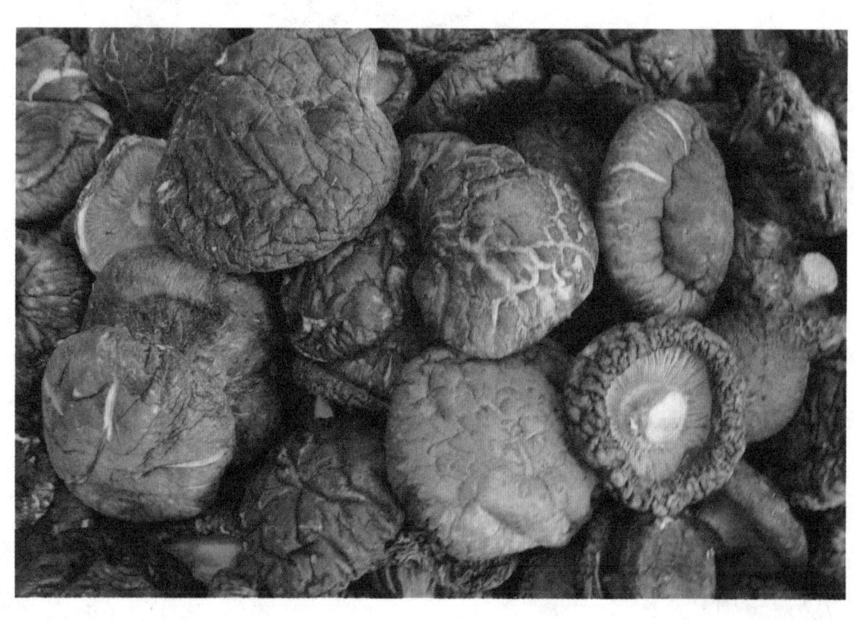

（拉）Allii Sativi Bulbus

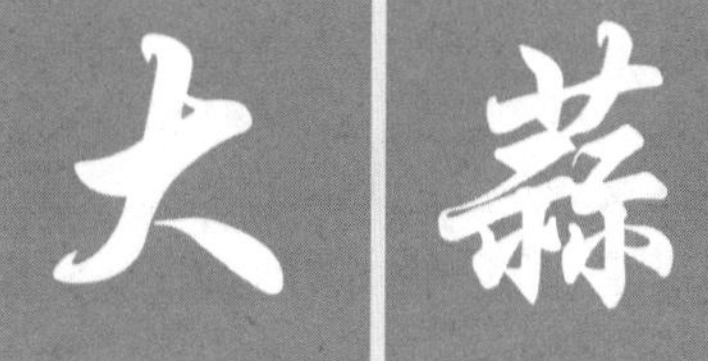

大蒜

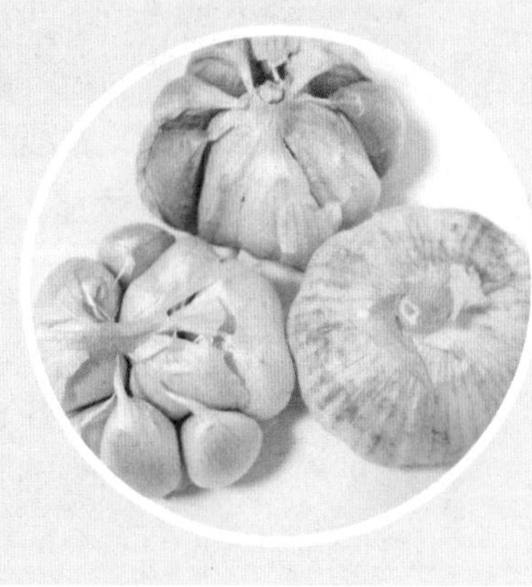

【别　　名】葫、青蒜、蒜头、大蒜头、胡蒜、独蒜、独头蒜。

【性味归经】辛，温。归脾、胃、肺经。

【功　　效】行气消积，温中散寒，杀虫解毒。

来 源

大蒜始载于《名医别录》。本品为百合科植物蒜的干燥鳞茎。晾干。生用。

临床应用

大蒜注射液试用于多种肿瘤，对鼻咽癌、淋巴上皮癌、小细胞未分化肺癌、胃癌、

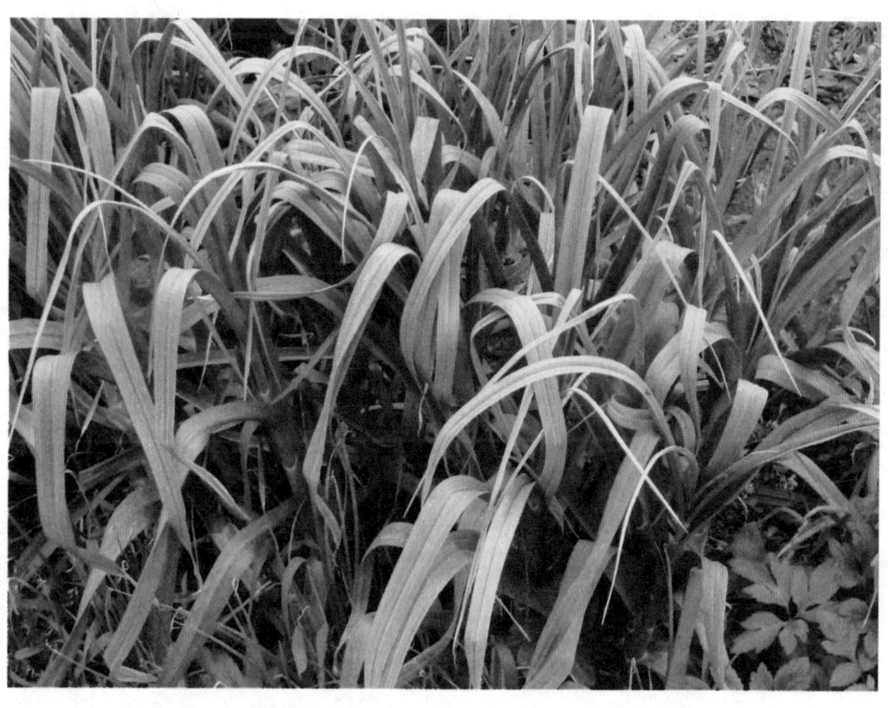

肠癌等较敏感。如配合手术及放、化疗可增效减毒。

用法用量

煎服，5~10g。外用适量，捣敷；切片擦；或隔蒜炙。或生食。或捣汁。或制成糖浆服。

使用注意

阴虚火旺、上焦热盛者忌用。灌肠法孕妇不宜用。

不良反应

外敷过久可引起皮肤发红、灼热、起疱。

参考资料

抗肿瘤药理：0.3% 大蒜浸液或大蒜油对人体鼻咽癌细胞转化的细胞株和小鼠肉瘤、人宫颈癌细胞及人体肝细胞等均有较强的抑制作用。大蒜制剂直接注射于肿瘤局部或大蒜油二甲亚砜溶液局部外敷，对敏感瘤株均有抑制作用。其抗肿瘤作用可能与抑制细胞有丝分裂作用有关系。大蒜有效成分中不稳定氧原子，可能使肿瘤细胞和细菌体生长繁殖所必须的含—SH 基酶氧化而失去活性。大蒜中的氨基酸物质可遏止肿瘤扩散。

药方选例

1．治食管癌：大蒜头 100g，醋 200ml。大蒜放入醋中煮熟，食蒜饮醋，每日 1 次。

2．治肝癌疼痛：木鳖子去壳 3g，大蒜、雄黄各 1.5g。杵为膏，入醋少许，蜡纸贴患处。

3．治胰腺癌：紫皮大蒜 100g，芦根 20g，三七、重楼、延胡索、黄药子各 10g，川乌 6g，冰片 8g，麝香少许。将上药共研细末混匀，过 100 目筛，用大蒜汁将药调成膏剂，外敷痛处，每日换药 1 次。有清热活血止痛作用。

4．治肠癌：5% 大蒜浸液保留灌肠。可与内服中药同时使用。

（拉）Bulbus Lilii

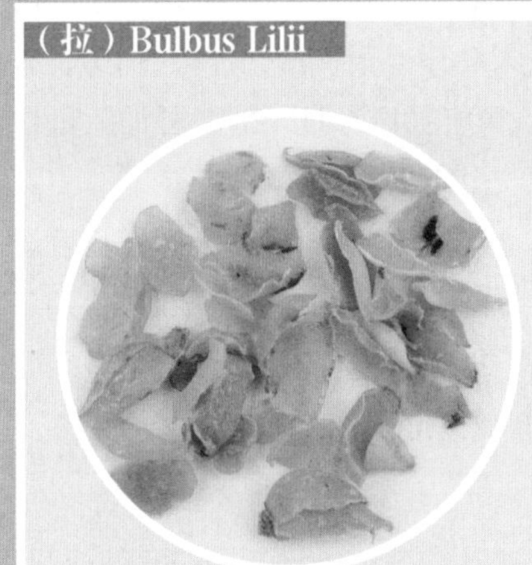

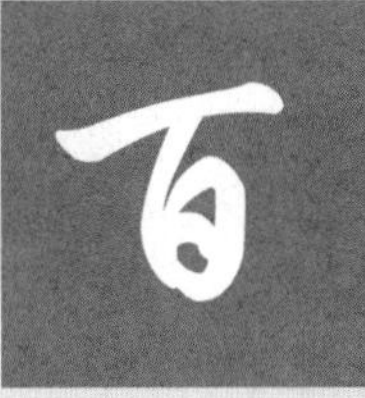

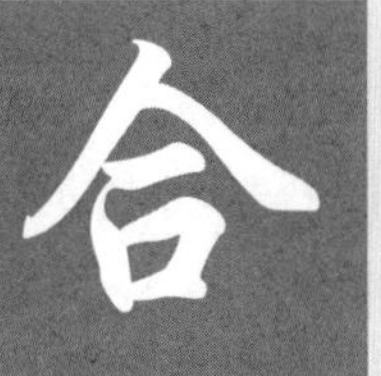

百合

【别　　名】山百合、野百合、菜百合、山丹。

【性味归经】甘，寒。归肺、心经。

【功　　效】养阴润肺止咳，清心安神。

来 源

百合最早记载于《神农本草经》。本品为百合科植物百合的干燥肉质鳞叶。干燥，生用或蜜炙用。

临床应用

常用治肺癌、食管癌、恶性淋巴瘤、白血病等肿瘤中属阴血亏损、阴虚内热证。

1. 用于肺癌之阴虚久咳，常配伍生地黄、玄参、浙贝母、土贝母等。

2. 用于食管癌，常配伍太子参、沙参、菝葜、麦冬、山茱萸等。

3. 用于肿瘤患者，症见虚烦不眠，常配伍麦冬、酸枣仁、贝母等。

用法用量

煎服，10~30g；或蒸食、煮粥食。蜜炙可增加润肺作用。外用适量，捣敷患处。

使用注意

风寒咳嗽或中寒便溏者忌服。

参考资料

抗肿瘤药理：本品对小鼠移植性肿瘤有抑制作用。所含秋水碱具有很好的抗肿瘤作用，其可抑制细胞有丝分裂和DNA合成，还可抑制肿瘤细胞生长；亦能抑制肿瘤细胞的增殖，特别是乳腺癌。

药方选例

1．治肿瘤中属肺阴亏虚、虚火上炎证：生地黄6g，熟地黄9g，麦冬5g，百合、炒白芍、当归、贝母、玄参、桔梗、甘草各3克。1剂煎3次，早、午、晚时服。注意事项：本方多属甘寒滋润之品，对于脾虚便溏、饮食减少者，应慎用或禁用。

2．治肺癌：百合、鱼腥草、单叶铁丝莲、肺形草、白及各15g，白毛夏枯草25g，十大功劳、千日白、杏仁各10g，香茶菜50g。水煎服，每日1剂。可加适量白糖水冲服，忌刺激性食物。

3．治癌性咯血属阴虚火旺证：百合、熟地黄、泽泻各10g，白茅根30g，生地黄、白及、麦冬、阿胶各15g，知母12g，贝母6g。水煎服，每日1剂。

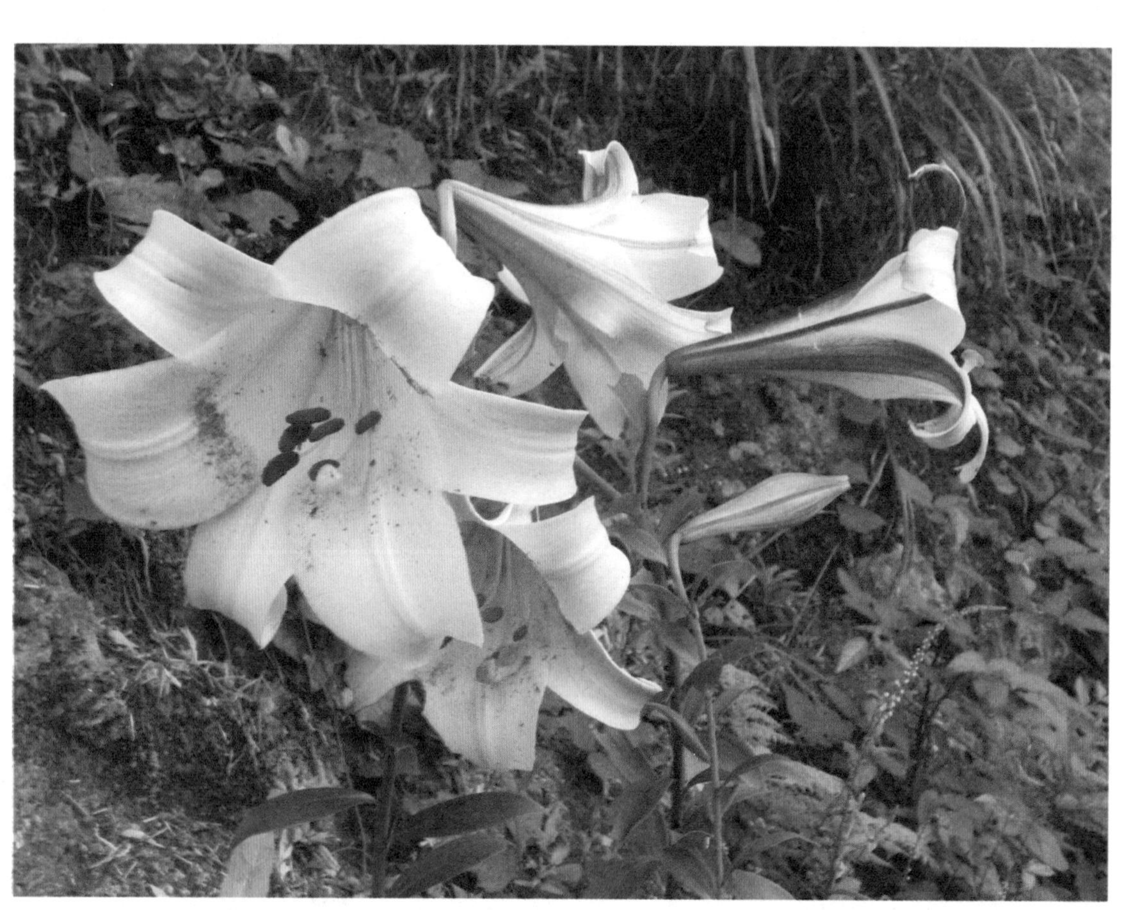

(拉) Jujubae Fructus

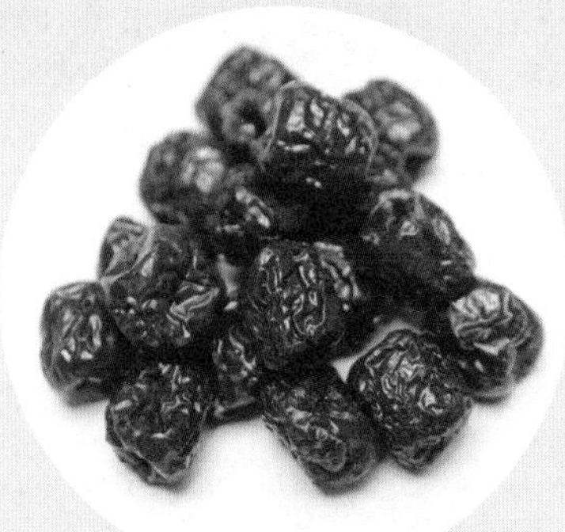

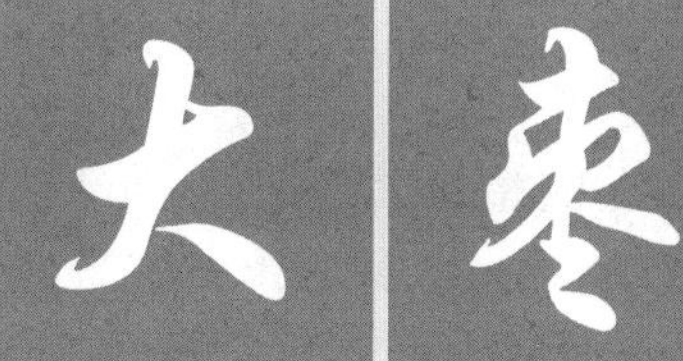

大枣

【别　　名】大红枣、红枣、枣子。

【性味归经】甘，温。归脾、胃经。

【功　　效】补中益气，养血安神，缓和药性。

来源

大枣最早记载于《神农本草经》。本品为鼠李科植物枣的干燥成熟果实。用时破开或去核。

临床应用

常用治各种肿瘤中属脾气不足、血虚萎黄证。

1. 用于肿瘤之血虚萎黄，常配伍当归、黄芪、熟地黄、阿胶等。

2. 用于肿瘤致免疫低下，常配伍鸡血藤、灵芝、党参、白芍等。

3. 传统常与生姜配伍，合用补脾胃，增食欲，可提高滋补效能。

用法用量

煎服，10~30g。亦可去皮核捣烂为丸服。

使用注意

痰热咳嗽、湿盛脘腹胀满、食滞及虫病、齿病者忌用。

参考资料

抗肿瘤药理：大枣中三萜类化合物，经动物实验证实有较强的抗肿瘤作用。另外大枣含有大量的第二信使传递物质 cAMP，将 cAMP 加入肿瘤培养液中，结果正在生长的肿瘤细胞停止生长，部分肿瘤细胞可逆转变为正常细胞。大枣热水提取物体外试验对人宫颈癌细胞的抑制率在 90% 以上；特别是大枣中分离出来的山楂酸对小鼠肉瘤的抑制作用比 5-氟脲嘧啶的抑制率更强。

药方选例

1. 治胸膜肿瘤属正虚邪实型：大枣12枚，党参、黄芪各20g，葶苈子、瓜蒌、焦三仙各12g，茯苓15g，黄芩10g，桂枝、陈皮、甘草各9g。水煎服，每日1剂。

2. 治乳腺癌术后：大枣60g，清炙黄芪、太子参、北沙参、枸杞子、何首乌、补骨脂、女贞子、车前草、茯苓各12g。水煎服，每日1剂。

3. 治消化道肿瘤属脾肾阳虚证，或因手术、放化疗所致的免疫功能低下等症：大枣10枚，枸杞子、茯苓、白术、山药各12g，黄芪30g，党参、芡实、熟地黄各15g，当归10g，甘草3g。1剂水煎3次，每日1剂。

4. 治肺癌伴胸腔积液：大枣、葶苈子各30g，商陆、龙葵、陈皮、白芥子各10g，瓜蒌、茯苓、猪苓各20g，甘草3g。水煎服，每日1剂。若咳喘甚者，加杏仁、紫苏子各10g；伴发热加鱼腥草30g，黄芩10g；胸痛加香附、延胡索各15g，徐长卿12g。

（拉）Crataegi Fructus

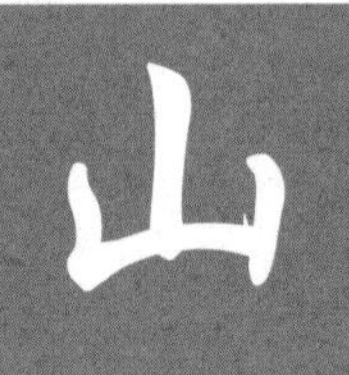
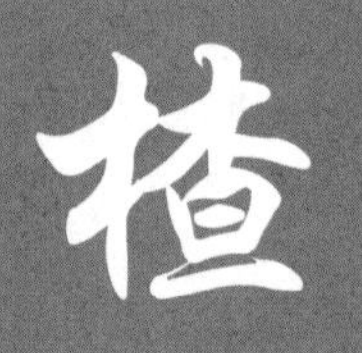

山楂

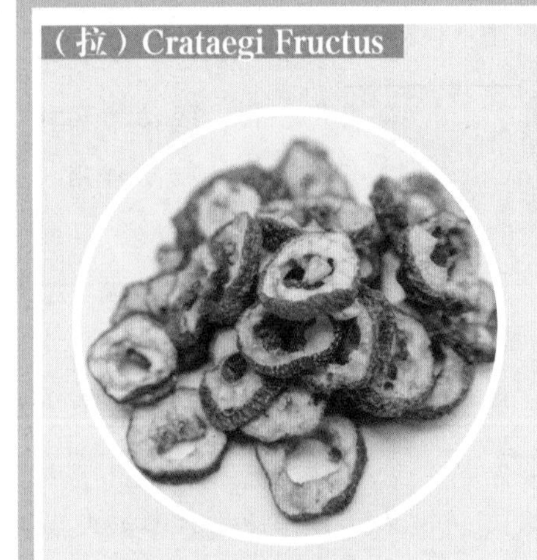

【别　　名】南山楂、红果子、山里红。

【性味归经】甘、酸，微温。归脾、胃、肝经。

【功　　效】消食健胃，行气散瘀。

来源

山楂最早记载于《神农本草经集注》。本品为蔷薇科植物山楂的果实。切片，干燥。生用或炒用。

临床应用

常用治各种肿瘤中属瘀血阻滞、脾胃虚弱或兼食积证。

1．用于肿瘤致脾胃虚弱，常配伍神曲、白术、茯苓、党参等。

2．用于肿瘤之瘀滞胸胁疼痛，常配伍肿节风、桃仁、红花等。

3. 用于胃癌，常配伍蒲黄、五灵脂、藤梨根、石见穿等。

4. 用于大肠癌，常配伍藤梨根、水杨梅根、虎杖根等。

用法用量

煎服，10~15g。大剂量可用至 30g。生山楂用于消食散瘀；焦山楂、山楂炭用于止泻止痢。

使用注意

脾胃虚弱而无积滞者或胃酸分泌过多者均慎用。

参考资料

抗肿瘤药理：在胃液 pH 条件下，山楂提取液能够消除合成亚硝胺的前体物质，即能阻断亚硝胺的合成。山楂的丙酮提取液对黄曲霉素 B_1 的致突变作用有显著抑制作用。山楂提取物对人胚胎细胞及诱肿瘤细胞有抑制作用。山楂果总黄酮对正常细胞的生长无明显影响，但对肿瘤细胞的生长却有显著的抑制作用。

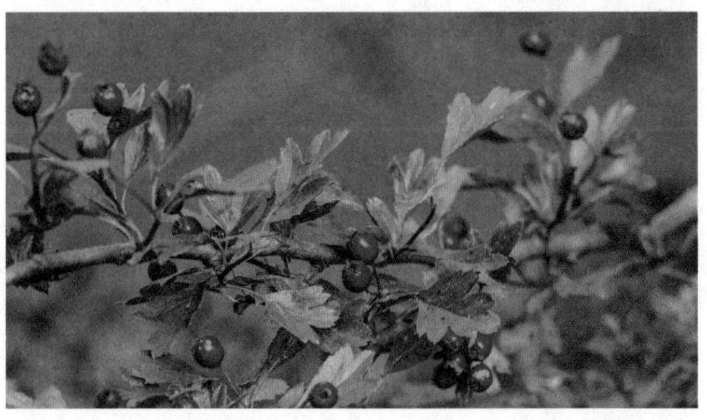

药方选例

1．治胸膜恶性间皮瘤属正虚邪实、痰饮内停证：焦山楂、焦神曲、焦麦芽、葶苈子、瓜蒌各 12g，党参、黄芪各 20g，茯苓 15g，黄芩 10g，桂枝、陈皮、生甘草各 9g，大枣 12 枚。水煎服，每日 1 剂。

2．治胃癌：山楂 15g，蒲黄、五灵脂、三七、莪术各 10g，半夏、莱菔子各 12g，干地黄、重楼、仙鹤草、藤梨根、石见穿各 20g，甘草 3g，可随证加减。水煎服，每日 1 剂。本方具有消食化痰、祛瘀散结、养阴清热之功效，适用于胃癌属痰食瘀阻者（此多见于胃癌中期或晚期）。

3．治大肠癌：山楂肉、藤梨根、水杨梅根、虎杖根各 30g，党参、白术、茯苓各 12g，鸡内金、甘草各 6g。水煎服，每日 1 剂，可随证加减。

4．治大肠癌术后转移：山楂 20g，白术、炙黄芪、川芎、益母草各 15g，龟板、鳖甲各 30g。水煎服，每日 1 剂。

5．治卵巢癌：山楂肉、天南星、半夏、麦芽、炒神曲、黄连、萝卜子各30g，醋制阿魏、连翘、贝母、瓜蒌各15g，玄明粉、石碱、胡黄连、白芥子各7.5g。上药共研为末，姜汁浸炊饼和丸。每服6g，热汤送下。

（拉）Mume Fructus
乌梅
【别　　名】梅实、熏梅、梅、春梅。
【性味归经】酸、涩，平。归肝、脾、肺、大肠经。
【功　　效】敛肺止咳，涩肠止泻，生津止渴，安蛔止痛。

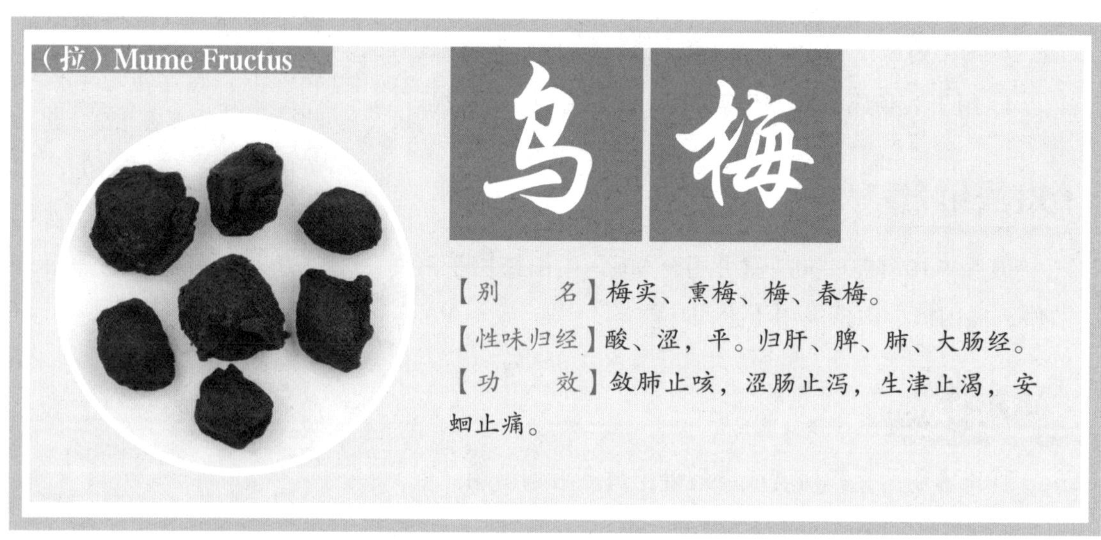

来源

乌梅最早记载于《神农本草经》。本品为蔷薇科植物梅的干燥近成熟果实。去核生用或炒炭用。

临床应用

常用治肺癌、食管癌、胃癌、大肠癌、宫颈癌、膀胱癌、皮肤癌、阴茎癌等肿瘤中属肺阴虚、阴津亏损证。

1. 用于上消化道肿瘤，常配伍急性子、降香、木鳖子、硇砂等。

2. 用于肺癌之肺虚久咳，常配伍白杏仁、阿胶、罂粟壳等。

3. 用于胃癌，常配伍山楂、黄连、枳壳、白花蛇舌草等。

4. 外用能消疮毒，并治胬肉外突。

用法用量

煎服，3~10g。大剂量可用至30g。外用适量，捣烂或炒炭研末外敷。止泻止血宜炒炭用。

使用注意

外有表邪、内有实热积滞及胃酸过多者均不宜服。

参考资料

抗肿瘤药理：本品含齐墩果酸。齐墩果酸对小鼠有抑制作用；对人宫颈癌细胞抑制率在 90% 以上。

药方选例

1．治喉癌：乌梅肉、桔梗、海浮石、薄荷各 15g，硼砂、乌梢蛇粉各 30g，胆星 23g，饴糖 120g。共研细粉；炼蜜为丸，每丸 3g，口含化，每日 3 次。

2．治急性粒细胞白血病：乌梅 4.5g，黄药子 6g，薏苡仁、半枝莲、白花蛇舌草各 30g，山豆根 12g。水煎服，每日 1 剂。

3．治晚期卵巢癌胸膜转移：乌梅、红花、龟板、川芎、鳖甲、地龙各 60g，蜂房、鸦胆子各 30g，海藻、玳瑁各 40g。分 3 次按顺序置陈古瓦上，再覆盖一瓦，武火煅焦，共研细末，分 120 包，每日 2 次，每次 1 包。

4．治直肠癌：乌梅 15g，藤梨根 250g，虎杖 120g，黄柏、黄芩、紫草、苦参各 60g。浓煎取汁 500ml，每日睡前取 30~50ml，保留灌肠 1 次。

5．治宫颈癌前病变：乌梅炭 15g，白砒、仙鹤草各 30g，明矾 50g，雄黄、鸦胆子各 10g，猪胆汁适量。研末外用适量。

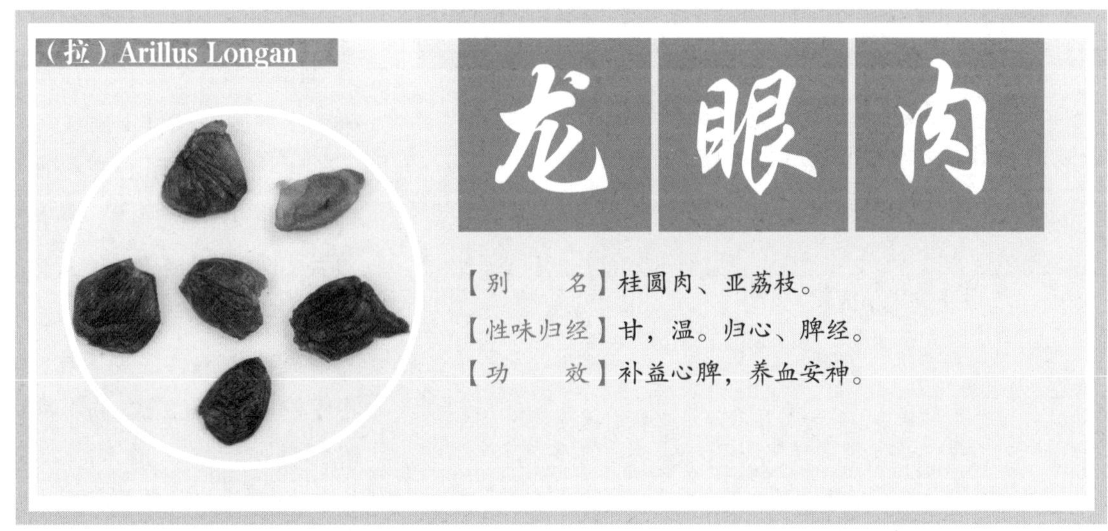

（拉）Arillus Longan

龙眼肉

【别　　名】桂圆肉、亚荔枝。

【性味归经】甘，温。归心、脾经。

【功　　效】补益心脾，养血安神。

来源

龙眼肉最早记载于《神农本草经》。本品为无患子科植物龙眼的干燥假种皮。除去壳、核用。

临床应用

常用治各种肿瘤中属心脾虚损、气血不足证。亦用于肿瘤恢复期药食两用之滋补之品。

1. 用于肿瘤之思虑伤脾诸证，常配伍黄芪、当归、酸枣仁等。

2. 用于肿瘤症见气血不足，本品加白糖蒸熟，开水冲服。

3. 用于各种肿瘤引起的虚证，常配伍黄芪、人参、当归等。

用法用量

煎服，10~15g，大剂量可用至30~60g。亦可熬膏、浸酒或入丸剂。

使用注意

内有郁火，痰饮气滞，湿阻中满者忌服。

参考资料

抗肿瘤药理：本品对人宫颈癌细胞培养株系体外试验有抑制作用，抑制率在90%以上。

药方选例

1. 治乳腺癌术后或放化疗后：龙眼肉30g（另煎水兑服），太子参、半枝莲、枸杞子、白花蛇舌草各15g，白芍、黄芪、花粉各12g，田三七3g（兑服）。水煎服，每日1剂。

2. 治宫颈癌：龙眼肉、杭白芍、黄芪各15g，当归12g，广陈皮、甘草各9g。水煎服，每日1剂。

3. 治阴道癌气虚挟热型：龙眼肉、枣仁、牡丹皮、栀子各15g，黄芪20g，白术10g，茯苓、党参、当归各12g，木香3g，柴胡、远志、甘草各6g。水煎服，每日1剂。

4. 治肿瘤属心脾气血两虚证：酸枣仁、白术、茯神、黄芪、龙眼肉各30g，人参、木香各15g，当归、远志各3g，炙甘草8g，生姜5片，大枣1枚。1剂煎3次，早、午、晚时服。

（拉）Nelumbinis Semen

莲子

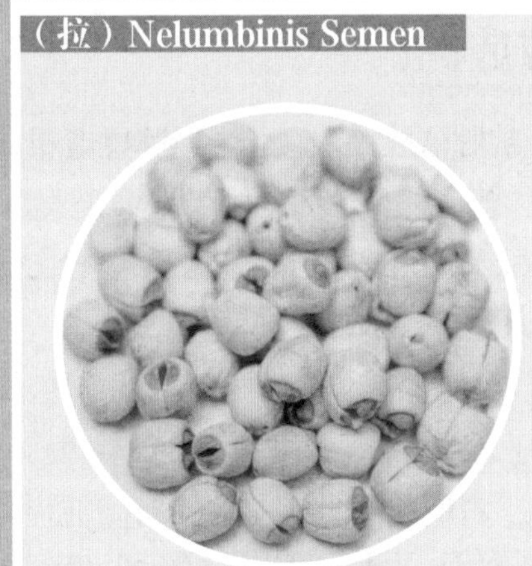

【别　　名】藕实、莲蓬子。

【性味归经】甘、涩，平。归脾、肾、心经。

【功　　效】补脾止泻，固涩止带，益肾固精，养心安神。

来 源

莲子最早记载于《神农本草经》。本品为睡莲科植物莲的干燥成熟种子。去心，生用。

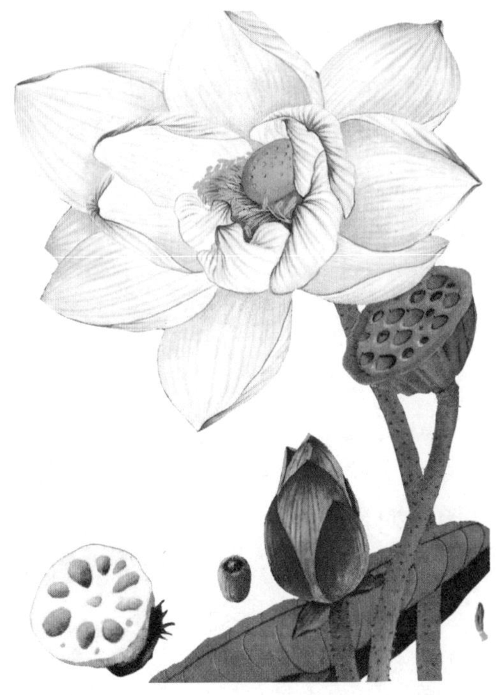

临床应用

常用治各种肿瘤中属脾胃虚弱证。

1. 用于肿瘤之脾胃虚弱证，常配伍芡实、茯苓、淮山药、薏苡仁等。

2. 用于肿瘤致脾肾两虚久泻不止，可配伍补骨脂、肉豆蔻等。

用法用量

煎服，6~15g。去心打碎用。

使用注意

大便燥结者不宜服。

参考资料

抗肿瘤药理：具有抗肿瘤作用，其中所含的氧化黄心树宁碱有抑制鼻咽癌的作用。

药方选例

1. 抗肿瘤放疗致直肠炎属脾胃虚弱证：莲子肉、薏苡仁、砂仁、甘草各 9g，人参、茯苓、白术、山药各 15g，白扁豆 12g，桔梗 6g。水煎服，每日 1 剂。

2. 治大肠癌：莲子、党参、首乌、芡实各 20g，补骨脂、茯苓、白术各 12g，肉豆蔻 10g，石榴皮 15g，甘草 5g，可随证加减。水煎服，每日 1 剂。本方具有健脾益气、补血固肾之功效，适用于大肠癌属脾肾亏虚者。

（拉）Juglandis Semen

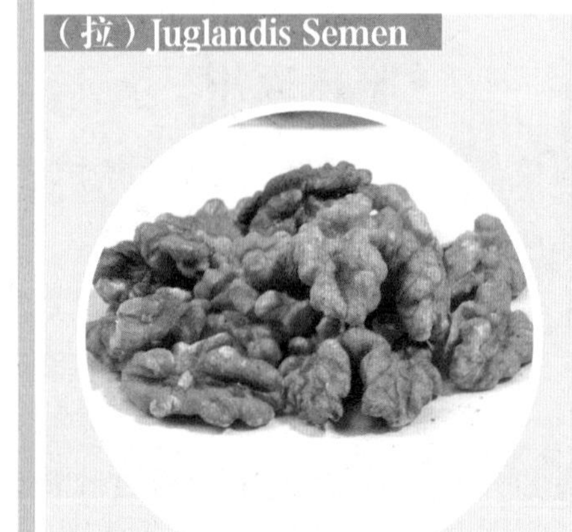

核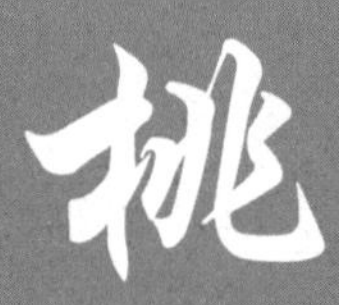桃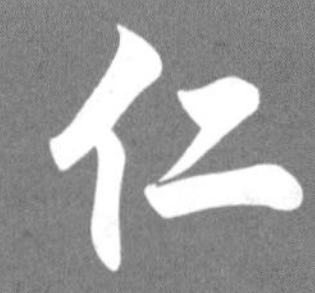仁

【别　　名】胡桃仁、胡桃肉。

【性味归经】甘，温。归肾、肺、大肠经。

【功　　效】补肾益肺，纳气平喘，润肠通便。

来源

核桃仁始载于《千金·食治》。本品为胡桃科植物胡桃的干燥成熟种子。晒干。去壳取仁用。

临床应用

常用治唇癌、乳腺癌、白血病等肿瘤中属脾肾两虚证。

1. 用于肿瘤肺肾两虚的咳喘，常配伍人参、土贝母、生姜等。

2. 用于乳腺癌，常配伍川贝母、金银花、川楝子、蜂房等。

3. 用于白血病，常配伍何首乌、熟地黄、当归、鹿角胶等。

4. 用于软组织肉瘤，常配伍青木香、鹿衔草、徐长卿等。

用法用量

煎服，10~30g。定喘嗽宜连皮用；润肠燥宜去皮用；排结石宜食油炸酥，捣如膏状服用。

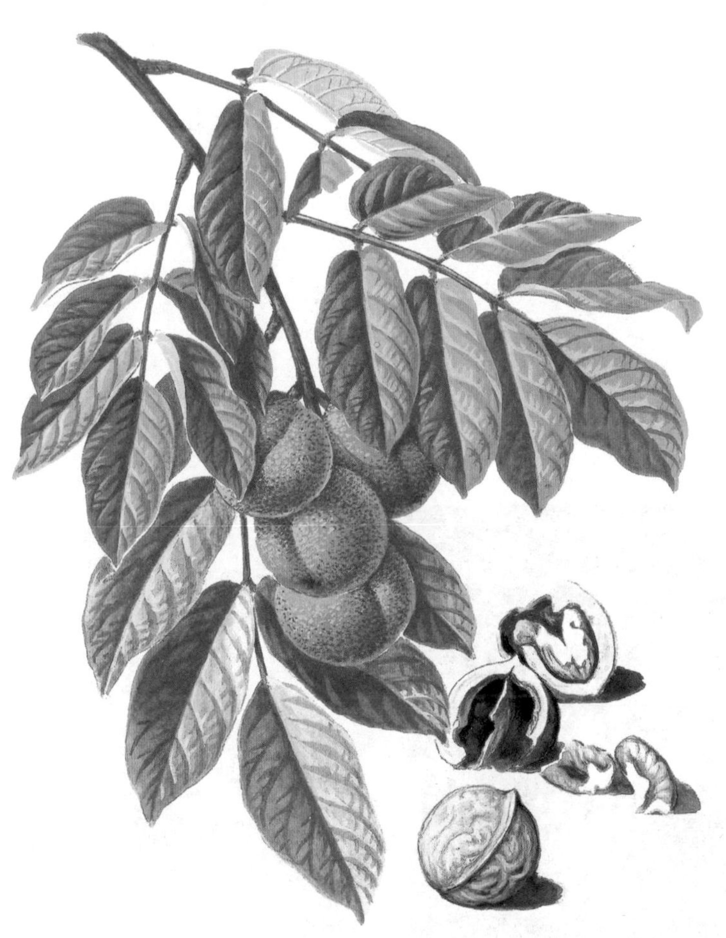

使用注意

阴虚火旺，痰热咳嗽及便溏者忌服。

参考资料

抗肿瘤药理：对小鼠肉瘤有抑制作用。

药方选例

1. 治唇癌：大核桃100枚，莪术、当归、白芥子、急性子各120g，芒硝、海粉各250g。加水煮沸1日1次，每时食核桃3~9个。

2. 治乳腺癌：核桃仁、川贝母各15g，金银花、川楝子各9g，蜂房6g，薜荔1个。水煎服，每日1剂。

3. 治白血病：核桃仁、党参、何首乌各30g，熟地黄、黄精各24g，黄芪、覆盆子、白术各18g，茯苓、当归、枸杞子各15g，鹿角胶9g（烊服），炙甘草3g。水煎服，每日1剂。

（拉）Chrysanthemi Flos

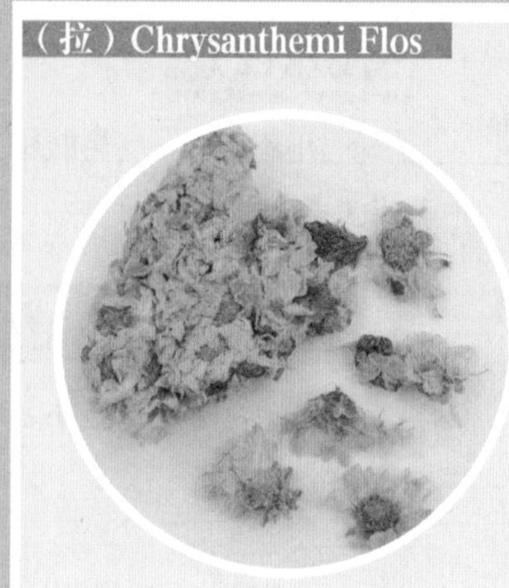

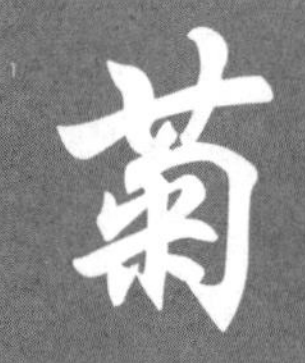

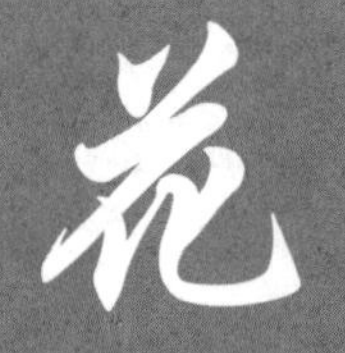

菊花

【别　　名】寿客、金英、黄华、秋菊、延年、日精、隐逸花。

【性味归经】辛、甘、苦，微寒。归肺、肝经。

【功　　效】散风清热，清肝明目，平抑肝阳，清热解毒。

来 源

菊花最早记载于《神农本草经》。本品为菊科植物菊的干燥头状花序。生用。

临床应用

常用治脑瘤、骨肉瘤、头颈部肿瘤等肿瘤中属肝肾阴虚证。

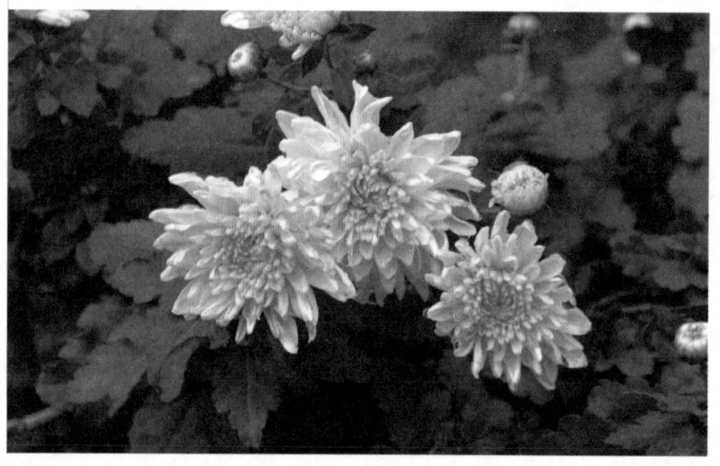

1. 用于脑瘤之肝肾阴虚证，常配伍枸杞子、川芎、龟甲、僵蚕等。

2. 用于脑瘤之肝风头痛眩晕，常配伍天麻、石决明、白芍、钩藤等。

3. 用于头颈部肿瘤因放疗致头颈不适，常配伍西洋参、麦冬、龟板等。

用法用量

煎服，10~15g；可入丸、散。亦可开水泡服。

使用注意

疏散风热多用黄菊花（杭菊花）；平肝明目多用白菊花（滁菊花）。

参考资料

抗肿瘤药理：菊花多糖类物质的抗放射作用而促进造血过程、刺激淋巴组织，增强动物和人的天然免疫性。从大量实验材料看，多糖的抗肿瘤和抗放射作用似乎是平行的。

药方选例

1. 治脑瘤及脑转移瘤属肝风内动证：菊花、川贝母各8g，羚羊角粉0.3g，钩藤、白芍、茯神各10g，竹茹12g，生地黄15g，桑叶6g，甘草3g。水煎服，每日1剂。

2. 治乳腺癌：菊花、石见穿、山慈菇、预知子、柴胡、女贞子各15g，全瓜蒌30g，生、熟地黄各25g，川楝子、枸杞子各12g，当归、香附各6g，甘草3g，可随证加减。水煎服，每日1剂。本方具有疏肝理气、化痰散结之功效，适用于乳腺癌属肝郁气滞者。

3. 治骨肉瘤：菊花、皂角刺、三棱各9g，海藻15g，山慈菇12g，莪术、马钱子各6g，山豆根30g。水煎服，每日1剂。

（拉）Herba Cynostemmatis Pentaphylli

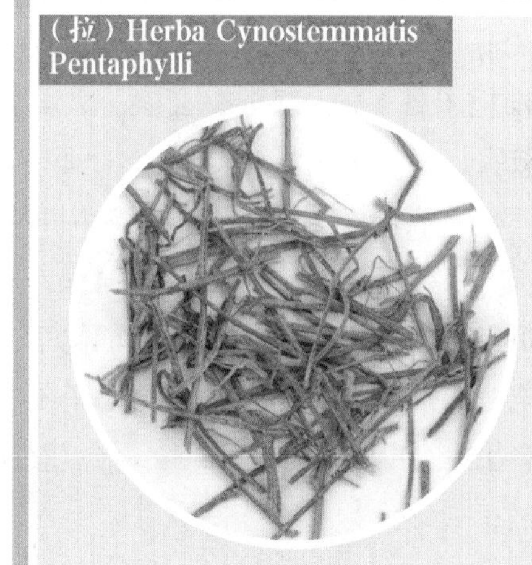

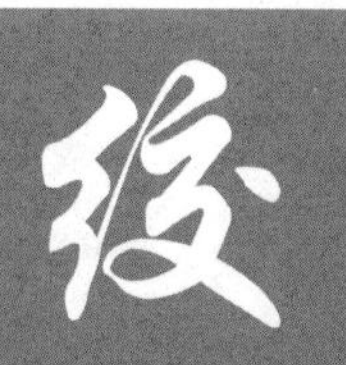
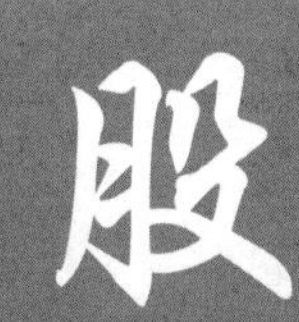
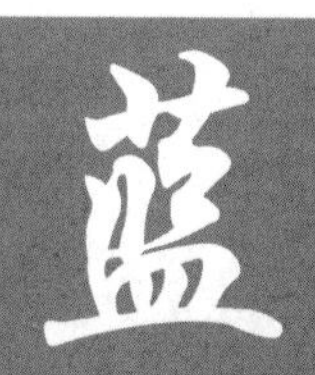

绞股蓝

【别　　名】七叶胆、小苦药、落地生。

【性味归经】苦、微甘，凉。归脾、肺、肾经。

【功　　效】益气养阴，清热化痰。

来源

绞股蓝最早记载于《救荒本草》。本品为葫芦科植物绞股蓝的干燥根茎或全草。晒干。生用。

临床应用

常用治肺癌、肠癌、脑瘤、宫颈癌等肿瘤中属脾胃虚弱、心肾阴虚、久病体弱者。本品能提高免疫功能，调节肿瘤病人体内阴阳的失衡。亦用治放、化疗的副反应。

1. 用于肺癌，多配伍鱼腥草、白花蛇舌草、川贝母、沙参等。

2. 用于肠癌，多配伍薏苡仁、半夏、炒山药、肉豆蔻等。

3. 用于宫颈癌，多配伍麦冬、沙参、茯苓、知母、重楼等。

4. 用于胃癌前病变，常配伍藤梨根、肿节风、菝葜、半夏等。

用法用量

煎服，15~30g；研末吞服，3~6g。亦可当茶泡服，或制成冲剂、口服剂、保健茶及饮料使用，可常服久服。外用适量，捣烂涂擦。

使用注意

本品偶有不良反应。

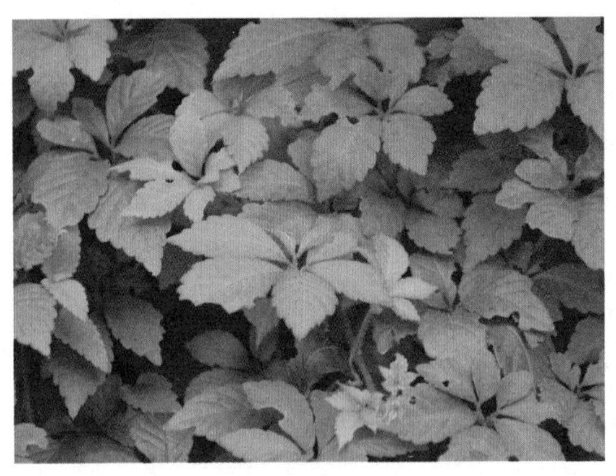

【参考资料】

抗肿瘤药理：绞股蓝皂苷对多种肿瘤均有抑制效果；体外实验证明绞股蓝皂苷有直接杀灭肉瘤细胞的作用；皂苷 X、XI 体外能显著抑制肝细胞的生长；并能提高机体的免疫功能。对肝癌、宫颈癌、肺癌和黑色素肉瘤等肿瘤细胞有显著抑制作用，抑制率为 20%~80%。

药方选例

1. 治脑瘤：绞股蓝、石斛、知母、白茅根各 15g，麦冬、沙参、钩藤、生地黄、黄精、枸杞子各 12g，僵蚕、玄参、大黄各 9g。水煎服，每日 1 剂。

2. 治肺癌：鱼腥草、白花蛇舌草各 24g，茯苓、猪苓、沙参、绞股蓝各 15g，麦冬、川贝母、紫菀、款冬花各 9g，仙鹤草、白毛藤各 30g，人参（另炖）6g，太子参、金银花各 10g，瓜蒌 20g，甘草 3g。水煎服，每日 1 剂。

3. 治子宫癌：绞股蓝 15g，麦冬、沙参、茯苓、知母、太子参各 10g，牡丹皮、枸杞子、石斛各 20g，白花蛇舌草、白毛藤各 30g，可随证加减。水煎服，每日 1 剂。

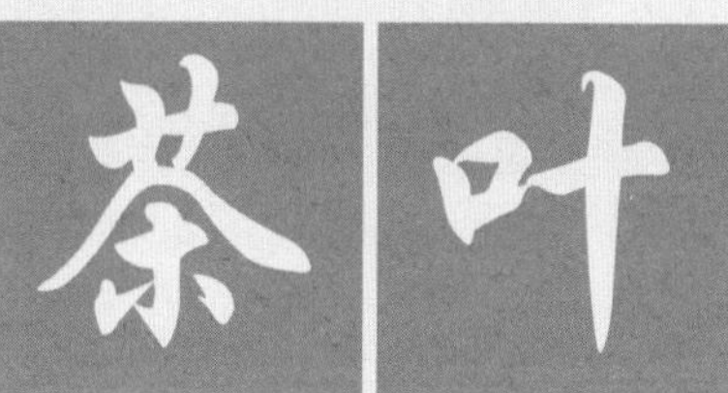

(拉) Folium Calmelliae

茶叶

【性味归经】甘、苦，微寒。归肺、胃经。

【功　　效】收敛，利尿，提神。

来 源

茶叶最早记载于《神农本草经》。本品为山茶科植物的干燥嫩叶或叶芽。生用。

临床应用

1. 经常饮茶，可防治肿瘤。

2. 用于逆转肿瘤多药耐药。

3. 用于肿瘤放化疗之血细胞减少症，常配伍西洋参、枸杞子等。

用法用量

开水泡服，3~9g。

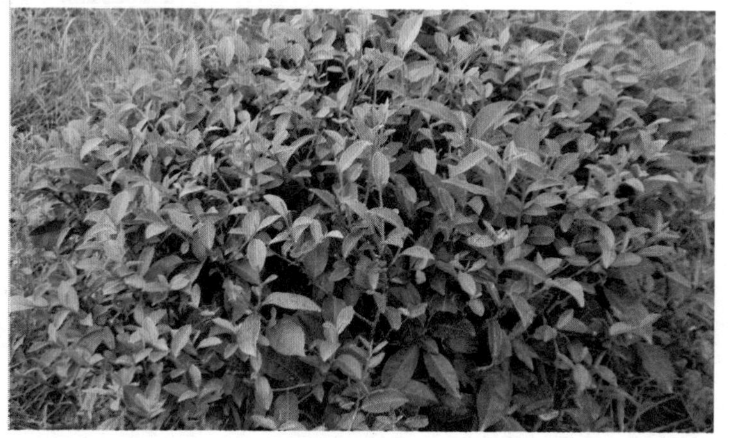

使用注意

茶叶含有鞣质，也是一种致癌物质，长期大量饮浓茶也可能成为一种致癌和促癌因素，故饮茶只可适量。

参考资料

抗肿瘤药理：茶叶可抑制大鼠食管肿瘤的发生。茶叶中主要的抗肿瘤活性成分为茶多酚，其主体是多种儿茶素，具有抗氧化作用，能阻断某些致癌物的生成，抑制促癌物的作用，杀伤肿瘤细胞和抑制肿瘤细胞的生长。本品能明显抑制亚硝基化合物的作用，对N-亚硝基化合物的合成阻断率平均为65%。还可预防黄曲霉素所致的肝癌的形成。

即加入绿茶，1 分钟后取出，待温时分 3 次服其汁，每日 1 剂。

药方选例

预防肿瘤：绿茶 1~3g，薏苡仁 100g。薏苡仁加水 600~800ml，煮至薏苡仁熟时，

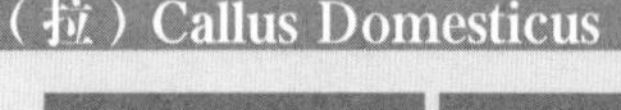
（拉）Callus Domesticus

乌骨鸡

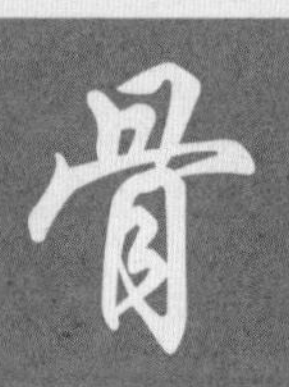
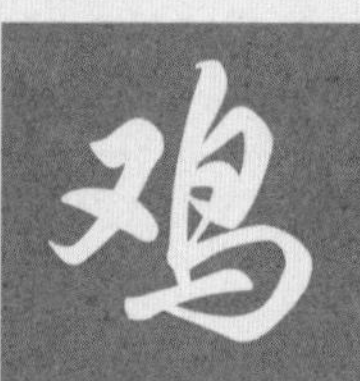
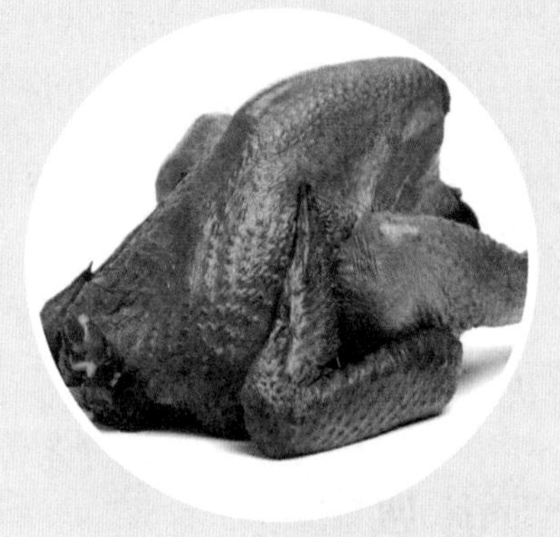

【性味归经】甘，平。归肝、脾、肾经。

【功　　效】养阴退热，补肝益肾，益气养血。

来 源

乌骨鸡最早记载于《本草纲目》。本品为雉科动物乌骨鸡（家鸡的一种）的可食部位。

临床应用

临床常用治各种肿瘤中属体虚者。

1. 平时适量食用可预防肿瘤，亦可用于肿瘤病人体质虚弱恢复阶段。

2. 用于肿瘤所致骨蒸羸弱、五心烦热，可配人参、柴胡同用。

用法用量

内服煮食，或烧存性研末，或入丸、散。

使用注意

感冒发热、咳嗽多痰忌服。

参考资料

抗肿瘤药理：本品含有丰富的胡萝卜素，具有预防肿瘤的作用。

（拉）Fructus caricae

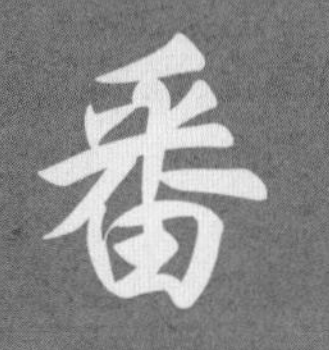
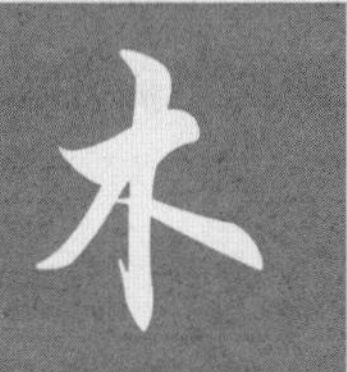
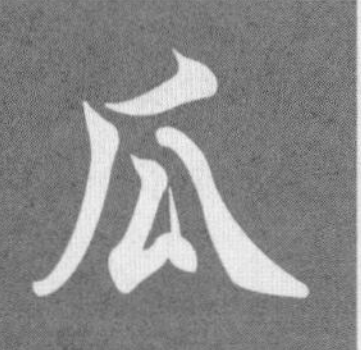

番木瓜

【别　　名】木瓜、乳瓜、万寿果。

【性味归经】甘，平。归肝、脾经。

【功　　效】利湿消肿，通乳醒酒，健胃消食。

来 源

番木瓜最早记载于《本草纲目》。本品为番木瓜科植物木瓜的成熟果实。

临床应用

本品为性质平和药食两用之品，肿瘤病人可食用。

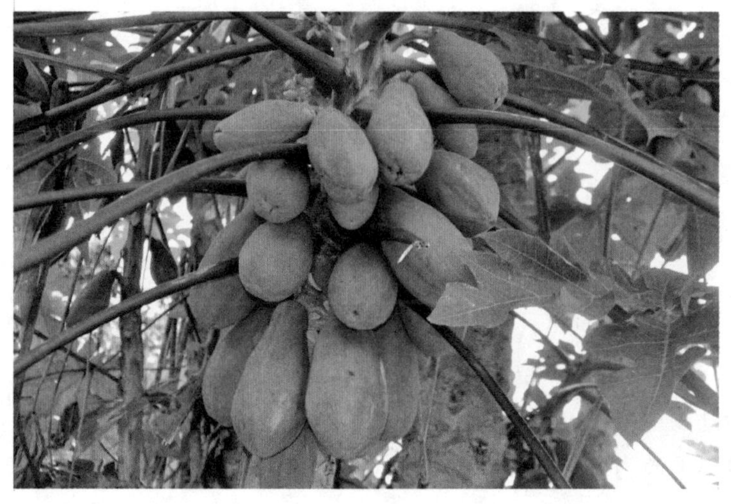

1. 用于胃癌，可用未成熟果实及叶制成粉剂服用。

2. 用于体表癌肿，半熟果实捣烂，外用敷患处，频频更换。

用法用量

干品 9~15g；鲜用不拘量。外用，水煎洗。

使用注意

孕妇、过敏体质者慎服。

不良反应

番木瓜碱对中枢神经有麻痹作用，中毒死因主要是呼吸麻痹与心脏障碍。

参考资料

抗肿瘤药理：番木瓜碱具有抗淋巴性白血病细胞的强烈抗肿瘤活性。实验表明将木瓜蛋白酶注射到肿瘤组织中，可使肿瘤组织缩小。

（拉）Radix Asparagi Officinalis

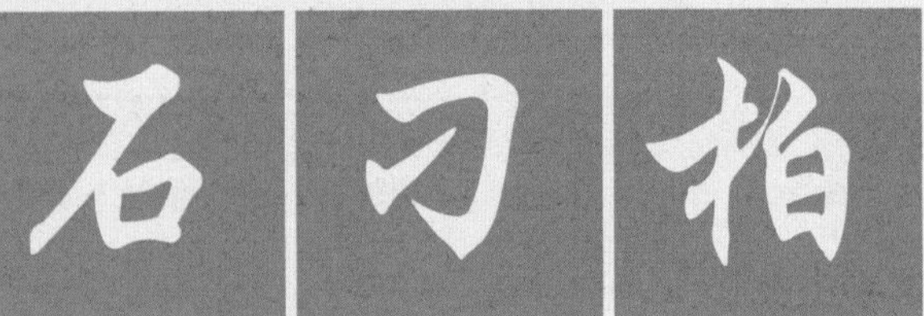

【别　　名】芦笋、小百部、山文竹。

【性味归经】微甘、苦，微温。归肺经。

【功　　效】润肺镇咳，祛痰杀虫。

来 源

石刁柏最早记载于《神农本草经》。本品为百合科植物石刁柏的块根。生用。

临床应用

石刁柏的嫩茎习称“芦笋”，质嫩味美可口，富含维生素C等营养物质及抗肿瘤成分，是著名防治肿瘤之菜蔬。将芦笋制成罐头，取制罐头的余汁（芦笋液）经常饮用，有防治肿瘤之功。本品为目前世界上最为有效的预防肿瘤保健食品之一。

用法用量

30~60g，水煎服。或取鲜芦笋60g，煮浓汤饮用，1次150ml左右，早晚各1次。

使用注意

患有痛风者不宜多食。

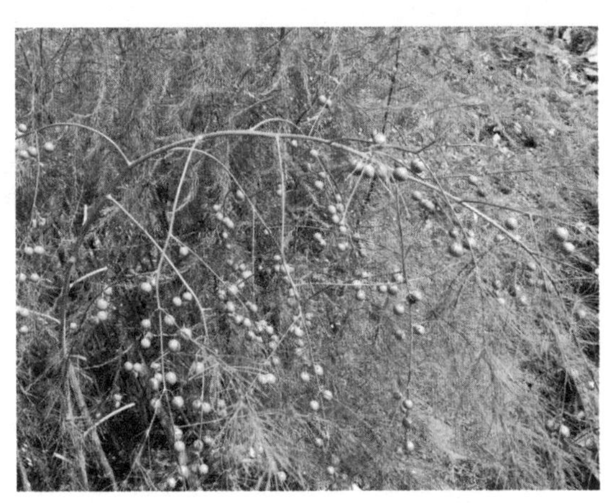

参考资料

抗肿瘤药理：一定浓度的石刁柏原汁对小鼠肺腺癌、人体鼻咽癌、人食管癌离体有明显的细胞毒作用。石刁柏原汁可促进外周血T细胞转化增殖，是机体免疫功能的生物调节剂，与白介素-2(IL-2)合用，可提高白介素的效价。石刁柏所含组织蛋白，可使细胞生长正常化，对已变异的细胞有修复作用。

（拉）Flammulina Velutipes

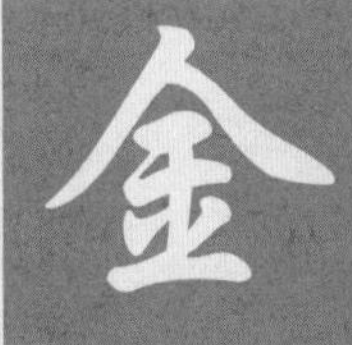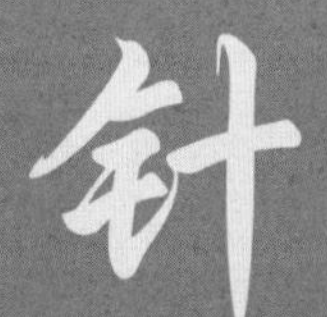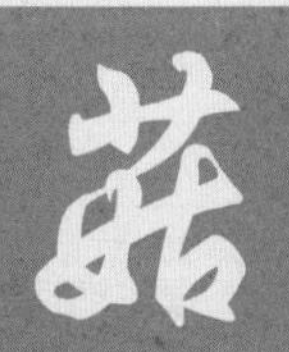

【别　　名】金菇、智力菇、构菌。

【性味归经】微苦、咸，寒。归肝、胃、肠经。

【功　　效】利五脏，益肠胃，抗癌。

来 源

金针菇最早记载于《中国药用真菌》。本品为白蘑科真菌冬菇的子实体。晒干或鲜用。

临床应用

本品为性质平和药食两用之防治肿瘤食品。

1. 为肿瘤患者体质虚弱、饮食欠佳的调理品。

2. 用于甲状腺瘤，多与海龙、紫菜、大枣等同用。

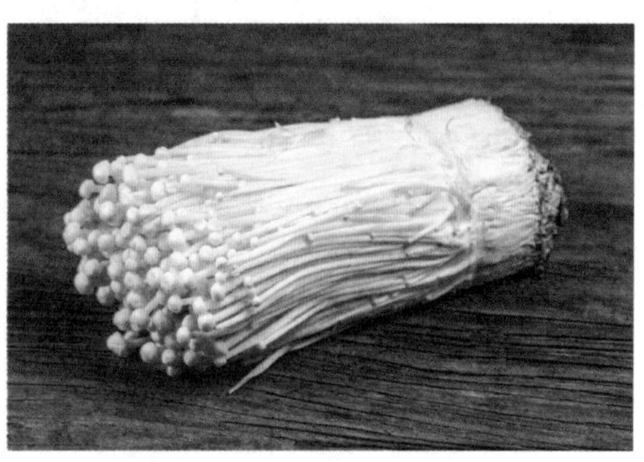

用法用量

煎服，10~20g；鲜品，30~60g。

参考资料

抗肿瘤药理：金针菇多糖对注鼠移植性肉瘤、肝癌和肺癌均有明显的抗活性作用，其强度与云芝多糖相近。从金针菇中提取的朴菇素，也能有效地抑制肿瘤的生长，具有明显的抗肿瘤作用。

（拉）Semen Viciae Fabae

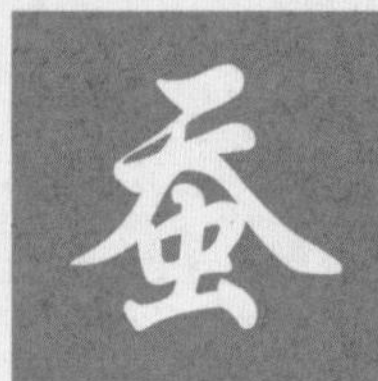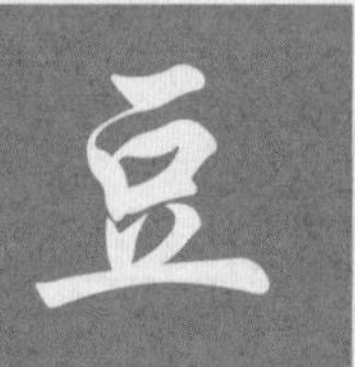

蚕豆

【别　　名】南豆、佛豆、马齿豆、胡豆。

【性味归经】甘，平。归脾、胃、心经。

【功　　效】健脾，利湿，解毒，消肿。

来 源

蚕豆最早记载于《救荒本草》。本品为豆科植物蚕豆的成熟种子。生用或鲜用。

临床应用

本品为性质平和药食两用之预防肿瘤食品。

1. 用于肿瘤病人正气虚衰、脾胃功能低下、营养不良性水肿，每天以蚕豆煮食。

2. 用于乳腺癌，可配松萝同用。

用法用量

鲜用煮食，30~80g。或研末；或作食品。外用适量，捣敷或烧灰敷。

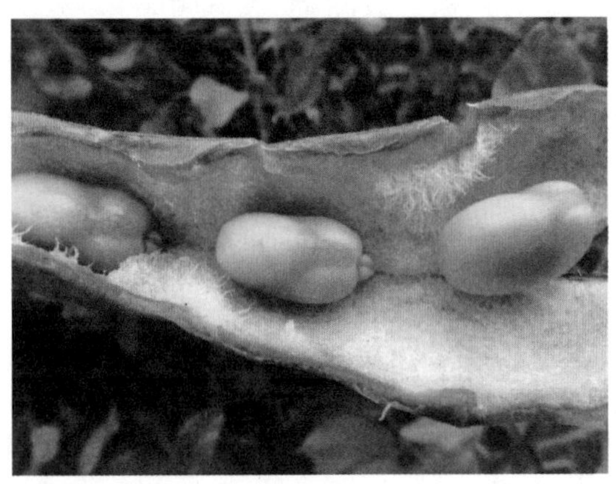

使用注意

寒痰及亡阳作渴者慎服；脾胃虚寒、大便溏泄者禁服。

参考资料

抗肿瘤药理：蚕豆中含有一种植物凝血素的蛋白质，它可以附着于肿瘤细胞上面，抑制肿瘤细胞的生长，从而具有防治肿瘤的作用。

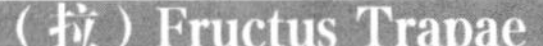

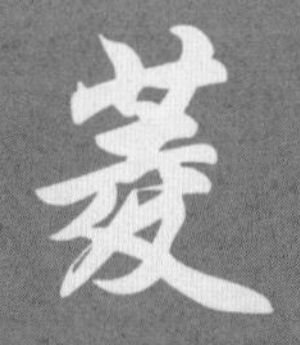

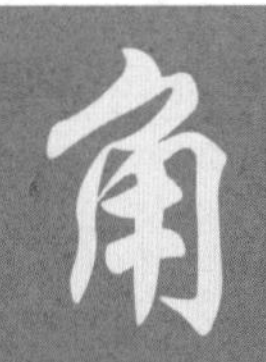

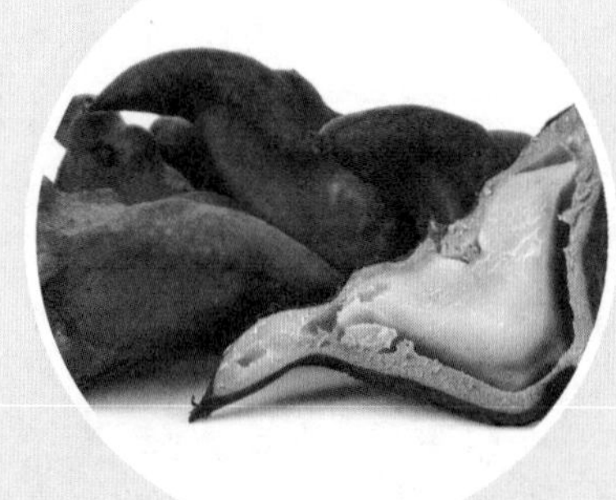

【别　　名】水菱、腰菱、菱实、水栗、水栗子。

【性味归经】甘，凉。归肠、胃经。

【功　　效】生食：消暑解热，除烦止渴；熟食：益气，健脾。

来 源

菱角最早记载于《齐民要术》。本品为菱科植物乌菱的果实。鲜用。

临床应用

本品为性质平和药食两用之防治肿瘤食品。用于消化道癌、食管癌、胃癌、肠癌。可作为肿瘤患者常服食品，与薏苡仁、藕、荸荠等同煮食之。

用法用量

鲜用煮食，30~60g，或作副食。

使用注意

脾胃虚寒、便溏腹泻、肾阳不足者均不宜食用。

参考资料

抗肿瘤药理：菱角的醇浸水液对肿瘤细胞的变性和组织增生均有抑制作用。果肉略有抗肿瘤腹水型的作用。体内抗肿瘤筛选试验发现种子浸水液有抗艾氏腹水癌的作用。

药方选例

1. 治食管癌、胃癌：菱角 30g，诃子、紫藤瘤（勾儿茶上的木瘤）、薏苡仁各 10g。水煎服，每日 1 剂，分早中晚服。

2. 防治食管癌、胃癌、宫颈癌：用生菱角 20 个，加适量水用文火熬成浓褐色汤服用，1 日 3 次；或用菱角肉 100g，加薏苡仁 30g，煮成粥吃。

3. 用于肿瘤补虚：菱角粥。大米 100g，煮粥，煮至半熟时，加入菱角粉 30~60g，同煮熟，用适量红糖调味食用。有健脾益胃、补气、预防肿瘤的作用。适用于慢性泄泻、营养不良、年老体弱等。

（拉）Semen Phaseoli Vulgaris

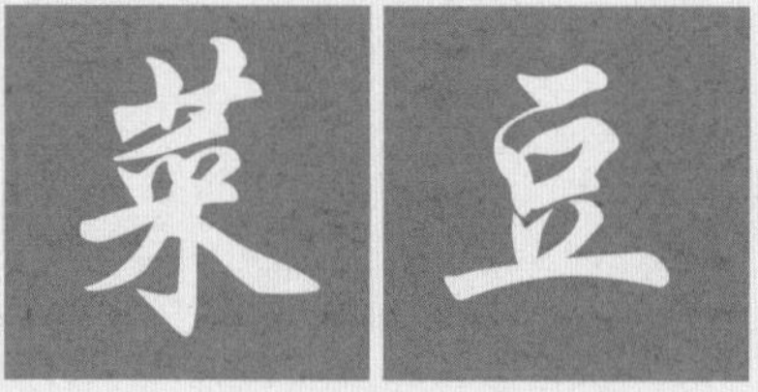

【别　　名】毛豆、毛毛豆、黄豆。
【性味归经】甘，平。归脾、大肠经。
【功　　效】健脾，利湿，益气补虚，解毒。

来 源

菜豆最早记载于《本草纲目》。本品为豆科植物菜豆植物豆成熟的种子。晒干。生用。

临床应用

本品为性质平和药食两用之防治肿瘤食品。用于各种肿瘤，如白血病、鼻咽癌、滋养叶细胞恶性肿瘤、乳腺癌、骨肉瘤等。

用法用量

煎服或煮食服。

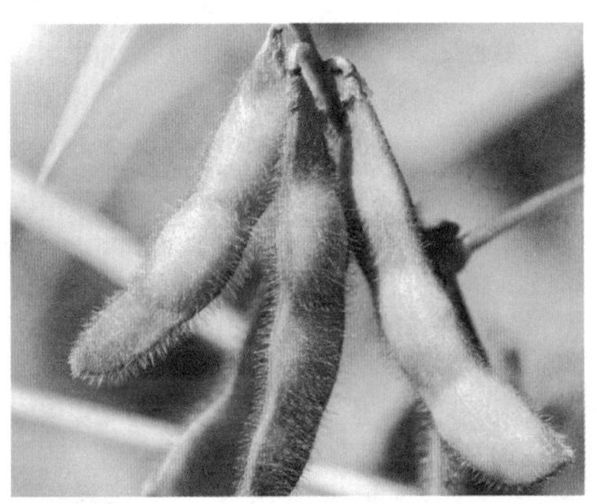

使用注意

黄豆性偏寒，胃寒者和易腹泻、腹胀、脾虚者以及常出现遗精的肾亏者不宜多食。不可生吃，生吃会中毒。

参考资料

抗肿瘤药理：体外植物血凝素能抑制人食管癌和肝癌细胞及小鼠白血病淋巴母细胞的生长。还能诱导干扰素、移动抑制因子和淋巴毒素的产生。实现发现，大豆含有蛋白酶抑制素，它可以抑制多种肿瘤，对乳腺癌的抑制效果最为明显。

（拉）Fructus Cucumis Sativi

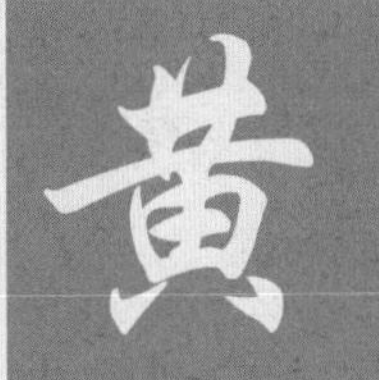

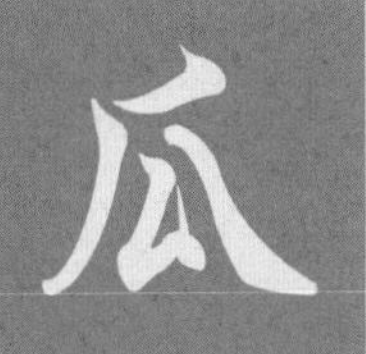

【别　　名】胡瓜、青瓜、王瓜、刺瓜。
【性味归经】甘，凉。归肺、胃、大肠经。
【功　　效】除热，利水，解毒。

来 源

黄瓜最早记载于《本草拾遗》。本品为葫芦科植物黄瓜的果实。鲜用。

临床应用

肿瘤患者身热口渴、胸中烦热者，本品可辅助食疗。

用法用量

鲜品食用。

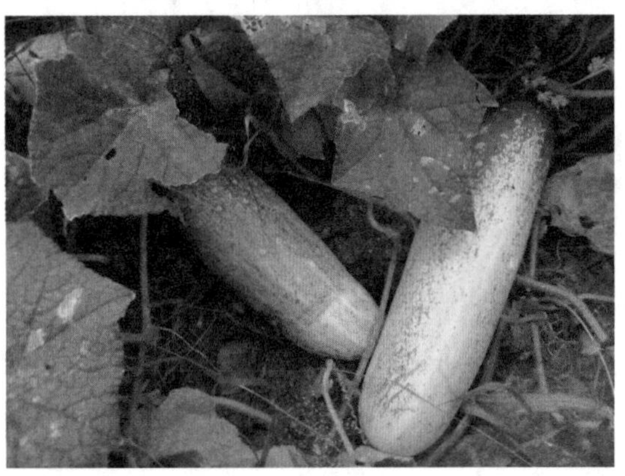

使用注意

①黄瓜性凉，胃寒、脾胃虚弱、肺寒咳嗽者不宜多吃；②不宜过量食用生黄瓜。

参考资料

抗肿瘤药理：葫芦素C在动物实验中有抗肿瘤作用。

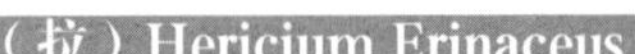

（拉）Hericium Erinaceus

猴头菌

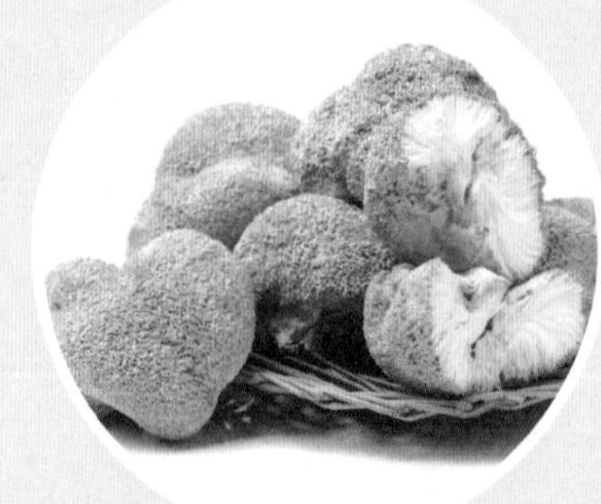

【别　　名】猴头、猴头蘑、刺猬菌、花菜菌。

【性味归经】甘，平。归脾、胃、心经。

【功　　效】行气消食，健脾开胃，安神益智。

来 源

猴头菌最早记载于《临江水土异物志》。本品为齿菌科真菌猴头菌的子实体。晒干。生用或鲜用。

临床应用

本品为性质平和的药食两用之防治肿瘤食品。

1. 用于消化道肿瘤及其他肿瘤患者体弱者，并可配合化疗应用。

2. 用于食管癌、胃癌前病变，可单用，或与六味地黄同用。

用法用量

10~25g；鲜品 30~100g。

使用注意

对菌类食品过敏者慎用。

参考资料

抗肿瘤药理：体内对小鼠瘤有抑制作用。体外对艾氏癌腹水型细胞显示活性，能抑制其脱氧核糖核酸的合成，阻止胸腺嘧啶脱氧核糖核苷和尿嘧啶核苷酸的掺入。

药方选例

治消化道肿瘤：猴头菌、白花蛇舌草、藤梨根各 60g。水煎服，每日 1 剂。

（拉）Lac Regis Apis

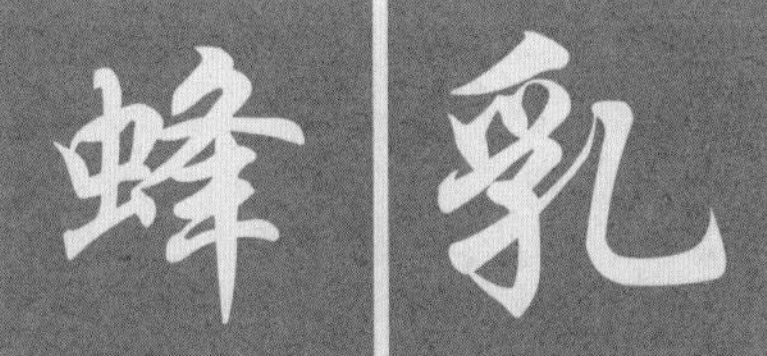

【别　　名】王浆、王乳、蜂王浆、蜂王乳、蜂皇浆。
【性味归经】甘、酸，平。
【功　　效】滋补强壮，益肝健脾。

来源

本品为蜜蜂科昆虫中华蜜蜂的工蜂咽腺及咽后腺的分泌物和花蜜所酿成的糖浆状物质。

临床应用

本品为性质平和的药食两用之扶正滋补之品，有防治肿瘤的作用，与化疗、放疗合用，对肝癌、肺癌、食管癌、鼻咽癌、乳腺癌、白血病均有良效。

用法用量

口服，每次 5~10ml，1 日 1~2 次。

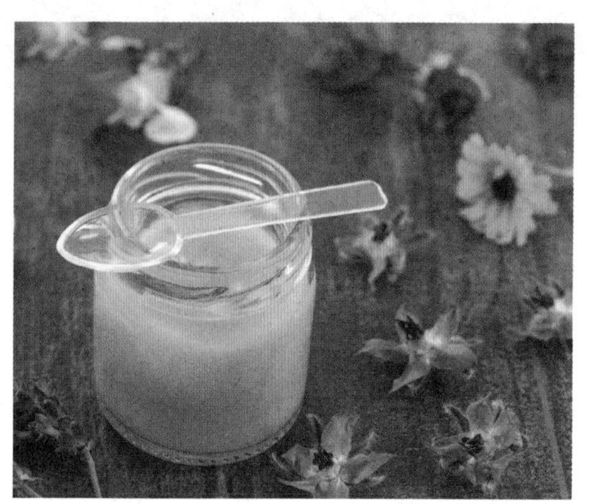

使用注意

凡肝阳亢盛及湿热阻滞者，或是发高热、大吐血、黄疸性肝病者，均不宜服用。

参考资料

抗肿瘤药理：药物成分可使患癌鼠较对照组存活时间显著延长。实验表明，蜂乳能抑制肿瘤细胞扩散，使肿瘤细胞发育出现退行性变化，对肿瘤起到预防作用。

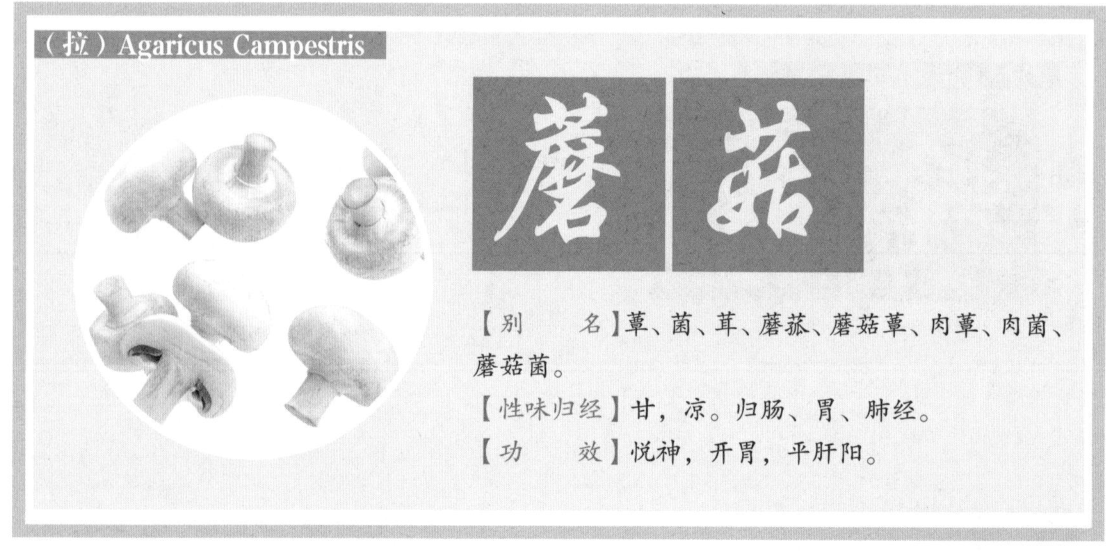

（拉）Agaricus Campestris

蘑菇

【别　　名】蕈、菌、茸、蘑菰、蘑菇蕈、肉蕈、肉菌、蘑菇菌。

【性味归经】甘，凉。归肠、胃、肺经。

【功　　效】悦神，开胃，平肝阳。

来源

蘑菇最早记载于《本草纲目》。本品为黑伞科植物四孢蘑菇的子实体。生用或鲜品用。

临床应用

本品为性质平和的药食两用之防治肿瘤扶正食疗佳品。用

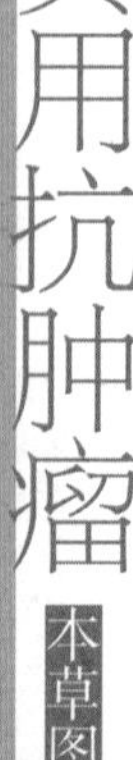

于肿瘤病人体倦气虚、胃纳不佳、咳嗽有痰者，或放疗、化疗后白细胞减少者。取本品及禽、畜、肉或海味炖、炒、煮，其味香郁，既增进食欲又补益强身，常食有防治肿瘤的作用。

用法用量

干品 10~30g；鲜品 30~70g。

使用注意

便泄者慎食。

参考资料

抗肿瘤药理：蘑菇是一种免疫型抗肿瘤药物，通过增强机体免疫功能，依靠T淋巴细胞，特别是杀伤性T细胞的作用来监视、杀伤肿瘤细胞。

药方选例

1. 治肺癌属痰热阻肺型：蘑菇 30g，野葡萄根 60g。煎汤，蜂蜜调味服。每日 1 剂，常服。

2. 肿瘤的辅助疗法：蘑菇、豆腐（或火腿）、油、盐各适量。蘑菇洗净，豆腐切成小块，加水共煮，熟后再放油、盐等调料。每次吃小半碗，每日服 2 次。

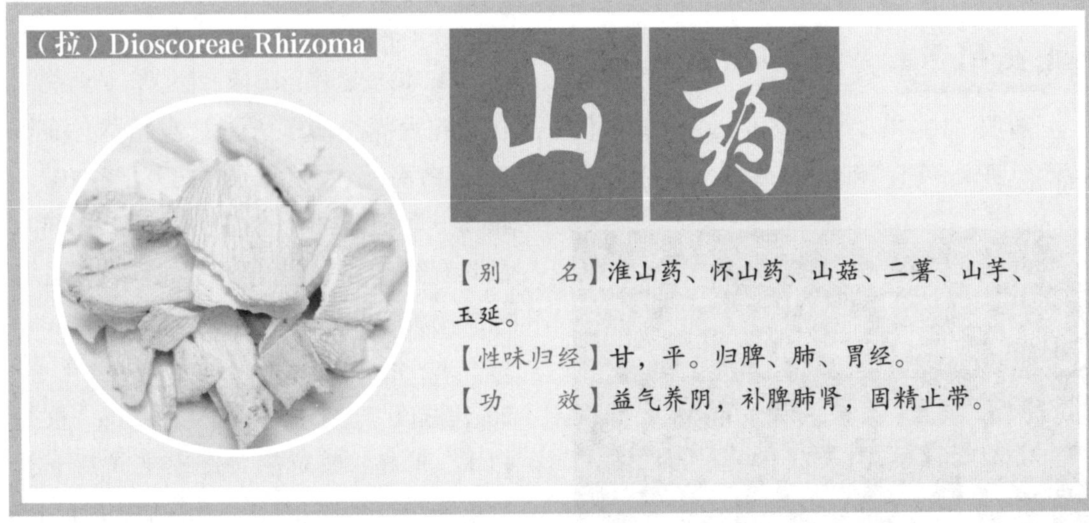

（拉）Dioscoreae Rhizoma

山药

【别　　名】淮山药、怀山药、山菇、二薯、山芋、玉延。

【性味归经】甘，平。归脾、肺、胃经。

【功　　效】益气养阴，补脾肺肾，固精止带。

来源

山药最早记载于《神农本草经》。本品为薯蓣科植物薯蓣的根茎。润透，切厚片，生用或麸炒用。

临床应用

常用治鼻咽癌、胰腺癌、大肠癌、肺癌、乳腺癌、胃癌、肝癌、皮肤癌等肿瘤中属脾气虚弱、气阴两虚或气虚邪实证。

1. 用于肿瘤之脾胃虚弱证，常配伍人参、茯苓、白术、薏苡仁等。

2. 用于鼻咽癌，常配伍生地黄、牡丹皮、白花蛇舌草、石上柏等。

3. 用于肺癌之气阴两虚证，常配伍黄芪、玉竹、麦冬、薏苡仁等。

4. 用于皮肤癌之脾虚痰凝证，常配伍扁豆、薏苡仁、白芥子、瓜蒌等。

用法用量

煎服，10~30g。大量 60~250g，煎水代茶饮。研末吞服，每次 6~10g。补阴生津宜生用，健脾止泻宜炒用。

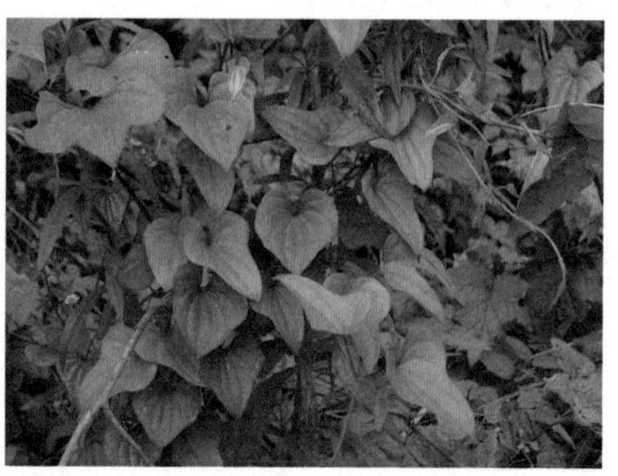

使用注意

本品养阴能助湿，故湿盛中满而有积滞及邪热内实者忌服。

参考资料

抗肿瘤药理：研究证实，山药可作为抗肿瘤及化疗的辅助保健食品，因为腹腔注射山药多糖能显著增加环磷酰胺抑制的小鼠末梢血细胞总数。

药方选例

1. 治胰腺癌：山药、瓜蒌、枳实各15g，茯苓、党参、茯神、陈皮、猪苓、苏梗、炒谷芽、炒麦芽各 10g，炒白术、姜半夏、茵陈各 12g。水煎服，每日 1 剂。

2. 治皮肤癌：山药、薏苡仁、土茯苓、白花蛇舌草各 30g，拳参、夏枯草、瓜蒌各15g，白术、扁豆、僵蚕、白芥子各 10g，甘草 5g，可随证加减。水煎服，每日 1 剂。本品具有健脾利湿、软坚化痰之功效，适用于皮肤癌属脾虚痰凝证。

3. 治肝癌：山药、白英、党参各20g，薏苡仁、半枝莲、重楼各 30g，茯苓、白术、厚朴、柴胡各 10g，砂仁（后下）、甘草各 6g，可随证加减。水煎服，每日 1 剂。本品具有健脾清肝、消癥散结之功效，适用于肝癌属肝盛脾虚证。

4．治宫颈癌：山药、茯苓、败酱草、蒲公英、紫草各15g，熟地黄、山茱萸各12g，白花蛇舌草30g，泽泻、牡丹皮、黄柏各10g，甘草5g，可随证加减。水煎服，每日1剂。本品具有滋阴、清热解毒之功效，适用于宫颈癌属肝肾阴虚证。

（拉）Semen Phaseoli Radiali

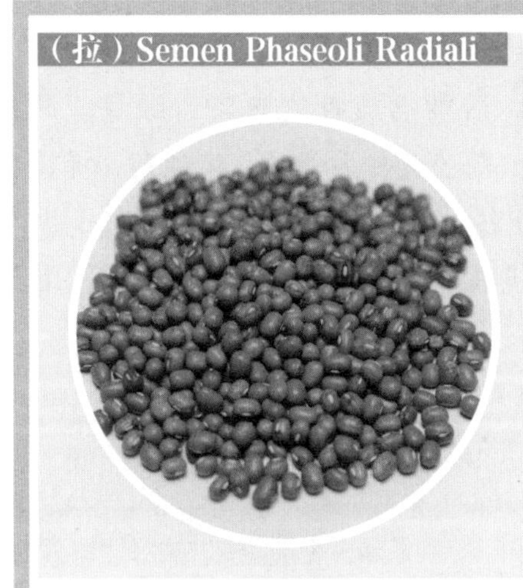

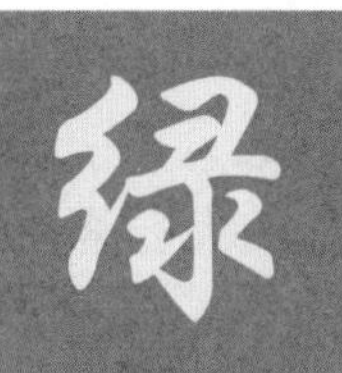
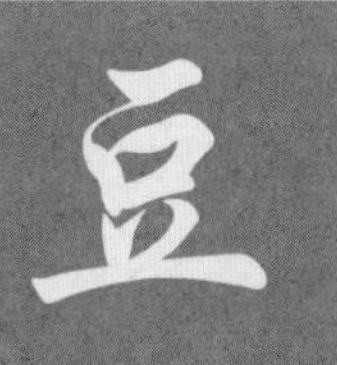

绿豆

【别　　名】青小豆、菉豆、植豆。
【性味归经】甘，寒。归心、胃经。
【功　　效】清热解毒，消暑，利尿。

来源

绿豆始载于《日华子本草》。本品为豆科植物绿豆的种子。晒干。打碎生用。

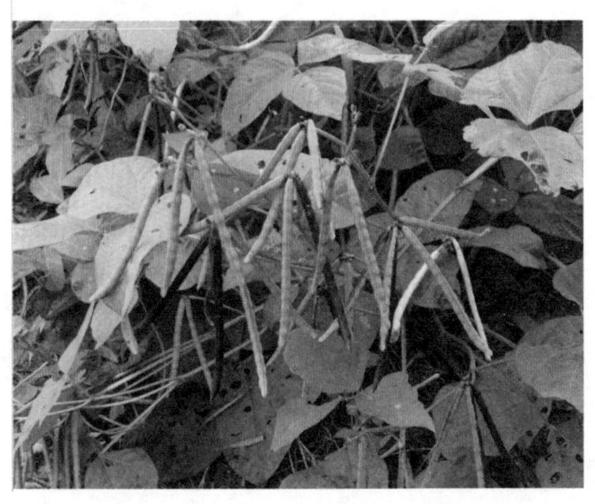

临床应用

本品药食两用，有防治肿瘤作用，与化疗、放疗合用，有减毒增效作用。

1．用于肿瘤化疗所致的药毒，常配伍枸杞子、黄精、白术、甘草等。

2．用于肿瘤放疗所致的热毒，常配伍玉竹、百合、玄参、生地黄等。

3．用于诸类中毒，常配伍甘草、蒲公英、大青叶等。

用法用量

煎服，15~30g。外用适量。

使用注意

脾胃虚寒，滑肠泄泻者慎用。

参考资料

抗肿瘤药理：小鼠饲以绿豆粉饲料能够预防吗啡啉和亚硝酸钠诱发的小鼠肺癌和肝癌，可降低肿瘤的数目和重量，证明具有预防肿瘤作用。

药方选例

1. 治肿瘤化疗之药毒：绿豆、薏苡仁、土茯苓各30g，枸杞子、茯苓各15g，山茱萸、黄精、白术各10g，甘草5g。水煎服，每日1剂。或煎水代茶饮用。

2. 治肿瘤放疗之热毒：绿豆、芦根各30g，蒲公英、大青叶、生地黄、泽泻各15g，麦冬、天冬、玉竹、菊花各10g，甘草6g。水煎服，每日1剂。或煎水代茶饮用。

（拉）Fructus Fici

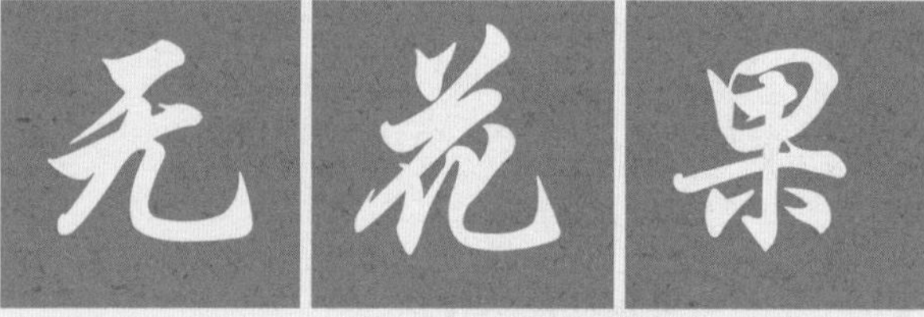

【别　　名】映日果、奶浆果、树地瓜、蜜果。

【性味归经】甘，平。归肺、胃、大肠经。

【功　　效】清热润肺，开胃养津，理肠止泻。

来源

无花果最早记载于《救荒本草》。本品为桑科植物无花果的聚花果。晒干或烘干。

临床应用

1. 鲜树干割取的白色乳汁涂患处，可用于治赘疣及皮肤癌。

2. 本品可作为肿瘤病人的食疗水果和佐食佳品。

用法用量

煎服，6~15g。量大可用至20~50g。外用研末适量。

使用注意

脾胃虚寒与糖尿病患者忌食。

参考资料

抗肿瘤药理：无花果能抑制肿瘤细胞的蛋白合成，使肿瘤细胞失去营养而死，具有明显的防治肿瘤、增强人体免疫功能的作用。无花果对小鼠腹水癌、肉瘤、肝癌及肺癌的抑瘤率分别为53.81%、41.82%、44.44%、48.52%。

药方选例

1. 治上腭、鼻窦囊状基底细胞上皮癌：无花果60g，当归10g，天花粉、白花蛇舌草、蒲公英各30g，山豆根、孩儿草、生地黄、白芍、大蓟、小蓟各15g。水煎服，每日1剂。本方具有清热解毒散结、滋阴养血之功效，适用于上腭、鼻窦囊状基底细胞上皮癌属邪热内结，精血阴津耗竭者。

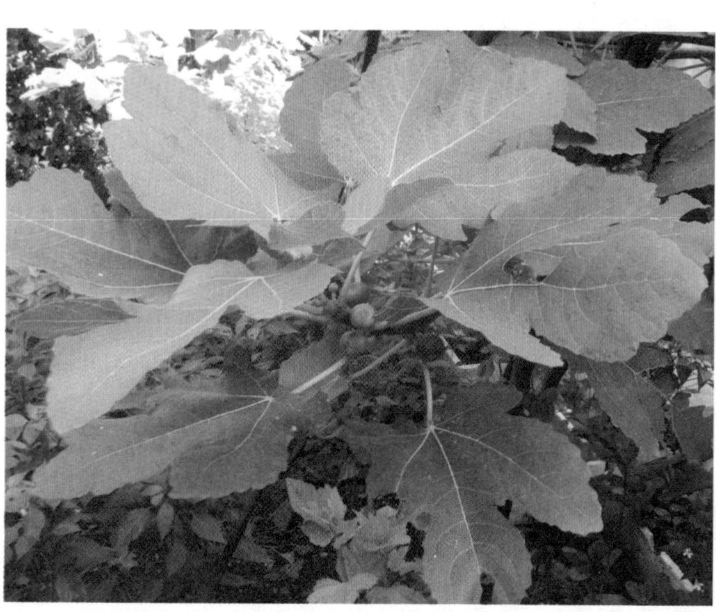

2. 治直肠癌：无花果、生黄芪、白花蛇舌草、马鞭草、马齿苋、仙鹤草各30g，砂仁、鸡内金、升麻、厚朴各10g，炒地榆、炒槐花、郁金、墨旱莲、白芍、木瓜各15g，石见穿18g，可随证加减。水煎服，每日1剂。本方具有扶正抗瘤、化瘀解毒之功效。

3. 治大肠癌：无花果10g，半枝莲、生薏苡仁、白花蛇舌草各30g，苦参、白槿花各12g，重楼、大血藤、白头翁各15g。水煎服，每日1剂。本方具有清热解毒、祛瘀消肿之功效，适用于大肠癌瘀毒内聚者。

4. 治膀胱癌：无花果、龙葵、白英各30g。水煎服，每日1剂。本方具有清热解毒、利尿通淋之功效，适用于治各期膀胱癌。

5. 各种肿瘤患者食疗：无花果（鲜品）500g，猪瘦肉100g，炖2小时服汤食肉。

第九章 其他类抗肿瘤中药

（拉）Bletillae Rhizoma

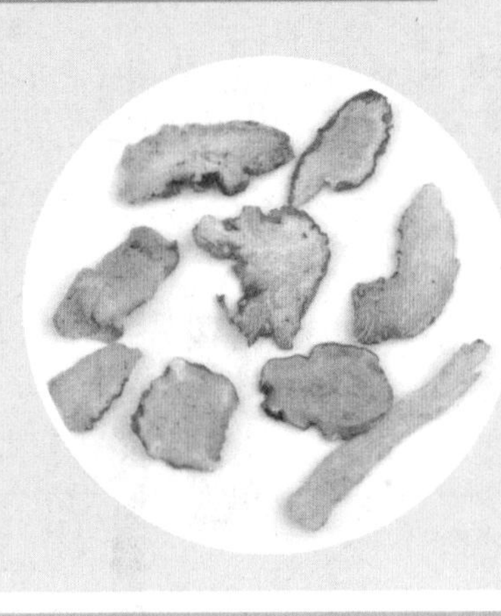

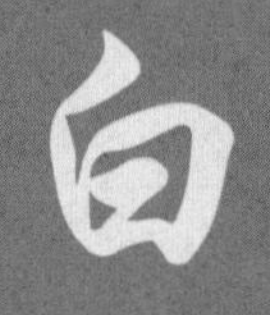

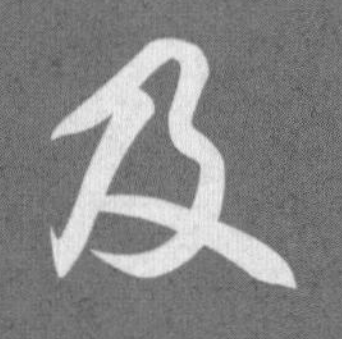

【别　　名】白根、甘根、连及草、白给、箬兰、朱兰、紫蕙、百笠。

【性味归经】苦、甘、涩，微寒。归肺、胃、肝经。

【功　　效】收敛止血，消肿生肌。

来源

白及最早记载于《神农本草经》。本品为兰科植物白及的块茎。晒干。生用。

临床应用

常用治肺癌、胃癌、宫颈癌等肿瘤中属肺胃出血证。

1. 用于肺癌之痰热壅盛者，常配伍石韦、夏枯草、土贝母等。

2. 用于阴茎癌，常配伍紫草、炉甘石、重楼等，同研末敷患处。

3. 用于胃癌之出血，常配伍三七、海螵蛸、大黄炭、炒栀子等。

用法用量

煎服，3~10g。入丸、散，每次 2~5g。外用适量。

使用注意

外感咯血、肺痈初起及肺胃有实热者慎服。反乌头。

参考资料

抗肿瘤药理：本品含多聚糖具有抗肿瘤作用，对小鼠腹水型肉瘤有明显的抑制作用和一定的预防作用；提取物对小鼠移植性肉瘤亦有明显的抑制作用；并提高机体非特异性免疫功能，使抗体形成增多，巨噬细胞吞噬能力增强。

药方选例

1. 治肺癌：白及、玄参、魔芋、北沙参、血余炭、败酱草各15g，半枝莲、鱼腥草、生地黄、芦根各30g，金银花、天花粉、干蟾皮、大血藤、太子参、天南星、壁虎各9g。水煎服，每日1剂。

2. 治呼吸道及消化道恶性肿瘤出血证：白及、地榆各1kg，仙鹤草5kg。将白及、地榆研粉，仙鹤草熬膏混合制成颗粒压片，1片0.3g。1次3片，每日3次。

3. 治宫颈癌：白及、儿茶、血竭、青黛、冰片各9g，生石膏60g。共研细末，制成粉剂。外用撒宫颈患处。

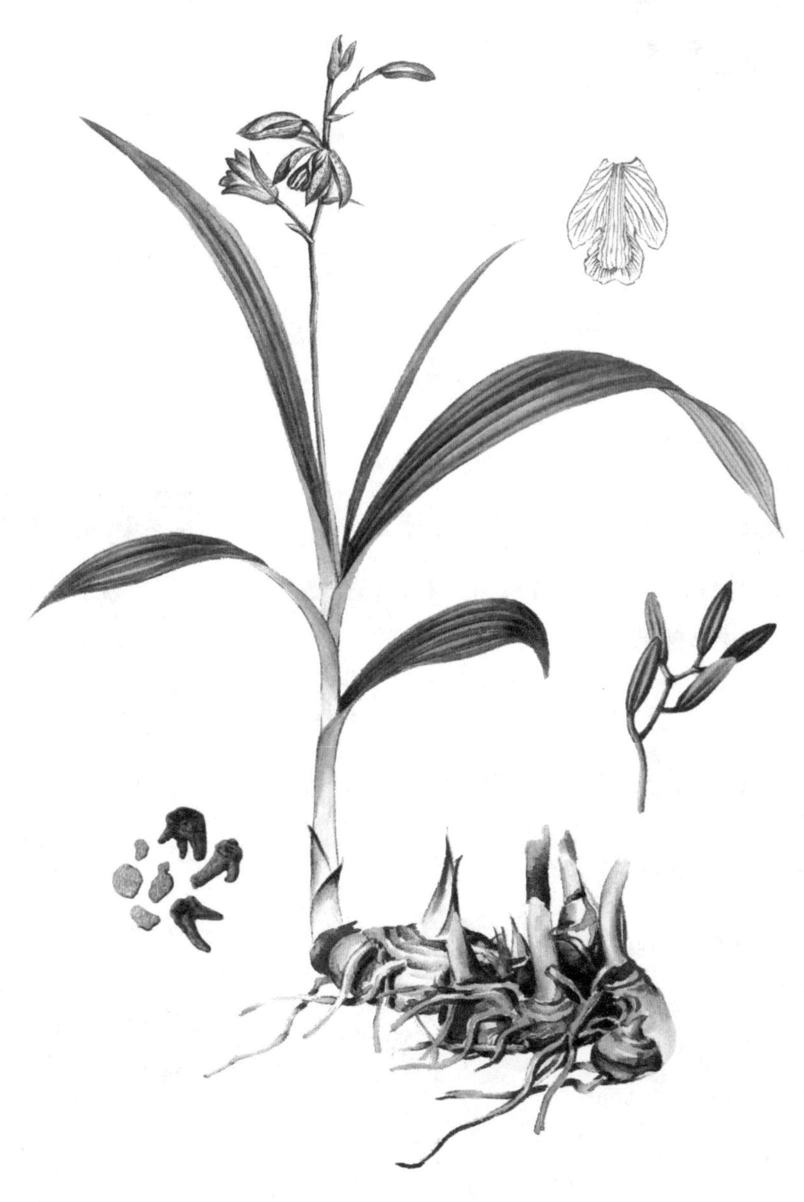

(拉) Cicadae Periostracum

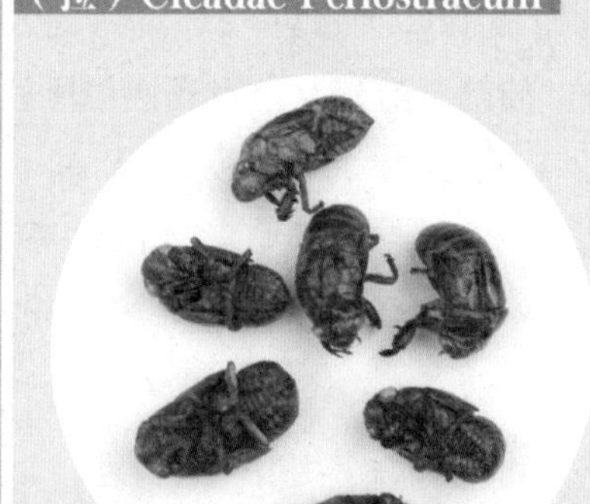

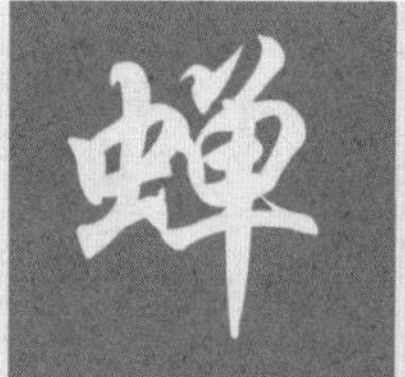
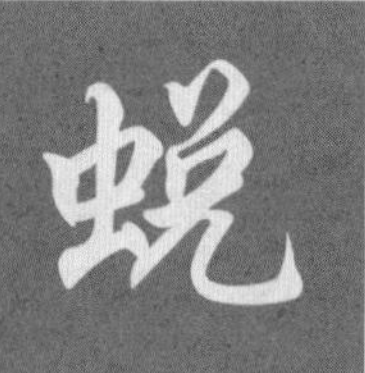

蝉蜕

【别　　名】蝉退、蝉壳、蝉衣。

【性味归经】甘，寒。归肺、肝经。

【功　　效】发散风热，透疹止痒，祛风止痉，退翳明目。

来源

蝉蜕始载于《名医别录》。本品为蝉科昆虫黑蚱的若虫羽化时脱落的皮壳。晒干。生用。

临床应用

常用治脑瘤、甲状腺癌、鼻咽癌、喉癌、耳鳞状上皮细胞癌等肿瘤中属热邪犯肺证。

1. 用于鼻咽癌，常配伍石上柏、重楼、苍耳草、盐肤木等。

2. 用于喉癌，常配伍山豆根、桔梗、金果榄、板蓝根等。

用法用量

煎服，3~10g；或单味研末冲服。一般病症用量宜小；止痉则需大量。

使用注意

孕妇慎用。

不良反应

偶可出现全身散在性小皮疹。

参考资料

抗肿瘤药理：水提取物对小鼠艾氏腹水癌细胞表现出高度的抗肿瘤活性，抑制率为75%以上。对人宫颈癌细胞抑制率为100%，同时对人体正常细胞也有抑制作用，抑制率为50%。临床证明蝉蜕开始确实有抑制正常细胞作用，但用药5个月后，这种抑制正常细胞作用却消失。

药方选例

1. 治脑星形细胞瘤：蝉蜕、僵蚕、地龙、重楼、鹿衔草各10g，白花蛇舌草60g，半枝莲、野葡萄根各30g，海藻、夏枯草、牡蛎（先煎）各15g。水煎服，每日1剂，分2次服。

2. 治甲状腺癌：蝉蜕、蜈蚣、僵蚕、全蝎、夜明砂、穿山甲各等份。研为细末，神曲糊为丸，粟米大，1次3~4.5g，空腹用黄酒送下，每日2次。

3. 治耳鳞状上皮细胞癌：蝉蜕、板蓝根、凤凰衣各6g，射干、炒僵蚕、土贝母、胖大海各9g，地龙、桔梗各4.5g，败酱草、凤尾草各12g。水煎服，每日1剂。

4. 治大肠癌：白及15g，鸦胆子15粒，苦参、白头翁、徐长卿、乳香、没药各30g。加水1000ml，煎至300~500ml，放至湿热后用空针抽取，保留灌肠，隔日1次。可与内服中药同时使用。

5. 治恶性黑色素瘤：蝉蜕6g，莪术、玄参、山慈菇各15g，白花蛇舌草、重楼、半边莲各30g。水煎服，每日1剂。

（拉）Cinnamomi Ramulus

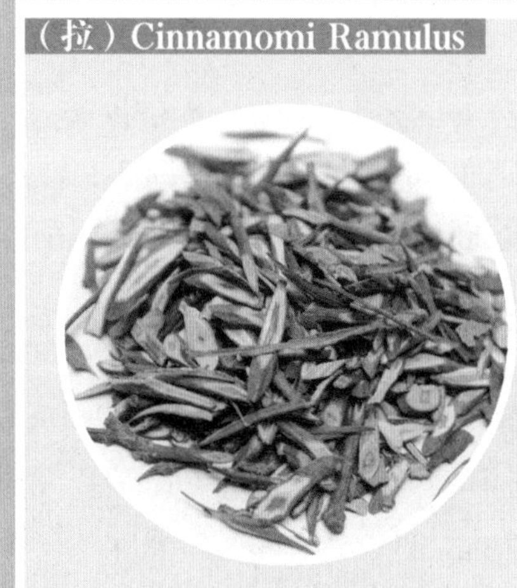

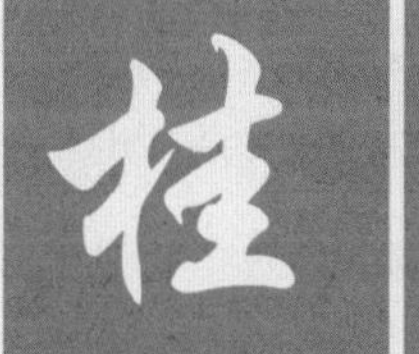

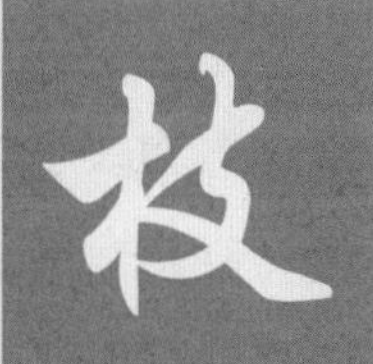

桂枝

【别　　名】柳桂、桂树枝、肉桂枝。

【性味归经】辛、甘，温。归心、肺、膀胱经。

【功　　效】发汗解肌，温通经脉，通阳化气。

来源

桂枝始载于《神农本草经》。本品为樟科植物肉桂的干燥嫩枝。截断切片。晒干生用。

临床应用

常用治肺癌、宫颈癌、卵巢癌、肝癌、恶性淋巴瘤等肿瘤中属寒凝血瘀或阳虚证。

1. 用于肺癌，常配伍王不留行、制附片、丹参、莪术等。

2. 用于纵隔恶性肿瘤，常配伍枳实、半夏、薤白、附子等。

3. 用于卵巢癌，常配伍桃仁、大黄、茯苓、甘遂等。

4. 用于骨癌，常配伍鹿角胶、白芥子、骨碎补、蜈蚣等。

用法用量

煎服，3~10g。

使用注意

本品辛温助热，凡外感热病、阴虚火旺、血热妄行者忌用。孕妇及月经过多者慎用。

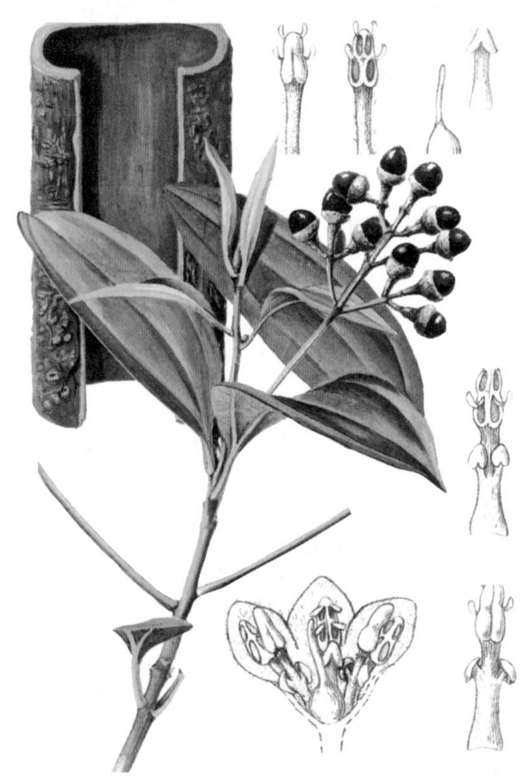

参考资料

抗肿瘤药理：桂皮醛有抗肿瘤活性。体外筛选实验证明桂枝对肿瘤细胞有抑制效果。

药方选例

1. 治肺癌：桂枝、王不留行各30g，制附片（先煎4小时）12g，黄芪60g，丹参、莪术、炙甘草各15g，干姜6g，大枣12枚。水煎服，每日1剂。

2. 治纵隔恶性肿瘤：桂枝、檀香、杏仁、延胡索、枳实、半夏、陈皮、薤白、附子各10g，瓜蒌皮、茯苓、丹参、赤芍各15g，甘草5g，可随证加减。水煎服，每日1剂。本方具有温通胸阳、散寒止痛之功效，适用于纵隔恶性肿瘤属阳虚寒盛者。

3. 治食管癌：桂枝、半夏、白芍各10g，党参、黄芪各20g，白术、威灵仙、茯苓、预知子各12g，山慈菇、熟附子各10g，全蝎、炙甘草各6g，可随证加减。水煎服，每日1剂。本方具有健脾益气、温阳散结之功效，适用于食管癌属气虚阳微者。

4. 治卵巢癌：桂枝、桃仁、大黄各15g，茯苓40g，牡丹皮、白芍、阿胶各20g，甘遂5g。水煎服，每日1剂。

5. 治宫颈癌：桂枝、茯苓、三棱、莪术、黄药子、茜草、白头翁、半枝莲各20g，黄柏、黄芩、牡丹皮、赤芍、红花、桃仁各15g。水煎服，每日1剂。

(拉) Alpiniae Officinarum Rhizoma

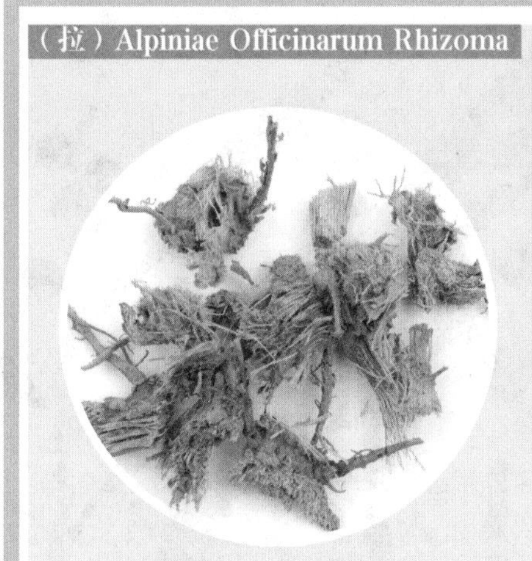

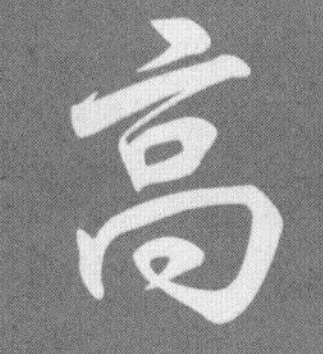
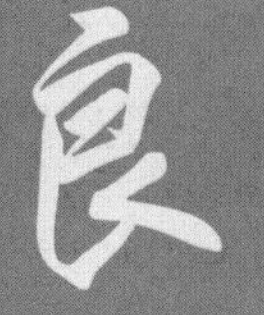
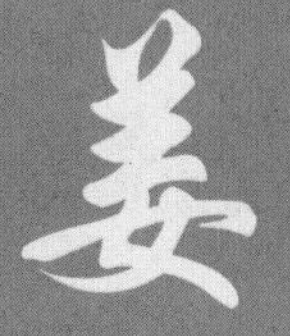

高良姜

【别　　名】风姜、小良姜、高凉姜、良姜、蛮姜、佛手根、海良姜。

【性味归经】辛，热。归脾、胃经。

【功　　效】散寒止痛，温中止呕。

来源

高良姜始载于《名医别录》。本品为姜科植物高良姜的干燥根茎。晒干。生用。

临床应用

常用治肝癌、胃癌、脑胶质瘤等肿瘤中属脾胃虚寒或气血阻滞证，常与香附相须为用。

1. 用于脑胶质瘤，常配伍川芎、蜈蚣、白芷、苍耳子、莪术等。

2. 用于胃癌致胃寒肝郁、脘腹胀痛，常配伍香附、青木香、白芷等。

3. 用于肿瘤化疗致胃寒恶心呕吐，常配伍制干姜、陈皮、吴茱萸等。

用法用量

煎服，3~10g；研末服，每次 3g。

参考资料

抗肿瘤药理：本品热水提取物对小鼠肉瘤有明显的抗肿瘤活性。

药方选例

1. 治脑胶质瘤：高良姜、百部、海藻、牡蛎、肉桂各 15g，当归、川芎、白芷、苍耳子、蝉蜕、莪术、党参、苍术、薏苡仁、陈皮各 10g，蜈蚣 2 条，土茯苓 40g，牵牛子、槟榔各 30g。每日 1 剂，水煎分 2 次早晚服。

2．治胃癌属脾胃虚寒证：高良姜、熟附块、吴茱萸、甘草各6g，茯苓15g，半夏、白芍各12g，党参、白术、陈皮各9g，干姜3g。水煎服，每日1剂。

3．治原发性肝癌：高良姜、陈皮、青皮、延胡索各10g，桂枝、柴胡、肉桂、炮姜、附子、白术、茯苓、滑石、急性子、牵牛子、槟榔各15g，茵陈、熟地黄各30g，砂仁5g，斑蝥5个。水煎服，每日3次，连服1个月。

4．抗肿瘤化疗所致恶心呕吐属胃寒痰滞证：高良姜、吴茱萸、生姜、甘草各3g，制附子、干姜、陈皮、木香各6g，党参、炒白术、姜半夏、茯苓各10g。水煎服，每日1剂。

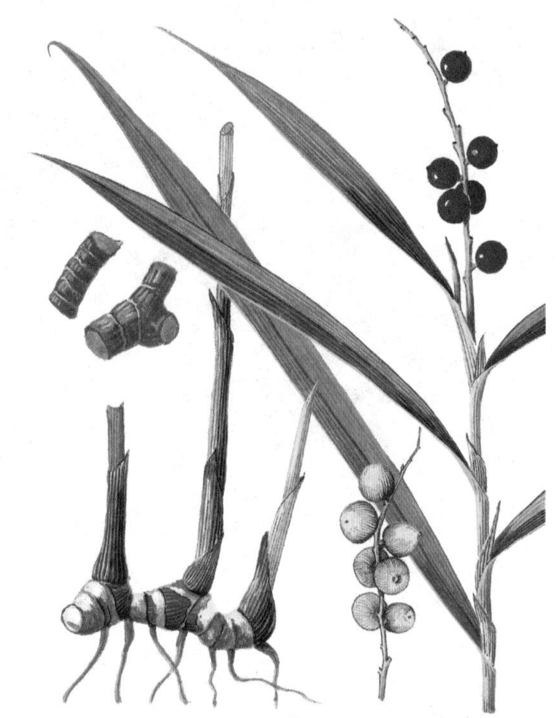

（拉）Cinnamomi Cortex

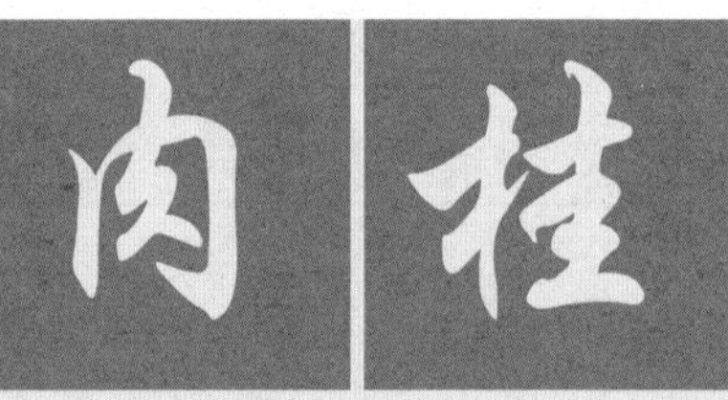

肉桂

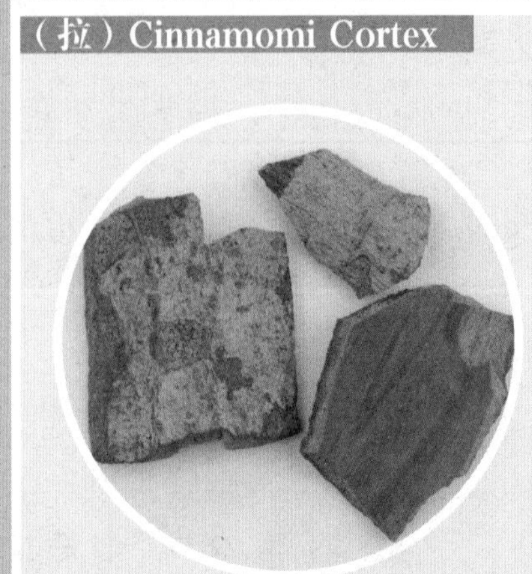

【别　　名】官桂、玉桂、牡桂、菌桂、筒桂。

【性味归经】辛、甘，大热。归肾、脾、心、肝经。

【功　　效】补火助阳，散寒止痛，温经通脉。

来源

肉桂最早记载于《神农本草经》。本品为樟科植物肉桂的树皮。阴干或晾干。切片，生用。

临床应用

常用治骨肉瘤、恶性淋巴瘤等肿瘤中属寒凝毒聚、脾胃虚寒、脾肾阳虚证，常与附子相须为用。

1. 用于肿瘤之脾肾阳虚证，常配伍附子、干姜、高良姜、花椒等。

2. 用于肿瘤之虚寒型咳喘，常配伍紫菀、款冬花、陈皮、麻黄等。

3. 用于脑瘤，常配伍黄芪、人参、茯苓、白术、熟地黄、白芍等。

4. 用于恶性淋巴瘤之寒痰凝滞证，常配伍熟地黄、鹿角胶、麻黄等。

用法用量

煎服，2~5g，入汤剂宜后下。研末冲服，每次 1~2g。

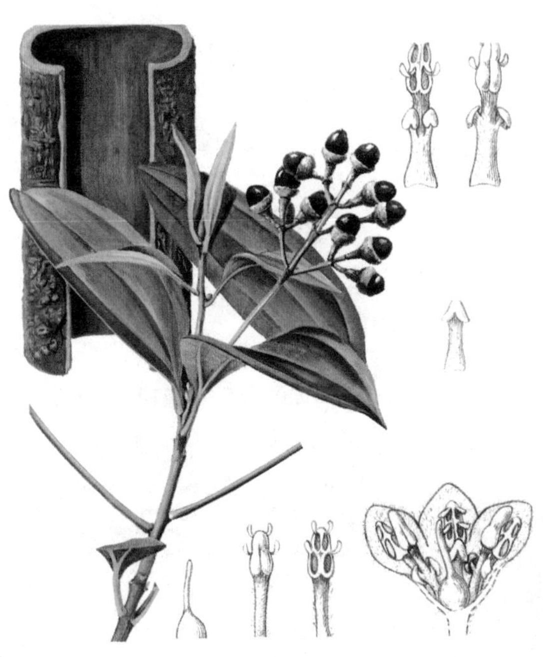

使用注意

阴虚火旺、里有实热、血热妄行出血及孕妇慎用。畏赤石脂。

参考资料

抗肿瘤药理：桂皮酸可通过抑制吸引细胞的增殖、诱导肿瘤细胞的分化、抑制肿瘤细胞的侵袭、抑制促癌物质等几种途径起到抗肿瘤的作用。桂皮醛也有抗肿瘤作用。

药方选例

1. 治肿瘤病人脾肾阳虚证：肉桂（研冲）、甘草各 3g，制川乌、炮附片各 9g，炮姜 7g，花椒 6g，黄芪 30g，白术 12g，茯苓、党参各 10g。1 剂水煎 3 次，每日 1 剂，连服 3~10 剂。

2. 治骨肉瘤：肉桂、甘草各 3g，熟地黄 30g，鹿角胶（烊化）、白芥子、炮穿山甲各 9g，麻黄、炮姜各 1.5g，酒当归、醋延胡索各 12g，陈皮 6g。水煎服，每日 1 剂，分早晚服。

3. 治恶性淋巴瘤属寒痰凝滞证：肉桂 3g，炮姜 5g，熟地黄 50g，麻黄、芥子、鹿角胶、生甘草各 10g。水煎服，每日 1 剂。

4. 治宫颈癌：肉桂 3g，附子 10g，山茱萸、熟地黄、泽泻各 12g，重楼、茯苓、白术、半枝莲各 15g，薏苡仁、石见穿、白花蛇舌草各 30g，黄芪 20g，甘草 6g，可随证加减。水煎服，每日 1 剂。本方具有温肾健脾、化浊解毒之功效，适用于脾肾阳虚者。

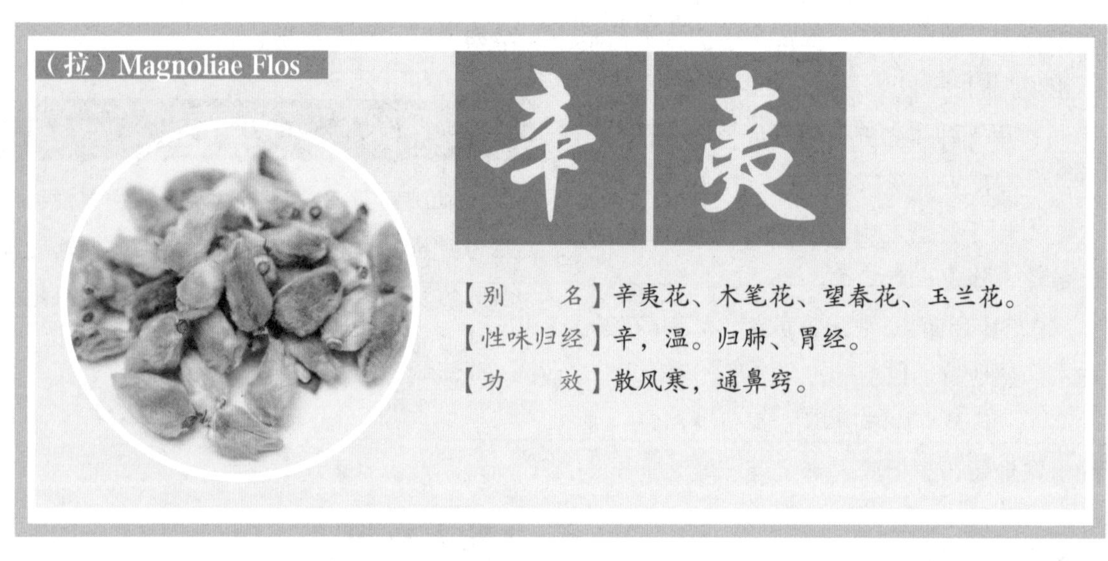

（拉）Magnoliae Flos

辛夷

【别　　名】辛夷花、木笔花、望春花、玉兰花。

【性味归经】辛，温。归肺、胃经。

【功　　效】散风寒，通鼻窍。

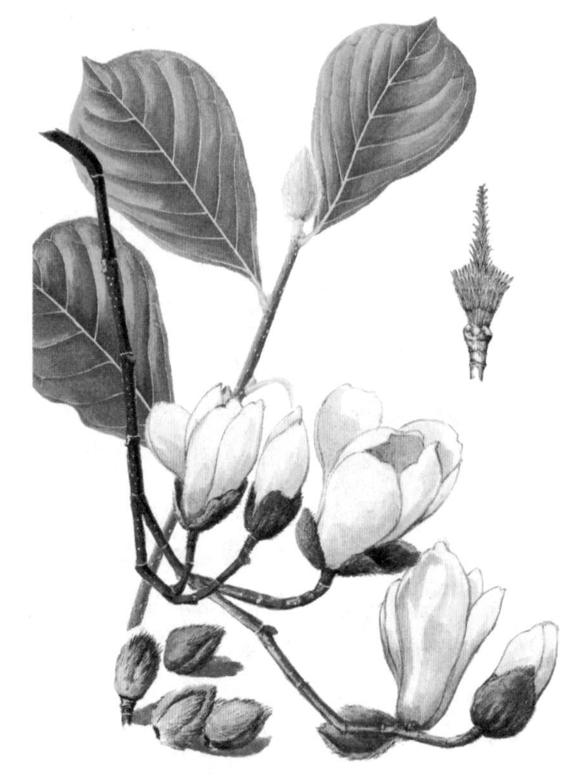

来源

辛夷最早记载于《神农本草经》。本品为木兰科植物玉兰的花蕾。晒干。生用。

临床应用

常用治鼻咽癌属热邪犯肺证。

1. 用于鼻咽癌之热邪犯肺证，常配伍胆南星、瓜蒌仁、冬凌草、半夏等。

2. 用于头颈部肿瘤头痛涕血者，常配伍穿山甲、壁虎、石上柏、苍耳子等。

用法用量

煎服，3~9g。本品有毛，刺激咽喉，入煎剂宜包煎。外用适量。

使用注意

阴虚火旺者忌服。

参考资料

抗肿瘤药理：本品含胡椒酚甲醚。胡椒酚甲醚抗肿瘤药理见八角茴香项下。

药方选例

治鼻咽癌：辛夷（包煎）、苍耳子、夏枯草、鹅不食草、连翘、蒲公英各12g，白芷、川芎、黄芩各3g，牡蛎60g，半枝莲30g，白英15g。水煎服，每日1剂。

（拉）Swmen Livistonae Chinensis

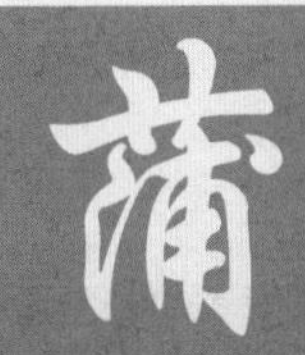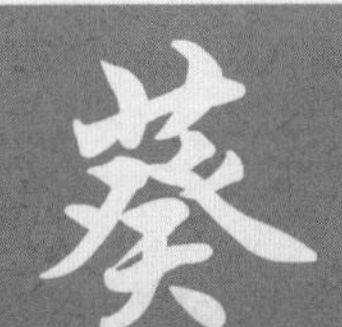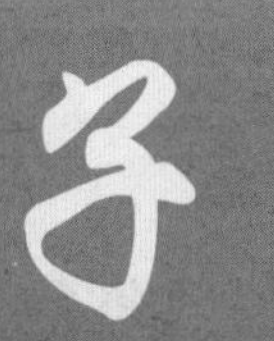

蒲葵子

【别　　名】葵树子。

【性味归经】苦，平；有小毒。归肺、肝、肾、胃经。

【功　　效】活血化瘀，软坚散结。

来 源

蒲葵子最早记载于《中华本草》。本品为棕榈科植物蒲葵的成熟种子。晒干。生用。

临床应用

常用治食管癌、绒毛膜癌、恶性葡萄胎、白血病、鼻咽癌、宫颈癌、脑肿瘤等肿瘤中属热毒蕴结证。

1. 用于各种肿瘤，常配伍石上柏、重楼、夏枯草、龙葵等。

2. 用于鼻咽癌，常配伍冬凌草、黄药子、山慈菇、半夏等。

3．用于宫颈癌，常配伍急性子、预知子、穿破石等。

用法用量

煎服，15~30g。

使用注意

有小毒，用时宜慎。

参考资料

抗肿瘤药理：动物实验证明，对小鼠肿瘤细胞有明显抑制作用。对蛋白激酶C的抑制作用：蒲葵子醇提取物对蛋白激酶C活性有明显的抑制作用，随剂量增加作用增强，40μg/ml和100μg/ml的抑制率分别为56.2%和66.6%。已知蛋白激酶C的抑制剂对细胞增殖有抑制作用，提示蒲葵子的抗肿瘤活性可能与此有关。

药方选例

1．治白血病：蒲葵子、水牛角（先煎）、土茯苓、石上柏各30g，重楼、紫草、大青叶各15g，金银花、赤芍、生地黄各12g，甘草5g。水煎服，每日1剂。

2．治宫颈癌：蒲葵子、预知子、半枝莲、穿破石各60g。水煎服，每日1剂，10日为1疗程。

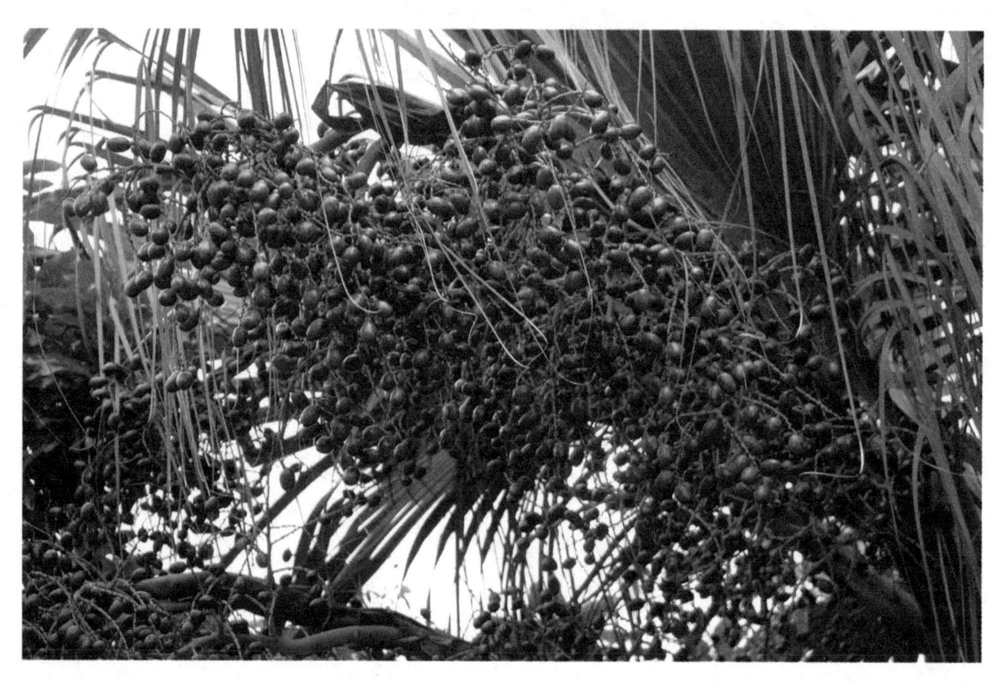

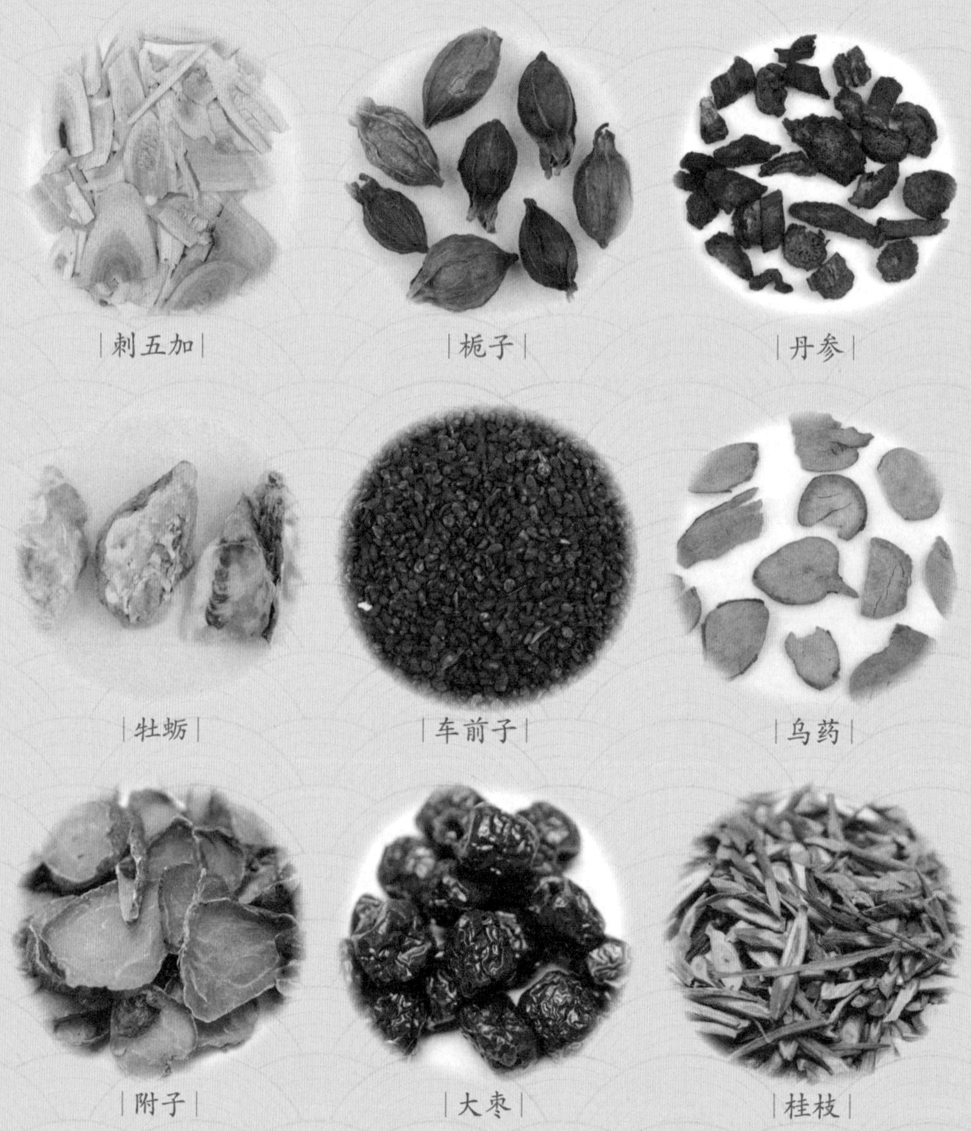

刺五加　栀子　丹参

牡蛎　车前子　乌药

附子　大枣　桂枝

下篇

抗肿瘤中药临床应用

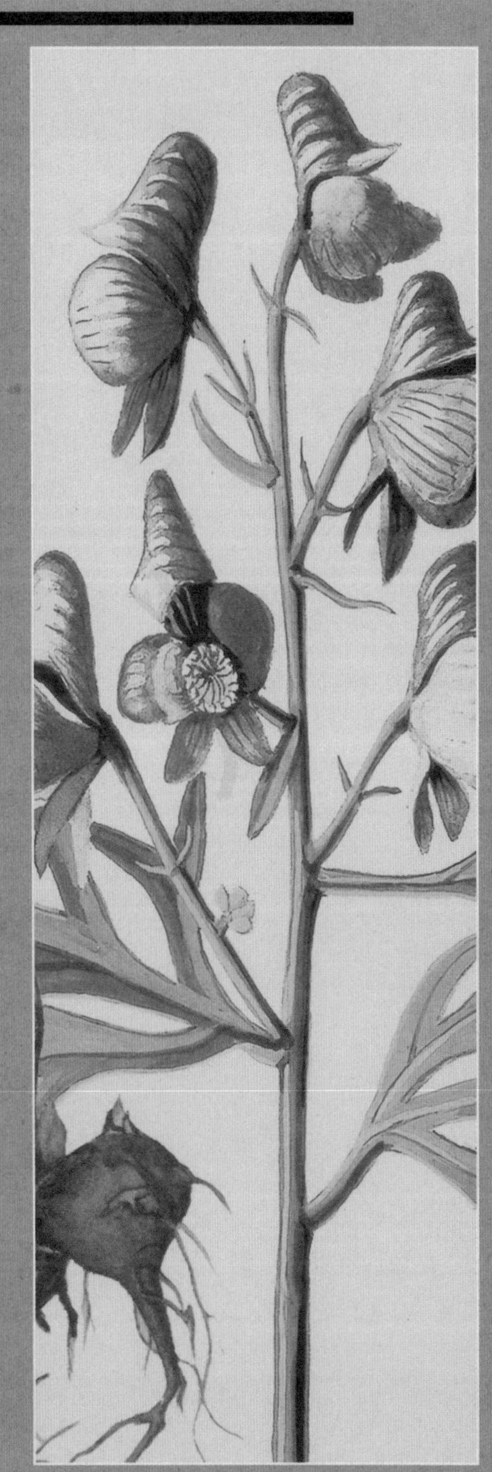

第一章 肿瘤治疗

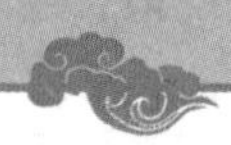

一、原发性脑瘤

基本治法	解毒化痰、软坚散结	
处方药物	生黄芪、鳖甲、魔芋（先煎2小时）、石见穿各30g，石上柏20g，地龙、瓜蒌皮、皂角刺各15g，僵蚕、赤芍、重楼、蜂房各12g，白附子、猫爪草、淫羊藿、川芎各9g，山慈菇、全蝎各6g，壁虎2~4条，蜈蚣1~3条，甘草3g。水煎服，每日1剂	
随证加减	偏头掣痛者	加肿节风、白芷、藁本各10g，葛根15g
	颅内压增高者	加葛根、葶苈子、泽泻各15g
	嗜睡神昏者	加石菖蒲、天竺黄各10g
	剧烈呕吐者	加姜半夏、旋覆花、竹茹、代赭石各10g，另吞羚羊角粉，每日3次，每次3g
	视力障碍者	加密蒙花、炒黄芩、杭菊各10g，另服石斛夜光丸
	抽搐震颤者	加钩藤、僵蚕、天麻各10g
	偏瘫者	加鸡血藤15g，当归尾、桂枝各10g
	癫痫发作者	加青黛、钩藤、桃仁各10g

辨病选药	首选药	生南星、魔芋、天葵子、夏枯草、海藻、生牡蛎、壁虎、全蝎、白英、蜈蚣、僵蚕、石见穿、牛黄、马钱子*、猫人参、猫爪草、土茯苓（注：*表明该药一般用于外治。下同）
	次选药	白花蛇舌草、重楼、地龙、补骨脂、黄药子、苍耳子、山萸肉、女贞子、绞股蓝、泽泻、车前草、茯苓
	对症药	藁本、白芷、细辛、钩藤、牡蛎、珍珠母、大黄、乳香、没药、桃仁、晚蚕沙、菖蒲、郁金、丹参

续表

专科用药	三棱	用于脑瘤证属气血结积、瘀血凝滞者。常与莪术相须为用。6~15g，水煎服，醋炙可加强止痛作用
	夏枯草	用于脑瘤证属痰火、热毒郁结者。10~15g，水煎服，或熬膏服
	赤芍	用于脑瘤证属血热瘀滞者。6~15g，水煎服
	壁虎	用于脑瘤证属气滞血瘀、经络阻塞、凝结成积者。3~6g，水煎服；研粉吞服，每次1~2g，每日2~3次
	天南星	用于脑瘤证属痰湿瘀阻、瘀血凝结者。制南星3~10g，水煎服；生南星多入丸、散用，每次0.3~1g。外用适量，研末以醋或酒调敷
	川芎	用于脑瘤证属血瘀气滞者。6~15g，水煎服

二、舌癌

基本治法	补益气血，化瘀解毒，抗癌平赘	
处方药物	黄芪、藤梨根各30g，肿节风、党参、金银花各15g，连翘、蒲公英、夏枯草各12g，丹参20g，山慈菇、山甲珠、藕节、黄连、重楼、枸杞子各10g，甘草3g。水煎服，每日1剂	
随证加减	心经热盛者	加生地黄、牡丹皮、赤芍各10g
	疼痛甚者	加延胡索、乳香、没药各10g
	溃疡出血者	加仙鹤草30g，三七、白及各10g
	肿块硬大者	加石见穿30g，拳参、小春花各10g
	虚火内生者	加沙参、天冬、石斛各10g

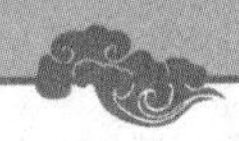

续表

辨病选药	首选药	拳参、射干、冬凌草、土贝母、山豆根、龙葵、一枝黄花、青黛*、儿茶*、蜂房、冰片*、五倍子*、猫人参、猫爪草、射干、金银花、蒲公英
	次选药	木通、竹叶、苦参、绞股蓝、白花蛇舌草、半枝莲、夏枯草、木芙蓉叶*
	对症药	生地黄、牡丹皮、赤芍、白茅根、紫草根、紫珠草、仙鹤草、黄连
专科用药	土贝母	用于各种肿瘤证属热毒蕴结者。15g，水煎服
	射干	用于舌癌证属热毒蕴结者。常与山豆根相须为用。10g，水煎服
	青黛	用于血热证的各种肿瘤患者。10g，水煎服；入丸、散1.5~3g。外用适量
	冬凌草	用于各种肿瘤证属热毒蕴结者。30~60g，水煎服。外用适量
	山豆根	用于鼻咽癌、喉癌、肺癌、食管癌、舌癌等肿瘤中证属热毒壅聚者。常与射干相须为用。10g，水煎服

三、鼻咽癌

基本治法	祛瘀解毒，化痰软坚，清热凉血	
处方药物	藤梨根、白花蛇舌草、石见穿各30g，冬凌草、山慈菇、山豆根、苦参、赤芍各15g，石上柏、鬼臼、重楼、苍耳子各12g，辛夷9g，甘草3g。水煎服，每日1剂	
随证加减	鼻塞涕浓稠者	加全瓜蒌、白芷各10g
	涕血者	加白茅根、茜草各12g
	头痛重者	加全蝎3g，钩藤10g
	口舌歪斜、头痛者	加全蝎3g，白附子6g
	热毒盛者	加山豆根、青黛、败酱草各10g
	阴亏津少者	加生地黄、芦根、白芍各10g，西洋参5g

续表

辨病选药	首选药	石上柏、功劳叶、绞股蓝、冬凌草、壁虎、水龙骨、菝葜、山豆根、卷柏、山慈菇、三七、佛甲草、美登木、重楼、蒲葵子、野菊花、苍耳草、白花蛇舌草、半枝莲、蜂房、猫人参、猫爪草
	次选药	土茯苓、土牛膝、龙葵、蛇莓、仙鹤草、鹅不食草*、石见穿、蒲公英、千里光、金荞麦、夏枯草、紫草、木芙蓉叶、牛黄、青黛
	对症药	辛夷花、细辛、蜈蚣、全蝎、钩藤、僵蚕、蛇蜕、藁本、白芷、茜草、白茅根、天冬、玄参、天花粉、马勃、菖蒲、薄荷
专科用药	天葵子	用于鼻腔与鼻窦癌证属热毒郁结者。常用3~10g，煎汤
	石上柏	用于鼻腔癌证属热毒壅结、瘀血阻滞者。常用15~30g，煎汤
	卷柏	用于鼻腔与鼻窦癌证属瘀血阻滞者。常用15~30g，煎汤
	全蝎	用于多种肿瘤，治鼻窦及副鼻窦癌证属瘀毒内郁者。常用2~6g，煎汤
	石斛	鼻腔与鼻窦癌证属肺胃阴虚者。常用12~15g，煎汤，或鲜品15~30g，煎汤
	冬凌草	用于各种肿瘤证属热毒蕴结者。30~60g，水煎服。外用适量

四、唇癌及口腔癌

基本治法	清热解毒，散结养阴
处方药物	冬凌草40g，牡丹皮、生地黄各30g，一枝黄花、龙葵、夏枯草、防风各15g，蜈蚣2条，僵蚕、栀子、黄连、石斛、天冬各10g，山慈菇6g，甘草3g。水煎服，每日1剂

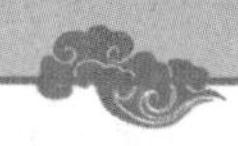

随证加减	热毒火盛，溃破而成翻花状者	加重楼、半枝莲各15g，山豆根9g，马勃3g
	热毒蕴结，气血瘀滞，疼痛难忍者	加全蝎1.5g，蜂房9g
	热盛阴虚，口干舌红，光剥无苔者	加生地黄、玄参各15g，鲜芦根30g
	颈部结块者	加土贝母、昆布、海藻各9g，牛黄醒消丸（吞服）3g
	鼻塞者	加苍耳子10g，薄荷6g
	血热妄行者	加赤芍、仙鹤草、紫草各10g

辨病选药	首选药	蜂房、山豆根、冬凌草、僵蚕、一枝黄花、壁虎、重楼、青黛、石上柏、牛黄、龙葵、山慈菇、夏枯草、大青叶、皂角刺、仙鹤草、黄连、黄芩、黄柏、白花蛇舌草、麝香
	次选药	板蓝根、佛甲草、马勃、射干、冰片*、穿心莲、半枝莲、蒲公英、金银花、土贝母、紫草、蛇莓
	对症药	桔梗、甘草、金果榄、天冬、麦冬、赤芍、牡丹皮、生地黄
专科用药	蜂房	适用于唇癌及口腔癌证属风毒瘀阻者。6~12g，水煎服
	山豆根	适用于唇癌及口腔癌证属热毒壅聚者。6~15g，水煎服
	僵蚕	适用于唇癌及口腔癌证属痰结瘀积者。10~15g，水煎服；或1~1.5g，研末吞服
	壁虎	适用于唇癌及口腔癌证属风热毒结者。2~5g，水煎服
	一枝黄花	适用于唇癌及口腔癌证属风热毒结者。6~15g，水煎服。
	冬凌草	用于各种肿瘤证属热毒蕴结者。30~60g，水煎服。外用适量

五、甲状腺癌

基本治法	疏肝理气，健脾化痰，消瘿散结	
处方药物	冬凌草20g，重楼、夏枯草、海藻各15g，黄药子、炮山珠、皂角刺、浙贝母各10g，山慈菇、青皮、僵蚕、姜半夏各6g，甘草3g。水煎服，每日1剂	
随证加减	气郁化火，症见口干口苦、烦躁易怒者	加生牡蛎30g（先煎）、野菊花10g
	兼瘀血，症见肿物坚硬不移者	加䗪虫6g，三棱、莪术各10g
	心悸失眠者	加首乌藤、丹参各12g
	兼肝肾阴虚，眩晕耳鸣者	加女贞子、墨旱莲各10g
	头晕心悸、脸色无华者	加鸡血藤15g，当归10g
	大便溏薄者	加炒扁豆、苍术各10g

辨病选药	首选药	山慈菇、夏枯草、土贝母、黄药子、冬凌草、猫人参、猫爪草、一枝黄花、海藻、昆布、重楼、三棱、莪术、天南星、浙贝母、半夏、土茯苓、预知子
	次选药	王不留行、炮山甲、生牡蛎、蛇莓、僵蚕、四叶参、龙胆草、掌叶半夏、野菊花、白英、绞股蓝
	对症药	玄参、蛤壳、紫草、大蓟、小蓟、瓜蒌、云芝
专科用药	山慈菇	用于甲状腺癌证属痰热瘀结者。3~10g，水煎服，入丸、散减半。外用适量
	夏枯草	用于甲状腺癌证属痰火、热毒郁结者。10~15g，水煎服，或熬膏服
	土贝母	用于各种肿瘤证属热毒蕴结者。15g，水煎服
	黄药子	用于各种肿瘤证属痰火、热毒内结者。6~15g，水煎服
	冬凌草	用于各种肿瘤证属热毒蕴结者。30~60g，水煎服。外用适量

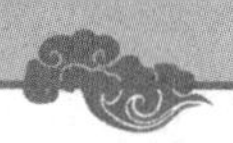

六、支气管肺癌

基本治法	清热解毒，益气养阴，化痰散结	
处方药物	北沙参、鱼腥草、白花蛇舌草各30g，石见穿、石上柏各20g，姜半夏、百部、夏枯草各12g，浙贝母、重楼、预知子各15g，杏仁9g，山慈菇6g，甘草3g。水煎服，每日1剂	
随证加减	腺癌者	加山慈菇6g，长春花10g，龙葵20g
	鳞癌者	加冬凌草20g，蟾皮、山豆根、紫草各10g，白屈菜15g
	咯血反复不愈者	加三七粉5g，白及10g，仙鹤草20g
	咳嗽甚者	加炙麻黄6g，炙马兜铃10g，炙款冬花12g
	胸憋短气者	加瓜蒌、薤白各10g，肿节风15g
	胸胁胀痛者	加制乳香、制没药、延胡索各10g
	胸水喘咳重者	加泽泻30g，葶苈子15g，桂枝10g

辨病选药	首选药	壁虎、白花蛇舌草、土贝母、黄芪、白毛藤、三叶青、野葡萄根、山豆根、凤尾草、三七、卷柏、蛇莓、蜂房、金荞麦、通关藤、天葵、石见穿、木芙蓉叶、干蟾皮、冬虫夏草、十大功劳、肺形草
	次选药	土茯苓、徐长卿、菝葜、铁树叶、土大黄、了哥王、山慈菇、猫爪草、全蝎、蜈蚣、鱼腥草、仙鹤草、千里光、僵蚕、美登木、紫草根、沙参、天花粉、白英、龙葵、人参叶、佛甲草、生薏苡仁、石蒜
	对症药	白及、桔梗、葶苈子、泽漆、杏仁、瓜蒌、藕节、白茅根、五味子、紫菀、百合、海浮石、百部、煅龙牡、花蕊石

续表

专科用药	壁虎	用于肺癌、食管癌、白血病等肿瘤中证属风热毒结者。2~5g，水煎服；1~2g，研末服；亦可浸酒或入丸、散
	天南星	用于消化道肿瘤、肺癌、宫颈癌等肿瘤中证属痰湿壅阻、瘀血凝结者。5~10g，水煎服，宜久煎，或入丸、散
	半夏	用于食管癌、胃癌、肺癌等肿瘤中证属痰湿内阻者。5~10g，水煎服，宜久煎
	黄芪	用于多种肿瘤放化疗期间或脾气亏虚的肿瘤患者。9~15g，水煎服，大剂量要用至30g
	山慈菇	用于肺癌、食管癌、淋巴瘤等肿瘤中证属热毒瘀结者。3~10g，水煎服；或入丸、散。外用适量，磨汁涂；或研末调敷
	土贝母	用于各种肿瘤证属热毒蕴结者。15g，水煎服

七、胸膜肿瘤

基本治法	宣肺平喘，化瘀散结，通络止痛	
处方药物	白花蛇舌草、半枝莲、龙葵各30g，瓜蒌、肿节风、丹参、浙贝母各15g，赤芍、制乳香、制没药、牛膝、郁金各12g，生地黄18g，杏仁、三七（研末冲服）、枳壳、桔梗、桃仁、红花各9g，山慈菇6g，甘草3g。水煎服，每日1剂	
随证加减	喘咳吐黄痰者	加桑白皮、瓜蒌各20g，黄芩15g，紫苏子6g
	喘促不能平卧者	加射干、地龙各10g
	痰黄腥臭者	加金荞麦、鱼腥草各20g，桃仁10g
	发热者	加石膏（先煎）30g，黄芩、柴胡各10g
	胸痛甚者	加延胡索10g，三七粉3g（冲服）
	水饮久停胸胁支满、体弱、食少者	加桂枝10g，泽泻20g
	胸胁胀满疼痛甚者	加香附、旋覆花各10g

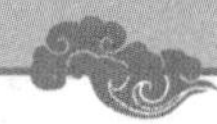

续表

辨病选药	首选药	重楼、旋覆花、葶苈子、瓜蒌、鱼腥草、山慈菇、白花蛇舌草、半枝莲、商陆、浙贝母、土贝母、天冬、四叶参、猪苓、汉防己、灵芝、半夏
	次选药	金银花、连翘、茯苓、半边莲、薏苡仁、夏枯草、三尖杉、白术、白英、预知子、石上柏、绞股蓝、桑白皮
	对症药	延胡索、香附、枳壳、五灵脂、郁金
专科用药	重楼	用于多种肿瘤引起的咳嗽、喘证、肺胀、恶性胸水等肺系疾病证属热毒痰火者。5~10g，水煎服；外用适量。因本品有小毒，用量不宜过大，阴证疮疡忌用
	旋覆花	用于肿瘤引起的痰饮、咳喘、胸膈满闷等。3~10g，水煎服，包煎
	瓜蒌	用于肿瘤证属痰热互结者。10~20g，水煎服
	葶苈子	用于癌性胸水。5~10g，水煎服；3~6g，研末服
	莪术	用于肿瘤证属血瘀气滞者。6~15g，水煎服
	白花蛇舌草	用于肿瘤证属热毒瘀阻、水湿内停者。15~30g，水煎服

八、乳腺癌

基本治法	扶正补虚，解毒散结，化痰祛瘀	
处方药物	冬凌草、黄芪、藤梨根、白花蛇舌草各30g，三叶青、蛇莓、石上柏、莪术各20g，土贝母、姜半夏、漏芦、天花粉各15g，党参、蜂房各12g，白术、山茱萸各9g。水煎服，每日1剂	
随证加减	三阴性乳腺癌者	加重楼15g，紫参20g，山慈菇10g
	肿块痛甚者	加肿节风15g，王不留行20g，路路通10g
	乳房胀痛较甚者	加香附、延胡索、郁金、川楝子各10g
	发热甚者	加蒲公英、紫花地丁、芙蓉叶各15g，重楼10g
	夜寐甚者	加炒枣仁15g，柏子仁、合欢皮各10g
	月经不调者	加莲子肉、益母草、制香附各10g
	脾虚湿便溏者	加炒薏苡仁30g，炒扁豆15g

续表

辨病选药	首选药	山慈菇、瓜蒌、蜂房、蒲公英、牡蛎、四叶参、天冬、蒲公英、漏芦、土贝母、一枝黄花、夏枯草、木芙蓉叶、龙葵、蛇莓、王不留行、川贝母、穿山甲、漏芦、重楼、天葵子、白英、绞股蓝、香附
	次选药	杠板归、石见穿、冬凌草、石蒜*、薜荔果、天葵、刘寄奴、乳香、没药、柴胡、三棱、莪术、泽兰、野葡萄根、鬼臼*
	对症药	青皮、陈皮、玫瑰花、仙人掌*、川楝子、鹿角霜、白芍
专科用药	山慈菇	用于乳腺癌、肺癌、恶性淋巴瘤证属痰热瘀结者。3~10g，水煎服，入丸、散剂减半。外用适量
	蜂房	用于肿瘤证属风毒瘀阻者。6~12g，水煎服；外用适量，研末油调敷；或水煎洗患处
	瓜蒌	用于肿瘤证属痰热互结者。10~20g，水煎服
	夏枯草	用于肿瘤证属痰火、热毒郁结者。10~15g，水煎服，或熬膏服
	蒲公英	用于肿瘤证属热毒蕴结者。10~15g，水煎服；外用适量
	海藻	用于肿瘤证属痰热蕴结者。10~15g，水煎服
	牡蛎	用于肿瘤证属痰凝积结者。15~30g，水煎服，先煎
	天冬	用于肿瘤证属肺肾阴虚者。15~30g，水煎服

九、食管癌

基本治法	解毒散结，化痰祛瘀
处方药物	白花蛇舌草、石见穿、菝葜、黄芪各30g，冬凌草、枸橘、紫草、苦参各20g，重楼、浙贝母、徐长卿、威灵仙各15g，山豆根、（制）南星、急性子各12g，公丁香、川乌各9g，壁虎6g，沉香5g，三七（分冲）、甘草各3g。水煎服，每日1剂

续表

随证加减	泛吐痰涎甚多者	加半夏、陈皮各10g，或含化玉枢丹
	胃火偏盛，饮食格拒不入者	加栀子、黄连、竹茹各10g
	瘀阻显著者	加三棱、莪术、炮穿山甲各10g
	痰涎较多者	加生姜汁、法半夏各10g
	胸背痛者	加血竭、郁金、肿节风各10g
	食管纵隔瘘、脓胸者	加金银花、鱼腥草各30g，赤芍、炮山甲各10g
	呕血者	加黑茜草、黑侧柏、黄芩各10g，大黄炭8g
	失音者	加马勃、玄参、诃子各10g

辨病选药	首选药	山慈菇、冬凌草、蟾酥*、半枝莲、半夏、斑蝥、瓜蒌、壁虎、旋覆花、威灵仙、急性子、一枝黄花、凤尾草、柘木、木鳖子、生南星、黄药子、石见穿、通关藤、菝葜、白花蛇舌草、藤梨根、干蟾皮*、蜣螂虫、马钱子*
	次选药	佛甲草、灵芝、猪苓、金荞麦、刀豆子、土大黄、千里光、马鞭草、三七、儿茶、美登木、全蝎、蜈蚣、青黛、柘木、天葵子
	对症药	预知子、薜荔、山豆根、代赭石、柿蒂、砂仁、青木香、白屈菜、硇砂*
专科用药	山慈菇	用于食管癌、淋巴瘤及白血病等肿瘤中证属热毒郁结者。3~10g，水煎服；入丸、散剂减半。外用适量
	冬凌草	用于食管癌、贲门癌等肿瘤中证属热毒瘀结者。30~60g，水煎服
	蟾酥	用于食管癌、直肠癌、癌性疼痛等肿瘤中证属瘀毒内阻者。内服：入丸、散用，0.015~0.03g。外用：适量，研末调敷或掺入膏药内贴敷患处
	半枝莲	用于胃癌、食管癌、贲门癌、直肠癌等肿瘤中证属热毒蕴结、水湿内盛、瘀血阻滞者。10~30g，煎服

续表

专科用药	半夏	用于食管癌、胃癌等肿瘤中证属痰湿内阻者。6~15g，水煎服；外用适量，研末，水调敷或酒、醋调敷
	斑蝥	用于胃癌、食管癌、结肠癌等肿瘤中证属瘀毒内壅者。0.5~1g，水煎服；入丸、散剂每次 0.06g
	壁虎	用于胃癌、食管癌、贲门癌等肿瘤中证属热毒蕴结、瘀血阻滞者。2~5g，水煎服；每次 1~1.5g，研末吞服
	旋覆花	用于食管癌、胃癌等肿瘤中证属痰气阻结者。6~15g，水煎服，包煎

十、胃癌

基本治法	健脾消痰，解毒散结、逐瘀通络	
处方药物	白花蛇舌草、藤梨根、石见穿、黄芪各 30g，菝葜 20g，重楼、肿节风、党参、半夏各 15g，焦三仙 12g，制南星、陈皮、预知子、枳实、鸡内金、地龙各 10g，全蝎 6g，蜈蚣 2 条，甘草 3g。水煎服，每日 1 剂	
随证加减	腺癌者	加蜂房、蒲黄炭各 10g
	鳞癌者	加壁虎 6g，僵蚕 10g
	胃痛甚者	加延胡索、预知子、佛手各 10g
	呕吐甚者	加丁香 5g，霍香 6g
	脾虚气短者	加党参、白术各 10g
	便溏腹泻者	加石榴皮、罂粟壳各 10g
	胃内灼热甚者	加石膏 20g，生地黄 10g
	痞满甚者	加厚朴、莱菔子、山楂各 10g
	热伤津液甚者	加芦根 20g，玄参 10g
	胸闷膈满甚者	加瓜蒌、山楂各 10g
	痰涎较多者	加生姜汁 6g，陈皮 10g
	腹部包块明显者	加山慈菇、通关藤、徐长卿各 10g

续表

辨病选药	首选药	冬凌草、天南星、半夏、龙葵、白英、肿节风、喜树、白花蛇舌草、杠板归、美登木、通关藤、野葡萄、半枝莲、仙鹤草、猫人参、凤尾草、墓头回、肿节风、菝葜、藤梨根、柘木、重楼、楤木、蛇莓、蜂房、干蟾皮*
	次选药	山豆根、土茯苓、肺形草、水红花子、野葡萄藤、生薏苡仁、虎杖、石蒜*、石见穿、绞股蓝、预知子
	对症药	延胡索、白屈菜、降香、五灵脂、荜茇、仙鹤草、白及、三七、砂仁、厚朴、木香、佛手、鸡内金
专科用药	冬凌草	用于食管癌、贲门癌等肿瘤中证属热毒瘀结者。30~60g，水煎服
	天南星	用于消化道肿瘤、肺癌、宫颈癌等肿瘤中证属痰湿壅阻、瘀血凝结者。5~10g，水煎服，宜久煎，或入丸、散
	半夏	用于食管癌、胃癌、肺癌、宫颈癌等肿瘤中证属痰湿内阻者。5~10g，水煎服，宜久煎
	龙葵	用于胃癌、食管癌、癌性胸腹水等肿瘤证属热毒壅阻、瘀血郁结者。15~30g，水煎服
	白英	用于胃癌、食管癌、肝癌等肿瘤中证属热毒内盛、湿热蕴结者。10~15g，水煎服
	喜树	用于胃癌、肠癌、肝癌等肿瘤中证属热毒内盛、瘀血积聚者。根皮 9~15g，或果实 3~9g，或叶 10~15g，水煎服
	肿节风	用于胃癌、胰腺癌、食管癌等肿瘤中证属热毒、瘀血壅积者。10~30g，水煎服

十一、原发性肝癌

基本治法	健脾益气，清肝解毒，祛瘀消瘕
处方药物	藤梨根 40g，黄芪、鳖甲、薏苡仁、白花蛇舌草各 30g，石见穿、茵陈各 20g，重楼、虎杖、党参、茯苓各 15g，白术、龙葵、白英各 12g，三棱、莪术各 9g，穿山甲 6g，甘草 3g。水煎服，每日 1 剂

续表

随证加减	转氨酶高者	加半边莲、垂盆草、地耳草各20g
	黄疸重者	加马蹄金、溪黄草各20g，大黄、栀子各10g
	腹水者	加泽泻20g，猪苓、葶苈子各15g，桂枝10g
	肝性脑病神昏者	加羚羊角并送服安宫牛黄丸
	上下血溢者	加水牛角、仙鹤草各30g，大黄炭15g，三七6g，白及10g
	气滞重、胁肋胀痛明显者	加肿节风15g，干蟾皮、延胡索各10g
	肋下痞块者	可加莪术、穿破石各15g，䗪虫6g
	午后潮热、盗汗者	加银柴胡10g，牡蛎30g

辨病选药	首选药	魔芋、白毛藤、莪术、重楼、山豆根、土鳖虫、壁虎、干蟾皮、石上柏、石见穿、卷柏、猫人参、斑蝥、蜈蚣、功劳叶、野葡萄根、白花蛇舌草、三白草、半枝莲、通关藤、薜荔、虎杖、预知子、半边莲、木瓜、蟾酥*、佛手、龙葵、蛇莓、藤梨根、土茯苓、茵陈、蒲公英、鳖甲、穿山甲
	次选药	凤尾草、绞股蓝、地胆草、土大黄、墓头回、紫金牛、了哥王、杠板归、马鞭草、牛黄、金钱草、垂盆草、龙胆草、水红花子、泽兰、紫草、仙鹤草、玫瑰花、橘叶、蜂房、三七
	对症药	郁金、川楝子、姜黄、猪苓、商陆、生地黄、白芍、女贞子、墨旱莲、山茱肉、牡丹皮、地骨皮、青蒿、降香、延胡索、白屈菜

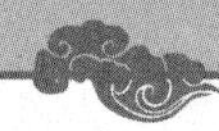

专科用药	斑蝥	用于肝癌、食管癌、结肠癌、皮肤癌等肿瘤证属瘀毒内蕴者。内服多入丸、散，每日 0.03~0.06g。外用适量，研磨敷贴，或酒、醋浸涂，或作发泡用
	干蟾皮	用于肝癌、胃癌、食管癌、乳腺癌等肿瘤证属瘀毒内蕴者。3~6g，水煎服。外用适量，取活蟾蜍皮贴敷或研末调敷
	蜈蚣	用于肝癌、鼻咽癌等肿瘤证属瘀毒内蕴者。1~3g，水煎服；每次 0.6~1g，研末吞服。外用适量，研末调敷
	土鳖虫	用于肝癌、食管癌、皮肤癌、骨癌等肿瘤证属瘀毒内蕴者。3~9g，水煎服；每次 1~1.5g，研末吞服。外用适量
	莪术	用于肝癌、胃癌、膀胱癌、宫颈癌等肿瘤证属血瘀气滞者。6~15g，水煎服，醋制增强祛瘀止痛作用。外用适量
	半枝莲	用于肝癌、胃癌、肠癌、肺癌等肿瘤证属热毒蕴结、水湿内盛、瘀血阻滞者。15~30g，水煎服；或鲜品捣汁内服。外用适量，研末调敷或鲜品捣敷
	重楼	用于肝癌、胃癌、结肠癌、恶性淋巴瘤等肿瘤证属热毒瘀阻者。15~30g，水煎服。外用适量

十二、胰腺癌

基本治法	健脾理气、化痰祛湿、祛瘀散结	
处方药物	黄芪、藤梨根、石见穿、菝葜各 30g，魔芋（先煎 2 小时）、肿节风、茵陈、重楼、浙贝母、法半夏各 15g，白芥子、鸡内金、陈皮、茯苓、白术、桂枝各 10g，山慈菇 6g，甘草 3g。水煎服，每日 1 剂	
随证加减	黄疸重者	加栀子、马蹄金、溪黄草各 20g
	腹水甚者	加泽泻 20g，猪苓、葶苈子各 15g
	转氨酶高者	加半边莲、垂盆草、地耳草各 20g
	食后腹胀者	加莱菔子、鸡内金各 10g
	瘀血痞块重者	加䗪虫 6g，三棱、莪术各 10g
	脾阳不振、寒湿甚者	加制附片、干姜各 6g

续表

随证加减	湿邪郁久化热者	加厚朴、黄柏各10g
	脾虚甚者	加薏苡仁30g，淮山药10g
	呕血或便血者	加地榆炭、大黄炭各10g
	气滞重、胁肋胀痛明显者	加肿节风15g，干蟾皮、延胡索各10g

辨病选药	首选药	藤梨根、魔芋、石见穿、重楼、夏枯草、拳参、冬凌草、预知子、半枝莲、羊蹄根、茵陈、大黄、白花蛇舌草、蜣螂虫、鳖甲
	次选药	肿节风、栀子、泽兰、瓜蒌、莪术、郁金、三七、苦参、土茯苓、龙葵、姜黄、绞股蓝、生麦芽、十大功劳
	对症药	延胡索、白屈菜、柴胡、白芍、枳实、金钱草、薏苡仁
专科用药	魔芋	用于胰腺癌、胆囊癌等证属热盛肿痛者。9~15g，水煎服，先煎2小时以上，去渣。外用适量，醋磨涂或煮熟捣敷。有毒中药，用时宜慎
	夏枯草	用于胰腺癌证属痰热壅盛者。6~15g，水煎服
	半枝莲	用于胰腺癌等各种肿瘤证属热毒内结、水湿内盛、瘀血阻滞者。30~60g，水煎服
	山慈菇	用于胰腺癌证属痰热壅盛者。3~6g，水煎服，入丸、散剂减半。外用适量。有毒中药，用时宜慎
	猫爪草	用于胰腺癌证属痰热壅盛者。15~30g，水煎服
	白花蛇舌草	用于胰腺癌、胆囊癌等证属热毒炽盛者。30~60g，水煎服
	薏苡仁	用于胰腺癌证属脾虚湿阻者。15~30g，水煎服
	莪术	用于胰腺癌、肝癌等肿瘤证属血瘀气滞者。6~15g，水煎服，醋制增强祛瘀止痛作用。外用适量

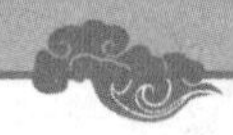

十三、胆囊癌

基本治法	解毒利胆，疏肝利湿，散结化瘀	
处方药物	藤梨根、金钱草、石见穿、白花蛇舌草、薏苡仁各30g，魔芋（先煎2小时）、重楼、虎杖、茵陈、枳壳各15g，柴胡、赤芍、大黄各9g，黄芩、木香、山慈菇各6g，甘草3g。水煎服，每日1剂	
随证加减	瘀血较甚，腹部刺痛者	加肿节风15g，五灵脂、三七各10g
	黄疸重者	加茵陈、预知子、溪黄草各15g，栀子10g
	肿块坚硬如顽石者	加䗪虫、炮山甲各6g，莪术15g，鳖甲30g
	腹水甚者	加泽泻20g，猪苓、大腹皮各15g
	转氨酶高者	加垂盆草、地耳草各20g
	气滞并腹胀较甚者	加佛手、厚朴各10g
	呕吐较甚者	加竹茹10g，生姜3片
	高热不退者	加石膏30g，知母10g
	出血倾向明显者	加三七6g，仙鹤草、侧柏叶各30g

辨病选药	首选药	龙葵、藤梨根、虎杖、肿节风、黄药子、土鳖虫、拳参、三棱、莪术、白英、白花蛇舌草、茵陈、半枝莲、大黄、石见穿、山慈菇、魔芋
	次选药	土茯苓、茯苓、金钱草、郁金、垂盆草、溪黄草、鸡骨草、地耳草、马蹄金、赤芍、栀子、穿山甲
	对症药	柴胡、郁金、枳壳、陈皮、香附、川楝子、枸杞子、水牛角、紫草

续表

专科用药	龙葵	用于胆囊癌证属热毒炽盛者。15~30g，水煎服
	藤梨根	用于各种肿瘤证属热毒内盛、瘀血内结者。30~60g，水煎服
	虎杖	用于胆囊癌、肝癌、胰腺癌等肿瘤中证属湿热黄疸者。15~30g，水煎服
	肿节风	用于各种肿瘤证属瘀热证者。15~30g，水煎服
	魔芋	用于胆囊癌、胰腺癌等肿瘤证属热盛肿痛者。9~15g，水煎服，先煎2小时以上，去渣。外用适量，醋磨涂或煮熟捣敷。有毒中药，用时宜慎
	白花蛇舌草	用于胆囊癌、胰腺癌等肿瘤证属热毒炽盛者。30~60g，水煎服
	莪术	用于胆囊癌、胰腺癌、肝癌等肿瘤证属血瘀气滞者。6~15g，水煎服，醋制增强祛瘀止痛作用。外用适量

十四、大肠癌

基本治法	健脾益气，清肠解毒，活血散结	
处方药物	黄芪、藤梨根、薏苡仁各30g，马齿苋、大血藤、冬凌草各20g，重楼、仙鹤草、白英、败酱草各15g，肿节风、黄精、枸杞子、槐花各12g，预知子、枳实各10g，山慈菇6g，甘草3g。水煎服，每日1剂	
随证加减	出现发热者	加蒲公英、连翘、葛根各10g
	便血较多者	加仙鹤草20g，地榆、槐花各10g，三七6g
	腹胀痛甚者	加延胡索、水红花子、大腹皮各10g
	湿热甚者	加半枝莲、土茯苓各15g
	腹胀甚者	加木香（后下）、大腹皮各10g
	腹部包块者	加三棱、莪术、䗪虫各10g
	脾肾亏虚久泻不止者	加石榴皮、诃子肉、罂粟壳各10g
	髓亏贫血者	加鸡血藤20g，桑椹、女贞子各15g
	纳呆者	加陈皮、砂仁（后下）、炒谷芽各10g

续表

辨病选药	首选药	藤梨根、马齿苋、败酱草、虎杖、野葡萄根、白花蛇舌草、通关藤、半枝莲、凤尾草、白英、鸦胆子、柘木、菝葜、羊蹄根、望江南
	次选药	冬凌草、山豆根、石上柏、莪术、蛇莓、仙鹤草、薜荔、干蟾皮、茯苓、生薏苡仁、苦参、白头翁、黄连、猴头菇、白屈菜
	对症药	槐角、地榆、瓜蒌、大黄、老鹳草、儿茶、诃子、五灵脂、沉香、厚朴、乌药、槟榔、木香、预知子、莪术、延胡索
专科用药	藤梨根	用于各种肿瘤证属热毒内盛、瘀血内结者。30~60g，水煎服
	猫人参	用于肿瘤证属热毒蕴结者。15~30g，水煎服
	薏苡仁	用于胃肠道肿瘤、肺癌等肿瘤中证属脾虚水湿内停者。9~30g，水煎服
	半枝莲	用于大肠癌证属湿热蕴结者。15~30g，水煎服。外用适量
	白花蛇舌草	用于肿瘤证属热毒瘀结、水湿内停者。15~30g，水煎服。外用适量
	蒲公英	用于大肠癌证属热毒蕴结者。15~30g，水煎服。外用适量
	野葡萄根	用于大肠癌证属痰毒蕴结者。30~60g，水煎服
	苦参	用于大肠癌证属湿热蕴结者。6~15g，水煎服。反藜芦
	重楼	用于大肠癌证属毒热壅盛者。6~15g，水煎服。外用适量
	马齿苋	用于治肠癌、膀胱癌、前列腺癌等肿瘤中证属湿热蕴结者。15~30g，水煎服

十五、肾癌

基本治法	益肾、利湿、解毒	
处方药物	菝葜、石见穿、白花蛇舌草、土茯苓各30g，蛇莓、薜荔果各20g，重楼、小蓟、瞿麦、续断、牛膝、赤芍各15g，补骨脂10g，土贝母6g，甘草3g。水煎服，每日1剂	
随证加减	头晕耳鸣者	加首乌、潼蒺藜、菊花各10g
	腹部肿块胀痛者	加丹参、红花、川楝子、大腹皮各10g，另鳖甲煎丸12g（吞服）
	腰痛者	加延胡索、乳香各10g，土鳖虫6g
	血尿明显者	加仙鹤草30g，山楂炭、蒲黄炭各15g
	肿物巨大硬实者	加三棱、穿山甲各10g，穿破石30g
	腹水者	加大腹皮15g，半边莲30g
	寒湿重者	加乌药、益智仁各10g
	兼肾阴虚者	加墨旱莲、地骨皮、山茱萸各10g
	兼肾阳虚者	加菟丝子、鹿角胶（烊化兑服）各10g

辨病选药	首选药	石见穿、土茯苓、半边莲、三白草、土贝母、白英、蛇莓、龙葵、野葡萄根、马鞭草、重楼、薜荔、半枝莲、茯苓、猪苓、玉米须、车前子
	次选药	干蟾皮、鸭跖草、商陆、海金沙、生薏苡仁、瞿麦、蜂房、仙鹤草、王不留行子、泽泻、萹蓄
	对症药	白茅根、黄芩、金银花、大蓟、小蓟、地榆、茜草根、木通、竹叶、绞股蓝、女贞子、枸杞、地骨皮

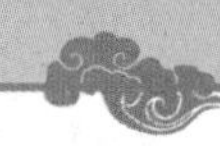

续表

专科用药	白英	用于泌尿生殖系肿瘤证属湿热蕴结者。30~50g，水煎服
	龙葵	用于多种肿瘤，治肾癌证属热毒炽盛者。20~30g，水煎服
	蛇莓	用于肾癌证属湿热蕴结者。20~30g，水煎服
	白花蛇舌草	用于肿瘤证属热毒瘀结，水湿内停者。30~50g，水煎服。外用适量
	土茯苓	用于多种肿瘤，尤常用于泌尿生殖系肿瘤证属湿热蕴结者。20~30g，水煎服
	半边莲	用于多种肿瘤证属热毒内盛、水湿阻滞者尤善治恶性腹水。10~30g，水煎服；鲜品30~60g。外用适量，研末调敷或鲜品捣敷
	土贝母	用于多种肿瘤证属痰凝内结者。4.5~9g，水煎服，大剂量可用至15~30g。外用适量，研末敷患处

十六、膀胱癌

基本治法	清利湿热，滋阴补肾，化瘀解毒	
处方药物	龙葵、白英、土茯苓、白花蛇舌草各30g，重楼、三白草、蛇莓各15g，海金沙、灯心草、威灵仙各9g，小春花、山慈菇各6g，甘草3g。水煎服，每日1剂	
随证加减	发热者	加半边莲、蒲公英、穿心莲各15g
	大便秘结者	加大黄（后下）、芒硝（冲）各10g
	小便血多者	加仙鹤草30g，大蓟、小蓟、藕节炭各10g
	小腹坠胀疼痛者	加延胡索、香附、乌药各10g
	小便混浊者	加萆薢20g，射干10g
	下肢浮肿者	加泽泻15g，牛膝、车前子各10g
	肺转移者	加鱼腥草30g，土贝母10g，瓜蒌15g
	淋漓不尽者	加车前草、淡竹叶各10g
	肿瘤广泛转移者	加半枝莲、石见穿各30g，皂角刺、穿山甲各10g

续表

辨病选药	首选药	金钱草、瞿麦、猪苓、白英、龙葵、三白草、大蓟、黄柏、蛇莓、土茯苓、土牛膝、海金沙、白花蛇舌草、半边莲、半枝莲、重楼、杠板归、野葡萄根、马鞭草
	次选药	车前子、土大黄、小蓟、王不留行子、槲寄生、鸭跖草、冬葵子、木通、竹叶、天胡荽、爵床草、八百光、天葵子、凤尾草、无花果
	对症药	白茅根、墨旱莲、茯苓、生薏苡仁、三七、云芝、绞股蓝
专科用药	金钱草	用于膀胱癌证属湿热下注者。30~60g，水煎服，鲜品加倍
	瞿麦	用于膀胱癌证属瘀血阻滞、水湿内停者。10~30g，水煎服
	猪苓	用于膀胱癌证属水湿痰浊停聚者。5~10g，水煎服
	白英	用于膀胱癌证属热毒内盛、湿热蕴结者。10~15g，水煎服，或捣汁，浸酒服
	黄柏	用于膀胱癌证属火毒壅盛、湿热蕴结者。5~10g，水煎服，或入丸、散
	大蓟	用于膀胱癌证属血毒炽盛、水湿停聚者。5~10g，水煎服，鲜品可用30~60g，水煎服
	土茯苓	用于多种肿瘤，尤常用于泌尿生殖系肿瘤证属湿热蕴结者。多与龙葵、白花蛇舌草、白英等配伍。20~30g，水煎服

十七、前列腺癌

基本治法	清热利湿，解毒散结
处方药物	蛇莓、土茯苓、龙葵各30g，重楼、栀子、车前子、薏苡仁各15g，老鹳草12g，黄柏、泽泻、木通、瞿麦、萹蓄各10g，甘草6g。水煎服，每日1剂

续表

随证加减	热甚者	加石膏、白花蛇舌草各30g，柴胡10g
	小腹胀甚者	加穿山甲、桂枝、皂角刺各10g
	下腹刺痛者	加血竭5g，肿节风、土鳖虫各10g
	肿胀甚者	加葶苈子、猪苓、大腹皮各10g
	气促甚者	加紫苏子、旋覆花（包煎）各10g
	尿血明显者	加大蓟、小蓟各10g，仙鹤草30g
	眩晕耳鸣者	加杭菊、女贞子、天麻各10g

辨病选药	首选药	白英、蛇莓、龙葵、白花蛇舌草、仙鹤草、萹蓄、土茯苓、瞿麦、土牛膝、海金沙、半边莲、半枝莲、杠板归、野葡萄根、天葵子、凤尾草、老鹳草
	次选药	泽泻、车前子、滑石、木通、灯心草、穿山甲、大蓟、小蓟、赤芍
	对症药	大黄、栀子、地榆、白茅根、茯苓、枸杞子
专科用药	白英	用于前列腺癌证属热毒内盛、湿热蕴结者。30~50g，水煎服
	龙葵	用于多种肿瘤，治前列腺癌证属热毒炽盛者。20~30g，水煎服
	蛇莓	用于前列腺癌证属湿热蕴结者。20~30g，水煎服
	白花蛇舌草	用于肿瘤证属热毒瘀结、水湿内停者。30~50g，水煎服。外用适量
	土茯苓	用于多种肿瘤，尤常用于泌尿生殖系肿瘤证属湿热蕴结者。20~30g，水煎服
	老鹳草	用于泌尿系肿瘤证属热毒内盛者。9~15g，水煎服
	仙鹤草	用于肿瘤证属热毒壅滞、正气不足、出血者。10~15g，水煎服，大剂量可用至30g

十八、睾丸肿瘤

基本治法	益气扶正、活血散结	
处方药物	半枝莲、夏枯草各30g，肿节风、黄芪各20g，重楼、莪术、党参各15g，荔枝核、橘核、白术、茯苓、法半夏、青皮各12g，陈皮10g，山慈菇6g，甘草3g。水煎服，每日1剂	
随证加减	肝郁化火而见口渴苔黄者	加沙参、麦冬各30g，生地黄15g，香附12g
	瘀血郁久化热而见高热、口干口苦、大便秘结者	可加水牛角6g，大黄、黄连各10g，青蒿30g
	阴虚火旺而见低热不退者	加玉竹20g，地骨皮30g，生地黄15g
	疼痛甚者	加徐长卿、青木香、制川乌各10g
	腹股沟或腹部结块者	加石见穿30g，皂角刺、三棱各10g

辨病选药	首选药	海藻、昆布、雄黄、蟾蜍*、茴香、夏枯草、龙胆草、白花蛇舌草、蒲黄、五灵脂、皂角刺、重楼、肿节风、半枝莲
	次选药	黄芩、栀子、乳香、没药、泽泻、茯苓、牡丹皮、知母、黄柏
	对症药	青皮、三七、徐长卿、莪术、当归
专科用药	海藻	用于睾丸肿瘤证属痰瘀凝结者。12~15g，水煎服；适量浸酒或入丸、散剂
	昆布	用于睾丸肿瘤证属痰热凝结者。12~15g，水煎服；或入丸、散剂
	雄黄	用于睾丸肿瘤证属蕴毒癥积、湿毒郁于肌肤者。内服入丸、散0.3~0.6g。外用适量

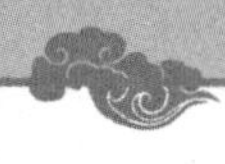

续表

专科用药	蟾蜍	用于睾丸癌证属瘀毒壅滞者。10~30g，水煎服；或入丸、散剂，3~6g，焙干研粉吞服
	茴香	用于睾丸癌证属寒气凝滞、痰湿结聚者。3~15g，水煎服
	夏枯草	用于睾丸癌证属痰火、热毒郁结者。10~15g，水煎服，或熬膏服。外用适量
	莪术	用于睾丸癌证属气血结积、瘀血凝滞者。10~15g，水煎服；或入丸、散剂。外用适量

十九、阴茎癌

基本治法	清热利湿，解毒散结	
处方药物	萹蓄、瞿麦、土茯苓、金银花各30g，重楼、滑石、夏枯草各15g，栀子、竹叶、苍术、黄柏各10g，白茅根、白英各12g，山慈菇6g，甘草3g。水煎服，每日1剂	
随证加减	湿浊重者	加半枝莲20g，石菖蒲10g
	湿热重者	加栀子、茵陈、泽泻、蒲公英各15g
	毒热甚者	加蒲公英、穿心莲各15g，野菊花10g
	津亏甚者	加芦根15g，麦冬、北沙参各10g
	气血不足者	加枸杞子15g，黄精12g，太子参10g
	脾胃虚弱甚者	加薏苡仁30g，淮山药10g

辨病选药	首选药	白花蛇舌草、重楼、土茯苓、半枝莲、夏枯草、黄柏、龙胆草、山豆根、薏苡仁、牡丹皮、蒲公英、败酱草、山慈菇、龙葵
	次选药	黄芩、木通、车前子、生地黄、金钱草、知母、龟甲、天花粉、仙鹤草、玄参
	对症药	小蓟、大蓟、泽泻、麦冬、茯苓、熟地黄、白术、鸡血藤、当归

续表

专科用药	土茯苓	用于阴茎癌证属肝经湿热及湿毒下注者。15~30g，水煎服。外用适量
	白花蛇舌草	用于阴茎癌证属肝经湿热及湿毒下注者。15~60g，水煎服。外用适量
	半枝莲	用于阴茎癌证属肝经湿热及湿毒下注者。10~30g，水煎服，或鲜品捣汁服。外用捣敷
	夏枯草	用于阴茎癌证属肝经湿热者。10~15g，水煎服，或熬膏服
	黄柏	用于阴茎癌证属阴虚火旺者。3~10g，水煎服；或入丸、散剂。外用适量
	重楼	用于各种肿瘤证属毒热壅盛者。6~15g，水煎服。外用适量

二十、宫颈癌

基本治法	解毒祛瘀，散结消肿	
处方药物	石见穿、藤梨根、猫爪草各30g，重楼、益母草、昆布、海藻各15g，蜈蚣2条，白芍、香附、茯苓各12g，皂角刺9g，全蝎、壁虎、山慈菇各6g，甘草3g。水煎服，每日1剂	
随证加减	少腹胀痛甚者	加肿节风15g，延胡索、川楝子各10g
	湿热甚者	加黄柏10g，半枝莲、败酱草各15g
	阴道出血甚者	加阿胶15g，三七粉5g（分冲），仙鹤草20g
	腹胀甚者	加山楂、枳壳、厚朴各10g
	湿浊甚者	加藿香10g，薏苡仁30g
	失眠多梦、心悸不宁者	加酸枣仁15g，制首乌、阿胶各10g
	虚热甚者	加鳖甲20g，玄参、胡黄连各10g

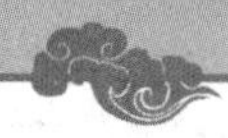

续表

辨病选药	首选药	鬼臼*、儿茶*、莪术、猫爪草、三尖杉、石见穿、藤梨根、紫草、七叶莲、仙鹤草、土茯苓、三七、天南星、山茶花、柘木、美登木、龙葵、三棱、鸦胆子*、白花蛇舌草、马钱子*、野百合*、掌叶半夏*、半枝莲、半边莲、重楼
	次选药	土鳖虫、石蒜*、蜂房、黄柏、木芙蓉叶、凤尾草、土大黄、石上柏、瞿麦、萹蓄、败酱草、蒲公英、艾叶、绞股蓝、水蛭、农吉利、漏芦、通关藤、铁树叶、僵蚕
	对症药	椿皮、诃子、芡实、牡蛎、山药、槐角、龙胆草、金银花、白及、海螵蛸、白英、墓头回、苦参、苍术、生薏苡仁、猪苓、蛇床子
专科用药	莪术	用于宫颈癌证属湿热瘀毒者。3~12g，水煎服，大量可用30g
	壁虎	用于宫颈癌证属气滞血瘀者。3~6g，水煎服；研粉吞服，每次1~2g，每日2~3次
	益母草	用于宫颈癌。15g，水煎服
	红苋菜	用于宫颈癌。200g，水煎服
	天南星	用于宫颈癌证属痰湿壅阻、瘀血凝结者。制南星，5~10g，水煎服。生南星多入丸、散用，1次量0.3~1g。外用适量，研末以醋或酒调敷患处。本品有毒，应严格掌握剂量
	猫爪草	用于宫颈癌证属痰浊壅结者。15~30g，水煎服。外用适量，研末敷
	紫草	用于宫颈癌证属血热毒盛、瘀血阻滞证。亦用治癌性发热。3~10g，水煎服；或入散剂。外用适量，熬膏或油浸外涂

二十一、卵巢癌

基本治法	清热解毒，化痰散结，活血祛瘀	
处方药物	肿节风、薏苡仁、半枝莲各30g，冬凌草20g，夏枯草、橘核、昆布、桃仁、地龙各15g，莪术、党参各12g，蜂房、土鳖虫、川楝子各9g，山慈菇、全蝎、掌叶半夏各6g，蜈蚣2条，甘草3g。水煎服，每日1剂	
随证加减	腹胀甚者	加厚朴、枳实各10g
	包块坚硬者	加土鳖虫、穿山甲、水蛭各10g，穿破石30g
	阴道出血过多者	加仙鹤草30g，阿胶15g，三七粉6g
	湿盛者	加大腹皮、苍术各10g
	毒热盛者	加龙胆草、苦参、蒲公英各10g
	腹水甚者	加商陆、泽泻、猪苓各10g
	身倦乏力重者	加黄芪30g，太子参、灵芝各15g

辨病选药	首选药	掌叶半夏、水蛭、山茶花、三棱、莪术、柘木、海藻、夏枯草、白花蛇舌草、半枝莲、半边莲、龙葵、白英、土茯苓、肿节风、壁虎、苦参、穿山甲
	次选药	茯苓、猪苓、水红花子、山慈菇、泽漆、干蟾皮、商陆、土鳖虫、薜荔、天葵子、马鞭草、蜂房、杠板归
	对症药	当归、红花、商陆、瞿麦、石韦、茜草、云芝、三七、仙鹤草
专科用药	半枝莲	用于卵巢癌证属气滞血瘀、痰湿蕴结者。10~30g，水煎服；或鲜品捣汁内服
	白花蛇舌草	用于卵巢癌证属气滞血瘀、痰湿蕴结者；肝肾阴虚、气阴两虚者、出现腹水者，亦可辨病结合辨证应用。30~60g，水煎服，大量可用至90~100g

专科用药	当归	用于卵巢癌证属气滞血瘀者；气血两虚者可与补益药配伍应用。10~15g，水煎服
	掌叶半夏	用于卵巢癌证属痰湿蕴结者。3~6g，水煎服。0.5~1g，研末服。内服宜制用。外用生品适量，捣烂外敷
	肿节风	用于各种肿瘤证属瘀热证者。15~30g，水煎服

二十二、子宫内膜癌

基本治法	祛湿解毒，化瘢消瘕	
处方药物	制鳖甲、半枝莲各30g，茯苓、龙葵各20g，三棱、莪术、昆布、桃仁各15g，赤芍、桂枝、炮山甲、海藻、牡丹皮各9g，土鳖虫6g，甘草3g。水煎服，每日1剂	
随证加减	瘀毒甚者	加蜂房、重楼、土贝母各10g，全蝎6g
	出血量多者	加仙鹤草20g，阿胶、茜草各10g
	带下多而臭秽者	加土茯苓20g，黄柏、椿皮各10g
	腹痛者	加延胡索、白芷、木香各10g
	腹胀纳少者	加鸡内金、山楂、木香各10g
	大便溏薄者	加补骨脂、肉豆蔻各10g
	毒热盛者	加败酱草、半边莲、蒲公英各20g
	盗汗甚者	加浮小麦、煅牡蛎各30g

续表

辨病选药	首选药	紫草、莪术、苦参、龙葵、仙鹤草、土茯苓、土鳖虫、制南星、法半夏、水蛭、雄黄*、白矾*、黄柏、白花蛇舌草、蜂房、半枝莲
	次选药	白英、益母草、败酱草、牡丹皮、赤芍、乳香、没药、大黄、鳖甲、三七
	对症药	龟板、黄芪、党参、茯苓、白术、山茱萸、鹿角胶、淫羊霍、菟丝子
专科用药	紫草根	用于子宫内膜癌证属血热内结者。10~20g，水煎服
	莪术	用于子宫内膜癌证属气滞血瘀者。3~10g，水煎服
	苦参	用于妇科、消化道等多种肿瘤。9~15g，水煎服
	龙葵	用于妇科肿瘤引起的腹水。15~30g，水煎服；单用60~120g，水煎服
	仙鹤草	用于妇科肿瘤证属热毒壅滞、正气不足或明显出血者。煎汤，10~15g，大剂量可用30~60g。外用适量，调敷
	土茯苓	用于阴茎癌证属肝经湿热及湿毒下注者。15~30g，水煎服。外用适量

二十三、子宫肌瘤

基本治法	益气化瘀，祛湿涤痰，软坚消癥	
处方药物	鳖甲、党参各30g，益母草20g，夏枯草、白芥子、续断各15g，郁金、青皮、莪术各10g，山慈菇6g，甘草3g。水煎服，每日1剂	
随证加减	带下过多者	加茯苓10g，薏苡仁30g
	腹痛者	加延胡索、白芷各10g，三七8g
	阳虚明显者	加鹿角胶10g，肉桂3g
	出血量多者	加仙鹤草20g，阿胶、茜草各10g
	包块坚硬者	加穿破石30g，土鳖虫、穿山甲各10g
	毒热盛者	加半边莲、蒲公英各20g，穿心莲10g

续表

辨病选药	首选药	山慈菇、牡丹皮、夏枯草、木香、枳壳、青皮、小茴香、徐长卿、三棱、莪术、郁金、乳香、没药、桃仁、红花、三七、益母草、石见穿、重楼、鬼箭羽、水蛭、虻虫、穿山甲、昆布、山豆根
	次选药	陈皮、香附、川楝子、丁香、荔枝核、蒲黄、五灵脂、淫羊藿、鹿角霜、熟地黄
	对症药	苍术、薏苡仁、山药、砂仁、党参、白术、茯苓、鸡内金、牛膝
专科用药	夏枯草	适用于子宫肌瘤证属痰火凝结、热毒郁结者。10~15g，水煎服，或熬膏服
	山慈菇	适用于子宫肌瘤证属毒瘀互结者。6~10g，水煎服；入丸、散剂减半。外用适量
	青皮	适用于子宫肌瘤证属气滞血瘀者。3~10g，水煎服；醋炒止痛力增强。气虚者慎用
	益母草	适用于子宫肌瘤证属瘀血阻滞者。10~30g，水煎服，或熬膏服。外用适量捣敷
	莪术	用于子宫肌瘤证属气滞血瘀者。3~10g，水煎服

二十四、急性白血病

基本治法	清热凉血、泻火解毒、益气养阴	
处方药物	白花蛇舌草、板蓝根、土大黄、黄芪、白英各30g，重楼、大青叶、太子参、紫草各15g，补骨脂、赤灵芝各12g，干蟾皮、山慈菇、射干各9g，三七粉6g（冲服），甘草3g。水煎服，每日1剂	
随证加减	血小板减少者	加仙鹤草30g，卷柏、墨旱莲各15g
	粒细胞减少者	加虎杖、石韦、鸡血藤、茜草各15g
	热毒壅盛者	加虎杖15g，苦参、半枝莲、龙葵各20g
	外感毒热者	加板蓝根、贯众、蒲公英各15g
	血热妄行者	加牡丹皮、白茅根、大小蓟、藕节各10g

续表

随证加减	意识昏蒙，口舌燥裂，大便秘结者	加安宫牛黄丸或紫雪丹
	颈项痰核、瘰疬者	加半夏、胆南星、浙贝母、玄参各 10g
	阴虚内热甚者	加黄柏、知母各 10g

辨病选药	首选药	白花蛇舌草、土大黄、半枝莲、马兰、青黛、天葵子、大青叶、绞股蓝、墓头回、牛黄、紫草、徐长卿、黄药子、白药子、喜树果、三尖杉、长春花、干蟾皮、通关藤、西洋参、熟地黄、生地黄、水牛角、天冬、麦冬、石斛、凤尾草、知母、枸杞子、黄芪、白术、鳖甲、龟板、阿胶
	次选药	山豆根、羊蹄根、三七、鸭跖草、魔芋、马鞭草、猫爪草、徐长卿、地骨皮、芦荟、雄黄、当归、茯苓、猪苓、香菇、肿节风、薜荔、土茯苓、仙鹤草、云芝、金银花、蒲公英
	对症药	牡丹皮、紫珠草、大蓟、小蓟、白茅根、女贞子、墨旱莲、茜草
专科用药	白花蛇舌草	用于急性白血病早期阶段气血亏损证候兼有热毒入侵者。15~60g，水煎服。外用鲜草捣烂外敷用于各证候兼有疖肿者
	重楼	用于急、慢性白血病证属气阴两虚证候兼有高热神昏者。15~30g，水煎服。研粉，醋、酒或水调外敷治疗各证候兼有疖、疮
	广豆根	用于急性白血病证属气血、气阴虚损证候兼有风热邪毒侵袭，出现咽喉肿痛者。6~10g，水煎服
	土茯苓	用于急、慢性白血病各证候兼有湿热蕴结或毒瘀互结者。30~60g，水煎服
	土贝母	用于急性白血病各证候兼有热毒凝结成痰核、瘰疬者。10~30g，水煎服；或入丸、散内服。亦可研末调敷或熬膏摊贴外治痰核或瘰疬
	冬凌草	用于急性白血病证属热毒瘀结者。30~60g，水煎服
	壁虎	用于急性白血病证属瘀毒互结者。焙干研末为散，每服 2 只，每日 3 次，开水送服

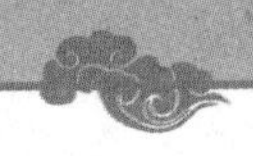

二十五、慢性粒细胞白血病

基本治法	清热解毒，益气滋阴，活血化痰	
处方药物	土茯苓、龙葵、水牛角（先煎）、鳖甲各30g，生石膏20g，白英、大青叶各15g，乌梅、赤芍各12g，青黛9g（冲服），雄黄1g（装胶囊），生甘草5g。水煎服，每日1剂	
随证加减	毒邪亢盛者	加半枝莲30g，虎杖、三棱各10g，蜈蚣2条
	气血两虚者	加阿胶（烊化）、党参、白术、白芍各15g
	潮热盗汗者	加青蒿、鳖甲、地骨皮各10g
	阴虚阳亢者	加生龙骨、牡蛎各30g，菊花10g
	阴精虚极者	加阿胶（烊化）、龟板胶、鳖甲胶各10g
	虚损出血者	加墨旱莲、仙鹤草、血余炭各12g
	血液瘀滞者	加桃仁、红花、丹参、赤芍各10g

辨病选药	首选药	土大黄、雄黄、青黛、土茯苓、龙葵、魔芋、白英、重楼、半枝莲、马兰、天葵子、大青叶、绞股蓝、墓头回、牛黄、紫草、徐长卿、黄药子、白药子、喜树果、三尖杉、长春花、干蟾皮、生地黄、水牛角、天冬、麦冬、石斛、凤尾草、知母、枸杞子、鳖甲、龟板、阿胶
	次选药	山豆根、鸭跖草、马鞭草、猫爪草、地骨皮、芦荟、肿节风、薜荔、仙鹤草、云芝、金银花、蒲公英、生龙骨、黄芪、白术、黄精
	对症药	牡丹皮、紫珠草、大蓟、小蓟、白茅根、女贞子、墨旱莲、茜草

续表

专科用药	青黛	用于慢性粒细胞白血病证属热毒炽盛证。1.5~3g，作散剂冲服或作丸服。胃寒者慎用
	雄黄	用于慢性粒细胞白血病。0.15~0.3g，入丸服。孕妇忌服。切忌火煅
	土茯苓	用于急、慢性白血病各证候兼有湿热蕴结或毒瘀互结者。30~60g，水煎服
	白英	用于慢性粒细胞白血病证属热毒内盛、湿热蕴结证。10~15g，水煎服；外用适量，捣敷或煎水洗
	蟾酥	用于慢性粒细胞白血病证属瘀毒内阻证。0.015~0.03g，作散剂冲服或作丸服
	龙葵	用于慢性粒细胞白血病证属热毒壅阻、瘀血郁结证。15~30g，水煎服；外用适量，捣敷或煎水洗

二十六、多发性骨髓瘤

基本治法	清热解毒，活血化瘀，行气止痛	
处方药物	石见穿、半枝莲各30g，生地黄20g，夏枯草、徐长卿各15g，蜂房、当归、赤芍、柴胡、红花、桃仁、枳壳、桔梗各10g，山慈菇6g，生甘草5g。水煎服，每日1剂	
随证加减	痛甚者	加延胡索、羌活、徐长卿各10g
	骨折者	加续断、骨碎补各15g
	厌食，短气甚者	加黄芪30g，人参、五味子各10g
	蓄水者	加桂枝10g，生姜3片，白芍20g
	出血较多者	加仙鹤草15g，三七6g，阿胶12g
	畏寒肢冷者	加淫羊藿12g，肉桂6g
	肌肉萎缩、肢体麻木者	加黄芪30g，伸筋草15g，地龙10g

续表

辨病选药	首选药	石见穿、天南星、地鳖虫、白芥子、山慈菇、生牡蛎、赤芍、全蝎、乳香、重楼、徐长卿、斑蝥、莪术、连翘、土鳖虫、水蛭
	次选药	野菊花、蒲公英、鹿角霜、牛膝、炮附子、威灵仙、麻黄、胆南星、丹参、桃仁、红花、骨碎补、续断、地龙、淫羊藿、肉桂
	对症药	党参、茯苓、白术、熟地黄、山茱萸、延胡索、羌活、三七、阿胶、人参
专科用药	石见穿	用于多发性骨髓瘤证属热毒、瘀血壅积者。30g，水煎服。外用适量
	天南星	用于多发性骨髓瘤证属痰湿内盛者。30g 清水久煎 1 小时以上服
	半枝莲	用于多发性骨髓瘤证属气滞血瘀、痰湿蕴结者。10~30g，水煎服；或鲜品捣汁内服
	山慈菇	用于多发性骨髓瘤证属痰浊阻络致局部肿块者。6~10g，水煎服；入丸、散剂减半。外用适量
	蜂房	用于多发性骨髓瘤证属肿瘤中风毒瘀阻者。6~12g，水煎服。1.5~3g，研末服。外用适量，研末油敷或煎水漱洗患处
	紫杉茎皮	用于多发性骨髓瘤证属热毒积聚者。10g，水煎服

二十七、恶性淋巴瘤

基本治法	清热解毒，化痰散结，益气养阴	
处方药物	鳖甲、土茯苓、鬼针草各 30g，地锦草、板蓝根、夏枯草各 15g，山豆根、连翘、牛蒡子各 12g，土贝母、蜂房、玄参各 10g，山慈菇 6g，甘草 5g。水煎服，每日 1 剂	
随证加减	颈、项痰核者	加冬凌草 30g，浙贝母、玄参各 10g
	内脏癥块者	加鳖甲 20g，紫参 30g，桃仁、红花各 10g
	痰湿者	加浙贝母 15g，白芥子、半夏各 10g

续表

随证加减	痰热甚者	加金银花、连翘、板蓝根各10g
	外感毒热者	加生石膏30g，金银花、连翘、黄芩各10g
	血热妄行者	加牡丹皮、白茅根、大蓟、藕节各10g
	胁下癥积坚硬不移者	加莪术、地龙各10g，水蛭6g，蜈蚣2条

辨病选药	首选药	夏枯草、白花蛇舌草、土茯苓、重楼、石见穿、土贝母、猫爪草、白英、通关藤、天葵子、天冬、野葡萄根、壁虎、干蟾皮、马鞭草、魔芋、海藻、三棱、莪术、蜈蚣、穿山甲、皂角刺、浙贝母、玄参、水红花子、墓头回、黄药子、徐长卿、石上柏
	次选药	掌叶半夏、半枝莲、菝葜、土大黄、了哥王、山慈菇、牡蛎、鳖甲、儿茶、泽漆、白芥子、鹿角霜、乌头、白屈菜、半边莲、昆布、瓜蒌、漏芦、三尖杉、喜树、长春花、全蝎、乌梢蛇
	对症药	秦艽、白鲜皮、地肤子、苦参、猪苓、茯苓、天花粉
专科用药	白花蛇舌草	用于恶性淋巴瘤各证候兼有热毒入侵症状者。15~60g，水煎服。外用适量
	土茯苓	用于恶性淋巴瘤各证候兼有湿热蕴结或毒瘀互结者。20~30g，水煎服
	广豆根	用于恶性淋巴瘤证候兼有风热邪毒侵袭咽喉肿痛者。6~10g，水煎服
	重楼	用于恶性淋巴瘤证候兼有高热神昏者。15~30g，水煎服。外用，醋、酒或水调外敷
	石见穿	用于恶性淋巴瘤证属热毒、瘀血壅积者。30g，水煎服。外用适量
	土贝母	用于恶性淋巴瘤证候兼有热毒凝结成痰核、瘰疬者。10~30g，水煎服；或入丸、散内服。亦可研末调敷或熬膏摊贴外治痰核或瘰疬
	夏枯草	用于恶性淋巴瘤证属痰火凝结、热毒郁结者。10~15g，水煎服，或熬膏服

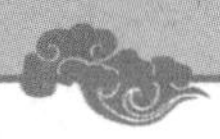

二十八、骨肉瘤

基本治法	健脾利湿，解毒通络	
处方药物	薜荔、白花蛇舌草各30g，通关藤、重楼各20g，肿节风、骨碎补各15g，防己、半夏、党参、白术各12g，陈皮、茯苓、制乳香、制没药各10g，甘草5g。水煎服，每日1剂	
随证加减	食少胃弱者	加白术、山楂各10g
	肢体困重闷痛甚者	加细辛3g，木瓜10g
	发热甚者	加生地黄、牡丹皮各10g
	湿热重者	加栀子、黄柏各10g
	便干难下、里实甚者	加桃仁、芒硝（冲服）各10g
	血瘀阻络者	加赤芍、地龙各10g
	痛甚者	加制川乌、延胡索各10g
	肿块实大难消者	加白花蛇舌草30g，穿破石15g，穿山甲10g，山慈菇6g

辨病选药	首选药	骨碎补、掌叶半夏*、蜈蚣、通关藤、莪术、薜荔、大黄、肿节风、重楼、土大黄、龙葵、全蝎、干蟾皮、蜂房、补骨脂、透骨草、寻骨风、徐长卿、鬼箭羽、壁虎、地龙
	次选药	马鞭草、白英、自然铜*、马钱子、地鳖虫、三棱、蜣螂虫、土茯苓、半枝莲、凤尾草、乳香*、没药*、乌头、鸦胆子*、石见穿、三七、菝葜、威灵仙、蛇蜕、蛇莓
	对症药	桃仁、红花、斑蝥*、儿茶*、木瓜、王不留行子、绞股蓝、生薏苡仁、麦冬、天冬、熟地黄、山茱肉、仙人掌*、商陆

续表

专科用药	骨碎补	用于骨肉瘤证属肝肾阴虚或有病理性骨折者。10~15g，水煎服。外用适量
	莪术	用于骨肉瘤证属瘀肿疼痛者。10~15g，水煎服。孕妇禁用
	通关藤	用于骨肉瘤证属阴寒凝滞者。10~20g，水煎服或泡酒服。外用适量。孕妇忌服
	蜈蚣	用于各型骨肉瘤证属肿胀疼痛或有远处转移者。3~5g，水煎服；每次1~2g，研末冲服
	大黄	用于骨肉瘤证属毒热瘀结者。10~15g，水煎服。外用适量
	薜荔	用于骨肉瘤证属肝肾阴虚、胃肠湿热者。10~20g，水煎服

二十九、皮肤癌

基本治法	清热凉血，除湿解毒	
处方药物	土茯苓、半枝莲各30g，蒲公英、仙鹤草各20g，紫草、连翘、紫花地丁、金银花各15g，鬼臼、牡丹皮、白鲜皮各10g，甘草5g。水煎服，每日1剂	
随证加减	发病日久者	加干蟾皮6g，猫爪草15g
	纳呆者	加山楂15g，鸡内金10g
	肝火旺者	加牛黄（冲）3g，羚羊角（先煎）10g
	溃破疼痛者	加黄连10g，十大功劳15g
	低热者	加地骨皮、青蒿各10g
	肿物坚硬者	加海藻、夏枯草各15g
	疼痛较重者	加延胡索、没药各10g
	皮肤干燥或瘙痒者	加白鲜皮、蝉衣、苦参各10g

辨病选药	首选药	芙蓉叶、山慈菇、斑蝥、鬼臼、雄黄*、重楼、砒石、蟾酥*、藜芦*、马钱子*、蜈蚣、金银花、全蝎、土茯苓、夏枯草、白花蛇舌草、密陀僧*、冰片*、农吉利、苦参、羊蹄根
	次选药	薏苡仁、白僵蚕、栀子、连翘、生地黄、白鲜皮、三棱、莪术、鸦胆子、苍耳子、白矾、丹石、瓜蒌、牡丹皮、紫草、半枝莲、紫花地丁、马鞭草
	对症药	仙鹤草、柴胡、郁金、川楝子、香附、赤芍、白芍、当归、白术、山药
专科用药	芙蓉叶	用于皮肤癌证属血热湿毒者。外用适量，研末调敷或捣敷
	山慈菇	用于皮肤癌证属血瘀痰结、血热湿毒者。3~9g，水煎服。外用适量，捣烂或研末涂患处
	斑蝥	用于各型皮肤癌。内服，炒炙研末，0.03~0.06g，或入丸、散。外用适量，研末敷贴，或酒醋调敷
	鬼臼	用于皮肤癌证属血热湿毒者。6~12g，水煎服。外用适量，研末调敷或浸酒涂敷
	雄黄	用于各型皮肤癌。内服，入丸、散，每次 0.15~0.3g；外用适量，研末撒、调敷或烧烟熏
	重楼	用于皮肤癌证属热毒瘀阻者。5~10g，水煎服，大剂量 10~30g。外用，醋、酒或水调外敷
	砒石	用于皮肤癌证属痰浊、瘀毒内阻者。每次 0.002~0.004g，入丸、散服。外用适量，研末撒、调敷或入膏药中贴之

三十、恶性黑色素瘤

基本治法	清热解毒，消肿散结
处方药物	金银花 30g，龙葵 20g，紫草、野菊花、夏枯草、蒲公英各 15g，皂角刺、天花粉、制乳香、制没药、蜂房各 10g，山慈菇 6g，甘草 5g。水煎服，每日 1 剂

续表

随证加减	热入营血者	加水牛角 30g，牡丹皮、生地黄各 10g
	热毒盛者	加紫背天葵 15g，白花蛇舌草、半枝莲各 30g，重楼 12g
	肿块痛甚者	加三棱、莪术、三七各 10g
	肿块隐痛或溃疡流黄水者	加芙蓉花 15g，薏苡仁 30g，苍术 10g
	恶心呕吐、纳呆腹胀者	加竹茹、厚朴、山药、枳壳各 10g
	脾虚湿盛泄泻或便溏者	加炒薏苡仁 30g，炒扁豆、炒山药各 10g

辨病选药	首选药	蜂房、鸦胆子*、夏枯草、山慈菇、苦参、农吉利*、天花粉、泽漆、掌叶半夏*、蟾蜍*、藜芦*、砒石*、雄黄*、野百合*、马钱子*、石蒜*
	次选药	马鞭草、羊蹄根、白鲜皮、土茯苓、藤黄、薏苡仁、木芙蓉叶、藤梨根、蜈蚣、麝香、乌梢蛇
	对症药	地肤子、苍耳子、蛇床子、五倍子、生地黄、牡丹皮、赤芍、太子参、黄精、女贞子
专科用药	蜂房	用于黑色素瘤证属风毒瘀阻者。6~12g，水煎服；1.5~3g，研末服。外用适量，研末油调敷；或煎水洗患处
	鸦胆子	用于黑色素瘤证属热毒蕴结或伴局部红肿热痛者。内服：每次 5~20 粒，每日 3 次，用龙眼肉或胶囊包裹，饮后吞服。外用：捣敷
	夏枯草	用于黑色素瘤证属痰火、热毒郁结者。10~15g，水煎服，或熬膏服
	山慈菇	用于黑色素瘤证属毒瘀互结者。10~30g，水煎服；入丸、散剂减半。外用适量
	苦参	用于黑色素瘤证属热毒或湿毒壅盛者。9~15g，水煎服；或入丸、散。外用：煎水洗
	农吉利	用于黑色素瘤证属湿毒夹热者。10g，水煎服。外用适量，捣敷或研末调敷。或作注射剂用。本品有毒，宜慎用
	天花粉	用于黑色素瘤证属热毒伤津者。15~30g，水煎服
	泽漆	用于黑色素瘤证属痰浊凝滞者。6~10g，水煎服；或熬膏，入丸、散用。外用：煎水洗；熬膏涂或研末调敷

第二章 肿瘤兼证（并发症）治疗

肿瘤兼证是对肿瘤常见的并发症的归纳，是指在自然病程发展过程中，肿瘤发生侵犯、转移到某些脏器，或者是在治疗过程中因手术、放疗、化疗等而产生的难以避免的一系列综合病症。另一方面，现代医学对恶性肿瘤的诊治虽是当前的主流，但还不能令人满意，放疗、化疗对实体瘤的治疗的总体有效率小于 50%，且存在着一定的不良反应和并发症，这些称为肿瘤冶疗所致并发症。鉴于某些肿瘤并发症与肿瘤治疗所致的并发症有时会成为患者首发症状，不少肿瘤患者的并发症出现突然、来势凶猛、发展迅速，加之手术、放疗、化疗引起的免疫功能低下很难控制，影响到肿瘤病人的继续治疗，严重的是，不少病人死于不能控制的并发症。因而并发症的治疗是中西医治疗肿瘤不得不面对的一个棘手问题。中医药对现代医学治疗恶性肿瘤过程中出现的并发症有一定的疗效，在某些方面还具有优势，成为中西医综合治疗的重要方法，其采用不同途径给药，针药结合、内外并举方法，提高了患者的生活质量。

第一节
肿瘤兼证（并发症）

一、癌性发热

辨证	症状	药物
阴虚发热	症见午后或夜间潮热，或手足心发热，颧红，心烦盗汗，失眠消瘦，口干，便结，尿少色黄，舌红，脉数	银柴胡、地骨皮、知母、青蒿、秦艽、鳖甲、麦冬、生地黄各15g，黄连、北沙参10g，甘草3g。水煎服，每日1剂
湿热瘀毒	症见发热绵绵，下午较甚，身热不扬，胸脘痞闷，身困头重，身目发黄。恶心纳少，尿赤	土茯苓、半边莲各30g，溪黄草、紫草、连翘、重楼、金银花各15g，牡丹皮10g，生甘草6g。水煎服，每日1剂
热毒炽盛	症见高热，面赤汗出，口渴喜冷饮，大便干结，舌质红，苔黄燥，脉洪数	紫草、大青叶、重楼、黄芩各10g，芦根、水牛角、鱼腥草各30g，生地黄、金银花、连翘、夏枯草各15g，甘草3g。水煎服，每日1剂

二、癌性疼痛

辨证	症状	药物
气滞血瘀	症见疼痛剧烈，刺痛拒按，痛处不移，入夜更甚，或可触及肿块，或伴胸胁胀痛，口苦咽干，心烦易怒，或见肌肤甲错，舌质暗红或有瘀斑，脉沉细涩	延胡索、石见穿、山慈菇、龙葵各15g，当归、川芎、赤芍、丹参各12g，制穿山甲8g，制川乌9g，枳壳、郁金、红花各10g，甘草5g。水煎服，每日1剂

续表

辨证	症状	药物
血气亏损	症见疼痛绵绵，隐痛钝痛，疼痛喜按，温热得舒，伴面色苍白，神疲乏力，纳差便溏，头晕目眩，舌质淡，苔白，脉沉细	制草乌、制川乌、制附子、威灵仙、炙桂枝、白芷、自然铜各10g，党参30g，当归、白芍各12g，大枣15g，川芎6g，细辛、甘草各3g。水煎服，每日1剂
毒邪蕴结	症见癌肿红肿疼痛，增大迅速，或溃烂味臭，或发热，面赤汗出，口渴喜冷饮，大便干结，舌暗红，苔黄，脉数	生石膏、藤梨根各30g，肿节风15g，龙胆草、栀子、柴胡、郁金、山豆根、赤芍各10g，连翘、穿心莲各12g，山慈菇6g，甘草3g。水煎服，每日1剂

三、恶性腹腔积液（腹水）

辨证	症状	药物
脾肾阳虚	症见腹大胀满不舒，入暮尤甚，面色苍白或苍黄，胸闷纳呆，神疲懒言，肢冷或下肢水肿，小便短少不利，大便稀溏，舌淡暗，或淡紫胖大，有齿痕，苔白水滑，脉沉细无力	熟附子12g，枳实、泽泻、猪苓各15g，黄芪、枸杞子各30g，桂枝、白术、白芍、商陆、牛膝、大腹皮各10g，生姜3g。水煎服，每日1剂
湿热蕴结	症见腹大坚满，脘腹撑急疼痛，烦热口苦，渴而不欲饮，或面目皮肤发黄，小便黄短，大便秘结，舌红，苔黄腻，脉弦数	茵陈、防己、葶苈子、大腹皮各15g，猪苓、大黄、泽泻、白术、桂枝、陈皮、法半夏各10g，甘草3g。水煎服，每日1剂
气滞血瘀	症见腹大胀满，脉络怒张（腹壁青筋暴露）胁腹刺痛，面色黧黑晦暗，唇色紫暗，面颊胸臂有血痣，手掌赤痕，渴不欲饮，大便色黑，舌质紫红或紫暗，苔黄，脉细涩	桃仁、红花、郁金、丹参各12g，三棱、莪术、枳壳、乌药、预知子各10g，木通、车前子、滑石各15g，白花蛇舌草、半枝莲各30g，甘草3g。水煎服，每日1剂
寒湿困脾	症见腹大胀满，按之如囊裹水，胸腹胀满，得热稍舒，精神困倦，小便少，大便溏，下肢浮肿，苔白腻，脉缓	泽泻、牛膝各20g，大腹皮、莱菔子、枳壳各15g，厚朴、白术、木瓜各10g，木香、草果仁、附子、干姜、商陆、甘草各6g。水煎服，每日1剂

四、恶性胸腔积液（胸水）

辨证	症状	药物
饮停胸胁	症见胸胁胀满，咳嗽气促，胸中窒闷，痰多而黏，甚则不能平卧，舌质淡红，苔白厚，脉沉细数	大枣、葶苈子、泽泻、浙贝母各15g，槟榔、商陆、龙葵、白芥子、陈皮各10g，瓜蒌、茯苓、猪苓各20g，甘遂1g（冲服），甘草3g。水煎服，每日1剂
肺肾两虚	症见胸胁胀满，咳喘急促，咳声低微，痰多色白，甚则面目浮肿，不能平卧，面青肢冷，神疲汗出，舌淡苔白腻，脉沉细无力	大枣10枚，熟附子、槟榔、茯苓、白术、山药各12g，黄芪30g，党参、芡实、熟地黄各15g，桂枝、当归各10g，麻黄6g，甘草3g。水煎服，每日1剂

五、恶性心包积液

辨证	症状	药物
水饮内停	症见心悸胸闷，眩晕气短，神疲纳呆，面色苍白，甚则不能平卧，大汗淋漓，四肢厥冷，舌淡苔白，脉沉细无力，甚则脉微欲绝	熟附子、红参、桂枝、茯苓、白术、泽泻、葶苈子各15g，炙甘草、半夏、陈皮各10g，生姜3片。水煎服，每日1剂
血瘀心包	症见心悸怔忡，心胸憋闷或刺痛，唇甲青紫，唇舌发绀，甚则肢厥神昏，脉细涩或结代	黄芪30g，赤芍、郁金、丹参各15g，红花、当归、桃仁、川芎、枳壳各10g，生姜、大枣各12g，桔梗、甘草各3g。水煎服，每日1剂

六、肿瘤相关性感染

辨证	症状	药物
热毒炽盛	症见高热恶寒，口苦咽干，烦渴欲饮，大便黄短，舌质红，苔黄干，脉数	石膏、水牛角、芦根、鱼腥草、蒲公英各30g，金银花、紫花地丁、连翘各20g，桔梗10g，甘草3g。水煎服，每日1剂
湿热蕴结	症见身热不扬，汗出热不解，头昏重痛，脘腹痞满，纳呆呕恶，大便不爽，舌红，苔黄腻厚，脉濡数	滑石、薏苡仁各30g，黄芩、金银花、连翘、山栀子、茵陈各15g，泽泻、藿香、木通各12g，甘草3g。水煎服，每日1剂
阳明腑实	症见壮热，日晡热甚，脘腹胀满，大便秘结或热结旁流，烦躁谵语，舌红，苔焦燥起芒刺，脉沉实有力	大黄15g，枳实、黄芩、蒲公英、连翘各12g，芒硝(冲服)、苍术、厚朴、陈皮、生地黄各10g，甘草3g。水煎服，每日1剂
气血两虚	症见发热不退，神疲倦怠，气短乏力，面色苍白，食欲不振，汗出恶风，头晕目眩，舌淡，苔薄白，脉沉细数	蒲公英、鱼腥草、黄芩各30g，柴胡、当归、炙甘草各10g，西洋参、白术各15g，升麻6g，蛇莓12g。水煎服，每日1剂

七、恶性肿瘤骨转移

辨证	症状	药物
气滞血瘀	症见局部包块，质硬如石，轻刺痛或不痛，入夜尤甚，痛有定处，痛处拒按。皮色紫暗，面色晦滞，舌淡红，苔薄白或薄黄，脉细弦或脉弦	桃仁、皂角刺、蕲蛇、白芷各12g，制何首乌6g，透骨草、徐长卿、肿节风各15g，威灵仙、川芎、当归各10g，甘草3g。水煎服，每日1剂
肝肾阴虚	症见患部包块，隐痛不适，肿胀不甚，眩晕耳鸣，少寐多梦，腰膝酸软，五心烦热，舌红少津，苔少，脉细数	山萸肉、生地黄各12g，知母、茯苓、骨碎补、蕲蛇、山药各10g，鳖甲(打碎先煎)、牡蛎各30g，山慈菇8g，夏枯草、女贞子、泽泻各15g。水煎服，每日1剂

续表

辨证	症状	药物
脾胃气虚	症见局部包块，胀痛难忍，皮色不变，扪之不热，肿甚拒按，倦怠乏力，纳差食少，大便溏薄，下肢浮肿，舌淡胖，苔白滑，脉濡	党参、重楼、补骨脂各15g，黄芪25g，透骨草、徐长卿、白术、地龙、半夏、茯苓各12g，制乳香、制没药各10g，全蝎、甘草各6g。水煎服，每日1剂

八、恶性肠梗阻

辨证	症状	药物
阳明腑实	症见大便秘结，腹部胀痛，时见肠型，口干舌燥，面赤心烦，恶心呕吐，舌质红，苔黄厚，脉沉实	马齿苋、大黄、枳实、大腹皮、黄芩各15g，厚朴、黄连、桃仁、莪术各12g，虎杖20g，重楼、炙甘草各10g。水煎服，每日1剂
气滞瘀结	症见腹胀腹痛，硬痛拒按，腹部触及肿块，大便秘结，肠鸣亢进，胸闷气促，舌质暗红，苔黄，脉弦涩	桃仁、牡丹皮、槟榔各12g，冬瓜仁30g，虎杖、大黄各15g，枳实、川楝子、黄芩、赤芍各10g，当归、甘草各5g。水煎服，每日1剂
中虚脏寒	症见腹痛绵绵，时作时止，形寒肢冷，神疲乏力，气短懒言，恶心呕吐，大便秘结，无矢气，舌质淡，苔薄白，脉沉细	大黄、枳实各12g，木香、厚朴、川楝子、人参、附子各9g，当归、干姜各6g，甘草3g。水煎服，每日1剂

九、癌性咯血

辨证	症状	药物
瘀毒阻肺	症见咯血紫暗或鲜红伴有瘀块，咳嗽气急，甚则呼吸困难，心悸胸闷，口渴心烦，或伴发热，面色萎黄或黧黑，唇色紫暗，舌暗红或有瘀斑，苔黄，脉细涩或滑数	石上柏、石见穿、白花蛇舌草、生薏苡仁、生牡蛎、鱼腥草各30g，瓜蒌皮、预知子、仙鹤草、侧柏叶各15g，生地黄、赤芍、牡丹皮各12g。水煎服，每日1剂

续表

辨证	症状	药物
阴虚火旺	症见咳嗽痰少，痰中带血，潮热盗汗，烦热颧红，咽干耳鸣，腰膝酸软，舌红少苔，脉细数	北沙参、玄参、藕节、猫爪草、仙鹤草、墨旱莲各15g，百合、玉竹、瓜蒌、夏枯草各12g，半枝莲、薏苡仁、蒲公英、鱼腥草、鳖甲、生牡蛎各20g，白及、川贝母各10g。水煎服，每日1剂
气不摄血	症见患病日久，气血亏虚，咯血时作，咳声低微，血色淡红，伴气短无力，神疲懒言，头晕目眩，耳鸣心悸，面色无华，舌淡苔白，脉沉细	党参30g，血余炭、炮姜、桔梗各9g，茯苓、白术各12g，白及、仙鹤草、太子参各15g，鱼腥草、白英各20g。水煎服，每日1剂
肝火犯肺	症见咳嗽气逆，咯血鲜红，胸胁引痛，或心烦易怒，口苦咽干，大便干结，小便黄短，舌红苔黄，脉弦数	猫爪草、鱼腥草、石见穿各20g，苇茎、仙鹤草、浙贝母、款冬花各15g，龙胆草、牡丹皮、生地黄、黄芩、桔梗各10g，白及、桑白皮各12g，甘草3g。水煎服，每日1剂

十、消化道出血

辨证	症状	药物
胃热炽盛	症见吐血紫暗或呈咖啡色，甚则鲜红，常混合食物残渣，大便色黑如漆，伴胃脘胀闷灼痛，口干口臭，口渴喜冷饮，舌红苔黄，脉滑数	水牛角、仙鹤草各30g，石上柏、茜草、白及、侧柏炭各15g，大黄、黄连、黄芩各12g，赤芍、三七各10g，甘草3g。水煎服，每日1剂
肝火犯胃	症见吐血鲜红或紫暗，大便色黑如漆，伴口苦目赤，胸胁胀痛，心烦易怒，失眠多梦，或有黄疸胁痛，或见赤丝蛛缕，舌红苔黄，脉弦数	茵陈15g，栀子、炒大黄、炒白术、陈皮、龙胆草各10g，金钱草、土茯苓、地耳草、马蹄金、半边莲各20g，生地黄、侧柏叶、墨旱莲各12g，甘草5g。水煎服，每日1剂
脾不统血	症见吐血暗淡，大便漆黑稀溏，面色萎黄，唇甲淡白，神疲纳呆，腹胀腹痛，四肢无力，头晕心悸，舌淡，苔薄白，脉细弱	黄芪30g，白及、党参、大枣各15g，仙鹤草、白术、茯苓、茜草各12g，熟地黄、阿胶（烊化）、白芍、桑寄生、女贞子、地榆各10g，甘草3g。水煎服，每日1剂

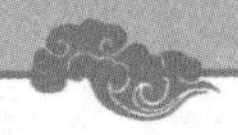

十一、肿瘤相关疲劳症

辨证	症状	药物
气虚	症见面色㿠白或萎黄，气短懒言，语声低微，头晕神疲，肢体无力，舌苔淡白，脉细软弱	黄芪、仙鹤草各30g，太子参、党参各15g，白术、茯苓各12g，山药、红景天、刺五加、四叶参各10g，甘草3g。水煎服，每日1剂
血虚	症见面色淡黄或淡白无华，唇、舌、指甲色淡，头晕目花，肌肤枯燥，舌质淡红，苔少，脉细	仙鹤草、黄芪各30g，鸡血藤20g，当归、熟地黄、阿胶各15g，白芍、桑寄生、女贞子各10g，炙甘草8g。水煎服，每日1剂
阴虚	症见面颧红赤，唇红，低烧潮热，手足心热，虚烦不安，盗汗，口干，舌质光红少津，脉细数无力	黄芪20g，熟地黄、党参各15g，麦冬、五味子、枸杞子各12g，白芍10g，西洋参6g，甘草3g。水煎服，每日1剂
阳虚	症见心悸，自汗，神倦嗜卧，心胸憋闷疼痛，形寒肢冷，面色苍白，脉虚无力	黄芪20g，人参（另炖）、肉桂各6g，淫羊藿、熟地黄、山药各15g，菟丝子12g，杜仲、山茱萸各10g，甘草3g。水煎服，每日1剂

十二、肿瘤相关性肝炎

基本治法	保肝降酶，利湿退黄，凉血解毒	
基本药物	白花蛇舌草30g，垂盆草、赤芍、丹参各15g，白芍、连翘，郁金，五味子各10g，三七粉（分冲）4.5g，甘草5g。水煎服，每日1剂	
随证加减	黄疸明显者	加茵陈、马蹄金各15g，栀子10g，溪黄草20g
	转氨酶高者	重用赤芍40g，加半边莲20g，大黄6g，垂盆草、地耳草各20g
	神疲乏力者	加黄芪、仙鹤草各30g，西洋参、灵芝、白术各10g
	纳差腹胀者	加厚朴、苏梗、藿梗各10g，山楂15g

续表

随证加减	肝硬化肋下痞块者	加制鳖甲30g，煅牡蛎20g，炮山甲10g
	低蛋白血症者	加黄芪30g，党参、枸杞子各15g，石斛、白术各10g
	体质虚弱、免疫功能低下者	加黄芪30g，黄精、太子参、灵芝各10g
	肋胀肋痛者	加肿节风、预知子、青皮各10g，九香虫6g
	齿衄者	加仙鹤草20g，白茅根15g，牡丹皮、茜草各10g
	皮疹、瘙痒者	加千里光20g，苦参、地肤子各10g
	肝肾阴虚者	加黄精、山茱萸、沙参各10g，枸杞子15g
	湿热之邪致泄泻者	加黄连6g，马齿苋20g，白头翁10g
	口苦者	加黄连、龙胆草各6g

十三、癌性恶病质

辨证	症状	药物
气血两虚	症见面色淡白，唇甲色淡，头晕耳鸣，神疲乏力，心悸气短，动则尤甚，失眠多梦，舌淡苔白，脉虚大无力	黄芪30g，鸡血藤20g，灵芝、党参、白芍各15g，白术、茯苓、黄精各12g，山药、当归、熟地黄各10g，甘草3g。水煎服，每日1剂
脾肾阳虚	症见头晕乏力，面色㿠白，腰膝酸软，耳鸣健忘，形寒肢冷，面目浮肿，纳呆腹胀，大便溏稀，舌淡胖，脉细弱无力	附子、肉桂各6g，鸡血藤、淫羊藿、熟地黄、山药各15g，枸杞子、菟丝子各12g，杜仲、山茱萸各10g，鹿角胶（烊化）8g，甘草3g。水煎服，每日1剂
肝肾阴虚	症见头晕乏力，面色苍白，腰膝酸软，耳鸣健忘，潮热盗汗，五心烦热，口干咽燥，舌红少苔，脉细数无力	黄芪20g，当归、熟地黄、山药、山茱萸各15g，麦冬、五味子、枸杞子各12g，白芍10g，鹿角胶（烊化）8g，甘草3g。水煎服，每日1剂

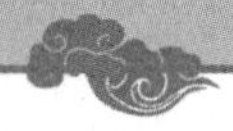

第二节
肿瘤治疗所致兼证（并发症）

一、恶心呕吐

辨证	症状	药物
肝胃不和	症见呕吐吞酸，嗳气频繁，胸胁胀痛，舌质红，苔薄腻，脉弦	赭石30g，厚朴15g，旋覆花、竹茹、姜半夏各10g，木香、柴胡各8g，黄连、吴茱萸、甘草各3g。水煎服，每日1剂
痰饮内停	症见呕吐痰涎清水，胸闷不适，不思饮食，头眩心悸，苔白腻，脉滑	姜半夏、桂枝、陈皮各10g，茯苓、炒白术各15g，厚朴12g，藿香、白芷、炙甘草各6g。水煎服，每日1剂
胃阴不足	症见呕吐反复发作，呕量不多，时作干呕，胃中嘈杂，似饥而不欲食，口燥咽干，舌红少津，脉细数	天花粉、麦冬、芦根、苏梗各15g，旋覆花（包）10g，玉竹、制半夏各9g，竹茹12g，甘草5g。水煎服，每日1剂
脾胃虚弱	症见食欲不振，食入难化，恶心呕吐，脘部痞闷，大便不畅，舌苔白滑，脉虚弦	党参、茯苓各15g，白术、赭石、姜半夏各9g，鸡内金、砂仁各6g，薏苡仁、麦谷芽各30g，大枣5枚，甘草、吴茱萸各3g。水煎服，每日1剂

二、腹泻

辨证	症状	药物
湿热泄泻	症见腹痛泄泻交作，泻下急迫，或泻而不爽，肛门灼热，大便质稀或溏，色黄褐而臭，烦热口渴，小便短赤，舌苔黄腻，脉濡数或滑数	葛根30g，马齿苋、凤尾草、茯苓各15g，秦皮、黄芩各10g，黄连6g，甘草3g。水煎服，每日1剂
脾虚泄泻	症见泄泻反复迁延不愈，倦怠乏力，面色萎黄，舌淡苔白，脉细弱	党参、炒薏苡仁各30g，莲子肉20g，扁豆、赤石脂各15g，炒白术、茯苓、白芍各10g，诃子、陈皮、甘草各6g。水煎服，每日1剂

三、便秘

基本治法	清热养阴，润燥消积	
基本药物	麻子仁、马齿苋各15g，郁李仁、白芍各12g，厚朴、杏仁、枳实各10g，木香6g，甘草3g。水煎服，每日1剂	
随证加减	胃肠积热者	加大黄、虎杖、败酱草、芒硝（冲服）
	气虚阳衰者	加黄芪、锁阳、何首乌、肉苁蓉
	气机阻滞者	加柴胡、木香、乌药、槟榔
	阴津不足者	加玄参、麦冬、生地黄、葛根

四、腹痛

辨证	症状	药物
气机郁滞	症见脘腹疼痛，胀满不舒，攻窜两胁，痛引少腹，时聚时散，得嗳气、矢气则舒，遇情志变化加剧，苔薄白，脉弦	肿节风、香附各15g，预知子12g，枳壳、半夏、陈皮、芍药各10g，延胡索、甘草各6g。水煎服，每日1剂

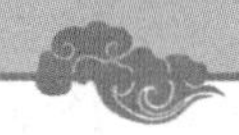

续表

辨证	症状	药物
瘀血阻滞	症见少腹疼痛，痛势较剧，痛如针刺，甚则尿有血块，经久不愈，舌紫暗，脉细涩	茴香、当归、生地黄、川芎各10g，延胡索、赤芍各15g，枳壳、柴胡各12g，五灵脂、蒲黄各9g，肉桂、制川乌各6g，甘草3g。水煎服，每日1剂

五、白细胞减少症

辨证	症状	药物
气血两虚	症见消瘦，乏力，心悸，动则喘甚，腰背强痛，四肢沉重，纳差，口中乏味，小便清长，大便稀溏，舌质淡白，苔腻，脉沉细	黄芪20g，茯苓、白术各12g，熟地黄、枸杞子各15g，大枣10枚，人参（另炖）、当归、川芎各6g，肉桂、甘草各3g。水煎服，每日1剂
肝肾阴虚	症见消瘦，疲乏，眩晕耳鸣，少寐多梦，腰膝酸软，五心烦热，舌红少津，少苔或无苔，脉细数	黄芪20g，麦冬、五味子、枸杞子、女贞子各12g，茯苓、炒白术、知母、黄柏各10g，熟地黄、补骨脂、墨旱莲各15g，三七粉（冲服）、甘草各3g。水煎服，每日1剂

六、血小板减少症

基本治法	滋阴降火，补脾益气，活血止血	
基本药物	黄芪、熟地黄各30g，鸡血藤20g，党参、白术、山药各15g，茯苓、杜仲、白芍各10g，甘草6g。水煎服，每日1剂	
随证加减	阴虚火旺者	加黄芩、栀子、茜草、阿胶
	气虚血瘀者	加当归、赤芍、人参、黄精
	气不摄血者	加酸枣仁、红枣、龙眼肉、仙鹤草

七、心脏毒性

辨证	症状	药物
心气不足	症见神疲乏力，少气懒言，头晕眼花，食欲不振，气短，面色㿠白，易汗出，舌质胖大淡红，苔薄白，脉细缓	黄芪 20g，党参、熟地黄各 12g，白芍、炒白术、茯神、大枣各 10g，炙甘草 9g，龙眼肉 8g，红景天 15g，远志、木香各 6g。水煎服，每日 1 剂
气阴两虚	症见心悸心烦，失眠健忘，五心烦热，口干，盗汗，耳鸣，腰膝酸软，头晕目眩，舌红少津，苔少或无，脉弦细	酸枣仁 30g，党参、黄芪各 15g，生地黄、麦冬、五味子各 10g，丹参 20g，柏子仁、远志各 9g，甘草 3g。水煎服，每日 1 剂
痰瘀闭阻	症见气滞、血瘀、痰浊闭阻心脉，脉道不畅而致心悸、胸痹，心悸不安，胸闷不舒，心痛时作，或见唇甲青紫，舌质紫暗或瘀斑瘀点，脉涩或结代	毛冬青 30g，丹参 20g，郁金、赤芍各 15g，川芎、延胡索、桃仁、红花各 12g，瓜蒌、薤白各 10g，桂枝、甘草各 6g。水煎服，每日 1 剂

八、肺毒性

辨证	症状	药物
痰热阻肺	症见发热咳嗽，痰多黄稠，胸痛气促，汗多口干，尿赤便结，舌红，苔黄厚腻，脉弦滑数有力	鱼腥草、瓜蒌仁、桑白皮各 20g，白花蛇舌草、半枝莲、芦根各 25g，黄芩、山慈菇各 15g，茯苓、半夏、陈皮、杏仁、枳实、浙贝母各 10g，甘草 3g。水煎服，每日 1 剂
肺脾两虚	症见咳嗽咳痰，痰多色白，清稀或泡沫状，胸闷纳呆，气喘自汗，乏力倦怠，舌淡，苔白腻，脉沉细滑	党参、仙鹤草、贝母、黄芪、百合各 15g，紫菀、杏仁各 12g，白术、茯苓、五味子各 10g，西洋参（另炖）、甘草各 6g。水煎服，每日 1 剂

续表

辨证	症状	药物
气阴两虚	症见咳嗽痰少或痰中带血，低热消瘦，口干咽燥，自汗盗汗，舌质暗红或有瘀点，少苔或无苔，脉沉细无力	黄芪 20g，党参、女贞子各 15g，五味子、人参各 8g，酸枣仁 12g，北沙参、麦冬、白术、黄精、枸杞子、茯苓各 10g，甘草 3g。水煎服，每日 1 剂

九、肝毒性

辨证	症状	药物
肝气郁结	症见胸胁作痛，时痛时止，纳食减少，嗳气频作，时有恶心、呕吐，舌苔薄白，脉弦	白花蛇舌草、半枝莲各 20g，柴胡、枳壳、白芍、香附、川芎、佛手、炒白术各 10g，丹参 15g，甘草 3g。水煎服，每日 1 剂
肝胆湿热	症见胁痛口苦，胸闷纳呆，恶心呕吐，目黄肤黄，溲黄，舌质红，苔黄腻，脉弦滑	茵陈 15g，栀子、大黄、炒白术、青皮、陈皮、龙胆草各 10g，金钱草、土茯苓、地耳草、马蹄金、半边莲各 20g，甘草 5g。水煎服，每日 1 剂
肝阴亏虚	症见胁部隐痛绵绵，神疲身倦，口干，自觉烦热，头晕目眩，舌红少苔，脉细弦而数	麦冬、五味子、枸杞子、女贞子各 12g，川楝子、茯苓、炒白术、知母、黄柏、陈皮各 10g，夏枯草、墨旱莲各 15g，甘草 3g。水煎服，每日 1 剂
肝血瘀阻	症见胁下痞块，面色晦暗，两胁时见刺痛，固定不移，入夜更甚，舌质紫暗或有瘀点、瘀斑，脉沉涩	丹参 15g，白花蛇舌草、藤梨根、半边莲各 20g，当归、赤芍、柴胡、川芎各 10g，甘草、芦荟、青黛各 5g，水红花子 8g。水煎服，每日 1 剂

十、肾毒性

辨证	症状	药物
邪毒壅盛	症见局部或全身水肿，皮肤绷急光亮，烦热口渴，胸闷痞满，喘促，小便短赤，大便干结，舌红，苔黄腻，脉沉数	石膏 20g，赤小豆、车前子、薏苡仁各 15g，黄柏、泽泻、木通、瞿麦、萹蓄各 10g，大枣 5 枚，甘草 5g。水煎服，每日 1 剂
脾肾阳虚	症见面浮肢肿，腰以下为甚，按之凹陷不起，面色不华，脘腹胀满，纳差便溏，神倦肢冷，舌质淡，苔白，脉沉缓无力	黄芪 20g，牛膝、车前子各 15g，木瓜、大腹皮、泽泻各 12g，白术、熟地黄、山茱萸、山药、茯苓各 10g，甘草 5g。水煎服，每日 1 剂

十一、出血性膀胱炎

辨证	症状	药物
下焦热盛	症见腰膝乏力，尿频尿急，淋沥不尽，尿浊或尿中带血，舌红苔黄腻，脉滑数	土茯苓、薏苡仁、白花蛇舌草各 20g，萹蓄、紫草、瞿麦、仙鹤草各 12g，木通、车前子、滑石、草梢、栀子、大黄、黄柏各 10g，甘草 5g。水煎服，每日 1 剂
瘀毒内结	症见腰腹部刺痛，痛处固定，面色晦暗，尿痛血尿有瘀块，舌暗红或瘀斑，苔黄，脉沉细	白茅根、益母草各 15g，延胡索、当归、川芎、赤芍、蒲黄各 12g，桂枝、茯苓、桃仁、白芍、牡丹皮、莪术各 10g，三七（冲服）、甘草各 3g。水煎服，每日 1 剂

十二、皮肤毒性

基本治法	祛风，清热，除湿，解毒
基本药物	生地黄、千里光各 15g，荆芥、白鲜皮、防风各 12g，当归、赤芍、黄芩、川芎各 10g，甘草 3g。水煎服，每日 1 剂

随证加减	湿毒蕴肤者	加苍术、苦参、连翘、黄柏、黄连
	湿热甚者	加苍术、苦参、土茯苓、龙胆草
	风热甚者	加金银花、连翘、牛蒡子、蝉蜕
	血分热甚者	加紫草、大青叶、牡丹皮、紫草
	湿热疮毒者	加苦参、地肤子、鱼腥草、蒲公英
	热毒伤阴者	加石膏、龟板、知母、黄柏
	红肿热痛者	加穿心莲、黄连、蒲公英、芙蓉叶

十三、神经毒性

基本治法	化痰祛瘀，补益气血	
基本药物	黄芪、薏苡仁各30g，党参、鸡血藤各20g，威灵仙、伸筋草、透骨草各15g，地龙、半夏、白术、茯苓、陈皮各10g，甘草3g。水煎服，每日1剂	
随证加减	肢麻伴感觉障碍甚者	加桂枝、白芍、木瓜、豨莶草
	肢麻不仁伴痿废不用者	加肿节风、千斤拔、鸡血藤
	肢体萎软伴麻木者	加杜仲、淫羊藿、五指毛桃、全蝎
	肢麻不仁伴遇冷痛甚者	加乌头、海风藤、石楠藤、桂枝
	肢麻不仁伴筋惕肉瞤者	加珍珠母、僵蚕、徐长卿、蕲蛇

十四、脱发

基本治法	补血生发，补肾养阴，凉血活血
基本药物	鸡血藤20g，黑芝麻、生地黄、熟地黄、枸杞子各15g，女贞子、何首乌各12g，黑木耳、淫羊藿各10g，当归6g，甘草3g。水煎服，每日1剂

续表

随证加减	气血两虚者	加黄芪、人参、黄精、桑椹
	血虚生风者	加天麻、黄芪、墨旱莲、菟丝子
	肝肾亏虚者	加补骨脂、牛膝、鹿角胶、鳖甲
	湿热蕴结者	加茵陈、苦参、泽泻、败酱草

十五、贫血

基本治法	补中养血，温肾益气	
基本药物	黄芪、鸡血藤各30g，党参、白芍、茯苓各15g，黄精12g，阿胶、白术、川芎、熟地黄各10g，当归、炙甘草各6g。水煎服，每日1剂	
随证加减	心脾两虚者	加龙眼肉、远志、酸枣仁、刺五加
	气虚血弱者	加人参、山药、何首乌、太子参
	肝肾亏损者	加墨旱莲、仙灵脾、肉苁蓉、枸杞子
	脾肾阳虚者	加肉桂、附子、杜仲、山茱萸、鹿角胶

十六、乳腺癌术后上肢水肿

基本治法	益气养血，活血祛瘀，清热解毒，祛湿消肿	
基本药物	黄芪30g，三叶青20g，肿节风、透骨草、伸筋草各15g，地龙、川芎、赤芍、当归各12g，桂枝、茯苓、猪苓、木瓜各10g，甘草3g	
随证加减	气虚血瘀者	加人参、太子参、桃仁、红花
	气滞湿阻者	加厚朴、陈皮、枳壳、苍术
	热毒伤津者	加蒲公英、黄芩、野菊花、四叶参
	阳虚水泛者	加淫羊藿、附子、泽泻、大腹皮

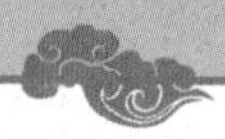

十七、口腔溃疡、口腔炎

辨证	症状	药物
阴虚火旺	症见口腔黏膜溃烂成点，反复发作，或此愈彼起，绵延不断，微有疼痛，饮食时疼痛较明显，口不渴饮，舌偏红少苔，脉细数	一枝黄花、沙参各15g，生地黄、麦冬、玄参、五味子、淡竹叶各10g，金银花、连翘、芦根各12g，薄荷6g，甘草3g。水煎服，每日1剂
邪毒内蕴	症见口咽部疼痛剧烈，甚至因疼痛而难以进食，口腔臭秽难闻，口苦口臭，烦渴，尿赤便秘，舌红苔黄而腻，脉弦或滑数	一枝黄花、蒲公英、野菊花、紫草、半枝莲各20g，穿心莲、重楼各15g，大黄、赤芍、桔梗各10g，黄连、升麻各5g，甘草3g。水煎服，每日1剂

第三章 常用抗肿瘤药对

药对是中药配伍形式之一，又称对药。2种（或3种以上）药物配伍应用，成对出现在方剂中，是方剂药物配伍的最小单位。常用抗肿瘤药对需根据单味药的药性和药物配伍后所产生的抗肿瘤作用，以及相应的临床抗肿瘤治法合理应用。抗肿瘤药对组成有3种形式：首先是2种相同或相类性能和功效的药物配伍，可起到相辅相成、主辅结合、同类叠加等效应，是抗肿瘤药对的主要内容；其次是2种不同性能与功效的药物配伍，其中一药为主，一药为辅，包括相须、相使药物配伍；第三是2种相反性能与功效的药物配伍，其中有补泻、气血、寒热、润燥、刚柔、升降、收散、上下、表里、辛甘、酸甘、辛苦、酸辛等药物的结合，并包括相畏、相杀药物配伍。临床上，抗肿瘤药对可单独或联合应用，一个或数个药对可组成方剂，或成为方剂的有机组成部分。药对以2种药物配伍为多，也有3种以上药物配伍应用的。常用抗肿瘤药对有增强和发挥药物选择性的抗肿瘤作用，改变药物原有功效，减少药物毒性，缓和不良反应，扩大主治范围，加强对某一肿瘤病证及兼证的专治性等作用。其作用与药物用量比例和炮制方法有关。

第一节
传统经典抗肿瘤药对

1. 白花蛇舌草与半枝莲

二药合用，增强抗肿瘤之力，为抗肿瘤最常用药对之一，尤善治各种肿瘤中属热毒蕴结、水湿内盛、瘀血阻滞者。

2. 青皮与陈皮

二药常相须为用，升降调和，共奏舒肝和胃，理气止痛，调中快膈之功。常用治肿瘤属肝气郁滞证，症见两胁胀痛、肝胃不和、胸腹满闷、胃脘胀痛等。

3. 枳实与枳壳

二药伍用，善行胸腹之气，气血双调，直通上下，理气之力倍增。常用治肿瘤属肝气郁滞、胸脘痞满证，症见气机不调，胸腹胀满、心下痞满，疼痛，纳食不消，大便不调等。

4. 薤白与瓜蒌

二药合用，通阳散结，豁痰化瘀。常用治肺癌属脾虚痰湿证，或肿瘤致胸痹、悬饮之证，症见痰多咳喘、胸中痞满闷胀疼痛等。

5. 莪术与三棱

二药伍用，其消癥散结之功益彰，为抗肿瘤常用药对之一。常用于肿瘤中属气滞血瘀所致的癥瘕积聚。

6. 蜈蚣与全蝎

庞德湘认为，二药合用能解肿瘤积聚之毒，使临床症状缓解，肿块软缩，延长患者生存期，并可缓解肿瘤转移所致疼痛，为常用抗肿瘤药对之一。名医刘沈林常用此药对治疗癌痛与晚期肿瘤骨转移者。

7. 金银花与连翘

二药相须为用，清热解毒之力增强，常用治肿瘤致热或肿瘤相关性感染。

8. 白芍与甘草

二药伍用，有酸甘化阴之妙用，其敛阴养血，平肝止痛作用增强，故常用治癌性疼痛或肿瘤所致的胁肋疼痛、脘腹四肢拘挛作痛等，尤善治肿瘤之肝阴不足，筋失所养而挛急作痛者。

9. 穿山甲与皂角刺

二药伍用，走窜行散，透达攻通，直达病所，通络搜风、散结攻毒之力益彰。常用治各种肿瘤以及淋巴结肿大、伴有转移灶者。

10. 半夏与生姜

二者相伍的小半夏汤止呕力量强大，以胃寒呕吐为宜；若随证配伍可治肿瘤症状或肿瘤患者放化疗引起的多种呕吐证。

11. 延胡索与川楝子

二药伍用，相得益彰，名曰金铃子散，出自《活法机要》，清热除湿、行气活血、理气止痛甚效，常用治肿瘤属气滞血瘀疼痛及癌性疼痛，尤善治肿瘤中属肝郁气滞、气郁化火所引起的各种痛证。

12. 枳壳与郁金

二药合用，一气一血，气血并治，行气活血、解郁止痛之力增强，相得益彰。常用治肿瘤中属肝郁气滞或气滞血瘀证，症见胁肋疼痛，以刺痛为主，胃脘不适，尚有面色青暗、舌质紫，且有瘀点、瘀斑，或舌下静脉瘀滞等瘀血指征，用之甚宜。

13. 桃仁与红花

二药伍用，活血祛瘀之力大为增强，现常用治肿瘤属血瘀内结之癥瘕积聚，为常用抗肿瘤药对之一。

14. 乳香与没药

二药相须为用，活血散瘀止痛力佳，内治血瘀气滞心腹诸痛。现常用治肿瘤中属气滞血瘀之癥瘕痞块及瘰疬、癌性疼痛。

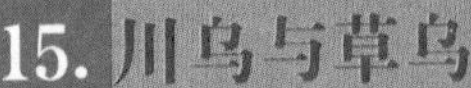

此两药性平和，尤适于肿瘤体虚不能峻补之证。

15. 川乌与草乌

二药合用，内服外用皆能治肿瘤属瘀毒阻络证，并为治癌性疼痛良药。

16. 茯苓与猪苓

两者相须为用，能增强利水渗湿的作用，且利水而不伤正气，治肿瘤中属脾虚湿盛之腹水与痰饮内停之胸水。

17. 半夏与天南星

二药常相须为用，能增强化痰散结、消肿止痛之力，治痰核肿痛、肿瘤等，为治肿瘤常用药对之一。

18. 海藻与昆布

二药相须为用，能增强消痰软坚之力，现常用治肿瘤属痰湿凝结证，尤善治颈部肿瘤。

19. 党参与白术

二药伍用，能增强健脾益胃、补气养血、扶正培本的功能，并具有抗疲劳及强壮作用。临床常用治疗肿瘤中属脾胃虚弱、气血（津）两亏或气虚邪实者。

20. 白术与苍术

二药常相须为用，治脾虚湿困之力增强，临床常用治肿瘤中属痰湿内阻者。

21. 黄芪与党参

二药伍用，能增强补气、生血、生津的功效，常用于治肿瘤中属气血两虚、气津两伤之证。现为治肿瘤扶正最常用药对之一，使用频率较高。

22. 麦冬与天冬

二药伍用，能增强养阴润肺生津、润肠能便之功，现常用于各种肿瘤有阴虚证候以及肿瘤热伤津液的肠燥便秘。

23. 大蓟与小蓟

二药常相须为用，可增强凉血止血、散瘀消肿之力，治肿瘤中属湿热瘀毒、血热妄行出血证，尤善治肾癌、膀胱癌湿热证。

24. 人参与黄芪

人参常与黄芪相使为用。常用治肿瘤属气血亏虚、气阴两伤、久病正虚甚至虚极欲脱或邪实气虚证。

25. 山茱萸与枸杞子

山茱萸与枸杞子相须为用，能增强滋补肝肾之功，常用治肿瘤中属肝肾不足、肺肾阴虚者，对肿瘤的放化疗有减毒增效作用。

第二节 名医常用抗肿瘤药对

1. 太子参与沙参（朴炳奎）

二药合用，一为补气，一为养阴，两者相须为用，药力大增；既能补气生津，又可养阴清肺，起到了协同增效的作用。此两药性平和，尤适于肿瘤体虚不能峻补之证。

2. 薏苡仁与益智仁（朴炳奎）

二药合用不但具有一定的抗肿瘤作用，而且能够健脾益肾，既扶先天之本，又补后天脾土，故常配对使用。

3. 白花蛇舌草与土茯苓（朴炳奎）

二药合用，解毒抗癌。二药相伍，既能直接抑制肿瘤，又能增强免疫力，可用治热毒壅盛、痰湿郁滞为主的肺癌及肺癌骨转移所引起的骨痛。

4. 贝母与桔梗（朴炳奎）

二药合用，化痰止咳。桔梗升提肺气助卫气之布化，贝母下气化痰，一宣一降，共奏宣降肺气之功，适用于肺癌咳嗽痰多者，既可清热化痰，又能理气止咳。

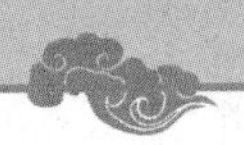

5. 侧柏炭与仙鹤草（朴炳奎）

二药配伍应用，收敛止血，可用于阴虚之咯血患者。

6. 椒目与龙葵（朴炳奎）

二药合用，消饮逐水。两药相辅相成，功专消饮通痹、逐饮宽胸，常用于肺癌伴胸腔积液者，取得满意效果。

7. 丁香与郁金（叶霈智）

二药合用，一温一寒，一降一散，共奏降逆行气止呕之功，治肿瘤患者顽固性呃逆、呕吐十分合拍。一般临床以公丁香与郁金按 1 ∶ 3 或 1 ∶ 4 配伍。

8. 预知子与鸡矢藤（常青）

两药合用理气活血消瘤散结而疼痛自除。故常用治胃癌疼痛。

9. 白术与莪术（常青）

两药同用，既理气行气，又补气益气，既破血祛瘀，又健脾利湿，扶正祛邪，健脾消瘤，标本同治，相得益彰。适用于脾虚血瘀或血瘀湿阻之胃癌。

10. 藤梨根与刺猬皮（常青）

二药同用，一清一养，补养结合则胃疾自愈。故适用于胃癌瘀热。

11. 威灵仙与急性子（张代钊）

二药合用于食管癌，可以明显缓解进食哽噎的症状。

12. 壁虎与九香虫（刘沈林）

二药合用，治癌性疼痛，尤常用治胃肠道肿瘤、气滞血瘀疼痛者。

13. 穿山甲与刺猬皮（刘沈林）

二药伍用，治癌性疼痛，尤常用治恶性度较高的肿瘤，如肝癌、胰腺癌等，肿块增长迅速，疼痛较为剧烈者。

14. 山慈菇与皂角刺（刘沈林）

二药相须为用，常用治淋巴结肿大、伴有转移灶者。

15. 蜂房与地龙（刘沈林）

二药伍用，常用治肺癌、头颈部肿瘤。

16. 海藻与甘草（李可）

二药同用，相反相激，增强激荡磨积、攻坚化瘤之力，用治晚期肿瘤，较放疗、化疗具有显著优势。

17. 泽漆与石见穿（庞德湘）

庞德湘运用二药，自拟肺金生方治疗肺癌，以大剂泽漆为君，久煎去其毒性，配伍石见穿达到利水消肿、化痰散瘀的功效。症见喘咳浮肿，小便不利，脉沉。

18. 浙贝母与牡蛎（庞德湘）

庞氏取二者化痰软坚散结之功，用于肺癌的各个阶段。

19. 白芥子与天南星（庞德湘）

二药相伍用治肺癌患者寒湿顽痰阻肺之咳嗽气逆，咳痰量多色白。

20. 仙鹤草与白及（庞德湘）

二药相合加强肿瘤止血之效；咯血严重者，采用中西医结合的治疗方法急则治其标。

21. 青蒿与鳖甲（庞德湘）

二药为伍治疗温病夜热早凉、热退无汗、热自阴来者。临证用于肺癌属阴虚发热者；又由于二者皆入肝经，亦用于肺癌肝转移、黄疸者。

22. 蜂房与红豆杉（庞德湘）

治肺癌拟肺金生方以二药解毒散结。

23. 补骨脂与自然铜（庞德湘）

二药均有抑制肿瘤骨转移的作用。二药补肾强骨、散瘀止痛，用治肺癌骨转移者。

24. 黄芪与防风（庞德湘）

二药伍用常用治肺癌术后、化疗后、营卫失调、表虚不固者，症见面色苍白，汗出恶风，或虚汗淋漓、动则汗出，或反复外感，舌质淡，苔薄白，脉浮数。

25. 桂枝与泽漆（庞德湘）

治肺癌于肺金生方中以桂枝助泽漆利水通阳、消痰逐饮。

26. 附子与细辛（庞德湘）

二药合用，温里作用倍增，使阳虚得复。肿瘤晚期属阳气衰微者，以二药相伍，小剂量亦可温振阳气，症见面色苍白，语声低微，四肢厥逆，舌淡苔白，脉细弱或脉微欲绝。

27. 旋覆花与海浮石（孙桂芝）

二药相伍，一清一宣，用治肺癌术后兼有肺气郁闭，热不得越，秽浊阻塞，热遏胸中，大气不行，以致升降不灵，诸窍闭滞，辨证属痰热互结者。

28. 黄连与紫苏叶（孙桂芝）

二药配用，一热一寒，一涩一散，内外有别，共成清热化湿、调理肺胃的作用。常用治肿瘤术后兼见胸闷不饥、嗳气吐酸、湿热呕吐等，辨证属湿热中阻之证。

29. 蛤壳与海浮石（孙桂芝）

二者配合为对药，有清肺解热、化痰散结之功。临证用治肺癌术后兼有肺气郁闭，热不得越，秽浊阻塞，热遏胸中，大气不行，以致升降不灵，诸窍闭滞，导致胸闷如窒，气短喘息，痰黄黏稠，咯吐不利等症状，辨证属痰热互结者。

30. 萆薢与白果（孙桂芝）

二药合用，一利一收，共奏收疏肝下焦、通利小便、分清别浊之功效。常用治膀胱癌术后气化无权，收摄无度，致小便白浊、频数无度、淋漓不爽等，证属因下焦亏虚、湿浊内蕴者。

31. 僵蚕与地龙（孙桂芝）

二药都有息风止痉的作用。地龙咸寒，善于走窜，长于清热息风；而僵蚕则属辛平之品，长于化痰息风。二药合用，治疗肿瘤术后神经恢复期或放射治疗后遗症（如放射性脊髓损伤和放射性脑病等）。表现为肢体麻木、瘫软或震颤，触电感并向远端放射，精神异常，表情呆滞等，辨证属风痰内阻或痰火内盛者。

32. 紫菀与橘红（孙桂芝）

二者功同，一宣一降，相须为用，共同疏理肺气，常用治肿瘤术后久嗽及肺虚劳咳，辨证属肺气虚者。

33. 鹿角霜与甘松（孙桂芝）

二者相伍，温而不热，补而不滞，既可扶助正气，又可理气止腹痛。其常用治腹腔盆腔肿瘤术后病在中焦，证属中焦虚寒者，可收一举两得之效。

34. 百合与乌药（孙桂芝）

二者相伍，滋阴而不寒，补而不滞，于达阳之中而有和阴之妙。其常用治病在上焦，胸部尤肺部肿瘤术后辨证属阴虚内热者。

35. 橘核与荔枝核（孙桂芝）

二者相伍，有理气散结，散寒止痛之功。其常用治病在中、下二焦之肝、肾、膀胱、子宫、肠等肿瘤术后，辨证属寒凝气滞者。

36. 何首乌与桑叶（孙桂芝）

二者相合，寒温并用，内外兼收，养血润燥，活血祛风，凉血止血。其常用治放疗、化疗后骨髓抑制造成的血虚不润证，表现为肠燥便秘、肌肤瘙痒等症状。

37. 乌梅与木瓜（孙桂芝）

二者相伍，酸甘化阴，调中止渴。其常用治中、上二焦肿瘤术后，机体免疫能力低下，表现为内有蕴热，烦渴枯燥，小便频多，辨证属阴虚内热者。

38. 蚕沙与皂角子（孙桂芝）

二者相偕，用治因脾胃壅塞，运化失司，湿浊内生或湿毒外侵，皮毛不润，所治皮肤癌，辨证属湿毒内蕴证者。另外，大肠癌术后，功能未获恢复，以致湿阻于内，水津不布，肠道失濡的大便时干时稀；或元气未复，排便无力，证属湿浊阻滞、气津两虚者。

39. 杏仁与桃仁（孙桂芝）

二药合用可以行气活血，通络化积。

40. 鼠妇与僵蚕（孙桂芝）

二者合用可取得较佳功效，为治疗肺癌常用的对药。

附录一 本草中文名笔画索引

四画

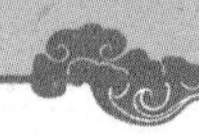

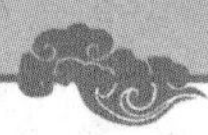

七画

八画

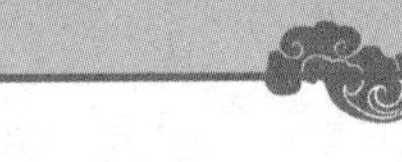

十画

十一画

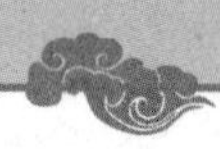

十二画

实用抗肿瘤本草图谱与验方

十三画

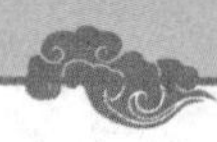

十四画

十五画

十六画

十七画

十八画及以上

附录二 本草拼音索引

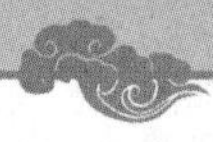

附录三
参考文献

[1] 徐国钧主编．抗肿瘤中草药彩色图谱[M]. 福州：福建科学技术出版社，1997.

[2] 周岱翰主编．中医肿瘤学[M]. 北京：中国中医药出版社，2011.

[3] 黄兆胜主编．中药学[M]. 北京：人民卫生出版社，2002.

[4] 徐国钧，王强主编．中草药彩色图谱（第三版）[M]. 福州：福建科学技术出版社，2006.

[5] 李佩文主编．中西医临床肿瘤学[M]. 北京：中国中医药出版社，1996.

[6] 贾英杰主编．中西医结合肿瘤学[M]. 武汉：华中科技大学出版社，2009.

[7] 戴义龙．看图识百草：活用民间中草药[M]. 福州：福建科学技术出版社，2011.

[8] 郁仁存．中医肿瘤学[M]. 北京：科学技术出版社，1983.

[9] 胡熙明．中国中医秘方大全[M]. 上海：文瞧出版社，1989.

[10] 谢文纬编著．中医成功治疗肿瘤一百例[M]. 北京：中国财政经济出版社，2007.

[11] 赖祥林主编．古今治癌偏方精选[M]. 广州：广东科技出版社，2004.

[12] 徐德生主编．中药学综合知识与技能[M]. 北京：中国医药科技出版社，2011.

[13] 王本祥主编．新编中药学辞典[M]. 天津：天津科学技术出版社，1996.

[14] 中华中医药学会．肿瘤中医诊疗指南[M]. 北京：中国中医药出版社，2008.

[15] 王居祥主编．肿瘤内科中西医结合治疗[M]. 北京：人民卫生出版社，2009.

[16] 林丽珠主编．肿瘤中西医治疗学[M]. 北京：人民军医出版社，2013.

[17] 彭炜主编．社区中医诊疗实用教程[M]. 北京：人民卫生出版社，2006.

[18] 张丰强，郑英主编．首批国家级名老中医效验秘方精选[M]. 北京：国际文化出

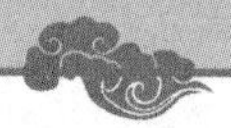

版公司出版，1995.

[19] 段凤舞 . 肿瘤经验方 [M]. 合肥：安徽科学技术出版社，1991.

[20] 王希胜，张亚密主编 . 肿瘤病中医特色诊疗全书 [M]. 北京：化学工业出版社，2011.

[21] 郑泽棠主编 . 中西医结合外科学 [M]. 广州：广东高等教育出版社，2007.

[22] 林洪生主编 . 肿瘤中成药临床应用手册 [M]. 北京：人民卫生出版社，2011.

[23] 魏启亮，郭君双主编 . 常见中西医结合诊疗手册 [M]. 北京：人民卫生出版社，2011.

[24] 陆德铭主编 . 中医外科学 [M]. 上海：上海科学技术出版社，2003.

[25] 王爱芹，曹慧娟主编 . 实用中西医结合妇科学 [M]. 北京：北京出版社，1996.

[26] 冯利主编 . 简明中西医结合肿瘤学 [M]. 北京：科学技术文献出版社，2008.

[27] 陈信义，周蔼祥 . 中西医结合血液病手册 [M]. 北京：中医古籍出版社，2001.

[28] 陈锐深 . 现代中医肿瘤学 [M]. 北京：人民卫生出版社，2003.

[29] 王冰 . 抗癌中药方选 [M]. 北京：人民军医出版社出版，1992.

[30] 赵建成，谢继增，杨建宇主编 . 肿瘤方剂大辞典 [M]. 北京：中医古籍出版社，2009.

后　记

莆田山区位于八闽大地中部，属于戴云山支脉，那里山峦起伏，堆翠叠嶂，藤蔓延绵，野花怒放。那是一块藏宝之地，漫山遍野蕴藏着可以“疗疾病、起沉疴、养性命”的青草药，数千年来悠悠的药草香诠释着生命的奥秘，造福着这一片钟灵毓秀之地。在这人杰地灵的山区中，跋山涉水的采药之人与无数的民间医生于岁月长河中用草木的仁心与灵性诠释了厚德仁爱，使之成为中国的文化遗产与人类的共同财富。

我的老家位于八闽莆田戴云山支脉的涵江越王山北麓，与宋朝著名史学家郑樵青少年时求学的南峰书堂（又称夹漈书堂）毗邻而居。我常流连于此，被这么一个风采千古、意志超常的身影所感动，所激奋。郑樵先生不仅在史学方面成就卓著，亦对草木、虫鱼颇有认识，他注重实地考察，深稽博考。“细考虫草笺尔雅，广收草木续离骚”。以家乡崇山峻岭为中心，及至千山万壑的八闽大地，丰茂的植被，生物的多样性，为其《动植志》与《本草成书》的创作提供了广阔的舞台。悉此自古，本草底蕴丰厚，由此诠释桑梓康宁久安。

本人少儿时曾随伯父范金标（莆田著名青草医）于越王山中、夹漈溪畔、望江崖壁、青云岩壑……翻山越岭，跃涧攀岩，深山采药，这段经历让我初识了五颜六色的草木。老家大山的一草一木与伯父的谆谆教诲，都给了我最早的心灵启迪。或许是家庭熏陶与药香氤氲，我有幸成了一名“生命相托，健康所系”的医务工作者。在学期间，老师传道授业，解惑答疑，学校还安排我班深入南靖县采制青草药标本，教学相长，让我们逐步揭开了千姿百态的本草奥秘。

我在泉州实习的老师柯金林，一生钟情本草，“春晚带云锄芍药，秋高和露采芙蓉”，广泛采集并自制了六册近千种以泉州、莆田地区为主的青草药标本。在他晚年，他亲手把心血凝成的标本郑重赠送给我，语重心长嘱托我，希望我能把本草发扬光大，造福人类。这份特殊“厚礼”，千钧重负，让我感到了本草对生命的意义。我的父亲——范金阶，作为行政干部，不是望子仕途成龙，而是赠给我一套明·李时珍的《本草纲目》，希望我能在医疗业务上有所长进，并告诫我：“古代知识分子不为良相，便为良医。良相与良医同样造福人民。”慈父的良苦用心，谆谆教诲，如醍醐灌顶，至今刻骨铭心。

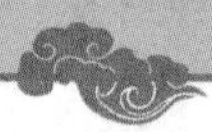

人生有缘草木情，探寻本草抗肿瘤，成了我的重要使命。在医院，我用先辈留传给我们的礼物——中草药，筛选出良药效方用于临床，治疗各种各样的肿瘤病人，收到了效果。如今，我为减轻病人的痛苦而努力，为延长病人的生命而尽心，为提高病人的生活质量而劳神，为不少病人能够长期带瘤生存而欣慰，也为晚期病人无法救治只能给予安慰而心生无奈……我想，尽管本人才疏学浅，能力有限，但是我愿意做拨亮烛照肿瘤及所有患者的一盏灯，且让这盏灯拨得更亮，照得更远……

上下求索探路行，关山初度路犹长。倘若本书能给广大医务工作者带来裨益，或给肿瘤患者带来福音，或为呼之欲出的《中药肿瘤学》添砖加瓦，乃遂余之心愿。在此付梓之际，最能表达我的心情的是本人曾赋的一首诗，特此献给大家：

《七律·生日感怀》

有幸今生入杏林，千方百药虑安民。
身经国盛振医志，眼见躯危济世心。
霜送晓寒无落寞，笔连墨韵有知音。
喜生桃李花开日，笑对人生处处春。

《实用抗肿瘤本草图谱与验方》读者调查表

尊敬的读者：

首先感谢您购买本书。为了更好地服务于您，特设计此表。请花几分钟时间填好此表（在编号框上打“√”）回复给我们，我们将赠送您一套精美书签，您还可享受一次我社全品种图书 8 折优惠（免邮费）。您所写的答案仅供分析之用，个人资料绝对保密。谢谢您的支持！

1. 您为什么购买此书

①家用防癌抗癌 ②中医药院校师生 ③临床肿瘤科医生

其他 __________（请填写）

2. 本书的书名，您觉得

①满意 ②不满意

若您觉得不满意，理由是 ____________________（请填写）

3. 本书图片的呈现形式，您觉得

①好看 ②一般 ③不满意

若您觉得不满意，理由是 ____________________（请填写）

4. 本书的字体，您觉得

①好看 ②一般 ③字体太小

5. 本书的内容，您觉得

①满意 ②一般 ③不满意

若您觉得不满意，理由是 ____________________（请填写）

6. 本书的验方，您觉得

①应更多些 ②刚好 ③应更少些

7. 本书的版式，您觉得

①好看 ②一般 ③不满意

若觉得不满意，理由是 ____________________（请填写）

8. 本书的定价，您觉得

①性价比高 ②可接受 ③太贵了些

9. 影响您购买本书的因素有

①开本大小 ②版式精美 ③印刷用纸 ④书价 ⑤被封面吸引 ⑥被书名吸引

其他______________________________________（请填写）

10. 您如有其他意见或建议，写于空白处或另附纸寄出。

回复方法：

①剪下本表，装入信封后寄至：福建科学技术出版社 健康编辑室（福州东水路76号，邮编 350001）

②回电至 0591—87538270，说出以上问题您所选的答案以及您对这本书的宝贵意见。

记得在划线处留下您的地址，那是您享受购书优惠的依据，也便于我们邮寄书签给您。

您的联系方式____